# 上消化道内镜诊断培训

## （下卷）


著　平澤俊明
病理监修　河内洋
主　审　李　鹏　王拥军　吕富靖　宗　晔　陈光勇
主　译　刘揆亮　孟凡冬　胡海一　李红平　古巧燕
副主审　李　巍　翟惠虹　陈　琨　韦　键
副主译　陈　晨　徐　瑞　祝建红　刘国伟



北方联合出版传媒（集团）股份有限公司
辽宁科学技术出版社

「Dr. 平澤の上部消化管内視鏡診断セミナー 下巻」
平澤俊明 / 著，河内 洋 / 病理監修



**图书在版编目（CIP）数据**

上消化道内镜诊断培训．下卷 /（日）平泽俊明著；刘揆亮等主译．-- 沈阳：辽宁科学技术出版社，2025. 2. -- ISBN 978-7-5591-4021-0

Ⅰ．R570.4

中国国家版本馆 CIP 数据核字第 20243AW019 号

---

出版发行：辽宁科学技术出版社
（地址：沈阳市和平区十一纬路25号　邮编：110003）
印 刷 者：辽宁鼎籍数码科技有限公司
经 销 者：各地新华书店
开　　本：185 mm × 260 mm
印　　张：15.5
字　　数：300 千字
出版时间：2025 年 2 月第 1 版
印刷时间：2025 年 2 月第 1 次印刷
责任编辑：丁　一　卢山秀
封面设计：顾　娜
版式设计：袁　舒
责任校对：赵淑新　刘　庶

---

书　　号：ISBN 978-7-5591-4021-0
定　　价：298.00元

联系电话：024-23284363　15998252182
邮购热线：024-23284502

本书属首都医科大学附属北京友谊医院国家重点研发计划课题
课题编号：2022YFC3602104

# 审译委员会

**主　审**

李　鹏　　首都医科大学附属北京友谊医院
王拥军　　首都医科大学附属北京友谊医院
吕富靖　　首都医科大学附属北京友谊医院
宗　晔　　首都医科大学附属北京友谊医院
陈光勇　　首都医科大学附属北京友谊医院

**主　译**

刘揆亮　　首都医科大学附属北京友谊医院
孟凡冬　　首都医科大学附属北京友谊医院
胡海一　　首都医科大学附属北京友谊医院
李红平　　遵义医科大学附属医院
古巧燕　　陕西省榆林市第四医院

**副主审**

李　巍　　首都医科大学附属北京安贞医院
翟惠虹　　首都医科大学宣武医院
陈　琨　　首都医科大学附属北京友谊医院
韦　键　　首都医科大学附属北京友谊医院

**副主译**

陈　晨　　日本名古屋大学肿瘤病理学博士
徐　瑞　　首都医科大学附属北京友谊医院
祝建红　　苏州大学附属第二医院
刘国伟　　上海皓康云医疗科技发展有限公司

**参译人员**


程　芮　　首都医科大学附属北京友谊医院
李恒存　　首都医科大学附属北京友谊医院
李荣雪　　首都医科大学附属北京友谊医院
李文坤　　首都医科大学附属北京友谊医院
刘思茂　　首都医科大学附属北京友谊医院
马　丹　　首都医科大学附属北京友谊医院
聂　丹　　首都医科大学附属北京友谊医院
乔新伟　　首都医科大学附属北京友谊医院
邵琳琳　　首都医科大学附属北京友谊医院
孙　灿　　首都医科大学附属北京友谊医院
田芝雷　　北京朗豪培训学校
王春塞尔　首都医科大学附属北京友谊医院
王洁玮　　首都医科大学附属北京友谊医院
隗永秋　　首都医科大学附属北京友谊医院
邢　洁　　首都医科大学附属北京友谊医院
姚伟龙　　首都医科大学附属北京友谊医院
张灵烨　　首都医科大学附属北京友谊医院
张　希　　首都医科大学附属北京友谊医院
张兴华　　首都医科大学附属北京友谊医院
赵桂平　　首都医科大学附属北京友谊医院
赵　彦　　首都医科大学附属北京友谊医院
赵　宇　　首都医科大学附属北京友谊医院
周姝彤　　首都医科大学附属北京友谊医院
朱思莹　　首都医科大学附属北京友谊医院

# 视频使用说明

本书附赠了 29 个填充操作视频。要观看视频需要微信扫描下方二维码。此为一书一码，为避免错误扫描导致视频无法观看，此二维码提供两次扫描机会，扫描两次后，二维码不再提供免费观看视频机会。购买本书的读者，一经扫描，即可免费观看本书视频。该视频受版权保护，如因操作不当引起视频不能观看，本出版社均不负任何责任。切记，勿将二维码分享给别人，以免失去自己的免费观看视频机会。操作方法请参考视频使用说明。

## 视频使用说明

扫描二维码即可直接观看视频。视频下有目录，点击目录可以进入相关视频的播放页面直接观看。

T9gNYn

扫描二维码观看视频

**敬告**

本书记载的诊断及治疗方法是基于出版发行时的信息，笔者及出版社以追求完美为目标尽了最大努力，但是由于医学和医疗的进步，记载的内容有可能不是完全正确的。

因此在实际诊断及治疗中，对于药品使用（包括不熟悉的或未广泛应用的新药）、检香以及结果判定等，首先要阅读药品说明书及试剂说明书确认后进行。同时诊疗技术的应用要在充分思考后进行，并保持足够的细心观察。对于本书中记载的诊断法、治疗法、药品、检查法、疾病的适应证等在其后的医学研究及医疗发展中出现变更时，笔者及出版社不承担由于其诊断法、治疗法、药品、检查法、疾病的适应证等造成的不可预测的事故责任。

本书中所提及的药剂，保险条例方面，在日本和中国也有适应证外使用的情况。

# 上消化道内镜诊断培训 下卷

目录

## 第7章 胃——观察与发现病变的要点



## 第8章 十二指肠——观察与发现病变的要点

## 上卷



### 专栏



### 休息一下



### 关西腔住院医师的奋斗日记

# 出场人物介绍

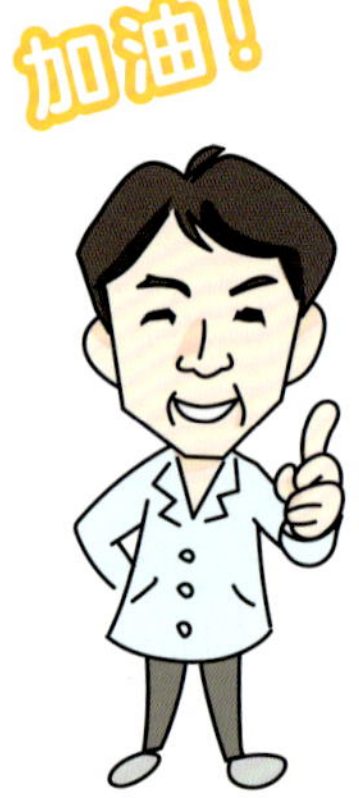


## 指导医师

在肿瘤专科医院担任内镜指导医师，从事内镜工作已有20余年。热爱内镜胜过一日三餐。乐于分享所学，指导后辈，有时稍微“啰嗦”，也只是因为想从本质上理解事物，而不仅是表面。生于东京，也在东京长大。最近，稍稍有发胖的迹象，开始跑马拉松。梦想是攻克世界上的一切胃癌。

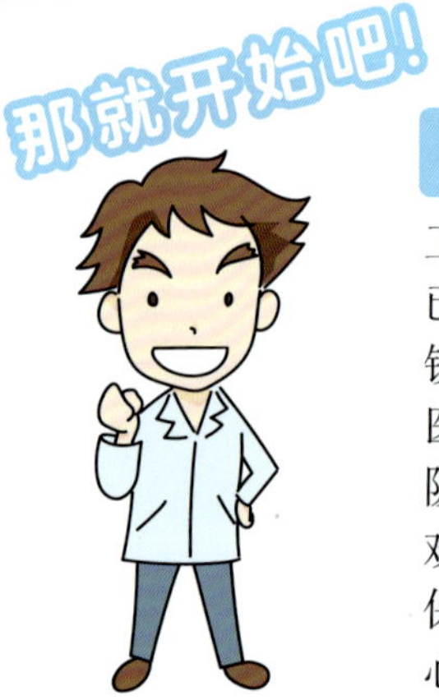


## 住院医师

工作六年的医师。完成了消化内科专科培训，感觉已经掌握了全部内镜技能。于是，为了学习癌的内镜诊断，开始在东京的一家肿瘤专科医院进行住院医师培训，也渐渐地感受到自身实力的差距。在大阪出生长大。毫无意外的，是阪神虎队的球迷。喜欢御好烧、章鱼烧和串烧。在东京生活了半年，还保留着浓重的大阪口音。风趣幽默，是内镜室的开心果。对内镜的热情不输给任何人。梦想是出演《热情大陆》（日本的一项人物纪录片节目，译者注）。

# 第7章

## 胃

## ——观察与发现病变的要点

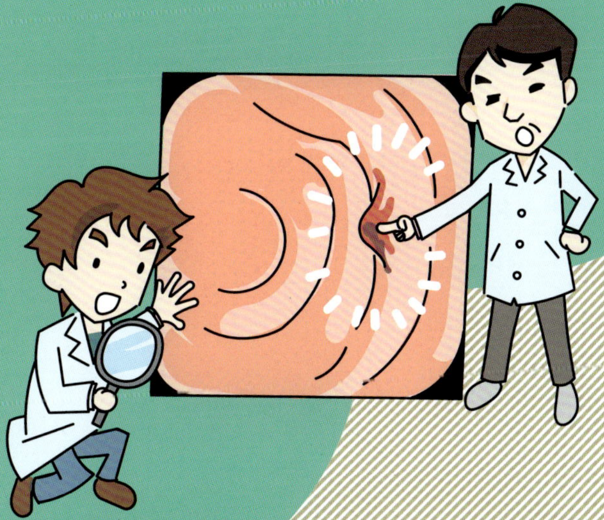

# 1 胃的结构与生理

## 1. 胃的解剖与功能

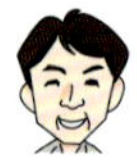
指导医师：你来说说胃的作用是什么。

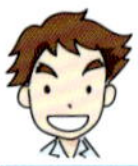
住院医师：突然问这么基础的问题，我还是知道的。胃是消化蛋白质的。

指导医师：作为医生的话，这种程度的回答可不行。首先说说胃分泌的消化液是什么。

住院医师：刚刚只是先概括一下。具体地说，胃底腺的壁细胞分泌 pH 在 1 ~ 2 的强酸，主细胞分泌含有蛋白质消化酶的胃蛋白酶原 -I，是胃蛋白酶的前体。在强酸的作用下胃蛋白酶原 -I转化成胃蛋白酶。

指导医师：说得不错。再具体一点，胃蛋白酶是一种强效的蛋白质分解酶，如果在细胞内直接合成，会导致细胞死亡。因此，实际上细胞内合成的是无活性的胃蛋白酶原。在食物消化的过程中，胃蛋白酶原分泌到细胞外，暴露在胃酸中，变成有活性的胃蛋白酶，从而消化蛋白质（裂解肽键）（图 1）。而胃酸还会使蛋白质变性，使胃蛋白酶更容易发挥作用。

住院医师：这么说来人体的结构真是奇妙啊！

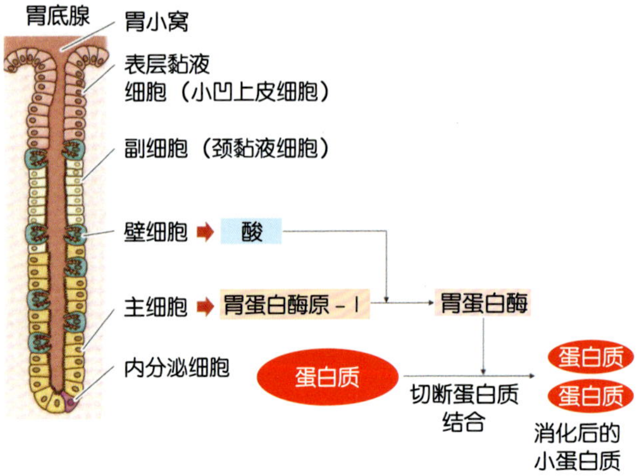


图 1　蛋白质的消化

指导医师：蠕动对消化也很重要。食物进入胃内后，胃开始蠕动。胃酸和胃蛋白酶与固体食物相混合，消化蛋白质并杀死附着在食物上的细菌。经过2～4小时，当食物变成糊状时，幽门环打开，胃的蠕动让食物进入十二指肠（图2）。

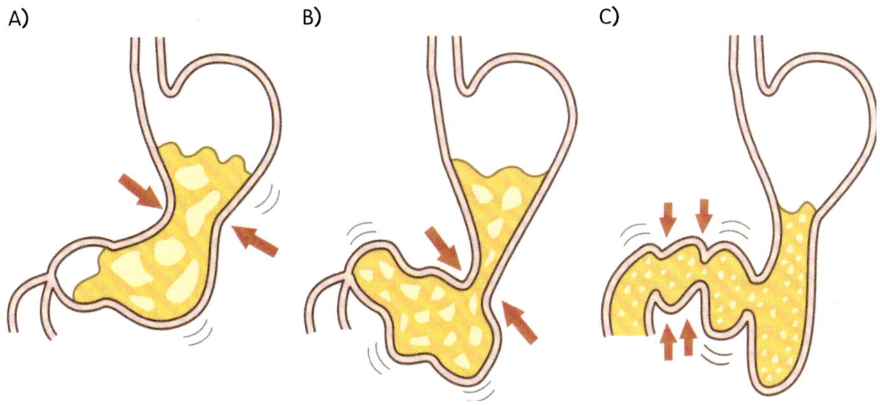


图2 胃的蠕动

A)，B）通过固有肌层的收缩和舒张引起的蠕动，将块状食物与胃酸混合后研磨细碎。此时幽门环收缩，食物不流入十二指肠。
C）随着消化的进行，幽门环打开，食物被一点一点地送入十二指肠。

住院医师：肚子饿了的时候，胃是在休息吗？

指导医师：有时在空腹的情况下也是有胃蠕动的。也有从胃向十二指肠的方向产生强烈收缩的时候。

住院医师：所以饿的时候肚子会咕咕叫？

指导医师：没错，那是胃蠕动时胃肠内气体的声音。

住院医师：常有患者在胃ESD术后当晚主诉间歇性胃痛，这其实也和胃蠕动有关是吗？

指导医师：的确，也有过在凌晨三点痛醒的患者。我猜想，可能是夜间胃部的蠕动引起了ESD术后溃疡的疼痛。实际上，研究已经证明，在夜间空腹时，约每两小时就会发生一次从胃开始至回肠末端的强烈收缩运动（空腹期强收缩运动）。

住院医师：为什么在夜间胃会蠕动？

指导医师：人们认为这种运动能使食物残渣和脱落的细胞从胃内排出，防止异常细菌的增殖。换句话说，胃在做清洁工作。

住院医师：原来如此，是胃在做扫除啊！那么，大肠在夜间也有这种活动吗？

指导医师：大肠在夜间蠕动的话，就得醒来去厕所了。所以，空腹期的消化道强烈收缩运动是从胃开始到回肠末端为止。

住院医师：这种设计真是巧妙啊。

指导医师：那么你知道胃的容量吗？

住院医师：一定是很大的。我自己就很能吃，想起来胃应该不小。

指导医师：实际上是因人而异的，也取决于胃的状况。胃空虚时容量大约为50mL，进食后胃壁的肌肉层舒张，胃扩张。据说胃的容量最大能达到1.5～2.0L。

住院医师：就是说空的时候是一瓶“养乐多”（65mL）的程度，吃饱了就是大桶可乐（1.5 ~ 2.0L）的程度，对吗？

指导医师：这样举例真是很容易理解了。我们说“胃袋”，就是说进食后胃类似口袋渐渐变大，成了暂时储存消化食物的场所。在内镜检查时，由于胃内充满空气，我们看到的是达到了近似最大容量状态下的胃。

住院医师：我明白了，如果注气过多，胃就会有类似吃太饱时候的不适感了。

指导医师：在内镜检查的时候，要尽量缩短因注气导致胃部过度膨胀的时间。

## » 胃各部分的名称

指导医师：胃的解剖及各部分名称是比较基础的知识，我想你应该都掌握了。我要强调的是胃的示意图（图 3）和 CT 影像（图 4），《胃癌处理规范》中常用到的胃的三部分划分以及胃壁横断面分层（图 5）。长轴方向，小弯约 15cm，大弯约 45cm。虽然有个体差异，但基本上可以这么来记。

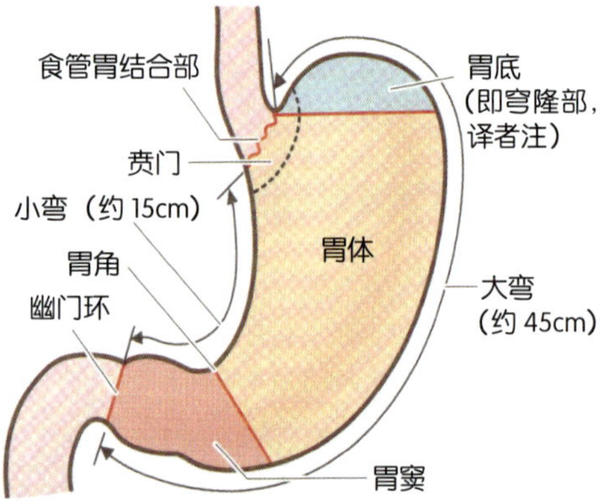


图 3 胃各部分的名称

胃体部均分为胃体上部、胃体中部和胃体下部。

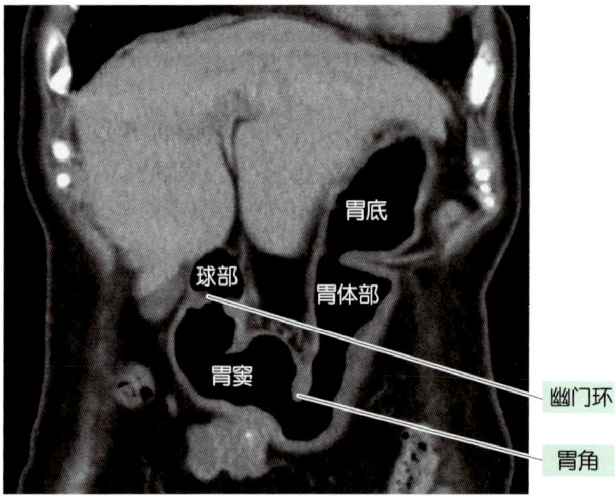


图 4 胃的名称（CT 冠状断层）

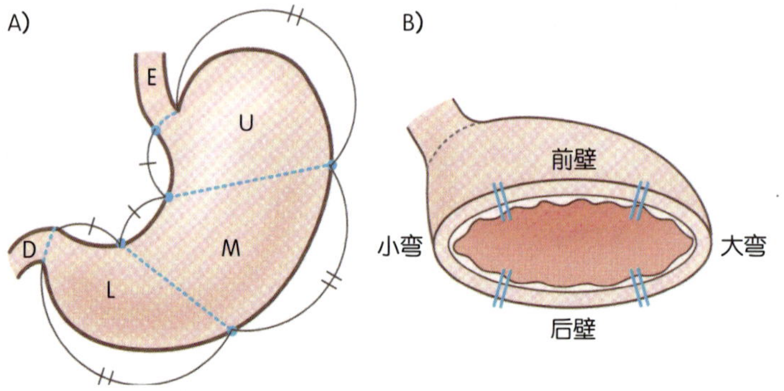


图 5 胃的三部分划分，胃壁横断面划分（胃癌处理规范）

住院医师：请问贲门包括哪些部位？

指导医师：解剖学教科书上的定义是“贲门位于食管与胃交界处”。临床上，我们常将食管与胃交界线至胃侧 2cm 范围内定义为贲门。

住院医师：开会的时候大家常把幽门前区（prepylorus）叫作プレピロ（prepylo），这个部位是怎么定义的呢？

指导医师：实际也没有明确定义。大概是指在幽门环附近的胃窦部，我个人认为是距幽门环 2 ~ 3cm 的范围。

住院医师：另一个问题，在《胃癌处理规范》中，将胃小弯和胃大弯三等分，连接等分点划分成三个部分，规定为 U，M，L（图 5）。胃角属于 M 还是 L？

指导医师：这是个很好的问题。胃窦部的大小因人而异，如果纯粹从定义来看，有人认为胃角属于 M，也有人认为胃角属于 L。主诊医师的判断也有很大的主观性。我个人认为 L 代表胃窦部，M 代表胃角和胃体中下部，U 代表胃体上部和胃底部。

住院医师：我一直以来还有一个疑问，胃底部没有胃小弯吗？

指导医师：的确，我以前也有这个疑问。从图 3 的示意图可以看出胃底部没有小弯。胃底部是由胃大弯、胃前壁和后壁组成的。此外，图 6 的内镜图像也显示了胃的主要部位。

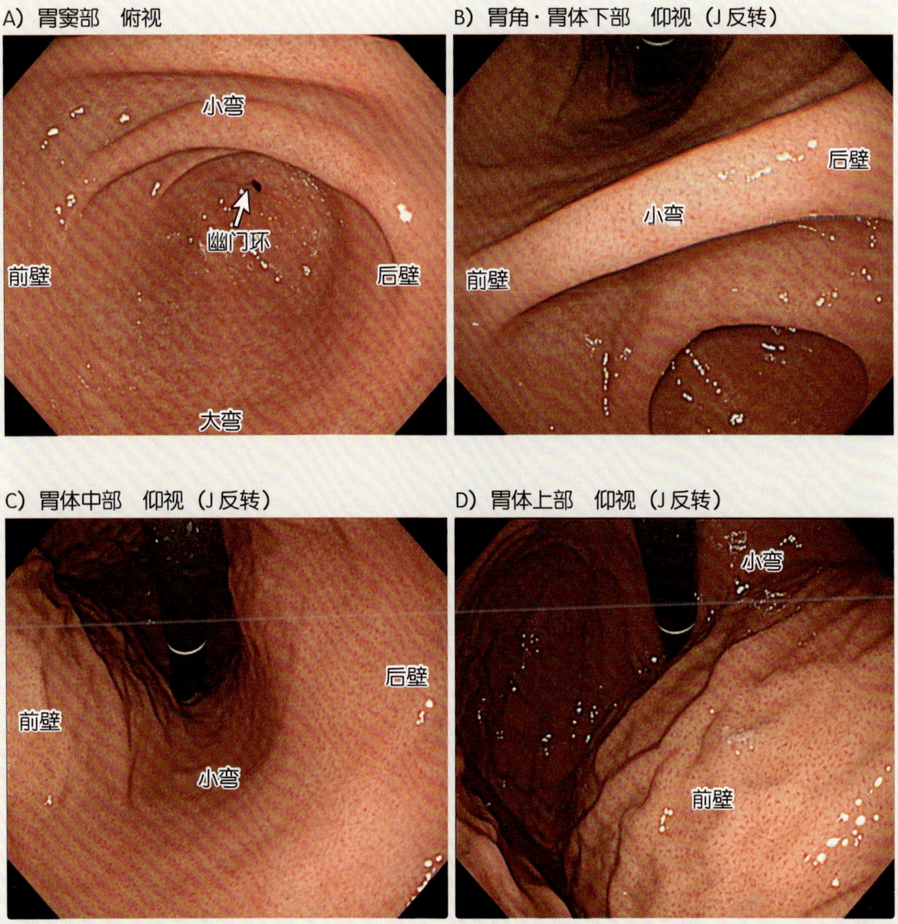


图 6　胃的主要部位

（续下页）

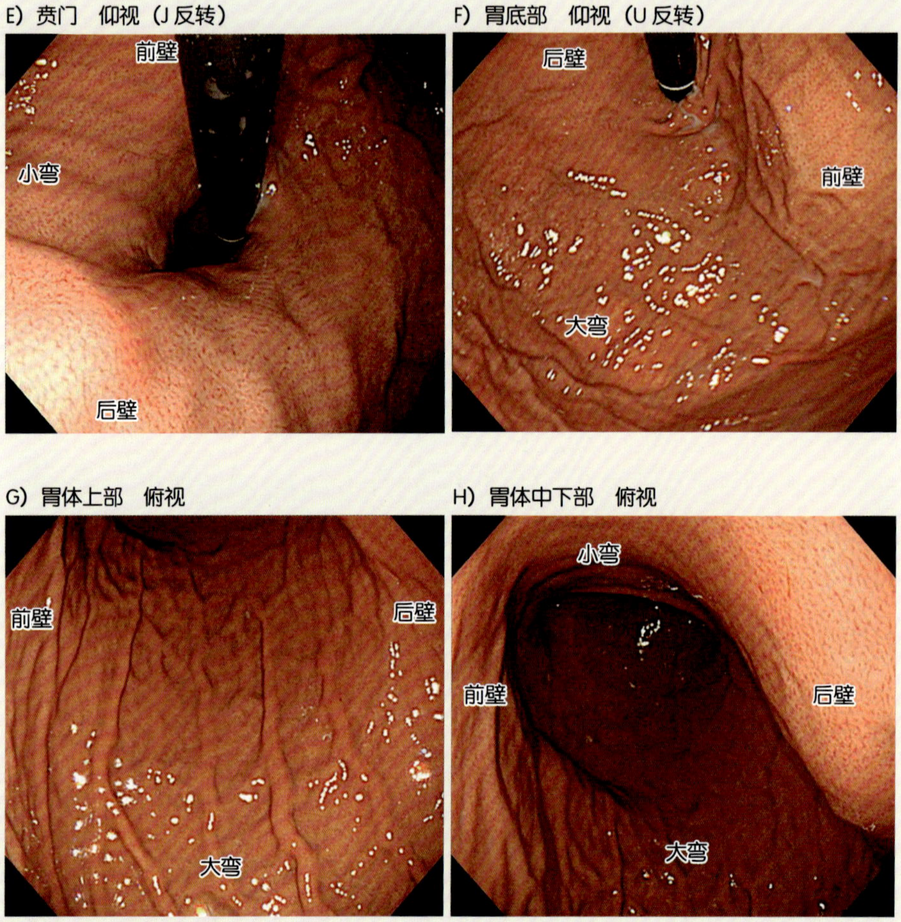


图 6　胃的主要部位（续）

住院医师：仰视观察中的 J 反转和 U 反转是什么意思呢？

指导医师：这是指内镜的反转观察方式。用示意图表示的话，大概是图 7 的样子。

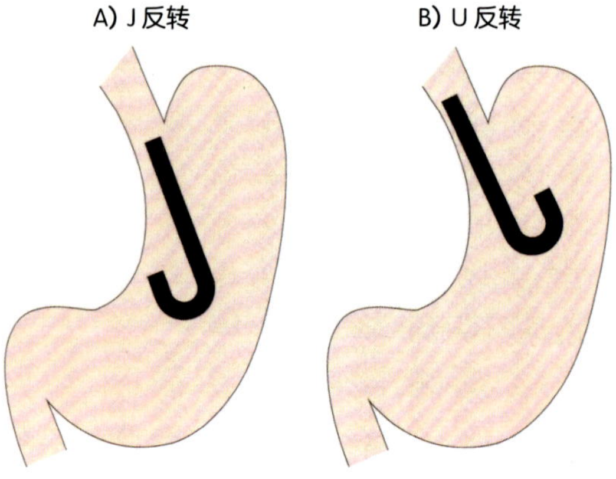


图 7　J 反转和 U 反转

住院医师：我理解J反转与字母J相似，但U反转的话，看起来跟字母U也不太像，倒是跟五十音的“し”类似。

指导医师：确实不太像，但叫し反转的话就有点绕口了。一直以来大家都叫U反转，这样记住就好了。J反转和U反转操作下的前后壁是相反的，我刚刚开始操作内镜的时候会弄错。

住院医师：我其实也会弄错。

### » 胃与周边脏器的关系

指导医师：我用示意图来展示胃与周边脏器的关系（图8）。了解这种关系对于理解胃壁外压是很重要的。内镜检查时由于大量注气，导致胃扩张、胃腔变大。此时就可以观察到周边脏器的壁外压迫（图9～图12）。壁外压迫与胃壁不相延续，因此诊断要点是它会随着体位变化而改变。

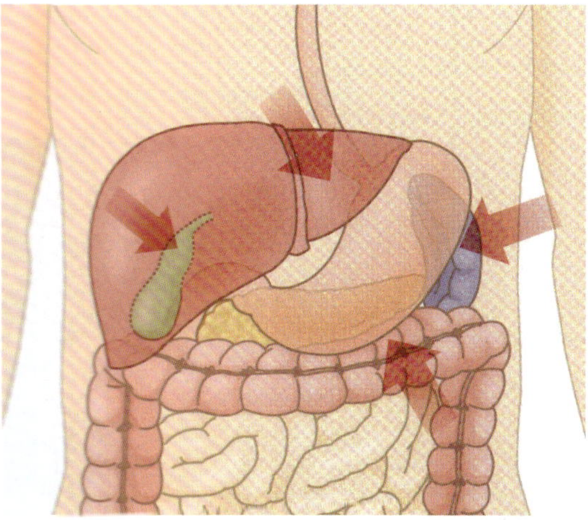

图8　周围脏器的胃壁外压

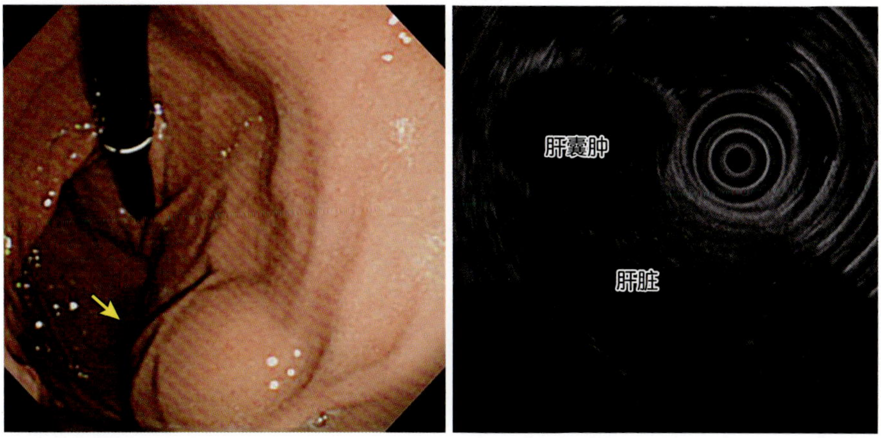


图9　胃壁外压（肝囊肿）

巨大肝囊肿所致壁外压迫。

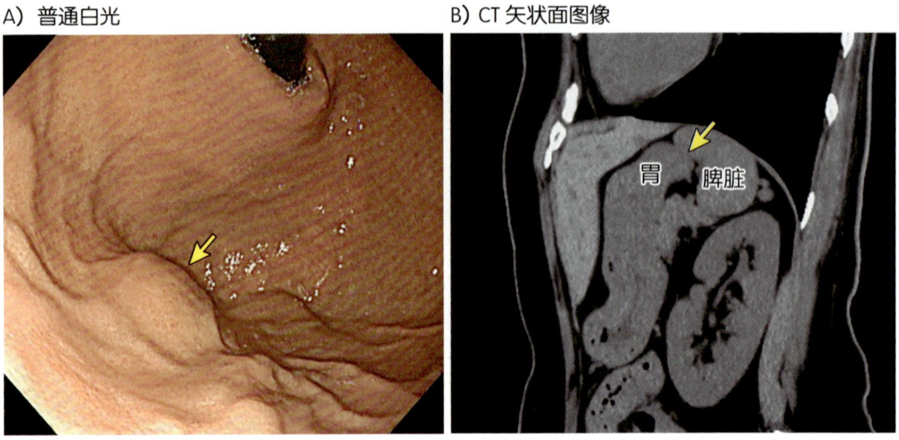


图 10　壁外压迫（脾脏）

在胃底大弯处可见脾脏的胃壁外压。

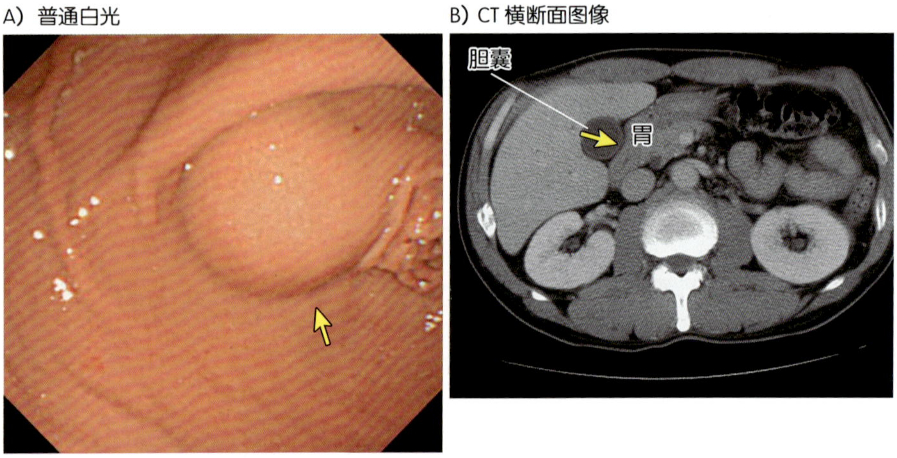


图 11　胃壁外压（胆囊）

胆囊肿大时，在胃窦前壁可见胆囊的胃壁外压。

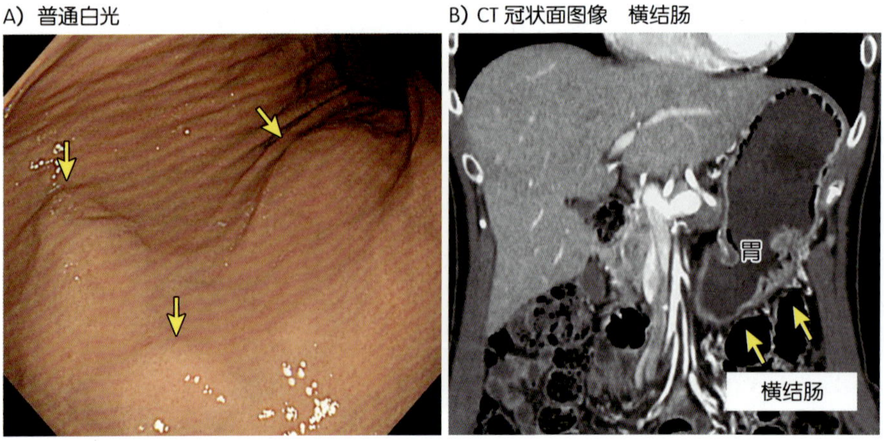


图 12　胃壁外压（横结肠）

在胃体大弯处可见横结肠的壁外压迫。

## » 瀑布胃

住院医师：瀑布胃是什么意思呢？看了很多书，还是没办法完全理解。

指导医师：这个我以前也理解不了。如果没有操作过胃透视检查的话是比较难懂的。以分水岭（即贲门嵴，译者注）为界的胃底是向背侧弯曲的。二维示意图是很难解释的。我们用三维示意图（图 13、图 14）和钡餐透视的侧面图像来表示（图 15)。

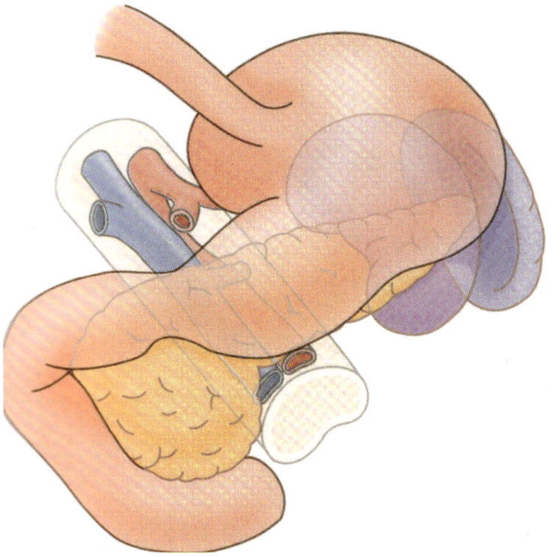

图 13　胃的三维示意图

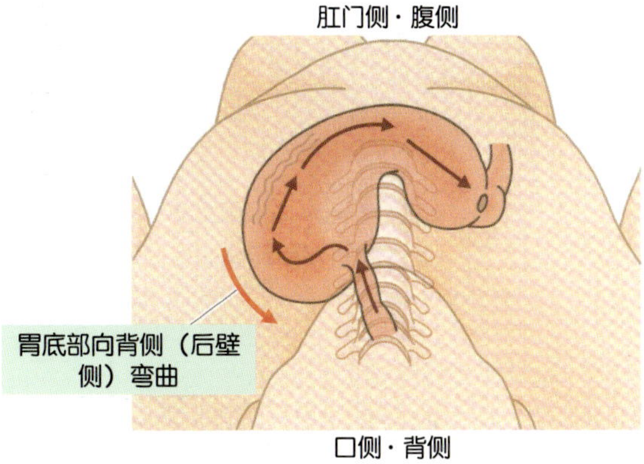


图 14　从口侧观察胃的示意图

胃底从 EGJ 开始向背侧弯曲。胃体部跨过脊柱。通过右旋内镜可到达胃窦。

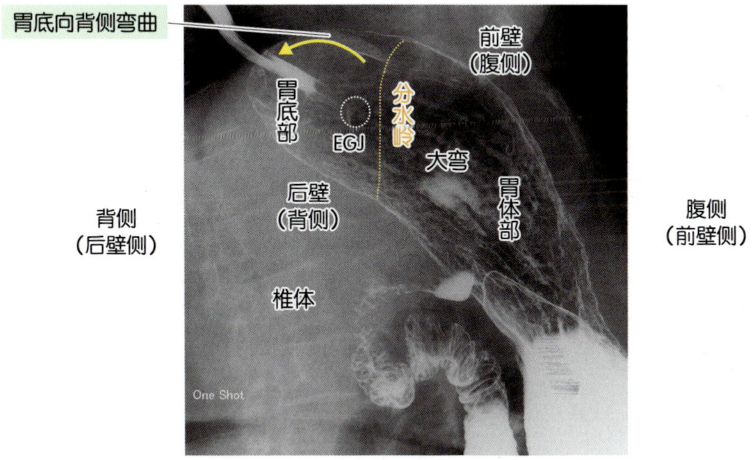


图 15　上消化道造影检查　侧面图像（正常胃）

胃底从分水岭向背侧（后壁侧）弯曲。
图像由山里哲郎医生提供

指导医师：所谓瀑布胃，是指以分水岭为界的胃底向背侧过度弯曲的状态。比较正常胃和瀑布胃的侧面图像就会比较容易理解两者的差异（图 16)。

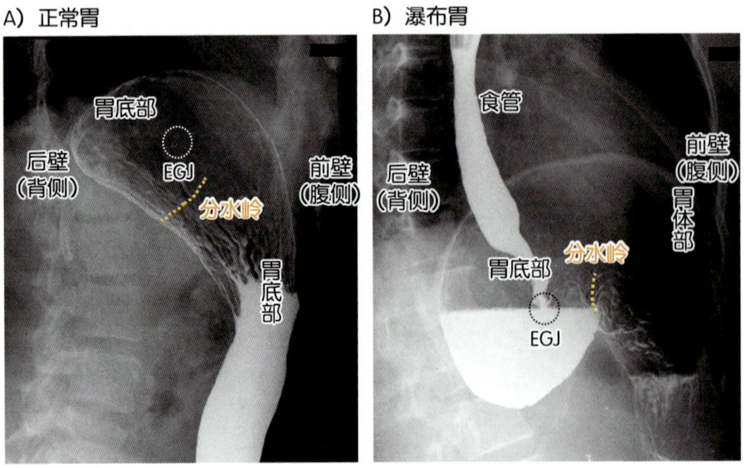


图 16　正常胃与瀑布胃的比较（上消化道造影检查　侧面图像）

瀑布胃向背侧（后壁侧）过度弯曲，钡剂积聚在胃底。身体前倾时，积聚的钡剂向下倾注如瀑布状。

图像由中島寛隆医生提供

住院医师：两种胃的形态完全不同啊。瀑布胃明显更弯曲，造影剂就积聚在胃底部了。

指导医师：这就是瀑布胃名字的由来。在瀑布胃中，钡剂积聚在胃底部而不流入胃体。当患者前倾弯腰时，钡剂倾泻，犹如瀑布。

住院医师：原来如此。这下全明白了。

指导医师：再来看看内镜下的瀑布胃，跟 CT（左右翻转图像）和钡餐造影图像做一个对比（图 17、图 18）。

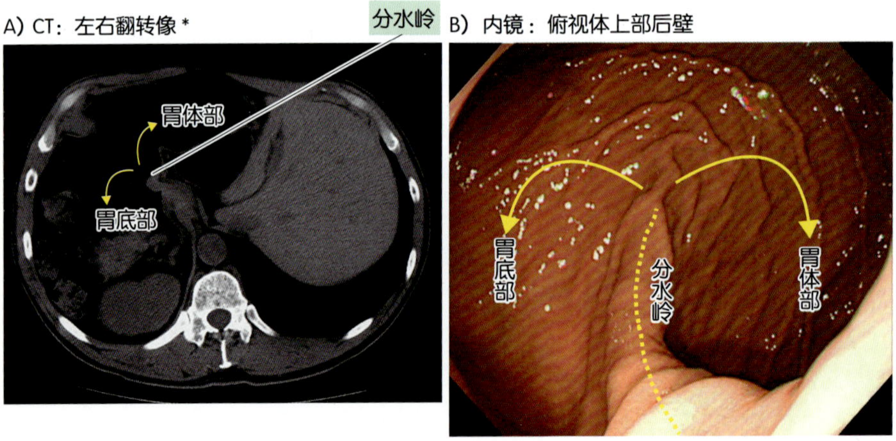


图 17　瀑布胃（与 CT 比较）

※ 为了与内镜一样从口侧观察，将影像左右翻转。

经食管进入胃内，在胃体上部后壁可见胃体与胃底的分水岭（即贲门嵴）。瀑布胃的胃底部以分水岭为界向后壁侧（背侧）显著弯曲。

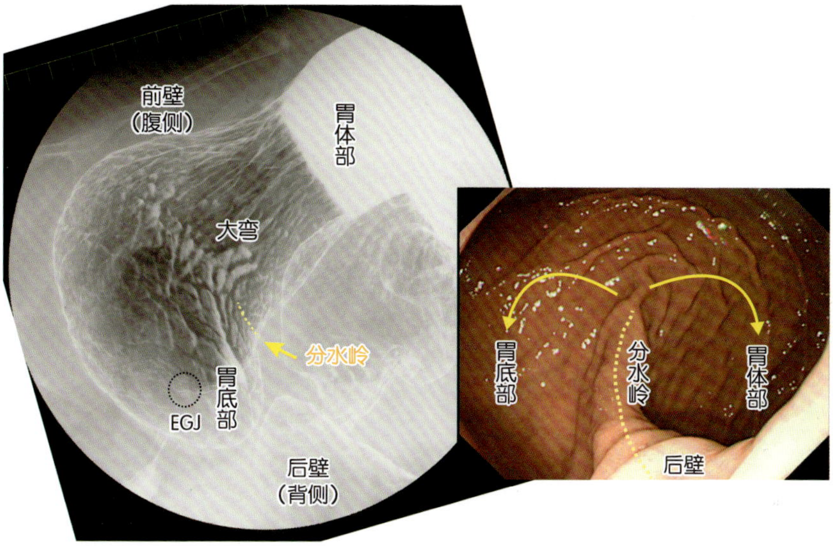


图 18　瀑布胃（与上消化道造影检查比较）
图像（胃 X 线图像）由山里哲郎医生提供

住院医师：以分水岭为界，胃底部和胃体部就很容易区分了。

指导医师：需要注意的是对瀑布胃行内镜检查时，由于显著扭曲的胃底部管腔暴露明显，内镜很容易就进入胃底，而无法越过分水岭进入胃体部（图 19）。

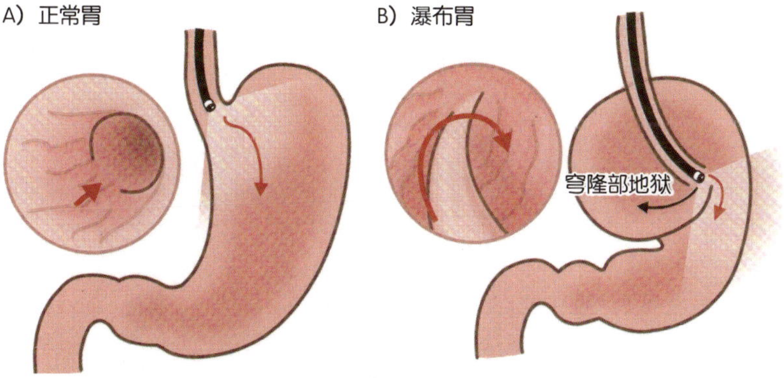


图 19　正常胃与瀑布胃的示意图

住院医师：如果内镜在胃底打转，出不来，该如何操作呢？

指导医师：这就是所谓的“胃底穹隆部地狱”了。这时候，就要一边吸出胃底部气体，一边退出内镜至 EGJ 处。然后将内镜稍向左避开分水岭，之后沿大弯皱襞方向缓慢向右进镜。这种操作就类似于将内镜前端挂在分水岭的小弯侧，然后右旋内镜。其诀窍是充分吸气后，根据大弯侧的皱襞确定前进方向。

住院医师：还有这样的诀窍，早点知道就好了……

指导医师：对了，瀑布胃常出现在肥胖患者中，也容易引起胃胀气和烧心。

住院医师：这么说来，的确是感觉前些天那个瀑布胃的患者有点胖呢。

休息一下

### 什么是分水岭（图 20）？

“分水岭”，我的理解是指类似于岔路口的意思。在维基百科上，分水岭是一个地理术语，指的是不同水系之间的边界。换句话说，它是降雨是流向日本海还是太平洋的分界线，它也相当于山脊线。这个词在日常中也被用来形容“决定事物发展方向的岔路口”。

内镜的术语来源于地理术语，这是我没有想到的。

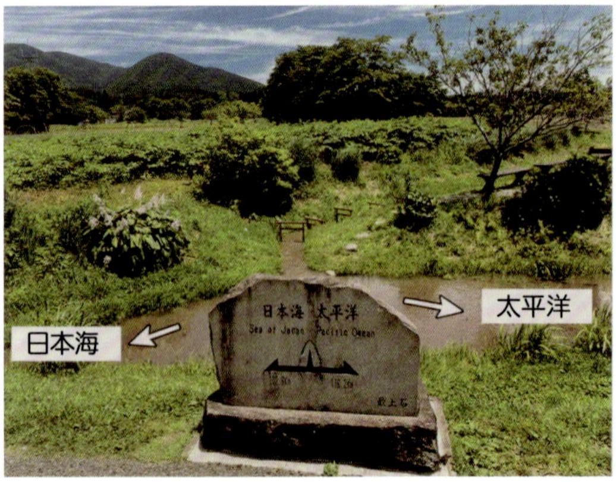


图 20　分水岭

山形县最上町的堺田分水岭。这个分水岭处的一条小溪一部分流向太平洋，一部分流向日本海。为了拍摄这张照片，笔者从东京搭乘新干线和出租车，花费了5个小时。遗憾的是，那天下雨，水是浑浊的。

## 2. 胃的组织结构（胃底腺与幽门腺）

**指导医师**：接着来说说胃的组织结构。胃壁的组织结构从内到外依次为黏膜层（mucosa，M）、黏膜肌层（muscularis mucosae，MM）、黏膜下层（submucosa，SM）、固有肌层（muscularis propria，MP）、浆膜下层（subserosa，SS）和浆膜层（serosa，S）（图 21）。重点说说黏膜层（图 22）。黏膜层表面的 1/4 ~ 1/2 被小凹上皮覆盖。小凹上皮分泌黏液具有保护作用，防止胃酸侵蚀。当小凹上皮破损时，就出现了胃糜烂和胃溃疡。小凹上皮的深处存在固有胃腺。两者的交界处叫作腺颈部。

**住院医师**：腺颈部听起来有点奇怪啊！

**指导医师**：就是类似腺体的脖子。腺颈部是非常重要的位置，此处的细胞分裂活跃，又叫细胞增殖带。严格地说，增殖细胞分布于以腺颈部为中心，延伸至小凹上皮的位置。在细胞增殖带处，表层存在向防御性小凹上皮分化的细胞，而深层也存在分化成功能性固有胃腺的细胞。

知道固有胃腺有多少种吗？

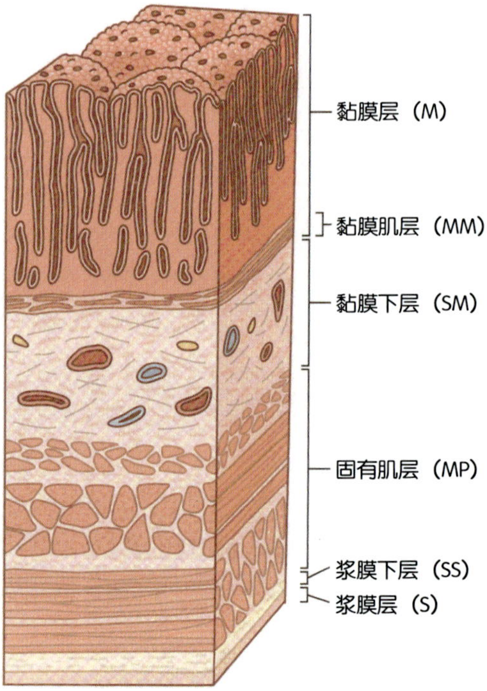


图 21　胃壁的构造

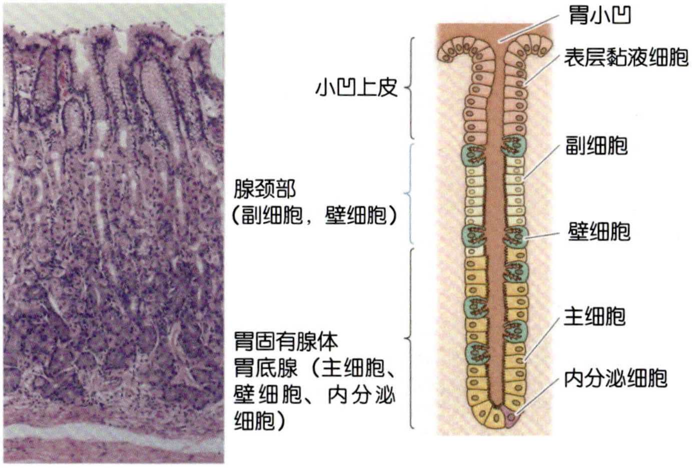


图 22　正常的胃底腺黏膜

住院医师：知道呀。有贲门腺、胃底腺、幽门腺三种吧？

指导医师：没错。图 23 显示了幽门螺杆菌未感染情况下的胃固有腺分布。这些不同种类的腺体功能各不相同。

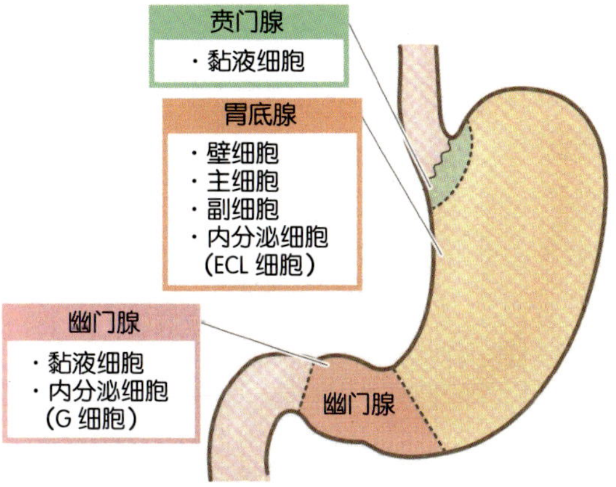


图 23　正常的胃固有腺分布

住院医师：胃底腺会延伸到胃窦部吗？

指导医师：这也是存在较大的个体差异的，有时幽门腺仅存在于幽门前区。此外，贲门腺仅分布在 EGJ 下方几毫米以内。

胃底腺和幽门腺的内镜图像不同，这一点也是需要记住的。胃底腺是有光泽的橙红色黏膜，能观察到许多小的红色斑点（RAC）（图 24）。另一方面，幽门腺颜色比胃底腺略浅，呈淡黄色，可见树枝状血管（图 25）。

不过，现实中胃底腺和幽门腺往往没有这样清楚的边界。有时胃底腺和幽门腺混杂在一起，这个位置称为中间带（胃底腺和幽门腺的中间带）（图 26）。

住院医师：的确感觉幽门腺颜色浅。看到的树枝状血管是什么血管呢？

指导医师：我们看到的可能是黏膜肌层下方的血管，也就是黏膜下层的血管。人们认为幽门螺杆菌未感染的正常幽门腺区域的黏膜，是比胃底腺区域的黏膜要更薄一些的，因此能看到黏膜肌层下方的血管。

**住院医师**：是不是因为幽门腺区域的黏膜厚度因人而异，所以在有些患者中可以看到树枝状血管，而在有些患者中则看不到？

**指导医师**：虽然没有确实的证据，但人们认为是这样的。对于幽门腺区域黏膜较薄的人，就能透过黏膜肌层看到树枝状血管。黏膜的厚度在一定程度上因人而异。

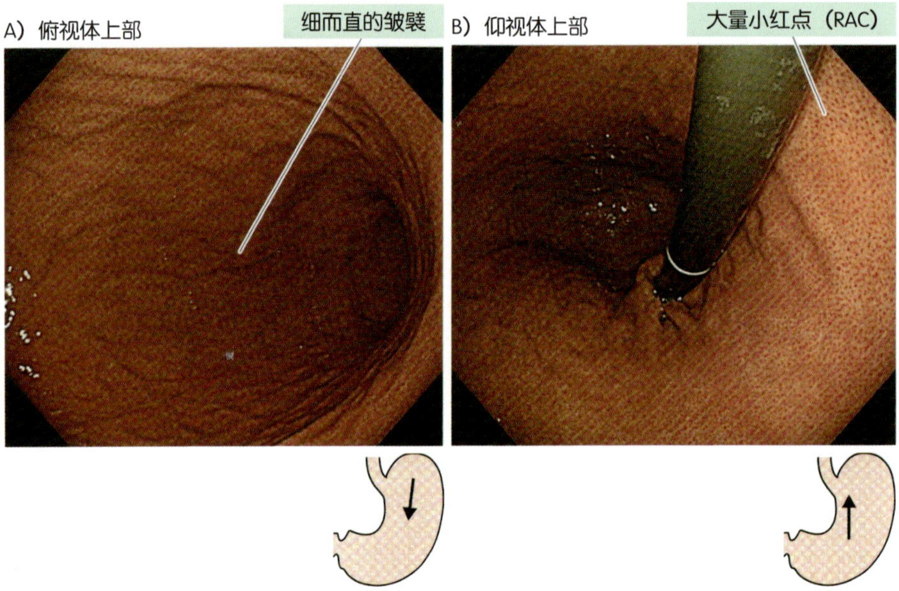


图 24　正常胃底腺（胃体部）

黏膜光滑有光泽，皱襞呈细小直线。黏膜呈橙红色，可见大量小红点（RAC）。

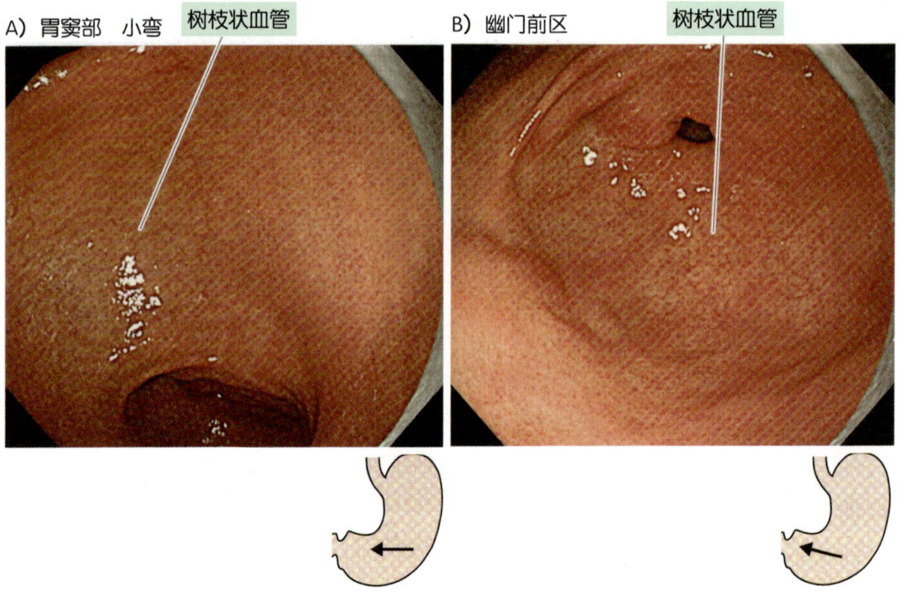


图 25　正常幽门腺（胃窦部至幽门前区）

黏膜光滑有光泽，颜色较胃底腺略发黄。未见 RAC。

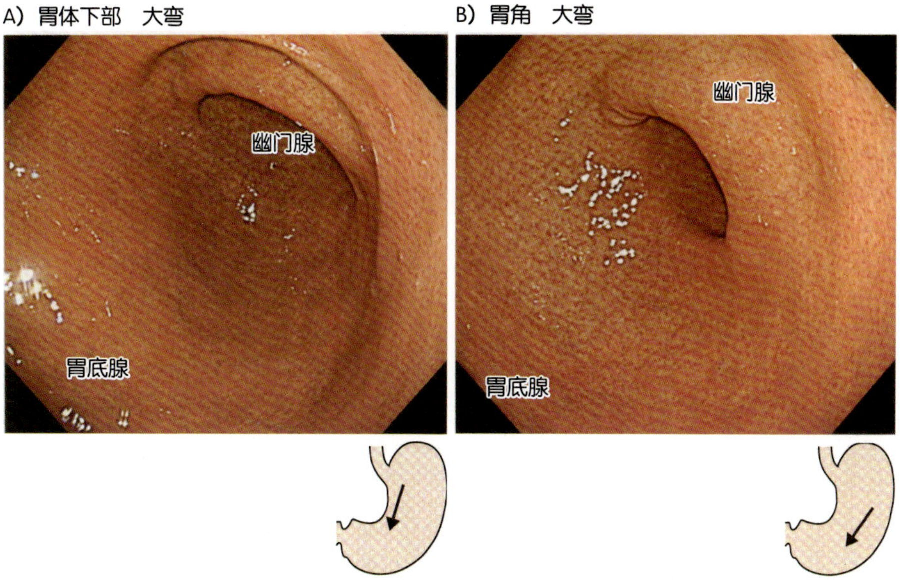


图 26　正常的胃底腺与幽门腺的交界处

幽门螺杆菌未感染的胃底腺和幽门腺边界不清。这是由于存在胃底腺和幽门腺交错的中间带。

另外，也有人将胃窦部出现树枝状血管时称为萎缩，但这是一个错误的认识。病理学上萎缩的定义是指由于各种原因导致原本正常发育的器官或组织体积减少。

住院医师：原本就是正常的，所以并不是萎缩。这下明白了。
尽管讨论了这么多，但我感觉胃底腺和幽门腺都差不多。

指导医师：差不多可不行。如果内镜下不能区分胃底腺和幽门腺的话，就无法进行幽门螺杆菌感染的内镜诊断。这一点我之后会解释。另外，一些肿瘤更有可能发生在胃底腺区域，所以必须正确诊断胃底腺和幽门腺。

住院医师：为什么幽门腺和胃底腺看起来不一样呢？

指导医师：幽门腺和胃底腺的作用不同，所以形态也就不同（图 27～图 29），胃底腺是分泌胃酸和胃蛋白酶的消化腺，具有直线形的腺管结构。因为它呈直线形延伸，所以放大后可以看到圆形的腺体开口，表现为圆形隐窝开口（round pit）（图 27A）。

住院医师：放大后观察到的类似小孔的结构就是隐窝（pit）啊！

指导医师：另一方面，幽门腺并非消化腺，而是黏液腺。也就是说，幽门腺区域的蠕动较为强烈，用于将食物推送至十二指肠。当我们通过放大内镜观察幽门腺时，可以看到管状结构（如图 27B 所示）。这是因为小凹在水平方向上展开，形成了沟槽状结构，这种结构具有伸缩性，有助于蠕动。

住院医师：这也就是说，幽门腺的沟槽状结构就好像手风琴的风箱，可以拉伸和收缩。

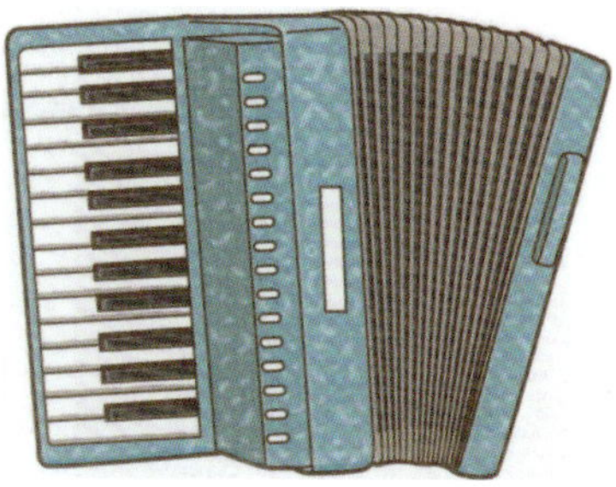

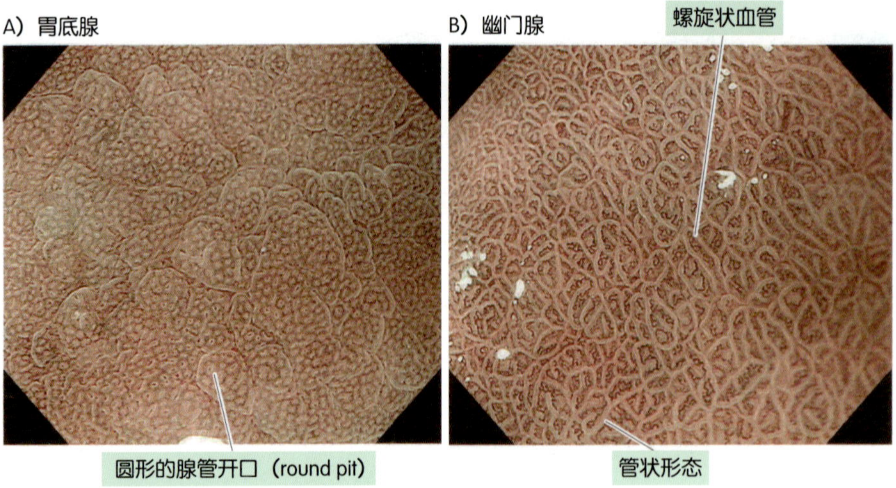


图 27　正常胃底腺与幽门腺的放大图像

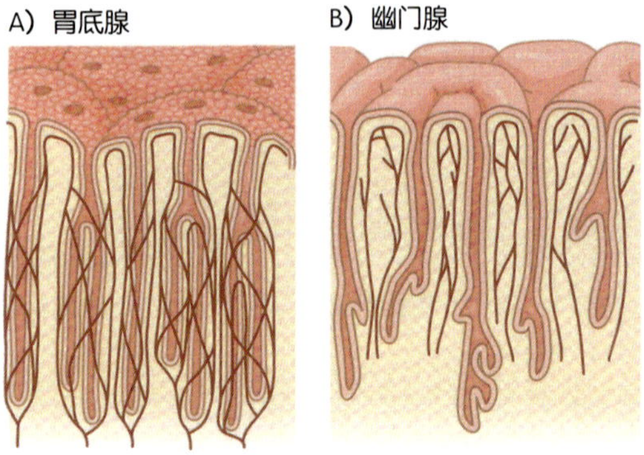


图 28　正常胃底腺与幽门腺的示意图

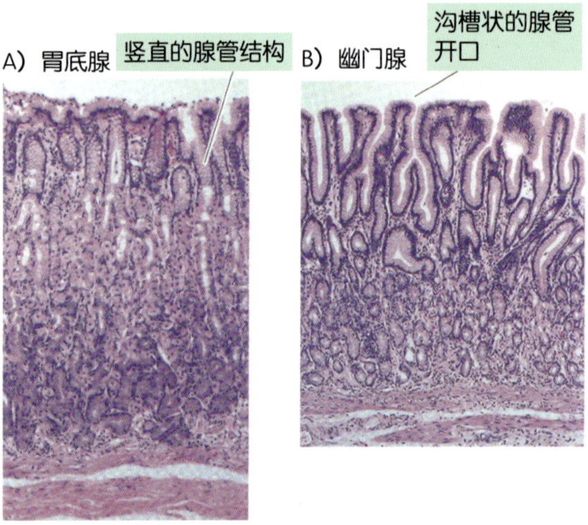


图 29　正常胃底腺与幽门腺的组织结构

**要点**

**胃底腺与幽门腺功能不同，因此结构也不同。**

· 胃底腺：消化腺；直线形的腺管结构；圆形隐窝开口（round pit）（视频➡36）

· 幽门腺：黏液腺；具有伸缩性的沟槽状表现；管状形态（视频➡37）

视频➡36　正常的胃底腺黏膜

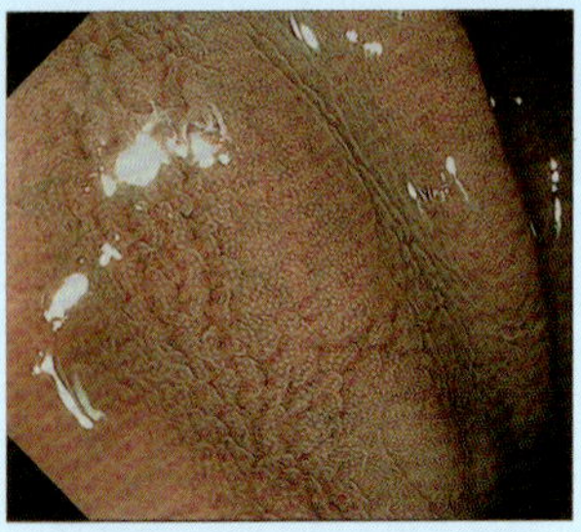

视频➡37　正常的幽门腺黏膜

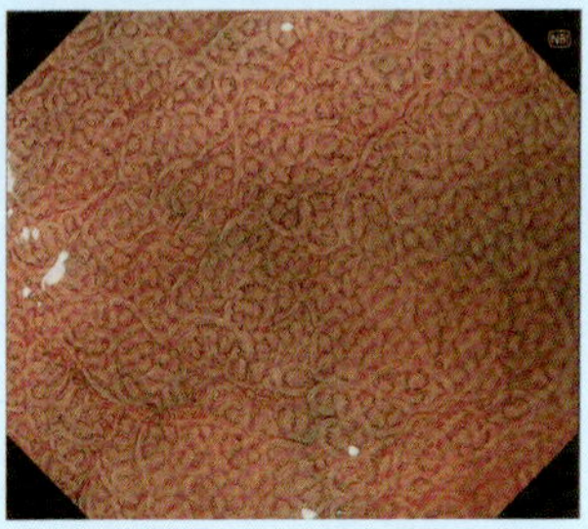

# 2 避免漏诊的观察方法

住院医师：请问，能不能概括一下操作胃镜时的观察方法？

指导医师：这很难用几句话说明白。胃的观察方法是很复杂的。我想你也有所体会吧。

住院医师：是的，胃的内腔宽阔，胃角弯曲，胃窦部还有蠕动。

指导医师：此外，也会由于胃液和黏液的干扰，导致某些病变在检查时被漏掉。

住院医师：这么说来，即使是仔细观察，视野内的病变还是有漏诊的可能，对吗？

指导医师：是的。“胃液和黏液的干扰”“空气量不足”“有些部位没有观察到”，这三点是胃癌漏诊的原因。对应的解决方法是“胃内尽量洗净”“胃充分舒展”“注意盲点”。

要点

**避免漏诊的观察方法**

1. 胃内尽量洗净。
2. 胃充分舒展。
3. 注意盲点。

## 1. 胃内洗净

指导医师：胃内洗净是很基础的，但实际操作中常有没冲洗干净的情况发生。先来看看如何冲洗。

住院医师：图 1 中黏液、气泡和胃液都没有冲洗干净。

指导医师：这就会导致胃癌漏诊。没有冲洗干净会造成病变遗漏。

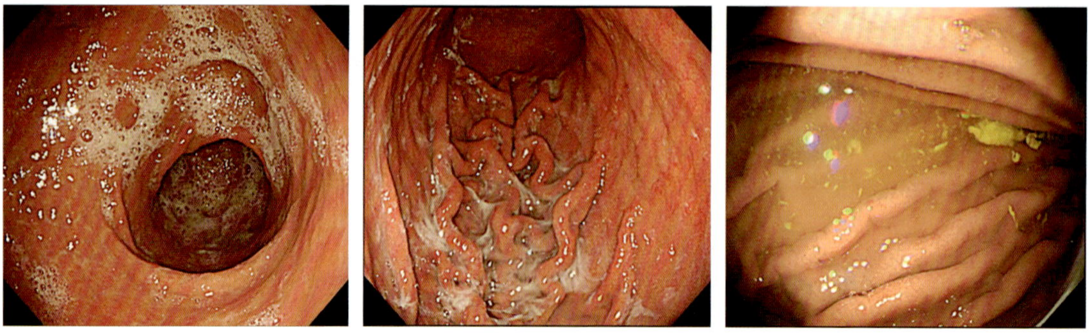


图 1　观察前需洗净的表现

**住院医师**：来到癌研医院之后才第一次使用了内镜送水装置 Water Please®（图 2），真是特别方便。

**指导医师**：有些病例有大量黏液，这时用传统的注射器冲洗就比较麻烦。若使用 Water Please®，只需要踩脚踏板就能每分钟送水 700mL，清洗效率很高。

**住院医师**：用带有附送水管的 Water Jet 也能冲洗干净吧？

**指导医师**：这样也是可以的。但是 Water Please 使用的是附件孔道（活检孔道），水流比较粗，能洗得比较干净。而 Water Jet 的附送水管道比较细，水流也相对较细（图 3，视频➡38）。这样就导致水压较高，使用时一定要小心黏膜或病变出血。

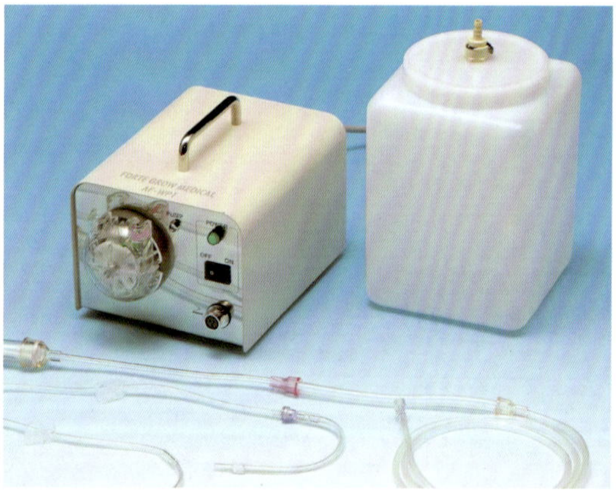

图 2　Water Please®
图片由 FORTE GROW MEDICAL CO., LTD 提供

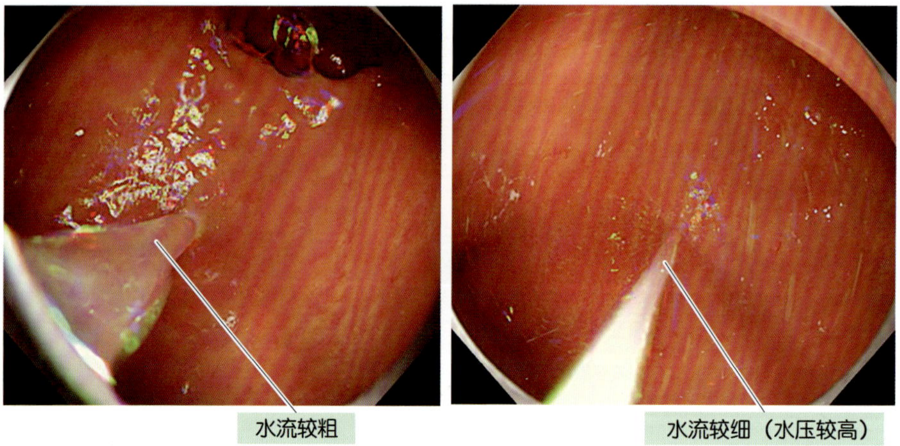


图 3　Water Please® 和 Water Jet 的区别

## 视频➡38 用 Water Please® 注水

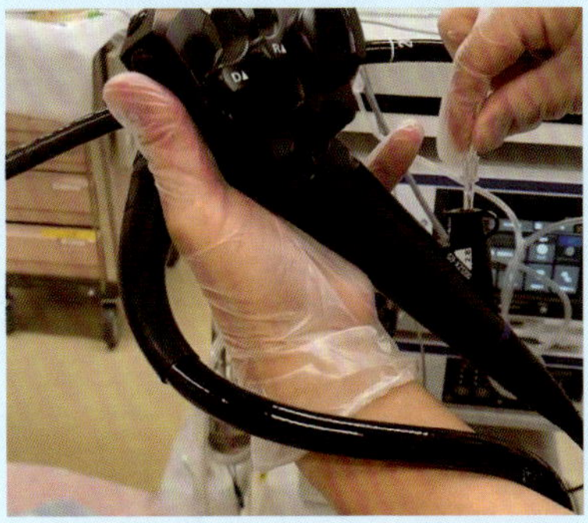

指导医师：实际上，病例 1 中胃癌被气泡遮挡（病例 1，视频➡39）。

### 病例 1 被气泡遮挡的早期胃癌

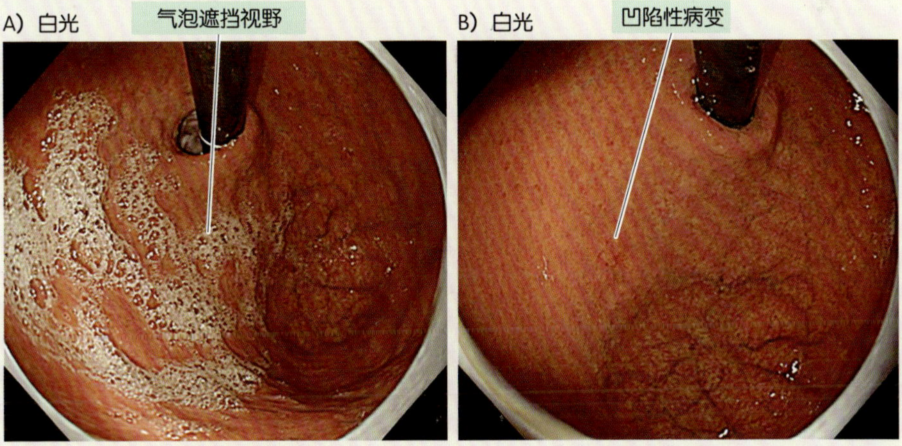


气泡和黏液的存在容易造成漏诊。将气泡洗净后，可观察到发红的凹陷性病变。

（续下页）

## 病例1 被气泡遮挡的早期胃癌（续）

C）白光近景

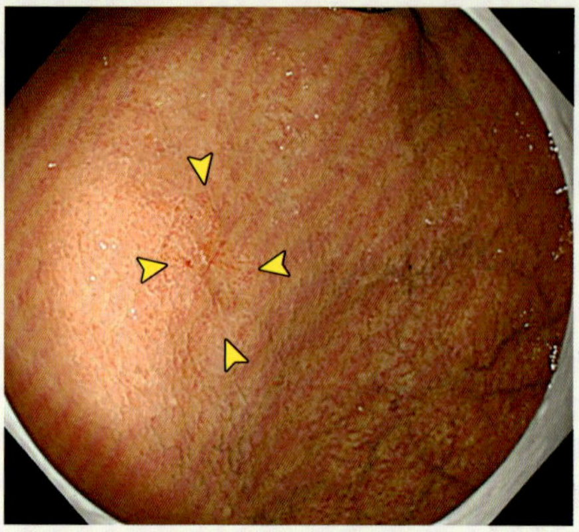

D）NBI 放大

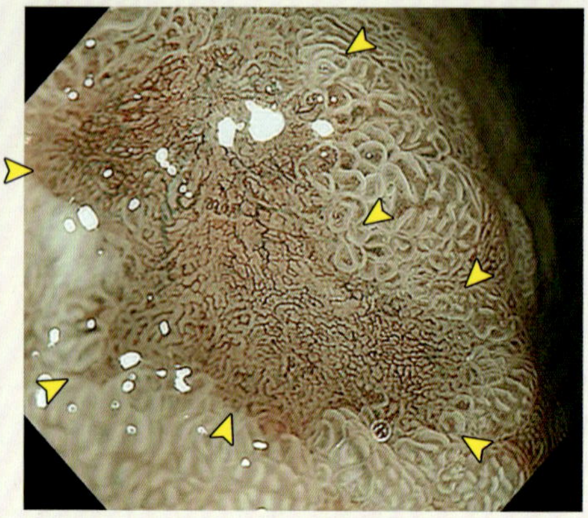

内镜抵近观察，凹陷面清晰可辨。NBI 放大后可见病变边界清晰，并可见网格状（mesh pattern）血管存在。这是分化型癌的表现。

**诊断** 胃底后壁，0-Ⅱc，10mm×9mm，tub1，pT1a（M），pUL0

**视频➡39 被气泡遮挡的早期胃癌**

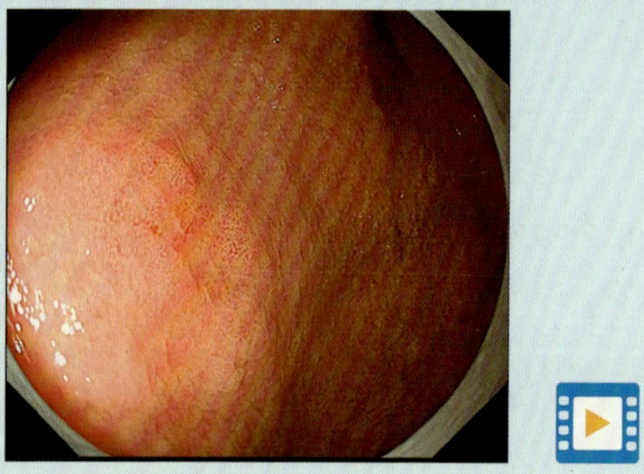

住院医师：的确，在洗净前，我都没看出有癌变……

指导医师：我们再来看看视频。

住院医师：看视频就容易理解多了（视频➡40）。洗净后就能看到被气泡遮挡住的病变部位了。胃内洗净的确非常重要。

还有一个问题，应该在何时做胃内冲洗呢？

指导医师：我一般是先清洗整个胃腔，并在开始观察前从胃底吸出清洗液。

住院医师：这比一边冲洗一边吸引效率高。

指导医师：此外，也要小心操作，避免留下吸引痕迹。

视频➡40　胃内的洗净

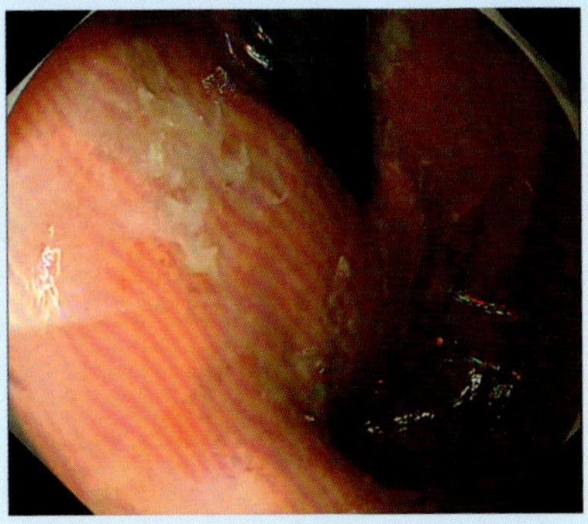

**要点**

**胃内尽量洗净**

- 黏液、气泡、胃液要尽量洗净。
- 洗净后，将清洗液吸出后再进行观察。

## 2. 胃壁的舒展

指导医师：接下来将胃壁充分舒展后进行观察。

住院医师：这一点，来到癌研医院后我就马上被灌输了。

指导医师：是啊，那么看看这些图像（图4）。这是来癌研医院1个月的住院医师拍摄的。

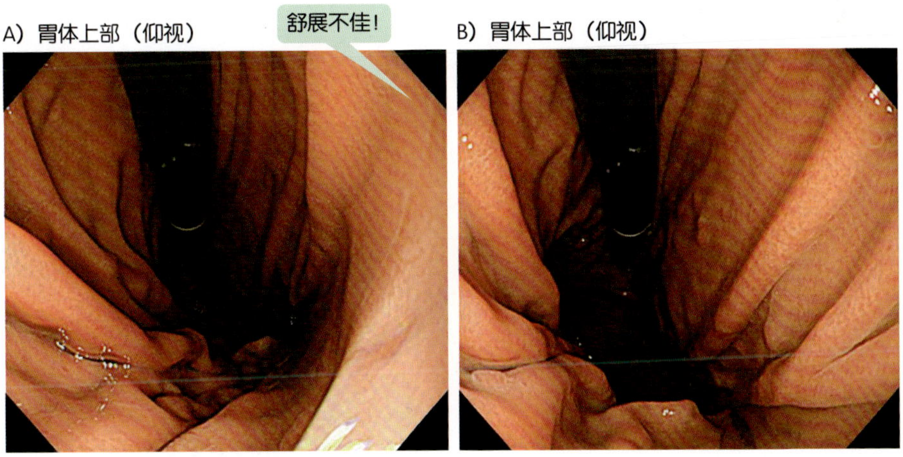


图4　胃壁舒展不佳的图像

（续下页）

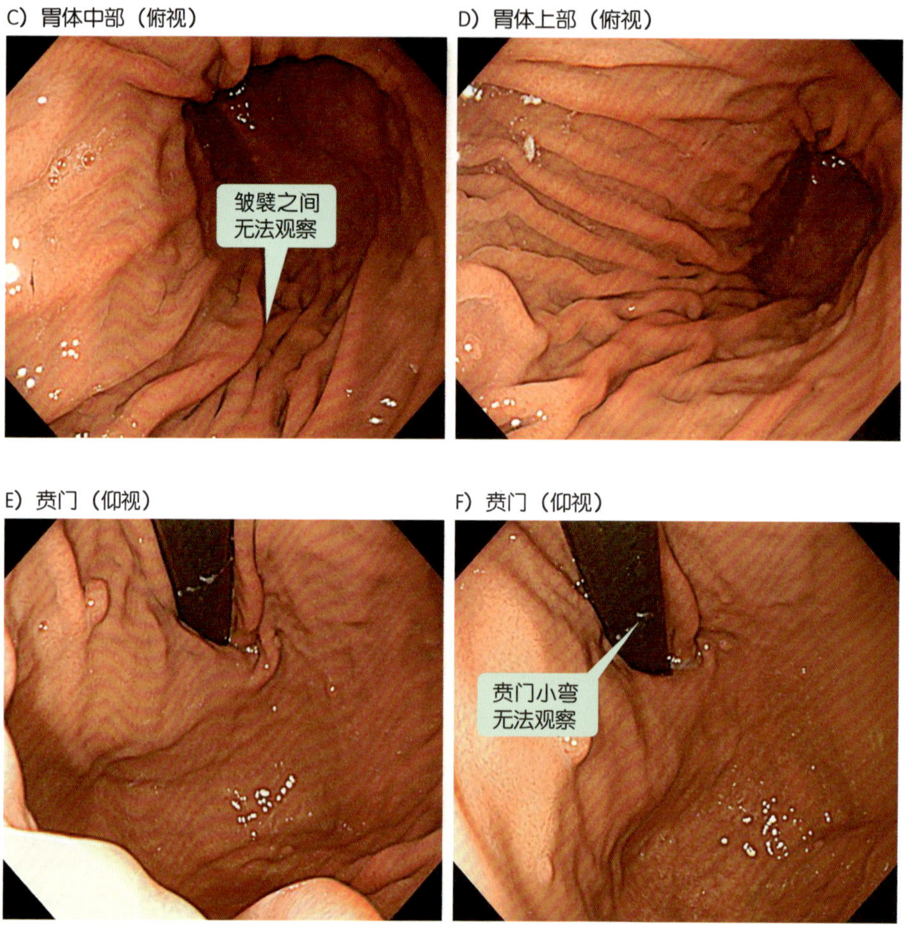

图 4　胃壁舒展不佳的图像（续）

住院医师：看起来整个胃腔充气量不足。

指导医师：我们也有同一患者一年前的图像，来比较看看（图 5）。

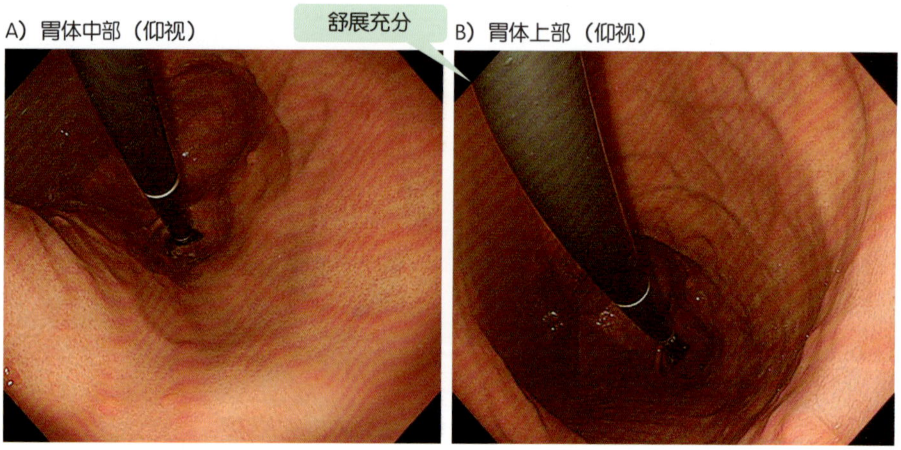

图 5　胃壁舒展充分的图像（1 年前的检查）

（续下页）

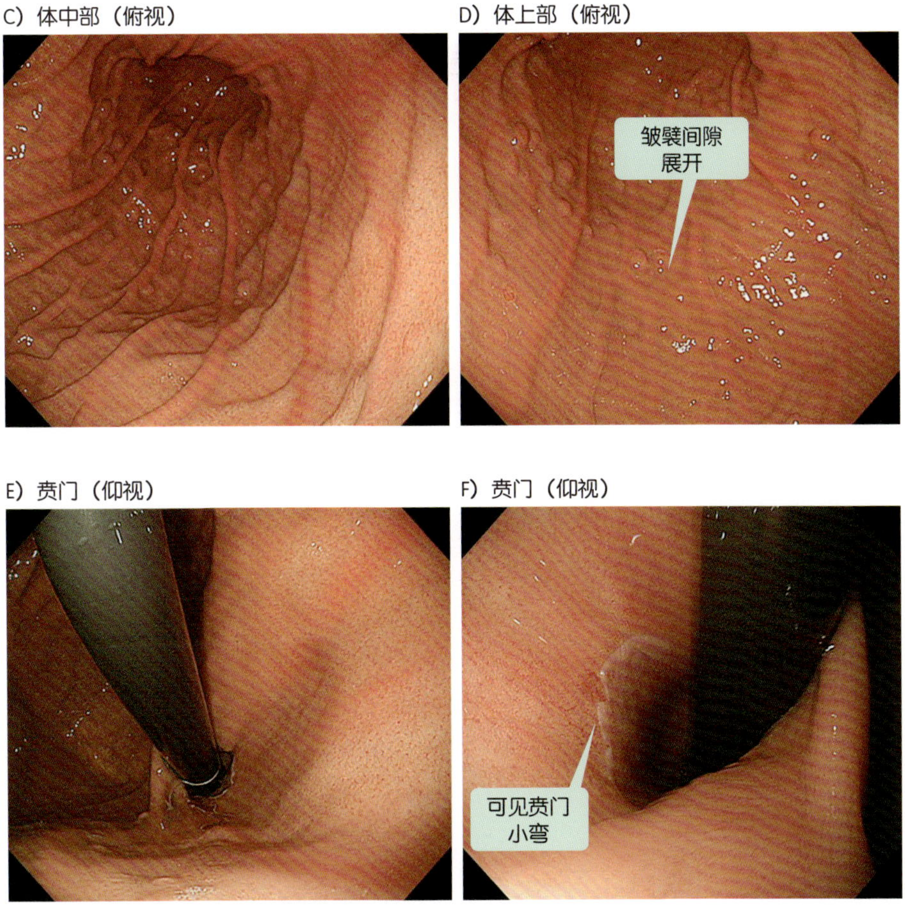


图5　胃壁舒展充分的图像（1年前的检查，续）

住院医师：这么一对比，两者完全不一样。

指导医师：我们常跟学生讲“要充分舒展胃壁后进行观察”，但有些人怎么都理解不了。将同一患者的两种图像做个对比，就更容易理解了。

要点

**充分舒展胃壁！**

- 充分注气。
- 注意皱襞间隙等部位的观察盲区。

指导医师：不过，也要小心，胃扩张后会引起腹胀、造成患者痛苦，还可能导致医源性的马洛里－魏斯（Mallory-Weiss）综合征（图6A）。在某些情况下，还可能诱发迷走神经反射，导致心动过缓。

住院医师：特别是在反转内镜时，胃会被内镜拉伸，这会带来相当的不适（图6B）。

指导医师：尽可能缩短胃部扩张的时间，减少患者的痛苦，这也是内镜医生的职责。

A）充气时

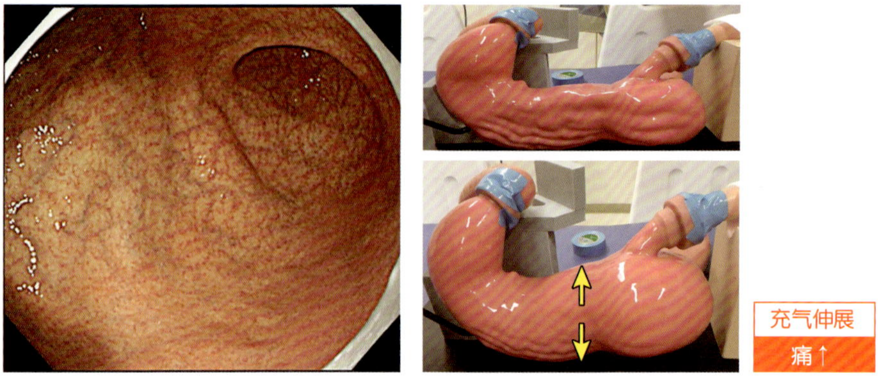


充气导致胃壁过度舒展 -> 调整充气量，吸气

B）反转操作

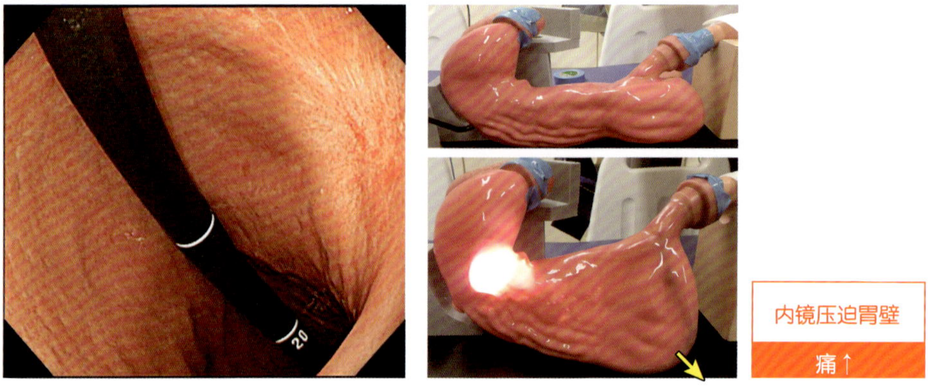


反转操作导致胃壁舒展 -> 反转时减少胃内空气量

图 6　充气舒展胃壁

**要点**

胃壁过度舒展引起不适。
缩短胃壁舒展时间。

## 3. 注意盲区

指导医师：接着再来讲讲如何注意盲区，完整观察整个胃部。那么，什么是内镜观察的盲区呢？

住院医师：贲门小弯，从胃角到胃体的后壁，胃体大弯。此外，由于胃窦部的蠕动和弯曲，也容易遗漏（表1、图7）。来到癌研医院学习以后，才意识到在胃镜检查中有些部位本以为自己观察过了，但其实并没有看到。特别是对胃体后壁的观察，从一开始学习的时候就常被提醒要特别注意。

指导医师：是的，有些时候别人不说自己是很难意识到的。我们一起来看看病例。

表1 内镜的盲区

| | |
|---|---|
| 贲门小弯 | 视野被内镜遮挡 |
| 胃角·胃体后壁 | 易与内镜呈切线方向 |
| 胃体大弯 | 舒展不佳导致皱襞间无法观察 |
| 胃窦部 | 蠕动和收缩环影响观察 |

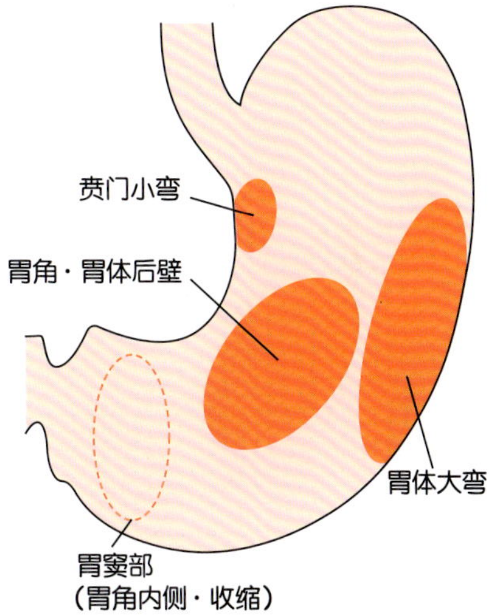


图7 容易漏诊的部位

### » 贲门小弯

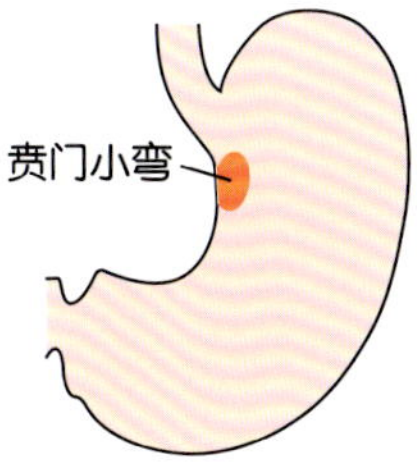


指导医师：首先是贲门小弯的病变（**病例2、病例3**）。

住院医师：噢，这里被内镜遮挡，很容易漏诊。

指导医师：是的。这个部位在远景观察时被遮住了，一定要做J反转抵近观察。

住院医师：**第2章中提到过**，如果内镜的角度不好就无法在贲门附近反转。

指导医师：所以角度至关重要！

## 病例 2　贲门小弯处的早期胃癌①

A)

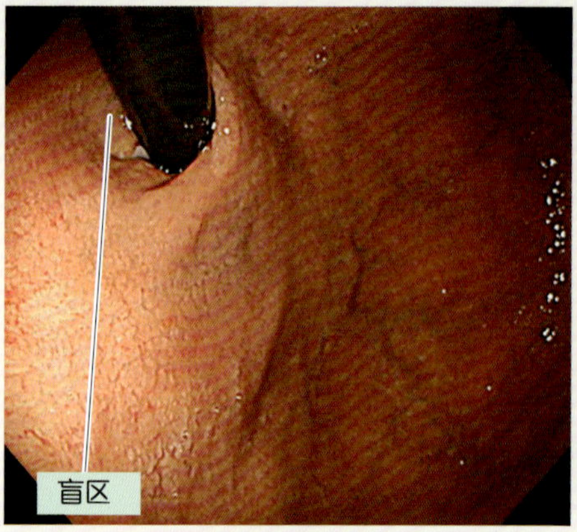


B)

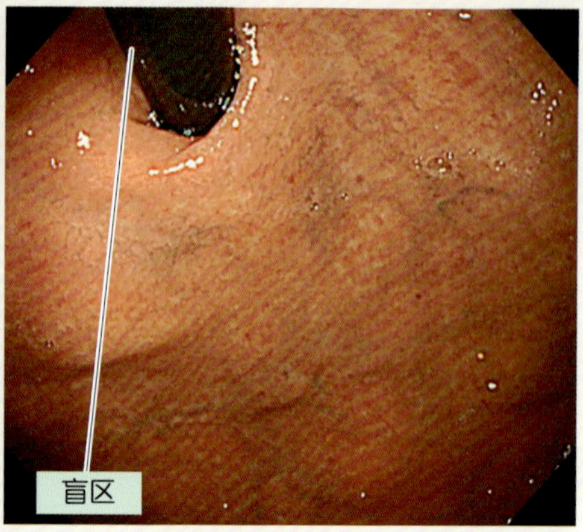


被内镜遮挡，贲门小弯观察不到。

C）白光

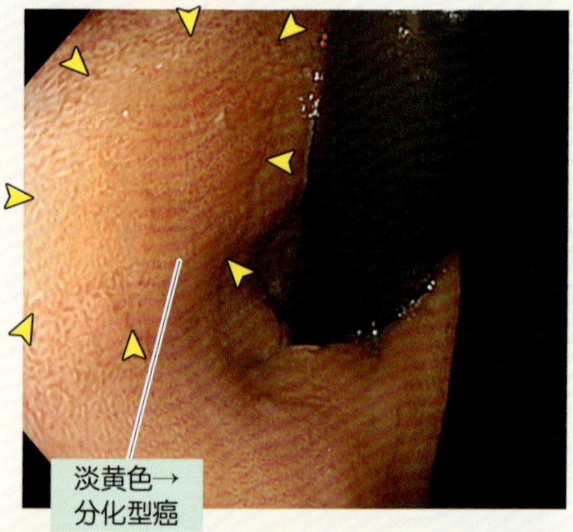


D）NBI

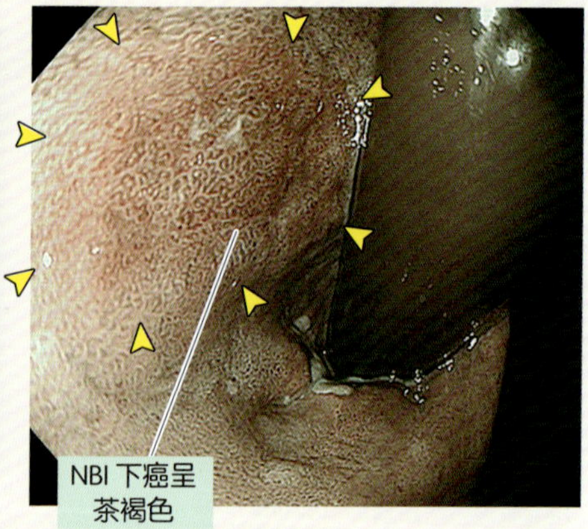


反转后抵近贲门观察，可见早期胃癌。

一定要抵近 EGJ 反转观察。

**诊断**　贲门小弯，0-Ⅱb，12mm×8mm，tub1，pT1a（M），pUL0

## 病例3 贲门小弯处的早期胃癌②

A)

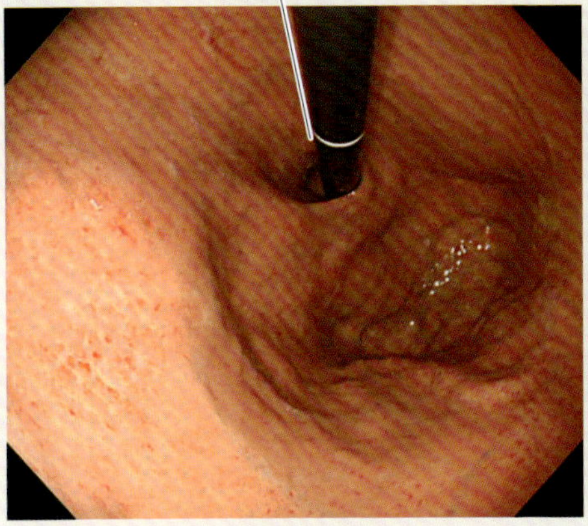


B)

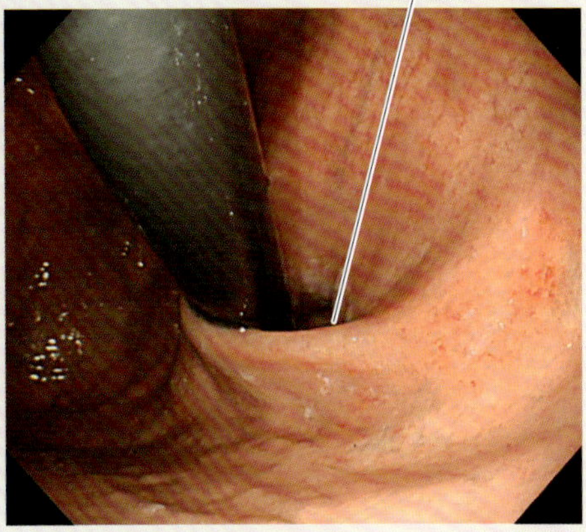


这种情况下无法观察贲门小弯。

C)

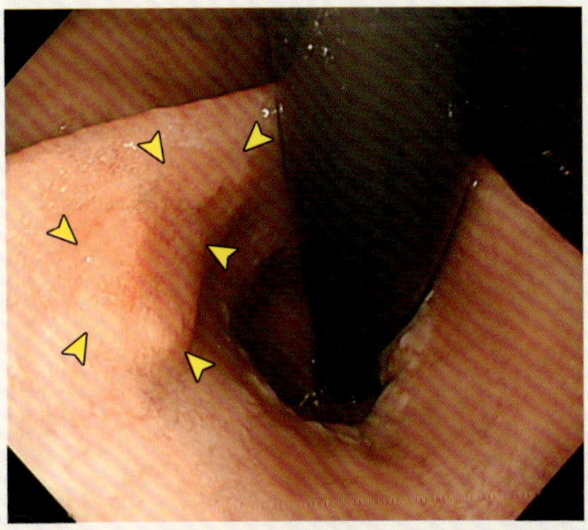

D）靛胭脂染色

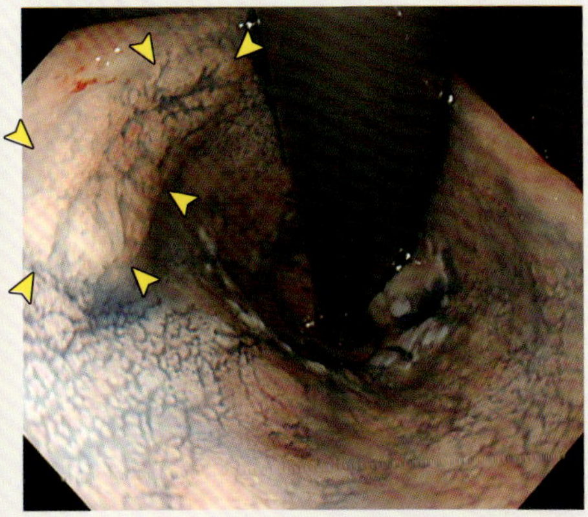

做 J 反转后，进入食管裂孔疝内，即可观察病变全貌。

**诊断** 贲门前壁，0-Ⅱa + Ⅱc，10mm × 6mm，tub1，pT1a（M），pUL0

E) 1 年前图像

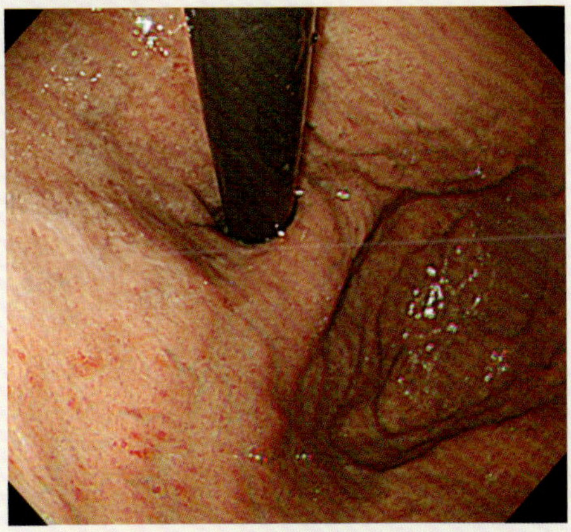

1 年前并未抵近贲门观察的图像。

## 要点 反转抵近贲门

住院医师：贲门小弯处的检查确实不容易，但我想大一点的病变是不会被遗漏的。

指导医师：较大的病变也有被遗漏的时候。**病例 4** 是因发现胃体下部前壁处的 2cm 大小的早期胃癌而转诊到我院的病例。进一步检查时，发现了贲门小弯处将近 5cm 大小的 SM 癌。

### 病例 4 贲门小弯处的早期胃癌③

A）病变 1

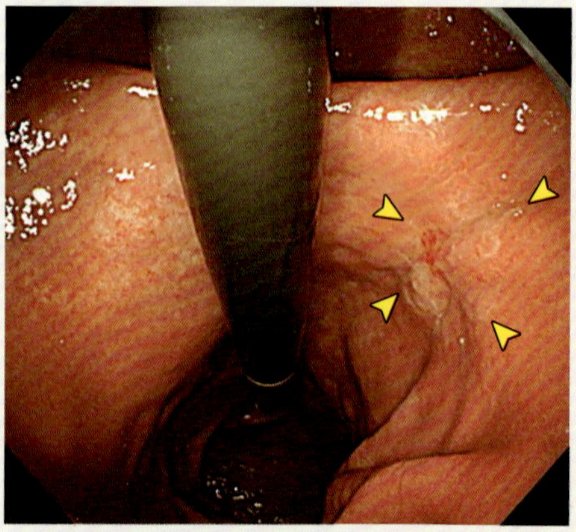

前次检查发现的病变，呈发红及黄白色调的凹陷性病变，伴有皱襞集中。

**诊断** 胃体下部前壁，0-Ⅱc，20mm×14mm，tub2 > por，pT1a（M），pUL1

B）病变 2

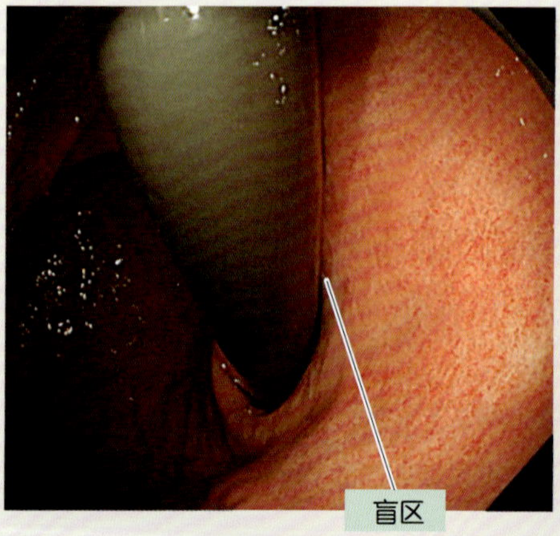


C）病变 2

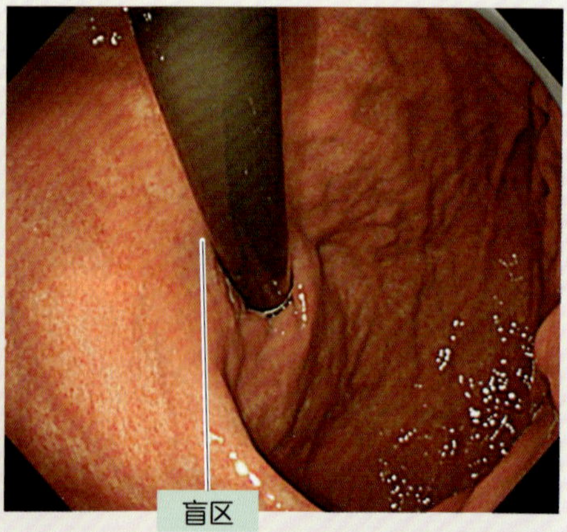


从远处观察贲门，无法识别贲门小弯处的病变。

（续下页）

## 病例4（续）

D）白光

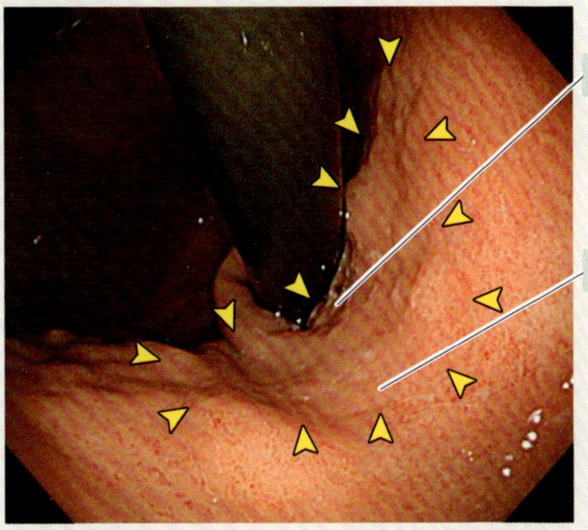


反转抵近EGJ观察，于EGJ正下方可见发红凹陷，周边可见范围较大的浅凹陷。

**诊断** 贲门小弯，0-Ⅱc，48mm×42mm，tub2 > por，pT1a（M），pUL0

E）手术标本

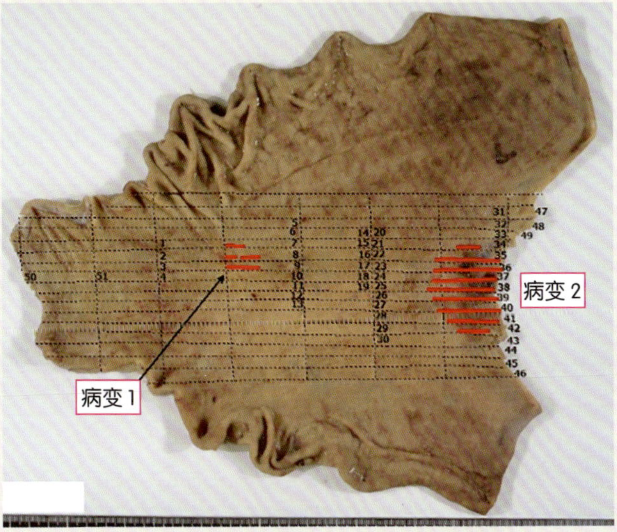


**住院医师**：稍微远一点观察就很难发现这个病变啊。贲门小弯处这么大的SM癌也可能被漏掉，有点可怕。

**指导医师**：贲门小弯处的病变有漏诊的可能。在做内镜检查时，一定要有这个意识。

**要点** 贲门小弯处的较大病变也有漏诊的可能。

## » 胃角 · 胃体后壁

指导医师：接着就是胃角至胃体后壁这个位置。首先，来看看**病例 5** 的三张图像，能找到哪里有癌变吗？

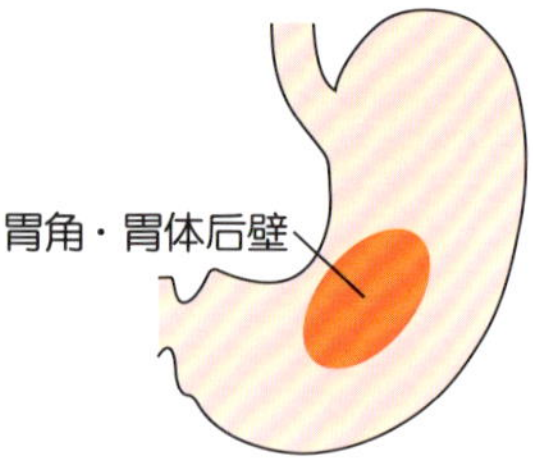


**病例 5** 胃体后壁① 癌的位置?

A）俯视观察

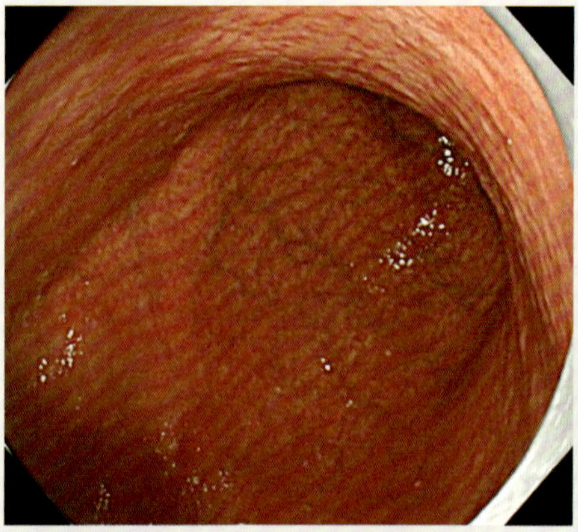

B）俯视观察

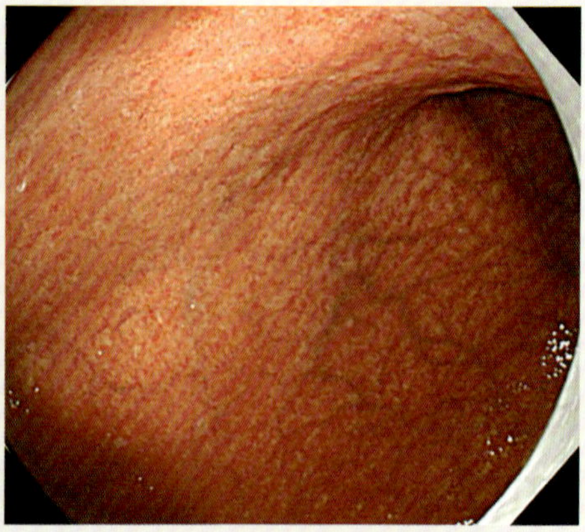

C）俯视观察

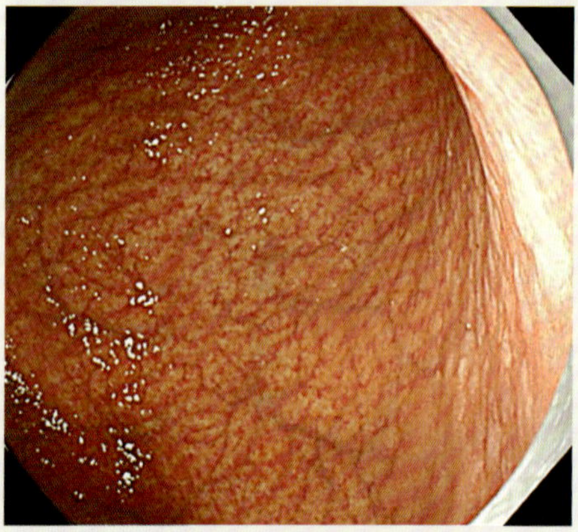

（续下页）

住院医师：嗯，有点困难。

指导医师：俯视观察很容易从正面看到胃体前壁和大弯。但是，小弯和后壁的位置由于是在切线方向，观察起来就比较困难。

这就需要反转后推内镜（图 8）。此时，左旋内镜（逆时针旋转），向左打角度钮，病变就出现在正面直视的视野里了（**病例 5D**）。

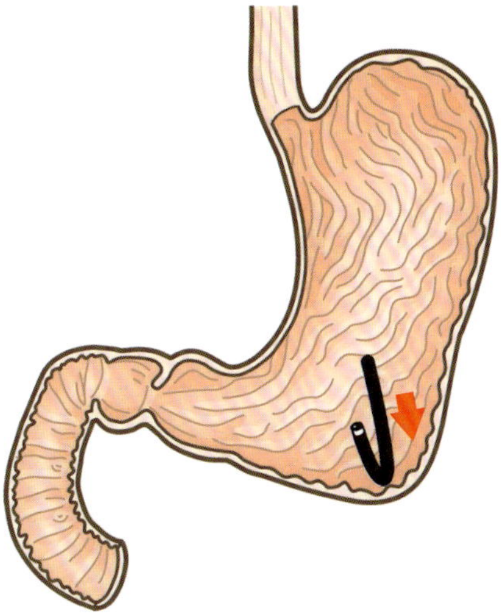

图8 反转内镜，推镜，即可观察胃体后壁

**病例5**（续）

D）反转观察

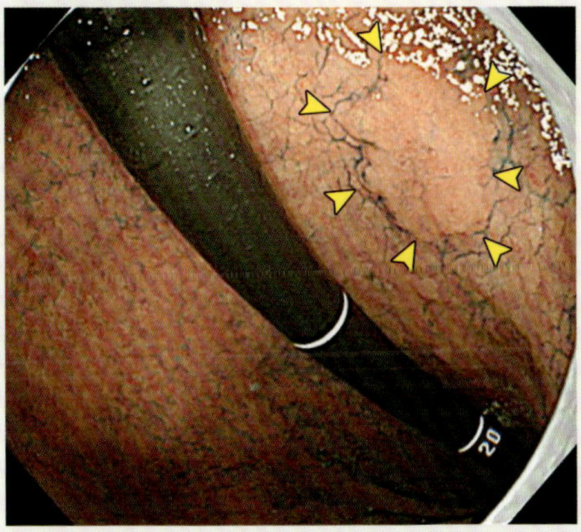

将内镜左旋，向左打角度，可正面观察到病变。

（续下页）

住院医师：若能看到病变正面，发现病变就容易多了。

指导医师：我们再回到刚刚的俯视图像，这里是早期胃癌（**病例5E**）。不说的话是很难注意到的。这个病例是我之前的患者，当时做胃镜检查时，在俯视下没发现这处病变，反转之后才注意到。

## 病例 5（续）

E）图 C 中被遮挡的病变

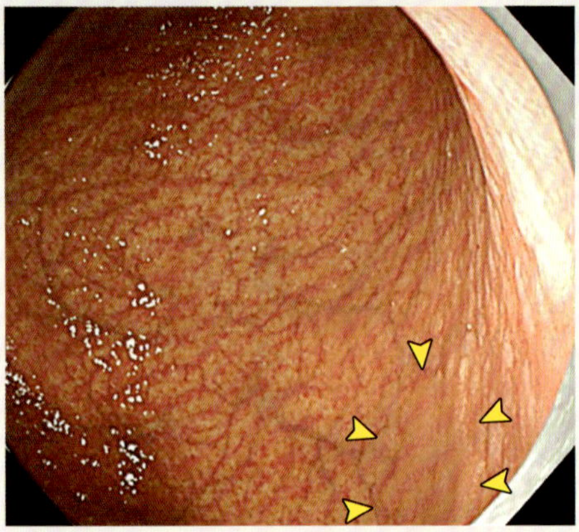

俯视观察下未察觉到这个病变，以致病变未被发现。

诊断 胃体下部后壁，0-Ⅱa，15mm×12mm，tub1，pT1a（M），pUL0

指导医师：类似的还有病例 6。再找找癌在哪儿。

## 病例 6 胃体下部后壁② 癌的位置?

A）俯视观察

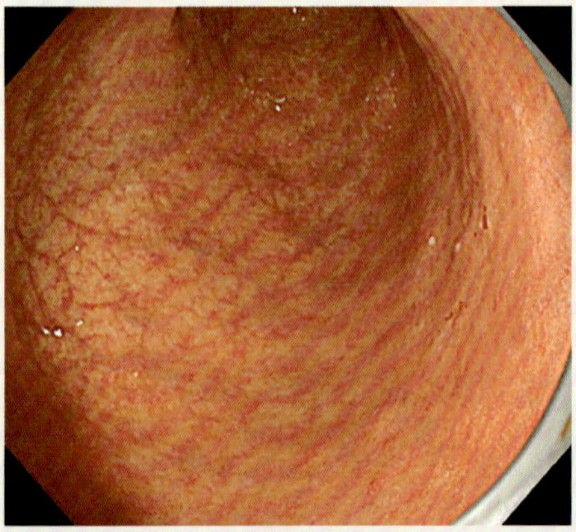

（续下页）

住院医师：现在记住了，处在切线方向上的胃体后壁较难观察，再看图像就能看出来了。自然出血也是病变的特征之一。但具体的病变范围还是看不出来。

指导医师：处于切线方向时是很难判断病变范围的，这就需要反转后观察。同样将内镜左旋，向左打角度。反转后从正面观察，就能看出病变的范围了。

病例6（续）

B）反转观察（白光）

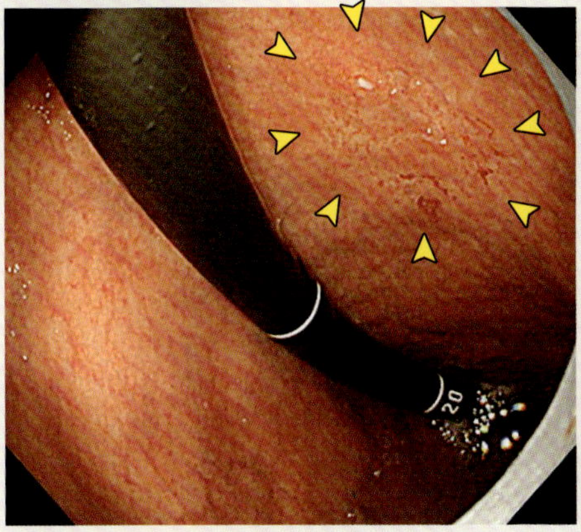

C）反转观察（NBI）

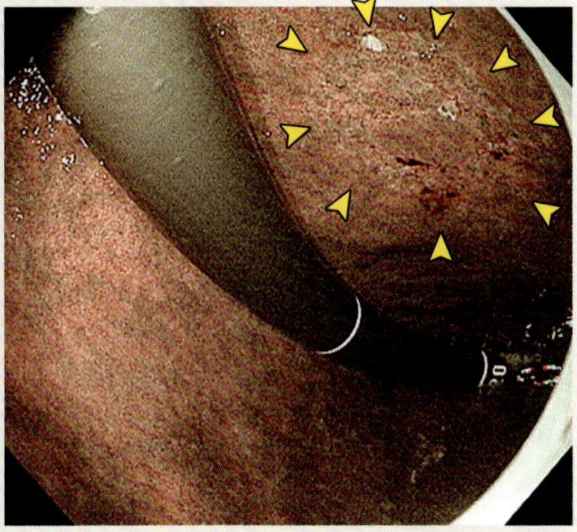

D）图A中被遮挡的病变

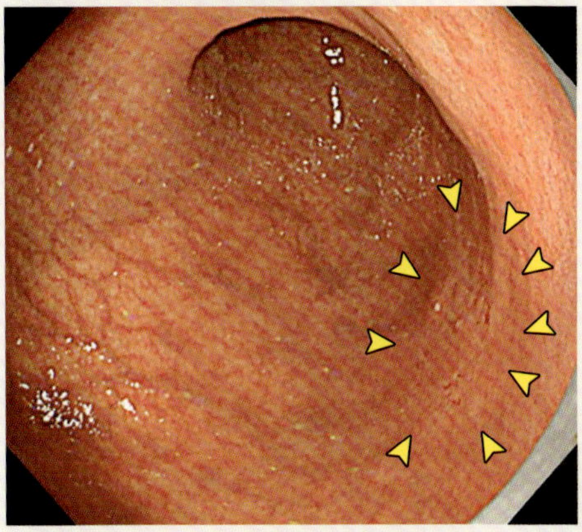

诊断 胃体下部后壁，0-Ⅱc，26mm×24mm，sig，pT1a（M），pUL0

住院医师：只反转胃镜不行吗？一定要左旋和向左打角度吗？

指导医师：单纯反转的话，仍旧是切线方向。左旋和向左打角度后，病变逆时针移至上方（0点附近），就能从正面观察病变了（**病例7**）。

## 病例 7 胃体下部后壁③

A）反转观察

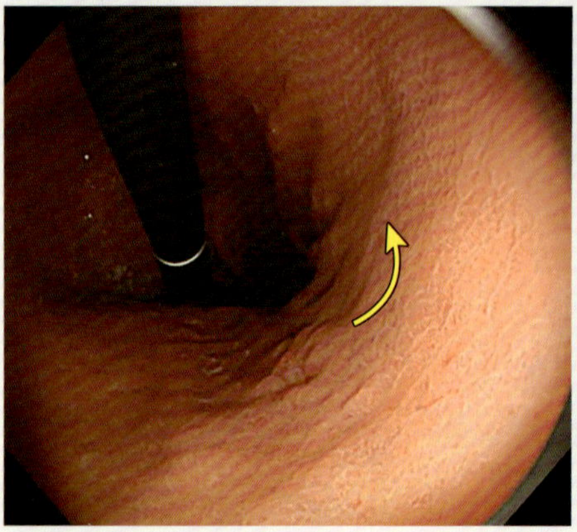

单纯反转后病变处于切线方向，无法观察到病变全貌。

B）逆时针转动

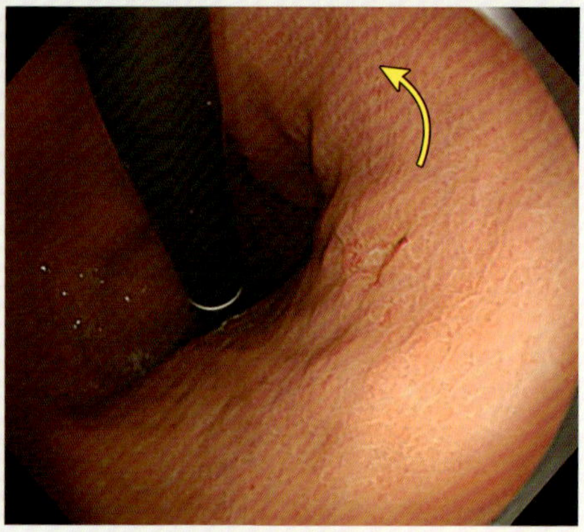

左打角度 + 左旋后病变逆时针转动。

C）正面图

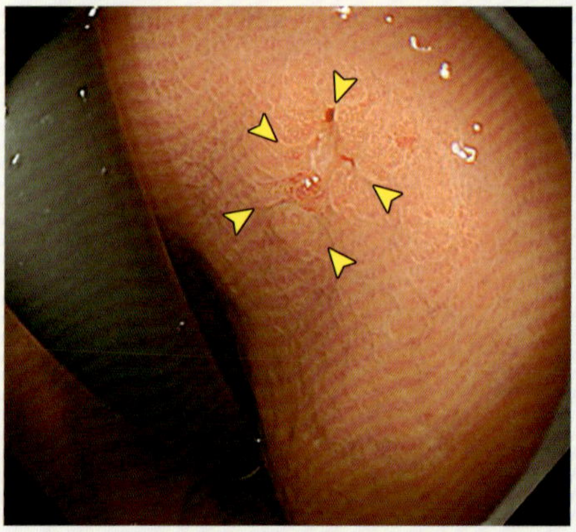

视频➡41 胃体下部后壁的反转观察

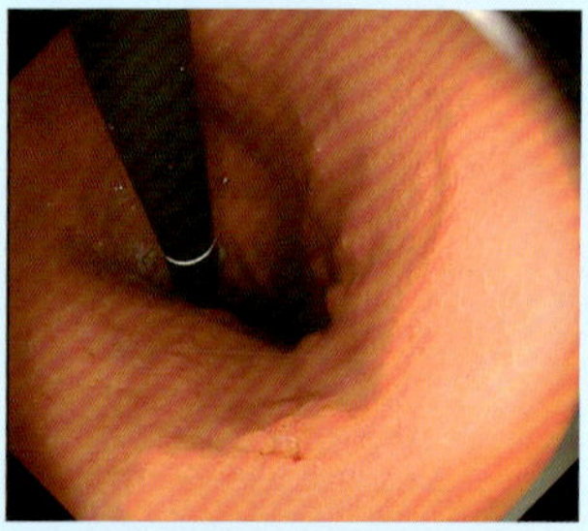

最后病变位于 0 点附近，可从正面观察。可见具有棘状蚕食像的凹陷性病变，这是分化型癌的典型特征。中央发红部位是前次活检后形成的再生上皮。

**诊断** 胃体下部后壁，0-Ⅱc，12mm×6mm，tub1，pT1a（M），pUL0

住院医师：病变移动到 0 点的位置就能看到全貌了。

指导医师：视频可能解释得更清楚（视频➡41）。

**要点** 要养成从正面观察病变的习惯！

住院医师：那么就没有办法以俯视的角度看清胃体后壁吗？

指导医师：由于胃壁舒展时会使其处于切线方向，因此在吸气后才能比较容易看到病变的全貌。还是看刚才俯视观察下的病例 7。



**病例 7（续）**

D）俯视观察

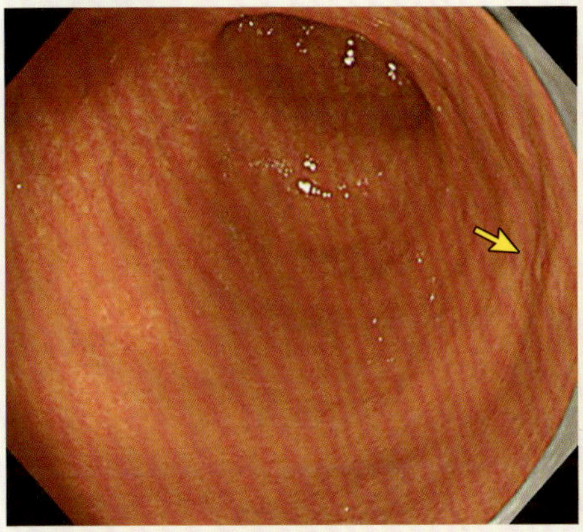

胃壁舒展后不易发现病变。

E）吸气后观察

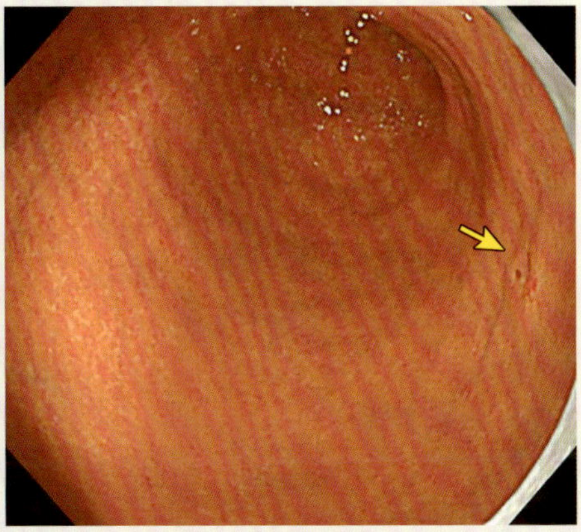

吸气后，病变逐渐显现出来。

F）继续吸气后观察

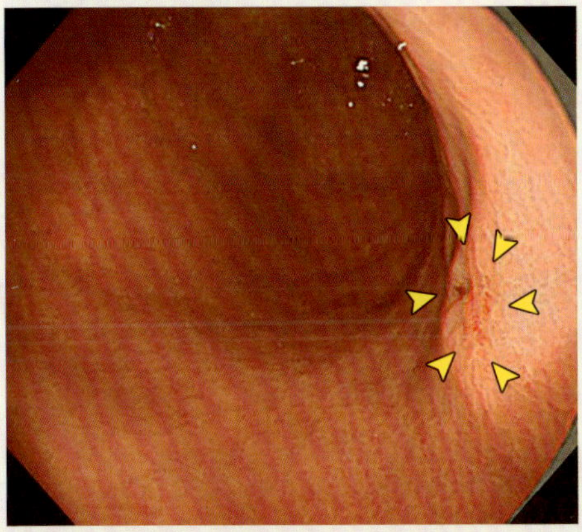

确认存在周边伴有反应性隆起的凹陷性病变。

视频➡42 胃体下部后壁的俯视观察

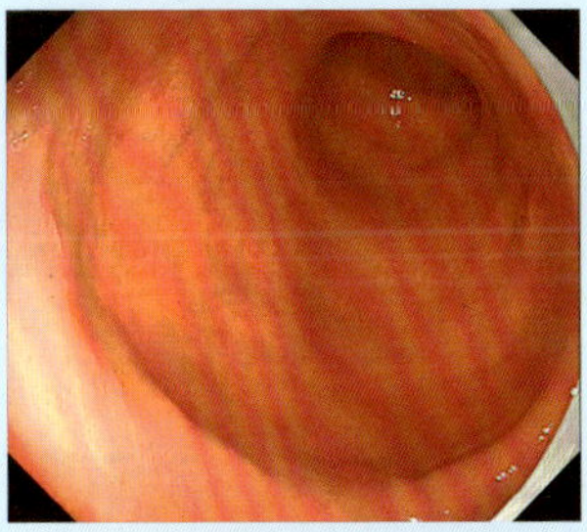

住院医师：吸气后，感觉病变位置更接近正面一些。

指导医师：通过逐渐吸气，就能更容易地、清楚地进行观察。
这里也有一个视频说明（视频➡42）。

要点 对于胃体后壁的病变，俯视下应吸气后观察。

## » 胃体大弯

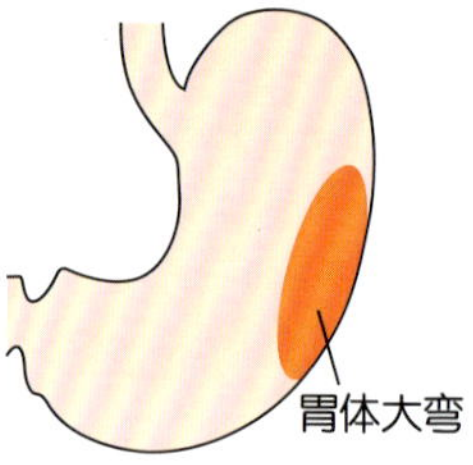


指导医师：接下来是胃体大弯。除了萎缩性胃炎 O-3 型之外，胃体部有黏膜皱襞残留。这种皱襞的干扰有可能导致病变被遗漏。

住院医师：需要适量的充气，才能将皱襞撑开是吗？

指导医师：也有不成功的时候。这时候就需要变换体位试试。让患者呈仰卧位，空气进入大弯、前壁，这个位置的皱襞就被打开了。

住院医师：仰卧的话不会有误吸的风险吗？

指导医师：我们只是让患者身体呈仰卧位，头部仍旧保持侧位，这样就可以避免误吸（图 9A、B，视频➡43）。

住院医师：这还是第一次听说。

指导医师：这个方法效果很好，可以试试。

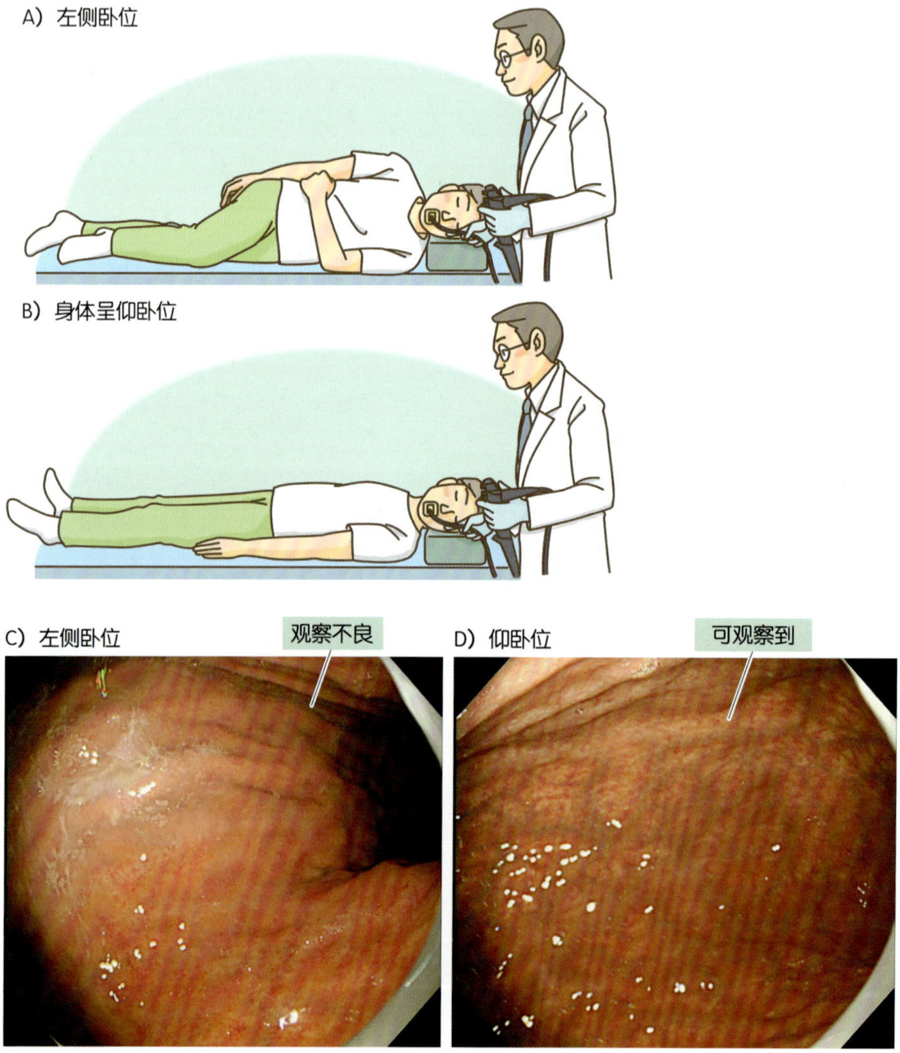


图 9　胃体大弯的观察（变换体位）

C，D）从左侧卧位变到仰卧位后，同样的送气量下，大弯和前壁展开，就能观察到了。

视频➡43 通过体位变化来观察胃体大弯

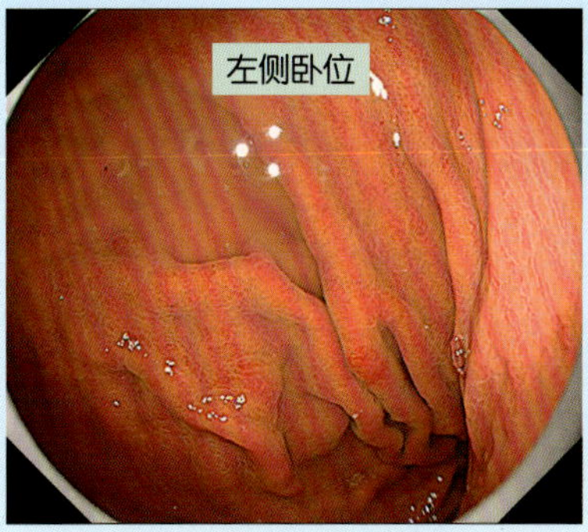


**要点** 体位变化有助于对胃大弯的观察！

指导医师：一定要注意的是，胃持续过度充气时，患者会很痛苦，并且还可能会发生并发症——马洛里 - 魏斯（Mallory-Weiss）综合征。因此需要反复的微调注气以达到最适水平。

住院医师：这个之前提到过（笑）。

指导医师：重要的事情说三遍（笑）。

再来看实际的病例（**病例 8**、**病例 9**）。胃体大弯萎缩程度不严重，是未分化型癌的好发部位。

住院医师：前些天，我也遇到了一个患者，尽管每年都做胃镜检查，还是发现了 SM 癌……

指导医师：未分化型癌的进展速度很快，这一点一定要注意。

**休息一下** **漂亮的内镜图像**

这是我刚做内镜医生时候的事情。一次学术会议的演讲中，一位有影响力的主持人对我评价道："谢谢你分享如此漂亮的内镜图像。"我觉得作为一名内镜医生，这是最大的褒奖了。那天的啤酒感觉都比平时更好喝。

当然，漂亮的内镜图像与社交媒体上的漂亮照片不同。它意味着这些图像对之后的临床实践是有帮助的。在术前讨论病变范围和深度时，如果没有合适的（漂亮的）图像，就不可能进行讨论。内镜医生应该注重图像质量，努力拍摄出漂亮的照片。

## 病例8 胃体大弯的早期胃癌①

A)

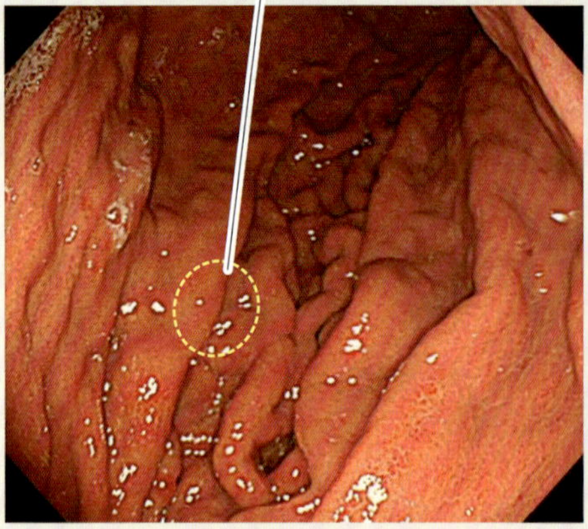


B)

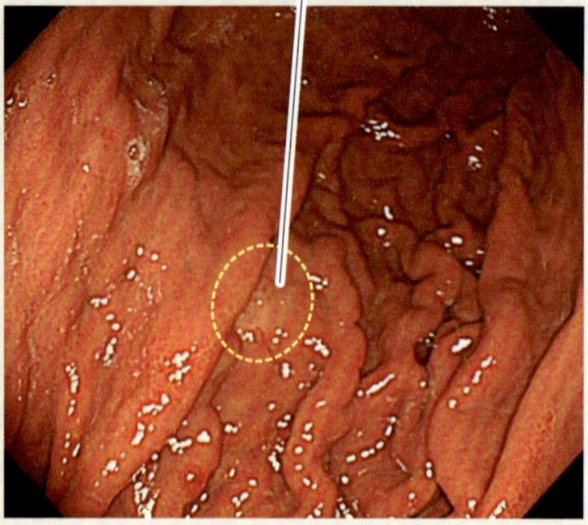


C)

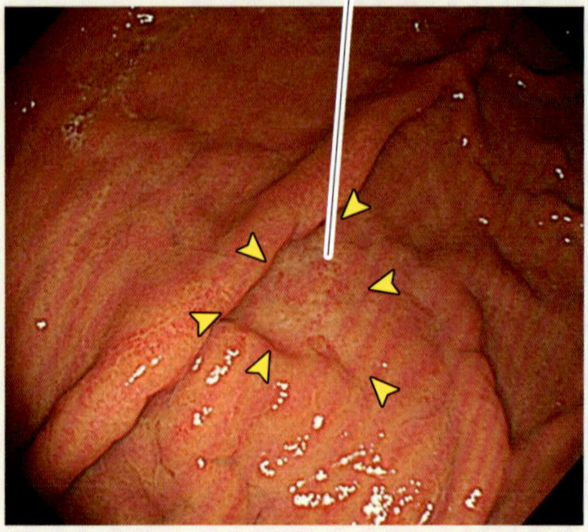


注气量不足时，无法观察大弯皱襞之间的部分。随着注气量增加，病变逐渐显露出来。

**诊断** 胃体中部大弯，0-Ⅱc，20mm×18mm，sig，pT1a（M），pUL0

## 病例9 胃体大弯的早期胃癌②（视频→44）

A)

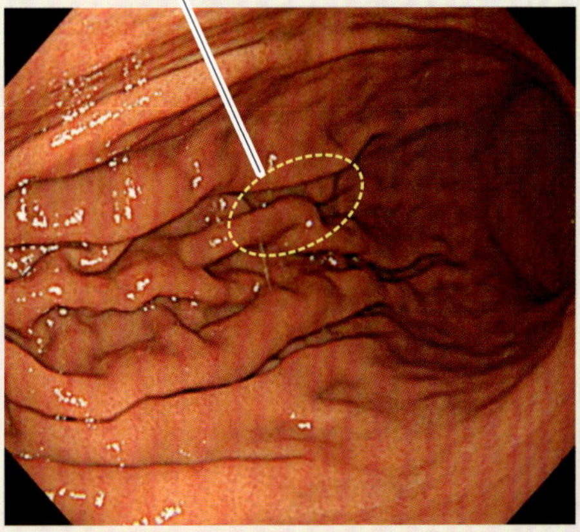


B)

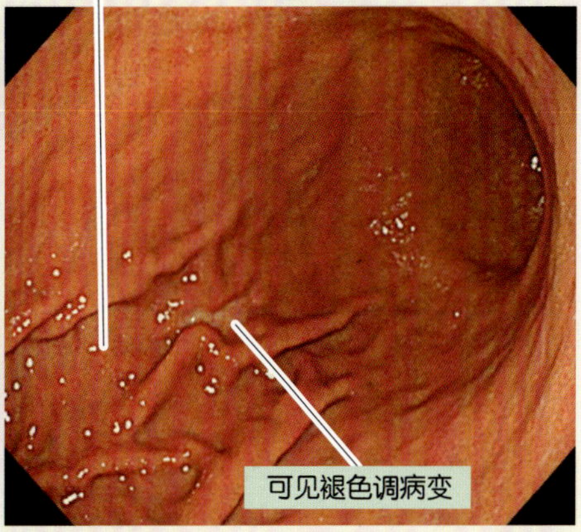


C)

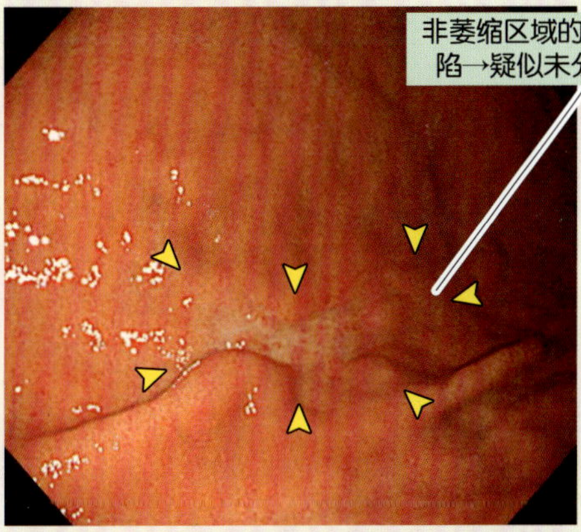


充气至大弯部的视野显露，就可以发现病变了。

**视频→44 胃体大弯的早期胃癌**

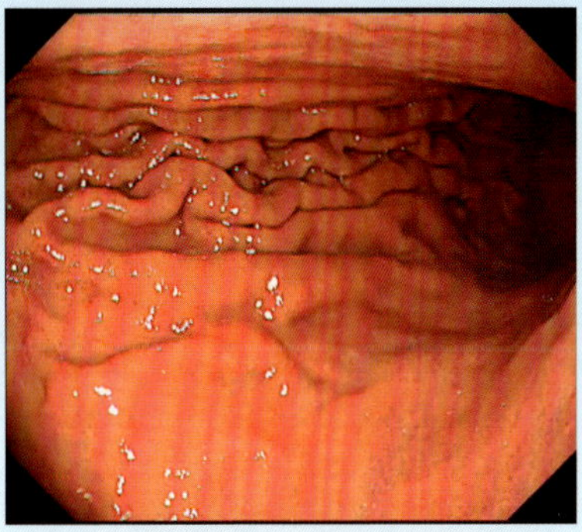

**诊断** 胃体下部大弯，0-Ⅱc，20mm×16mm，sig，pT1b1（SM1），pUL1

### » 胃窦部

指导医师：最后一个容易漏诊的部位是胃窦部。

住院医师：我感觉胃窦没什么盲区。

指导医师：的确，胃窦部貌似很容易观察，没有死角。但这样想当然的看法其实是一个误区。首先容易漏诊的位置是胃角内侧，也就是胃窦部小弯近胃角处（病例 10A、B，病例 11A）。这个位置如果不有意识地 UP 大钮观察的话，就会遗漏。UP 大钮观察，就能从正前方直视看到胃角内侧（病例 10C ~ F，病例 11B）。

住院医师：注意胃角内侧，这个记下来了。

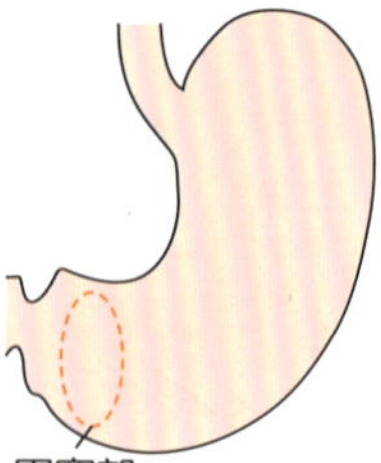


**病例 10** 胃角内侧（胃窦部小弯）的观察①

A)

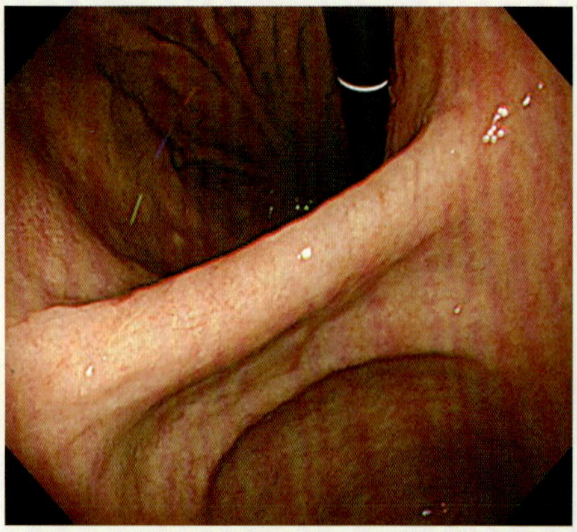

B)

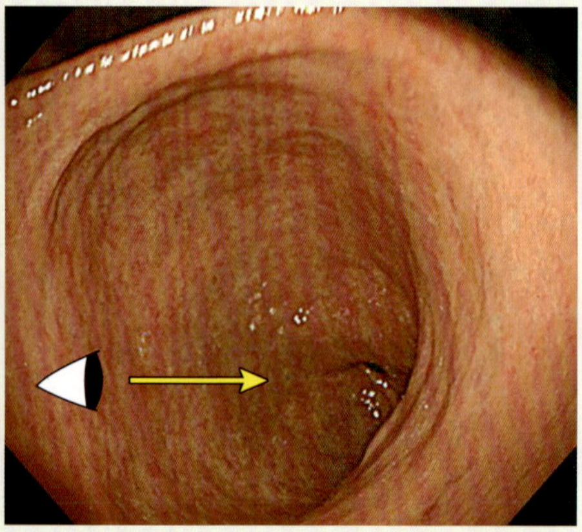

常规观察时，无法从正面观察胃角内侧。

C) UP 大钮观察

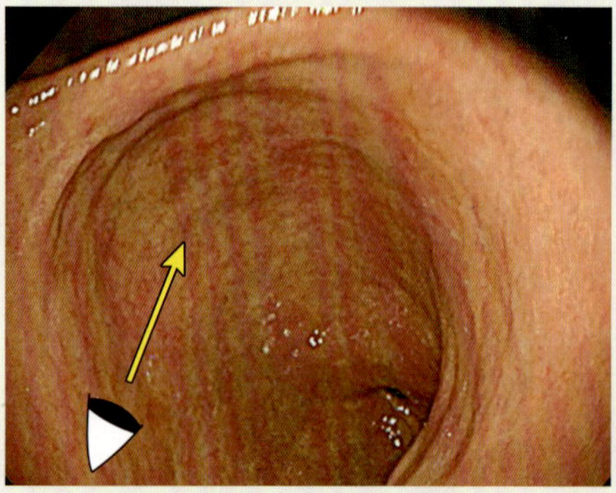

记得要观察胃角内侧！

（续下页）

## 病例10（续）

D)

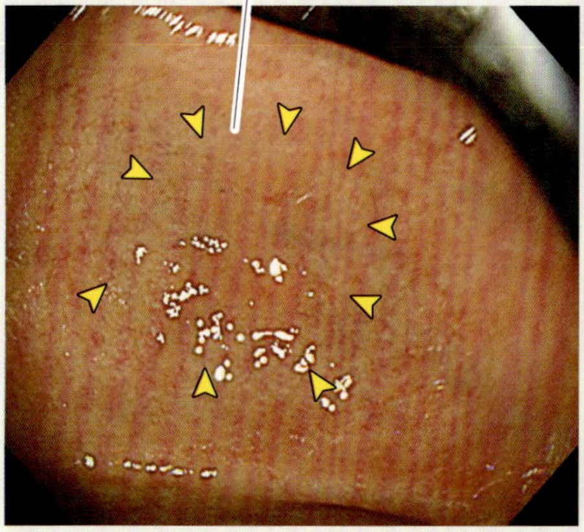


E)

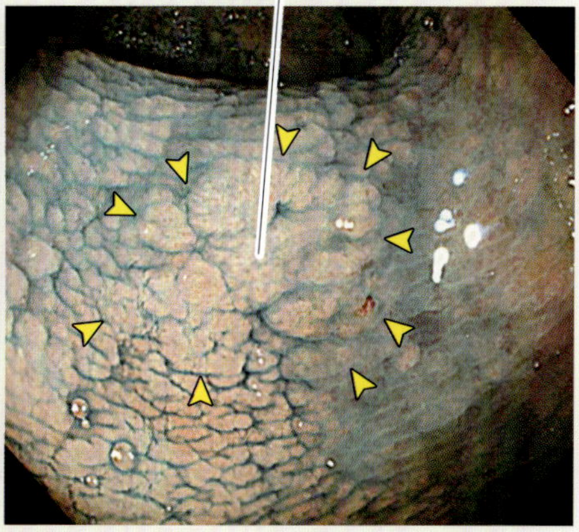


UP 大钮从正前方直视观察胃角内侧，就可以观察到细微的变化了。

F)

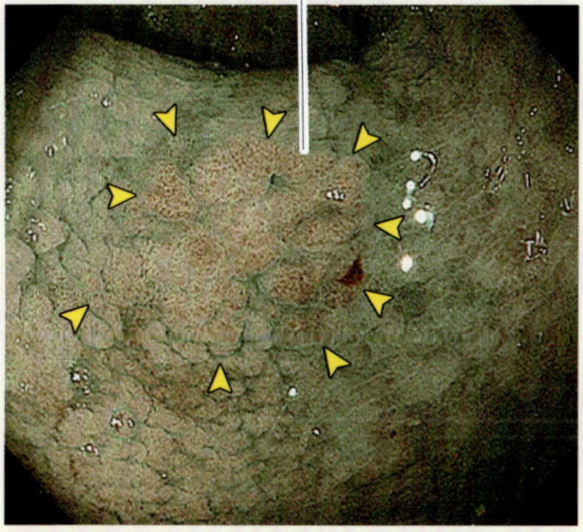


**诊断** 胃窦部小弯（胃角内侧），0-Ⅱc，22mm×20mm，tub1，pT1a (M)，pUL0

## 病例 11 胃角内侧（胃窦部小弯）的观察②（视频➡45）

A)

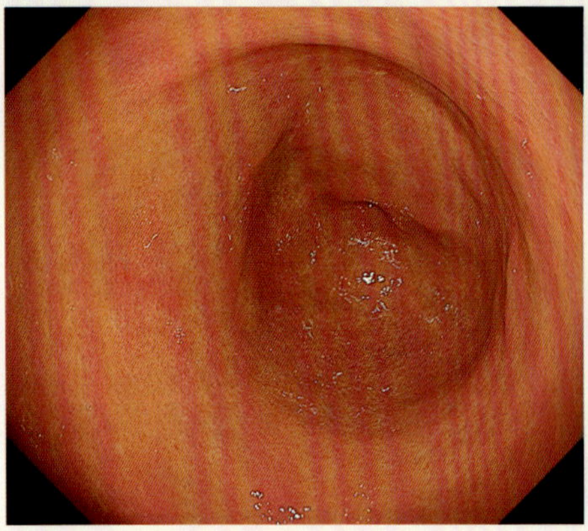

B) UP 大钮观察

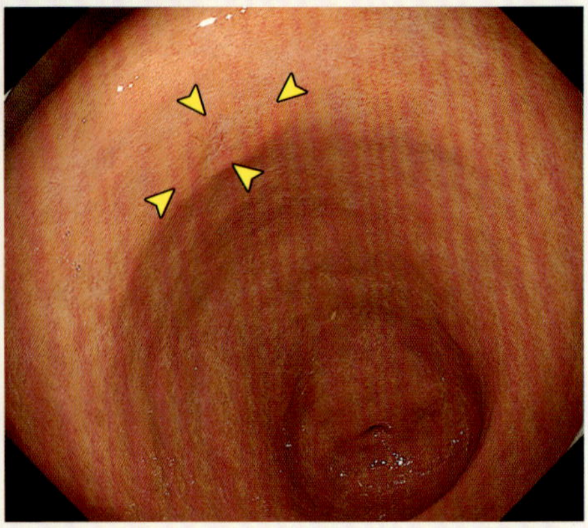

常规观察下，无法从正面看到胃角内侧。

UP 大钮，有意识地观察胃角内侧，病变就能进入观察视野。

**诊断** 胃窦部小弯（胃角内侧），0-Ⅱc，10mm×8mm，tub1，pT1a（M），pUL0

**视频➡45** 胃角内侧（胃窦部小弯）的观察

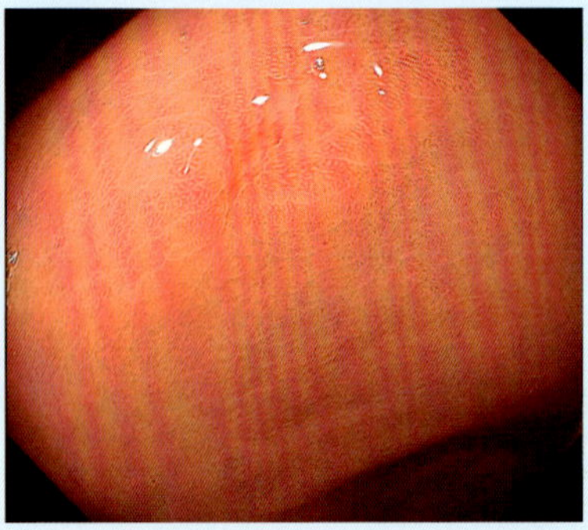

**要点** 采用仰视的视角观察胃角内侧！

**指导医师**：此外，胃窦部也是蠕动活跃的部位，这一点也要注意。

**住院医师**：的确有蠕动剧烈的患者。

**指导医师**：在蠕动剧烈时观察胃窦部，可能会导致病变漏诊（病例 12）。这种时候我一般会喷洒ミンクリア®（L- 薄荷醇）来抑制胃蠕动。

## 病例 12 受胃窦部蠕动影响观察的病变

A)

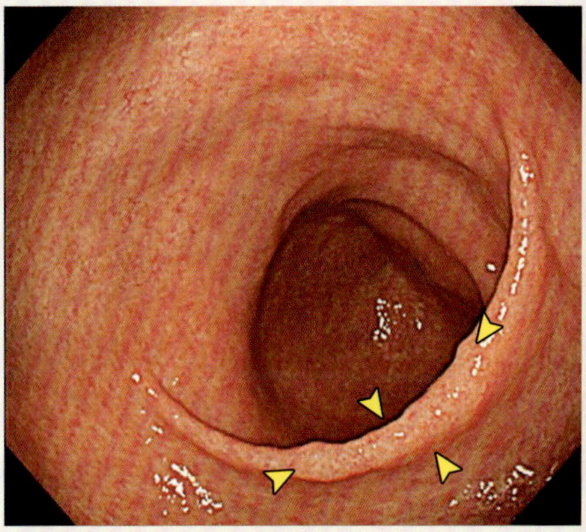

B)

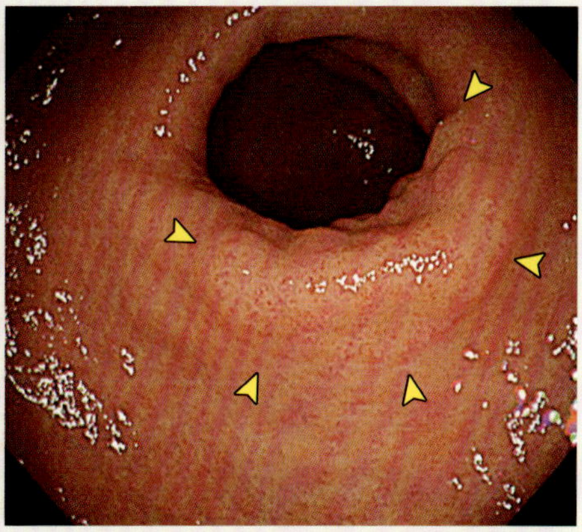

收缩环上的病变难以被发现。

C)

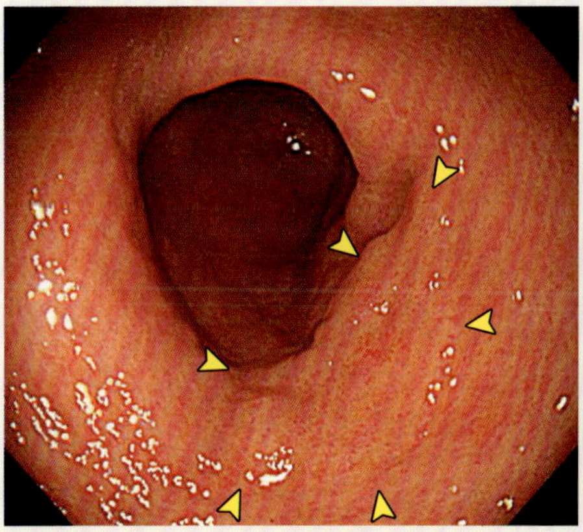

D）靛胭脂染色

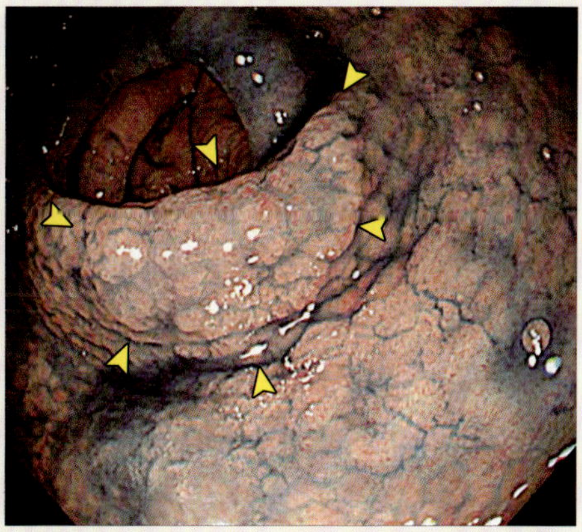

等待蠕动波通过后，可观察到病变全貌。

**诊断** 胃窦部大弯，0-Ⅱc，17mm×14mm，tub1，pT1a（M），pUL0

**要点** 观察胃窦部时应注意蠕动收缩的情况。

**指导医师**：在胃窦部有时可以看到大弯侧胃壁弯折的情况（病例 13A）。

## 病例 13 胃窦部大弯的横行皱襞

A)

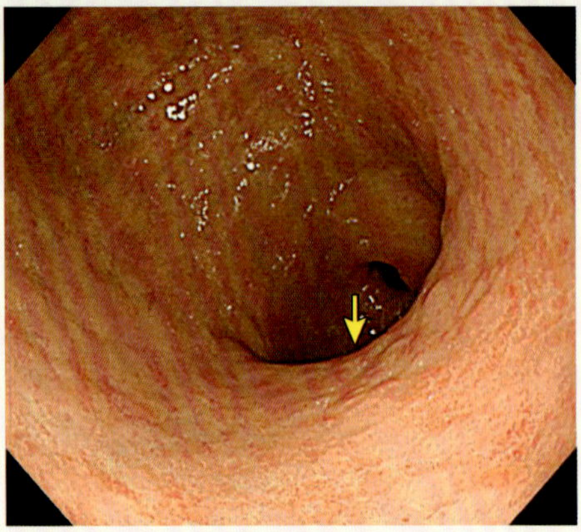

胃窦部大弯处，可见收缩导致的横行皱襞

住院医师：这个与“弯入”有什么不同呢？

指导医师：“弯入”是透视检查时使用的术语。《消化内镜术语集》中没有收入这一名词，但作为内镜所见来使用的医生也不少。对于病例 13 的这种情况，也有一些医生习惯叫作“横行皱襞”。后者可能更容易想像其形态，所以在这里我也使用“横行皱襞”这个说法。

住院医师：这种横行皱襞是如何形成的呢？

指导医师：这是由于胃壁肌层的局部收缩引起的。它是一种生理性表现，而并非病理性的。此外，根据经验，它似乎在老年人中更常见，而在未感染幽门螺杆菌的人群中不常见。该部位在观察时也可能成为一个陷阱。

这种横行皱襞的内侧容易成为观察死角（图 10）。这时，需要首先越过横行皱襞，然后 DOWN 推大钮挂住内镜，就能观察到横行皱襞的内侧了（病例 13B ~ E，视频➡46）。

住院医师：这和观察大肠皱襞内侧是一样的！

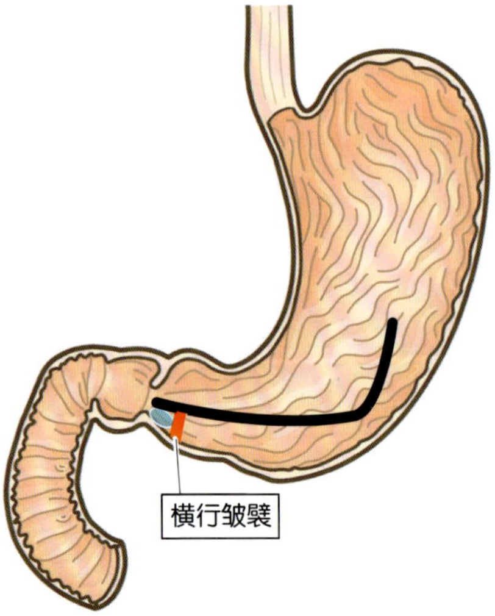


图 10　横行皱襞内侧的死角

内镜越过横行皱襞后只观察前方，横行皱襞内侧就成了死角●。

## 病例13（续）

B）

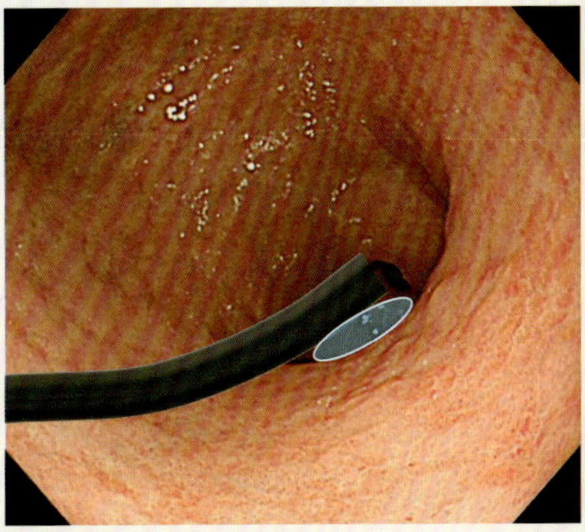

死角●不可见。

C）

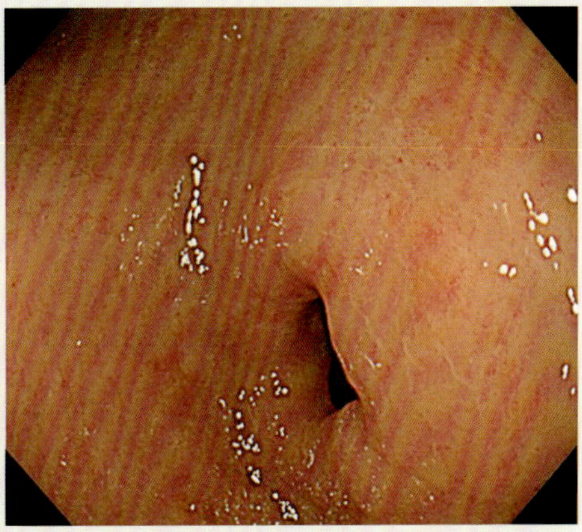

越过横行皱襞即可见幽门环。

D）

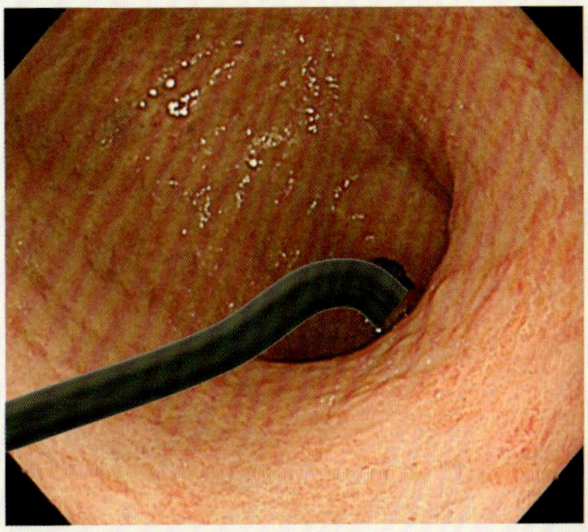

越过横行皱襞后 DOWN 推大钮挂住内镜

E）

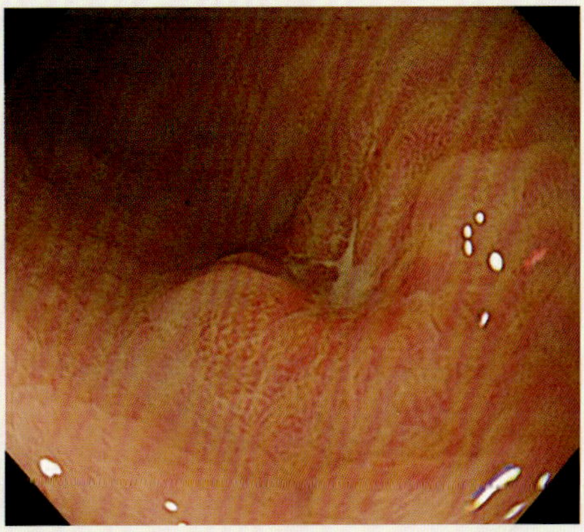

发现癌灶！

F）

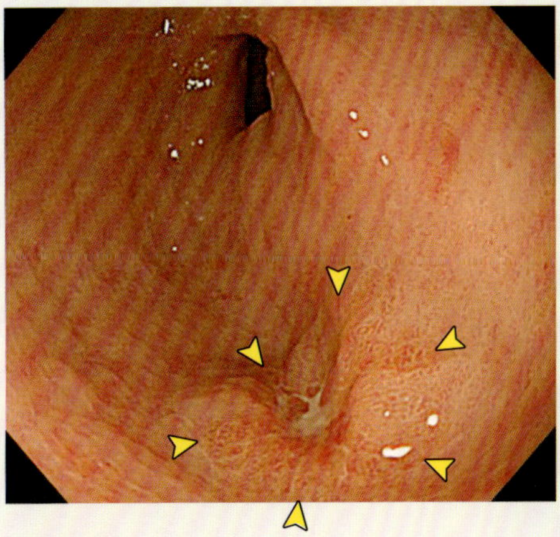

G）靛胭脂染色

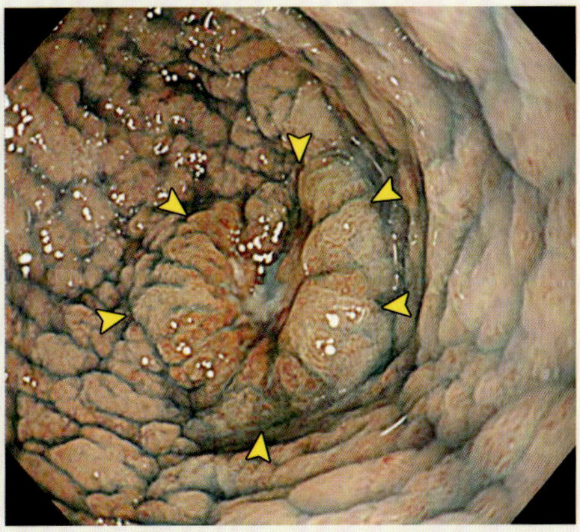

**诊断** 幽门前区大弯，0-Ⅱc，12mm×10mm，tub1，pT1a（M），pUL0

## 病例 13（续）

H）1 年前

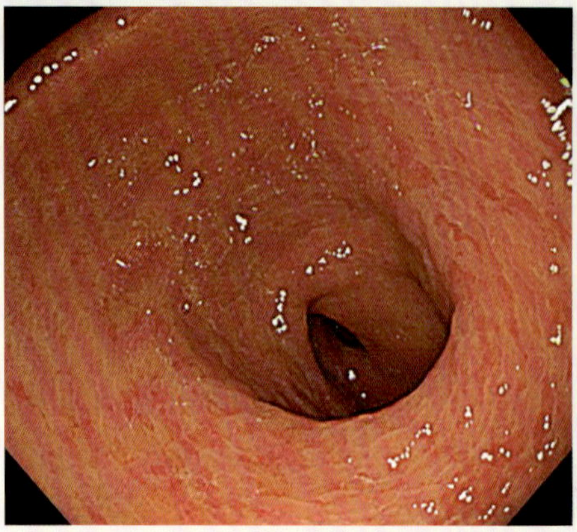

I）1 年前

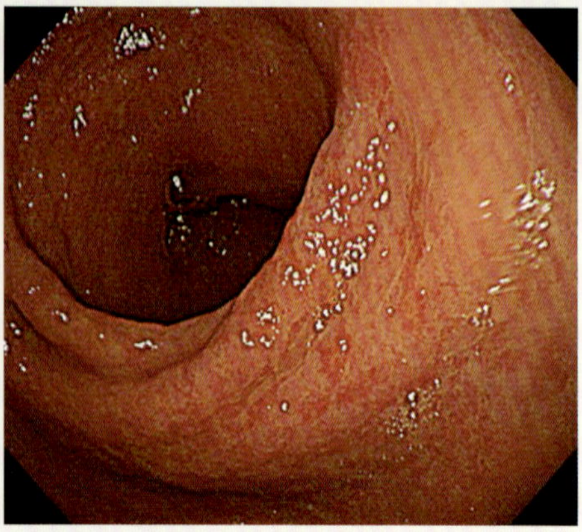

1 年前的图像。虽然同样观察到横行皱襞，但是在皱襞内侧未留图，未能发现病变。

视频➡46 胃窦部大弯横行皱襞的观察

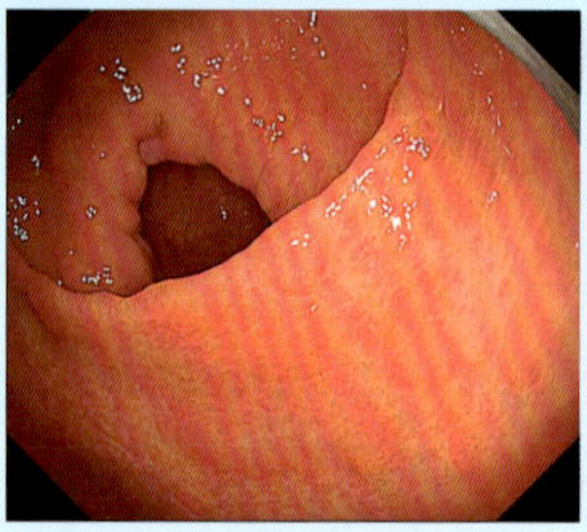

要点

注意横行皱襞的内侧！

# 3 胃镜筛查的观察流程

：前面介绍了观察时避免漏诊的要点，你都理解了吗？

：是的，已经很清楚了。还想问一下，胃镜的观察流程应该是怎样的？

指导医师：对了，这个还没有介绍。

不同机构与医师的胃镜筛查的观察流程有很大差异。只要最终能完成彻底全面的观察，任何观察方法都是可以接受的。我来分享一下我的观察流程。

①将胃内彻底洗净，之后将冲洗液吸出。

②J 反转后，按胃角➡胃体➡贲门顺序，旋转内镜依次观察前壁、小弯、后壁（图 1、图 2）。

③从胃角至贲门处重复观察一次（在有萎缩或舒展不开的情况下）。

④U 反转后，观察胃底部（图 3）。

⑤将内镜退至 EGJ 处，再次观察 EGJ。

⑥俯视观察体上部至体下部，顺时针旋镜观察（图 4～图 6）。

⑦从胃窦部至幽门前区，顺时针旋转观察。

⑧伴萎缩或肠上皮化生时，行 NBI 和靛胭脂染色观察。

⑨插入十二指肠。

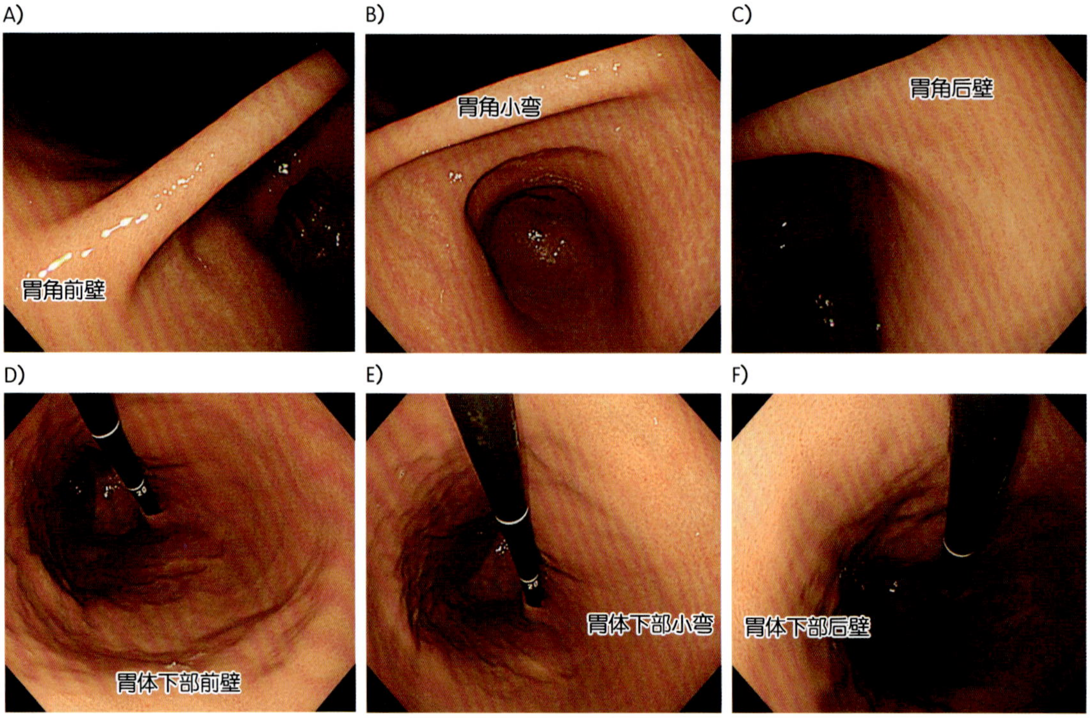


图 1 反转：胃角至胃体下部

不仅是小弯，也要注意观察前壁和后壁。特别是后壁，很容易观察不充分。

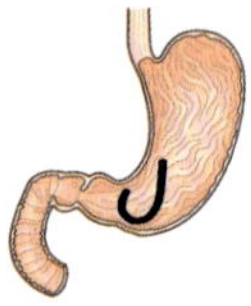

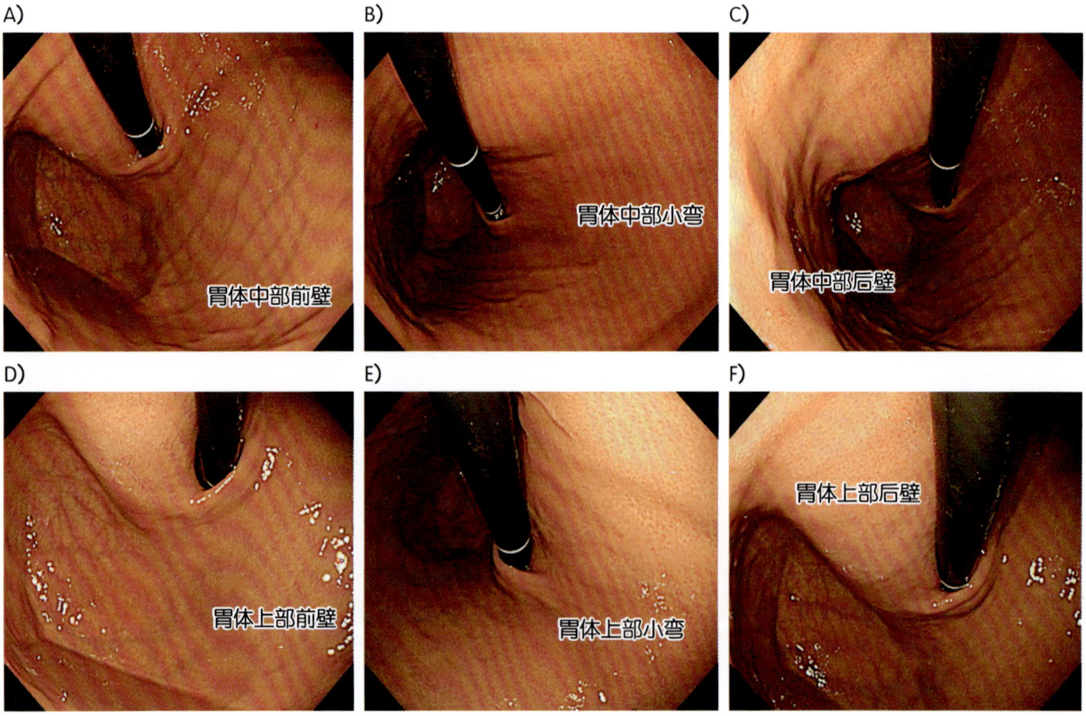


图 2 反转：从胃体中部至胃体上部

不仅是小弯，也要注意观察前壁和后壁。特别是后壁，很容易观察不充分。

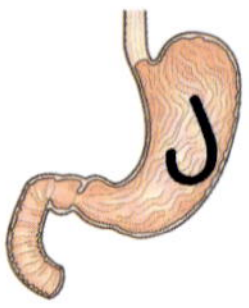

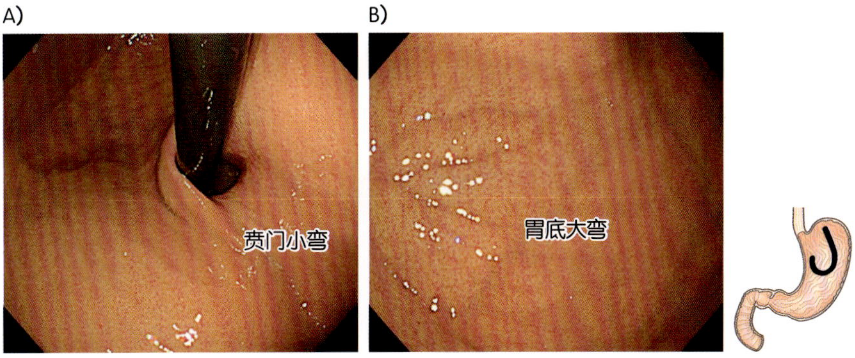


图 3　反转；贲门小弯，胃底

要注意观察贲门小弯。

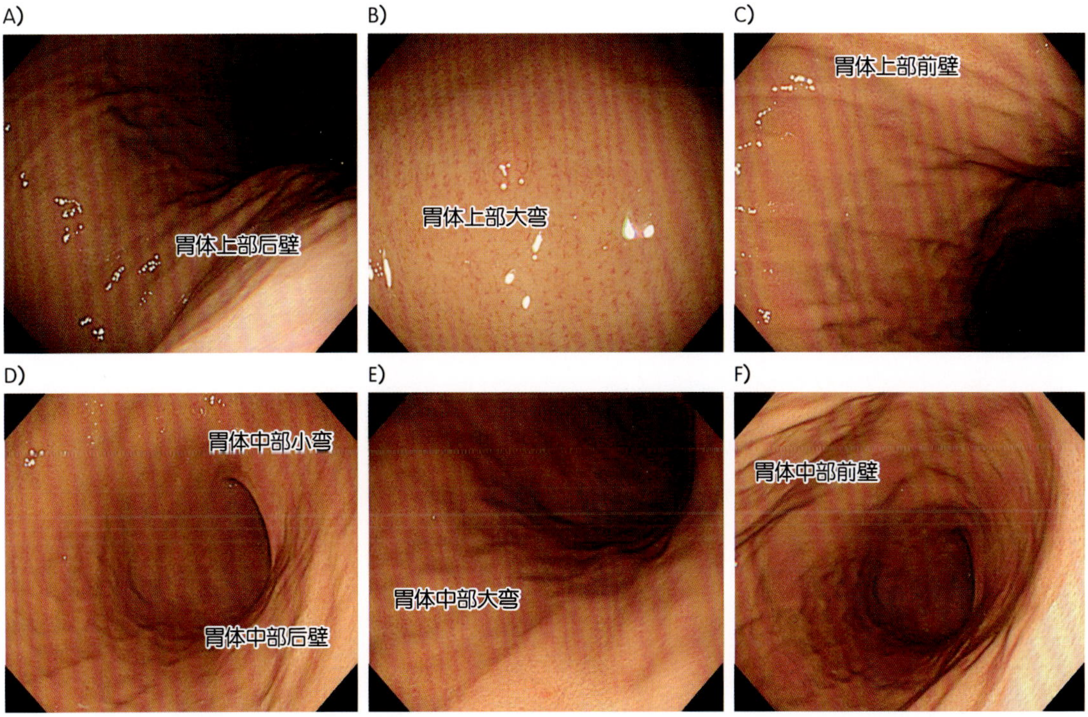


图 4　俯视：从胃体上部至胃体中部

将大弯皱襞展开后观察。

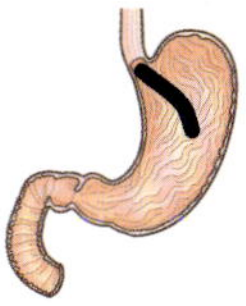

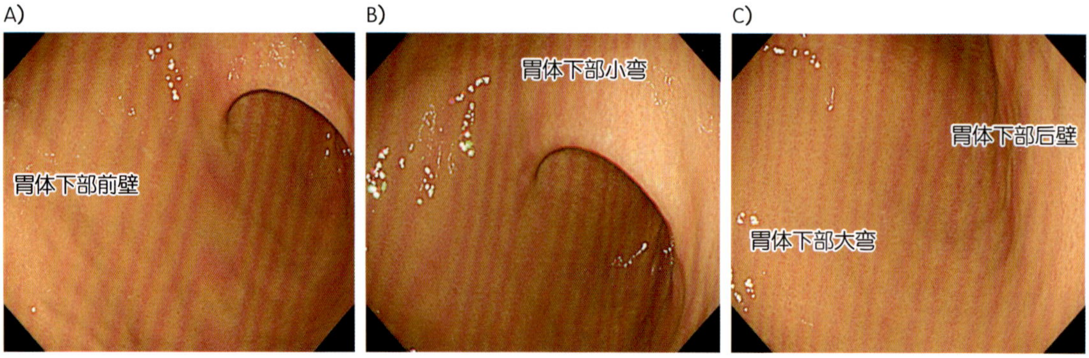


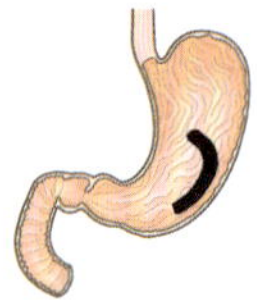

图 5　俯视：胃体下部

将大弯皱襞展开后观察。

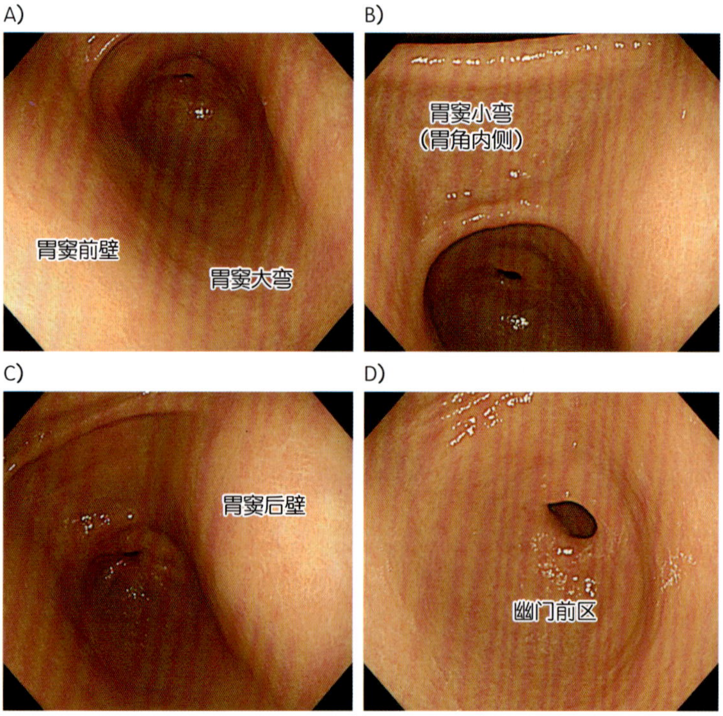


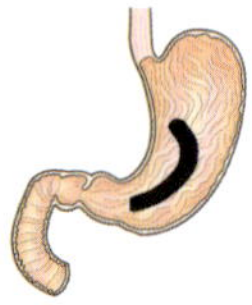

图 6　俯视：胃窦部

注意观察胃角内侧。

指导医师：这里分享两个内镜操作视频，一个是未感染幽门螺杆菌的患者（视频➡47），另一个是除菌后的患者（视频➡48）。

视频➡47 胃镜筛查（未感染病例）

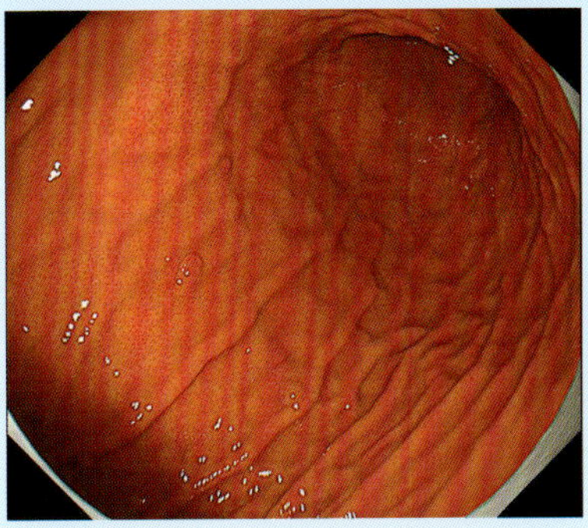

视频➡48 胃镜筛查（除菌后病例）

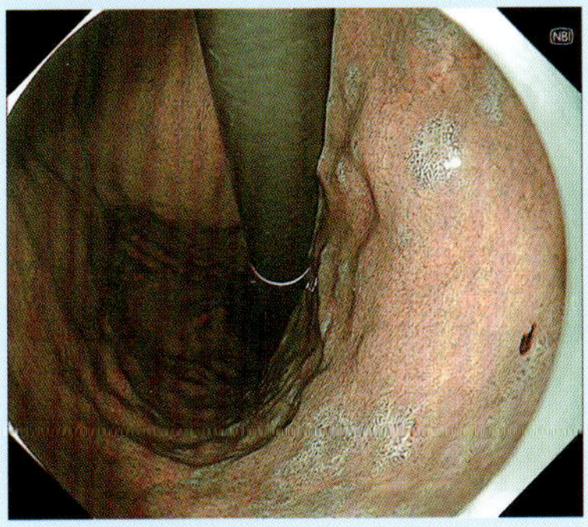


### » 观察流程的要点

住院医师：为什么要从胃体小弯开始观察？

指导医师：在检查开始时，由于注气量少，胃内还没有充分伸展。与大弯相比，小弯只需要少量空气就能伸展，达到可观察的状态。这就是为什么先观察小弯的原因。当然也有检查开始后由于送气量不足小弯未充分伸展的情况。这个时候，可以边送气边观察。随着胃壁逐渐伸展，达到完全伸展状态后进行 J 反转，再观察一次小弯。

住院医师：我明白了，之所以这么操作是有原因的。

指导医师：此外，对于胃癌高风险的病例，比如伴胃萎缩时，我们也会再多观察一次胃小弯，以免漏诊。

住院医师：因此，你再次观察 EGJ 也是为了防止遗漏是吧？

指导医师：是的。漏诊巴雷特食管腺癌的情况不少，我在上一节中已经解释过了。

住院医师：为什么要在最后才观察十二指肠？

指导医师：这是因为观察十二指肠时，内镜会在大弯处造成黏膜擦痕。这一点在第 8 章十二指肠中有更详细的解释。

住院医师：胃镜筛查时是不是做一下靛胭脂染色和 NBI 更好？

指导医师：在没有幽门螺杆菌感染的情况下，常规白光胃镜已经足够了。发现病变时，我们也会做靛胭脂染色和 NBI 观察。

住院医师：对于幽门螺杆菌现症感染，或者除菌后的病例又该怎么做呢？

指导医师：现症感染或者除菌后，常伴有慢性胃炎，黏膜明显粗糙不平。靛胭脂染色和 NBI 常常是有用的。通过这种方法发现胃癌的情况也很多。

住院医师：那么是不是可以在全胃内做靛胭脂染色呢？

指导医师：我们主要在萎缩区域染色。没有萎缩的部位没有必要染色。关于幽门螺杆菌感染和萎缩的问题，我们将在下一节做更详细地讨论。

住院医师：学到了很多，我感觉明天就可以自信地做内镜检查了！

要点

**内镜筛查时观察流程的要点：**

以自己顺手的方式。

# 4 幽门螺杆菌的特点

## 1. 萎缩与胃癌的关系

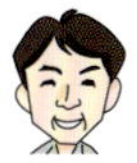

指导医师：有句格言说："有效管理胃炎，就能防控胃癌。"

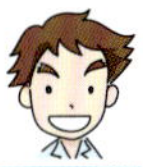

住院医师：这么有气势的话是谁说的？

指导医师：就是我自己。

住院医师：哈哈，还以为是哪个伟人。

指导医师：你可别笑。据说，99% 的胃癌都是由幽门螺杆菌引起的。幽门螺杆菌引起的慢性胃炎是胃癌发生的主要原因。

住院医师：这我也听说过。

指导医师：这是最基本的，听我慢慢讲。你知道我们可以根据胃炎的程度对胃癌的风险进行分级吧？

住院医师：萎缩越严重，胃癌的风险就越高。

指导医师：是的，关于萎缩和胃癌的研究很多。增山等通过对近 3 万病例进行研究，发现了萎缩程度与胃癌发生风险的关联性。图 1 中的数据显示，萎缩的进展程度与胃癌的发生呈正相关。

住院医师：关联性相当明显了。

| 27 777 例病例中发生了 272 例早期胃癌和 135 例进展期胃癌 | | |
|---|---|---|
| 萎缩的程度 | 胃癌的发生率 | |
| C-0 | 0.04% | (2/4183) |
| C-1 | 0% | (0/4506) |
| C-2 | 0.25% | (9/3660) |
| C-3 | 0.71% | (21/2960) |
| O-1 | 1.32% | (75/5684) |
| O-2 | 3.70% | (140/3780) |
| O-3 | 5.33% | (160/3004) |

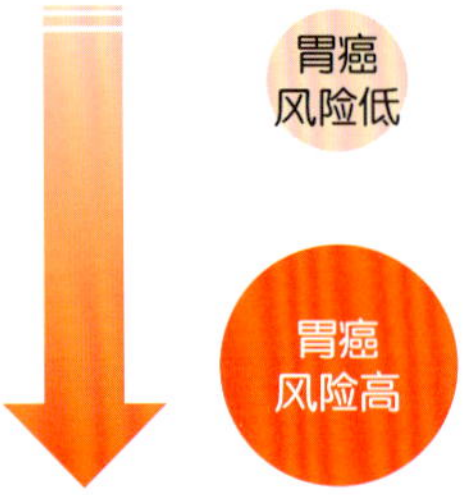


图 1　萎缩与胃癌的关系

引用自文献［5］

## 2. 幽门螺杆菌的特点与感染状态

**指导医师**：现在我们来谈谈胃炎的主要致病原因——幽门螺杆菌。幽门螺杆菌是一种类似毛毛虫的“螺旋状”细菌。它利用其螺旋桨状的“胡须（鞭毛）”在胃黏液层中迁移，最后定植于胃窦部。一般认为，幽门螺杆菌的感染发生于 5 岁以下的儿童期，之后会在胃中持续存在。

**住院医师**：就是说幽门螺杆菌（*Helicobacter pylori*）这个名字是由 *Helico* 的“螺旋”和 *pylori* 的“幽门（*pylorus*）”演变而来。

**指导医师**：看来你是理解了。幽门螺杆菌就是在胃窦幽门附近寄居的螺旋菌。定植于胃窦部的幽门螺杆菌不久后还会移位至胃体部。

**住院医师**：为什么胃酸不能杀死幽门螺杆菌呢?

**指导医师**：幽门螺杆菌定植于覆盖小凹上皮的黏液层中。其分泌的尿素酶可分解黏液中的尿素产生氨。氨与胃酸中和，因此即使在胃的强酸环境中幽门螺杆菌也不会被杀死（图 2）。

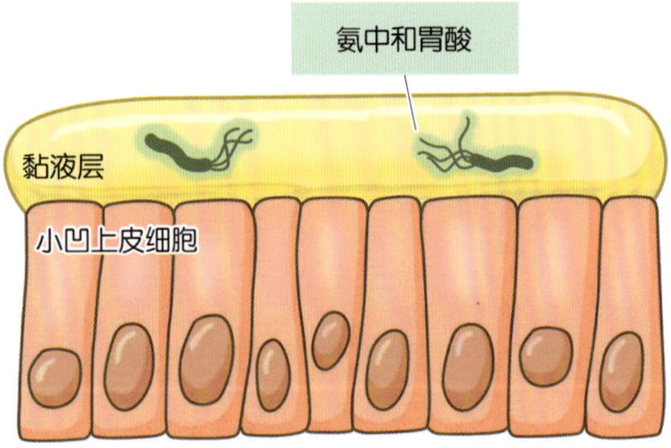


图 2　幽门螺杆菌在胃内定植的机制

幽门螺杆菌通过尿素酶分解黏液层中的尿素并产生氨，从而中和胃酸。

住院医师：原来如此。因此，作为幽门螺杆菌感染的诊断方法，快速尿素酶试验和尿素呼气试验是检测是否存在幽门螺杆菌产生的尿素酶，而不是幽门螺杆菌本身。另外，我还听说幽门螺杆菌有好几种类型。

指导医师：的确如此。幽门螺杆菌有多种类型，致癌的风险也有区别。
日本与其他东亚国家的幽门螺杆菌含有一种叫作 CagA（细胞毒素相关基因 A，cytotoxin-associated gene A）的毒素。这种毒素侵入胃上皮细胞，诱发癌变。CagA 也有几种类型。东亚型 CagA 与胃癌发生密切相关，而欧美型 CagA 引发胃癌的作用不强。含欧美型 CagA 和不含 CagA 的幽门螺杆菌，即使感染也很少对胃黏膜造成损伤，致癌概率也就很低（图 3）。

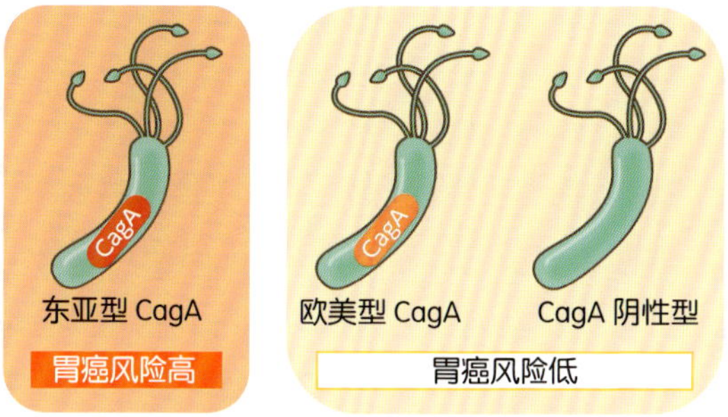


图 3　幽门螺杆菌的种类和与致癌性

**要点**
幽门螺杆菌具有多种类型
东亚型 CagA ➡胃癌风险高！

住院医师：冲绳出身的 S 医生说过，冲绳的幽门螺杆菌毒性弱，因此冲绳的胃癌患者比较少。

指导医师：在冲绳，欧美型或阴性 CagA 的幽门螺杆菌比较多。因此，即使感染幽门螺杆菌也不容易导致胃癌。有些学者对世界各国的幽门螺杆菌进行了基因测序，研究它是如何与人类一起走出非洲，分布于世界各地的。

住院医师：通过幽门螺杆菌追踪人类的足迹，这个想法真是浪漫啊。伟大的旅程！

指导医师：幽门螺杆菌感染时，幽门螺杆菌分泌的毒素和酶会常年逐渐侵蚀胃部，导致慢性炎症。这就是慢性活动性胃炎，在胃黏膜固有层中可以看到中性粒细胞和单核细胞（淋巴细胞、浆细胞）的浸润。在反复破坏和再生的过程中，细胞基因发生突变，导致癌变。

住院医师：因此有胃炎的背景干扰时，很难发现胃癌，对吗？

指导医师：是的。胃炎的表现也并不统一，不同时期与不同个体表现多样。首先，你必须了解胃炎，否则就无法发现类似于胃炎的胃癌。

住院医师：关于胃炎的重要性，我略有耳闻。

指导医师：你知道《京都胃炎分类》这本书吗？

住院医师：当然。我在学会的书店里买过一本，并且已经仔细读过了！

指导医师：前些时候，我去中国讲课时，惊讶地发现当地医生在临床实践中也在使用《京都胃炎分类》。这本书的中文版已经出版了。

住院医师：《京都胃炎分类》在日本以外的地区也在使用啊。

指导医师：下面，问题来了，请根据《京都胃炎分类》将幽门螺杆菌感染状态分为三类。

住院医师：未感染、现症感染和既往感染（除菌后）！

指导医师：正确。这个是最基本的（图 4）。

| | |
|---|---|
| 未感染 | ·正常胃 |
| 现症感染 | ·慢性活动性胃炎 |
| 既往感染 | ·慢性非活动性胃炎<br>·除菌后<br>·高度萎缩后自然消失 |

图 4　幽门螺杆菌的感染状态

指导医师：这里需要注意“幽门螺杆菌阴性”这个表述。幽门螺杆菌阴性是指目前没有幽门螺杆菌。但具体是指未感染还是既往感染并不清楚。因此最好避免使用这种表述。表 1 中列出了《京都胃炎分类》中所示的幽门螺杆菌感染以及胃炎的内镜所见，需要牢记。

**要点**

**幽门螺杆菌阴性 ≠ 幽门螺杆菌未感染！**

表 1　胃炎的内镜所见与幽门螺杆菌感染

| 部位 | 内镜所见 | 幽门螺杆菌未感染 | 幽门螺杆菌现症感染 | 幽门螺杆菌既往感染（除菌后） |
|---|---|---|---|---|
| 全部胃黏膜 | 萎缩 | × | ○ | ○ ~ × |
| | 弥漫性发红 | × | ◎ | × |
| | 增生性息肉 | × | ○ | ○ ~ × |
| | 地图状发红 | × | × | ○ |
| | 黄色瘤 | × | ○ | ○ |
| | 陈旧性出血斑 | ○ | △ | ○ |
| | 脊状发红 | ○ | △ | ○ |
| | 肠上皮化生 | × | ○ | ○ ~ × |
| | 黏膜肿胀 | × | ○ | × |
| 胃体 | 皱襞肿大、迂曲 | × | ○ | △ ~ × |
| | 白浊黏液 | × | ○ | △ ~ × |
| 胃体 ~ 胃底部 | 胃底腺息肉 | ○ | × | ○ |
| | 点状发红 | × | ○ | △ ~ × |
| | 多发性白色扁平隆起 | ○ | △ | ○ |
| 胃体下部小弯 ~ 胃角小弯 | RAC | ◎ | × | × ~ △ |
| 胃窦部 | 鸡皮样胃炎 | × | ○ | △ ~ × |
| | 隆起型糜烂 | ○ | △ | ○ |

◎：常见；○：可见；×：不可见，△：有时可见
表格根据文献［7］制作

# 5 幽门螺杆菌未感染的常见表现

## 1. RAC

指导医师：我们从幽门螺杆菌未感染的“正常胃”开始介绍。所谓未感染是指从未感染过幽门螺杆菌。幽门螺杆菌未感染的胃黏膜表面光滑，有光泽，呈橙红色，色泽均一。

住院医师：是那种比较光滑的感觉吧。

指导医师：在胃底腺区域，可见许多小红点，这是 RAC（图 1）。知道 RAC 是哪个单词的缩写吗？

住院医师：是 regular arrangement of collecting venules，即黏膜固有层的集合小静脉。近距离观察 RAC，可见其呈海星状规则排列（图 2、图 3）。

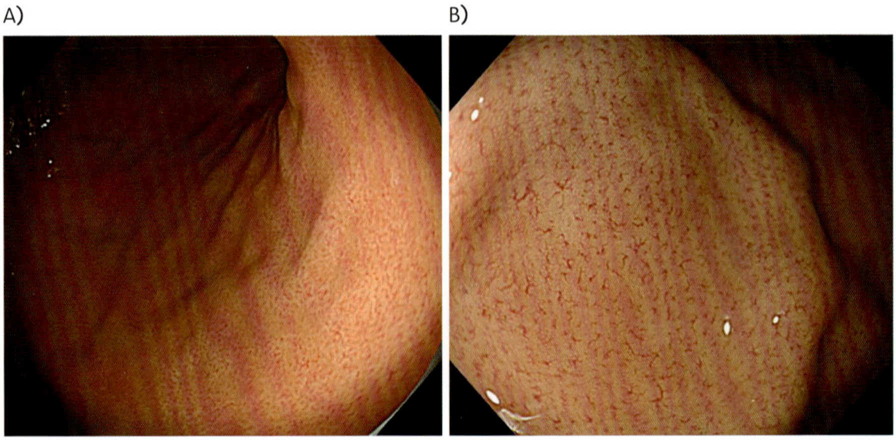


图 1　RAC

幽门螺杆菌未感染的胃体部，黏膜具有光泽，表面光滑。远距离观察可见无数小红点。近距离观察可见呈海星状的细小血管。

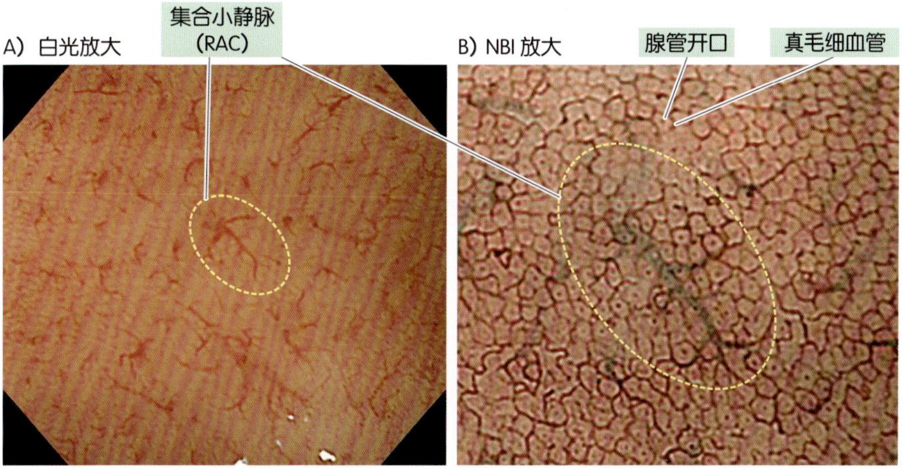


图 2　RAC 放大图像

白光下放大观察，呈海星状的集合小静脉清晰可见。NBI 放大观察，可见围绕圆形腺体开口分布的、呈网格状的真毛细血管（即一般所说的毛细血管，中间微动脉分支形成的相互吻合的毛细血管。译者注），这些毛细血管汇合后形成集合小静脉。

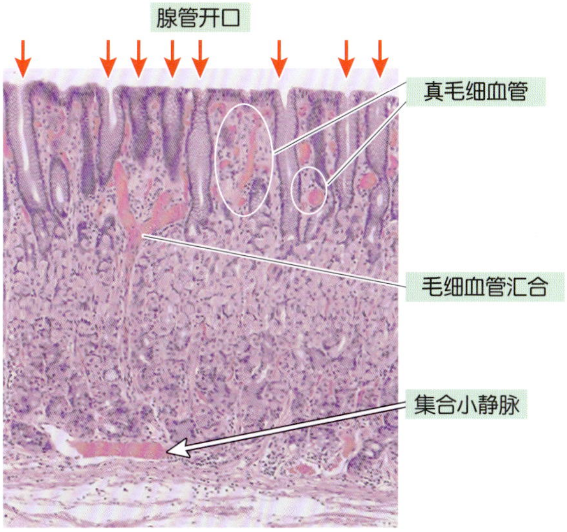


图 3　集合小静脉的组织学图像

在黏膜浅层，真毛细血管围绕小凹分布。在黏膜深层，毛细血管汇合形成集合小静脉。

指导医师：如果从胃体小弯到胃角小弯均可见 RAC，则可以判断为 RAC 阳性，进而可判断这是幽门螺杆菌未感染的正常胃，准确率达 95%。

住院医师：为什么要在胃角小弯处做诊断呢？

指导医师：RAC 在胃底腺区域可见，在幽门腺区域不可见。此外，萎缩性胃炎可分布于在从胃窦部到胃体小弯的区域。发生萎缩性胃炎后，RAC 消失，即感染幽门螺杆菌后胃角小弯处的 RAC 很难观察到。因此，如果在胃角小弯处能观察到 RAC，也就能判断不存在因幽门螺杆菌感染引起的胃炎。

住院医师：因此不存在胃窦部可见 RAC 的情况吗？

指导医师：这种病例其实是由于胃底腺范围扩大，分布到了胃窦部。胃底腺的范围因人而异，也有胃底腺扩大到幽门前区附近的情况。

要点

胃角 · 胃体下部小弯处可见 RAC（图 4，视频➡49）

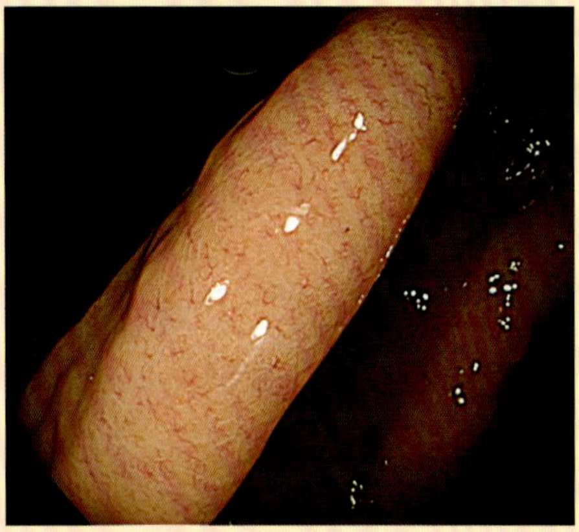

图 4　RAC

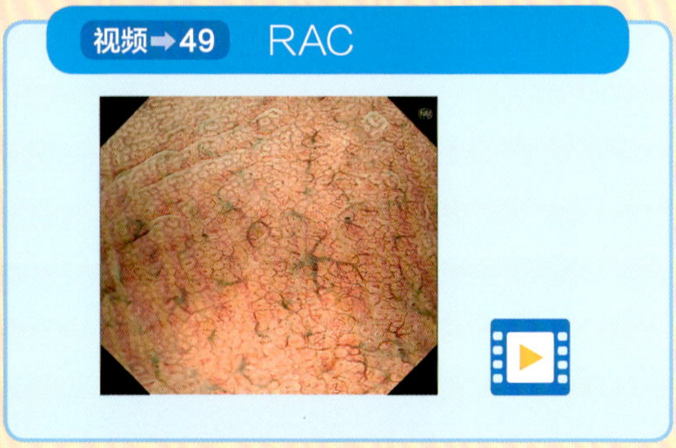


## 2. 胃底腺息肉

指导医师：接下来介绍胃底腺息肉。

住院医师：胃底腺息肉的诊断还是很简单的。

指导医师：那你来说说，这个病例中哪个是胃底腺息肉？

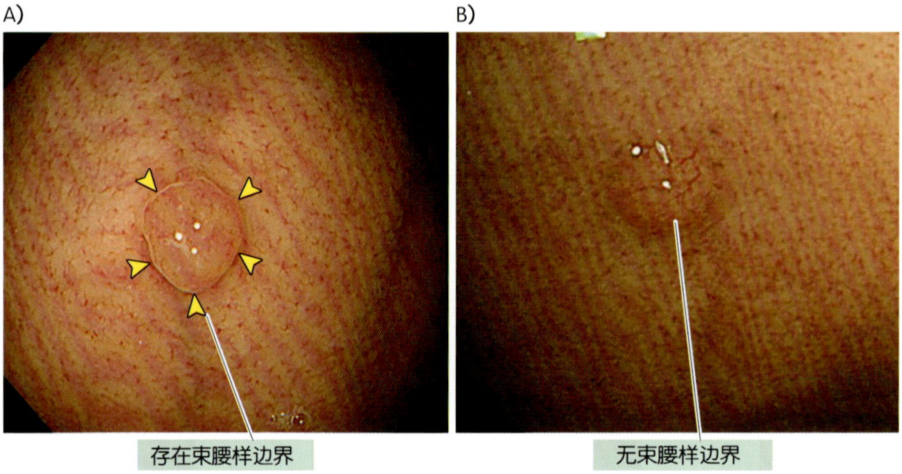


图 5　胃底腺息肉的鉴别

住院医师：嗯，这两张图看起来似乎差不多……

指导医师：胃底腺息肉的颜色与周围黏膜相近，并具有类似的黏膜形态。这就需要与小的黏膜下肿瘤进行鉴别。胃底腺息肉的“束腰状边界”（图 5A）结构是与黏膜下肿瘤（图 5B）鉴别的关键。因此，答案是：A 为胃底腺息肉，B 为黏膜下肿瘤。

## 3. 隆起型糜烂

住院医师：未感染患者的胃窦部常可以看到“章鱼样糜烂”（疣状糜烂，译者注）。

**指导医师**：这是一种在顶部具有类似脐状糜烂的隆起，常发生于胃窦部。这种糜烂多呈纵向分布，形态类似章鱼的吸盘，俗称“章鱼样糜烂”。正式名称是“隆起型糜烂”（图6、图7）。这种表现也见于现症感染和除菌后的病例。

**住院医师**：为什么没有幽门螺杆菌感染，但是胃窦部却发生糜烂呢？

**指导医师**：原因不清楚，我个人认为可能是胃窦部蠕动强烈和胆汁反流导致了糜烂形成。

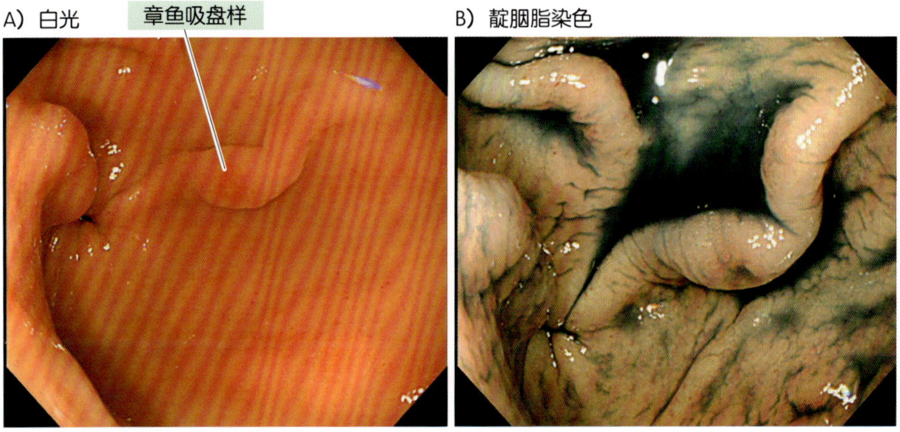


图6　隆起型糜烂（幽门螺杆菌未感染病例）

有类似章鱼吸盘样的多发糜烂。

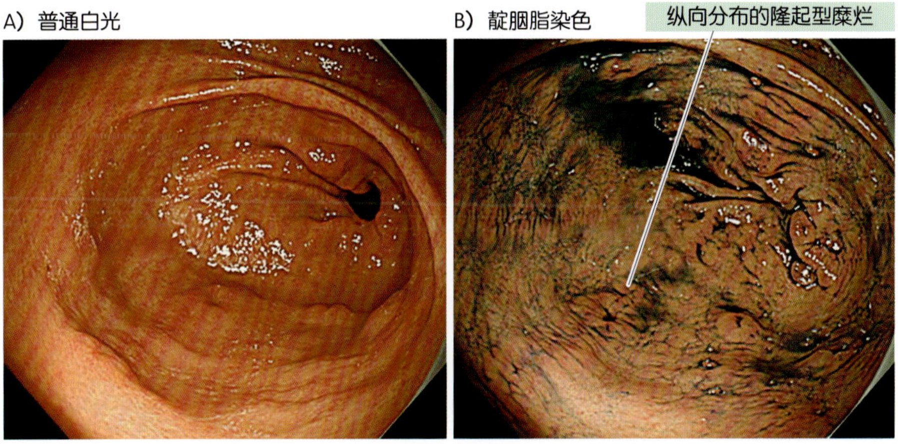


图7　纵向分布的隆起型糜烂（幽门螺杆菌未感染病例）

非章鱼样，纵向分布的隆起型糜烂。

## 4. 脊状发红·陈旧性出血斑

**住院医师**：在未感染的患者中可见脊状发红和陈旧性出血斑。这可以看作是病理性改变吗？究竟要不要在内镜所见中记录呢？

**指导医师**：确实令人苦恼。脊状发红常被诊断为浅表性胃炎，而陈旧性出血斑则常被诊断为糜烂性胃炎。在日本健康体检学会出版的《上消化道内镜体检诊断手册》中是这样记载的：

## 日本健康体检学会的《上消化道内镜体检诊断手册》

脊状发红常被诊断为浅表性胃炎，但由于没有胃炎的组织学证据，本手册不将浅表性胃炎作为疾病诊断。而陈旧性出血斑虽常作为诊断（出血性）糜烂性胃炎的证据，但其与脊状发红类似，均常见于幽门螺杆菌阴性的胃黏膜。因此，这两种表现都不作为内镜下的胃炎来处理。

住院医师：原来内镜检查中不作为胃炎处理啊。

指导医师：我自己的话，最近开始对于那些不伴有糜烂的脊状发红（图 8）或少量陈旧性出血斑（图 9，视频➡50），判断为未感染的正常胃黏膜表现，不再记录于内镜所见中了。我曾经将陈旧性出血斑误认为是糜烂（上皮缺损）的表现，但是当将出血斑洗净后就只看到正常的腺管，而没有糜烂。可能是由于胃酸造成的低 pH 环境，使得不伴有炎症的正常腺管也有血液渗出。

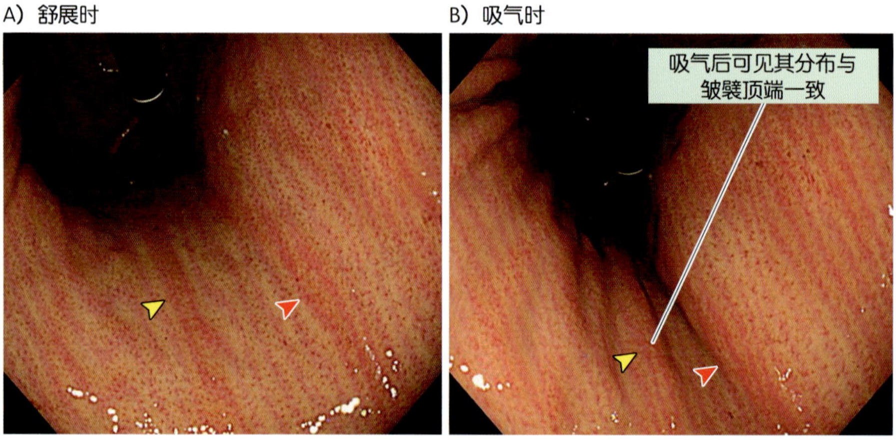


图 8　脊状发红（幽门螺杆菌未感染病例）

吸气时，可见脊状发红与皱襞顶端重叠。这也是其名字的由来（脊：山顶间耸起的部分）。人们认为顶端由于更容易受到胃酸和物理性的刺激而产生脊状发红。不伴有糜烂的情况下，在胃镜检查中不诊断为胃炎。

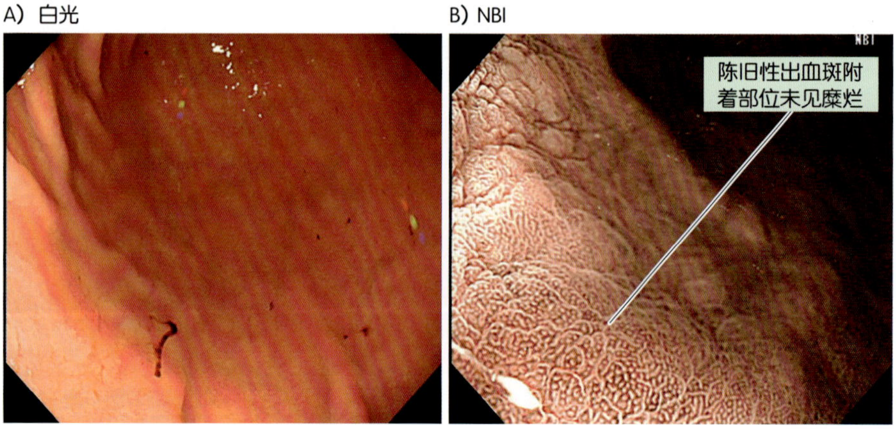


图 9　陈旧性出血斑（幽门螺杆菌未感染病例）

散在陈旧性出血斑附着。洗净后行 NBI 观察，可见正常的腺管开口，未见糜烂。

视频➡50 陈旧性出血斑

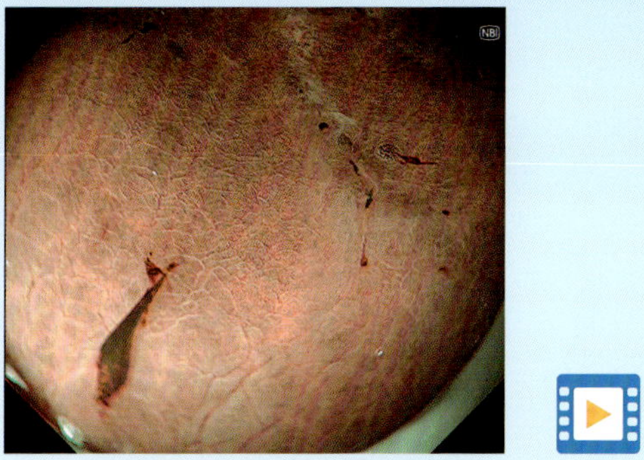

住院医师：我明白了。不伴有糜烂的脊状发红，或是稍微有陈旧性出血斑附着的表现不在内镜下所见记录也是可以的，这个问题困扰了我很久，终于弄懂了。

指导医师：图 8 的脊状发红与图 9 中的陈旧性出血斑，都可以看作是正常结构。但是，类似图 10 中的情况，即伴有黏膜缺损的情况，就需要诊断为糜烂性胃炎。

住院医师：有时，在脊状发红中还混杂着呈纵向分布的褪色改变，对吗？

指导医师：这通常被认为是糜烂愈合后形成的瘢痕（图 11）。这一点到底要不要记入内镜所见也是没有定论的，很多时候如果不是特别明显就不写了（图 12）。

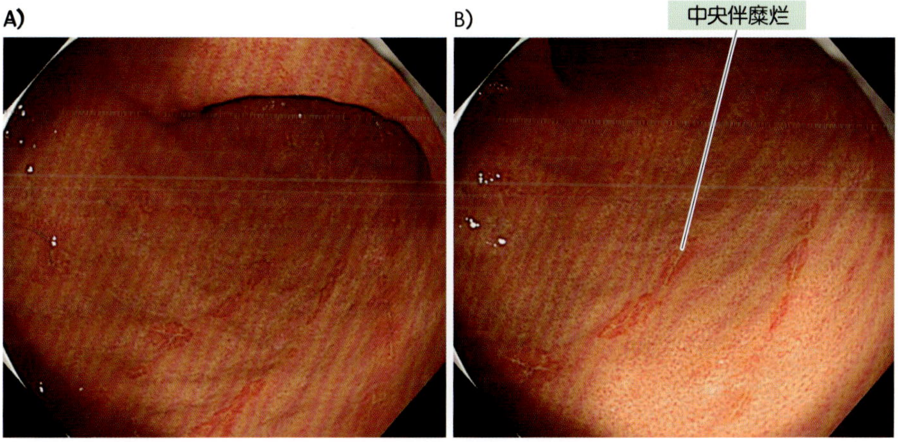


图 10 伴有糜烂的脊状发红（幽门螺杆菌未感染病例）

脊状发红的顶部伴有糜烂。糜烂处存在黏膜缺损，可镜下诊断为胃炎，也可诊断为糜烂性胃炎。

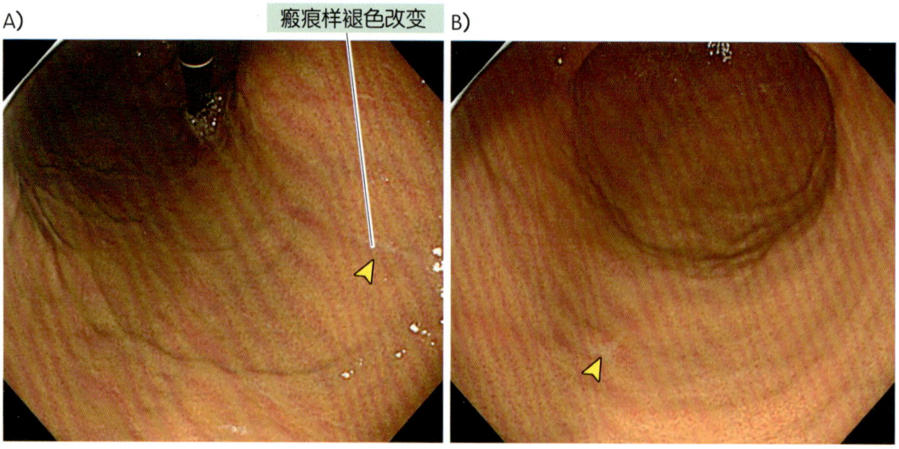


图 11　脊状发红内的褪色改变（幽门螺杆菌未感染病例）

可见脊状发红内的褪色改变。可认为是伴有脊状发红的糜烂愈合后的瘢痕改变。

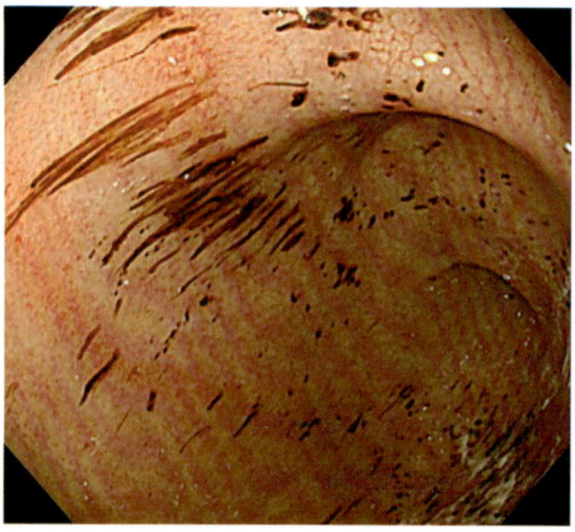

图 12　陈旧性出血斑（幽门螺杆菌未感染，服用氯吡格雷的病例）

在服用抗血小板药物的病例中，可见大量陈旧性出血斑附着。

# 6 幽门螺杆菌现症感染的常见表现

## 1. 弥漫性发红与点状发红

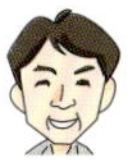

指导医师：现症感染最重要的表现是弥漫性发红。在胃体至胃底的非萎缩性黏膜中连续分布，呈均匀的发红色调改变（图 1）。组织学上，可见明显的中性粒细胞和单核细胞（淋巴细胞、浆细胞）的炎性细胞浸润。

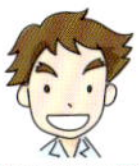

住院医师：因此这种病变并不呈斑片状发红，即并无颜色深浅不一，但是颜色的判断是比较主观的，感觉有点困难。

指导医师：的确，有些时候判断会比较困难。显示器也会导致颜色的细微差异。弥漫性发红的诊断要点是其存在的部位。此外，非萎缩黏膜中可以看见弥漫性发红，但是在萎缩性黏膜中却不可见。观察萎缩的边界，很容易识别非萎缩区域的弥漫性发红与萎缩区域的褪色调之间的颜色对比（图 2）。

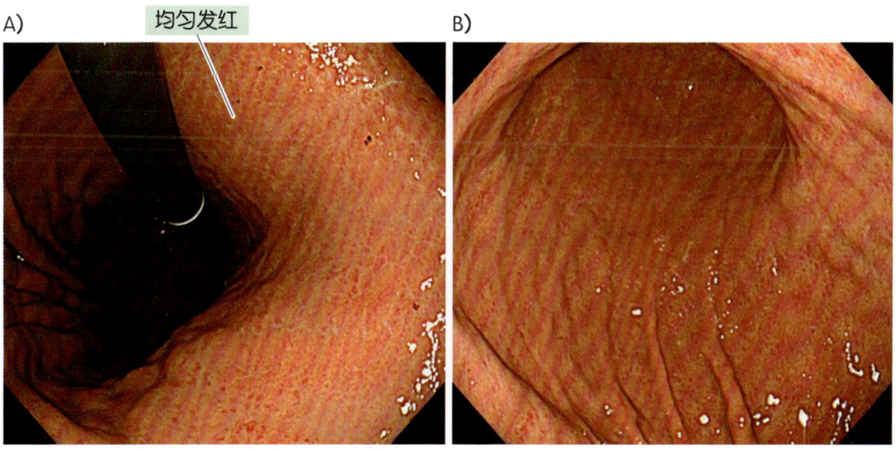


图 1　弥漫性发红

胃体部黏膜，整体呈均匀的红色。弥漫性发红的部位为非萎缩黏膜。

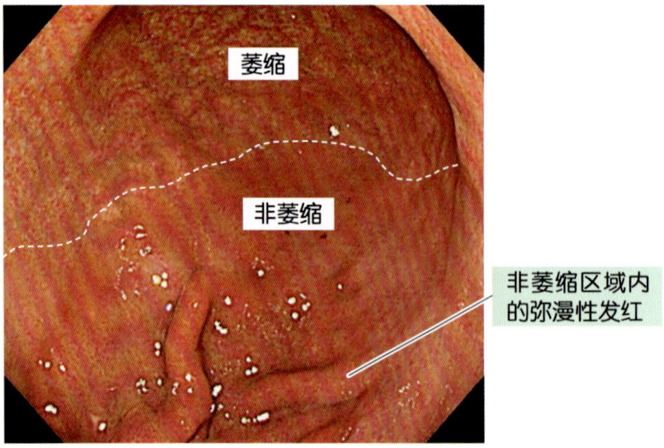


图 2　萎缩区域与非萎缩区域的边界

**要点**

**在萎缩严重的区域，无弥漫性发红**

在萎缩边界，非萎缩区域的弥漫性发红与萎缩区域的褪色调之间形成颜色对比。

住院医师：我还是不太明白点状发红和弥漫性发红的区别。

指导医师：点状发红大多存在胃底部到胃体上部，呈多发的点状或斑片状发红（图 3），形态平坦且形状不一。在点状发红的背景上可观察到弥漫性发红。

住院医师：原来如此，点状发红的背景是弥漫性发红！

指导医师：对于点状发红需要注意的是，当幽门螺杆菌除菌后偶尔也可能会有点状发红残留。除菌后由于弥漫性发红逐渐减轻、消失。因此，一般认为，背景无弥漫性发红的那种点状发红并不提示幽门螺杆菌现症感染。

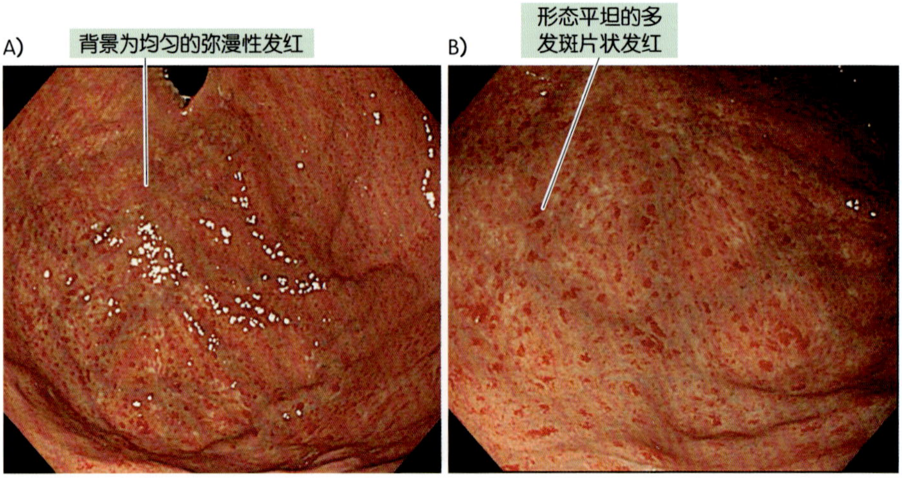


图 3　点状发红

弥漫性发红的背景内可见多发大小不等的、明显的斑片状发红。

**指导医师**：在存在弥漫性发红与点状发红的部位，萎缩进展非常缓慢，组织学上有明显的中性粒细胞和单核细胞（淋巴细胞、浆细胞）浸润。另一方面，之后的章节也会介绍，萎缩和肠上皮化生的部位，没有明显的中性粒细胞浸润，以单核细胞（淋巴细胞、浆细胞）浸润为主。

**住院医师**：就是说在明显发红的部位存在大量中性粒细胞，这一点记住了。

## 2. 皱襞肥大、迂曲，白浊黏液，黏膜肿胀

**指导医师**：幽门螺杆菌现症感染的其他特征还包括皱襞肥大、迂曲（图4），白浊黏液（图5）和黏膜肿胀（图6）。这些特征常出现内镜图像中。弥漫性发红、点状发红、皱襞肥大、迂曲、白浊黏液和黏膜肿胀，在除菌后会很快减轻和消失。

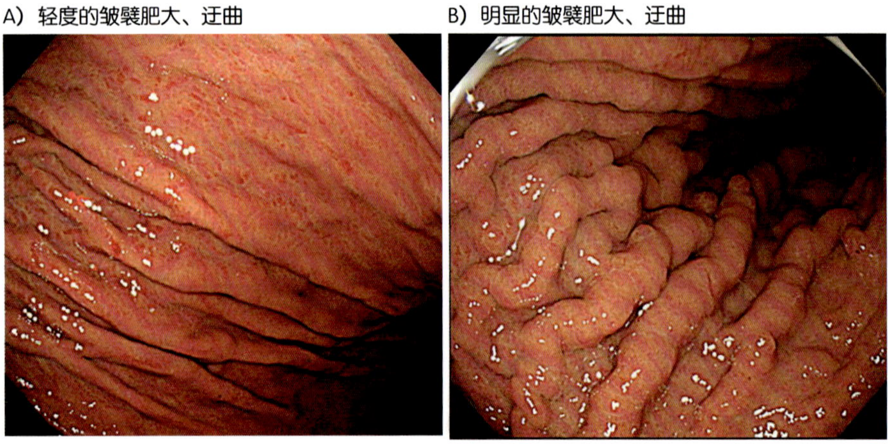


图4 皱襞肥大、迂曲

A）与未感染相比，呈轻度肥大、迂曲。
B）皱襞肥大，迂曲明显。进展到这种程度比较罕见。

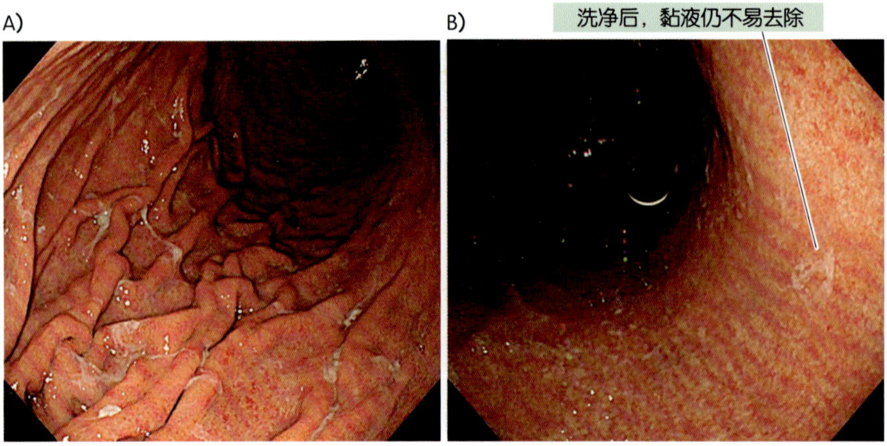


图5 白浊黏液

黏稠的白浊黏液牢固地附着于黏膜上。

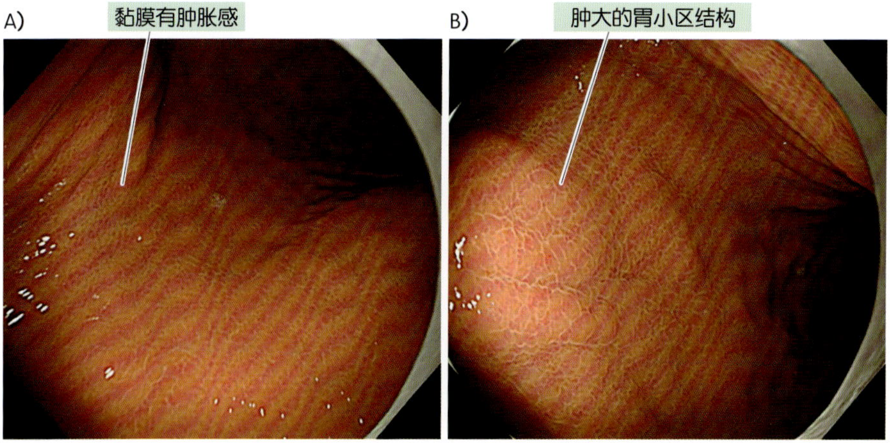


图 6　黏膜肿胀

黏膜增厚，有肿胀感，质地柔软不僵硬。

## 3. 鸡皮样胃炎

住院医师：现症感染病例中也能看到鸡皮样胃炎是吗？

指导医师：是的。鸡皮样胃炎好发于幼儿和青少年患者的胃窦部，呈鸡皮样的多发小隆起（图 7）。

住院医师：这种小隆起具体是什么呢？

指导医师：从病理学角度看，这种隆起是淋巴滤泡（图 8）。人们认为这是对幽门螺杆菌的过度活跃的免疫反应。要注意的是，鸡皮样胃炎发生未分化型癌的风险较高。**病例 1** 就是一例合并早期胃癌的病例。

住院医师：这种表现在除菌后还会残留吗？

指导医师：与弥漫性发红不同，这种隆起需要数年时间才能恢复平坦，形成萎缩性黏膜。与中性粒细胞不同，淋巴细胞浸润的消退是需要较长时间的。

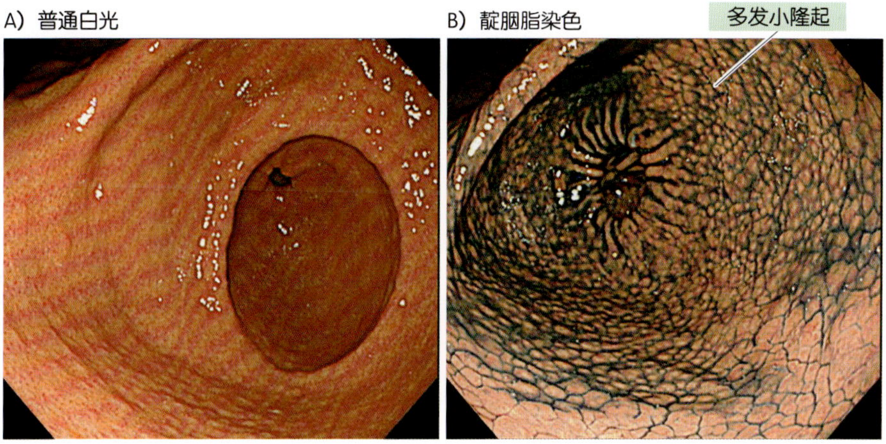


图 7　鸡皮样胃炎

约 2mm 大小均一的、白色的颗粒状隆起。靛胭脂染色后更清晰。类似拔毛后的鸡皮。

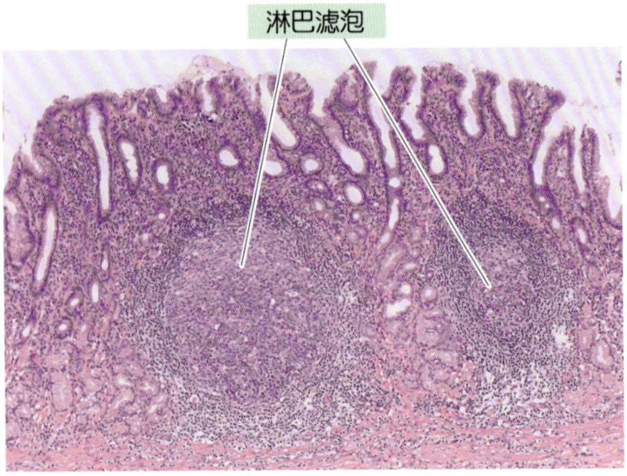


图 8　鸡皮样胃炎的病理组织图像

## 病例 1　合并鸡皮样胃炎的胃癌

10 余岁的女性患者，体检发现幽门螺杆菌抗体阳性。内镜检查发现早期胃癌。

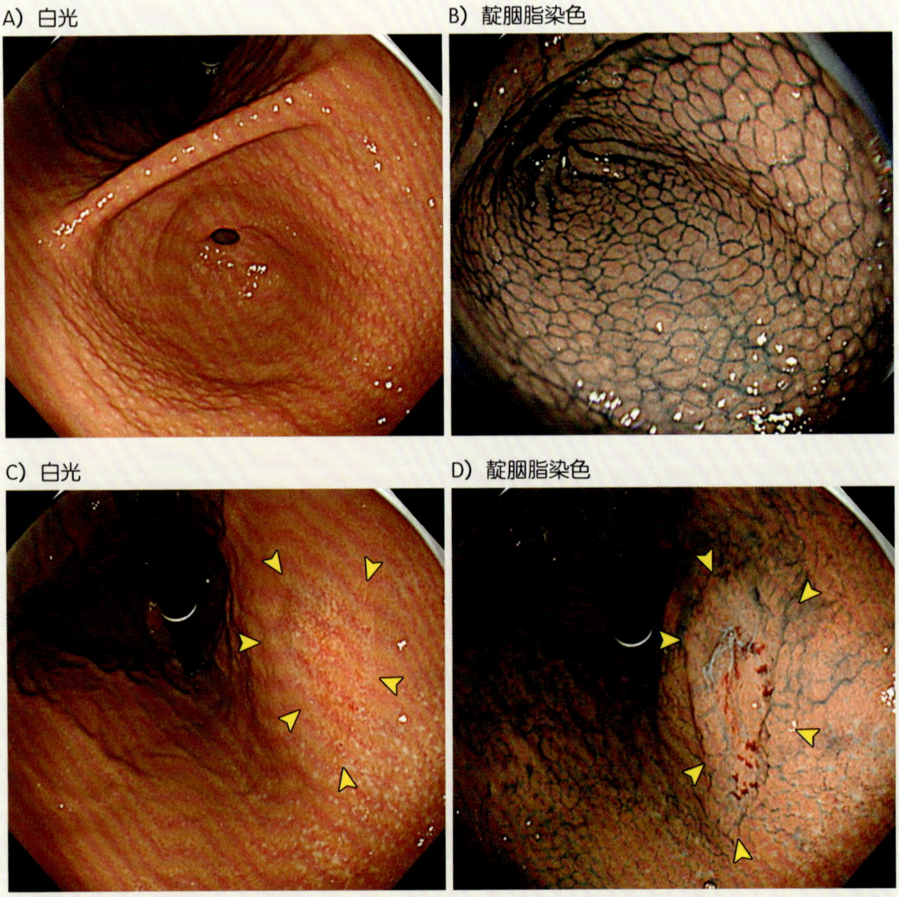


**诊断** 胃中部小弯后壁，0- Ⅱ c，40mm × 35mm，sig，pT1a（M），pUL0

## 4. 萎缩

住院医师：哦，您好像还没有讲过萎缩和肠上皮化生。

指导医师：这个题目比较大，因此我把它留到了最后。现在我来详细解释。

萎缩和肠上皮化生是幽门螺杆菌感染的重要表现，即使在除菌后也很难改善。特别是发展到肠上皮化生的阶段，就更难改善了。

住院医师：因此即使有萎缩和肠上皮化生，也不能确定患者是现症感染还是既往感染（除菌后），是吧？

指导医师：是的。我们先说说萎缩。问一个最基础的问题，什么是萎缩？

住院医师：嗯……是内镜下褪色的地方吧？

指导医师：内镜下的表现的确如此，不过，还是让我们从本质上来了解什么是萎缩吧！幽门螺杆菌引起的持续的炎症反应，在组织学上破坏了胃的固有腺体，包括胃底腺和幽门腺。胃底腺萎缩时，主细胞、壁细胞等细胞的数量减少、消失，被黏液腺所取代，这种情况被称为假幽门腺化生或幽门腺化生。这种固有腺体的减少或消失，胃黏膜变薄的状态就是萎缩。严格来说，胃萎缩的本质是胃内具有主要功能的胃固有腺体减少。从组织学图像上可能更容易理解（图 9）。

住院医师：哦，原来是胃固有腺体被破坏了啊！

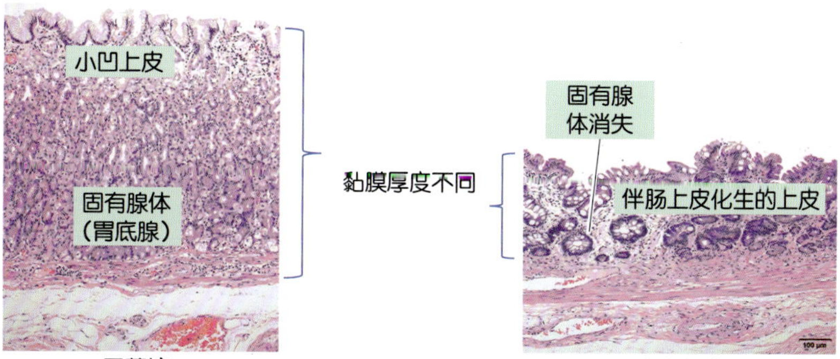


图 9　萎缩的组织学图像

**要点**　萎缩是指胃固有腺体的破坏和消失。

指导医师：萎缩开始于胃窦部，最初可见黄白色的小点（图 10A）。很快萎缩沿着胃小弯向体部的口侧进展，并出现斑状的褪色，最终融合后形成褪色调的萎缩区域（图 10B）。随着胃固有腺体（贲门腺、胃底腺和幽门腺）破坏的进展，黏膜变薄，可见黏膜下层的血管。这就是所谓的血管透见（图 10C）。

住院医师：因此在血管透见中看到的血管是黏膜下层的血管啊！

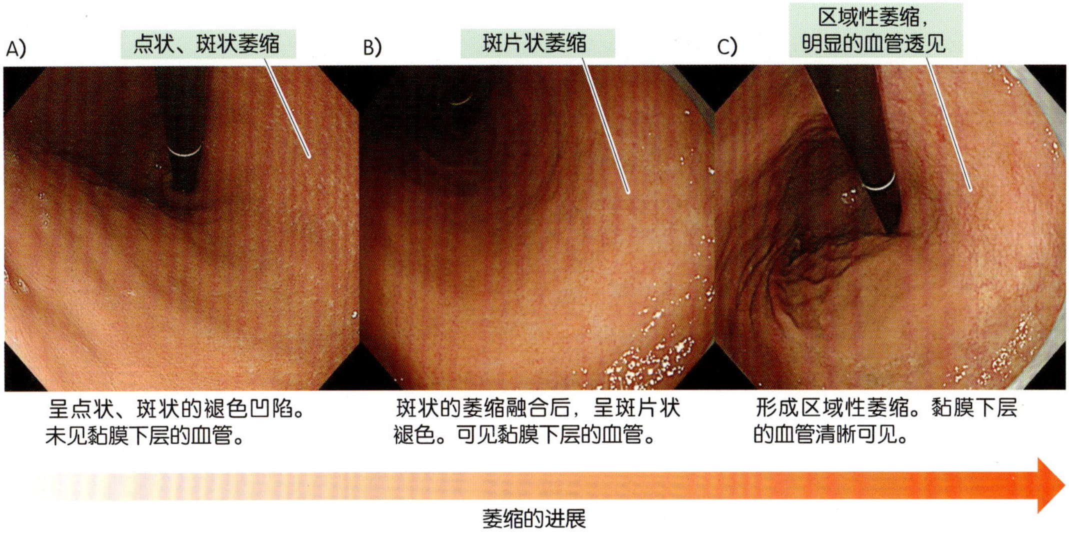


图 10 萎缩的进展

**住院医师**：能再介绍一下木村·竹本分类吗？

**指导医师**：如前所述，萎缩开始于胃窦部的幽门腺区域，并从胃体小弯向口侧和大弯侧进展。根据木村·竹本分类，未超过贲门的、局限于小弯侧的萎缩划分为闭合型；萎缩界限超过贲门则为开放型。根据萎缩的程度，闭合型进一步细分为 C-1、C-2 和 C-3，开放型细分为 O-1、O-2 和 O-3。

**住院医师**：常看到木村·竹本分类示意图（图 11），但在做诊断时还是有些困难。

**指导医师**：是的。萎缩界限常常并不明确，使得这种分类法在医师中也存在诊断分歧。图 12 是实际内镜下的图像，可以作为参考。

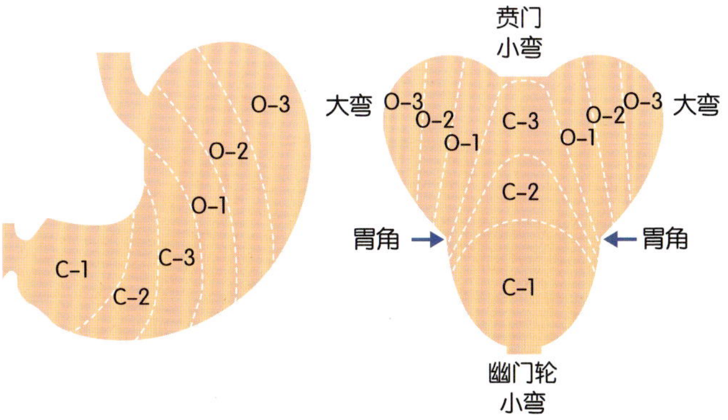


| | |
|---|---|
| 闭合型：萎缩界限未越过贲门，根据萎缩的口侧界限的位置划分为 | |
| C-1 | 未越过胃角小弯 |
| C-2 | 未越过胃体中部小弯 |
| C-3 | 未越过贲门小弯附近 |
| 开放型：萎缩界限越过贲门，根据与胃的长轴平行的萎缩界限的位置划分为 | |
| O-1 | 胃体部小弯 |
| O-2 | 胃体前后壁中央处 |
| O-3 | 胃体部大弯 |

图 11 萎缩的木村·竹本分类示意图

将胃由胃大弯处展开后，中央处为胃小弯，左右两侧为胃大弯。
引用自文献［12］，p20 的图 15

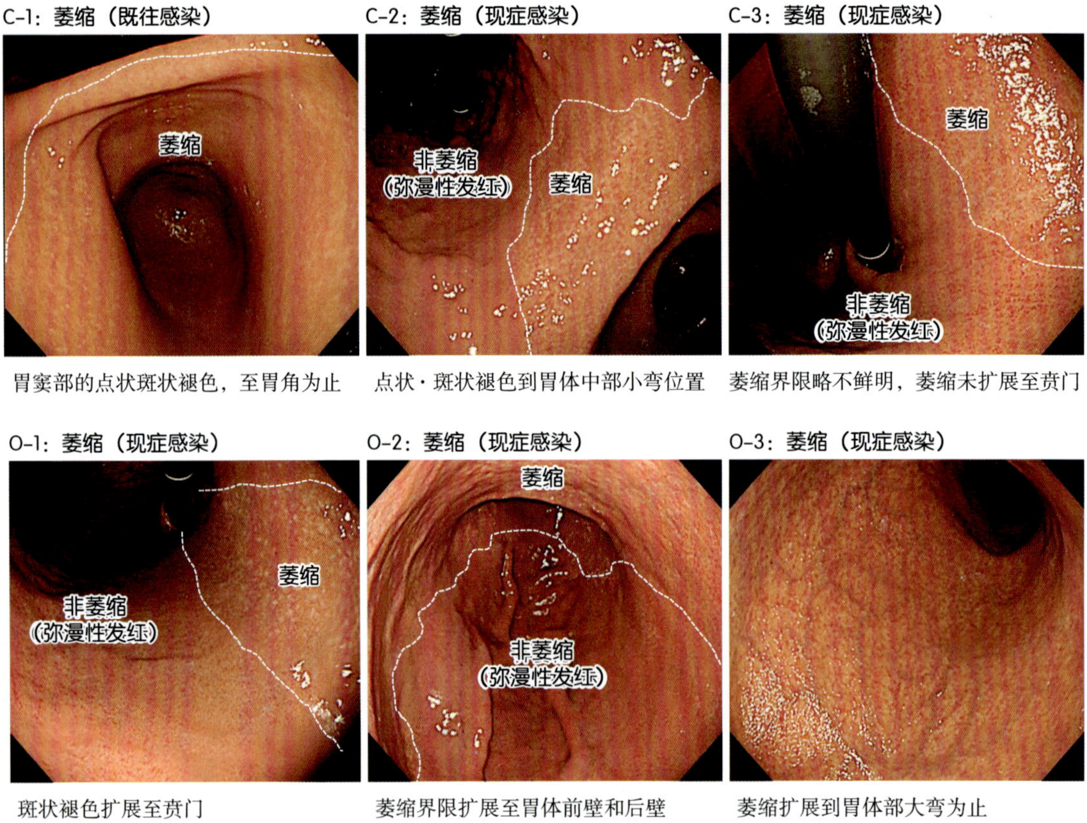


图 12　木村·竹本分类的内镜图像

住院医师：我觉得正常幽门腺和 C-1 的萎缩很难鉴别，有什么好的方法吗？

指导医师：这是一个很好的问题。未感染幽门螺杆菌的正常幽门腺较胃底腺区域呈较淡的发红，可见树枝状血管，可能误诊为萎缩（图 13）。如果白光下判断困难，可以改用 NBI。NBI 下萎缩看起来呈发白的浅褐色，可与正常幽门腺区分（图 14）。

住院医师：原来如此，以后就会诊断胃萎缩 C-1 了。

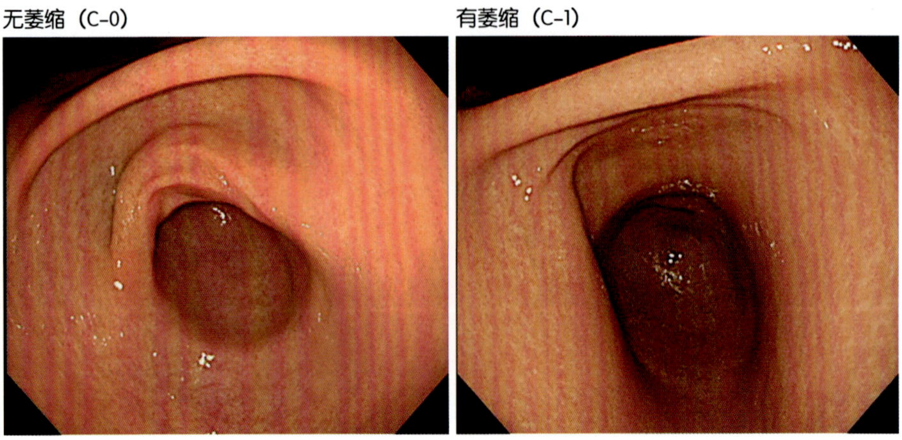


图 13　无萎缩（C-0）和有萎缩（C-1）的不同（普通白光）

和胃底腺相比，正常的幽门腺颜色更偏黄白色调，与萎缩的颜色类似。

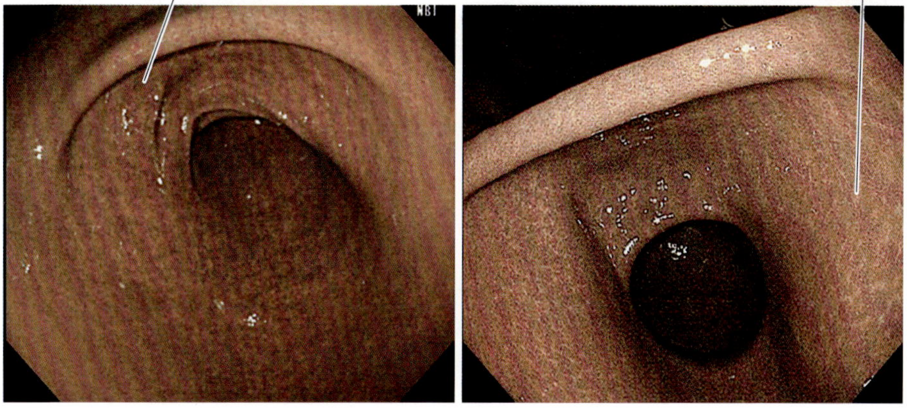


图 14　无萎缩（C-0）和有萎缩（C-1）的不同（NBI）

NBI 下，相比正常幽门腺，萎缩区域发白，界限清晰。

笔记

## 血管透见都是萎缩吗？

萎缩中可见血管透见，但并不是所有的血管透见都提示萎缩。幽门螺杆菌未感染的正常黏膜，由于过度送气导致黏膜伸展时可见黏膜下层的血管。特别是胃底部的黏膜较薄，更容易看到黏膜下层的血管（图 15A）。吸气后观察，血管透见消失，可见 RAC（图 15B，视频➡51）。应避免将正常胃底部的血管透见误认为萎缩。不能仅根据局部所见作出诊断，而应进行全面地观察以评估是否存在萎缩和幽门螺杆菌感染。

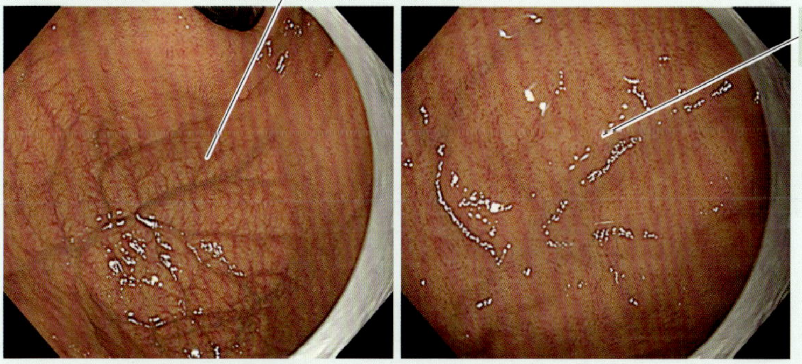


图 15　胃底部的血管透见

幽门螺杆菌未感染的胃底部所见。黏膜伸展后可观察到血管透见，吸气后血管透见消失，可见 RAC。

视频➡51　胃底部的血管透见

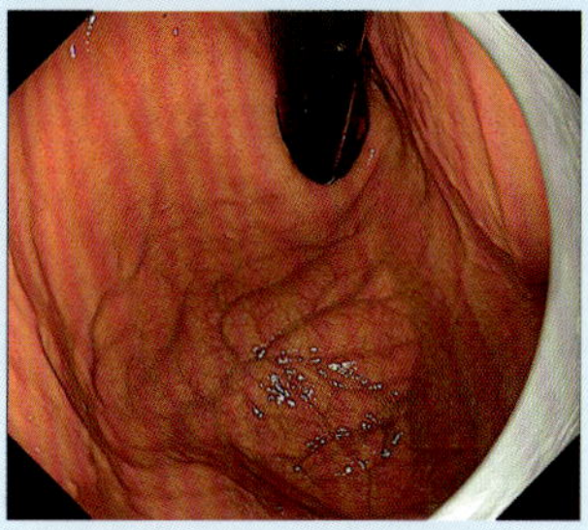

## 5. 肠上皮化生

指导医师：接下来介绍肠上皮化生。肠上皮化生是指胃小凹上皮被类似肠上皮的细胞替代。肠化发生于慢性胃炎进展的过程中，并随着胃黏膜萎缩的发展而进展。萎缩性胃炎进展显著的病例中可见广泛的肠上皮化生。

**要点**

**所谓肠上皮化生就是指从胃黏膜向肠黏膜转变。**

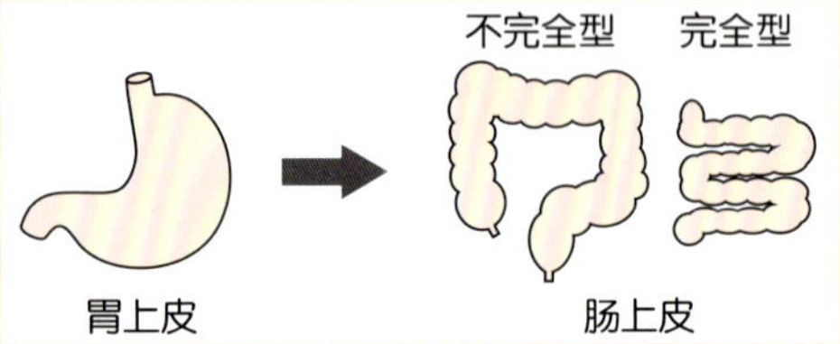


住院医师：为什么胃黏膜会变成肠黏膜?

指导医师：这一点还不是十分清楚，目前认为可能是一种人体面对幽门螺杆菌感染的自我防御。

住院医师：是不是可以说转变成肠黏膜以后，幽门螺杆菌就无法生存了?

指导医师：是的。为了防止幽门螺杆菌感染所造成的细胞损伤，胃黏膜变成了幽门螺杆菌无法生存的状态，也就是发生了肠黏膜化生。

住院医师：哎，幽门螺杆菌无法在肠上皮化生中存活是吗?

指导医师：幽门螺杆菌在胃小凹上皮分泌的黏液层中生存。肠上皮化生后的上皮，不再分泌有利于幽门螺杆菌存活的黏液。并且，也有观点认为，由于肠上皮化生的上皮所分泌的分泌型 IgA 的作用，可帮助清除幽门螺杆菌。

住院医师：为了摆脱幽门螺杆菌，胃变成了肠，人体系统真是奇妙啊。

指导医师：但是，发生肠上皮化生的黏膜会导致胃癌的发生。

住院医师：就是说，即使摆脱了幽门螺杆菌，仍然很容易患胃癌……这很讽刺，不是吗?对了，据说巴雷特食管癌也是由肠上皮化生发展而来的。化生与癌变有关吗?

指导医师：有学者认为某些上皮化生是癌变的第一阶段。例如，人们认为在发生肺鳞状上皮癌时，由于吸烟和其他因素的作用，支气管的纤毛柱状上皮会发生鳞状上皮化生，并由此发展成鳞状上皮异型增生➡上皮内癌➡浸润性癌。虽然不是所有的化生都与癌症有关，但毫无疑问，化生会增加癌症的风险。

此外要稍微说明的是，也有人认为："并不是肠上皮化生导致癌变，而是发生肠上皮化生的情况属于致癌的风险。"

住院医师：呃，我有些糊涂了……

指导医师：胃的肠上皮化生与胃癌的发生密切相关。尽管这是事实，但肠上皮化生是否直接导致癌变，又或者是作为癌变的背景黏膜存在，这一点一直以来都存在争议。

住院医师：是这样啊。

指导医师：实际上对微小癌的研究发现，肠上皮化生可见于背景黏膜中，但在癌变周围，更多时候并没有肠上皮化生。也就是说，我们可以认为，“肠上皮化生是伴癌病变（paracancerous lesion）而非癌前病变（precancersous lesion）”。

住院医师：如果胃癌不是由肠上皮化生所导致的，那么它是通过什么机制形成的呢？

指导医师：这一点还没有定论，可能是由于慢性持续性炎症的进展，像引起肠上皮化生那样，导致癌变。当然，癌变的过程非常复杂，并不仅限于一条途径。人们认为也许存在由肠上皮化生直接癌变的模式。但这些观点仍存在争议。

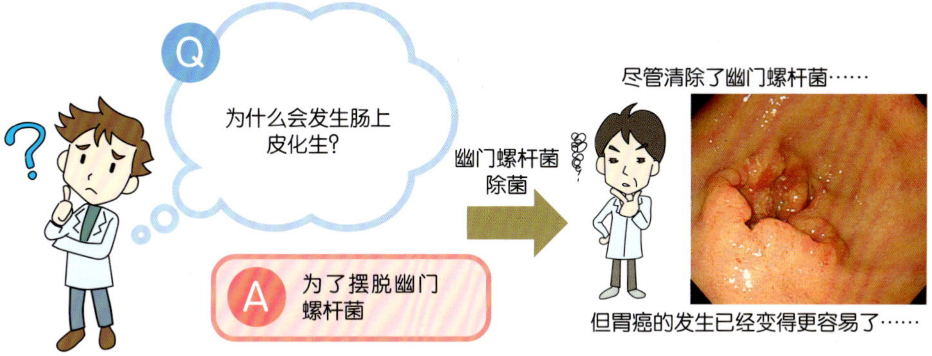


指导医师：再来从组织学角度看看肠上皮化生吧。幽门螺杆菌存在于胃小凹上皮表层的黏液层中，当黏膜层中发生炎症，反复破坏和再生时，固有的小凹上皮内就可以出现杯状细胞（goblet cell）。继而导致小凹上皮向含有吸收上皮的肠上皮转化。这个杯状细胞是肠上皮化生的特征性病理表现。杯状细胞在巴雷特食管中（上卷第6章-1）介绍过。这种变化属于不完全型肠上皮化生（大肠型肠上皮化生）（图16）。不完全型肠上皮化生也叫作胃肠混合型肠上皮化生，在胃固有上皮（小凹上皮细胞和胃固有腺细胞）中混杂存在肠型细胞。

住院医师：既然有不完全型，那就应该有完全型吧？

指导医师：是的。在吸收上皮细胞中出现刷状缘，并伴有潘氏细胞者，即为完全型肠上皮化发生（小肠型肠上皮化生）（图17）。潘氏细胞原本存在于小肠上皮，被认为与免疫功能相关。

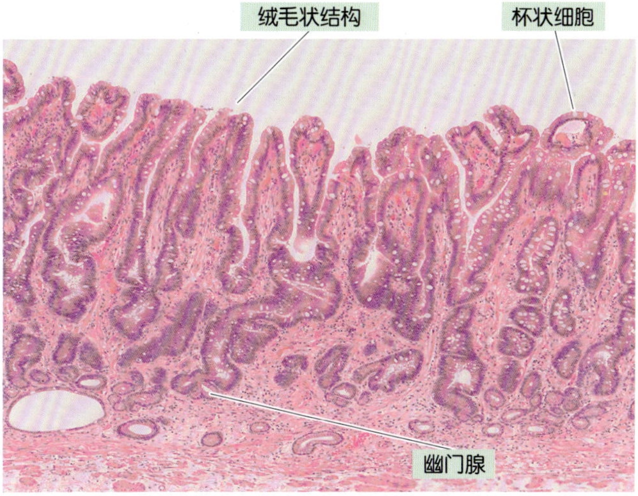


图16　肠上皮化生（不完全型/大肠型）的组织学图像

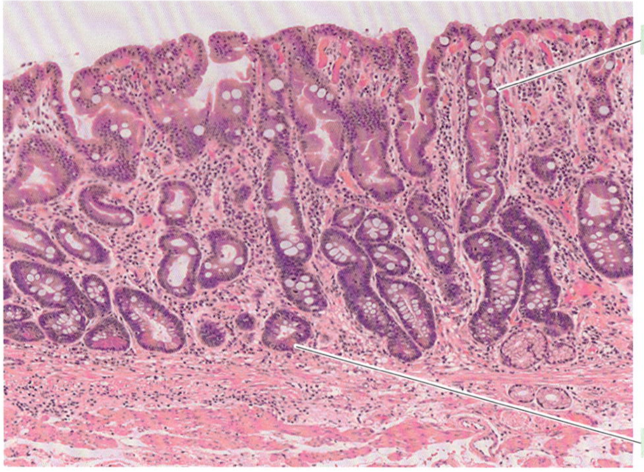

图 17　肠上皮化生（完全型 / 小肠型）的组织学图像

住院医师：那么，为什么小肠型的是完全型，而大肠型的就是不完全型呢?

指导医师：大肠的作用是吸收水和钠，使粪便成为固体。小肠的作用是消化食物的同时，吸收其中大部分的营养成分。我想小肠型被命名为完全型，也许是因为它参与了营养物质的吸收，更像是肠道。

住院医师：原来如此，我明白了。那么，如果不完全型肠上皮化生继续发展，就可以变成完全型肠上皮化生，这样理解对吗?

指导医师：虽然从命名上看，有从不完全型向完全型进展的感觉，但实际上并非如此。人们认为幽门腺容易发生不完全型肠上皮化生；而胃底腺更容易发生完全型肠上皮化生。此外，目前并没有从不完全型向完全型转变的证据。

住院医师：原来如此，这下弄明白了！另外，我们在介绍弥漫性发红时曾经提到过，弥漫性发红处有明显的中性粒细胞和单核细胞（淋巴细胞，浆细胞）浸润，而在萎缩、肠上皮化生中，中性粒细胞少见，主要是单核细胞（淋巴细胞，浆细胞），这又是怎么回事呢?

指导医师：幽门螺杆菌感染会导致中性粒细胞聚集。人们认为随着萎缩和肠上皮化生的进展，由于幽门螺杆菌减少，使得针对幽门螺杆菌发生反应的中性粒细胞的数量也减少了。中性粒细胞和单核细胞的区别在“笔记”一栏中有详细的说明（参见第 260 页）。接下来，我们再来看看内镜下的肠上皮化生。说说看，肠上皮化生在内镜下是什么样子的?

住院医师：主要发生在胃窦部的、灰白色扁平状隆起就是肠上皮化生。

指导医师：图 18、图 19 中的表现比较容易识别。灰白色扁平状隆起称作特异型肠上皮化生，是普通白光下很容易识别的典型特征。不过，尽管其特异性高，但是敏感性却非常低。

住院医师：这就是说，除了灰白色扁平状隆起，还可能存在其他形式的肠上皮化生?

指导医师：是的。肠上皮化生既可以表现为发红、褪色，也可以表现为平坦或凹陷。近距离观察时可见呈绒毛状的黏膜形态（图 20），这是肠上皮化生的典型特征。虽然在常规白光下可以发现一些肠上皮化生，但若是仅依靠常规内镜完成全部诊断，还是非常困难的。

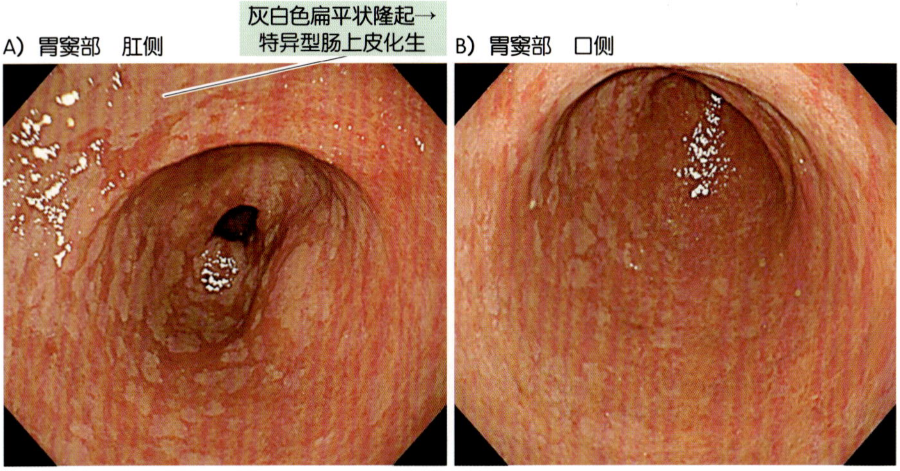


图 18　特异型肠上皮化生

在胃窦部广泛存在、呈地图状、灰白色扁平状隆起。

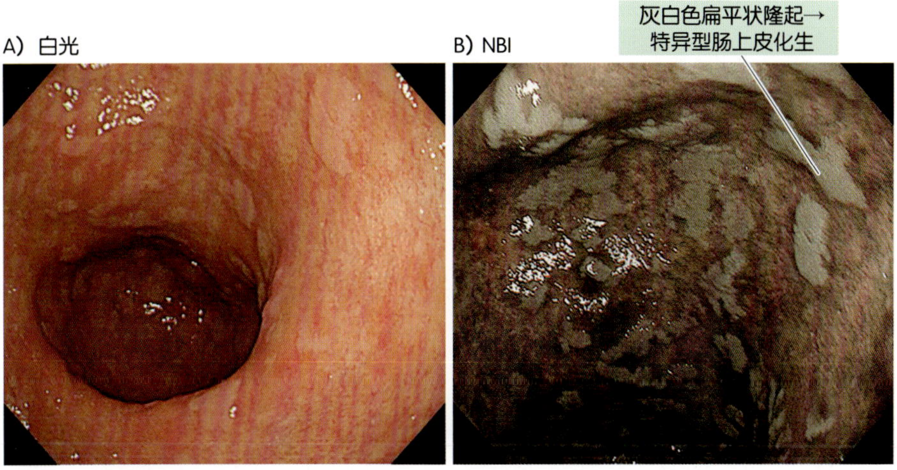


图 19　特异型肠上皮化生

多发、灰白色扁平状隆起，NBI 下呈淡绿色（深绿色），边界清晰。

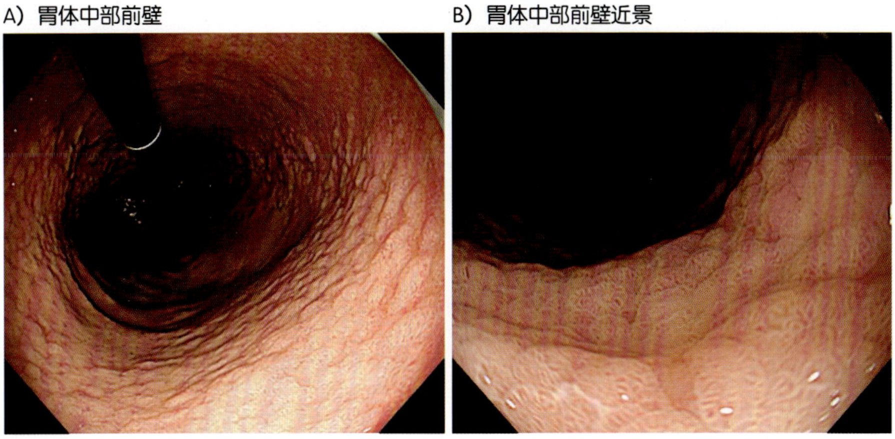


图 20　肠上皮化生（绒毛状结构）

抵近观察，黏膜形态呈绒毛状结构。

要点

**常规白光观察无法识别全部肠上皮化生。**

笔记

## 除菌前后的变化　中性粒细胞和单核细胞（淋巴细胞、浆细胞）的区别

我之前也曾介绍过，幽门螺杆菌除菌后，中性粒细胞的浸润常常很快消失，而单核细胞（淋巴细胞、浆细胞）的浸润仍旧残留。究其原因是由于中性粒细胞和单核细胞（淋巴细胞、浆细胞）的性质不同所致（图 21）。中性粒细胞的数量占白细胞总数的一半以上，其主要功能是当细菌或真菌侵入人体后，在局部聚集，利用细胞内的酶杀死细菌。此时，中性粒细胞释放的酶、活性氧、细胞因子可造成周围正常的组织也受到损伤。也就是说，周围组织也产生了强烈的炎症反应。这种针对各种抗原（病原体）所产生的非特异性清除的免疫反应称为天然免疫。

另一方面，淋巴细胞可分为与细胞免疫相关的 T 细胞，和与体液免疫（抗体产生）相关的 B 细胞。浆细胞是成熟的 B 细胞。单核细胞（淋巴细胞、浆细胞）在接触到抗原时，形成抗原记忆，当再次接触到同一抗原时能迅速反应，排除异物。这种免疫称为获得性免疫。

让我们再回到幽门螺杆菌的话题。当胃感染幽门螺杆菌以后，菌体或菌体成分存在于胃黏膜表面和黏膜固有层中，诱发中性粒细胞浸润，引起胃黏膜发生强烈的炎症反应，破坏上皮细胞，因此，内镜下可见弥漫性发红、黏膜肿胀和白浊黏液等。当作为病原体的幽门螺杆菌被清除后，承担天然免疫功能的中性粒细胞迅速消失。中性粒细胞所致的强烈炎症反应也得到缓解，因此弥漫性发红、黏膜肿胀和白浊黏液等也得到改善。另一方面，承担获得性免疫功能的单核细胞（淋巴细胞、浆细胞）为了应对再次发生幽门螺杆菌感染而在黏膜内待命。因此，除菌后单核细胞（淋巴细胞、浆细胞）仍然会在黏膜中存在一定时间，保护胃黏膜。此外，组织内的中性粒细胞寿命很短，只有几天，而单核细胞（淋巴细胞、浆细胞）的寿命很长，以年为单位，这也是除菌后仍有单核细胞（淋巴细胞、浆细胞）残留的原因。

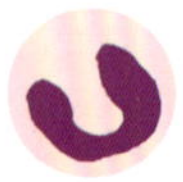

中性粒细胞

**负责天然免疫**
- 主要参与急性炎症反应。
- 吞噬进入体内的细菌，并利用细胞内的消化酶将其杀死。
- 酶、活性氧和细胞因子也会破坏正常组织。

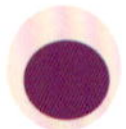

单核细胞
（淋巴细胞、浆细胞）

**负责获得性免疫**
- 主要参与慢性炎症反应。
- T 细胞和 NK 细胞与细胞免疫相关，B 细胞和浆细胞与体液免疫（抗体产生）相关。
- 攻击异物，如病毒和癌细胞。
- 能记忆入侵身体的异物，当它再次侵入时迅速将其清除。

图 21　中性粒细胞和单核细胞的区别

### » 亮蓝嵴（Light blue crest）是在放大观察下可以观察到的肠上皮化生的表现

住院医师：我听说亮蓝嵴可用于诊断肠上皮化生。虽然知道亮蓝嵴这个名词，但并不太明白具体的含义。

指导医师：不明白的人很多啊（笑）。

亮蓝嵴是指通过 NBI 放大观察可以看到的上皮表层边缘的蓝白色细线，它是诊断胃

的肠上皮化生的重要表现（图 22）。

住院医师：亮蓝嵴这个名字很贴切啊。

指导医师：Light blue 是指亮蓝色，crest 是指嵴。有亮蓝嵴表现的肠上皮化生黏膜大多具有田垄状或乳头状的表面结构，这就是嵴（隆起结构的顶部）的由来。

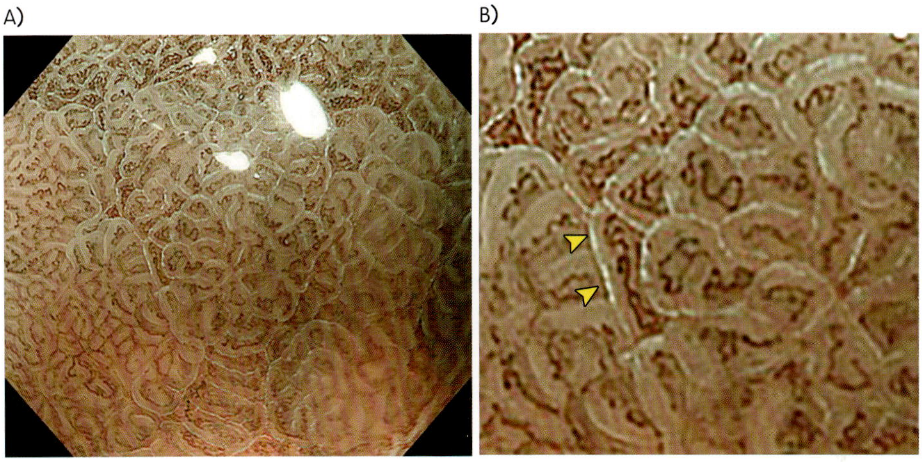


图 22 肠上皮化生（亮蓝嵴，light blue crest）

住院医师：亮蓝嵴是观察到的肠上皮化生的哪种结构？

指导医师：普遍认为亮蓝嵴是肠上皮化生的刷状缘。刷状缘反射 NBI 的短波长光，因此产生亮蓝嵴。

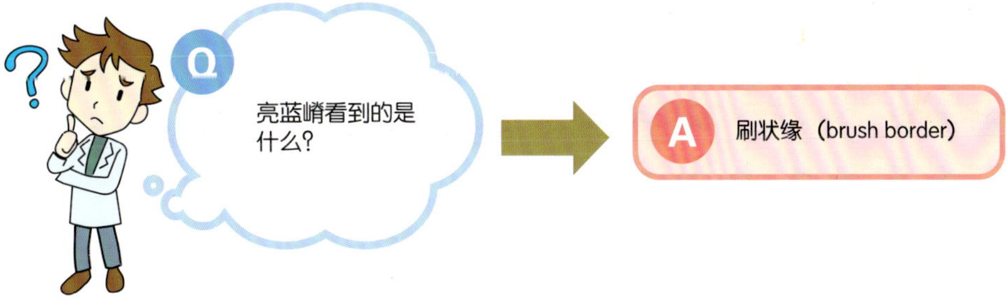


住院医师：那刷状缘是什么呢？（笑）

指导医师：当医学生的时候，在组织学那门课里应该学习过的。

小肠上皮的管腔面上密集分布着约 1μm 高的微绒毛（图 23）。微绒毛的表面有各种各样的消化酶，分解消化营养成分，然后在细胞内吸收。因此与吸收相关的上皮称为吸收上皮。正常的胃黏膜不是吸收上皮，发生完全型肠上皮化生后，就变成了吸收上皮，并出现微绒毛。

这种长满微细绒毛的样子像什么呢？

住院医师：啊，是刷子！（图 24）而类似刷子边缘的结构就被称为刷状缘，这名字真是太形象了。

指导医师：说对了。虽然刷状缘只能在显微镜下确认，但是在 NBI 放大下观察可以看到浅蓝色光。这就是所谓的亮蓝嵴。如果存在亮蓝嵴，那么在病理学上诊断肠上皮化生的敏感性可以达到 89%，特异性达到 93%（视频➡52）。

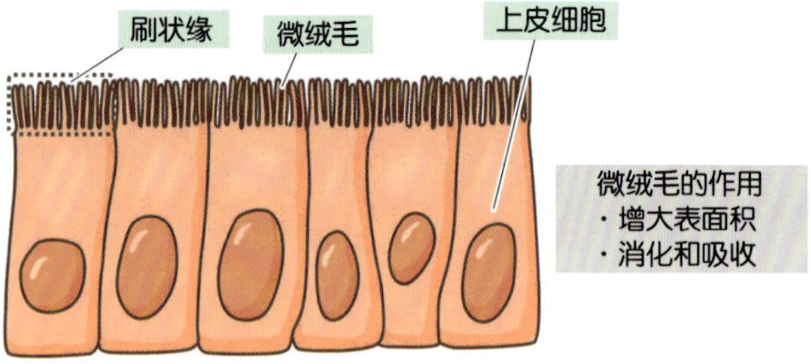


图 23　刷状缘（brush border）

在小肠吸收上皮和肾脏近端管状上皮细胞的表层有大量微绒毛密集排列，这些区域称为刷状缘。

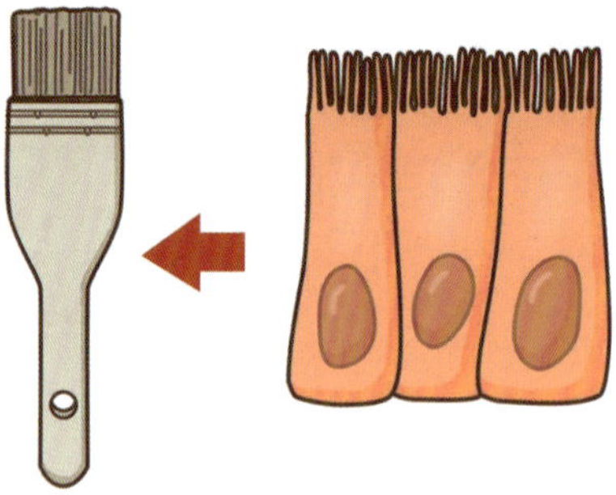

图 24　刷子

视频→52　亮蓝嵴（light blue crest）

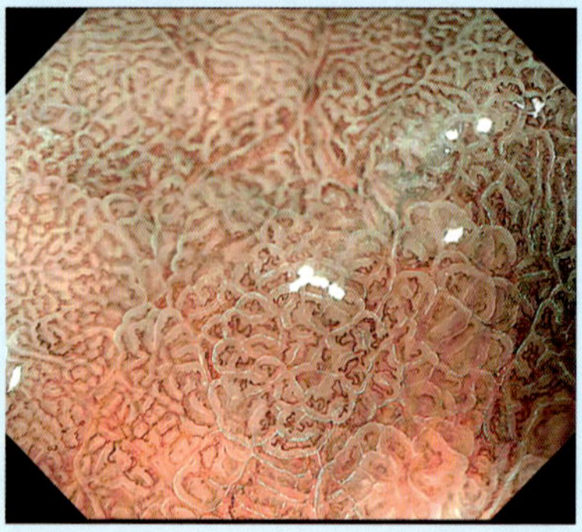

住院医师：理解之后感觉很有意思。我有时会混淆亮蓝嵴、白色不透明物质（white opaque substance，WOS）以及白区（white zone）。感觉它们的颜色都差不多。

指导医师：刚开始时是会困扰的。在读片会上也有人发言时将亮蓝嵴误认为是白色不透明物质。首先说说白区。白区是指在 NBI 放大下观察所见的形成黏膜结构的白色边缘。它其实是隐窝边缘上皮（marginal crypt epithelium，MCE）的结构。腺管密度高而小凹较浅的情况下，白区就变得不明显了。

住院医师：诶？隐窝边缘上皮是什么？

指导医师：小凹是腺体中央的凹陷处，环绕它的就是隐窝边缘上皮。换句话说，小凹的边缘部分是胃的隐窝边缘上皮。

图 25 中显示了肠上皮化生的病理学表现。NBI 放大观察下，此处的隐窝边缘上皮呈现白区的形态（图 26）。

住院医师：肠上皮化生后固有腺体被破坏，腺体已经不存在，而是变成了沟槽状结构。这时还叫它“小凹”不是很奇怪吗？

指导医师：确实如此。但一般来说内镜医生简单地把表层上皮的底部称作小凹，其边缘部分称作胃的隐窝边缘上皮。

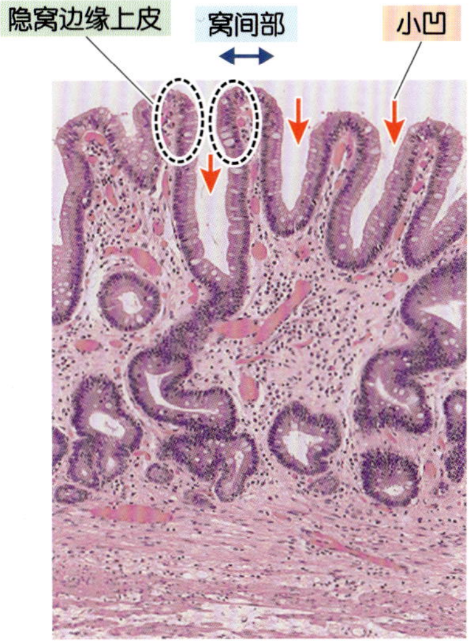


图 25　隐窝边缘上皮

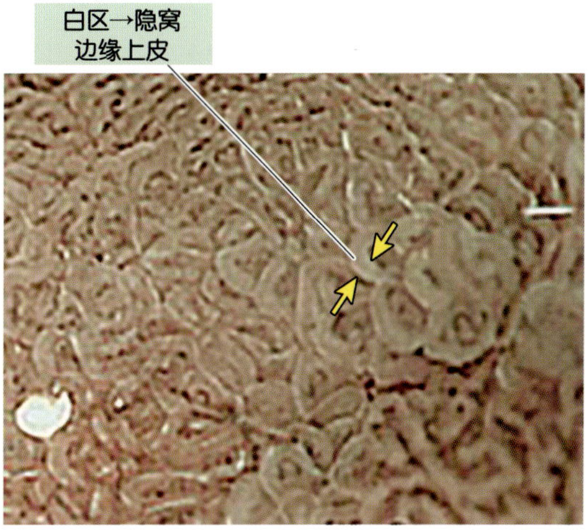


图 26　白区（white zone）

住院医师：那是不是可以这样理解呢？

放大内镜观察到的表面微结构（microsurface pattern）是白区，即隐窝边缘上皮形成的黏膜样结构。

指导医师：这样理解基本上是对的，需要稍微说明的是：NBI 放大下，如果从正上方观察，隐窝边缘上皮表现为白区，而当你倾斜观察角度后，从窝间部至隐窝上皮的部分也表现为白区。也就是说，白区基本上就代表上皮结构，但是，当 NBI 光线的方向不同时，上皮的具体解剖学位置也会发生变化。

住院医师：原来如此，研究得好仔细啊！

指导医师：接下来再看看 WOS。WOS 是胃的肠上皮化生和上皮性肿瘤的上皮细胞内所吸收的脂肪滴（图 27）。这一点在笔记一栏中有详细地介绍（参见第 265 页）。

住院医师：就是说上皮细胞会吸收脂肪吗？

指导医师：正常的胃小凹上皮不能吸收脂肪。但在肠上皮化生或肠型肿瘤中，上皮组织变成吸收上皮后就能吸收脂肪了（图 28）。

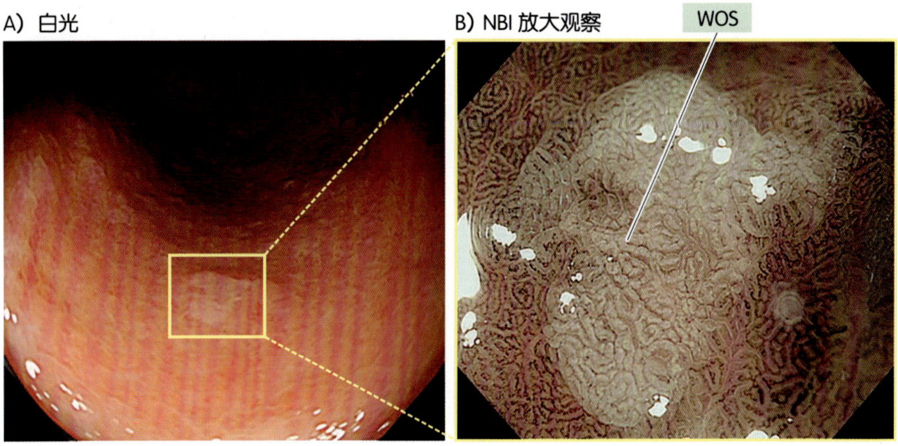


图 27　白色不透明物质（WOS）

普通白光下可见白色的小隆起样病变，在 NBI 放大观察下可见 WOS，活检诊断肠上皮化生。

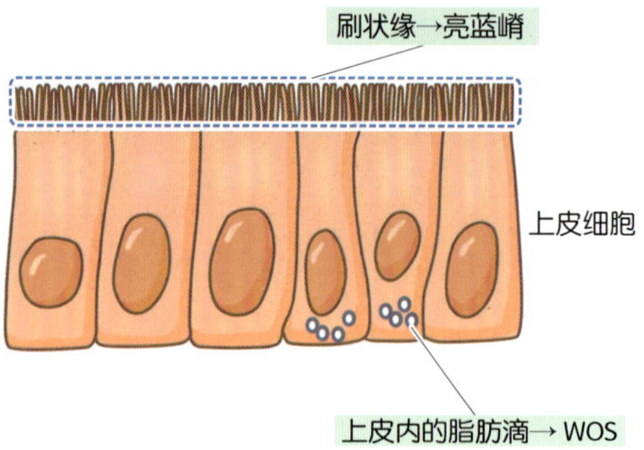


图 28　亮蓝嵴与 WOS 的示意图

指导医师：将亮蓝嵴、白区与 WOS 放在同一张图像上展示（图 29）。
白区是表面微结构发白的边缘。亮蓝嵴是白区边缘的浅蓝色细线，它位于上皮表面，见于上皮细胞内含有血管的间质一侧的对侧。另一方面，WOS 是一种存在于窝间部的白色物质，位于上皮细胞内的间质侧。因此，由于 WOS 的干扰，间质中的血管变得不清晰（图 30）。

住院医师：这些结构存在的位置和颜色都不一样啊，这些内容我可要好好梳理一下。

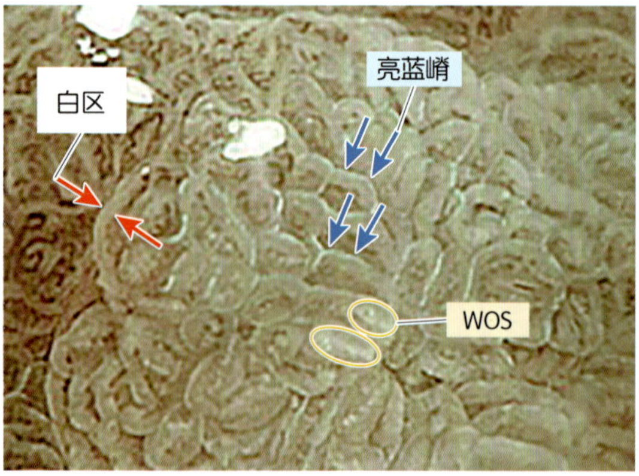


图 29　亮蓝嵴、WOS、白区的比较

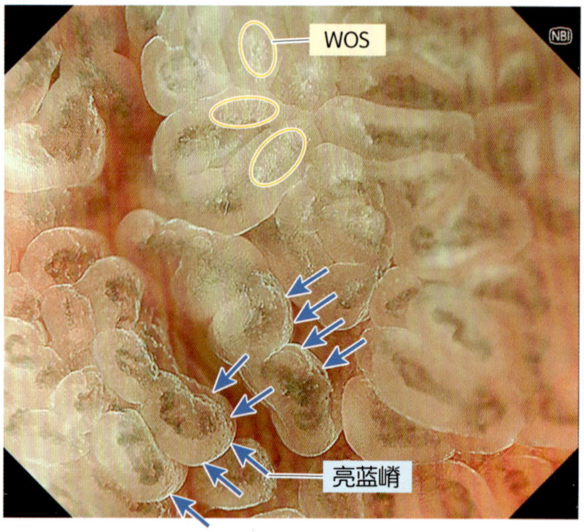


图 30　在 Endocyto（超放大内镜）下观察肠上皮化生

以 Endocyto 超放大观察时，可以清楚地看到存在于上皮细胞表面的亮蓝嵴。亮蓝嵴可能不是锋利的细线，而是显得稍粗且参差不齐。这可能反映了肠上皮化生表面的不规则。另一方面，WOS 常出现于上皮内的间质侧～窝间部，导致间质血管变得不清晰。
图片由上堂文也医师提供

住院医师：那亮蓝嵴和 WOS 可以用于癌和非癌的诊断吗？

指导医师：当胃的上皮变成吸收上皮，即肠上皮后，会出现亮蓝嵴和 WOS。然而，亮蓝嵴和 WOS 也可出现在高分化癌和腺瘤中，这些癌和腺瘤也具有吸收上皮的特征。因此，仅根据是否存在亮蓝嵴和 WOS 并不能区分癌和非癌。我们可以说，当癌和腺瘤中出现亮蓝嵴时，表明它们具有肠型特质；但是，大多数的癌还没有分化到会出现刷状缘的程度。因此，在癌中能观察到存在亮蓝嵴的病例并不多。WOS 可用于区分腺瘤和癌，因为在腺瘤中，呈现均一、规则的表现；而在癌中则呈现不均一、不规则的表现。这反映出癌腺管的结构是不规则的。关于 WOS，我将在之后的笔记一栏中更详细地解释。

住院医师：仅是一个肠上皮化生就有那么多要研究的啊！

要点

**NBI 放大观察所见汇总**

- 白区：隐窝边缘上皮形成的黏膜结构（表面微结构）。
- 亮蓝嵴：肠上皮化生的刷状缘。
- WOS：肠上皮化生，肠型肿瘤上皮所吸收的脂肪滴。

笔记

### 白色不透明物质（white opaque substance，WOS）

WOS 首先由八尾报告，指在 NBI 放大内镜下所观察到的黏膜表层的白色物质（图 31）。在肠上皮化生和胃的上皮性肿瘤中经常出现。由于内镜的光线无法穿透 WOS，因此观察不到存在于 WOS 区域的微血管。据认为，WOS 本质上是沉积于上皮细胞内的微小脂肪滴，是从食物等吸收并进入上皮内的外源性脂肪。它并非持续存在，而是在疾病进展过程中可能消失，也可能再出现。

肠上皮化生、腺瘤与癌中出现的 WOS 形态不同。肠上皮化生和腺瘤表现为规则排列的 WOS（规则的 WOS，图 32），呈网格状或脑回状结构。而癌中的 WOS 则表现为不规则的、分布不对称的形态（不规则 WOS，图 33）。可见具有 WOS 的胃上皮性肿瘤含有吸收上皮，表达肠型或胃肠混合型的黏液表型。（视频➡53）

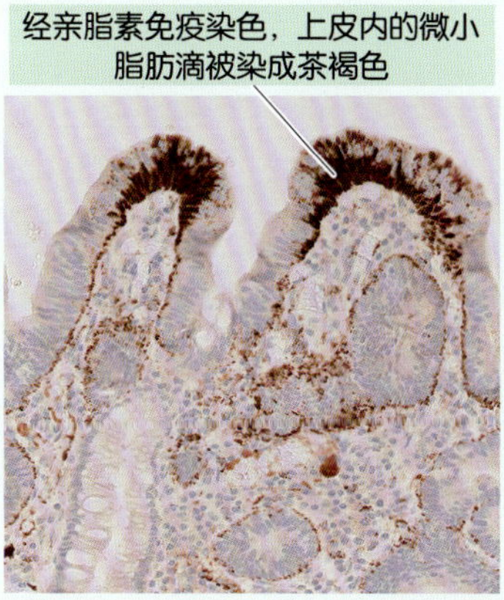


图 31　WOS 的组织学图像（亲脂素，adipophilin 免疫染色）

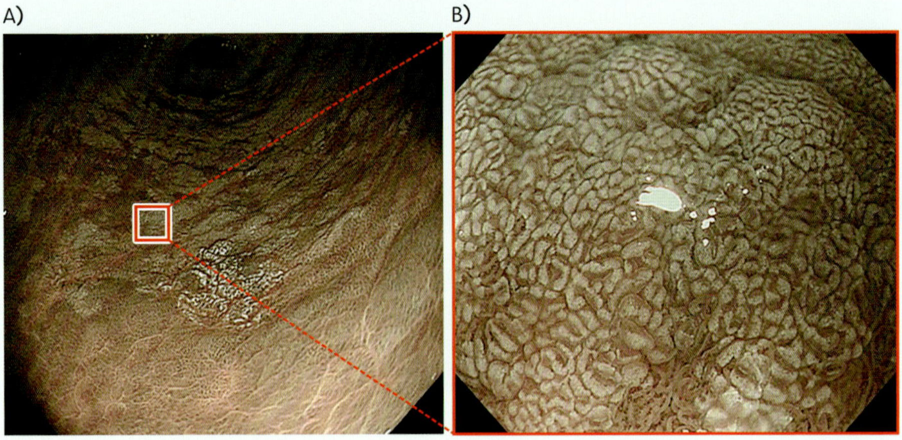

图 32　肠上皮化生的 WOS

形态规则且分布对称（规则的 WOS），诊断为非癌。

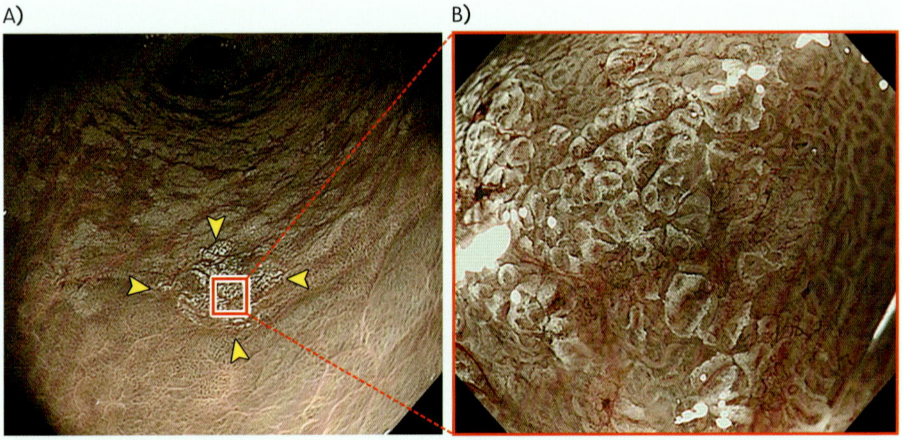

图 33　胃癌的 WOS

形态不规则且分布不对称（不规则的 WOS），诊断为癌。

**诊断** 胃角大弯，0-Ⅱc，14mm×7mm，tub1，pT1a（M），pUL0

视频➡53　WOS（白色不透光物质，white opaque substance）

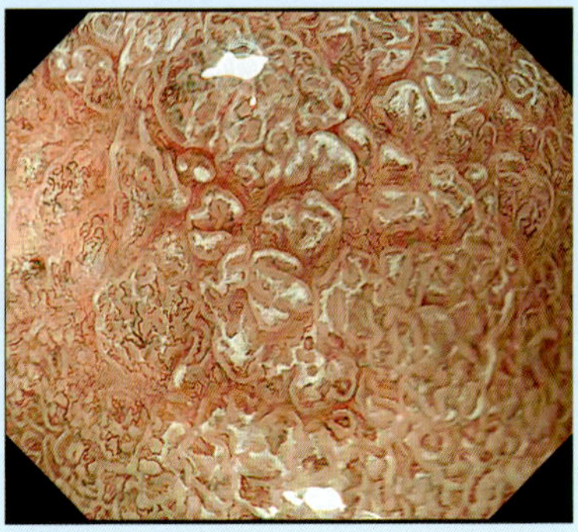

# 7 幽门螺杆菌既往感染的常见表现

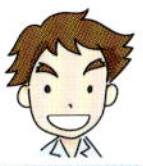

住院医师：所谓幽门螺杆菌既往感染是指除菌后的病例吗？

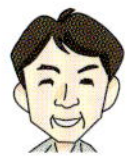

指导医师：除菌有两种情况，一是特意进行了除菌治疗，二是偶然服用了抗生素，如治疗感冒时，顺带进行了除菌（偶然除菌）。对于后者，因为患者本人并不知道已进行了除菌，所以判断起来比较困难。

住院医师：严重萎缩导致的幽门螺杆菌自发消失也算是既往感染吗？

指导医师：是的。我们之前介绍过，肠上皮化生的环境中幽门螺杆菌难以生存。

指导医师：除菌后，从组织学上看，中性粒细胞浸润很快得到改善，但单核细胞（淋巴细胞、浆细胞）浸润的改善就需要多花一些时间。

住院医师：中性粒细胞和单核细胞（淋巴细胞、浆细胞）的存在是不同步的。那内镜下的表现又如何呢？

## 1. 内镜下表现的改善

指导医师：内镜检查显示，除菌后约 3 个月弥漫性发红会得到改善，黏膜的颜色变成皮肤色（图 1）。

住院医师：显著发红变成了发白的皮肤色。看起来红斑消失，炎症也消退了。

A）除菌前　　B）除菌后 6 个月

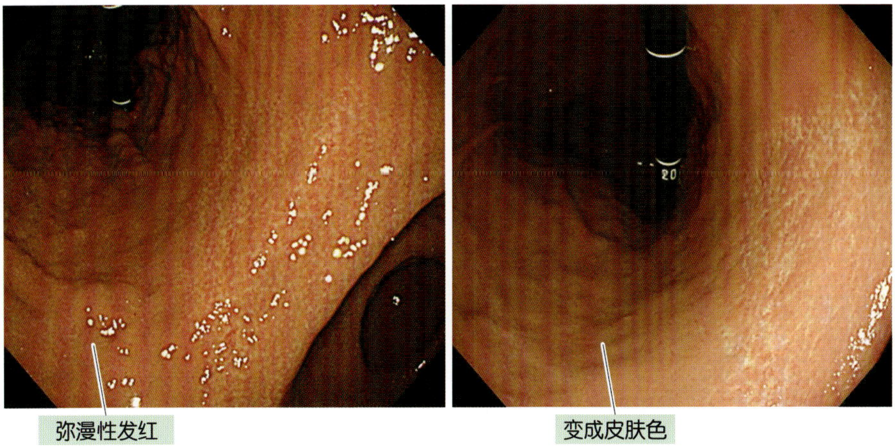


图 1　弥漫性发红的改善

指导医师：点状发红，黏膜肿胀，皱襞肥大、迂曲，白浊黏液也在早期得到改善（图 2）。黏膜表面尽管恢复不到未感染时的状态，但也变得平滑、略有光泽了。

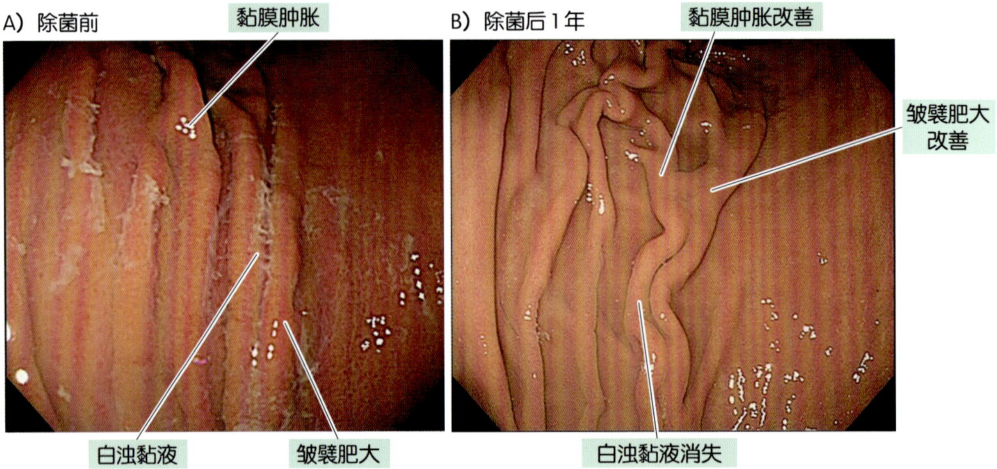

图 2　白浊黏液消失

住院医师：肠上皮化生和萎缩在除菌后有什么变化吗？

指导医师：它们会以年为单位逐渐改善。因此，在每年的内镜检查中感觉变化不大。那么，你知道在既往感染的变化中最重要的表现是什么吗？

住院医师：是地图样发红！

## 2.　地图样发红

指导医师：是的。地图样发红是一种分布于胃窦部至胃体部，边界清楚发红的凹陷。颜色较弥漫性发红更浅。其形状和大小各不相同，可以是类圆形、斑片状、花斑状、线状或融合成地图状等各种各样的表现（图 3、图 4）。最初有多种叫法，如斑状发红、小的发红凹陷，斑驳状发红等，但在《京都胃炎分类》中，开始统一使用“地图样发红”。然而，由于表现多种多样，有时使用“地图样”一词并不确切。

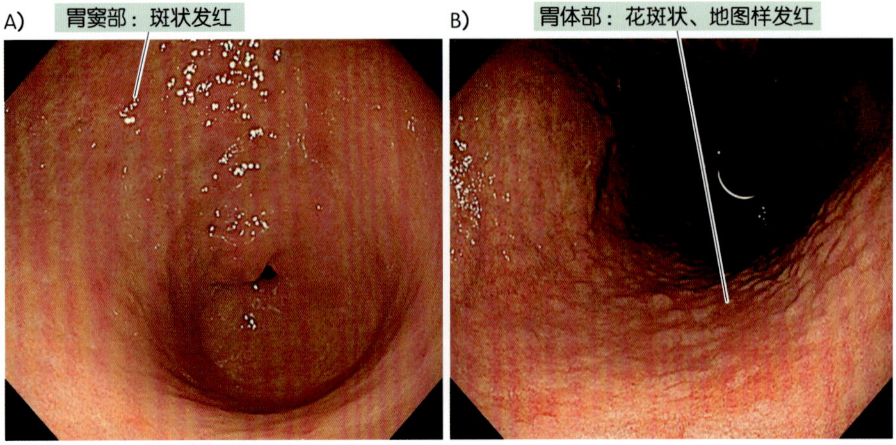

图 3　地图样发红

在胃窦部，常呈斑状；在体部呈花斑状、带状、线状等多种形态。

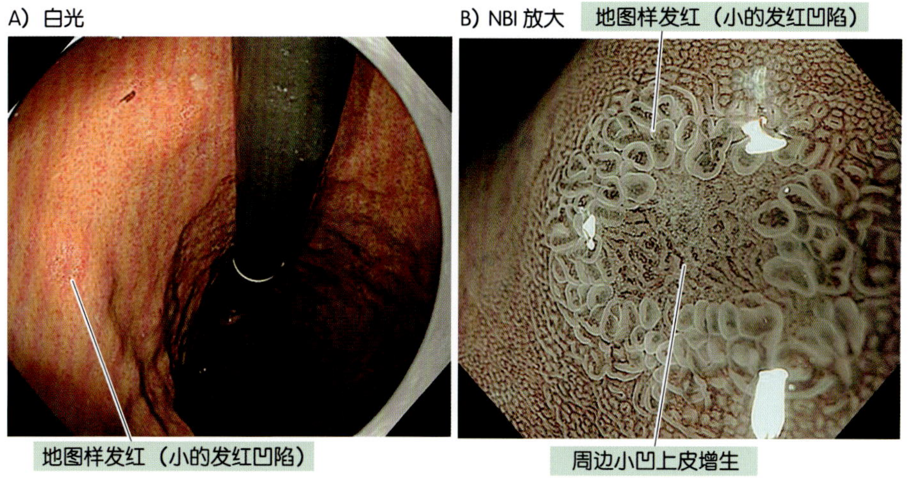


图 4　地图样发红（放大观察）

地图样发红的边缘伴有颗粒状的小隆起（小凹上皮增生）。

住院医师：为什么会出现地图样发红呢？

指导医师：这个问题有点复杂。首先，从病理上看，地图样发红是一种肠上皮化生。

住院医师：原来是肠上皮化生啊！很难想象这种发红的表现会是肠上皮化生。

指导医师：正如我前面所提到的，需要注意肠上皮化生不仅是白色的。现症感染时，由于幽门螺杆菌感染引起中性粒细胞浸润，胃固有黏膜（非萎缩性黏膜）呈弥漫性发红；除菌后，中性粒细胞浸润减少，同时发红和水肿也得到改善，黏膜变成皮肤色。另一方面，相比之下，原本轻度发红的肠上皮化生则变得更加明显，表现为发红的凹陷面，这就是地图样发红。这种现象也称为色调逆转（图 5）。

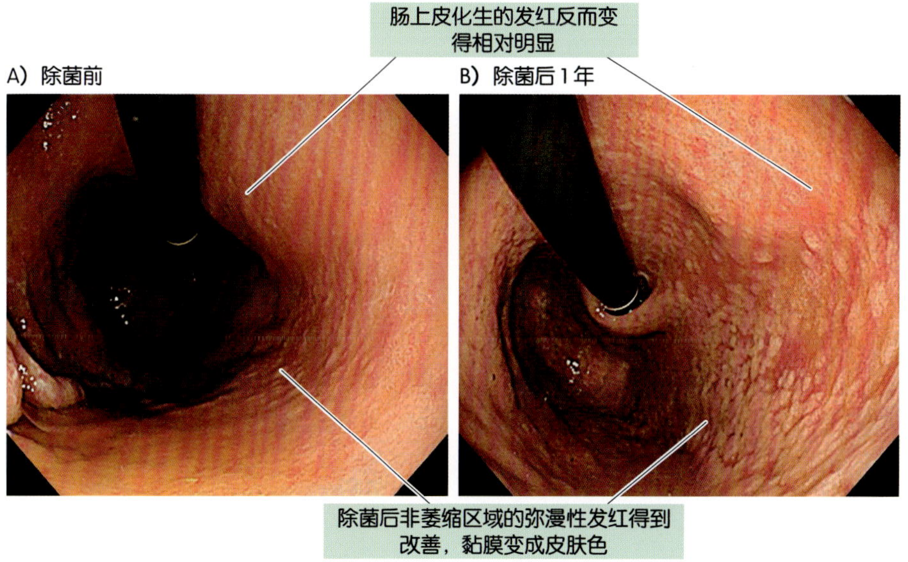


图 5　色调逆转（除菌前后的变化）

住院医师：是否可以说如果存在地图样发红，就可以诊断为既往感染？

指导医师：首先，确实可以认为地图样发红就等同于既往感染。但是，需要注意的是地图样发红的发生率不高，只有 20% ~30%。

住院医师：也就是说地图样发红的特异性很高，但敏感性很低，是吧？哪些情况下更容易出现地图样发红呢？

指导医师：除菌前，萎缩程度越重就越有可能出现地图样发红。

住院医师：您的意思是说，萎缩程度轻的胃黏膜不太可能出现地图样发红？

指导医师：是的，地图样发红很少发生于 C-1 萎缩的病例中，但却经常发生于开放型萎缩的患者。还应注意的是，存在地图样发红的病例发生胃癌的风险很高。据报道，在一项早期胃癌内镜切除术后的回顾性研究中，多变量分析显示除菌后出现的地图样发红是发生异时性多发性胃癌的预测因素。

要点

**如果存在地图样发红**

· 考虑为既往感染。

· 胃癌风险高。

## 3. 中间带的鲜明化

指导医师：另外，除菌后中间带会变得更加清晰，这也是胃癌高风险的表现。

住院医师：什么是中间带？

指导医师：中间带是指无萎缩的胃底腺与萎缩、肠上皮化生呈马赛克样混杂构成的区域（图 6）。也就是说，它是一个从胃底腺黏膜向萎缩、肠上皮化生发生转化的区域。

住院医师：诶，之前也提到过中间带吧？我记得它是胃底腺与幽门腺之间的移行带……

指导医师：没错。其实，教科书中使用的“中间带”有两种含义。这一点的确容易让人混淆。在本书中，胃底腺和幽门腺之间的移行带称为“胃底腺和幽门腺中间带”，而胃底腺与萎缩、肠上皮化生呈马赛克样混杂的区域则称为“萎缩与非萎缩中间带”。

住院医师：这样解释我就明白了！

指导医师：既然你已经明白了，那我们就回到之前的话题吧。

萎缩和非萎缩中间带在幽门螺杆菌现症感染的情况下是无法清楚识别的。但是，除菌后，萎缩和非萎缩中间带就能清楚识别了，表现为发红的凹陷内可见疙疙瘩瘩的白色隆起（图 7）。这就是萎缩、非萎缩中间带的鲜明化。

住院医师：的确如此，除菌后的病例中确实见过这种疙里疙瘩的区域，我还想这是啥呢？

指导医师：这些疙疙瘩瘩的白色隆起是非萎缩的胃底腺区域，而发红、凹陷是萎缩、肠上皮化生。需要记住的是胃癌也容易发生于萎缩和非萎缩中间带。

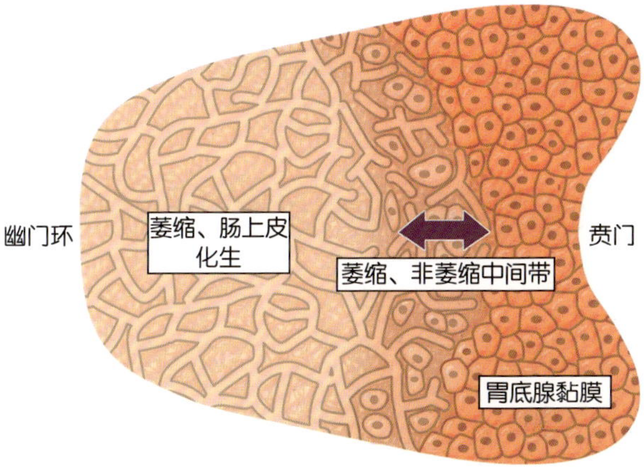


图6 萎缩、非萎缩中间带的示意图

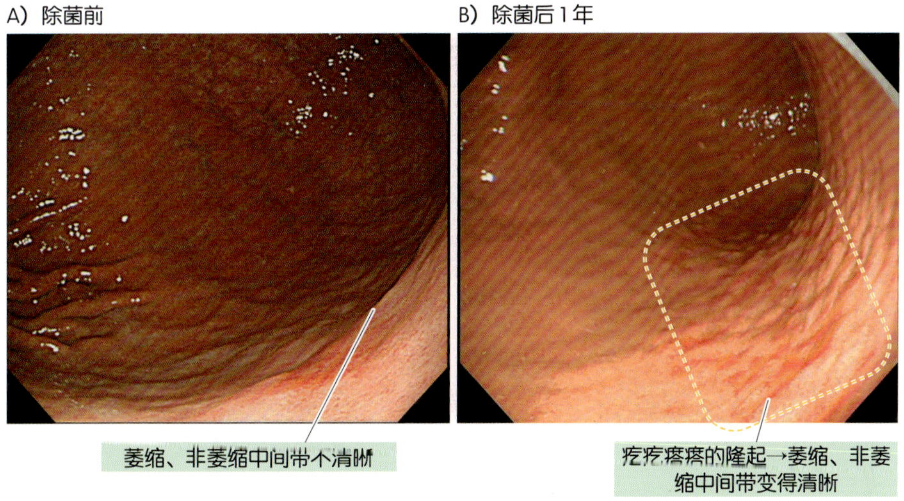


图7 萎缩、非萎缩中间带的鲜明化

要点

**除菌后的疙疙瘩瘩的区域：**
→鲜明化的萎缩、非萎缩中间带，胃癌高风险区域。

住院医师：如果存在地图样发红和萎缩、非萎缩中间带的鲜明化，就要注意筛查胃癌了。问题是在多发的发红凹陷中，很难找到类似的、发红凹陷的胃癌……

指导医师：如何发现隐藏在地图样发红中的除菌后胃癌，我们将在第7章-13“胃癌筛查”中讨论。

住院医师：还有一个问题，除菌后有陈旧性出血斑吗？

指导医师：除菌后胃酸分泌旺盛。因此，可能会出现陈旧性出血斑或胃体部和胃窦部的糜烂（图8）。

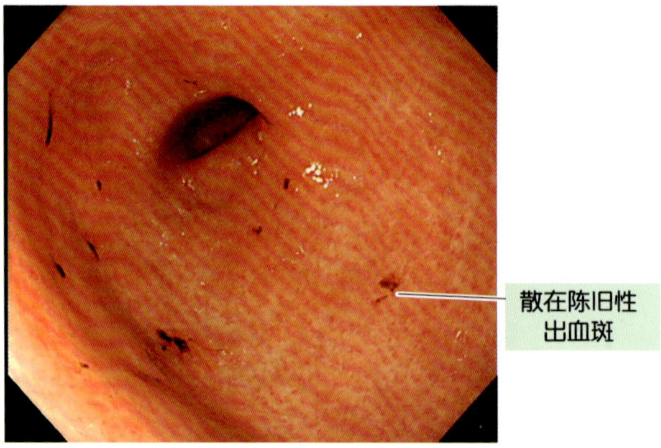


图 8　除菌后的陈旧性出血斑

那就去吧 关西腔住院医师的奋斗日记

### ③ ～严格的指导！？～

一般来说，像癌研医院这样的“大型中心（High volume center)”给人的印象是：教学严格，工作辛苦（事务性工作也很多），操作内镜的机会少（不让做治疗），只有优秀的人才能跟得上……真是这样的吗?

但是，癌研医院完全颠覆了这种形象。

教学严格是真的，但也能得到认真负责的指导。例如，在常规检查或术前检查中，遇到诸如“我应该怎么做呢？”这样的问题，可以随时向上级医生请教（有时你还没有发问，有的医生在监视器上看到后也会马上过来帮你)。

工作（包括事务性工作）每周由住院医师轮流分担，因此，我几乎没有感到负担过重。

除了特殊病例，如知名人士和疑难病例等，检查和治疗都可以由住院医师负责，而且会根据每个住院医师的水平合理分配（只要能认真完成日常工作 3 个月，就可以做 ESD！)。

不仅是检查和治疗，学会发言和论文撰写方面也是如此，会根据你的水平给予指导，有时会指导到深夜（关于论文发表，请见《奋斗记》④…)。

（中尾栄祐）

# 8 药物引起的胃黏膜变化

指导医师：最近，在内镜检查中，为了治疗 GERD 或预防 NSAIDs 相关黏膜损伤，服用 PPI 或钾离子竞争性酸抑制剂（P-CAB）的病例逐渐增加。这类药物可引起胃黏膜出现具有特征的一些改变，需要我们牢牢掌握。

## 1. 服用 PPI 引起的胃黏膜改变

PPI 作用于壁细胞的质子泵，抑制酸分泌（图 1）。有报道，长期服用 PPI 会导致胃黏膜的形态发生变化。下面对铺路石样黏膜、裂纹状黏膜、多发性白色扁平隆起、黑点及胃底腺息肉这些变化逐一讲解。

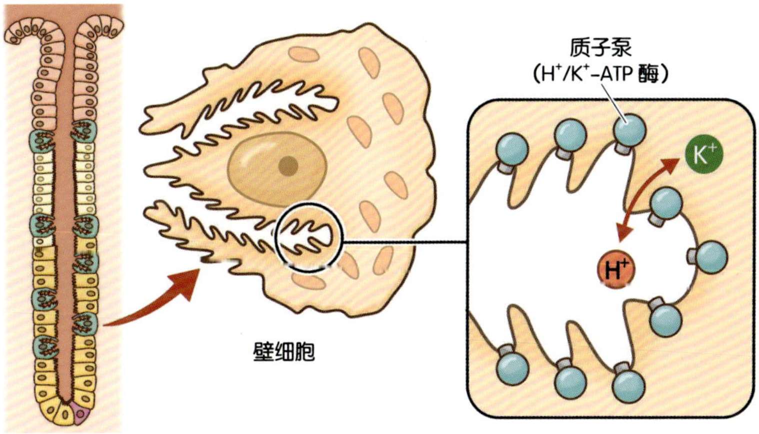


图 1 壁细胞和质子泵

壁细胞中的质子泵（$H^+/K^+$-ATP 酶）在胃内释放 $H^+$（质子，即酸），并将 $K^+$ 输送到细胞内，PPI 和 P-CAB 是阻断质子泵功能，抑制酸分泌的药物。

### » 铺路石样黏膜，裂纹状黏膜

“铺路石样黏膜”是胃体部的皱襞与皱襞之间出现的一种黏膜变化，呈多发的、类似铺路石样的、肿胀的、半球状黏膜隆起（图 2）。颜色基本与周围黏膜一致。有时被昵称为“疙瘩胃炎（もこもこ胃炎）”，但其实并无炎症发生，被叫作胃炎是不恰当的。比铺路石样黏膜的改变稍轻，呈多发的、较浅的、线状凹陷的黏膜称为“裂纹状黏膜”（图 3）。大多数人认为铺路石样黏膜和裂纹状黏膜与 PPI 的直接作用或继发性高胃泌素血症相关。据报道，在服用 PPI 的患者中，约 30% 可见铺路石样黏膜或裂纹状黏膜。需要注意的是，如果有铺路石样黏膜或裂纹状黏膜的表现时，即使无幽门螺杆菌感染，RAC 也可能会变得不清晰。

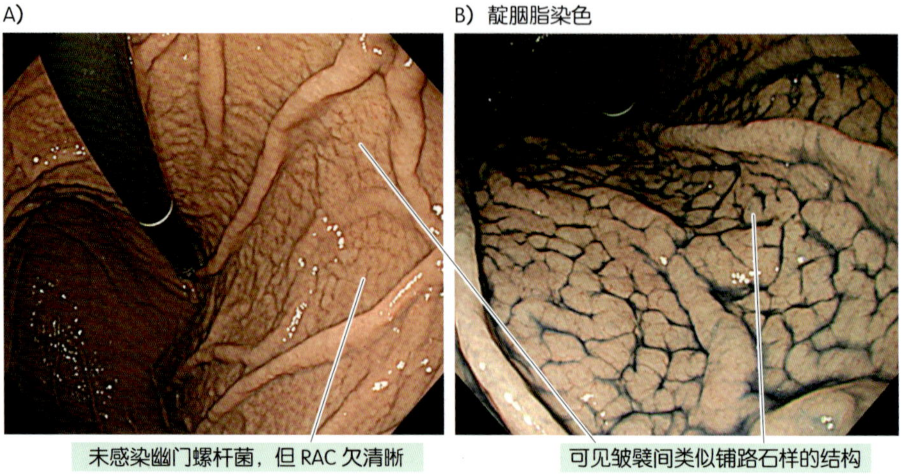


图 2 铺路石样黏膜

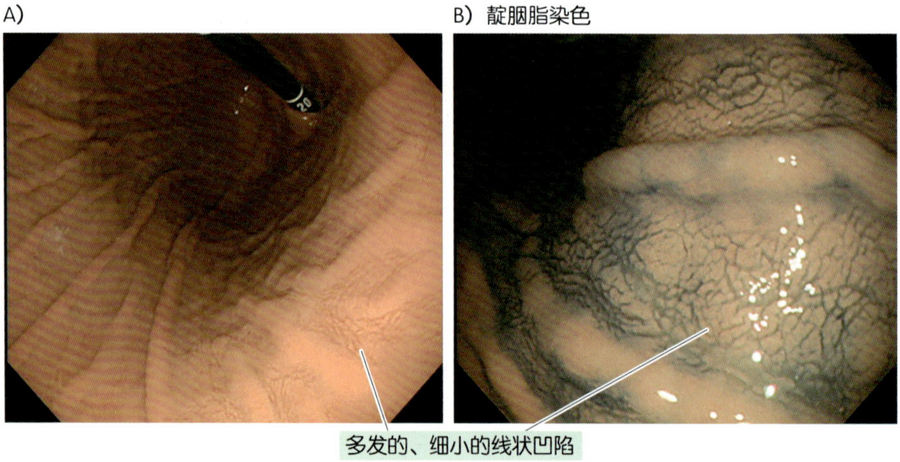


图 3 裂纹状黏膜

## » 多发性白色扁平隆起

这是一种黏膜变化，表现为从胃底部至胃体上部多发的、大小不等的低矮的白色扁平隆起（图 4）。与白光相比，NBI 下能更清楚地识别（视频➡54）。抵近观察时，可见清晰的管状结构，组织学上表现为胃底腺小凹上皮的增生。多发性白色扁平隆起与服用 PPI 具有明显的相关性，优势比（Odds Ratio，OR）为 3.61。不过，在未服用 PPI、幽门螺杆菌未感染以及除菌后的患者中也可见到这种表现。

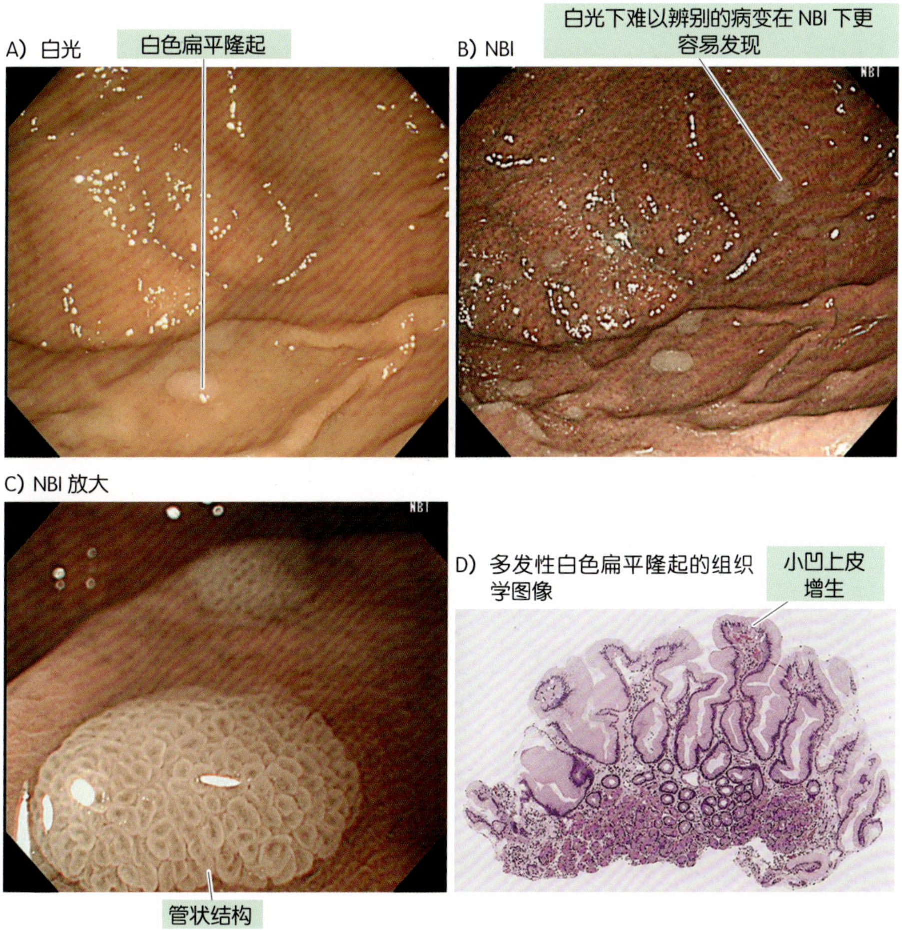


图 4　多发性白色扁平隆起

**视频➡54**　多发性白色扁平隆起

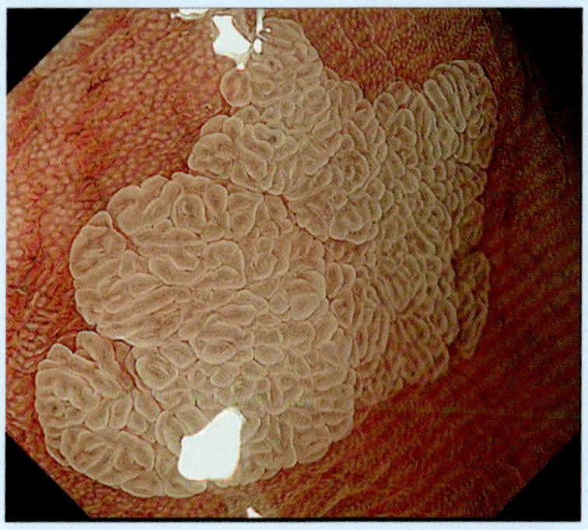

## » 黑点

黑点是在胃体部和胃底部可观察到的小的黑色斑点。除了见于平坦黏膜（图 5）中以外，在胃底腺息肉中也能观察到（图 6）。据报道，在 14% 的服用 PPI 的病例中和 14% 的除菌后病例中可观察到这种变化。另外，也可能出现在未感染幽门螺杆菌的病例中。组织学上表现为扩张的腺管内可见黑褐色物质，但其机制和致病因素尚未明确（图 7）。

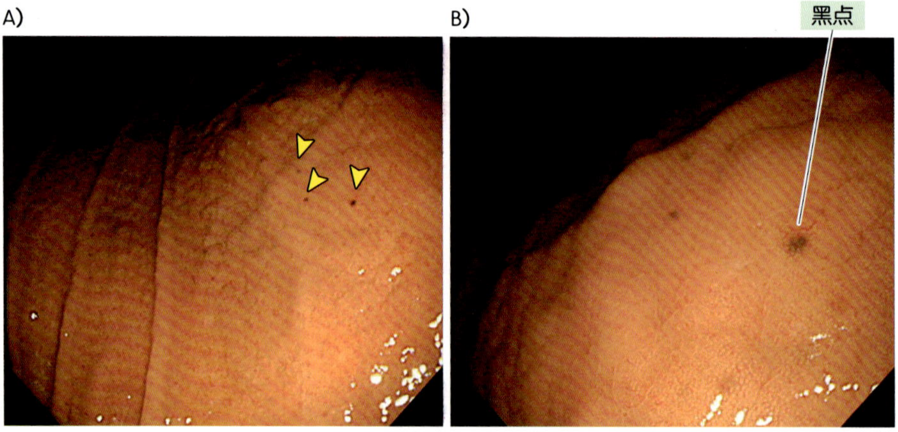


图 5　黑点

无萎缩的胃底腺黏膜内散在可见黑点。

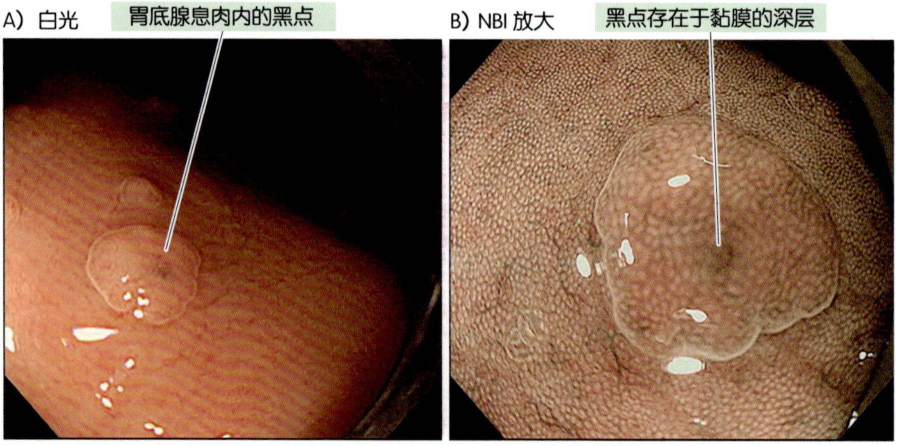


图 6　黑点

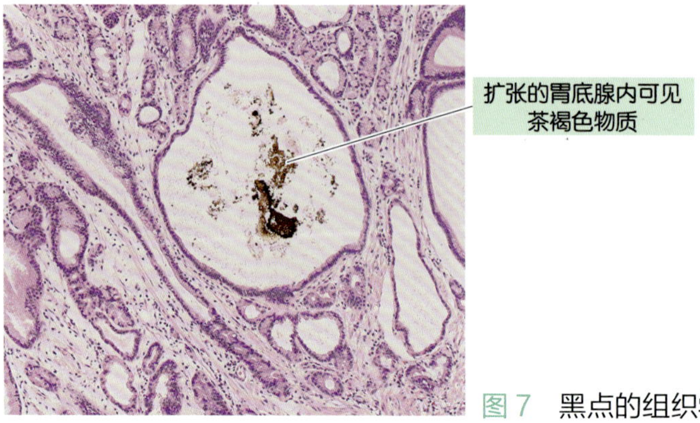


图 7　黑点的组织学图像

### 胃底腺息肉的变化

在长期服用 PPI 的患者中，胃底腺息肉可能会出现像水泡样的肿大，形态可能是带蒂的或呈多房性的（图 8）。一旦停止服用 PPI，胃底腺息肉就会缩小。

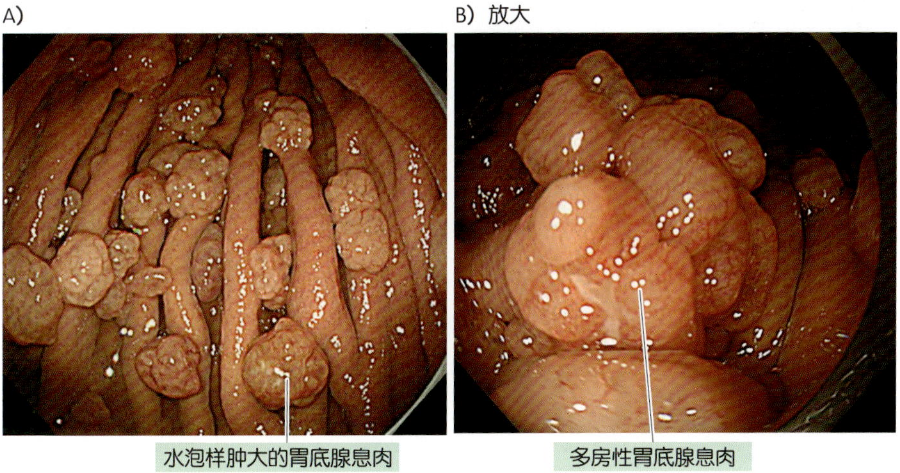


图 8　因服用 PPI 而增大的胃底腺息肉

## 2. 服用 P-CAB 引起的胃黏膜变化

目前市场上销售的钾离子竞争性酸抑制剂（P-CAB），即富马酸伏诺拉生（Takecab®），具有比 PPI 更强的抑制胃酸分泌的作用。与 PPI 类似，服用 P-CAB 后也可能发生铺路石样黏膜、裂纹状黏膜、多发性白色扁平隆起，黑点及胃底腺息肉增大这些变化。

此外，服用 P-CAB 后还可出现白色黏液（图 9）、黏膜发红（图 10），这些变化在服用 PPI 的患者中却很少见到。白色黏液是轻微透明的白色黏液，呈类似蛛网样的外观。即使冲洗也很难完全去除。与幽门螺杆菌现症感染的白浊黏液不同，这种白色黏液比较干净，无污浊感。其发生机制尚不明确。此外，在服用 P-CAB 的病例中，也有人报道在胃体部大弯处可见明显的斑片状发红，这种变化在停用 P-CAB 后很快消失。

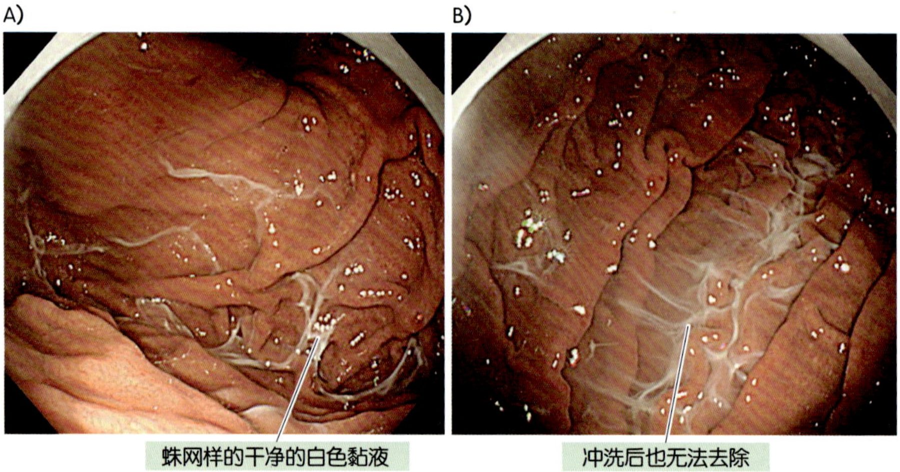


图 9　白色黏液（长期服用 P-CAB 的病例）

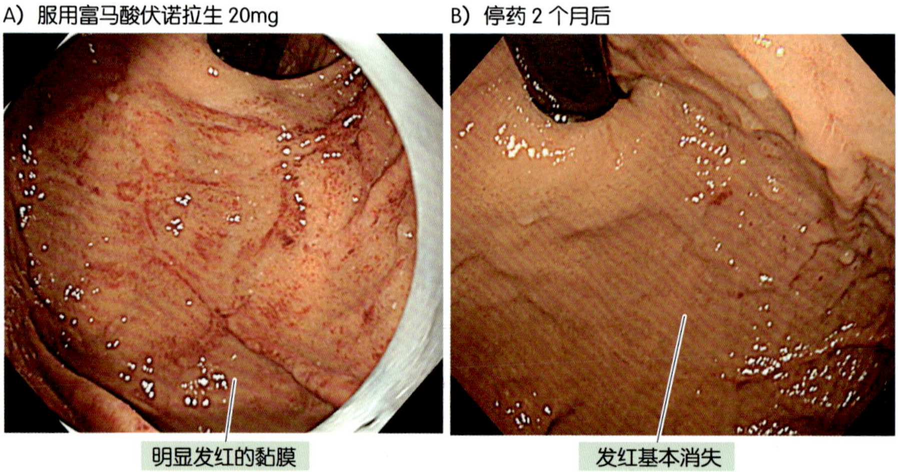


图 10　黏膜发红（长期服用 P-CAB 的病例）

# 9 另一种胃炎——自身免疫性胃炎（AIG）

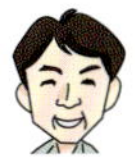

指导医师：让我们来了解一下最近很热门的自身免疫性胃炎（autoimmune gastritis，AIG）。

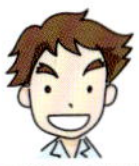

住院医师：AIG 是越来越多了吗？

指导医师：虽然还不清楚 AIG 的患病人数是否增加了，但诊断为 AIG 越来越多却是事实。

住院医师：为什么 AIG 比以前更容易见到了呢？

指导医师：一是因为幽门螺杆菌未感染的病例越来越多，AIG 的内镜表现就变得更容易识别了。后面还会说明，如果 AIG 和幽门螺杆菌感染同时存在的话，诊断就会变得非常困难。其次，了解 AIG 诊断要点的内镜医生越来越多了。

住院医师：说真的，我自己还没诊断过 AIG……

指导医师：是不是虽然遇到了 AIG，但是却漏诊了呢？

住院医师：难道是漏掉了吗……那么 AIG 的发病率是多少呢？

指导医师：健康体检中心报告健康人群的 AIG 患病率为 0.9%（男性 0.6%，女性 1.1%），并不是罕见疾病。

住院医师：100 人中就有 1 人！？竟然有那么多 AIG 患者啊！

指导医师：然而，这些数据是来自致力于 AIG 的医生所在的医疗机构的统计结果，在一般的医疗机构中不太可能发现这么多的病例。由不熟悉该病的内镜医生进行检查，很容易漏诊，这就是这种疾病的问题所在。实际上，我最近才能诊断出 AIG，约每 100 次检查中就能发现 1 例。但是，大部分病例在 1 年前的内镜报告中仅诊断为普通的萎缩性胃炎，并没有注意到 AIG。

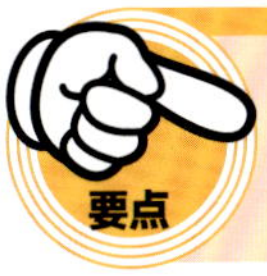

要点

AIG 出乎意料的多（约 1%）

竟然漏掉了

## 1. AIG的发病机制和内镜表现

住院医师：“诊断AIG主要取决于内镜医生的水平”。避免漏诊AIG的诀窍是什么呢？

指导医师：在此之前，首先介绍一下AIG的发病机制，并以此来解释内镜下的表现。

住院医师：如果不理解发病机制的话，就无法理解内镜下的表现。

指导医师：是的。发病机制还是最基本的（表1）。你能说说AIG的发病机制吗？

住院医师：AIG的发病机制是产生了针对胃底腺的壁细胞的自身抗体（抗胃壁细胞抗体，抗内因子抗体）引起的！

指导医师：虽然很多教科书上都这么写，但也有学说认为抗胃壁细胞抗体和抗内因子抗体不是原因，而是结果。

住院医师：啊，真的吗！

指导医师：对小鼠的研究表明，AIG是由异常的细胞免疫引起的。

具体来说，由于某种原因调节性T细胞（regulatory T cell）出现异常，使得细胞毒性T细胞攻击壁细胞。然后，被细胞毒性T细胞破坏的壁细胞作为抗原，产生抗胃壁细胞抗体和抗内因子抗体。此外，现已证实仅通过导入抗胃壁细胞抗体，是不会发生AIG的。

住院医师：因此，T细胞破坏壁细胞在先，自身抗体是后来产生的……我以前都不知道啊……

指导医师：毕竟这是在小鼠身上进行的研究，关于人类的AIG的发病机制还有待进一步研究。

住院医师：我也会关注今后的研究。

指导医师：另外，由于自身免疫性胃炎属于自身免疫性疾病，合并桥本氏病、毒性弥漫性甲状腺肿（Graves病），这类自身免疫性甲状腺疾病和1型糖尿病等其他自身免疫性疾病的情况也很多。另外，由于壁细胞产生的内因子减少，维生素 $B_{12}$ 吸收障碍，有时也会合并大细胞性贫血。

住院医师：也要注意既往病史啊！

指导医师：例如，如果患者既往有甲状腺功能减低的病史，去年的内镜报告为萎缩性胃炎O-3，但是并没有幽门螺杆菌除菌史，血清幽门螺杆菌抗体阴性，这时就要考虑是不是存在AIG，应进一步检查。我在后面还会说明，应注意AIG合并神经内分泌肿瘤（neuroendocrine tumor，NET）和胃癌的情况很多。

住院医师：这么说来，前几天的学术会议上有个桥本氏病（甲状腺功能减退症）合并AIG的病例报告。当时涉及多个内分泌腺受累？自身免疫？可以算是一种综合征吧。

指导医师：这就是多内分泌腺自身免疫综合征（autoimmune polyglandular syndrome，APS）。它是一种由于自身免疫缺陷，包括内分泌腺在内的多个组织受损的综合征。

自身免疫性甲状腺疾病（桥本氏病、毒性弥漫性甲状腺肿）合并AIG时应属于APS 3B型。

住院医师：经常能看到自身免疫性甲状腺疾病合并AIG的诊断，但是，还从没见过APS 3B型的诊断。

指导医师：可能是因为APS 3B型这个疾病名称还并不被大家所熟知吧……我也是最近才知道的。

住院医师：为什么自身免疫性甲状腺疾病会与AIG合并存在呢？

指导医师：APS被认为是由多种遗传因素与环境因素共同作用的多因素疾病，但具体病因尚不清楚。一项有趣的研究报告，去除调节性T细胞的小鼠发生了AIG、自身免疫性甲状腺疾病、1 型糖尿病等自身免疫性疾病。也就是说，调节性 T 细胞的异常可能是导致 APS 3B 型的病因。

住院医师：刚才您也提到了，所谓调节性 T 细胞是什么呢？

指导医师：调节性 T 细胞是免疫抑制细胞的一种，为了防止免疫系统错误攻击个体本身而导致自身免疫性疾病的发生，具有抑制自身免疫应答（免疫耐受）的作用。正常人外周血中有 5% 左右的 $CD4^+$ T 细胞属于调节性 T 细胞。

住院医师：原来如此！如果控制免疫的调节性 T 细胞发生异常，免疫就会失控，各种自身免疫性疾病就会发生。

指导医师：虽然还不能确定，但我想估计是这么回事。期待今后的研究。

住院医师：了解了这些基础的研究，内镜诊断也变得更加有趣了！

表 1　AIG 的发病机制

| 发病机制 |
| --- |
| · 针对壁细胞的自身免疫反应，破坏了壁细胞<br>➡胃底腺区域明显萎缩（逆萎缩）➡胃酸缺乏➡高胃泌素血症<br>· 常合并其他自身免疫性疾病<br>桥本氏病，毒性弥漫性甲状腺肿，1 型糖尿病等 |
| **合并肿瘤** |
| · 合并神经内分泌肿瘤（NET）：约 10%<br>· 合并胃癌：约 10% |

住院医师：AIG 和幽门螺杆菌感染会加速萎缩吗？

指导医师：幽门螺杆菌感染导致的萎缩首先从胃窦部开始，然后从胃体小弯开始向口侧进展，再从小弯逐渐扩展到大弯，是分阶段发生萎缩的。

但是，在 AIG 中存在壁细胞的胃底腺区域全部发生萎缩，因此看不到像幽门螺杆菌感染那样的萎缩边界。不过，萎缩是呈多灶性的，有逐渐融合的趋势。萎缩在不同部位分布不均匀。因此，未发生萎缩的黏膜就成为了残余的胃底腺黏膜，呈岛状或假息肉状（图 1）。幽门腺区域仅有少量的壁细胞存在，因此胃窦部萎缩并不明显。这与幽门螺杆菌感染不同，即所谓的逆萎缩的表现（图 2）。

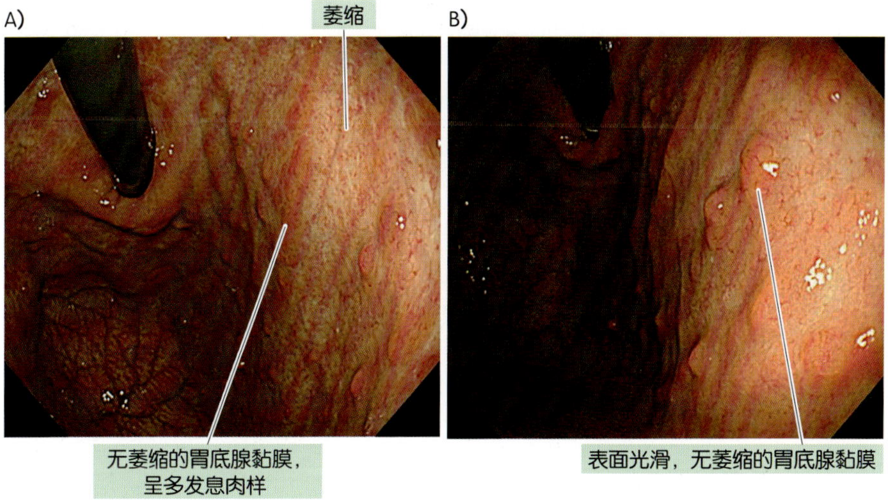


图 1　残存胃底腺黏膜

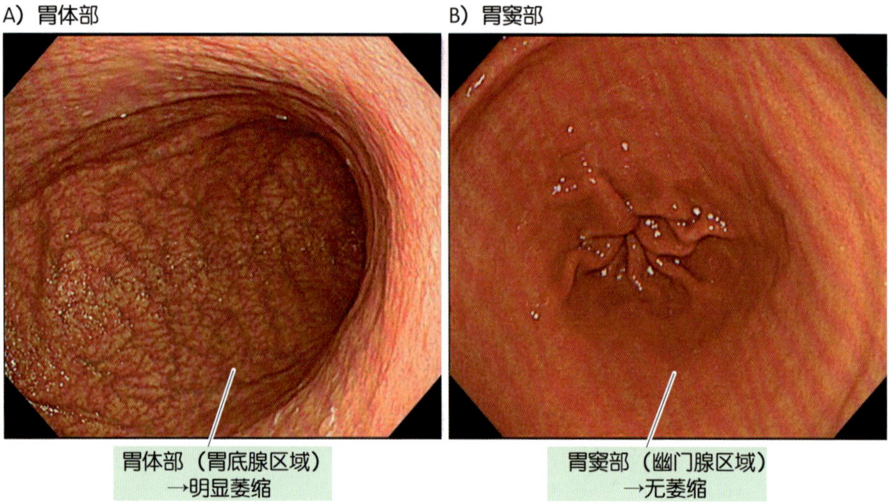


图 2　逆萎缩

**要点**

**AIG：针对<u>壁细胞</u>的自身免疫**

· 具有丰富壁细胞的胃底腺区域：存在萎缩。

· 缺乏壁细胞的幽门腺区域：无萎缩。

### » 胃窦部 · 幽门前区的内镜表现

住院医师：胃窦没有萎缩，胃体萎缩明显，这是发现 AIG 的诀窍！

指导医师：是的，不过，AIG 在胃窦的表现各不相同。

幽门腺和胃底腺的分布本来就因人而异，有的人胃底腺延伸至幽门前区附近，这种情况下胃窦也会出现萎缩。另外，整个胃窦也可出现轻微发红的表现（图 3A），如斑状发红（图 4A）、条状发红（图 4B）、环形改变（图 5）。

住院医师：AIG 的胃窦表现，很难啊……

指导医师：我个人的意见是，AIG 的胃窦部看起来有点增厚（图 3B）。而且，当幽门前区有光泽，可见树枝状血管时，可以判断幽门腺区域没有萎缩（图 6）。在 AIG 中，多数病例仅在幽门前区才能看到正常的幽门腺黏膜。

住院医师：原来如此，今后我可得注意观察幽门前区了！

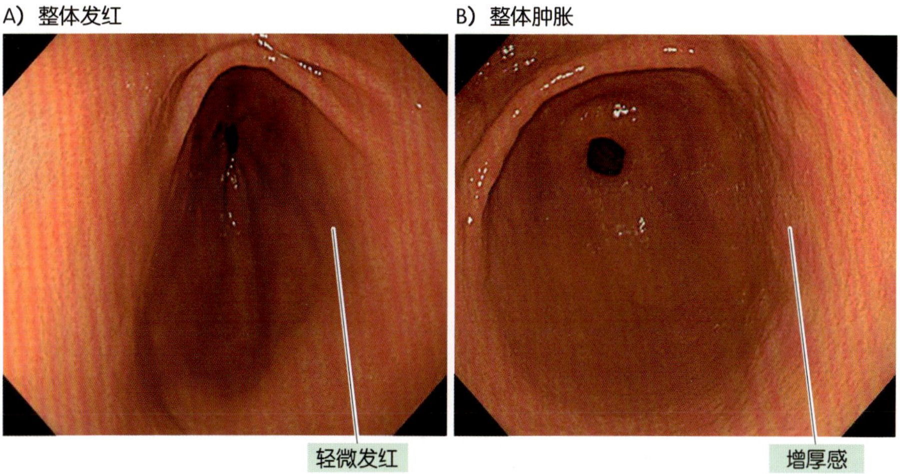


图 3　AIG 胃窦部内镜表现（幽门螺杆菌未感染）

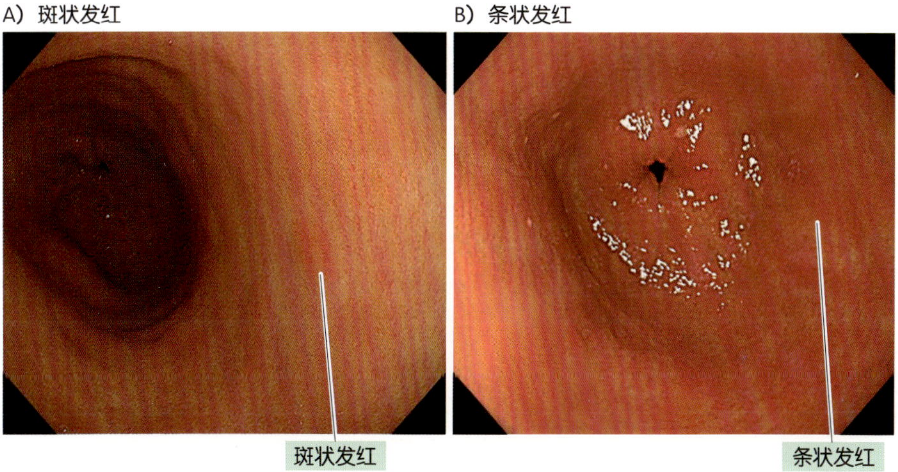


图 4　AIG 胃窦部内镜表现（幽门螺杆菌未感染）

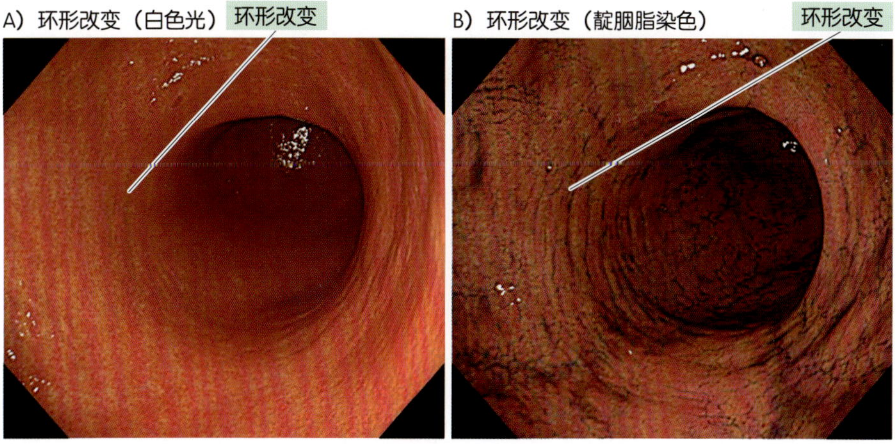


图 5　AIG 胃窦部内镜表现（幽门螺杆菌未感染）

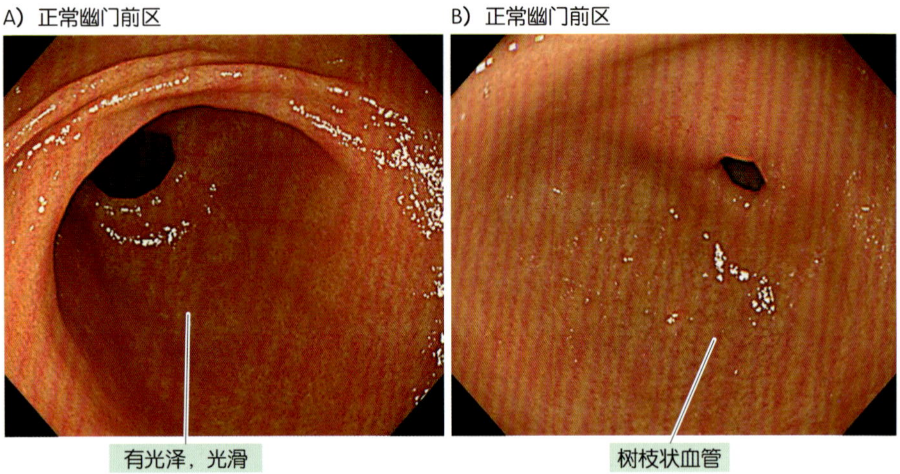


图 6　AIG 胃窦部内镜表现（幽门螺杆菌未感染）

» 顽固的黏液

指导医师：接下来，我们来说一下顽固的黏液。

住院医师：是说幽门螺杆菌现症感染的白浊黏液吗？

指导医师：AIG 的黏液是从胃底部到胃体部附着的黄白色、乳白色的黏液（图 7、图 8）。即使清洗也很难去除，因此称之为“顽固”（Sticky adherent dense mucous，译者注）。40% ~ 60% 的 AIG 可见这种顽固附着的黏液。

住院医师：是不是胃底部那种污浊的黄色附着物？

指导医师：AIG 的黏液有时是干净的乳白色，但是多数情况下是黄色的。与其说是黏液，不如说是黄色酒糟样的黏附物（图 7B）。

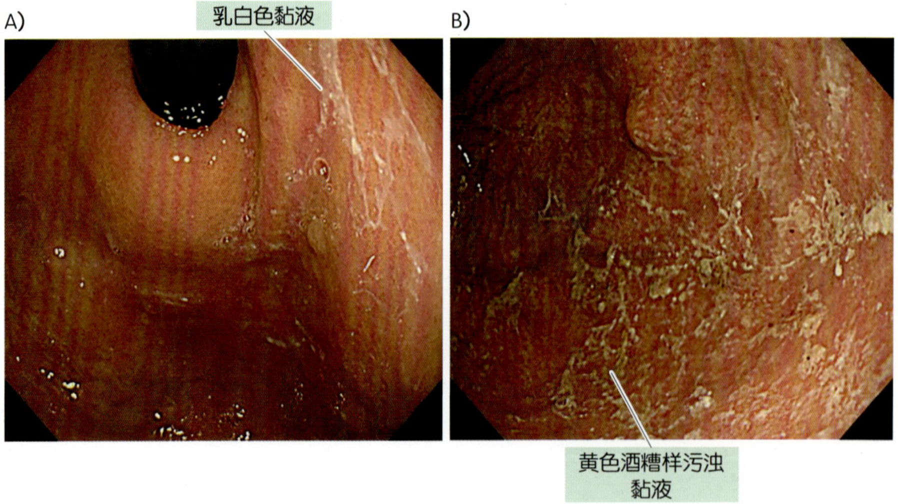


图 7　AIG 的顽固黏液

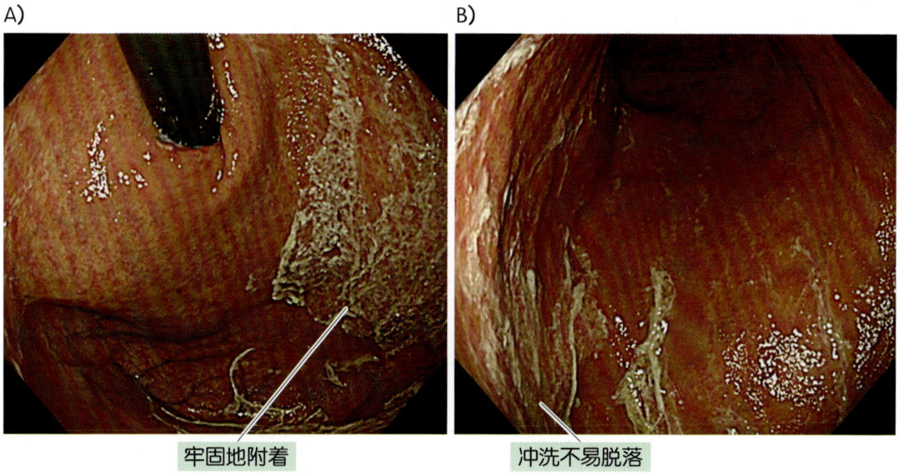


图 8　AIG 牢固附着的黏液

住院医师：AIG 为什么会出现这种顽固黏液呢？

指导医师：在 AIG 中，壁细胞被破坏后，胃酸分泌明显下降。胃内处于低酸状态时，由于不能通过胃酸杀菌，除幽门螺杆菌以外的各种细菌就会定植在胃内。由于杂菌生长，导致产生牢固附着的黏液。

住院医师：原来如此，不过，那种细菌是从哪里来的呢？

指导医师：一般认为是口腔内的杂菌进入了胃内。而且有报告称部分细菌与幽门螺杆菌一样具有尿素酶活性。

住院医师：除了幽门螺杆菌以外，还有其他能产生尿素酶的细菌。也就是说，即使没有幽门螺杆菌，尿素呼气试验和快速尿素酶试验也可呈阳性？

指导医师：对，对 AIG 进行尿素酶检查时，有时会出现假阳性，这就是陷阱啊！
对这种假阳性患者进行除菌的话，胃内的细菌会暂时被清除。但是，细菌可以从口腔内再次进入胃内定植，采用尿素酶相关检查来判定是否除菌的话，结果永远为阳性。

住院医师：这样一来，就认为除菌失败，反复进行除菌……

指导医师：是的，这就是被称为“泥沼除菌”的情况。有报告说 18% 的 AIG 患者出现除菌抵抗。AIG 时必须通过抗体和粪便中抗原来判定幽门螺杆菌的感染。

要点

AIG 时有些病例尿素酶试验可呈阳性！
小心“泥沼除菌”！

## » 散在微小白色隆起

住院医师：AIG 时可有多发的白色小隆起，是吧？

指导医师：约 30% 的 AIG 可见散在的微小白色隆起，呈多发的小于 1mm 微小白色隆起（图 9A）。NBI 放大观察时，从隆起边缘到中心白色逐渐明显，从表面可以看到上皮下的毛细血管（图 9B）。

住院医师：这与分化型早期胃癌边缘出现的白色球状物（white globe appearance，WGA）类似。

指导医师：是的，在组织学上，扩张的腺管内可见坏死的上皮碎片残留（腺体内坏死物，intraglandular necrotic debris，IND），与 WGA 的表现相同。但是，也有研究表明，AIG 的散在微小白色隆起，从组织学上看，除了 IND 以外还包括淋巴滤泡。

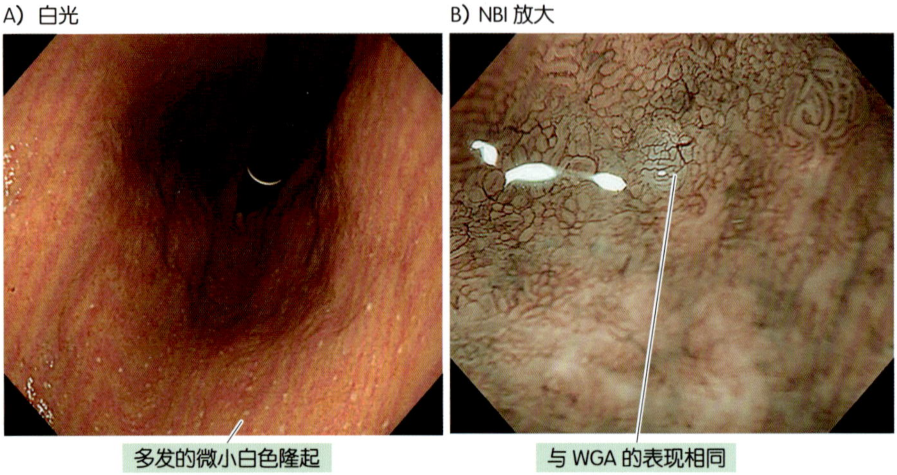


图 9　AIG 的散在微小白色隆起

## » 增生性息肉

住院医师：前几天的病例是胃多发增生性息肉。

指导医师：研究表明，20% ～30% 的 AIG 可以合并增生性息肉，表现为具有特点的粗大棍棒状或鳕鱼籽样的形态（图 10、图 11）。

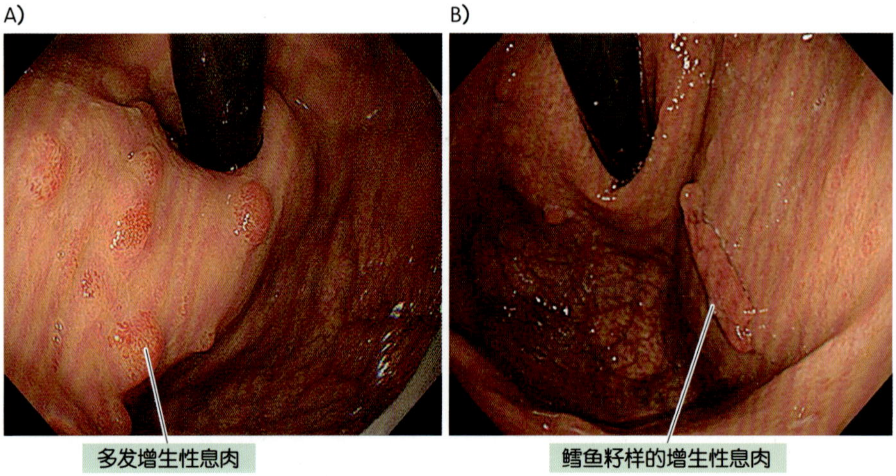


图 10　AIG 的增生性息肉

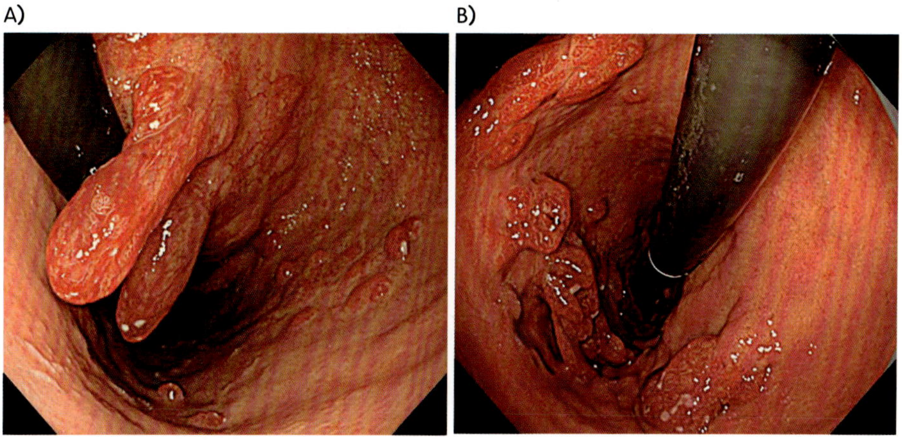


图 11　AIG 的增生性息肉

有时还会出现多发的巨大的增生性息肉。

### » 神经内分泌肿瘤（neuroendocrine tumor，NET）

住院医师：类癌也很多，对吧？

指导医师：AIG 可合并出现类癌，也就是 NET。

住院医师：类癌和 NET 不是一回事吧？

指导医师：类癌是长期以来使用的术语，日本胃癌学会的《胃癌处理规约（第 15 版）》中使用的是类癌。近年来，随着世界范围内称为 NET 的情况越来越多，在 2017/2019 年的 WHO 分类中统一称为 NET。也可以认为类癌和 NET 是相同的。

住院医师：那么，在这里就称作 NET。请讲讲 AIG 中发生 NET 的机制。

指导医师：首先，从胃酸分泌的原理讲起（图 12）。食物等刺激和胃内 pH 升高，可以促进幽门腺中的 G 细胞分泌胃泌素，胃泌素可刺激胃底腺中的 ECL 细胞释放组胺。组胺与壁细胞的 $H_2$ 受体结合，进一步促进质子泵分泌胃酸。

住院医师：$H_2$ 受体拮抗剂（$H_2$ blocker）和质子泵抑制剂（PPI）作用于壁细胞，胃酸分泌就被抑制了。

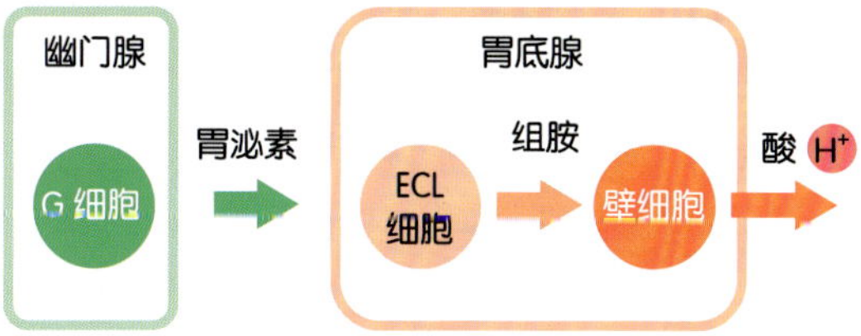


图 12　分泌胃酸的机制

指导医师：AIG 时，由于壁细胞被破坏，胃酸分泌减少，通过反馈机制，幽门腺的 G 细胞分泌大量胃泌素。在胃泌素的刺激下，胃底腺的 ECL 细胞增生，在腺管外呈胞巢状增生，形成内分泌细胞微巢（endocrine cell micronest，ECM）。随着 ECM 进一步增大，呈胞巢状、条索状集簇生长，直径达 500μm 以上时称为 NET。伴 AIG 的 NET 为 Rindi 分类 I 型（图 13、图 14）。

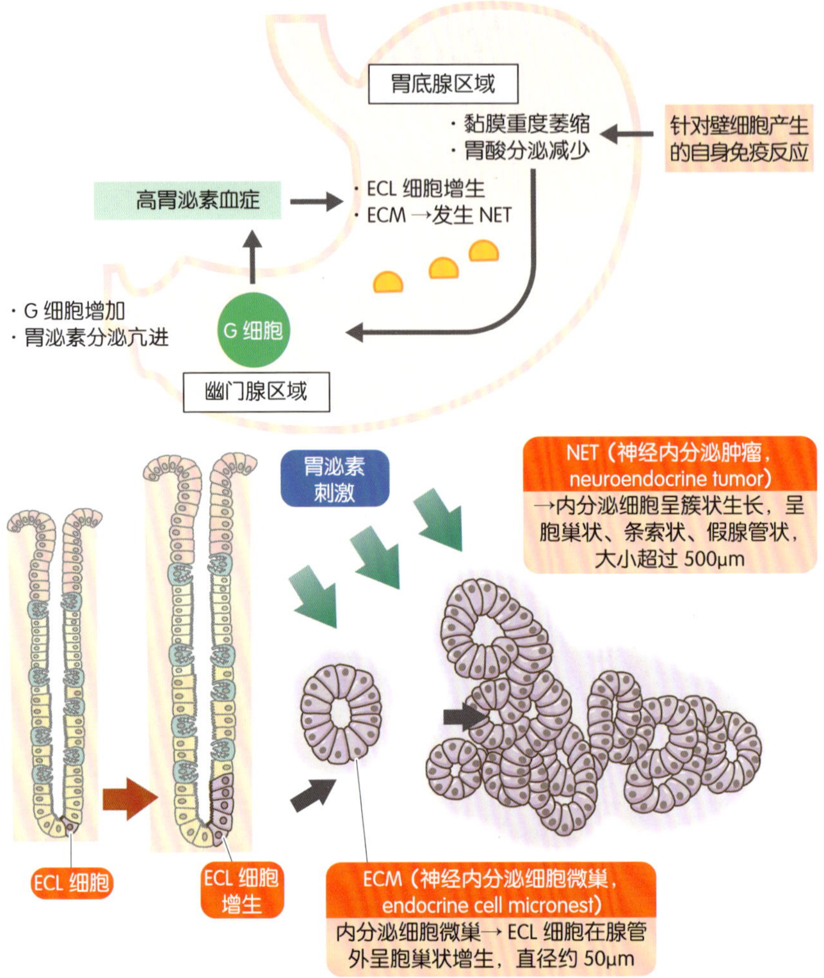


图 13　Rindi Ⅰ型 NET 的发病机制

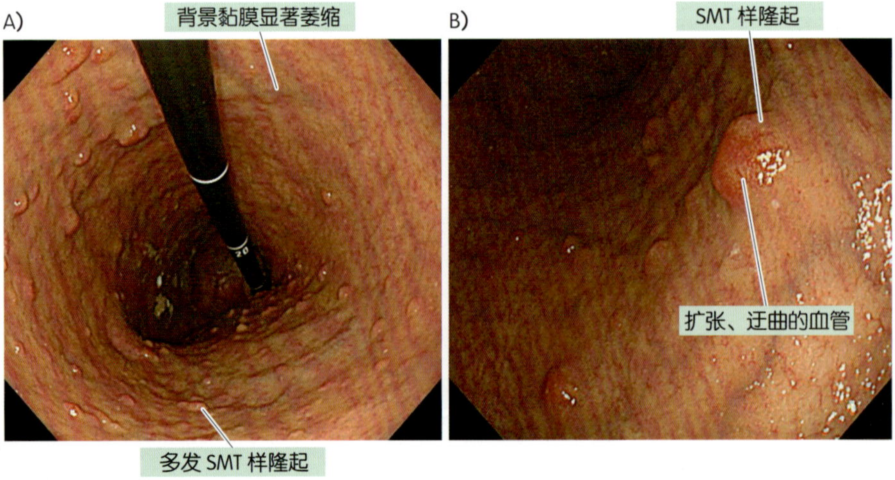


图 14　AIG 合并 NET

胃底腺区域显著萎缩，可见 5mm 以下的多发隆起性病变，近观呈 SMT 样，顶部发红，并伴有扩张、迂曲的血管，这些病变都是 NET。

## 合并早期胃癌

住院医师：只要注意观察逆萎缩、顽固黏液、残余胃底腺黏膜、WGA、增生性息肉和 NET，就能发现 AIG 了，对 AIG 也容易理解了！

指导医师：另外，据报道，10% ~20% 的 AIG 可以合并胃癌（表 2），因此对 AIG 患者行内镜检查时可要特别注意啊！

住院医师：哪种类型的胃癌比较多呢？

指导医师：有研究表明，发生在萎缩区域的分化型胃癌比较多（**病例 1**）。但是，癌研医院的数据半数以上都是未分化型的（**病例 2**），还需进一步探讨。

下面，关于**病例 2**，我们特意准备了视频，作为诊断练习题。请您在看下一页的答案之前，先尝试挑战一下回答视频➡55的问题。

表 2　AIG 的内镜表现以及合并肿瘤的比例

| | 顽固黏液 | 残存胃底腺黏膜 | WGA | 增生性息肉 | NET | 胃癌 |
|---|---|---|---|---|---|---|
| 发生率 | 32% ~64% | 32% ~45% | 32% ~56% | 21% ~39% | 11% | 10% ~21% |

引自文献［38, 39, 44］

视频➡55　AIG 合并胃癌

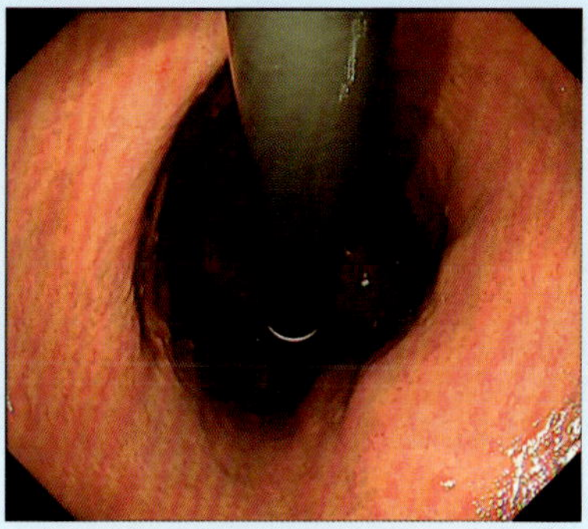

**病例 1** AIG 合并早期胃癌（分化型）

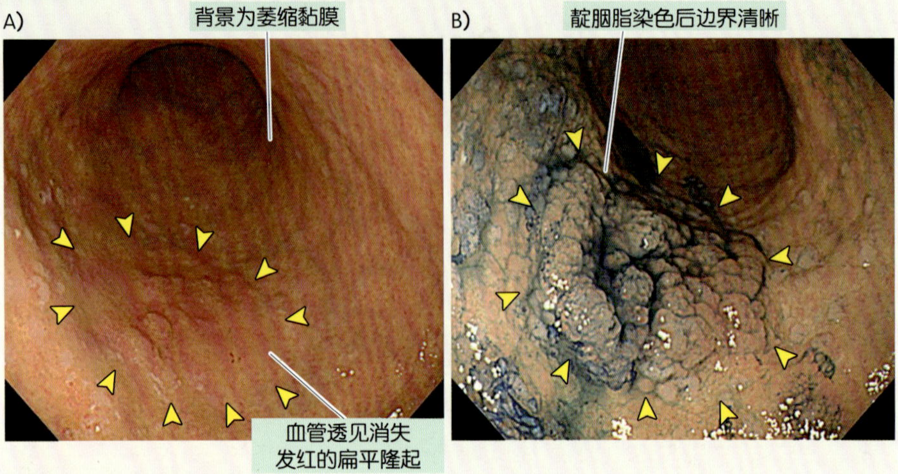


**诊断** 胃体中部大弯，0-Ⅱa，40mm×37mm，tub1，pT1b1（SM1），pUL0

**病例 2** AIG 合并早期胃癌（未分化型）

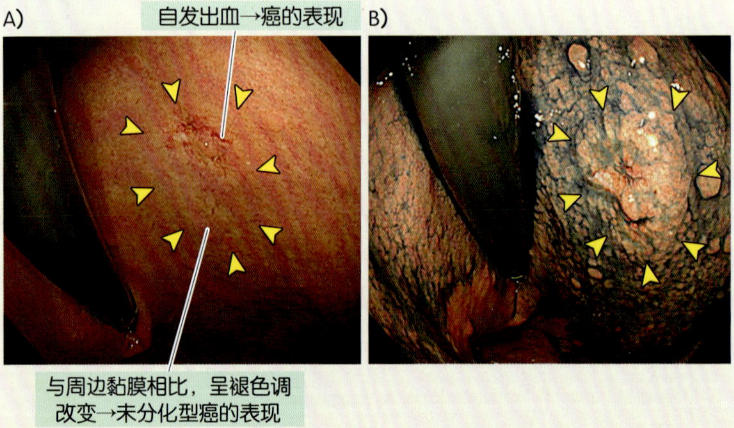


视频➡55

**诊断** 胃体上部前壁，0-Ⅱc，12mm×10mm，por＞sig，pT1a（M），pUL0

## 2. AIG 的诊断诀窍

### » AIG 的早期表现

**指导医师**：AIG 的话题还没有结束。到目前为止讲述的都是典型的幽门螺杆菌未感染的 AIG 的表现。

**住院医师**：啊，还有续集吗？东西太多，脑子里快装满了呢……

**指导医师**：接下来的话题就比较复杂了。首先，AIG 的早期表现目前尚不清楚，也就是胃底腺发生萎缩以前的情况。

**住院医师**：是说壁细胞还没有被破坏，萎缩还不明显时的情况吧。还没有萎缩时就诊断 AIG，这不太可能吧？

指导医师：是啊，相当困难。根据早期的内镜表现很难诊断，因此几乎未见报告。在个案报道中，AIG 早期表现为胃底腺区域可见胃小区增大，中央发红，略有肿胀。但是，由于还未曾仔细研究过，因此这将是今后需要探索的领域。

我来介绍几个病例（病例 3、病例 4）。



**病例 3** AIG 的早期表现（幽门螺杆菌未感染）

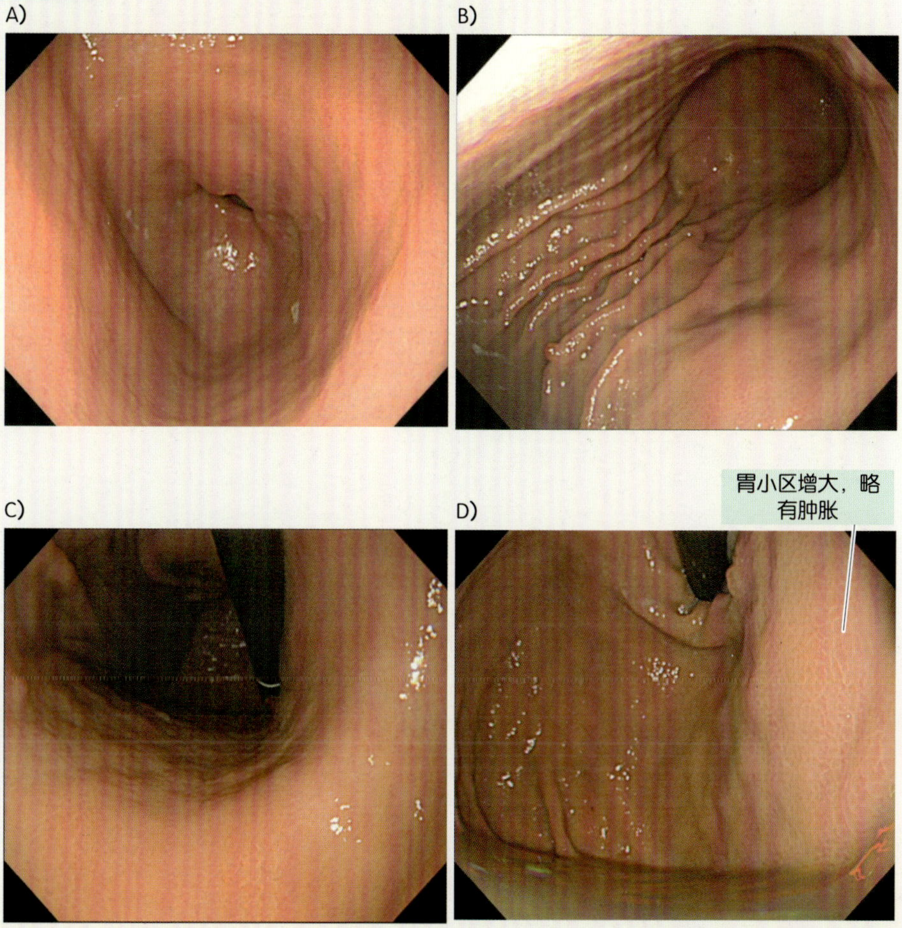


从胃窦部至胃体部均没有萎缩。在胃底腺区域，胃小区增大，轻微发红，略有肿胀。血清胃泌素 894pg/mL，抗胃壁细胞抗体 1 : 640，血清幽门螺杆菌抗体小于 3U/mL。

图片提供：綾木麻紀医师

## 病例4 AIG的早期表现（幽门螺杆菌未感染）

A）初次胃镜检查

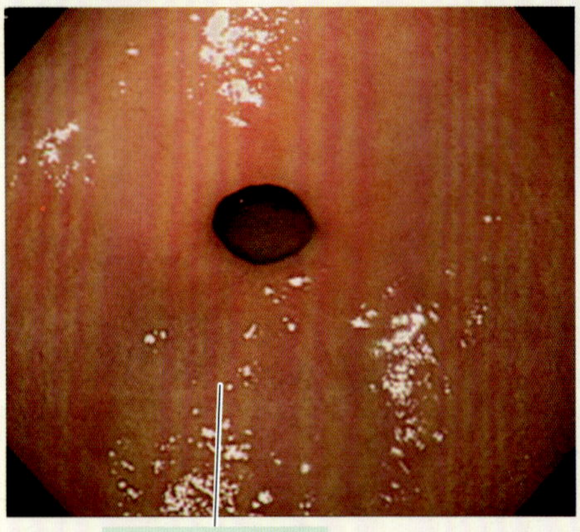


B）初次胃镜检查

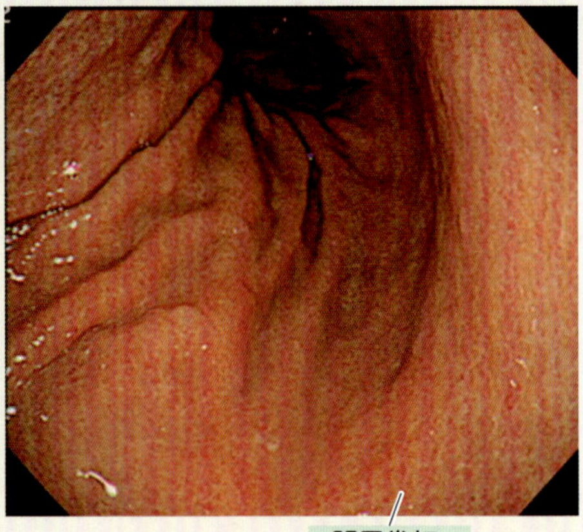


胃窦无明显萎缩。胃底腺区域略肿胀，明显发红，背景可见轻度萎缩。血清幽门螺杆菌抗体小于3U/mL，仅根据这些表现不考虑AIG，诊断为原因不明的胃炎。但是，事后看来，这就是AIG的早期表现。

C）8年后

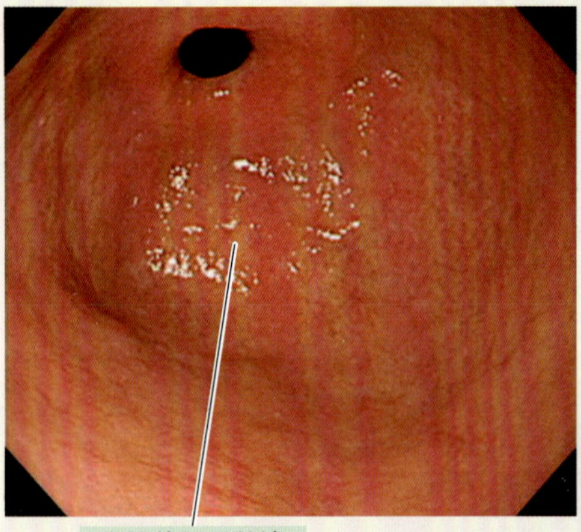


D）8年后

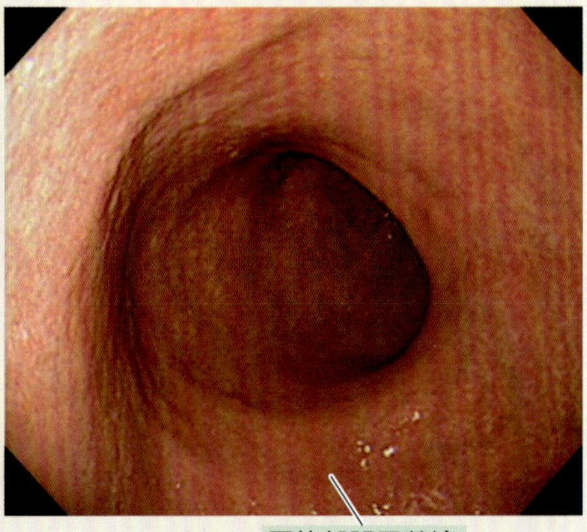


8年后的胃镜图像。幽门前区没有萎缩，胃体部显著萎缩，疑似AIG。

血清胃泌素为4130pg/mL，抗胃壁细胞抗体1：80，诊断AIG，为AIG进展状态。

图片提供：綾木麻紀医师

**要点** AIG的早期内镜表现尚不清楚。

## » AIG 合并幽门螺杆菌感染

指导医师：下面是 AIG 合并幽门螺杆菌感染的情况。

住院医师：幽门螺杆菌感染所致的胃炎是从胃窦开始的。也就是说，有幽门螺杆菌感染时，AIG 也会出现胃窦部的萎缩吧？

指导医师：是啊。因此，逆萎缩的诊断就变得很困难了。虽说胃体部的萎缩比胃窦部更明显，但是判断起来还是很难的（**病例 5**）。

**病例 5 AIG 合并幽门螺杆菌感染**

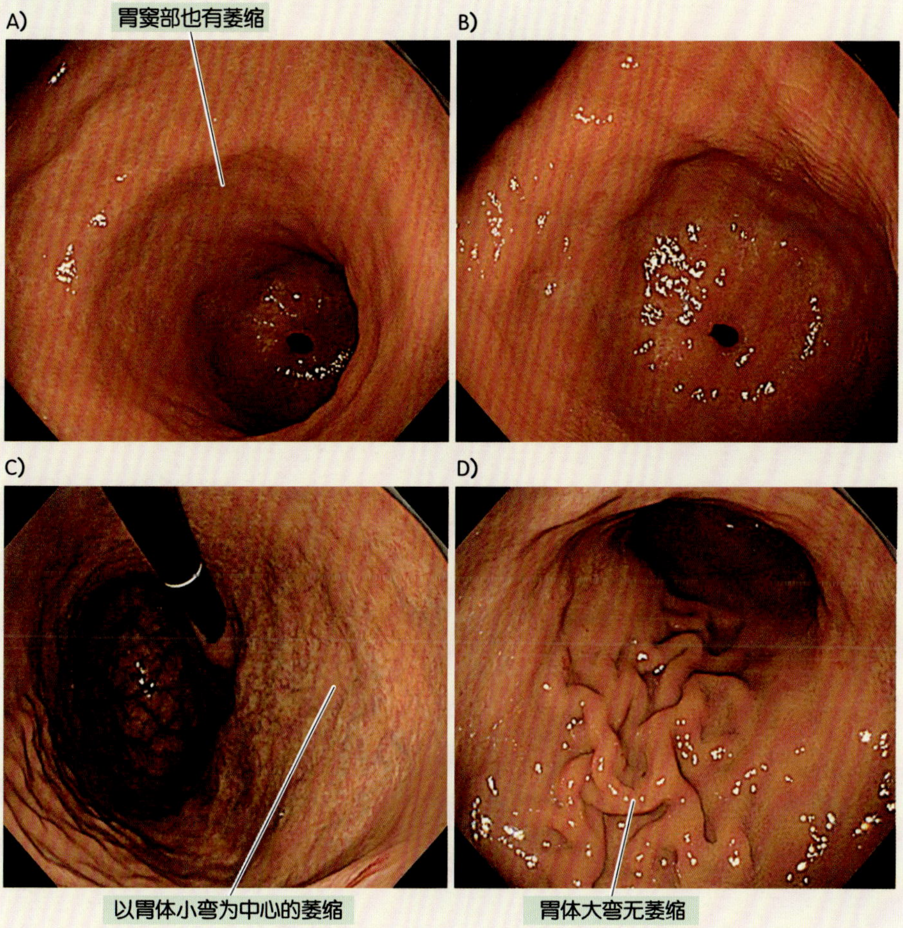


（续下页）

## 病例 5 AIG 合并幽门螺杆菌感染（续）

E)

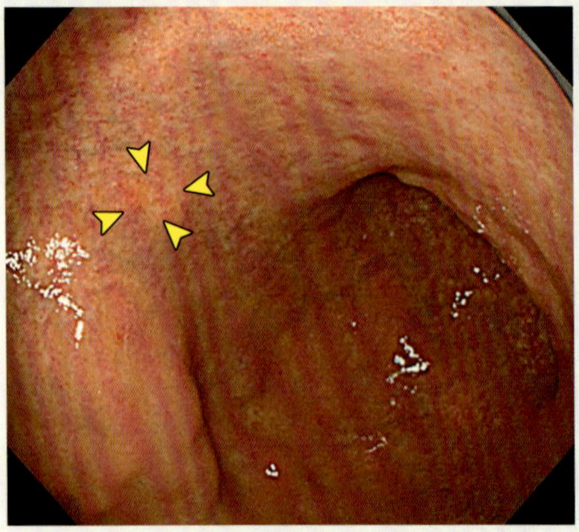

F)

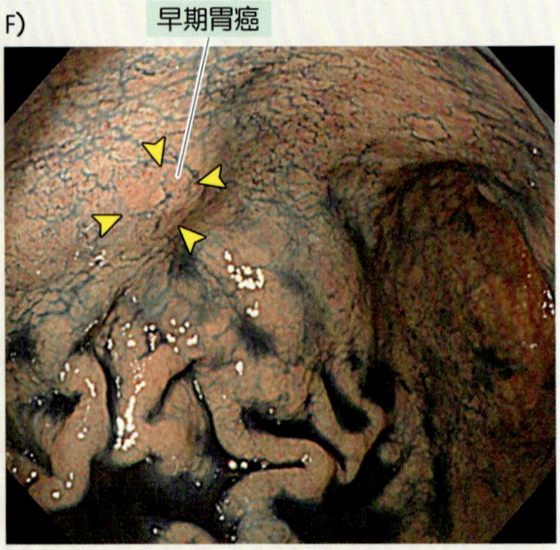


根据幽门螺杆菌抗体阳性，诊断为幽门螺杆菌感染，1 年前已除菌治疗。随访行胃镜检查时发现早期胃癌。胃窦部也存在萎缩，胃体大弯尚有残存的皱襞，据此诊断为普通的幽门螺杆菌感染引起的 O-2 型萎缩性胃炎。针对早期胃癌行 ESD 治疗，病理结果为：胃体下部前壁，0-Ⅱb，3mm×3mm，tub1，pT1a（M），pUL0。ESD 标本的病理组织学怀疑为 AIG，血清胃泌素 2000pg/mL，抗胃壁细胞抗体 1∶80，诊断为 AIG。回顾病例，胃体部萎缩比胃窦部更加明显，但是内镜下诊断 AIG 还是很困难的。

**要点**

**萎缩程度：**
**胃体部 >> 胃窦部时，**
**考虑 AIG 合并幽门螺杆菌感染。**

**住院医师**：还有其他发现 AIG 合并幽门螺杆菌感染的窍门吗？

**指导医师**：幽门螺杆菌除菌治疗后，如果还有黏液附着或增生性息肉不缩小，就要怀疑 AIG 合并幽门螺杆菌感染（除菌后）（**病例 6、病例 7**）。另外，有时病理医生也会询问我是不是考虑 AIG。

## 病例 6 AIG 合并幽门螺杆菌感染

A) B)

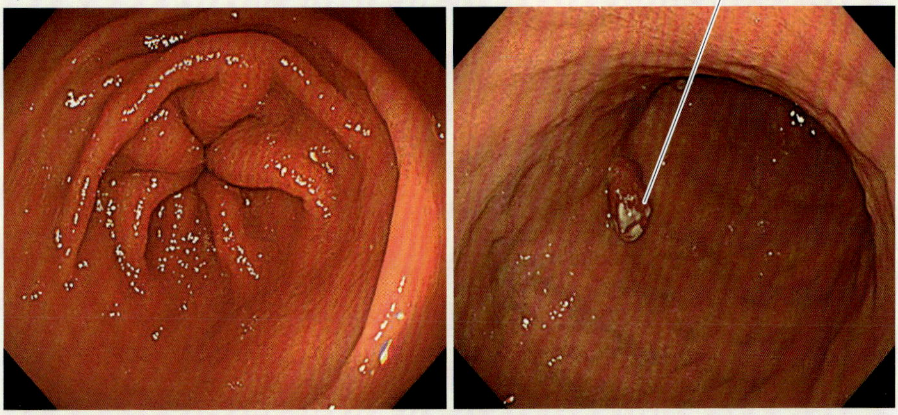


因幽门螺杆菌抗体阳性，于 3 年前行除菌治疗。胃窦部黏膜看起来稍增厚，胃底腺区域几乎没有萎缩。胃体下部前壁的增生性息肉除菌以后反而逐渐增大，疑似 AIG。血清胃泌素 3200pg/mL，抗胃壁细胞抗体 1：160，诊断为 AIG。由于胃底腺区域萎缩不明显，因此考虑为 AIG 的早期表现。

一般来说，增生性息肉除菌治疗后会缩小。但是像该病例，尽管进行了除菌治疗，增生性息肉还在增大时，就要怀疑存在 AIG。

## 病例 7 AIG 合并幽门螺杆菌感染

A) B)

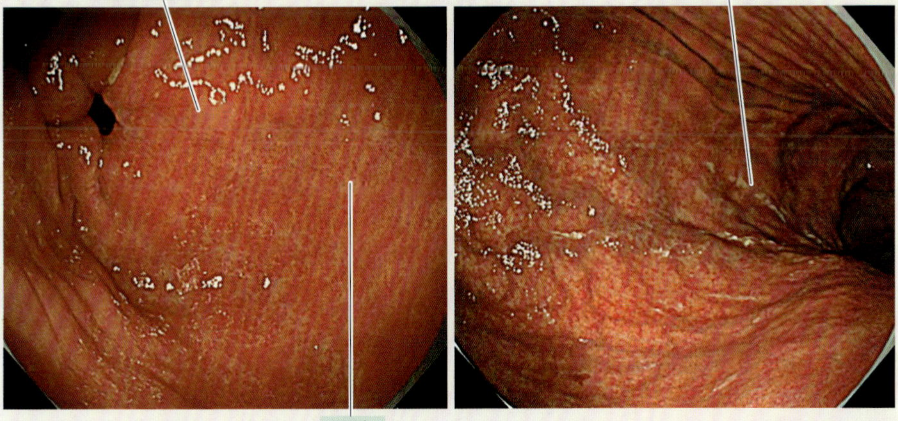


因幽门螺杆菌抗体阳性，于 2 年前行除菌治疗。胃窦部发生了萎缩和肠上皮化生。胃体萎缩明显，判断为 O-3 型萎缩性胃炎。除菌后，仍有黏液附着，疑似 AIG。血清胃泌素 1900pg/mL，抗胃壁细胞抗体 1：160，诊断为 AIG。

幽门螺杆菌感染所引起的白浊黏液在除菌后应该消失。但是，像该病例一样，除菌后黏液仍很明显时，应考虑是因 AIG 所致的牢固附着的黏液。

要点

除菌后如果发现牢固附着的黏液或增生性息肉增大，就要考虑 AIG。

笔记

## 病理医生诊断 AIG

在组织学上，幽门螺杆菌胃炎和 AIG 也有差异，在癌研医院，临床上未注意到是 AIG 的病例，但病理医生却诊断 AIG 的情况也时有发生。

以下是怀疑 AIG 时的组织学表现（图 15)。

· 壁细胞逐渐减少（在具有主细胞的区域内，表层看不到壁细胞)。

· 主要在黏膜深层出现淋巴细胞浸润。

· ECL 细胞增生和 ECM。

特别是在主细胞残留的区域内，壁细胞明显减少是该病诊断的重点。严格来说，AIG 中残存的主细胞与正常的主细胞是不同的，大多具有颈黏液细胞（副细胞）的性质，因此被称为颈黏液细胞化生或假幽门腺化生。如果了解 AIG 的组织学表现与幽门螺杆菌胃炎不同，从胃底腺区域取活检进行病理诊断，病理医生确诊 AIG 并不困难。

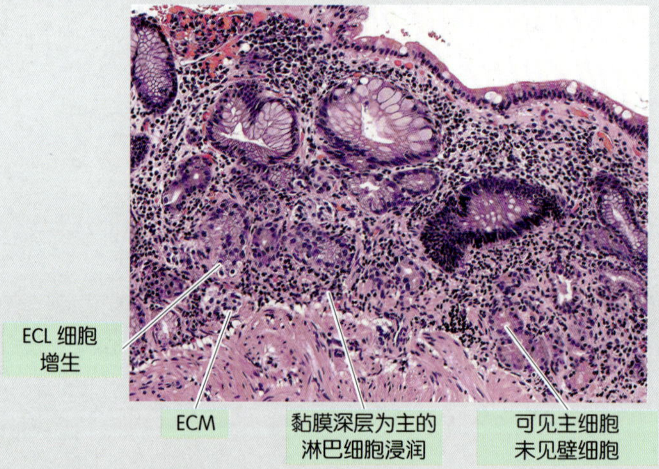


图 15　AIG 的组织学改变

笔记

## A型胃炎与自身免疫性胃炎

1973年Strickland和Mckay提出将萎缩性胃炎分为A型和B型（表3，图16）。以前，A型胃炎是AIG的同义词，大家经常使用A型胃炎这个词。但是，随着AIG合并幽门螺杆菌感染的A+B型胃炎以及AIG早期表现的报道增加，不能仅简单地分为A型和B型了。现在，与“A型胃炎”相比，大家更常使用可反映发病机制的“AIG”一词。

表3　A型胃炎与B型胃炎的特点

| A型胃炎 | B型胃炎 |
|---|---|
| · 针对胃底腺的自身免疫机制（抗胃壁细胞抗体、抗内因子抗体）<br>· 重度胃酸分泌障碍<br>· 血清胃泌素升高<br>· 合并恶性贫血（维生素 $B_{12}$ 缺乏）<br>· 胃体萎缩为主，胃窦无萎缩<br>· 常合并自身免疫性疾病 | · 病因不明（后来明确为幽门螺杆菌引起）<br>· 中～重度的胃酸分泌障碍<br>· 血清胃泌素下降<br>· 胃窦萎缩，胃体局部萎缩<br>· 常合并胃溃疡 |

引自文献［47］

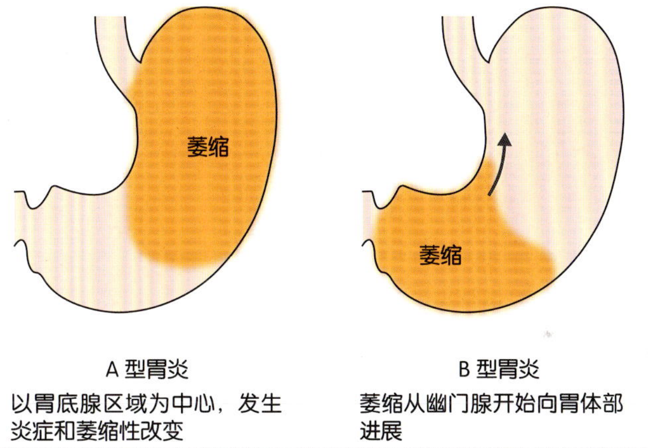


图16　A型胃炎和B型胃炎的受累部位

引自文献［47］

笔记

## AIG 的诊断标准

在讨论 AIG 时，有一个问题是 AIG 的诊断标准尚未确定。日本消化内镜学会在“关于确立 A 型胃炎诊断标准的研讨会”上对诊断标准进行了讨论。并将讨论结果发表在 2022 年 5 月的日本内镜学会总会上（表 1）。

### 表 1　自身免疫性胃炎的诊断标准

（确诊病例）
A）诊断 AIG 的必要条件为：符合胃镜所见（细则）、组织学所见中的任意一项或两者均符合。
B）胃自身抗体阳性 [ 抗胃壁细胞抗体（细则）或抗内因子抗体阳性，或两者均为阳性 ]。
同时符合 A）和 B）者，或者符合早期 AIG 的组织学表现和胃自身抗体阳性者。
（疑似病例）
仅符合 A）者，或者仅符合早期组织学表现者。

（※ 细则）

**内镜表现（进展期）**

（主要表现）
以胃底～胃体部为主的高度萎缩（在胃体部可见均匀的血管透见像）。
（次要表现）
胃底～胃体部可见顽固附着的黏液、残存的胃底腺黏膜，增生性息肉。
胃窦部并非全是正常色调，斑状发红、条状发红、环形纹理也可作为参考。
上述表现中，主要表现是诊断必备的条件。

**组织学所见**

诊断分为早期（early stage）、进展期（advanced florid stage）及终末期（advanced end stage）3 期（参照表 2）。

**抗壁细胞抗体**

升高 10 倍以上为阳性，但考虑到有假阳性的可能，今后可能会有修改。

### 表 2　自身免疫性胃炎组织学分期和组织学特点

**1　早期（early stage）：有时会与进展期同时存在**

（1）胃底腺黏膜中胃小凹和胃腺管长度的比例基本正常，但正常胃底腺结构（壁细胞、颈黏液细胞层以及主细胞层的双层结构）变得不清晰，整个胃底腺区域可见壁细胞、颈黏液细胞层。
- 胃小凹 / 胃腺管长度比：1：2～1：4。
- 壁细胞：多数残留在胃底腺区域，变性（肿胀 = 假肥大），向管腔内突出和脱落，轻度减少。同时质子泵的染色性下降、细胞质分布异常。
- 主细胞（胃蛋白酶原 I 阳性、MUC6 阴性）：不清晰、向颈黏液细胞移行。
- 颈黏液细胞（胃蛋白酶原 I 阳性、MUC6 阳性）：分布于胃腺体全层，腺底部明显增多。
- 幽门腺细胞（胃蛋白酶原 I 阳性、MUC6 阳性）：(-) > (+)，少数。
- 肠上皮化生（胃底、胃体部的 CDX2 阳性、CD10 阳性的小肠型）：(-)

（2）ECL 细胞（嗜铬粒蛋白 A 阳性）增生：(-) ～ (+)，腺管内 / 外，线状 > 微实性结节状。
（3）胃底腺之间可见轻～中度淋巴细胞和浆细胞浸润。上皮内也可见 CD3+ 淋巴细胞。
（4）G 细胞增生：(+) ～ (-)

**2　进展期（advanced florid stage）**

（1）胃底腺黏膜的胃腺体被多量～中等量的幽门腺和颈黏液腺（由颈黏液细胞构成的腺管 = 假幽门腺）占据，壁细胞明显变性，也可见壁细胞、颈黏液细胞层残留的部分。
- 胃小凹长度延长，胃腺体长度缩短，两者比例为 1：< 1（～2）。
- 壁细胞：(-) > (+)，少数残存的壁细胞变性、质子泵染色性降低，呈阴性。
- 颈黏液细胞：于胃腺体下半部或腺底部尚存在或消失。
- 幽门腺细胞：存在于胃腺体表层～全层。
- 肠上皮化生（小肠型）：(-) ～ (+)，轻度。

（2）ECL 细胞增生（腺管内 / 外，线状 > 微实性结节状）：(+)
（3）G 细胞增生：(+)

**3　终末期（advanced end stage）：通常与进展期同时存在**

（1）胃腺体被中～重度的肠上皮化生、少量幽门腺、颈黏液腺占据。
或者胃小凹高度延长，残留少量胃腺体（幽门腺 > 颈黏液腺）。
（2）ECL 细胞增生（腺管内 / 外，线状 > 微实性结节状）：(+)
（3）G 细胞增生：(+)

引用：鎌田智有 他. 自己免疫性胃炎の診断基準に関する附置研究会からの新提案. Gastroenterological Endoscopy. 65：173-182. 2023

笔记

## 内因子名称的由来?

生物体内吸收维生素 $B_{12}$ 时，必须与胃壁细胞分泌的“内因子”结合。如果缺乏这种内因子，维生素 $B_{12}$ 的吸收就会受阻，导致恶性贫血、感觉障碍、意识障碍、认知障碍。到目前为止，虽然很多医生都知道内因子，但是几乎无人了解“内因子”这个奇妙的名字因何而来。为此，我查了一下医学史。

在 20 世纪初期，恶性贫血是一种致死性疾病，病因和治疗方法都不清楚，因此被称为“恶性”。美国内科医生惠普尔发现，如果给贫血的狗喂食肝脏，症状就会得到改善。受此研究启发，迈诺特和墨菲让恶性贫血的患者吃烤熟的牛肝，结果发现贫血得到了改善。1934 年，惠普尔、迈诺特和墨菲 3 人因发明了这种划时代的治疗绝症——恶性贫血的方法，从而获得了诺贝尔生理学或医学奖。美国血液学家卡斯尔为了阐明牛肉治疗恶性贫血的机制而进行了实验。首先，让健康人食用牛肉，1 小时后在胃里插入一根胃管，回收胃内容物，然后通过胃管将其注入恶性贫血患者的胃内，结果发现恶性贫血得到了改善。而对照组仅让患者吃牛肉，但是恶性贫血并未改善。据此认为，治疗恶性贫血既需要牛肉，也需要健康人的胃液，二者缺一不可。也就是说，作为外在因素的牛肉和作为内在因素的胃液发生反应是造血必要的条件，这就是“内因子”名字的由来。后来的研究证实外因子是维生素 $B_{12}$。偶尔回顾一下医学的历史也是很有趣的。

# 10 胃的良性病变

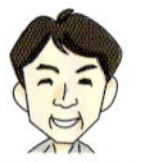


：下面介绍胃的良性病变，请认真学习。

## 1. 小凹上皮增生性息肉

表现为山田分型Ⅱ～Ⅳ型的病变是非肿瘤性息肉。临床上大多仅称为“增生性息肉”。不过，也为了说明是什么的增生，称为“小凹上皮增生性息肉”更为准确（注：除本章外，均称为增生性息肉）。胃镜表现为内镜下**息肉明显发红**（图 1A），表面结构呈拉长的管状、脑回状、鳞片样的**粗大黏膜花纹**（图 1B），以及增大的圆形小凹（pit）。伴有白苔时，有时也被称为“草莓状”（图 2），组织学上可见由于胃小凹上皮增生造成腺管扩张，间质内出现炎性细胞浸润和水肿。

其原因可能是由于幽门螺杆菌感染和自身免疫性胃炎（AIG）引起的慢性炎症，如果是由于幽门螺杆菌感染引起的，通过除菌治疗，80% 的病例可消失或缩小。原则上随访观察即可，但时，如果伴有出血、癌变时，则应内镜切除。癌变率与病变大小相关，**2cm 以上的小凹上皮增生性息肉**癌变率高达 5.0%～8.2%，应行内镜切除。

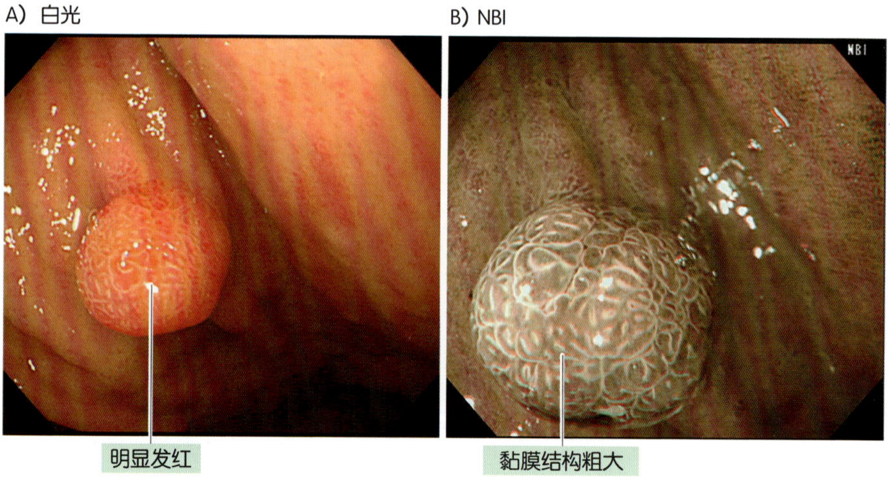


图 1　小凹上皮增生性息肉

8mm 大小的山田Ⅲ型息肉。色调明显发红，黏膜结构粗大，NBI 观察变得更加清晰。

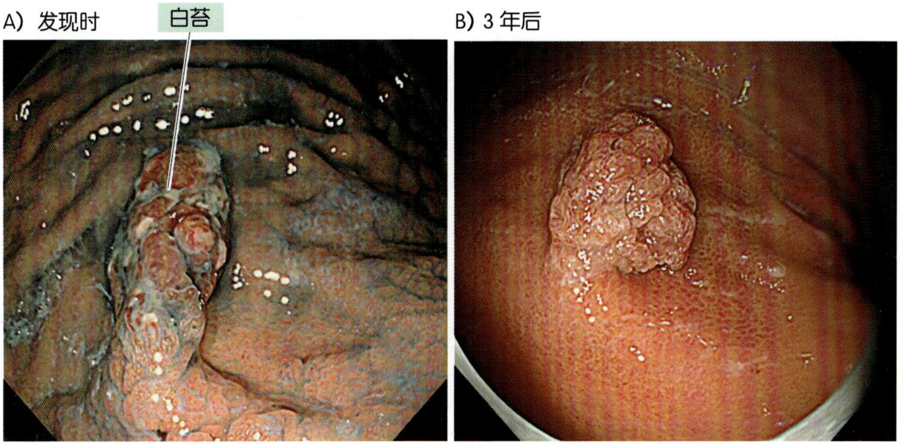


图 2　小凹上皮增生性息肉（癌变）

A）直径 15mm 的山田Ⅳ型息肉，发红伴白苔，即所谓的“腐烂草莓”样形态，活检的病理组织学诊断为 Group 1、小凹上皮增生性息肉。

B）3 年后，息肉增大到 20mm，形态变得凹凸不平。行 EMR 切除，病理为黏膜内癌，pap > tubl。

笔记

### 胃隆起性病变的分型

山田分型是胃隆起性病变常用的大体形态分型（图 3）。

Ⅰ型大多为黏膜下肿物，息肉常呈Ⅱ～Ⅳ型。

| | |
|---|---|
|  | Ⅰ型：起始处平缓，无清晰的界线 |
| 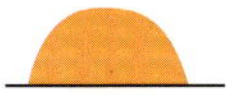 | Ⅱ型：起始处可见清晰的界线，但无腰线 |
| 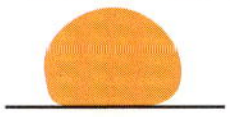 | Ⅲ型：起始处形成明显的腰线，但未见带部 |
| 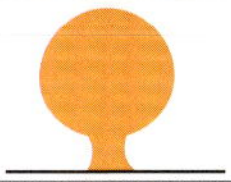 | Ⅳ型：有明显的带部 |

图 3　胃隆起性病变的形态分型（山田分型）

引自文献［52］

## 比较　小凹上皮增生性息肉和早期胃癌

小的小凹上皮增生性息肉和早期胃癌（0–Ⅱa）鉴别困难，此时需要根据表面结构进行判断。小凹上皮增生性息肉表现为粗大的黏膜结构和增大的圆形小凹。早期胃癌由于腺管密度高，多为细小的黏膜结构（图 4）。即使不放大观察，近距离观察也能判断黏膜结构。

但是，应注意所谓的树莓型胃癌等具有向小凹上皮分化性质的肿瘤，黏膜结构与小凹上皮增生性息肉相似（图 5）。

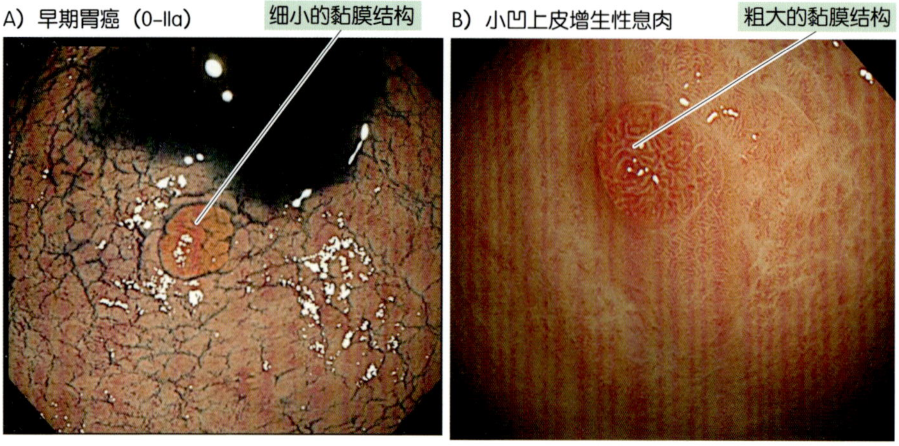


图 4　早期胃癌和小凹上皮增生性息肉的比较

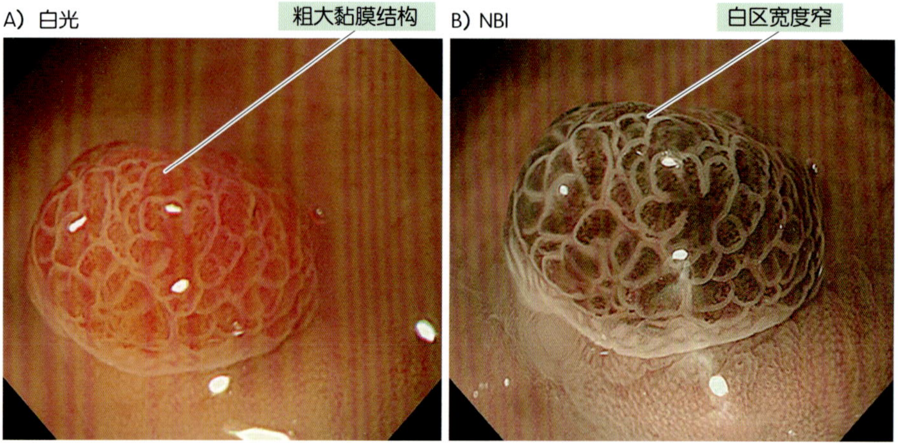


图 5　树莓型胃癌的内镜表现

向小凹上皮细胞分化的树莓型胃癌，在胃镜下的表现与小凹上皮增生性息肉相似。
NBI 下观察，与小凹上皮增生性息肉相比，白区（white zone）的宽度较窄，但是，鉴别困难的病例也很多。

要点

**癌与小凹上皮增生性息肉的鉴别：**

**➡注意黏膜结构。**

（不过，应注意树莓型胃癌与小凹上皮增生性息肉相似）

## 2. 胃溃疡（消化性溃疡）

在村上分类中，溃疡定义为局部的黏膜缺损，根据缺损的深度分为从 UL-Ⅰ至 UL-Ⅳ四个阶段（图 6）。UL-Ⅰ是指仅有黏膜的缺损，通常表现为糜烂。内镜下的糜烂表现为伴薄白苔附着的浅凹陷、无白苔伴小灶出血的斑状发红、伴顶部凹陷的小隆起（隆起型糜烂、疣状糜烂）等。**但是，内镜下准确鉴别糜烂（UL-Ⅰ）和溃疡（UL-Ⅱ以深）很困难。**根据内镜表现将胃溃疡分为 3 期：活动期（active stage：$A_1$，$A_2$），愈合期（healing stage：$H_1$，$H_2$）和瘢痕期（scarring stage：$S_1$，$S_2$）（表 1）。另外，根据其形态，有时也称为线状溃疡、纵形溃疡、地图状溃疡、深凿溃疡、对吻溃疡（kissing ulcer）。

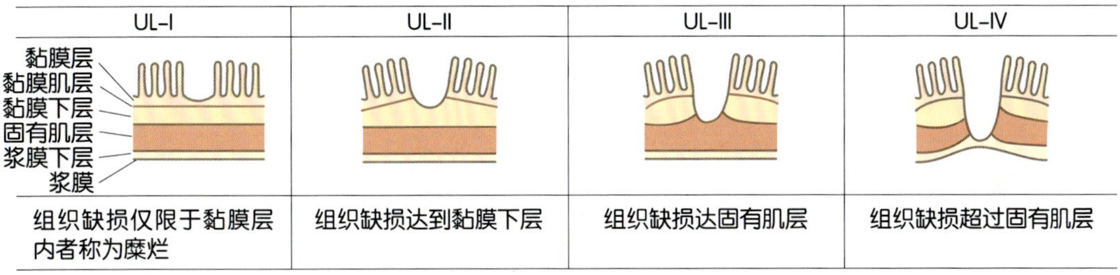


图 6　根据溃疡的深度分类（村上分类）

因为村上分类是以组织学所见为基础的分类，所以有时与内镜表现并不一致。

参考文献［53］

表 1　胃溃疡分期

| |
|---|
| 1）活动期（active stage） |
| $A_1$ 期：溃疡底部附着厚白苔，周围黏膜水肿，未见再生上皮<br>$A_2$ 期：溃疡周围水肿消退，溃疡边缘清晰，出现少量再生上皮 |
| 2）愈合期（healing stage） |
| $H_1$ 期：溃疡底部变浅，白苔变薄。溃疡周围出现全周性再生上皮。有皱襞的部位，可见皱襞集中<br>$H_2$ 期：溃疡底部几乎被再生上皮覆盖。再生上皮的面积大于白苔 |
| 3）瘢痕期（scarring stage） |
| $S_1$ 期：溃疡底部完全被再生上皮覆盖。呈红色调（红色瘢痕，red scar）<br>$S_2$ 期：溃疡底部完全被再生上皮覆盖。红色消退（白色瘢痕，white scar） |

胃溃疡的主要原因是幽门螺杆菌感染、NSAIDs、应激等，这些因素使黏液、血流等胃黏膜防御因子降低，与胃酸、胃蛋白酶等攻击因子之间的平衡被破坏，因而形成溃疡。如果病因不消除，溃疡就会反复愈合和复发（良性周期，图 7、图 8）。

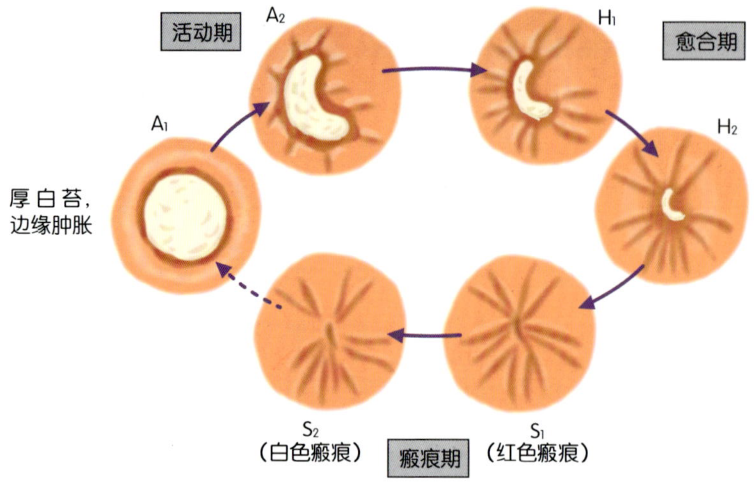


图7 胃溃疡的良性周期（崎田·三輪分類）

参考文献［54］

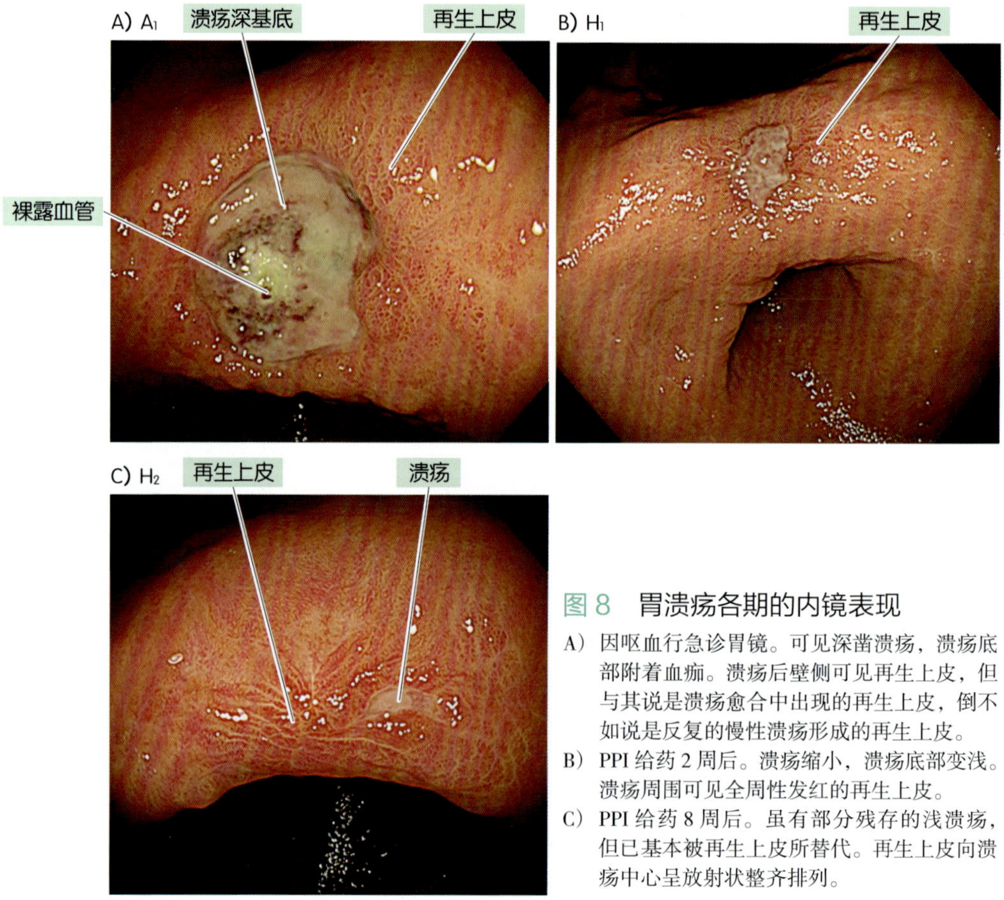


图8 胃溃疡各期的内镜表现

A）因呕血行急诊胃镜。可见深凿溃疡，溃疡底部附着血痂。溃疡后壁侧可见再生上皮，但与其说是溃疡愈合中出现的再生上皮，倒不如说是反复的慢性溃疡形成的再生上皮。

B）PPI 给药 2 周后。溃疡缩小，溃疡底部变浅。溃疡周围可见全周性发红的再生上皮。

C）PPI 给药 8 周后。虽有部分残存的浅溃疡，但已基本被再生上皮所替代。再生上皮向溃疡中心呈放射状整齐排列。

在溃疡边缘出现的再生上皮呈发红的粗大黏膜结构。良性溃疡时，再生上皮向溃疡中央呈放射状排列，**皱襞**也向溃疡中央规则地集中（图 9）。但是，**溃疡**反复复发，溃疡可见多个中心时，再生上皮的排列或皱襞集中不规则，与**恶性溃疡难以鉴别**。

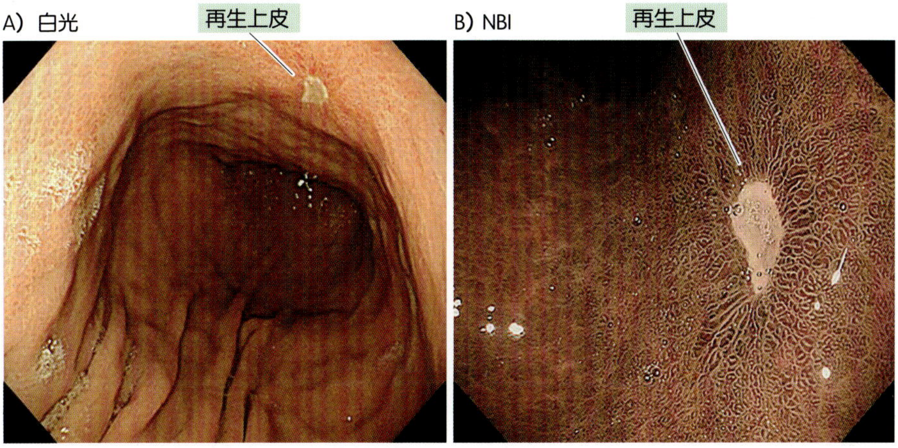


图 9　溃疡周围的再生上皮（胃溃疡 $H_2$）

再生上皮向溃疡中心整齐地排列，在 NBI 下可以清楚地观察到再生上皮的结构。

若溃疡完全愈合形成**瘢痕**，诊断比较困难。如果出现皱襞集中和再生上皮集中的镜下表现，就容易诊断溃疡瘢痕。但是，如果没有这些表现，**根据线状或片状的白色区域**也可以诊断溃疡瘢痕（图 10）。

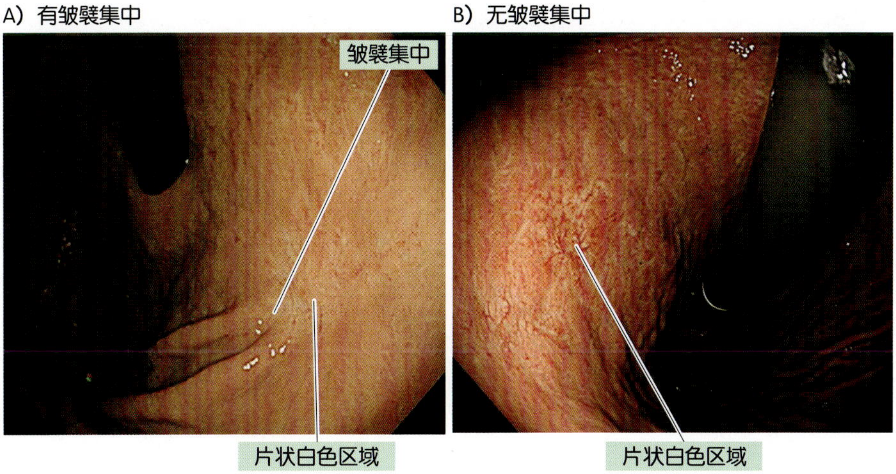


图 10　胃溃疡瘢痕（$S_2$）

没有皱壁集中的情况下，根据片状的白色区域诊断胃溃疡瘢痕。
胃溃疡反复发作时，片状白色区域变得边界模糊。

## 该溃疡是良性，还是恶性？

### » ①活动期胃溃疡与 2 型进展期胃癌的鉴别

**活动期胃溃疡**（图 11A）因周围黏膜水肿造成**周边平缓的隆起**，这种隆起是炎症导致的，质地很软。溃疡底部覆盖较为**均匀的白苔**，但在 $A_1$ 期溃疡的底部有时会附着血痂，明显凹凸不平。

另一方面，**在 2 型进展期胃癌**（图 11B）中，溃疡周围可以看到陡峭的**环周堤坝样**隆起，质地坚硬，有时会塌陷。附着白苔的溃疡底明显**凹凸不平**。另外，溃疡基底和溃疡边缘可见癌显露的迹象。周围隆起的**硬度用活检钳**触一下就能清楚了。

※ 癌显露的表现是指未被白苔覆盖，与周围非肿瘤黏膜相比，表面明显凹凸不平，凹陷面显著发红。

A）胃溃疡（$A_1$）

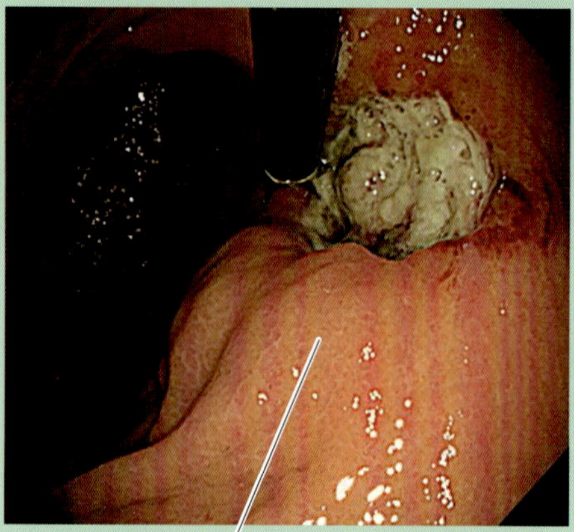


B）2 型进展期胃癌

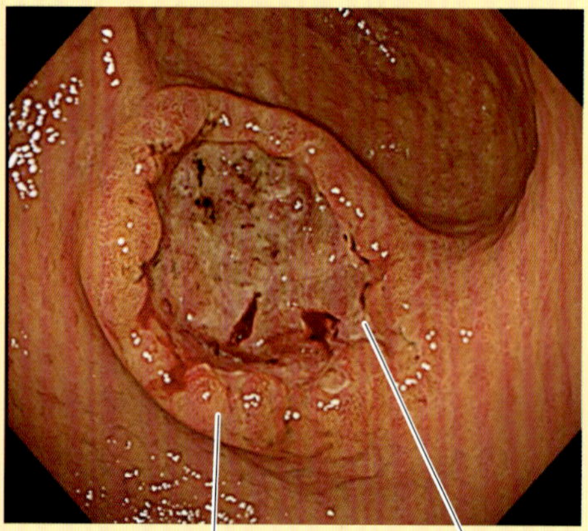


图 11　活动期胃溃疡与 2 型进展期胃癌

**要点**

**溃疡周围的隆起**

- 柔软➡考虑良性。
- 坚硬➡考虑恶性。

### » ②愈合期胃溃疡与 0-Ⅲ 型早期胃癌的鉴别（图 12）

愈合期胃溃疡的周围可见排列整齐的再生上皮。另一方面，0-Ⅲ型早期胃癌溃疡边缘可见 0-Ⅱc 样发红的凹陷，称为“0-Ⅱc 显露”（详见第 7 章 -11）。

A）胃溃疡（H1）

A）白光　　B）NBI 近距离观察

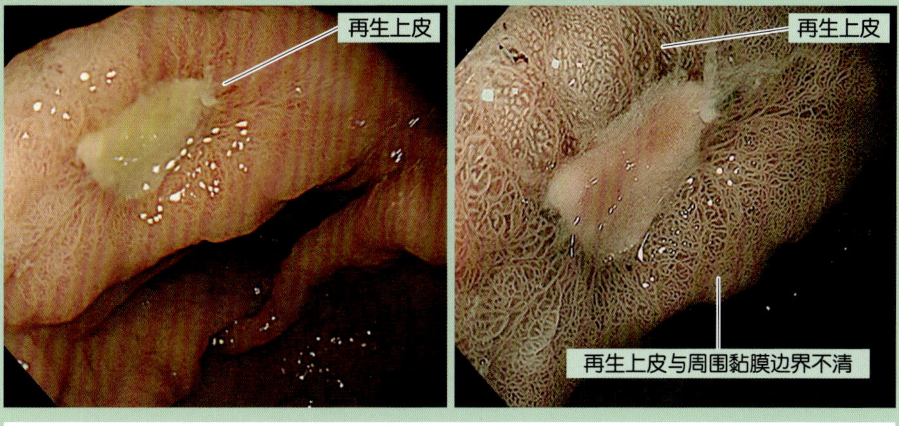


A），B）溃疡周边发红，近距离观察时可见朝向溃疡整齐排列的再生上皮。周围黏膜和再生上皮平缓过渡，边界不清。

B）早期胃癌（0-Ⅲ+Ⅱc）

C）白光　　D）NBI 近距离观察

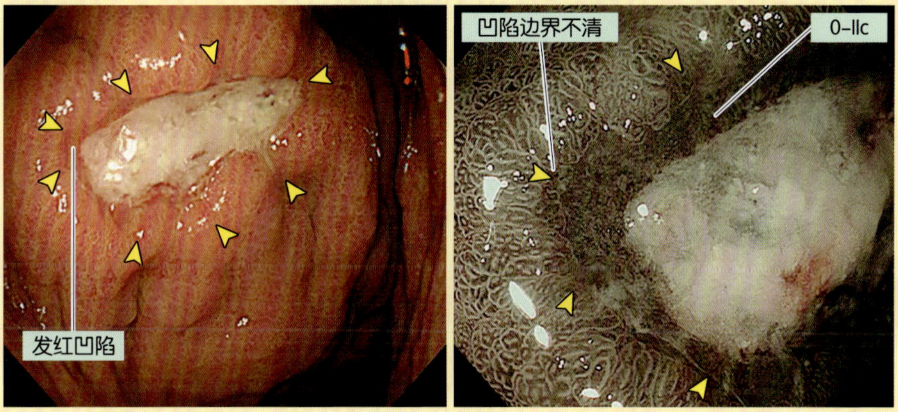


C），D）溃疡周边可见轻微发红的凹陷，抵近观察考虑不是再生上皮，而是癌灶以 0-Ⅱc 的凹陷面显露出来。凹陷的边界清晰是诊断癌的要点。

【诊断】0-Ⅲ+Ⅱc，24mm×12mm，por＞tub2，pT1b2（SM2），pUL1

图 12　愈合期胃溃疡与 0-Ⅲ型早期胃癌

要点

**溃疡周边**

· 呈放射状排列的再生上皮➡考虑良性。

· 发红凹陷➡考虑恶性。

良性溃疡和胃癌都有特例，也有不典型的病例。另外，活检取材错误也可能导致癌诊断的假阴性。**即使判断为良性，也应给予 PPI 治疗，1～2 个月后复查胃镜。**

## 3. 黄色瘤

黄色瘤（xanthoma）是**以萎缩黏膜为背景，直径数毫米至 1cm 左右界限清晰的黄色病变**（图 13）。形态大多平坦或略微隆起，也有凹陷的。近观呈微小的颗粒状改变。

在组织学上，黄色瘤是吞噬了脂质的泡沫细胞（巨噬细胞）在黏膜固有层局部聚集所形成的。据认为，它是因幽门螺杆菌感染所致的炎症引起的，但是，在自身免疫性胃炎（AIG）和少数幽门螺杆菌未感染的非萎缩黏膜上也能观察到。除幽门螺杆菌感染以外，胃黏膜存在重度炎症时，也可发生黄色瘤。

根据具有特征性的色调和颗粒状结构很容易诊断。放大观察下，病变内部可见不规则血管，因此有可能误诊为癌。特别是**凹陷性的黄色瘤与 0-Ⅱc 病变的鉴别有时较为困难**（图 14，视频➡56）。另外，存在黄色瘤的胃黏膜，发生胃癌的风险较高。发现黄色瘤后，应注意观察背景黏膜是否隐藏着胃癌。

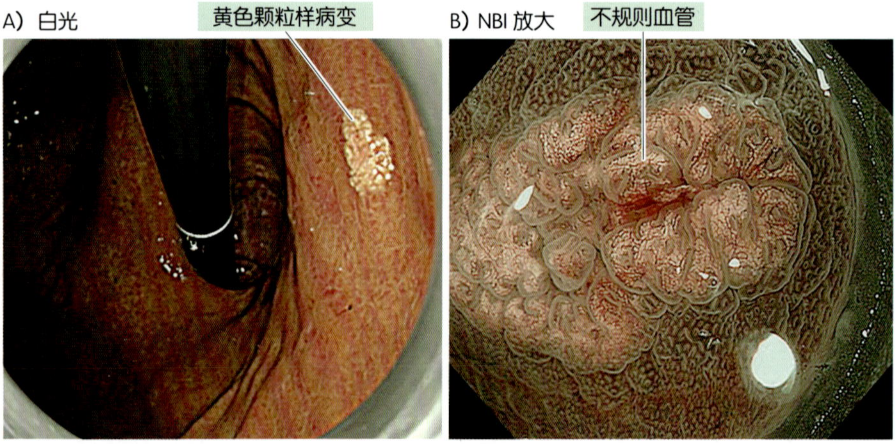


图 13　黄色瘤（病例 1）

典型的隆起型黄色瘤。

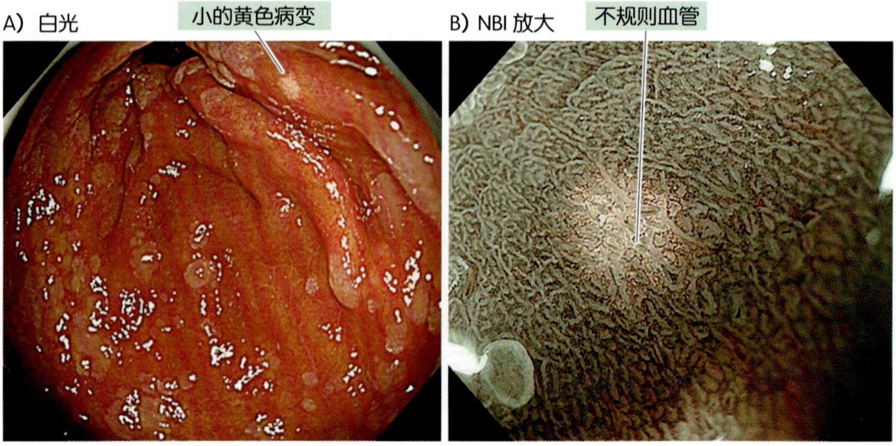


图 14　黄色瘤（病例 2）

凹陷性黄色瘤与 0-Ⅱc 型早期癌鉴别困难，根据白光下呈明显的发黄色调进行诊断。

视频➡56 黄色瘤

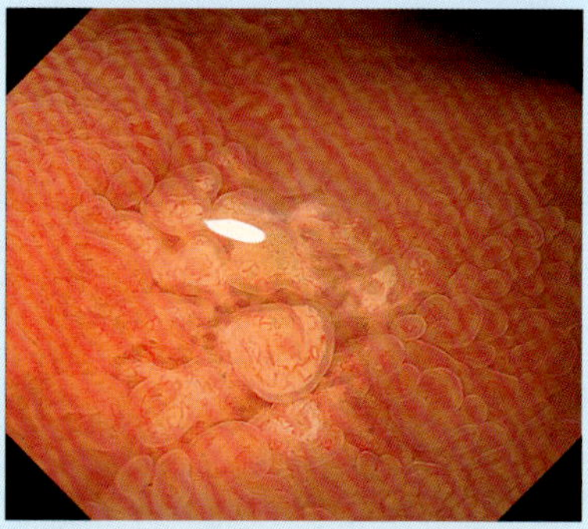

要点

黄色瘤在放大观察下看上去像癌。

## 4. 血管扩张症

血管扩张症（angioectasia）是指胃黏膜层和黏膜下层的局限性毛细血管异常扩张。扩张血管的周围呈白色，其形态为**圆形红斑**，由于多见于老年人，因此估计是随着年龄的增长而发生的后先天改变，不过，遗传性出血性毛细血管扩张症（Osler-Weber-Rendu 综合征）和年轻患者后天性改变，可能为先天性血管发育异常。

胃镜下表现为边界清楚、平坦、类圆形、明显发红的黏膜，近观可见扩张的**小血管呈簇状聚集**（图 15、图 16）。推测是由于血流相对减少，导致集簇的血管周围呈白色调。因可能引起出血，活检一般为禁忌。一般患者无症状，随访观察即可，但如果考虑是造成出血、贫血的原因，则使用内镜氩离子体凝固术（endoscopic argon plasma coagulation，APC）或止血钳进行电凝治疗。

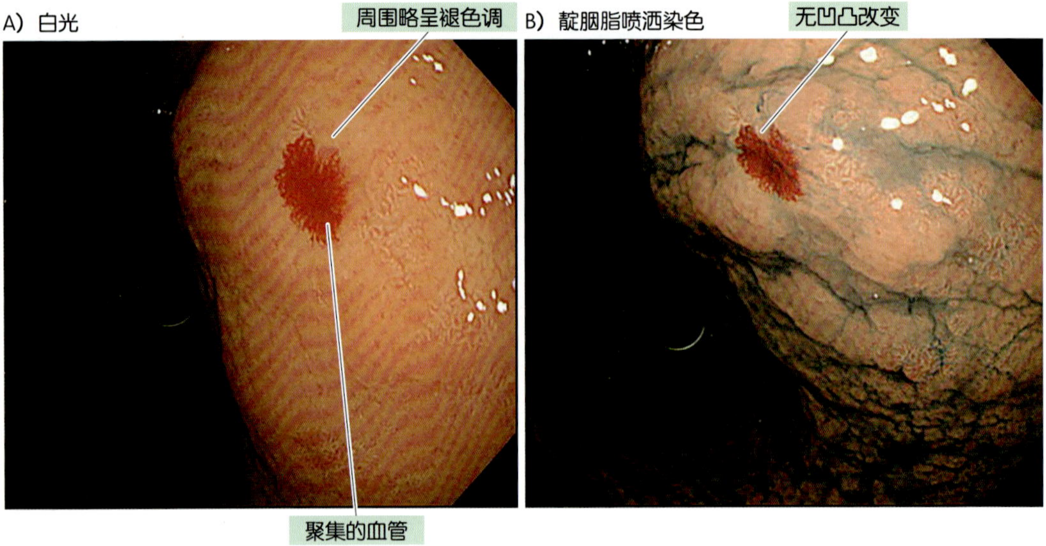


图 15　血管扩张症（血管明显）

抵近观察可见聚集的血管和周围褪色的黏膜。靛胭脂喷洒染色无凹凸不平。

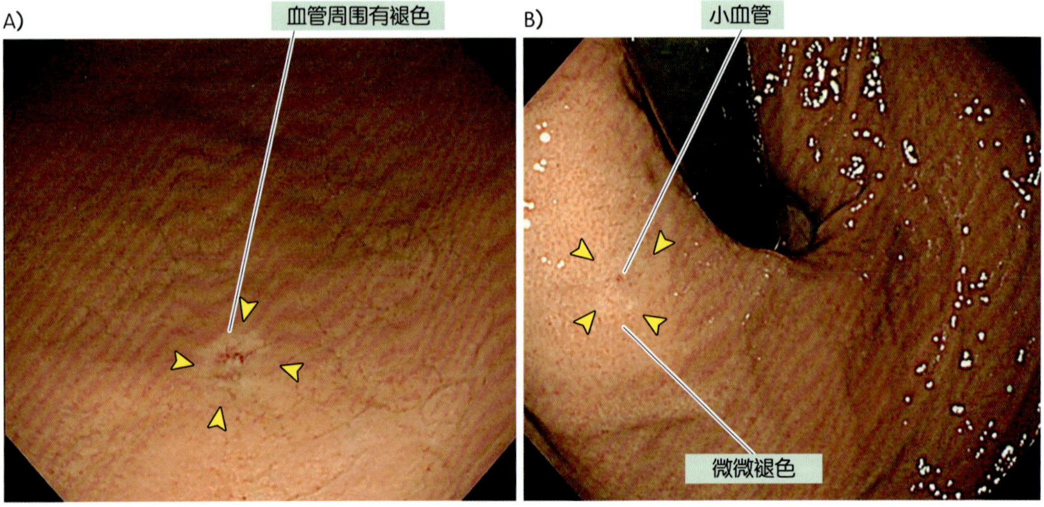


图 16　血管扩张症（周围褪色明显）

也可见扩张血管周围呈明显褪色的情况。有时与 0-Ⅱb 型未分化型癌鉴别困难，可以根据病灶中央附近的小血管进行鉴别。

**要点**

**血管扩张症的周围是发白的！**

# 11 胃癌的大体形态分类

## 1. 浸润深度与大体形态分类

**指导医师**：下面开始谈谈胃癌。首先，知道早期胃癌和进展期胃癌的区别吗？

**住院医师**：无论有没有淋巴结转移，浸润到黏膜下层的癌是早期胃癌，浸润到固有肌层以下的癌是进展期胃癌（图 1）。

**指导医师**：是这样的，根据浸润深度（T 分期）来定义，T1 是早期胃癌，T2 以下是进展期胃癌（表 1）。在食管，只有黏膜内癌属于“早期癌”（参见第 5 章 -5）。当器官发生变化时，早期癌的定义也会不一样，这是我们要注意的。

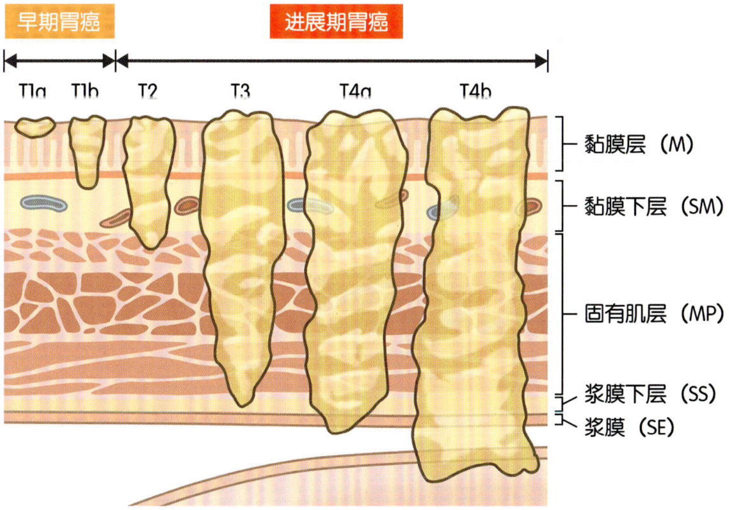


图 1　早期胃癌和进展期胃癌

T1a：胃癌局限于黏膜层。
T1b：胃癌局限于黏膜下层。
T2：胃癌侵及或浸润固有肌层。
T3：胃癌浸润超过固有肌层，达浆膜下层。
T4a：胃癌浸润超过浆膜层，向腔外生长。
T4b：胃癌浸润至胃腔外，并累及其他脏器。

表 1　浸润深度（T 分期）

| |
|---|
| T1：癌局限于黏膜层（M）或者黏膜下层（SM） |
| T1a：癌局限于黏膜层（M）<br>T1b：癌浸润局限于黏膜下层（SM） |
| T2：癌浸润局限于固有肌层（MP） |
| T3：癌浸润局限于浆膜下组织（SS） |
| T4：癌浸润至浆膜或浆膜外，或累及多个脏器 |
| T4a：癌浸润至浆膜，或突破浆膜层至腹腔内（SE）<br>T4b：癌浸润累及其他脏器（S1） |

※ 对 SM 浸润进行进一步分类，黏膜肌层以下 500μm 以内为 T1b1（SM1），超过 500μm 为 T1b2（SM2）。

## 要点　早期胃癌浸润局限于黏膜下层

指导医师：接下来说一下大体形态分类（图 2）。癌的浸润深度局限于黏膜下层的时候，大体形态大多为“表浅型（0 型）”，侵及固有肌层以深时，大体形态大多为“进展期（1-4 型）”。表浅型进一步细分为 0-Ⅰ，0-Ⅱa，0-Ⅱb，0-Ⅱc，0-Ⅲ。表浅型中多种分类同时存在时，根据各种形态的病变范围，由大至小，依次用“+”连接记录。

住院医师：“大体形态大多为……”，真是没有想到的说法啊！

指导医师：这一分类终归是大体形态的分类，会有与实际浸润深度不一致的情况。事实上，尚未切除时并不知道实际的浸润深度。因此，该分类不能等同于实际的浸润深度，只能说“大体形态大多为……”

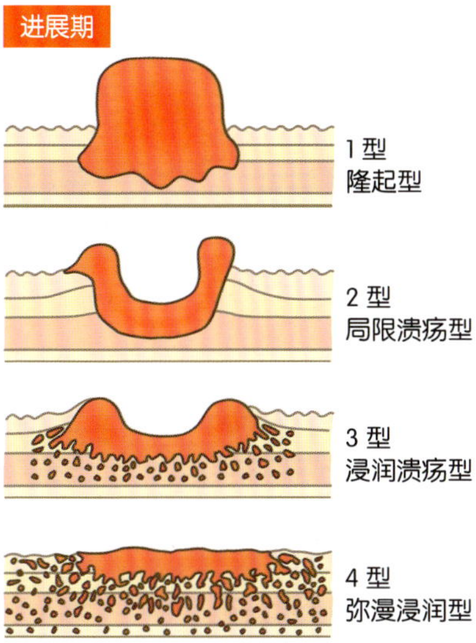


基本分类

| | |
|---|---|
| 0 型 | 表浅型：癌局限于黏膜下层以内时常见的大体形态 |
| 1 型 | 隆起型：表现为明显的隆起，与周边黏膜边界清晰 |
| 2 型 | 局限溃疡型：溃疡形成，溃疡周边胃壁增厚，形成与周边黏膜边界较为清晰的环堤 |
| 3 型 | 浸润溃疡型：溃疡形成，溃疡周边胃壁增厚，形成与周边黏膜边界不清的环堤 |
| 4 型 | 弥漫浸润型：没有明显的溃疡和环堤形成，胃壁以增厚和硬化为特征，病变与周边黏膜之间边界不清晰 |
| 5 型 | 无法分类：无法按上述 0～4 型分类的病变 |

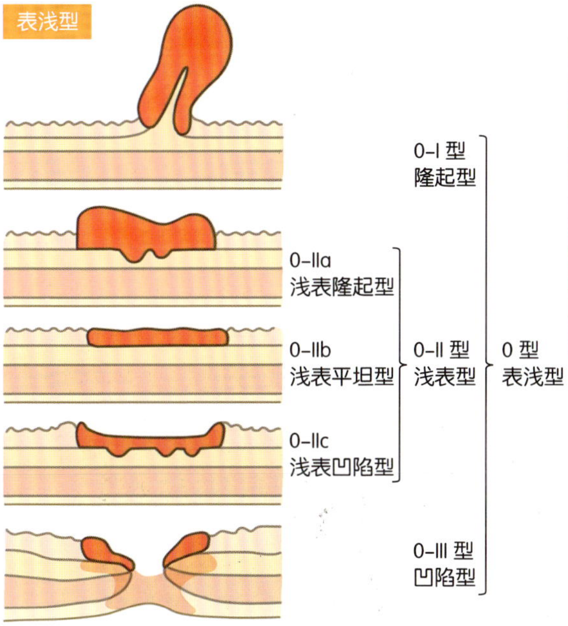


0 型表浅型的亚分类

| | |
|---|---|
| 0-Ⅰ型 | 隆起型：呈明显的肿块样隆起的病变 |
| 0-Ⅱ型 | 浅表型：轻微隆起或凹陷，或几乎未见隆起和凹陷的病变 |
| 0-Ⅱa | 浅表隆起型：属于浅表型，可见较低的隆起 |
| 0-Ⅱb | 浅表平坦型：未见超出正常黏膜表面凹凸范围的隆起或凹陷 |
| 0-Ⅱc | 浅表凹陷型：可见轻微糜烂或黏膜浅凹陷 |
| 0-Ⅲ型 | 凹陷型：可见明显深凹陷。 |

图 2　胃癌的大体形态分类

引用自文献［42］

住院医师：有时候，有人会说“0-Ⅱc 样进展期癌”。

指导医师：这个意思是指病变肉眼形态是 0-Ⅱc，但浸润深度已经超过固有肌层（MP）了。过去的规范中，0 型用于早期癌，1～4 型用于进展期癌。这样的话，0-Ⅱc 这种形态是无法分类为进展期癌的。所以，我也很困惑于“0-Ⅱc 样的进展期癌”这样的表现。根据现在的规范，应该称作“0-Ⅱc，T2（MP）”（图 3），但是，一些资深的医生，现在还习惯使用“0-Ⅱc 样进展期癌”的说法。

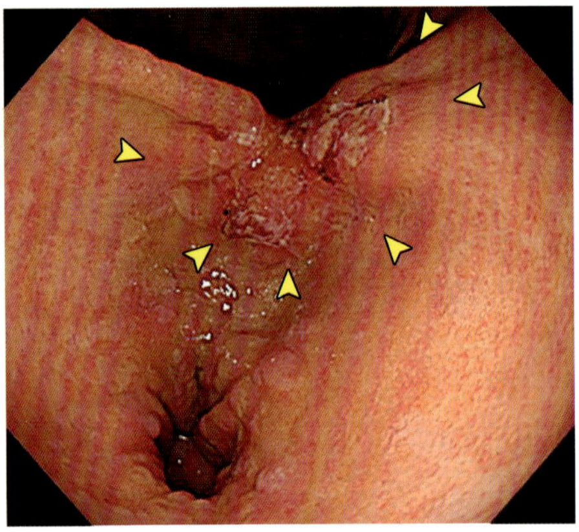

图 3　0- Ⅱ c，T2（MP）

胃角小弯的发红凹陷性病变，未形成癌性溃疡，并非为进展期癌的大体形态。
整体黏膜增厚，边缘无肿瘤显露，存在黏膜下浸润。

【诊断】胃角小弯，0- Ⅱa + Ⅱc，43mm × 30mm，tub2 ＞ tub1，pT2（MP）

要点

## 大体形态与实际的浸润深度有时存在差异

### » 0- Ⅰ与 0- Ⅱa 的鉴别

住院医师：还有，有时搞不清楚 0-Ⅰ与 0-Ⅱa 的区别。

指导医师：隆起高度 2mm 以内为 0-Ⅱa，超出 2mm 为 0-Ⅰ（图 4）。但是，这是目测的高度，送气伸展后高度就会变低，一定程度上会变得不准确。

A) 0- Ⅰ　　B) 0- Ⅱa

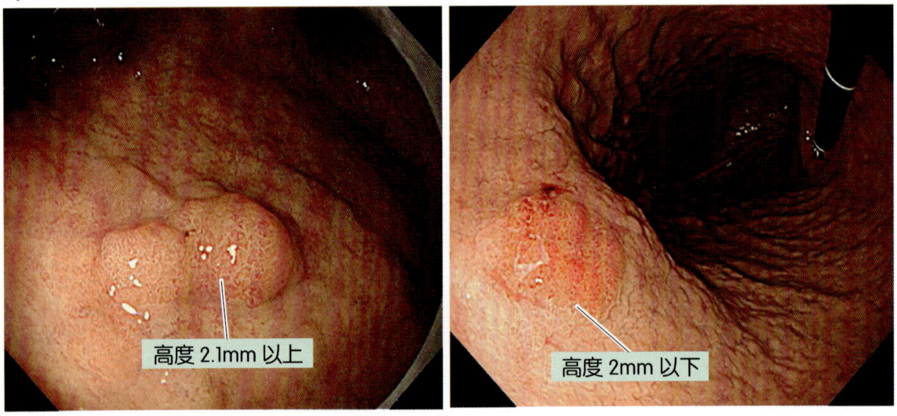


图 4　0-Ⅰ和 0-Ⅱa

【诊断】A) 0- Ⅰ，20mm × 12mm，pap ＞ tub1，pT1a（M），pUL0
B) 0- Ⅱa，10mm × 8mm，tub1，pT1a（M），pUL0

住院医师：虽然在良性胃溃疡的部分中也提到过（**参见第 7 章 -10**），但是，对于 0-Ⅲ型，我还是不能完全理解。

指导医师：这确实是很难理解的。所谓 0-Ⅲ是指早期胃癌合并了消化性溃疡。看一下图 2、图

5 就知道了，溃疡底部是不存在癌细胞的。

住院医师：咦！溃疡底部没有癌吗？

指导医师：癌黏膜相比非癌黏膜对胃酸和胃蛋白酶的防御能力更低。因此，经常会出现胃癌被胃液消化的情况。这就是胃癌合并消化性溃疡。溃疡部位的癌被消化了，溃疡底部的癌细胞就不存在了。消化性溃疡存在溃疡活动期（0-Ⅲ），愈合期（0-Ⅲ+Ⅱc 或者 0-Ⅱc+Ⅲ）），瘢痕期（0-Ⅱc+UL 瘢痕）的变化过程。这就是恶性周期。

住院医师：原来如此，这是胃溃疡良性周期的恶性版本。

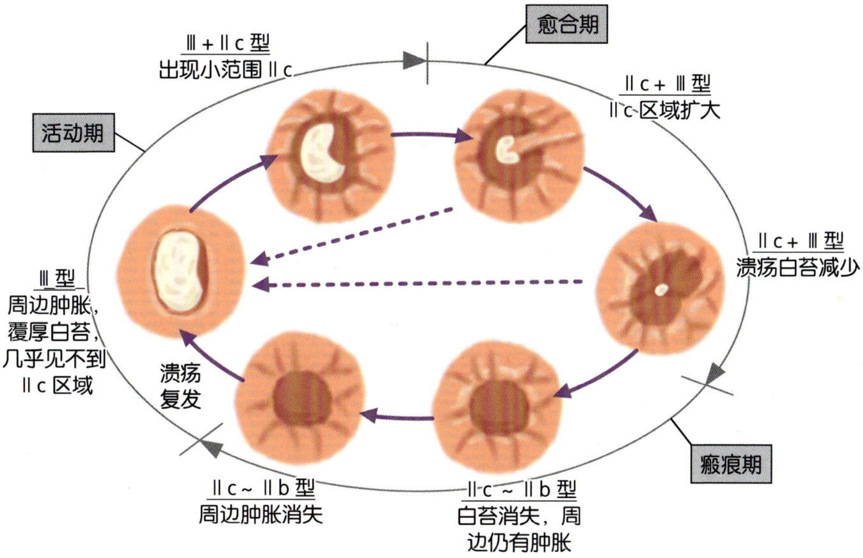


图 5　胃癌的恶性周期

## » 0-Ⅲ的诊断要点

指导医师：在 0-Ⅲ型早期胃癌的诊断中，应注意溃疡周边的发红凹陷，也就是“0-Ⅱc 显露”的诊断是非常重要的。纯粹的 0-Ⅲ非常少见，几乎都伴有周边的 0-Ⅱc。还有一点要注意的是，由于发生溃疡时，黏膜肿胀增厚，浸润深度的诊断可能会比实际偏深。

那么，我们来看一下恶性周期的病例吧（图 6）。

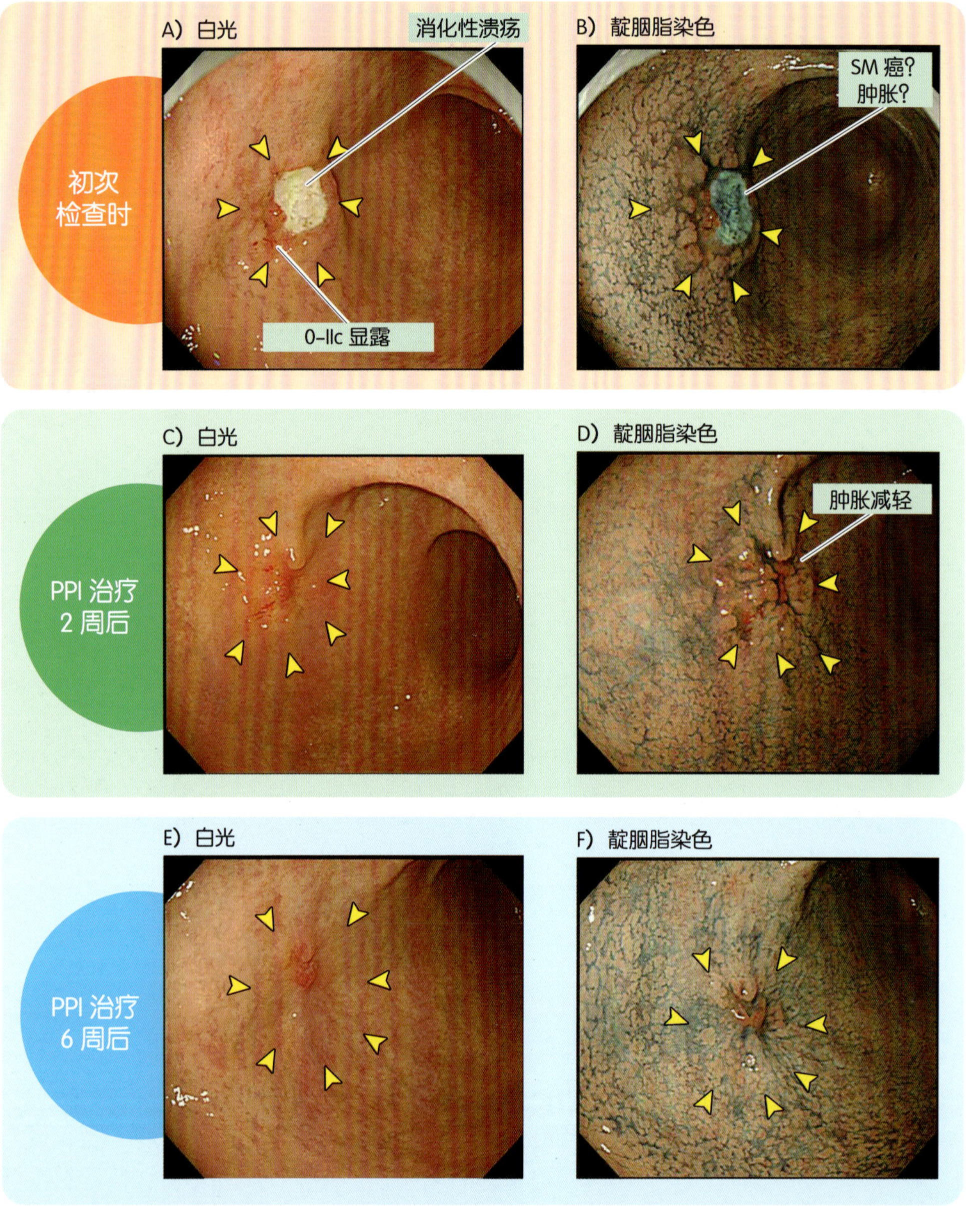


图 6　胃癌的恶性周期

A，B）溃疡口侧有发红凹陷面，可以诊断为胃癌，而不是良性溃疡。靛胭脂染色后，凹陷面变得清晰了，因为病变存在一定厚度，怀疑为 SM 癌，也有可能是消化性溃疡引起的肿胀改变。此时浸润深度的诊断有困难。

C，D）PPI 治疗 2 周后，溃疡愈合，消化性溃疡的肿胀改变减轻。

E，F）PPI 治疗 6 周后，肿胀改变进一步减轻，瘢痕性改变也变得不明显，此时确诊为 M 癌，施行了 ESD 治疗。

【诊断】胃体下部前壁，0- Ⅱc，20mm × 20mm，tub1，pT1a（M），pUL1

**要点**

· 寻找溃疡周围显露的 0- Ⅱc 病变！

· 开放性溃疡时浸润深度的诊断存在困难。

## 2. 溃疡良恶性的鉴别

**住院医师**：听说根据皱襞集中的形态也能在一定程度上鉴别溃疡（瘢痕）的良恶性，是真的吗？

**指导医师**：皱襞的观察也是诊断癌的重要依据（图 7）。良性溃疡的皱襞基本上是笔直的，向中央集中，逐渐消失。早期胃癌时，皱襞在癌的凹陷面处形成高低差，呈现出皱襞中断、前端变细、融合、肥大等征象（图 8），这些都是很重要的表现，一定要记住啊。

| 胃溃疡 | 早期胃癌 |
| --- | --- |
| · 皱襞均匀，前端集中于中央一个点<br>· 溃疡（瘢痕）面平坦<br>· 再生上皮均匀 | · 皱襞中断，前端变细，肥大，融合等<br>· 皱襞中断形成高度差（凹陷）<br>· 凹陷面明显凹凸不平 |

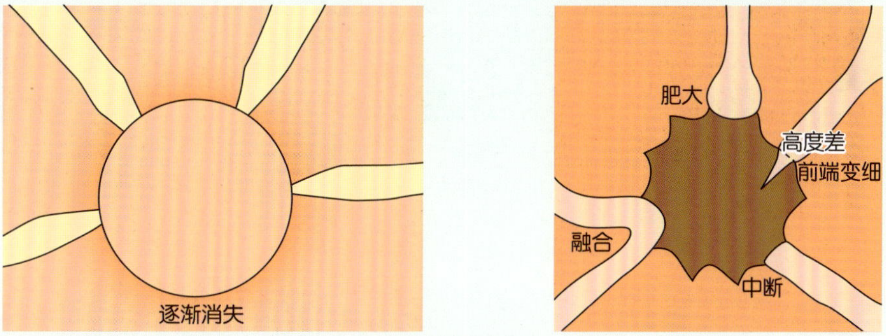


图 7　根据皱襞集中来鉴别溃疡（瘢痕）与胃癌

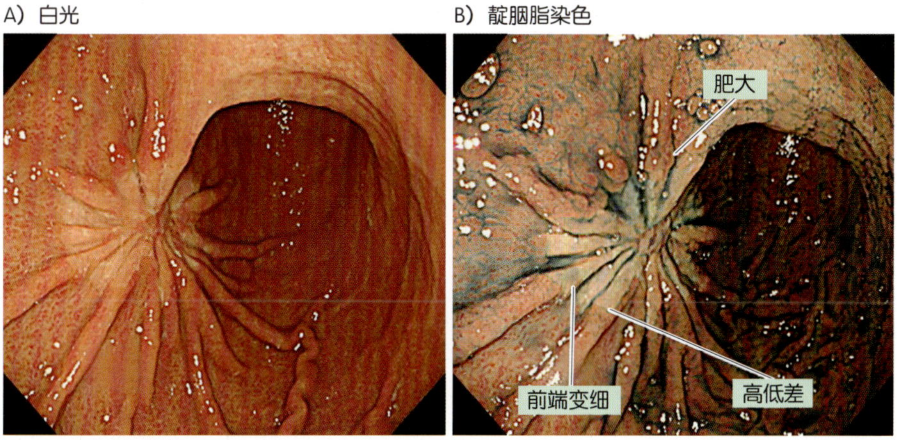


图 8　早期胃癌的皱襞集中

【诊断】胃体下部前壁，0- Ⅱc，38mm × 28mm，sig > por，pT1b2（SM2），pUL1

住院医师：可是，早期胃癌合并消化性溃疡的发生率有多少呢？

指导医师：在外科手术病例的研究中，早期胃癌约有一半合并消化性溃疡。内镜切除的病变中比例并没有那么高，但是，对于早期胃癌容易合并溃疡这一点我们还是需要注意的。例如这个病例（图 9），就让人很吃惊，治疗前是普通的 0-Ⅱc 病变，治疗当天合并了较大的消化性溃疡。

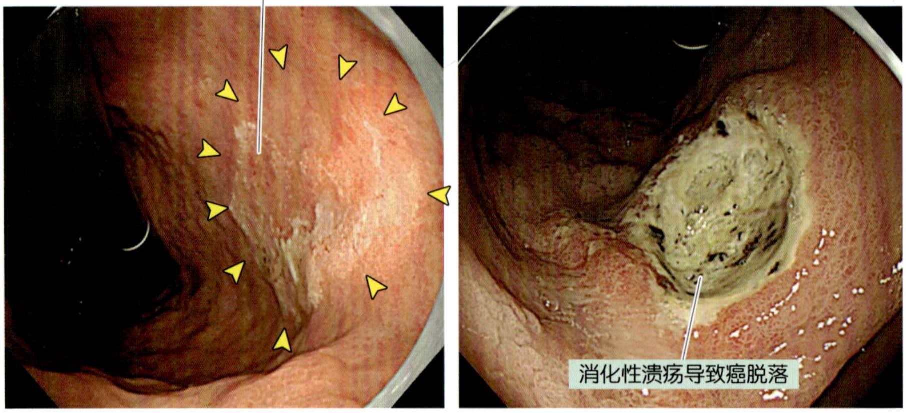


图 9　合并消化性溃疡的 0-Ⅱc 病变

术前诊断为胃体下部小弯前壁，0-Ⅱc，30mm，tub1 > tub2，cT1a（M），cUL0，计划 ESD 治疗。
3 周后行 ESD 当天，发现合并消化性溃疡，病变几乎完全消失了。

住院医师：哎呀！突然合并这样的溃疡，我很惊讶！

指导医师：不知道早期胃癌什么时候会合并消化性溃疡。所以对于早期胃癌的患者我会开具 PPI 处方。

住院医师：服用 PPI 会不会导致边界诊断困难呢？

指导医师：除菌后，癌的边界诊断会变得困难。但我认为服用 PPI 并不会使边界诊断变得困难。

**要点**　早期胃癌可能突然合并溃疡

住院医师：不是有种说法叫“癌性溃疡”吗？我不是很清楚。

指导医师：很多人不理解这一术语。“癌性溃疡”是进展期胃癌的溃疡。溃疡底部的白苔是癌组织本身坏死、脱落形成的。也就是说溃疡下面有癌细胞存在（图 10）。

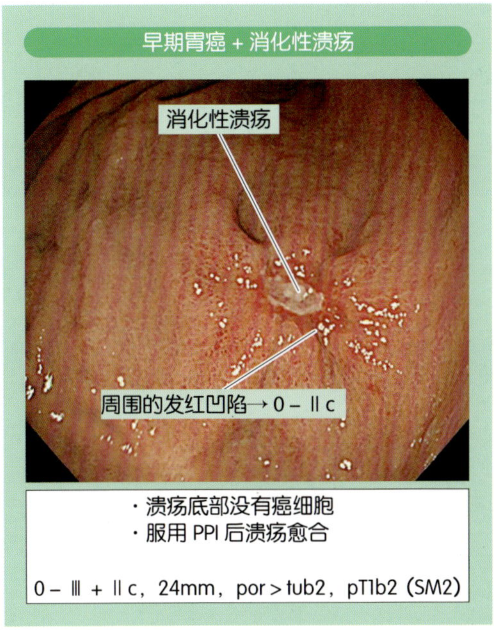


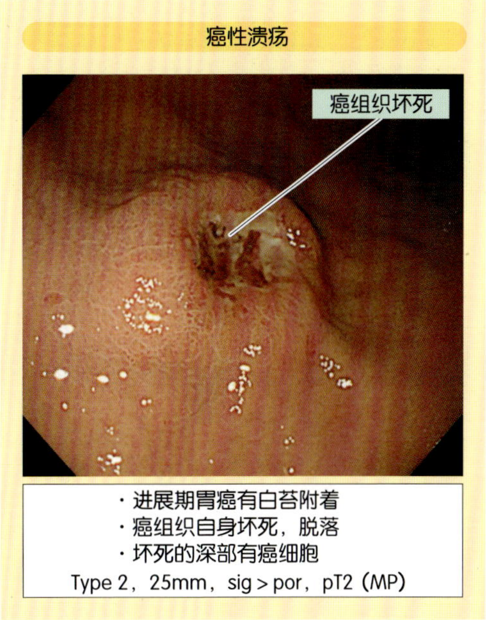


图 10　早期胃癌合并消化性溃疡与癌性溃疡的区别

住院医师：但是，是癌性溃疡还是早期胃癌合并消化性溃疡，仅从外观看，不是看不出来吗？

指导医师：确实有时候很难。判断困难的时候可以使用 PPI。PPI 治疗后溃疡变小的可以判断为消化性溃疡，这种诊断方法的问题是比较费时间。

住院医师：我一直对这个问题很混乱，终于明白它们的区别了！

**要点**　早期胃癌合并消化性溃疡与进展期胃癌的癌性溃疡发生机制不同。

# 12 胃癌的组织学类型分类

## 1. 分化型癌与未分化型癌

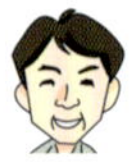

指导医师：接下来，我们看一下组织学分类。在《胃癌处理规范（第 15 版）》中，胃恶性上皮性肿瘤（一般类型）可以分为乳头状腺癌（pap），管状腺癌（tub），低分化腺癌（por），印戒细胞癌（sig），黏液癌（muc）（表 1）。

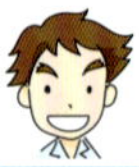

住院医师：与食管癌和大肠癌不同，胃癌有各种各样的组织学类型。

指导医师：由于是在炎症背景上发生的，因而形成了丰富多彩的组织学形态。

住院医师：根据中村 · 菅野分类进一步区分，乳头状腺癌（pap）与管状腺癌（tub）归为分化型癌，低分化腺癌（por）和印戒细胞癌（sig）归为未分化型癌。

表 1　胃恶性上皮性肿瘤的组织学分类《胃癌处理规范（第 15 版）》

| 恶性上皮性肿瘤（一般类型） | |
|---|---|
| a. 乳头状腺癌　papillary adenocarcinoma (pap) | → 分化型癌 |
| b. 管状腺癌　tubular adenocarcinoma (tub) | → 分化型癌 |
| (1) 高分化　well differentiated (tub1) | → 分化型癌 |
| (2) 中分化　moderately differentiated (tub2) | → 分化型癌 |
| c. 低分化腺癌　poorly differentiated adenocarcinoma (por) | → 未分化型癌 |
| (1) 充实型　solid type (por1) | → 未分化型癌 |
| (2) 非充实型　non-solid type (por2) | → 未分化型癌 |
| d. 印戒细胞癌　signet-ring cell carcinoma (sig) | → 未分化型癌 |
| e. 黏液癌　mucinous adenocarcinoma (muc) | |

住院医师：“分化”这个词之前也曾出现过，好像明白，又好像不明白……

指导医师：“分化”是指模拟正常组织发生的细胞和结构的变化。也就是说，高分化与正常组织类似，低分化与正常组织不同。分化的判断包括从结构水平和从细胞水平，而胃癌是根据结构变化来判断分化程度的。简单来说，在胃癌中，分化型癌是指具有腺管形成的癌，未分化型癌是指缺乏腺管形成的癌（图 1）。

住院医师：为什么未分化型癌不形成腺管呢？

指导医师：这是因为未分化型癌细胞间的黏附性较弱。因为细胞之间很难黏附在一起，所以不容易形成腺管。

A）分化型癌：有腺管形成的癌　　B）未分化型癌：缺乏腺管形成的癌

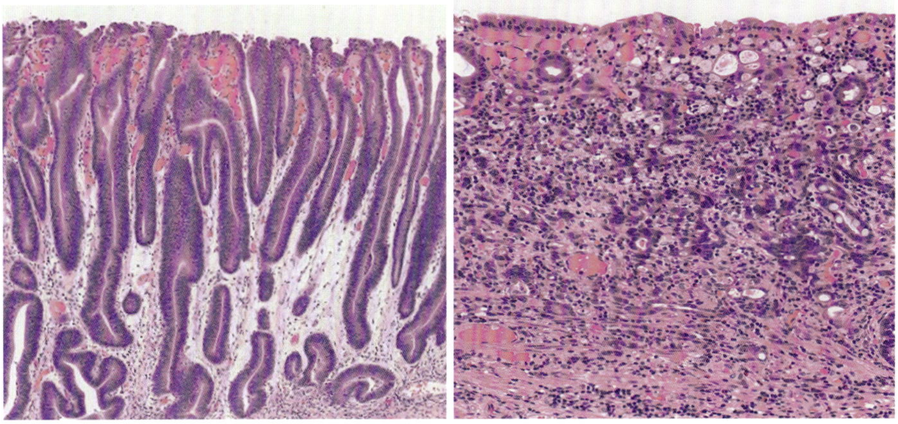

图 1　分化型癌和未分化型癌的组织形态的差异

住院医师：有一个最基础的问题，为什么要分为分化型癌和未分化型癌？

指导医师：因为二者的临床表现及内镜特征不同。就像刚才所说，未分化型癌的癌细胞是零乱分散的。零乱分散的癌细胞不会破坏现有的组织，有在细胞缝隙之间浸润的倾向，即使很小的癌，也会发生很深的浸润。此外，由于容易浸润到脉管，发生转移的风险很高。分化型癌与未分化型癌的 ESD 适应证也不一样。

住院医师：因为临床处理策略不同，所以有必要好好进行分类。

对了，黏液癌（muc）是分化型癌还是未分化型癌？

指导医师：黏液癌（muc）根据癌细胞的组织学形态可分为分化型癌和未分化型癌，在《胃癌治疗指南（第 6 版）》中写道："关于 SM 浸润部分有 muc 的病例，无论它是分化型癌还是未分化型癌，目前都按照未分化型癌进行处理。"一般认为黏液癌（muc）恶性程度较高。

住院医师：分化型癌与未分化型癌混合在一起的时候怎么判断？

指导医师：处理规范中规定："恶性上皮性肿瘤的亚分类中，按照成分占优势的组织学类型进行分类。包含不同组织学类型（混合型）的时候，按不同成分所占比例大小的顺序进行记载（如：tub2 ＞ por2 ＞ sig）。"未分化型癌的成分为主时，按照未分化型癌的原则处理。

**要点**　对于混合型，应按照成分占优势的组织学类型进行处理

## 2. 未分化型癌的特征

指导医师：那么，首先，我们来解释一下未分化型癌。未分化型癌发生在幽门螺杆菌感染，但尚未出现萎缩的区域。在萎缩进展、显著肠上皮化生的区域很少发生未分化型癌。

住院医师：最近，未感染幽门螺杆菌的未分化型癌也在增加吗？

指导医师：幽门螺杆菌感染者人数确实在减少，也出现了很多幽门螺杆菌未感染的未分化型癌的病例。根据癌研医院的数据，未分化型早期胃癌的 ESD 病例中约有 20% 没有幽门螺杆菌感染。幽门螺杆菌未感染的未分化型癌的特征是以不含低分化腺癌的纯印戒细胞癌居多（图 2）。

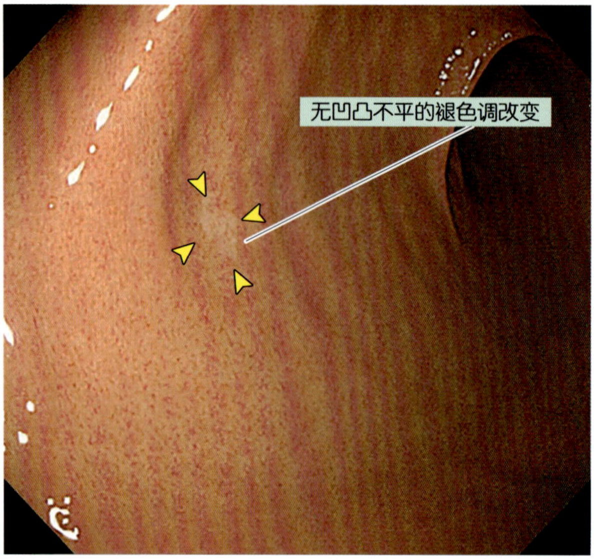


图 2　幽门螺杆菌未感染的印戒细胞癌（sig）

未分化型癌的早期病变是这种无凹凸不平的 0-Ⅱb 病变。

【诊断】胃角前壁，0-Ⅱb，4mm×3mm，sig，pT1a（M），pUL0

## 要点　幽门螺杆菌未感染的背景下容易发生纯印戒细胞癌（sig）

指导医师：另外，针对 20mm 以下的未分化型早期胃癌的研究显示，根据肿瘤大小不同，印戒细胞癌（sig）与低分化腺癌所占比例不同。较小的未分化型癌以纯印戒细胞癌（sig）成分居多。随着肿瘤增大，混杂的低分化腺癌（por）和分化型腺癌成分会增加（图 3）。

住院医师：也就是说，随着肿瘤的增大，纯粹的印戒细胞癌（sig）就会减少。

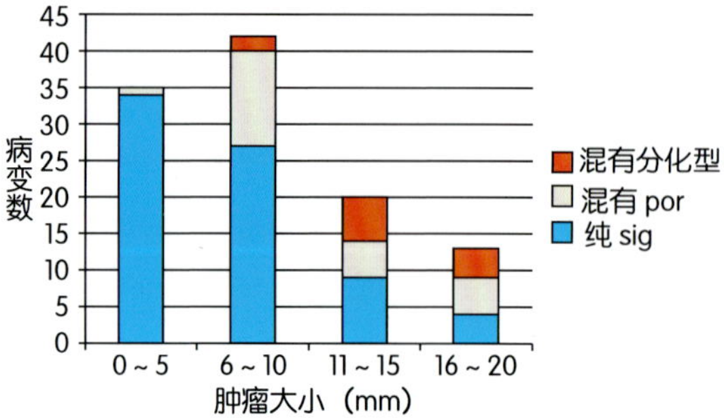


图 3　未分化型早期胃癌的肿瘤大小与组织类型的关系

经过文献［60］授权许可，部分修改后转载指导医师：现在理解未分化型早期胃癌的内镜特征了吗？

住院医师：说到未分化型癌就是褪色调的凹陷！

指导医师：一般认为未分化型癌为褪色调的凹陷，但早期发现的以 0–Ⅱb 这种无凹凸的病变多见。我们之前的研究中，直径 10mm 以下的未分化型早期癌有 36% 是 0–Ⅱb，而直径 11 ~ 20mm 的病变中只有 6% 是 0–Ⅱb（图 4）。

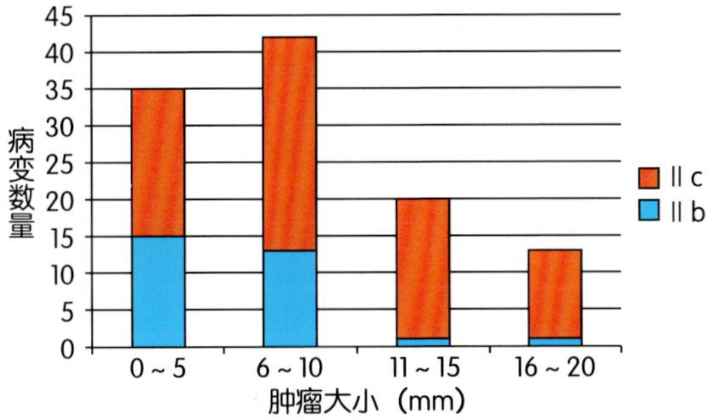


图 4　未分化型早期胃癌的大体形态与肿瘤大小的关系

经过文献［60］授权许可，部分修改后转载

住院医师：未分化型癌早期没有凹凸不平，随病变增大逐渐出现凹陷……也就是说，发现早期未分化型癌的要点是寻找没有凹陷的褪色调病变！（图 5、图 6）

指导医师：是的。另外，未分化型早期胃癌的 0–Ⅱa 和 0–Ⅰ这种隆起型几乎都没见过吧。

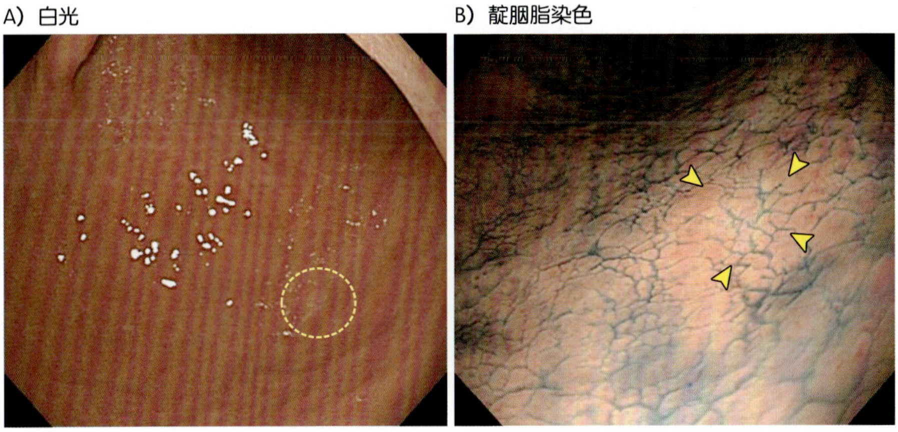


图 5　未分化型癌（0–Ⅱb 病变）

萎缩边界口侧的褪色调黏膜。靛胭脂染色后无凹陷，胃黏膜的形态与周围黏膜相同。因为肿瘤局限于黏膜中层，没有在表层露出。这种小的未分化型癌没有凹陷，以纯 sig 居多。

【诊断】胃角大弯，0–Ⅱb，5mm × 4mm，sig，pT1a（M），pUL0

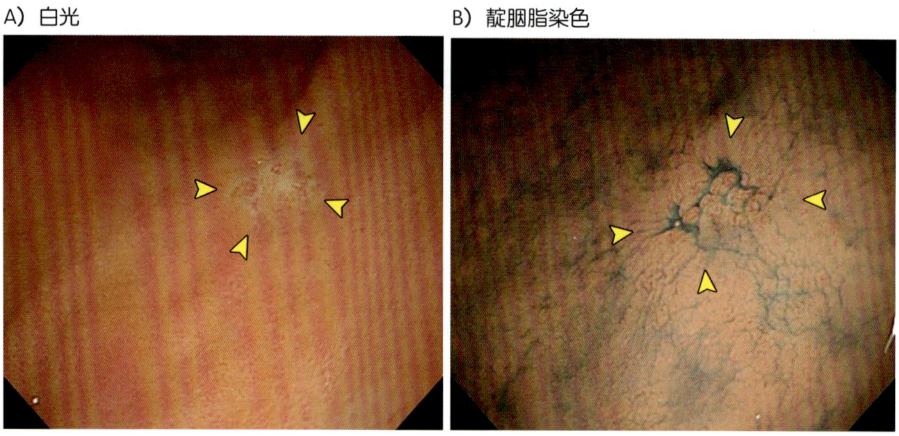


图 6　未分化型癌（0-Ⅱc 病变）

未分化型癌进展后，出现凹陷，肿瘤会在表面露出。另外，色调上褪色与发红混合存在，组织学上，多混合存在 por。

【诊断】胃角大弯，0-Ⅱc，9mm×8mm，sig > por，pT1a（M），pUL0

住院医师：未分化型癌容易发生在哪里？

指导医师：未分化型癌的好发部位在大弯的中下部（M，L）区域。所以要将大弯的皱襞送气伸展开观察，否则就会漏掉病变（图 7）。这个在观察法的部分也解释过（参见第 7 章 -2）。

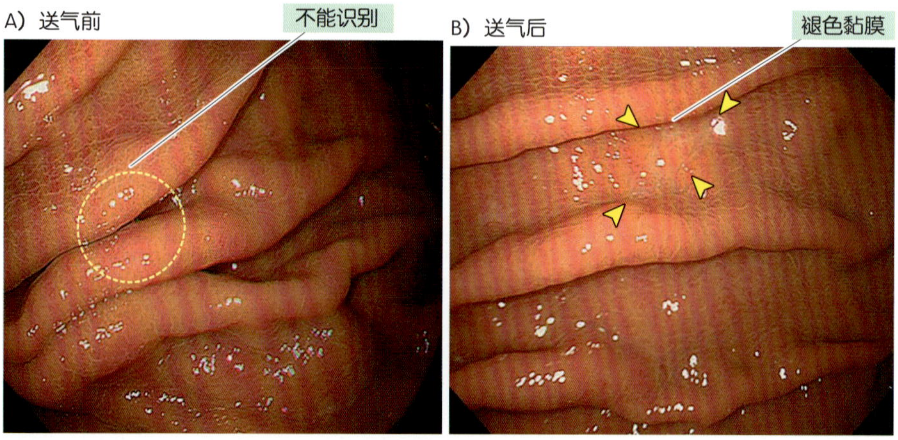


图 7　隐藏在皱襞间的未分化型早期胃癌

送气后观察大弯，就能够识别病变。

【诊断】胃体中部大弯，0-Ⅱc，10mm×5mm，sig，pT1a（M），pUL0

## 3. 癌的病变边界

指导医师：接下来，注意一下癌的边界。你知道为什么胃癌诊断中边界很重要吗？

住院医师：呃，这是前些时候学习会上学到的。“胃癌是起源于黏膜表层上皮的恶性肿瘤，癌在黏膜表层露出，与非癌部分形成清晰的界限”，就是这样的。

指导医师：是这样的。基本上，癌会形成边界。有些癌也无法观察到全周的边界，只有部分区域有清晰的边界。反过来说，边界完全不清楚的病变是癌的可能性较低。所以，边界的观察在癌的诊断中相当重要，分化型癌与未分化型癌的边界的特征是不同的。

要点

**病变边界的观察是胃癌诊断的关键。**

指导医师：未分化型癌多发生于非萎缩黏膜，背景黏膜较厚。因此凹陷的癌灶与背景黏膜间高度差很大。这是未分化型癌表现出的边界……

住院医师：断崖状的凹陷啊！（图 8）

指导医师：是的，仿佛用刀切割一样，形成直线的、有高度差的凹陷边界。而且，仔细观察可以看到断崖状的边界细小地裂开，表现为蚕食像（虫蛀像）（图 9、图 10）。但是，我刚才已经说过了，这种断崖状凹陷的形成是有一定发展过程的，未分化型癌的早期形态是 0-Ⅱb。

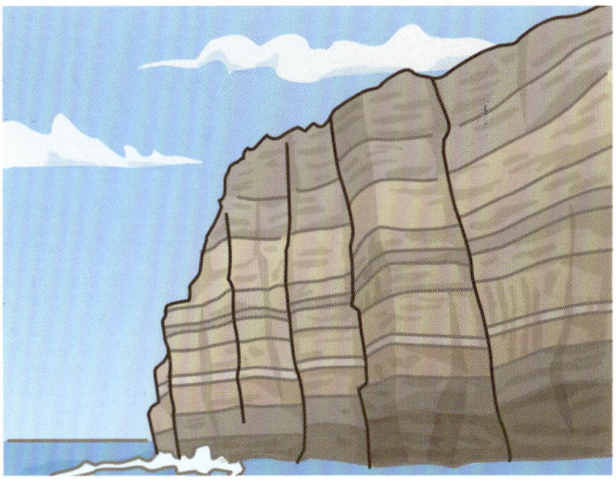

图 8　断崖状外观

住院医师：最初病变没有凹陷，在进展过程中形成断崖状的凹陷，是这样的吧？

指导医师：是这样的！这是很重要的事情，但是教科书上没有写。

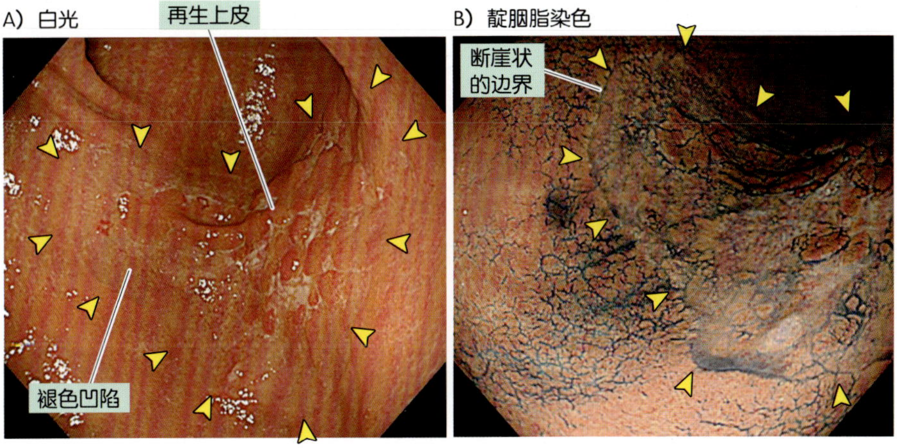


图 9　未分化型癌的边界：断崖状的蚕食像

像刀割一样的直线形的凹陷边界，高低差明显，呈断崖状。褪色凹陷内可见岛状分布的发红的再生上皮。

【诊断】胃角大弯，0- Ⅱc，62mm × 38mm，sig ＞ por，pT1b2（SM2），pUL1

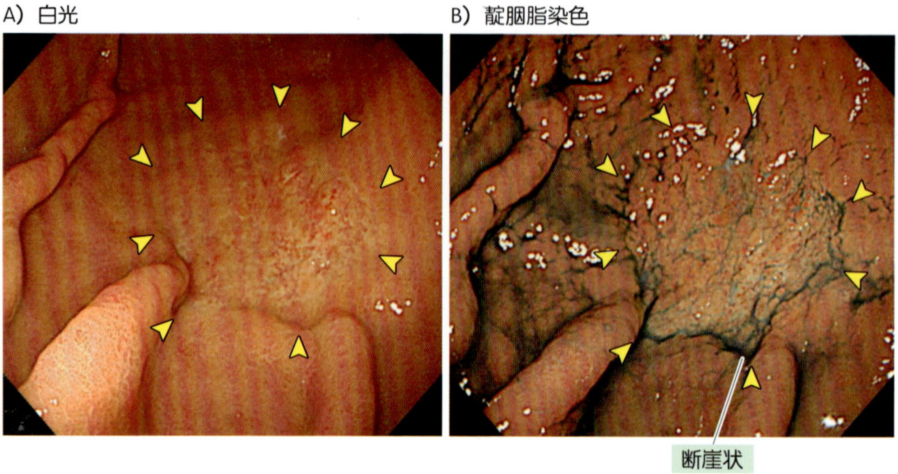


图 10　未分化型癌的边界：断崖状的蚕食像

口侧的高低差明显，呈断崖状。这是因为口侧的非肿瘤黏膜较厚，肿瘤与非肿瘤容易产生高度差。
【诊断】胃体下部大弯，0- Ⅱc，24mm × 24mm，por ＞ sig ＞ tub2，pT1a（M），pUL0

**住院医师**：未分化型癌的色调是褪色调的，有没有发红的？我感觉越大的病变，混有发红病变的情况越明显。

**指导医师**：你观察得很仔细。那是对的，小的病变呈褪色调，随着病变增大，就会在褪色的区域混杂发红（图 11）。从组织学类型看，纯印戒细胞癌病变多为褪色调，低分化腺癌（por）和分化型癌混杂在一起的时候，病变会混杂发红（图 12）。

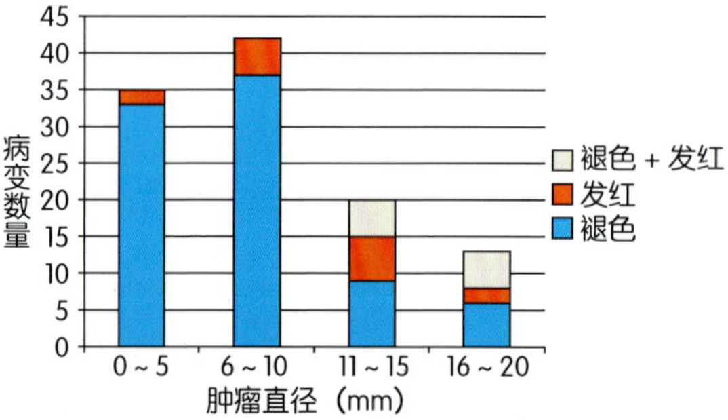


图 11　未分化型早期胃癌的色调与肿瘤大小

经过文献［60］授权许可，部分修改后转载

**专栏**

## 幽门螺杆菌未感染胃癌

根据幽门螺杆菌未感染胃癌的定义，这种胃癌占全部胃癌的 1% 左右。主要的组织学类型包括未分化型癌（主要是印戒细胞癌）、低异型度胃型腺癌、肠型分化型腺癌三种，各自呈现不同的特征。未分化型癌初期表现为局限于黏膜中层的无凹凸的褪色调 0- Ⅱb 病变，不久占据胃黏膜全层，病变凹陷成为 0- Ⅱc 病变。此外，由于细胞增殖能力较低，发展成进展期癌的风险较低。低异型度胃型腺癌包括胃底腺型腺癌，胃底腺黏膜型腺癌和小凹上皮型腺癌等。术语定义有一定的混乱，也有很难分类的病例。因此，不要拘泥于病变分类，重要的是理解肿瘤细胞和正常胃黏膜中与之相对应的细胞的特征。肠型分化型腺癌非常少见，主要发生于胃窦部，表现为章鱼样的糜烂。推测其癌变的发生与胆汁反流有关。

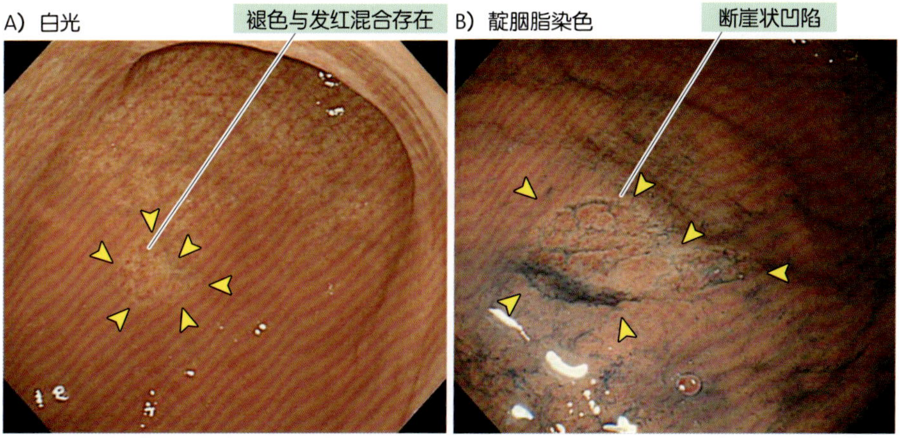


图 12 褪色和发红混合的早期胃癌

萎缩边界口侧的褪色和发红混合存在的凹陷性病变。像这样混合发红的病变组织学上多有低分化腺癌混合存在。

【诊断】胃体下部大弯，0-Ⅱc，19mm×18mm，por＞sig，pT1a（M），pUL0

**指导医师**：此外，未分化型癌容易合并糜烂、溃疡，有时伴有再生上皮。因为这种再生上皮是红色的，所以在褪色病变中可有发红的病变混杂在一起。

**住院医师**：的确，在褪色调凹陷的病变中存在岛状再生上皮很常见。对了，为什么未分化型癌大多会合并溃疡呢？

**指导医师**：胃癌对于胃酸的抵抗力弱，因此容易合并消化性溃疡，这点我在恶性周期那部分内容中讲过了。我认为未分化型癌相比分化型癌对于胃酸的抵抗力更弱。

**住院医师**：嗯，相比未分化型癌，分化型癌能防御胃酸？

**指导医师**：首先，数据显示未分化型癌容易合并溃疡。外科手术病例的数据显示未分化型黏膜内癌中有 66.1%（10mm 以下：43.2%；11～20mm：60.0%；21mm 以上：71.1%）合并溃疡。另一方面，外科手术的病例中分化型黏膜内癌中有 43.6% 合并溃疡。也就是说，未分化型癌比分化型癌更容易合并溃疡，未分化型癌具有即使是小病变也容易合并溃疡的特点。

**住院医师**：分化型癌约有 40% 合并溃疡，未分化型癌约有 70% 合并溃疡，这真是差别很大呢。但是，为什么未分化型癌对胃酸抵抗力弱，容易发生溃疡呢？

**指导医师**：这里有必要先弄清楚分化型癌和未分化型癌是如何发生的，我来解释一下。目前认为在高度萎缩的黏膜背景上发生的分化型癌是从肠上皮化生的细胞增殖带的腺底部附近发生的。癌细胞是因细胞分裂时的错误复制等原因导致的，从细胞分裂活跃的细胞增殖带产生。从腺底部发生的分化型的癌细胞，逐渐进展取代非肿瘤上皮。这个时候，癌细胞不会破坏上皮与间质之间的基底膜，癌细胞紧密黏附在一起，沿基底膜进展（图 13）。

**住院医师**：显微镜可以看到基底膜吗？

**指导医师**：基底膜很薄，普通光学显微镜识别很困难，需要用电子显微镜观察才能看到基底膜。

**住院医师**：电子显微镜在学生时代上大学时见过……记不清楚了。

**指导医师**：电子显微镜价格昂贵，一般医院几乎都没有配备。另外，最近免疫组织化学染色技术发展了，通过光学显微镜也能发现很多东西，随着分子水平和基因组水平分析的进步，基于电子显微镜的形态学的诊断渐渐落后了。不过，在肾小球肾炎等的诊断方面，电子显微镜至今依然很重要。

**住院医师**：是的，现在还记得国家考试时关于肾小球基底膜的电子显微镜下的表现。好怀念啊。

**指导医师**：对我来说，国家考试已经是 20 多年前的事儿了，几乎没有什么记忆了（笑）。

扯远了，言归正传吧。

未分化型癌发生于缺乏萎缩的胃固有黏膜的背景，发生部位是胃固有黏膜腺颈部的细胞增殖带附近。并且，基本不会局限在上皮内，而是直接通过基底膜，向黏膜固有层的间质浸润（图 14）。

**住院医师**：未分化型癌会破坏基底膜！

**指导医师**：我不知道破坏这个表达是否正确，不过未分化型癌所形成的基底膜非常脆弱。因此，未分化型癌细胞容易穿过基底膜向间质浸润。

**住院医师**：进入间质的癌细胞会怎么样呢？

**指导医师**：未分化型癌的细胞黏附性差，癌细胞在间质内散在增殖。也就是说，以不形成腺管的方式增殖。

**住院医师**：这样啊，因为不像分化型癌的细胞黏附性那样强，所以会零乱地散在浸润。

**指导医师**：是的。在间质内增殖的未分化型癌细胞，破坏原有的非肿瘤上皮，使得细胞之间黏附性弱的癌细胞暴露于表面，从而形成糜烂。再加上胃酸的影响，可不是会合并溃疡嘛。

**住院医师**：因为细胞黏附性弱的肿瘤成分会在表面露出，所以对胃酸的防御力会变弱。

**指导医师**：除此之外，还与对胃酸有防御作用的黏液减少等多种因素有关，我认为大致就是这样的。

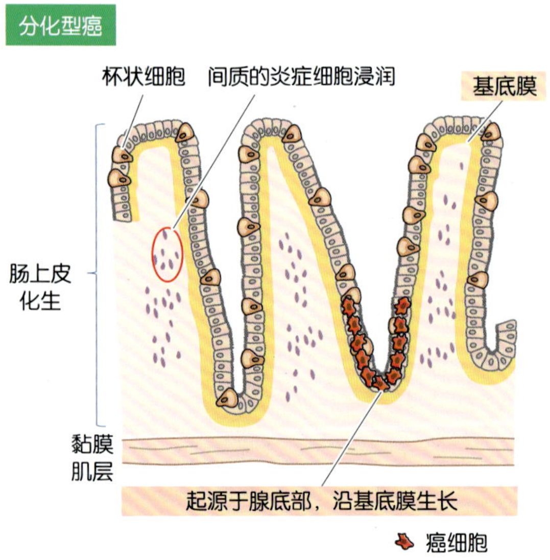

图 13　分化型癌的进展模式

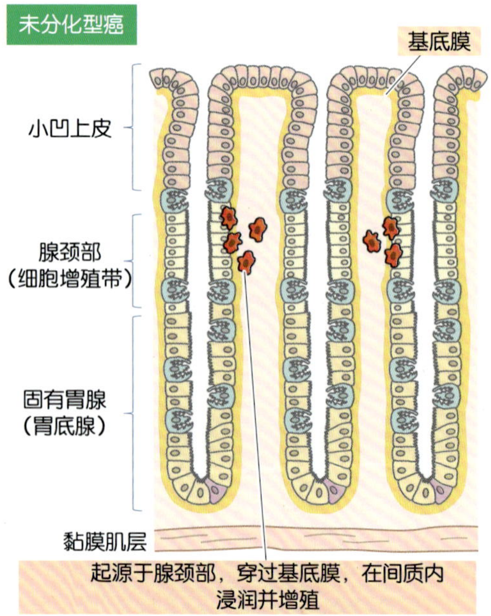

图 14　未分化型癌的进展模式

**要点** 未分化型癌容易合并溃疡。

指导医师：癌研医院关于未分化型早期胃癌研究数据的论文《未分化型早期胃癌扩大适应证病变的临床特征的探讨》”发表于《日本消化内镜学会杂志》。这是我年轻时的研究。在 Google 中检索《未分化型早期胃癌適応拡大病変の臨床像の検討》，可以免费阅读，请查看一下。

住院医师：我来读一下！

## 4. 分化型癌的特征

指导医师：接下来是分化型癌，分化型癌发生在什么样的背景黏膜上呢？

住院医师：刚才您曾提到过。分化型癌发生于萎缩和肠上皮化生较为明显的黏膜区域的增殖带（腺底部）附近，沿基底膜置换非肿瘤上皮，连续生长（图 13）。

指导医师：是这样的。因此，背景黏膜多呈现类似于颗粒状、绒毛状腺管的表面结构。凹陷型癌是沿胃小沟发展的，边缘呈棘状突出。这种棘状突出的表现称为蚕食像。

住院医师：咦，刚才提到过未分化型癌是断崖状的蚕食像。

指导医师：等等，这里我先对蚕食像做一下解释。蚕食本来是指“像蚕吃桑叶一样，从一侧开始逐渐侵犯其他领域或物体”。上小学的时候在课堂上养过蚕吧？

住院医师：哎，在大阪没有养过蚕……

指导医师：可能也有年代和地域的差异吧……

总之，因为凹陷型早期胃癌的癌和非癌分界处所看到的细微、不规整的表现与蚕啃过的桑叶形状相似，所以称为蚕食像（图 15）。

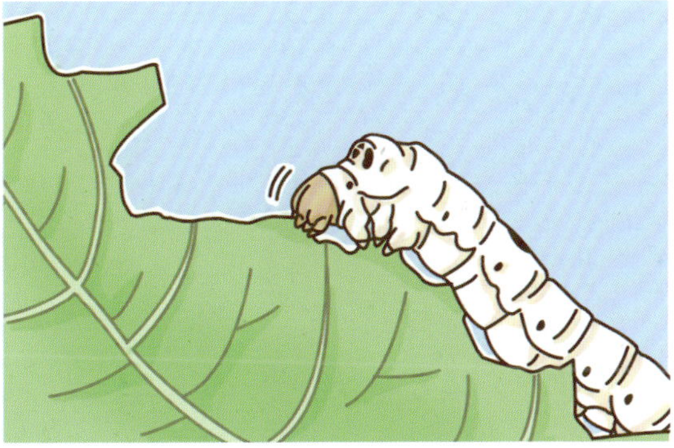

图 15　蚕食像的图像

像蚕吃桑叶一样，从一侧开始，逐渐侵袭的表现为蚕食像。

**指导医师**：而且，这种蚕食像是诊断凹陷型早期胃癌为恶性病变的最重要的一个表现。

**住院医师**：对胃的凹陷性病变的良恶性的鉴别非常有用。蚕食像具体是什么表现呢？

**指导医师**：蚕食像的表现没有统一定义，有棘状、星芒状、锯齿状、断崖状等各种各样的表现（图 16）。

**住院医师**：分化型癌与未分化型癌的蚕食像有什么区别吗？

**指导医师**：在未分化型癌中，蚕食像呈断崖状（图 8），分化型癌中蚕食像呈棘状、星芒状（图 16），从蚕食像可以推测组织学类型。

还要记住这一点，靛胭脂染色后，蚕食像会比白光下更加清晰（图 17、图 18）。

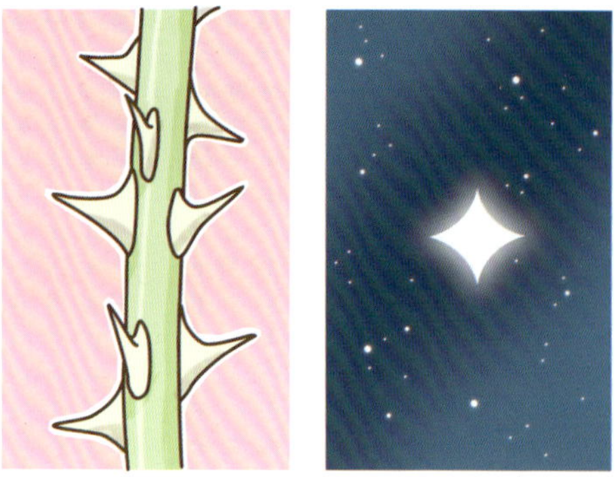

图 16　棘状、星芒状的外观（分化型癌的蚕食像）

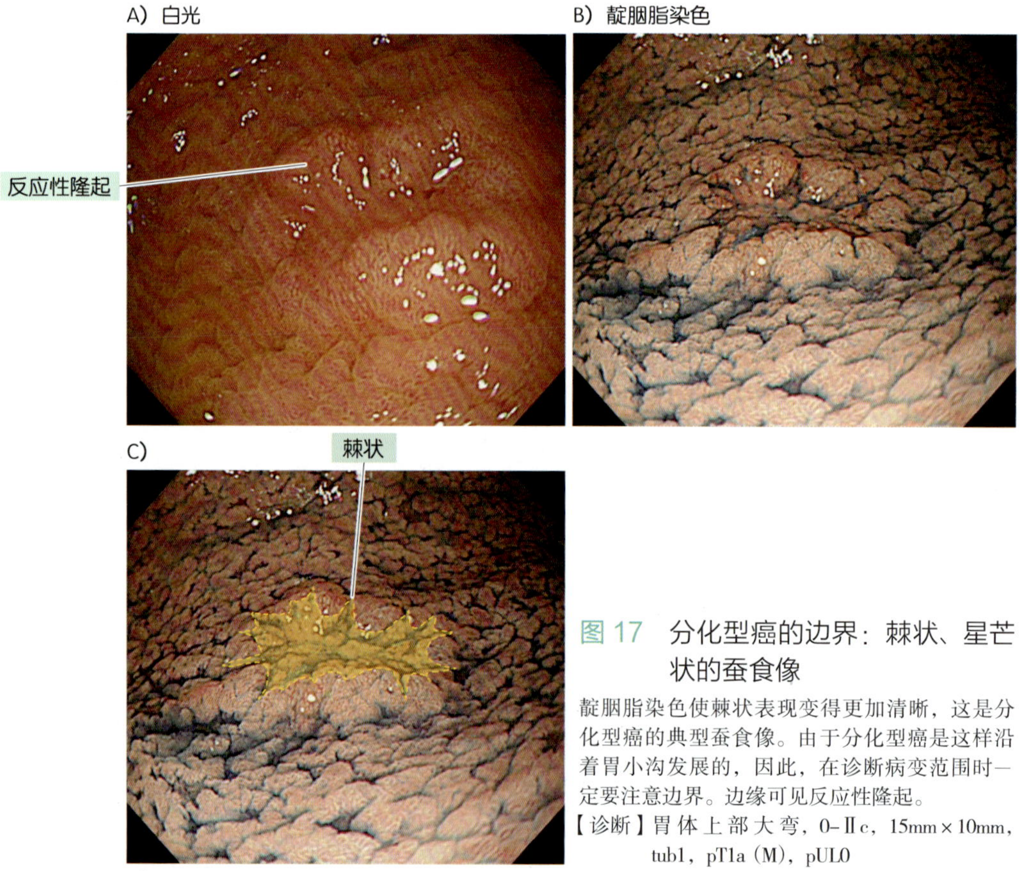


图 17　分化型癌的边界：棘状、星芒状的蚕食像

靛胭脂染色使棘状表现变得更加清晰，这是分化型癌的典型蚕食像。由于分化型癌是这样沿着胃小沟发展的，因此，在诊断病变范围时一定要注意边界。边缘可见反应性隆起。

【诊断】胃体上部大弯，0-Ⅱc，15mm × 10mm，tub1，pT1a（M），pUL0

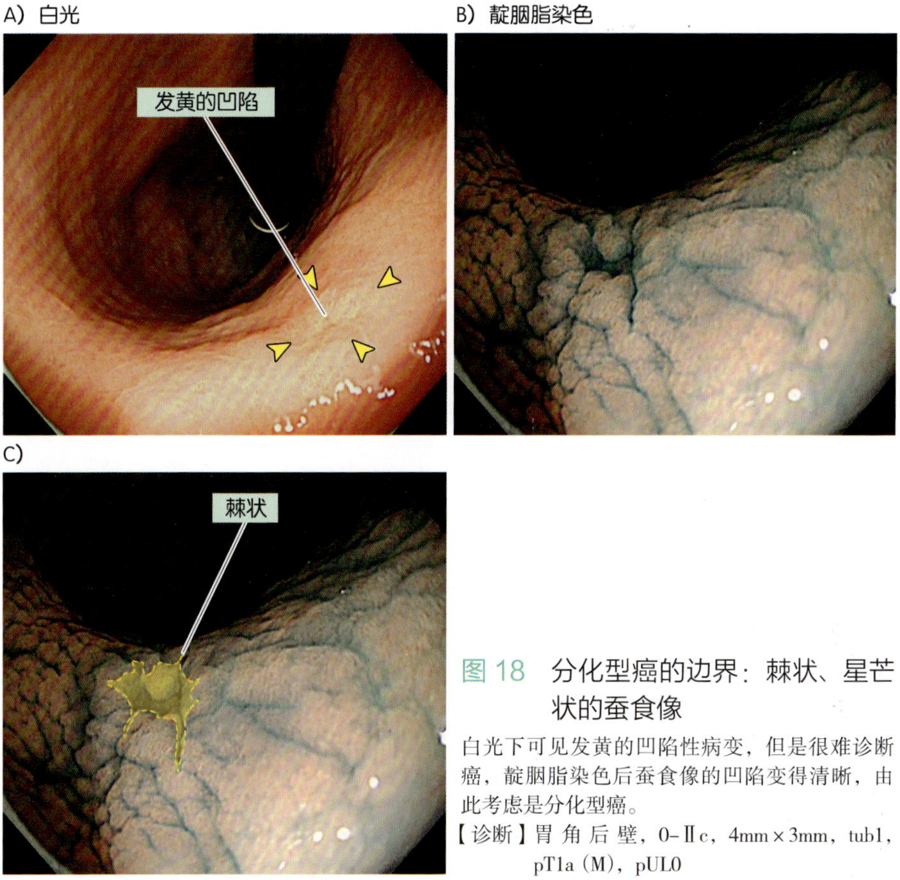


图 18　分化型癌的边界：棘状、星芒状的蚕食像

白光下可见发黄的凹陷性病变，但是很难诊断癌，靛胭脂染色后蚕食像的凹陷变得清晰，由此考虑是分化型癌。

【诊断】胃角后壁，0-Ⅱc，4mm × 3mm，tub1，pT1a（M），pUL0

**住院医师**：分化型癌的凹陷与未分化型癌不同，它不会形成断崖状的高度差。

**指导医师**：你注意到它们的不同之处了。分化型癌发生的背景是萎缩，黏膜变薄。因此，非癌与癌的高度差不明显，凹陷边界比较平缓。

**住院医师**：另外，有时候会在分化型癌的凹陷边缘看到隆起，这是癌性隆起吗？

**指导医师**：这是分化型癌凹陷边缘部的非肿瘤性小凹上皮过度增生形成的，称为边缘隆起或者反应性隆起（图 19）。隆起内也有一部分存在癌组织，但大部分隆起都是非肿瘤上皮增生形成的（图 20）。请注意，这并不是癌浸润到黏膜下层形成的隆起。

**住院医师**：之前，曾经从反应性隆起病变中发现了小的 0-Ⅱc。仔细观察隆起，靛胭脂染色后，发现凹陷面露出蚕食像，确诊为胃癌！（图 21）

**指导医师**：确实，在小的凹陷性病变中，可以从反应性隆起中发现早期胃癌。

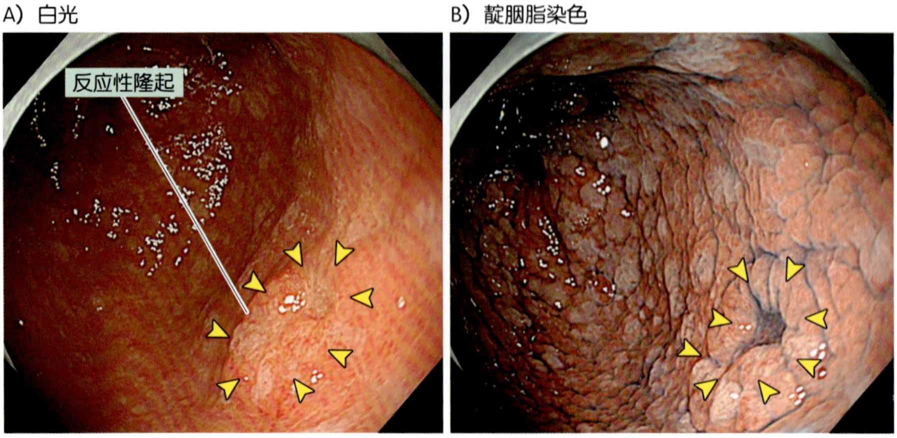


图 19　反应性隆起

【诊断】胃窦部后壁，0-Ⅱc，12mm×10mm，tub1＞tub2，pT1a（M），pUL0

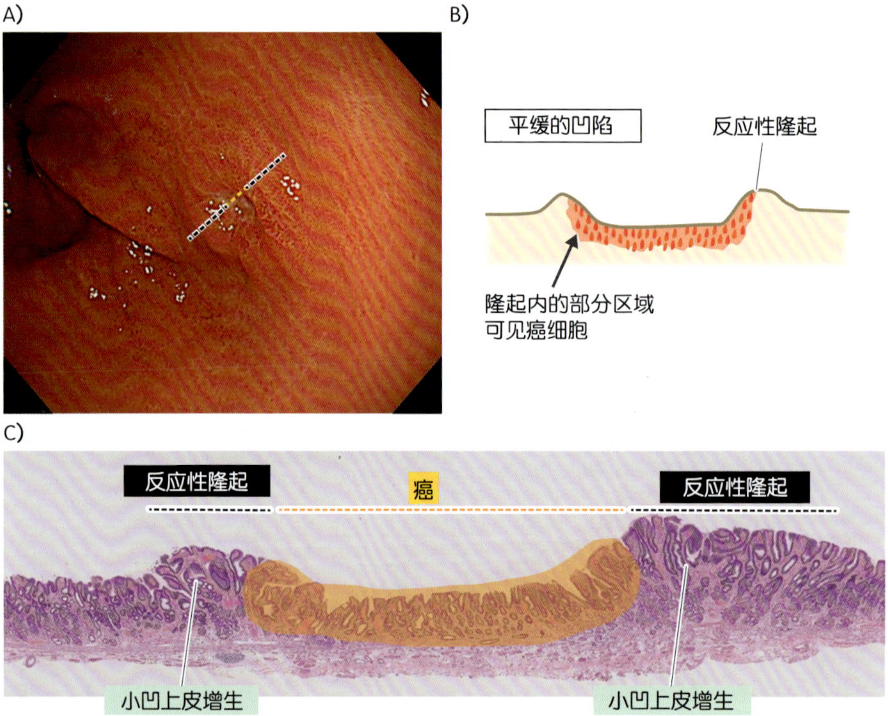


图 20　反应性隆起的结构

A）白光　　B）靛胭脂染色

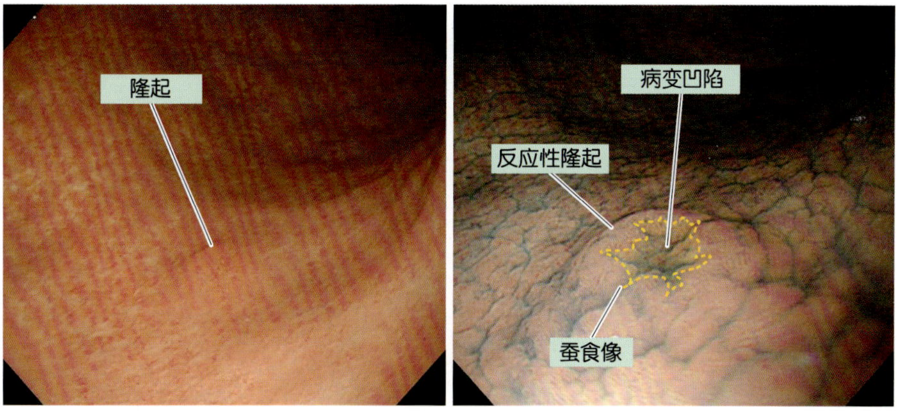


图 21　从反应性隆起中发现早期胃癌

【诊断】胃体下部大弯，0-Ⅱc，7mm×6mm，tub1 > tub2，pT1a（M），pUL0

**要点**

**分化型癌的凹陷周边伴有反应性隆起。**

住院医师：分化型癌既有隆起型，也有凹陷型，而未分化型癌则呈平坦型或者凹陷型，几乎没有隆起型，这是为什么呢？

指导医师：有几种可能性，癌细胞的细胞黏附性不同可能是其中的一个原因。分化型癌的癌细胞间黏附性比较强，增殖形成腺管和乳头状结构。这些结构向黏膜表层增殖，较周围黏膜增厚，就形成隆起型（图 22、图 23），如果肿瘤性腺管被破坏并向黏膜深层增殖，就形成凹陷型。另外，未分化型癌的癌细胞间黏附性差，细胞具有容易脱落的倾向。癌细胞在黏膜固有层内散在浸润，破坏原有上皮，黏膜变薄，因而出现凹陷。向黏膜表层增生形成肿块隆起的情况比较少见，反而是黏膜层塌陷形成凹陷型的情况更为多见。

A）白光　　B）靛胭脂染色

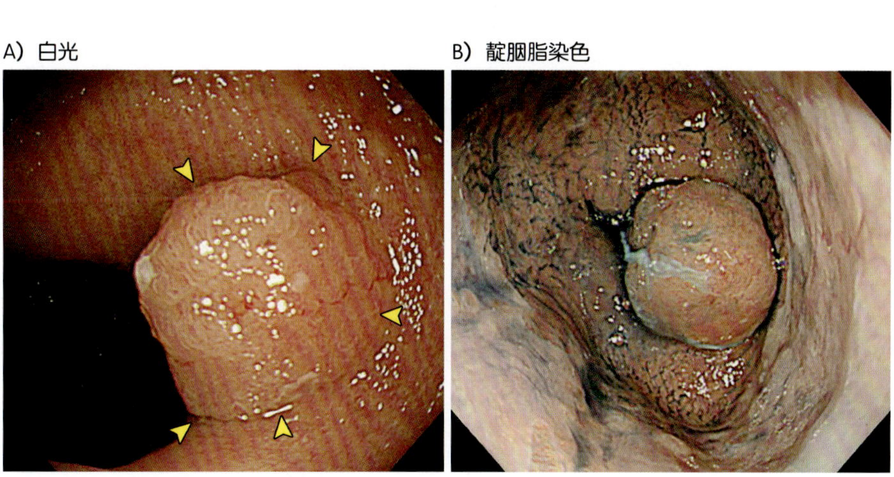

图 22　表现为隆起的分化型癌（0-Ⅰ型）

【诊断】贲门小弯，0-Ⅰ，18mm×14mm，tub1，pT1a（M），pUL0

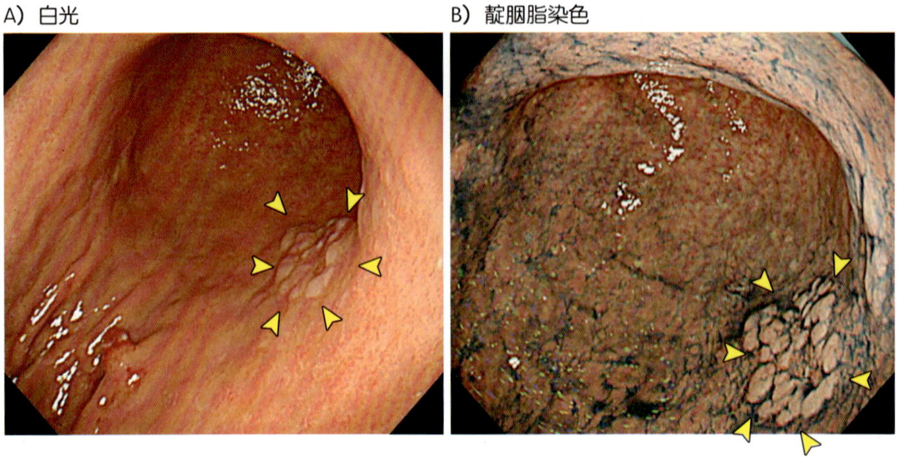


图 23　表现为隆起的分化型癌（0-Ⅱa 型）

【诊断】胃体下部后壁，0-Ⅱa，26mm×24mm，tub1，pT1a（M），pUL0

住院医师：原来是这样的原因啊！我明白了！对了，未分化型癌是褪色调，分化型癌的颜色却有很多种。

指导医师：凹陷型大多发红（图 24、图 25）；隆起型有的发红，有的和周围黏膜一样呈正色调或者色调发白。

住院医师：色调发红的癌组织血管更丰富吗？

指导医师：一般色调发红的病变，认为是间质血管增生的反映。我觉得与周围黏膜相比，色调发红的癌组织毛细血管更丰富。

住院医师：这么说，色调发白的癌组织血管少一些，是这样吗？

指导医师：虽然是白色，但是与真正的白色相比，绝大多数癌只是比周围黏膜稍微发白而已（图 26）。虽然导致色调发白的原因目前尚不清楚，但是，我认为可能是因为肿瘤细胞的密度高，间质的血管增生不明显导致的。另外，上皮内脂肪滴沉积，也就是可见 WOS 时也是发白的（图 27）。

住院医师：还有，有没有色调发黄的胃癌？

指导医师：是这样的。这个也不是真正的黄色，稍稍带有黄色调的病变在分化型癌中也很多见（图 28、图 29）。如果能关注这种略微发黄的色调，就会提高早期胃癌的诊断能力。

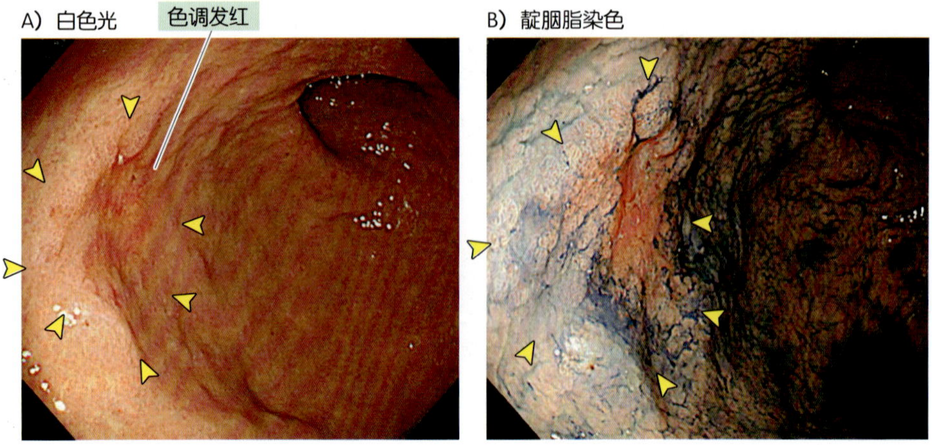


图 24　色调发红的分化型癌

【诊断】胃体中部前壁，0-Ⅱc，25mm×21mm，tub2，pT1b2（SM2），pUL0

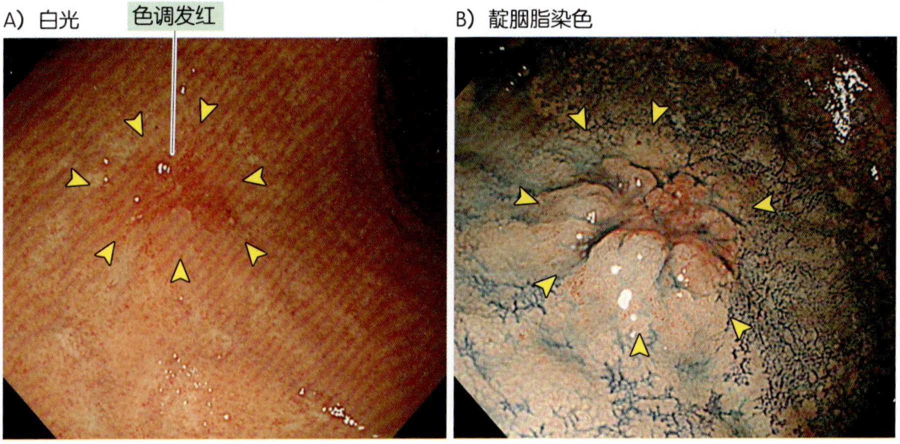


图 25　色调发红的分化型癌

【诊断】胃体下部前壁，0-Ⅱc，13mm×10mm，tub2，pT1b2（SM2），pUL1

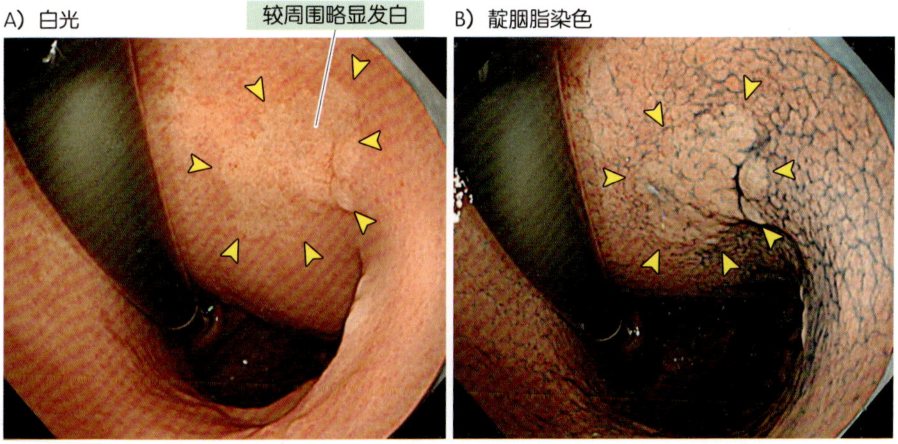


图 26　色调发白的分化型癌

【诊断】胃体中部前壁，0-Ⅱa，24mm×22mm，tub1，pT1a（M），pUL0

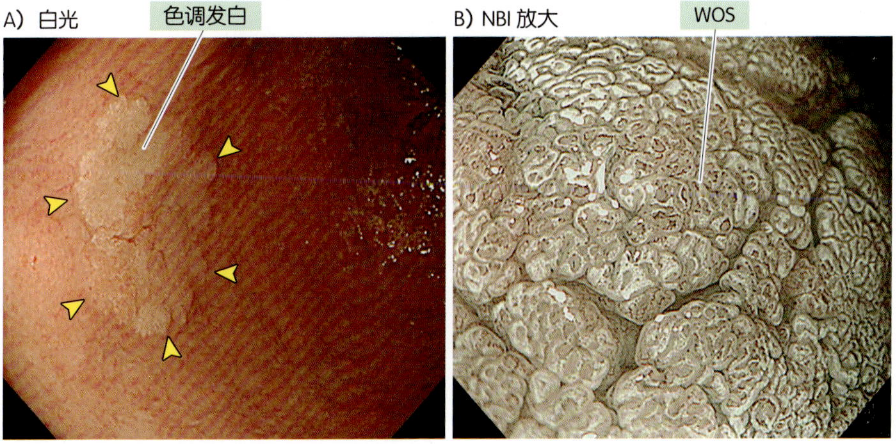


图 27　色调发白的分化型癌（伴有 WOS）

【诊断】胃体下部前壁，0-Ⅱa，26mm×19mm，tub1，pT1a（M），pUL0

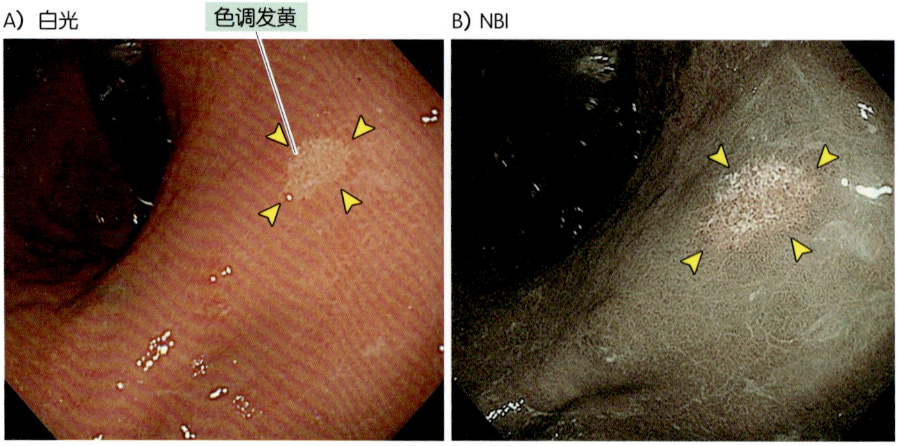


图 28　色调发黄的分化型癌

【诊断】胃角后壁，0-Ⅱc，6mm×4mm，tub1，pT1a（M），pUL0

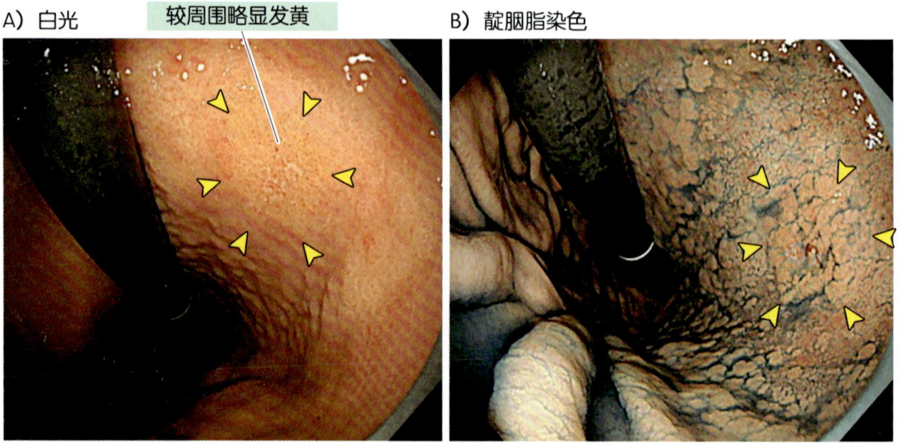


图 29　色调发黄的分化型癌

【诊断】胃体下部后壁，0-Ⅱb，12mm×8mm，tub1，pT1a（M），pUL0

指导医师：关于背景黏膜和胃癌的关系，我们一起再梳理一下。你能说说背景黏膜的观察方法吗？

住院医师：好的！在萎缩、肠上皮化生的区域，容易发生分化型癌。因此要注意寻找白色扁平隆起，发红凹陷，色调发黄的凹陷。另一方面，在非萎缩黏膜的区域容易发生未分化型癌，应注意观察褪色黏膜和褪色的凹陷（图 30）。特别是在萎缩黏膜边界的附近容易发生未分化型癌，必须注意这一点。

指导医师：太棒了，你理解得很好。

**要点**

- 萎缩、肠上皮化生区域：容易发生分化型癌。
- 非萎缩区域：容易发生未分化型癌。

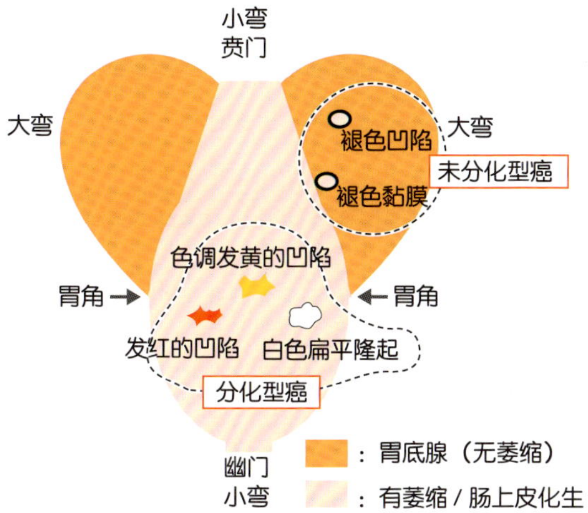


图 30 背景黏膜与胃癌

指导医师：对于分化型癌与未分化型癌的区别已经充分理解了。最后用表格和图示再做下总结，请再巩固一下（表 2，图 31）。

住院医师：这下子思路清晰多了！

表 2 分化型、未分化型早期胃癌的临床特征

| | 分化型（pap，tub1，tub2） | 未分化型（por，sig） |
|---|---|---|
| 年龄 | 高龄者居多 | 相对年轻者较多 |
| 性别 | 男女比例 2：1 | 男女比例 1：1 |
| 背景黏膜 | 肠上皮化生 | 无萎缩的胃底腺区域 |
| 色调 | 发红，白色 | 褪色 |
| 大体形态 | Ⅱa，Ⅱc 较多 | 早期为Ⅱb，逐渐进展为Ⅱc，Ⅱa 罕见 |
| 凹陷型的边界（蚕食像） | 棘状，星芒状 | 断崖状 |
| 凹陷型的黏膜面 | 胃小区结构，细颗粒状 | 早期窝间部扩大，逐渐发展为无结构，多伴有再生上皮 |
| 溃疡形成 | 44%* | 66%** |
| 淋巴结转移 | 8%* | 13%** |

*文献［57］，**文献［58］

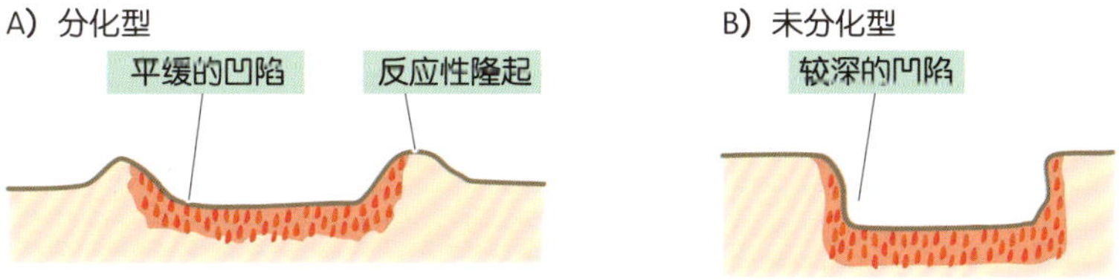


图 31 分化型和未分化型早期胃癌图示

# 13 早期胃癌的发现技巧①——区域性

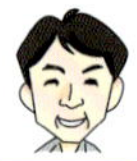
指导医师：发现病变的观察法，我想你已经知道了。那么现在开始谈谈如何将视野内的病变准确诊断为胃癌的方法。

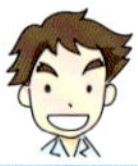
住院医师：有明显隆起和凹陷的胃癌是不会漏掉的。但是那种类似胃炎样的胃癌即使看到了也很难注意到是胃癌，这种诊断困难的病例真是很让人挠头啊！

指导医师：胃炎样的胃癌诊断确实困难。不过，这也是展示内镜医生水平的时候。那么你认为发现胃癌的要点是什么呢？

住院医师：已经讲过好几次了。是“区域性”和“边界”吧。

指导医师：是的。首先，第一步是发现具有区域性的黏膜表面的改变，也就是说，一定要认识到在色调、表面结构、血管透见方面，与背景黏膜相比具有区域性的微细变化。

住院医师：经常听说区域性这个词，有定义吗？

指导医师：作为内镜术语，经常使用“具有区域性的变化”这个词。但并没有对多大范围为“区域性”给出明确定义。就发现胃癌来说，一般如果看到 5mm 以上的黏膜面改变，就可以说具有区域性。

住院医师：咦，5mm 以上的话，那 5mm 以下的微小胃癌不就漏掉了嘛？

指导医师：嗯，那就 3mm 以上吧（笑）。一般认为 5mm 以上就可以了，“包括微小胃癌在内全都能发现！”，这种人得 3mm 以上。

那么，我们来看看具有区域性的色调、表面结构、血管透见的变化。

住院医师：我知道色调和表面结构的变化，血管透见改变具体是怎么回事？

指导医师：萎缩明显的黏膜中可看到黏膜下层的血管。

住院医师：是的，这是萎缩性胃炎的表现之一。

指导医师：但是，如果萎缩性胃炎中存在胃癌，癌组织内细胞密度较高，病变也会增厚，因此黏膜下层的血管就看不见了。这就是癌引起的血管透见消失。

住院医师：也就是说，在有血管透见的萎缩性胃炎的病例中，要注意观察血管透见的消失。

指导医师：是的，必须注意在观察血管透见的方法上存在一些细微的差异。

因此，不同的医生在胃癌筛查诊断上会有差别，我们将会展示一些稍有难度的病例。能否找到胃癌取决于内镜医生的水平。请注意相较于背景黏膜所出现的微小的改变。

# 1. 具有区域性的色调改变

以下展示褪色、发红、发白以及色调发黄的病变。都不是真正的本色，而是具有稍微发红、发白的色调变化（病例 1～病例 18）。

» 褪色调的病变

## 病例1 色调改变（褪色）

A）白光　　B）靛胭脂染色

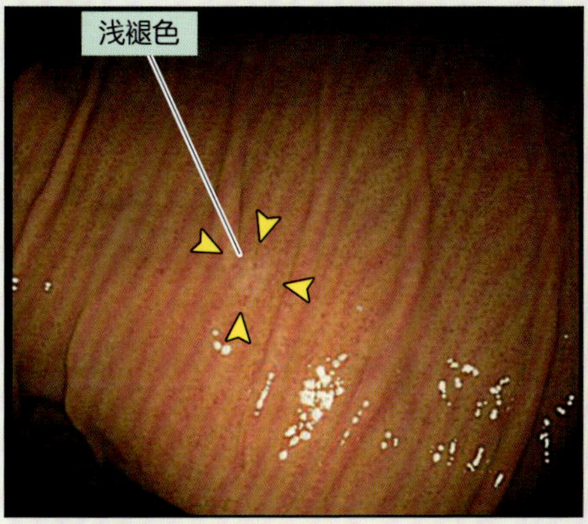


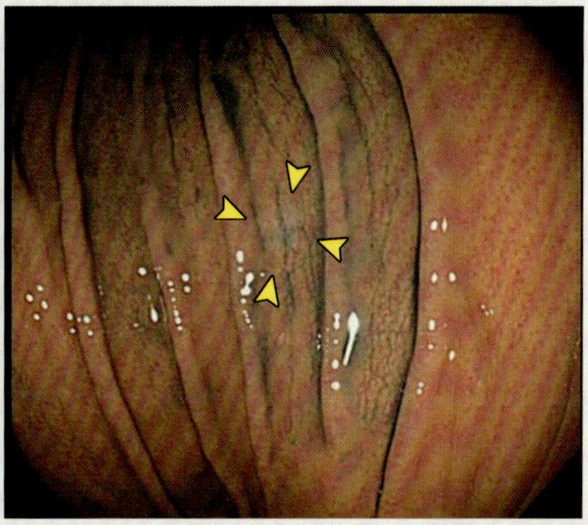

背景黏膜为幽门螺杆菌未感染，无萎缩的胃底腺黏膜。白光下胃体下部小弯可见浅褪色黏膜，靛胭脂染色后未见凹凸不平。为典型的纯印戒细胞癌（sig）。要点是在无萎缩的胃底腺区域注意褪色改变。

诊断　胃体下部小弯，0-Ⅱb，4mm×4mm，sig，pT1a（M），pUL0

## 病例2 色调改变（褪色）

A）白光　　B）NBI

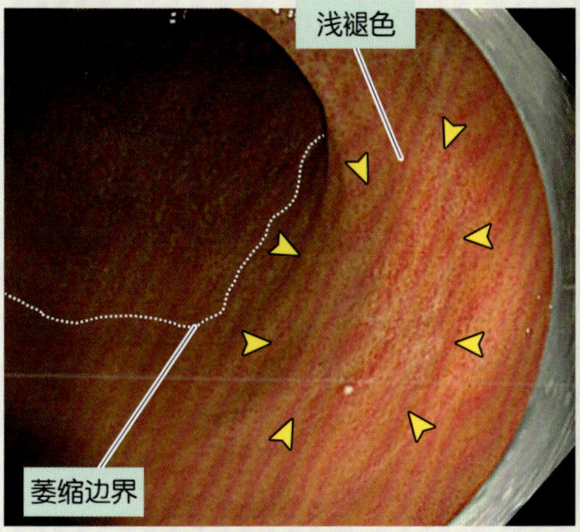


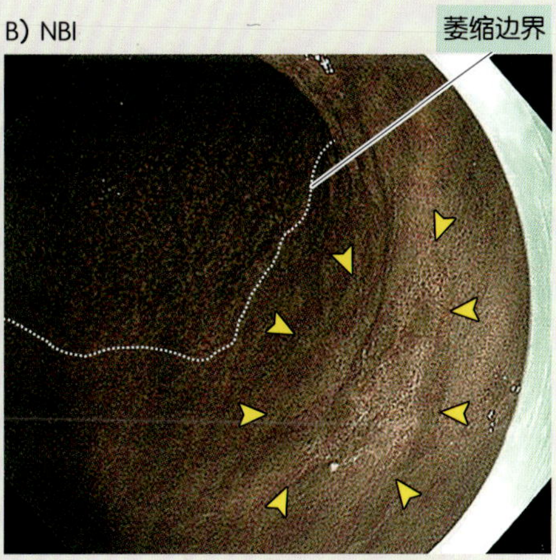


除菌后的病例，白色虚线为萎缩边界。白光下，萎缩边界口侧的非萎缩黏膜内可见褪色调与发红混杂的黏膜。白光下识别有些困难，NBI 下可见与周边黏膜相比病变呈亮茶色调改变，易于识别。未分化型癌大多存在于萎缩边界口侧。

诊断　胃体下部后壁，0-Ⅱc，18mm×16mm，sig > por，pT1a（M），pUL0

**病例 3** 色调改变（褪色）

A）白光

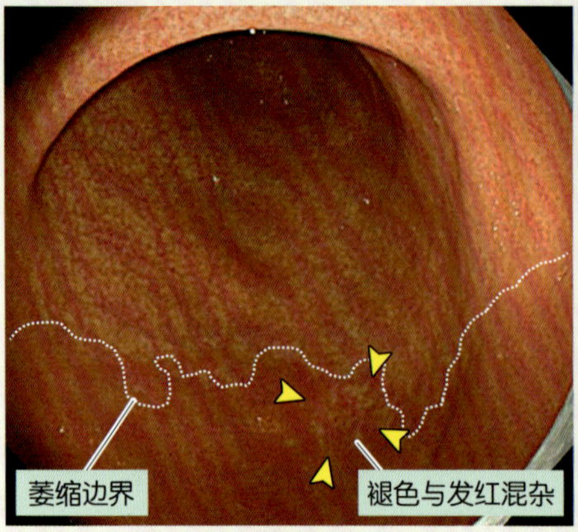


B）NBI

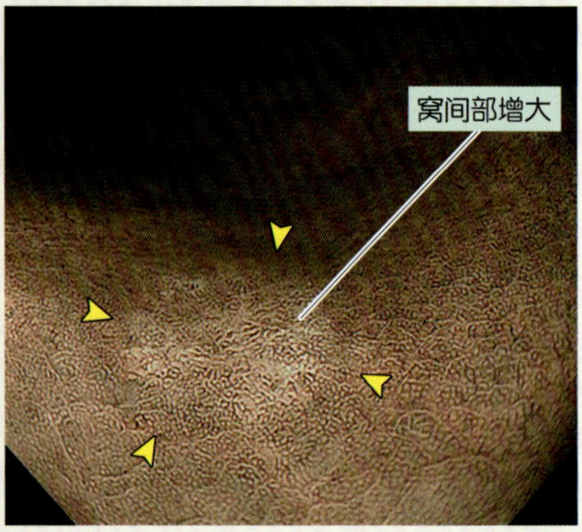


除菌后的病例，白光下萎缩边界口侧可见褪色与发红混杂的黏膜。NBI 下与周边相比呈亮茶色改变，窝间部增大。注意观察萎缩边界口侧的褪色改变，就能发现这种病变了。

**诊断** 胃体下部大弯，0-Ⅱb，6mm×6mm，sig，pT1a（M），pUL0

**病例 4** 色调改变（褪色）

A）白光

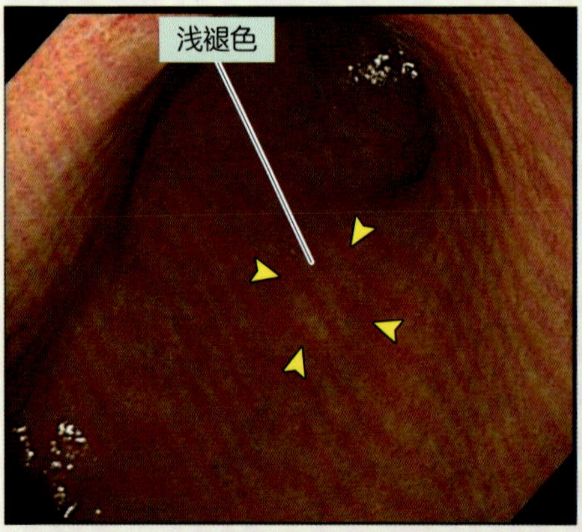


B）靛胭脂染色

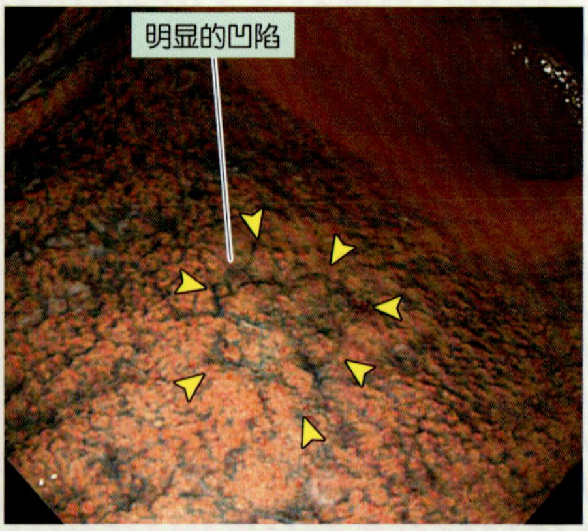


幽门螺杆菌现症感染病例，胃体大弯可见弥漫性发红，轻度萎缩。白光下可见浅褪色调区域、靛胭脂染色后抵近观察，可见明显的凹陷面。在萎缩的区域，萎缩引起的褪色和未分化型癌所致的褪色相混杂，识别困难。

**诊断** 胃体中部大弯，0-Ⅱc，8mm×8mm，por > sig，pT1a（M），pUL0

**要点**

萎缩边界口侧的褪色区域：
考虑未分化型癌！

## 病例5 色调改变（发红）

A）白光　　B）靛胭脂染色

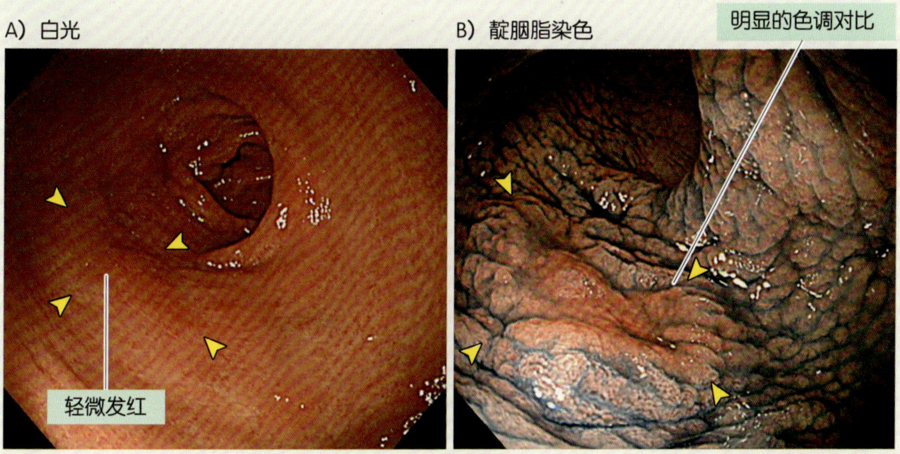


除菌后病例，背景可见萎缩和肠上皮化生。白光下胃窦部大弯可见轻微发红。靛胭脂染色后可见明显的反应性隆起和蚕食像，发红也变得更加明显。

**诊断** 胃窦部大弯，0-Ⅱc，16mm×12mm，tub1，pT1a（M），pUL0

## 病例6 色调改变（发红）

A）白光　　B）靛胭脂染色

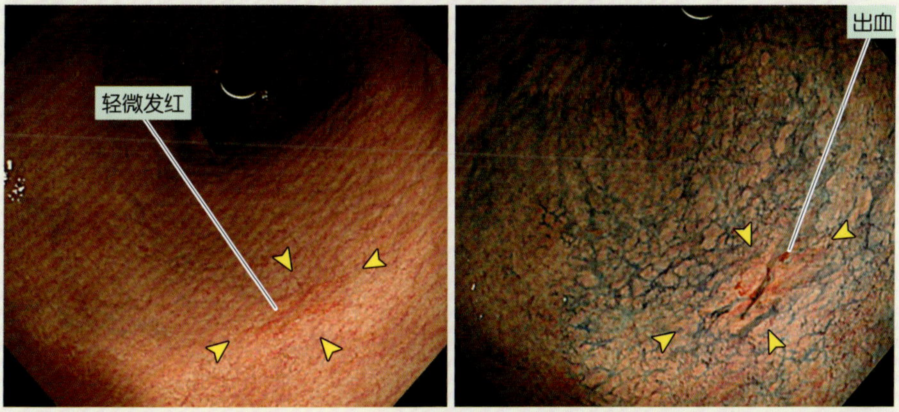


除菌后病例，背景为萎缩性胃炎。白光下胃体下部小弯可见与周边相比呈轻微发红的区域。靛胭脂染色后色调对比明显。根据靛胭脂染色诱发出血这一点也可以怀疑胃癌。

**诊断** 胃体下部小弯，0-Ⅱc，15mm×12mm，tub1 > tub2，pT1a（M），pUL0

**病例7** 色调改变（发红）

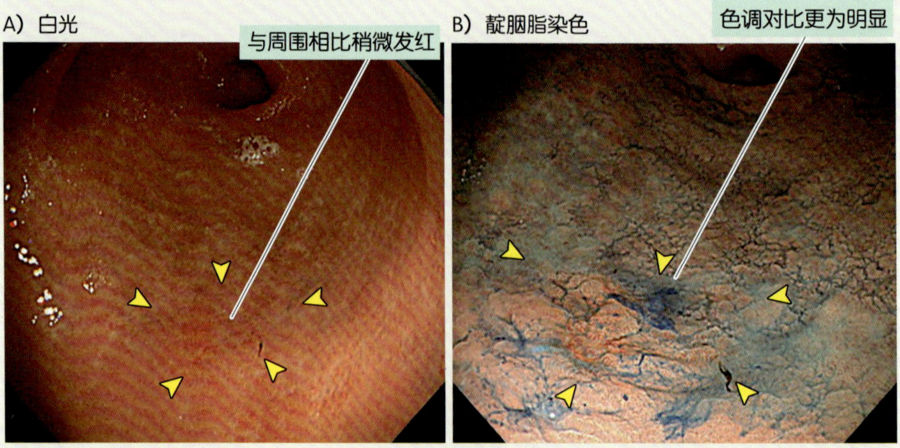


除菌后病例，背景为萎缩性胃炎。白光下胃窦部大弯可见轻微发红，识别困难。靛胭脂染色后凹陷与发红变得稍明显。

**诊断** 胃窦部小弯，0-Ⅱc，14mm×10mm，tub1，pT1a（M），pUL0

**病例8** 色调改变（发红）

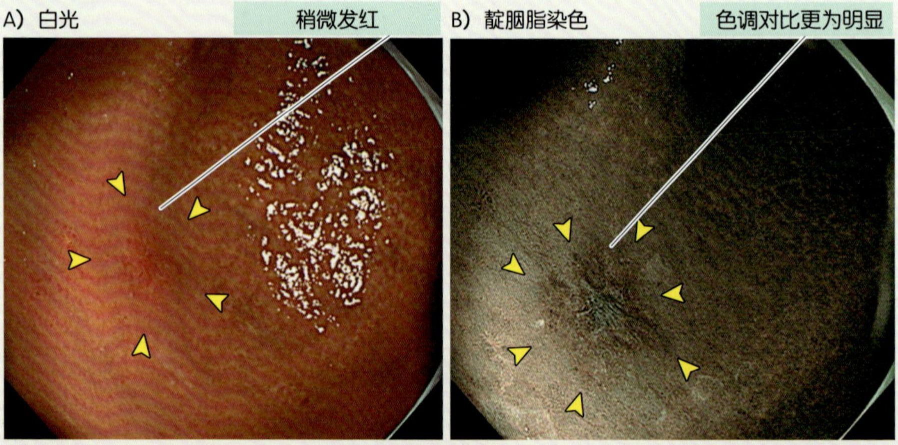


除菌后病例，背景为萎缩性胃炎。白光下胃体下部前壁可见轻微发红，病变边界识别困难。NBI下病变呈茶色，边界也更加清晰可辨。

**诊断** 胃体下部前壁，0-Ⅱc，17mm×16mm，tub2，pT1a（M），pUL0

## 病例9 色调改变（发白）

A）白光　B）靛胭脂染色

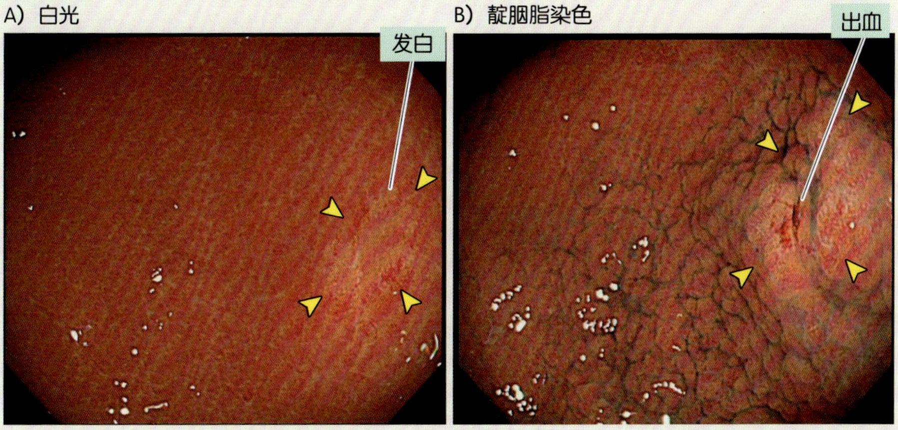


现症感染病例，背景可见弥漫性发红。白光下胃角大弯后壁可见较周边略微发白的黏膜。靛胭脂染色后可见轻度凹陷。根据靛胭脂染色诱发出血这点也可以怀疑胃癌。

**诊断** 胃角大弯后壁，0-Ⅱc，9mm×6mm，tub1，pT1a（M），pUL0

## 病例10 色调改变（发白）

A）白光　B）靛胭脂染色

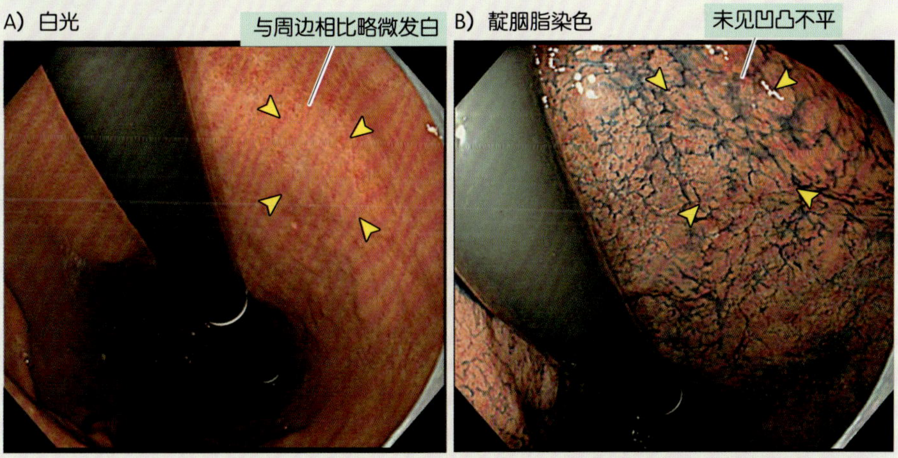


除菌后病例，背景可见轻度萎缩。白光下胃体下部小弯可见略微发白的黏膜，但是与周边黏膜的差异不明显。由于病变没有凹凸不平，因此靛胭脂染色后更加不易识别。

**诊断** 胃体下部小弯，0-Ⅱb，10mm×8mm，tub1，pT1a（M），pUL0

## 病例 11 色调改变（发白）

A）白光　　B）NBI

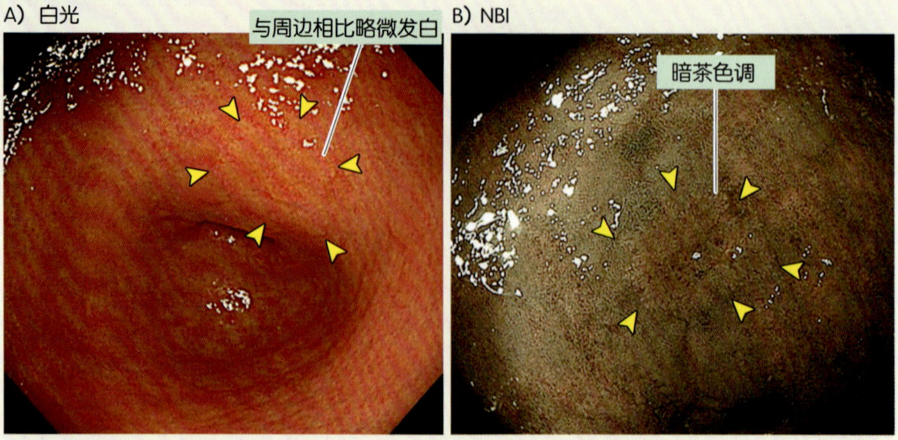


除菌后病例。背景可见肠上皮化生。白光下胃窦部小弯可见略微发白的黏膜，与周边肠上皮化生的色调差异不大，识别困难。在 NBI 下，病变相较于周边黏膜呈暗茶色。

**诊断** 胃体下部小弯，0-Ⅱb，11mm × 10mm，tub1，pT1a（M），pUL0

## 病例 12 色调改变（发白）

A）白光　　B）靛胭脂染色

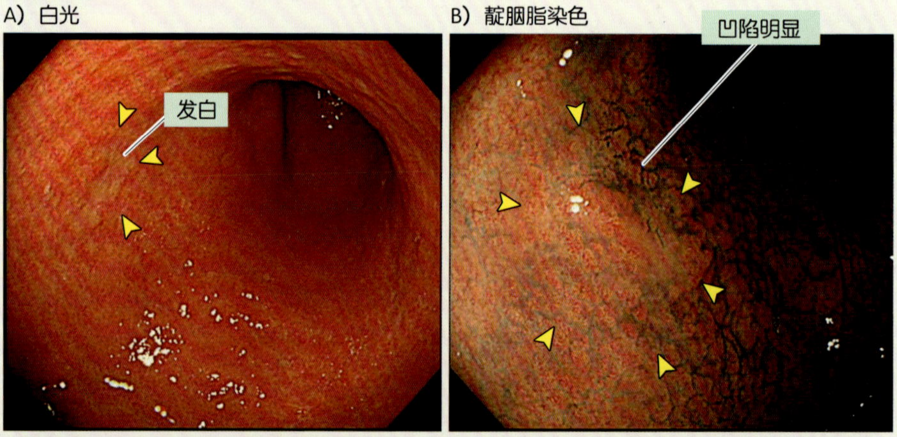


现症感染病例。背景可见弥漫性发红。白光下胃体中部前壁可见发白的黏膜，但病变全貌不清楚。靛胭脂染色后就能看到在发白黏膜的口侧也有较大范围的凹陷。

**诊断** 胃体中部前壁，0-Ⅱc，17mm × 14mm，tub1，pT1a（M），pUL0

## 病例13 色调改变（发黄）

A）白光

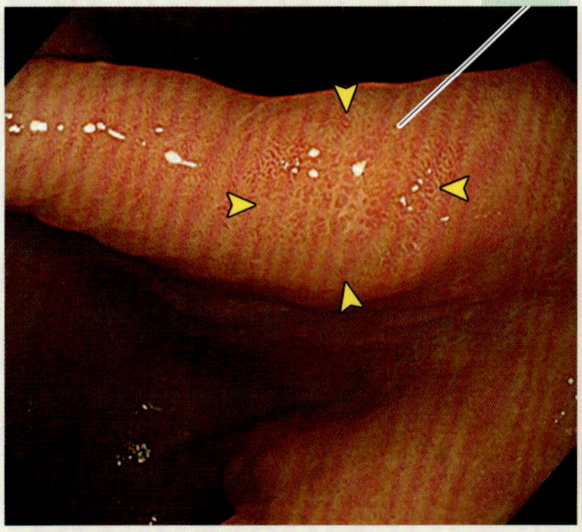


B）靛胭脂染色

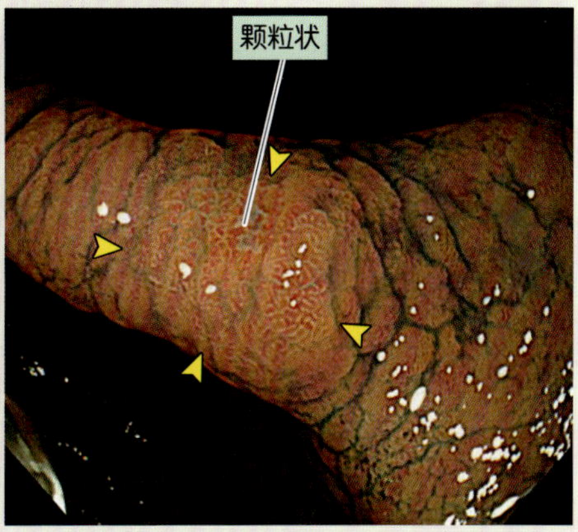


除菌后病例。背景可见萎缩性胃炎。白光下胃角小弯可见与周边相比有些发黄的黏膜。靛胭脂染色后发现是颗粒状的凹陷性病变。这种与周边相比略微发黄的病变应考虑分化型癌。

**诊断** 胃角小弯，0-Ⅱc，7mm×6mm，tub1，pT1a（M），pUL0

## 病例14 色调改变（发黄）

A）白光

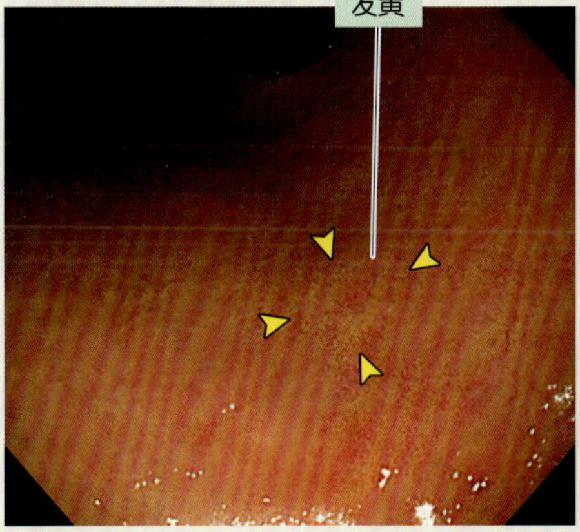


B）NBI

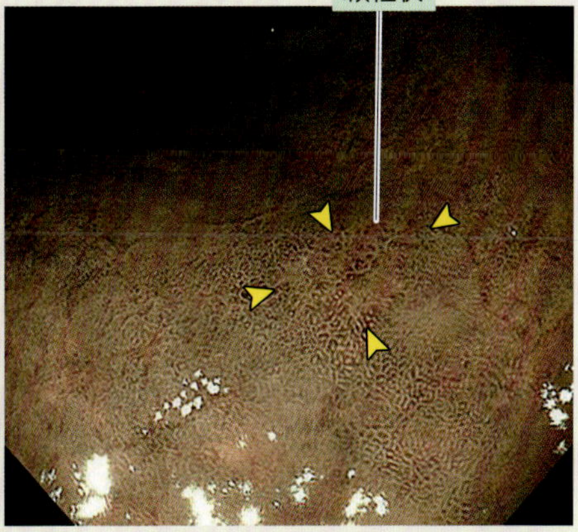


除菌后病例。白光下可见与周边相比有些发黄的黏膜。NBI下可见与周边相比黏膜结构呈粗大的颗粒状。

**诊断** 胃体上部小弯，0-Ⅱc，7mm×6mm，tub1，pT1a（M），pUL0

## 病例15 色调改变（发黄）

A）白光

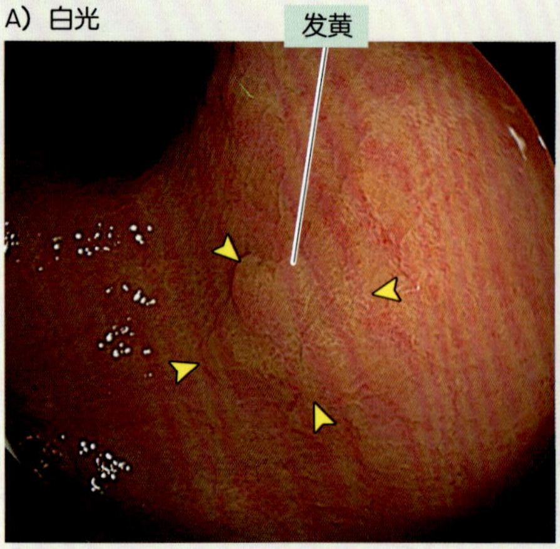


B）靛胭脂染色

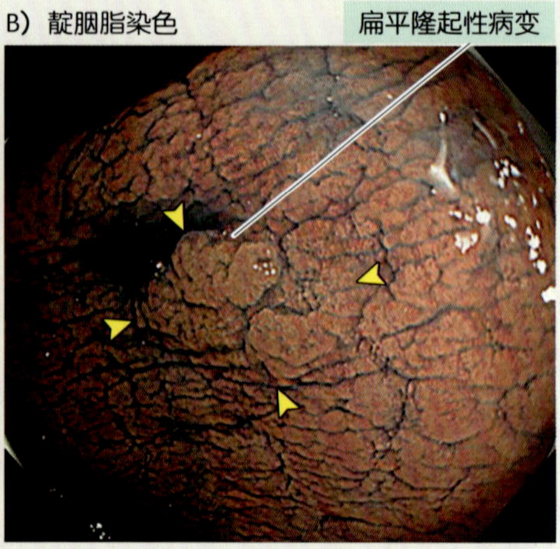


除菌后病例。白光下可见与周边相比略微发黄的扁平隆起性病变。靛胭脂染色后隆起边界变得更加清晰。

**诊断** 胃窦部小弯，0-Ⅱa，14mm×11mm，tub1，pT1a（M），pUL0

## 病例16 色调改变（发黄）

A）白光

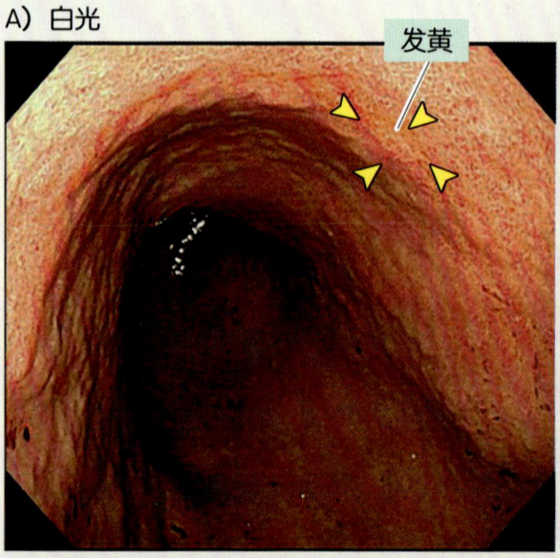


B）NBI

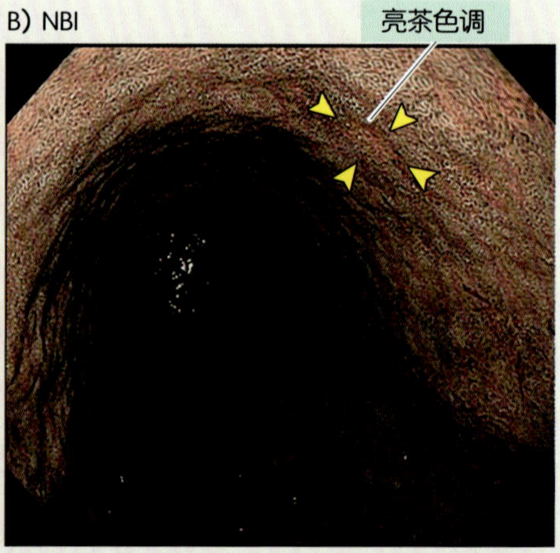


除菌后病例。明显的地图状发红和陈旧性出血斑。白光下胃体中部小弯可见小灶发黄的黏膜，NBI 下与周边相比呈亮茶色调。活检后消失。

**诊断** 胃体中部小弯，0-Ⅱc，3mm×3mm，tub1，cT1a（M），cUL0

## 病例17 色调改变（发黄）

A）白光　B）NBI

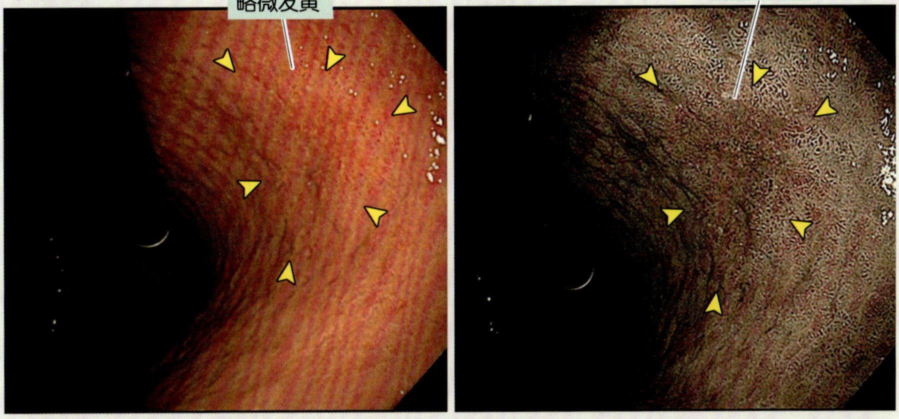


除菌后病例。背景可见萎缩和肠上皮化生。白光下胃体中部小弯可见呈黄红色调的黏膜，表面略显粗糙。NBI 下呈茶色调改变，易于识别。

**诊断** 胃体中部小弯，0-Ⅱc，18mm×14mm，tub1 > tub2，pT1a（M），pUL0

## 病例18 色调改变（发黄）

A）白光　B）NBI

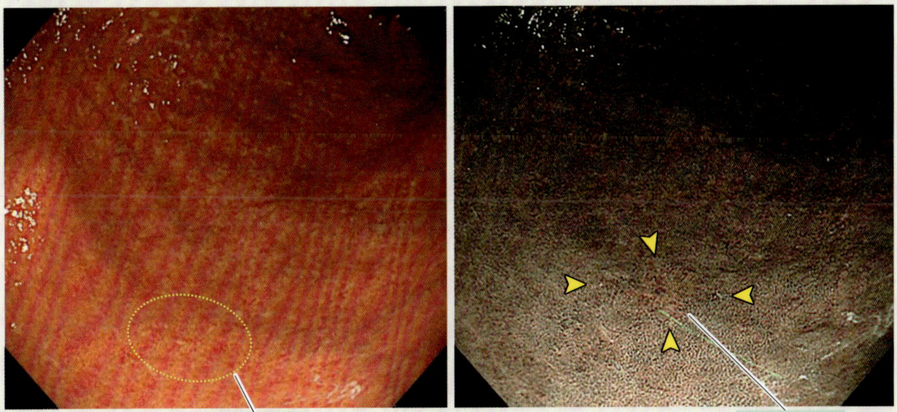


现症感染病例。图像口侧可见弥漫性发红，肛侧可见萎缩。白光下胃体下部大弯可见与周边相比有些发黄的黏膜，但是这种变化非常细微。NBI 下与周边相比呈茶色，容易识别。

**诊断** 胃体下部大弯，0-Ⅱc，8mm×6mm，tub1 > tub2，pT1a（M），pUL0

**要点**

萎缩、肠上皮化生内的发红、发白、发黄的区域
➡考虑分化型癌！

## 2. 具有区域性的表面结构改变

首先，观察背景黏膜的表面结构，寻找与其具有不同表面结构的区域。NBI 非放大、靛胭脂喷洒后表面结构大多会变得更加明显（病例 19～病例 23）。

**病例 19** 表面结构改变

A）白光　　B）NBI

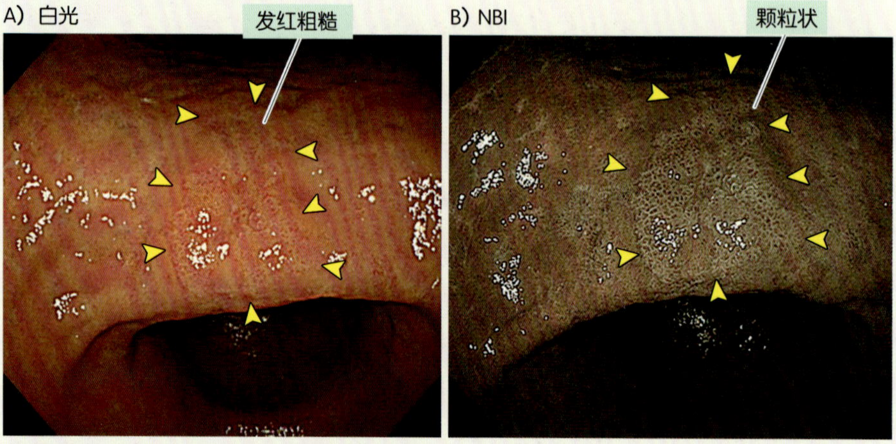


除菌后病例。胃体下部小弯可见与平坦的背景黏膜不同的、颗粒状的、凹凸不平的黏膜。白光下可见黏膜发红粗糙。这是由于颗粒表面发红所致。NBI 下表面结构的差异更加明显。

**诊断** 胃体下部小弯，0-Ⅱc，24mm×15mm，tub1，pT1a（M），pUL0

**专栏**

### 除菌后胃癌

随着除菌治疗的普及，在日常临床工作遇到的胃癌中，除菌后胃癌的比例增加。除菌后胃癌发生于伴有肠上皮化生的萎缩黏膜背景上，大多为发红的凹陷型的分化型癌。肿瘤大多较小，除菌后早期病变形态会发生改变，部分病变变得平坦。除菌后胃癌表层常覆盖非肿瘤性上皮，肿瘤的发现与病灶边界诊断困难。除菌后胃癌筛查的要点是采用 NBI 非放大进行观察，呈绿色调的背景黏膜与呈茶色调的胃癌之间色调对比明显，容易发现胃癌。

## 病例20 表面结构改变

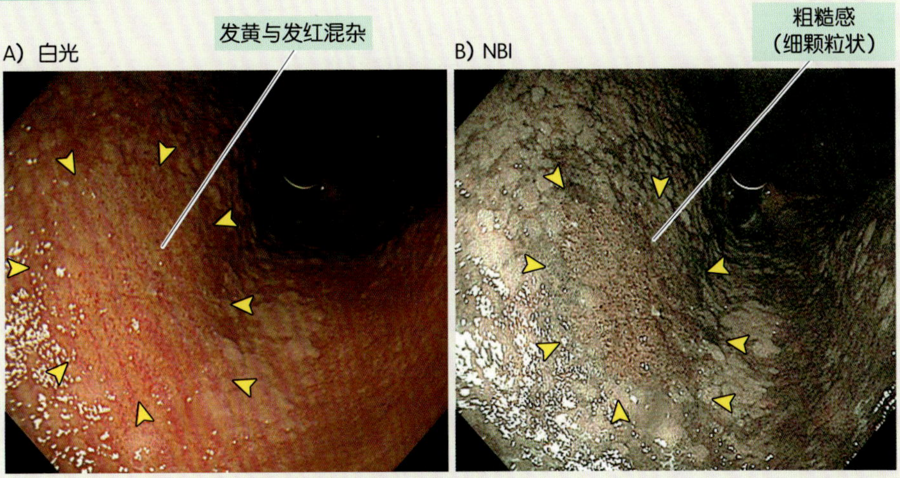


除菌后病例。背景可见明显的肠上皮化生（白色扁平隆起）。白光下胃体中部小弯可见发黄与发红混杂的粗糙黏膜。NBI下病变呈茶色调，与周边的深绿色黏膜具有明显的色调差异。

**诊断** 胃体中部小弯，0-Ⅱb，25mm×24mm，tub2，pT1a（M），pUL0

## 病例21 表面结构改变

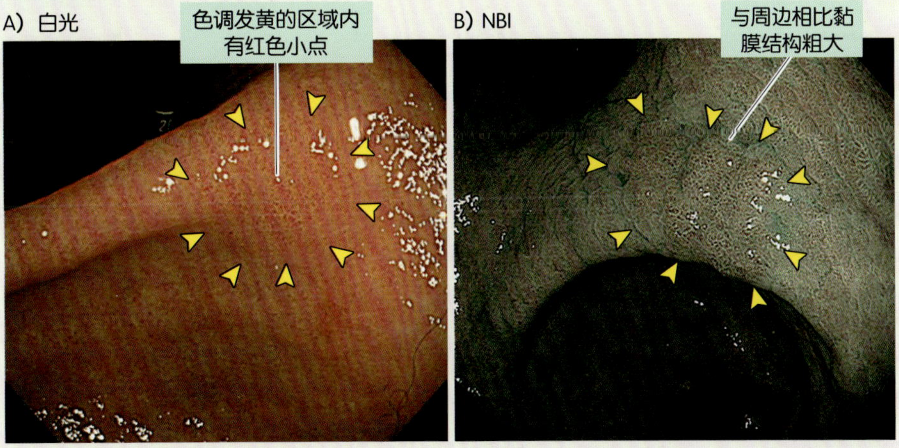


除菌后病例。背景可见轻度萎缩和肠上皮化生。白光下胃角后壁可见相较于周边黏膜略微发黄的区域，其内有红色小点。NBI下观察，表面结构较周边粗大。表面结构的差异在NBI下更清楚。

**诊断** 胃角后壁，0-Ⅱc，16mm×14mm，tub2，pT1a（M），pUL0

## 病例 22 表面结构改变

A）白光　　B）靛胭脂染色

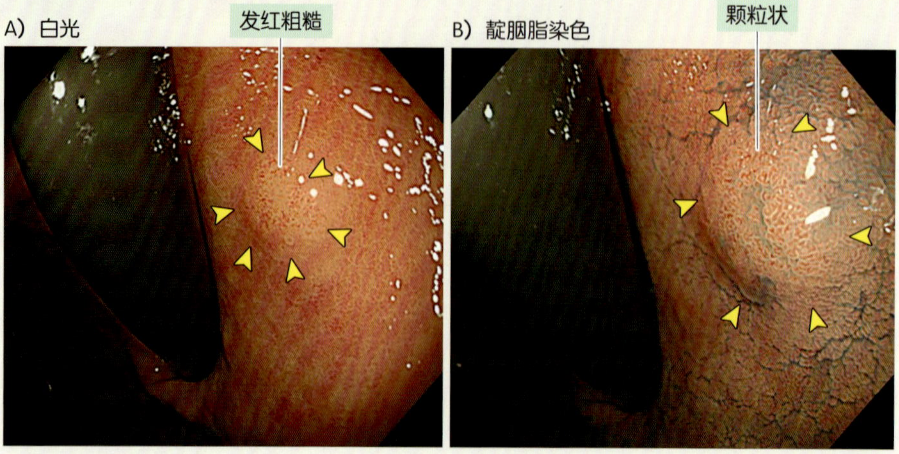


除菌后病例。背景可见轻度萎缩。白光下胃体上部小弯处见略微发黄的扁平隆起性病变，表面可见红点（红色颗粒）。靛胭脂染色后表面结构呈颗粒状。颗粒表面发红，形成了红点。

**诊断** 胃体上部小弯，0-Ⅱa，4mm×3mm，tub1，pT1a（M），pUL0

## 病例 23 表面结构改变

A）白光　　B）靛胭脂染色

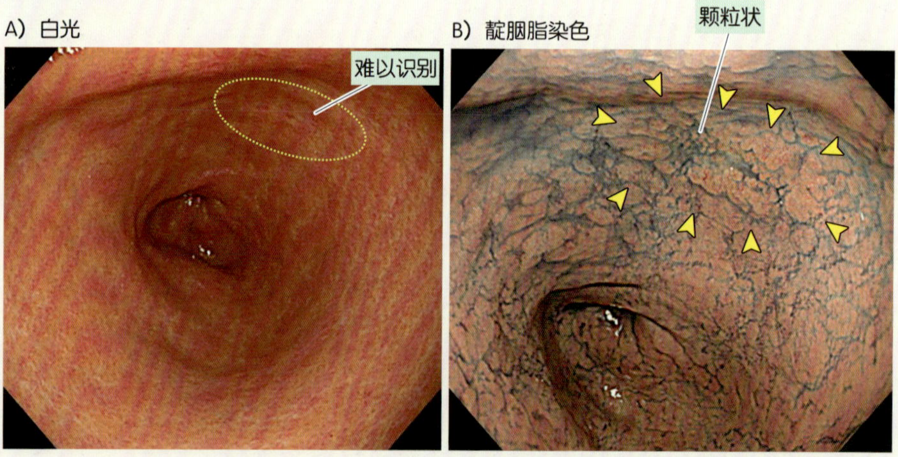


除菌后病例。背景可见萎缩性胃炎。白光下病变难以识别，靛胭脂喷洒后可见颗粒样病变。这种表面结构的改变常在靛胭脂染色后更易识别。

**诊断** 胃窦部小弯，0-Ⅱc，12mm×5mm，tub1，pT1a（M），pUL0

**要点**

萎缩、肠上皮化生内发红粗糙、颗粒样改变
➡考虑分化型癌！

## 3. 具有区域性的血管透见消失

在发生明显萎缩的区域内可以看到黏膜下层的血管。血管消失的区域里可能隐藏着癌（病例 24～病例 27）。

### 病例24 血管透见消失

A）白光

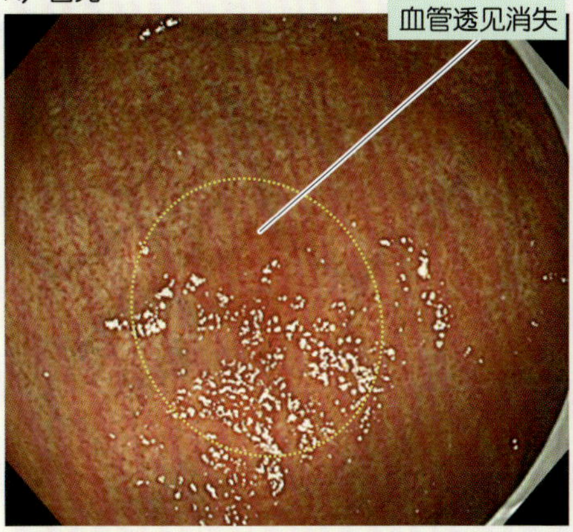


B）NBI

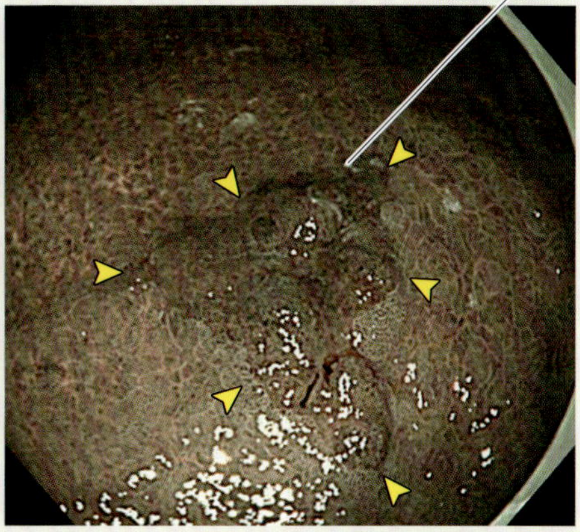


现症感染病例。由于背景黏膜萎缩，可见黏膜下层斑驳的血管。白光下可见血管透见消失的区域，但是无法判断边界，NBI 下呈暗茶色调，边界清楚。

**诊断** 胃体上部大弯，0-Ⅱa，32mm×27mm，tub1 > tub2，pT1b2（SM2），pUL0

### 病例25 血管透见消失

A）白光

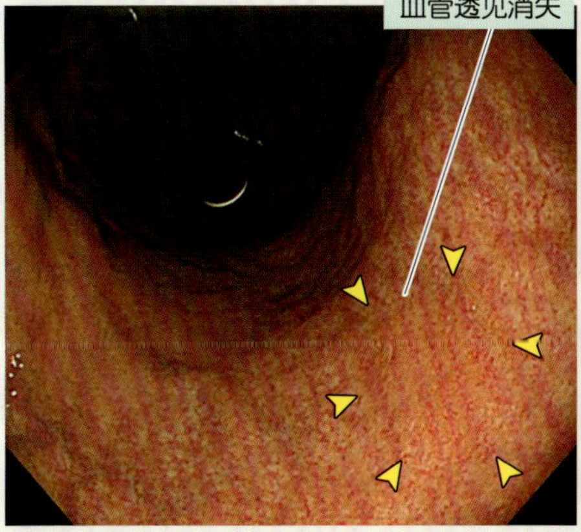


B）靛胭脂染色

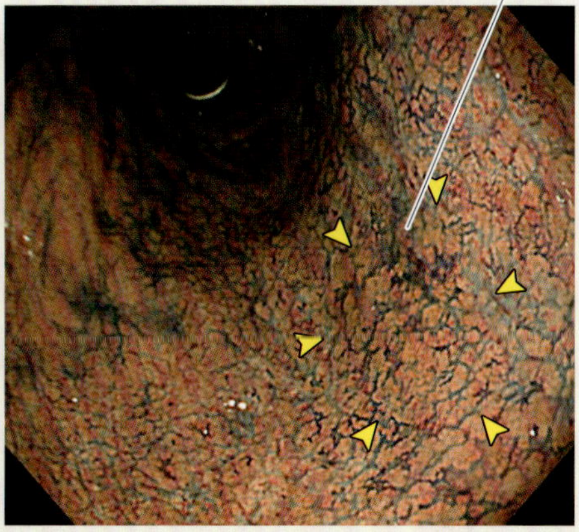


除菌后病例。背景可见斑驳的血管透见。白光下仔细观察，可以发现血管透见消失的区域。靛胭脂染色后可见与周边相比略微发黄的黏膜。

**诊断** 胃体中部小弯，0-Ⅱb，12mm×10mm，tub1，pT1a（M），pUL0

## 病例26 血管透见消失

A）白光

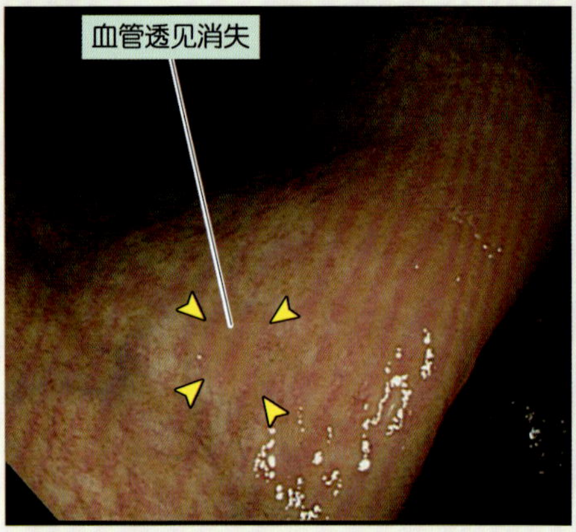


B）靛胭脂染色

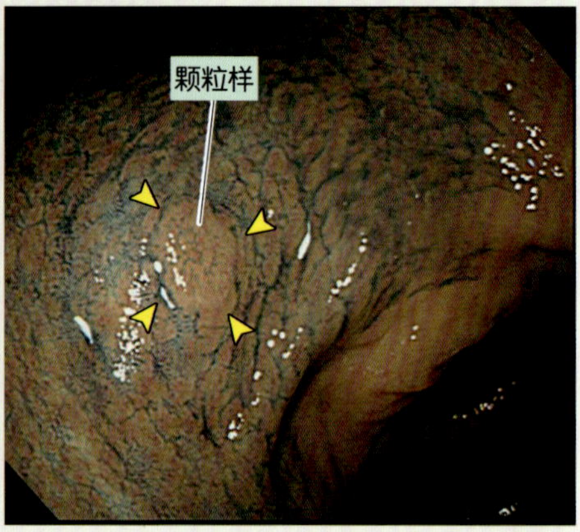


除菌后病例。背景黏膜可见明显的萎缩和血管透见。白光下可见部分区域血管透见消失。靛胭脂染色后边界清楚，内部可见颗粒样改变。

**诊断** 胃体下部前壁，0-Ⅱa，7mm×6mm，tub1，pT1a（M），pUL0

## 病例27 血管透见消失

A）白光

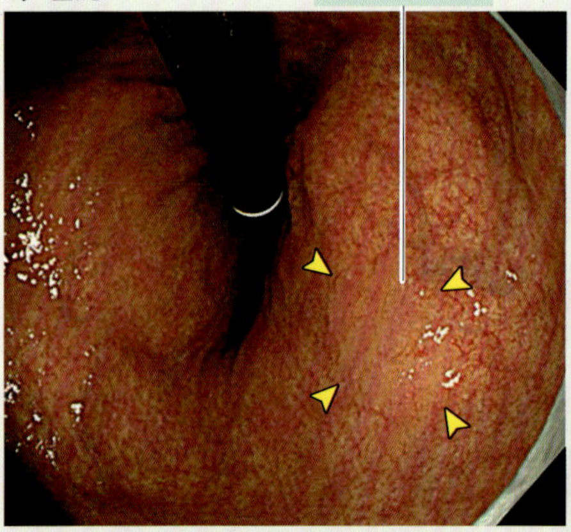


B）靛胭脂染色

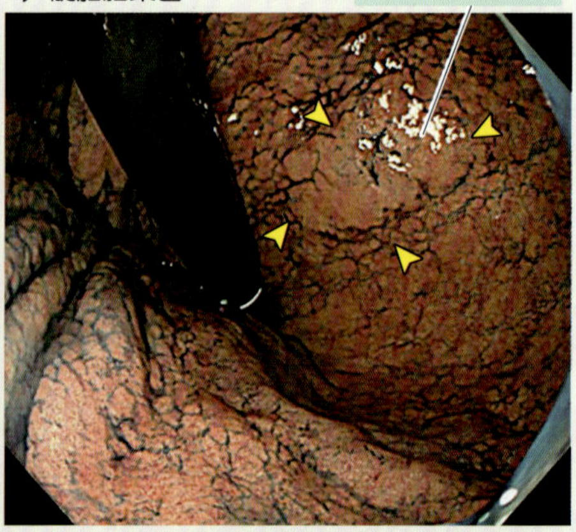


除菌后病例。背景黏膜可见网状血管透见。白光下可见血管透见消失的区域。靛胭脂染色后可见病变内胃小区结构消失。

**诊断** 胃体中部后壁，0-Ⅱa，10mm×5mm，tub1，pT1a（M），pUL0

**要点**

萎缩引起的血管透见消失的区域
➡考虑分化型癌！

# 14 早期胃癌的发现技巧②——边界

## 1. 根据有无边界进行诊断

指导医师：下面来讲讲病变的边界。虽然前面已经讲过好几次了，但是还要强调一下，由于胃癌是上皮性肿瘤，因此在黏膜表面会出现肿瘤和非肿瘤的边界。

住院医师：也有无法确定病变全周边界的情况吧？

指导医师：是的。有时不能确认全周的边界，只能确认部分边界。来看一下这个病例吧。背景黏膜有萎缩，褪色与发红相混杂，黏膜结构斑驳（图 1）。仔细观察，肛侧边界可以识别（图 2A）。

住院医师：真是微妙的边界啊，不说还真是看不出来。

指导医师：是很难，不过，能注意到这种微妙的边界，是发现胃癌的第一步。要想看到边界，试着喷洒靛胭脂吧。

住院医师：看到凹陷面了！

指导医师：发现疑似胃癌的表现时，首先应喷洒靛胭脂，这是最基本的操作步骤。这个病例在凹陷周边有广泛的Ⅱb，病变范围如图中箭头所示（图 2B）。

住院医师：是伴随的Ⅱb 啊，这种情况下，有时边界判断会不准确。

指导医师：在未分化型癌中，常伴随这种Ⅱb，因此必须注意边界的诊断。

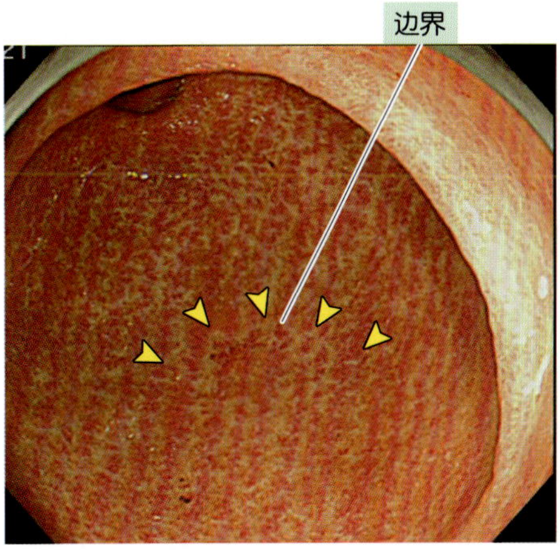


图 1　癌与非癌的边界

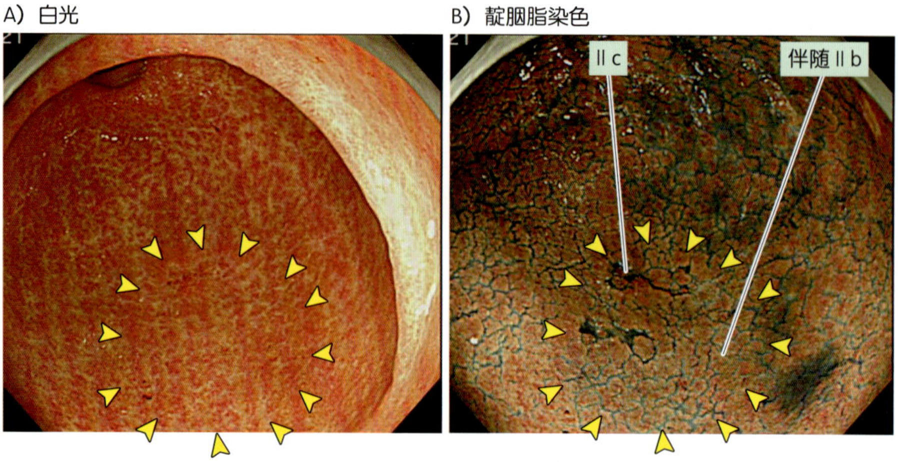


图 2　病变边界的确认

【诊断】胃窦大弯，0-Ⅱc+Ⅱb，21mm×20mm，sig，pT1a（M），pUL0

指导医师：因为这个胃癌病灶存在部分边界，所以才会注意到它的存在。像这样，边界对于发现病变也经常是有帮助的。

下面来看一下这个病变（图 3）。这是癌？还是非癌？

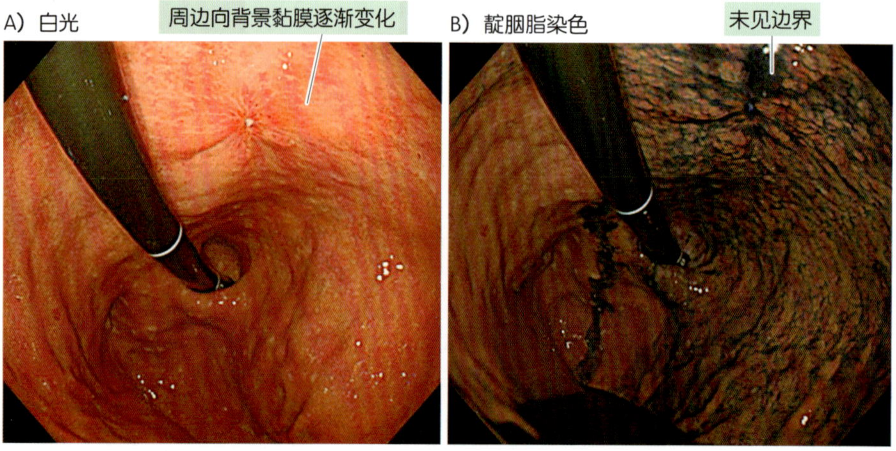


图 3　病变未见边界（非癌）

住院医师：没有看到边界，考虑为非癌。

指导医师：是的。这是 $H_2$ 期的胃溃疡。发红的栅栏状再生上皮向溃疡面集中。这种发红、黏膜结构的变化与背景黏膜是逐渐过渡的。喷洒靛胭脂后也不会出现凹陷面等存在边界的表现。

住院医师：当完全没有边界时，就可以判断非癌吗？

指导医师：虽然凡事都会有例外，但是，没有边界时，基本上就认为癌的可能性很小。

要点

**胃癌是有边界的！**

## 2. 边界形态的诊断

指导医师：确认了边界之后，接下来看一下边界的形态。边界形态不规则时，癌的可能性较大。

住院医师：内镜下的“规则”和“不规则”，总觉得有点似懂非懂。

指导医师：确实有一定主观性，理解起来不太容易。一般来说，将类圆形至椭圆形这种形态称为“规则”。这类圆形是向外侧凸出的。而“不规则”是非对称性的，圆是向内侧凸出的。如图所示（图4）。

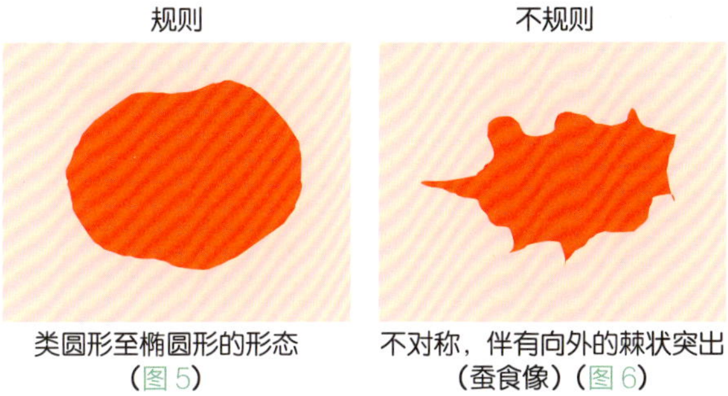


图4 内镜下的规则与不规则的示意图

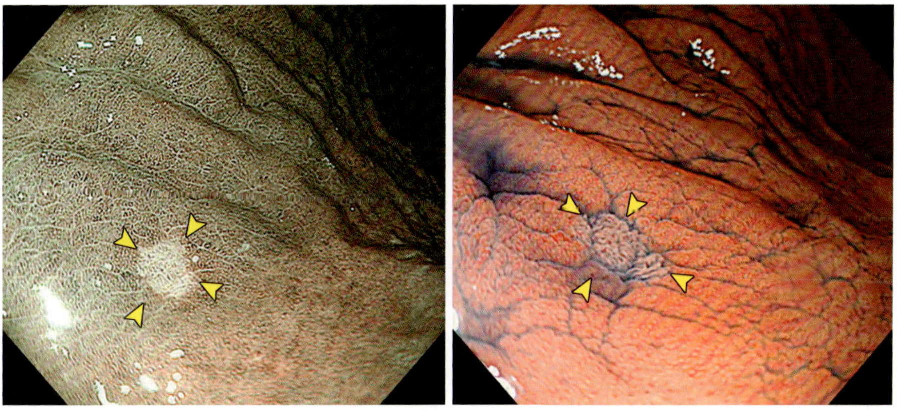

图5 规则的边界

形态呈类圆形，判断边界规则。该病变的活检病理为 Group 1，为肠上皮化生。

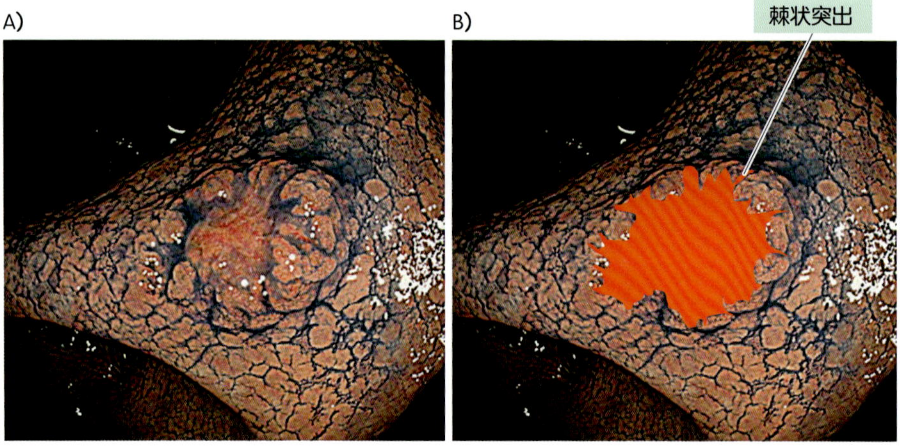


图 6　不规则的边界

凹陷面向外突出呈棘状，考虑为不规则的边界

【诊断】胃角后壁，0-Ⅱc，14mm×9mm，tub1 > tub2，pT1b2（SM2），pUL0

住院医师：边界“规则”时，就可以考虑为非癌吗？

指导医师：也并非绝对如此。既有很多边界“规则”的胃癌，也有很多边界“不规则”的胃炎。总之请把它视作综合判断应考虑的因素之一。不过，如果出现伴有棘状突出的蚕食像，应高度怀疑为胃癌。

要点

边界分为规则和不规则。

# 15 早期胃癌的发现技巧③——NBI 放大观察

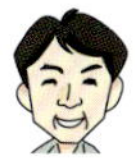

指导医师：当存在具有边界的区域性改变而怀疑胃癌时，就要行 NBI 放大观察与胃炎进一步鉴别。那么，在 NBI 放大下诊断胃癌应重点关注什么呢？

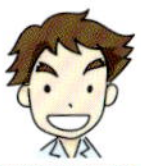

住院医师：病变与非病变间的边界线（demarcation line）、胃黏膜的表面微血管（microvascular pattern）以及表面微结构（microsurface pattern）这三点。

指导医师：是的。根据这三点表现制定了早期胃癌放大内镜诊断流程（magnifying endoscopy simple diagnostic algorithm for gastric cancer，MESDA-G）（图 1）。这一流程是日本消化内镜学会、日本消化学会、日本胃癌学会三家学会联合提出的。

首先，怀疑病变为胃癌时，应寻找边界线，如果没有边界线，则为非癌。如果可见边界线，则将病变内部的表面微血管和表面微结构分为规则、不规则和缺失。表面微血管缺失是因为 WOS 的沉积而无法看到血管。表面微血管与表面微结构中有一项为不规则时为癌，否则为非癌。

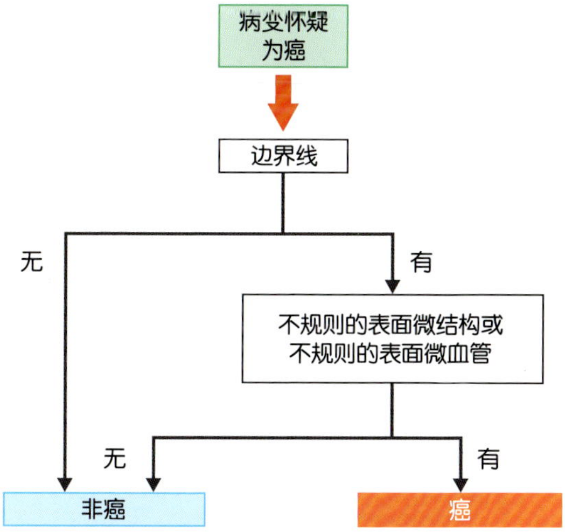


| 诊断要点 | 分类标准 |
|---|---|
| 边界线（demarcation line） | 有 / 无 |
| 表面微血管（microvascular pattern） | 规则 / 不规则 / 缺失（图 2、图 3） |
| 表面微结构（microsurface pattern） | |

图 1　早期胃癌的放大内镜诊断流程

根据文献［65］制作

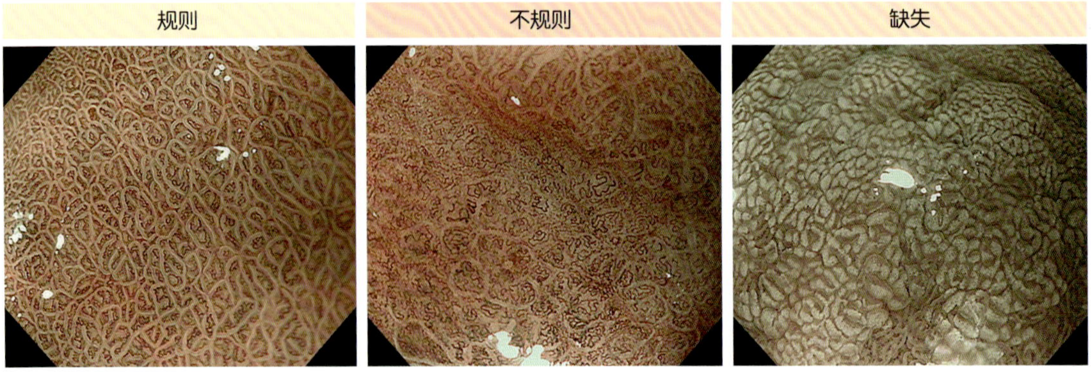


粗细均一，走行规则的细小血管

血管粗细不均，部分扩张，走行不规则，部分中断

WOS 沉积，无法看到血管

图 2　表面微血管（microvascular pattern）

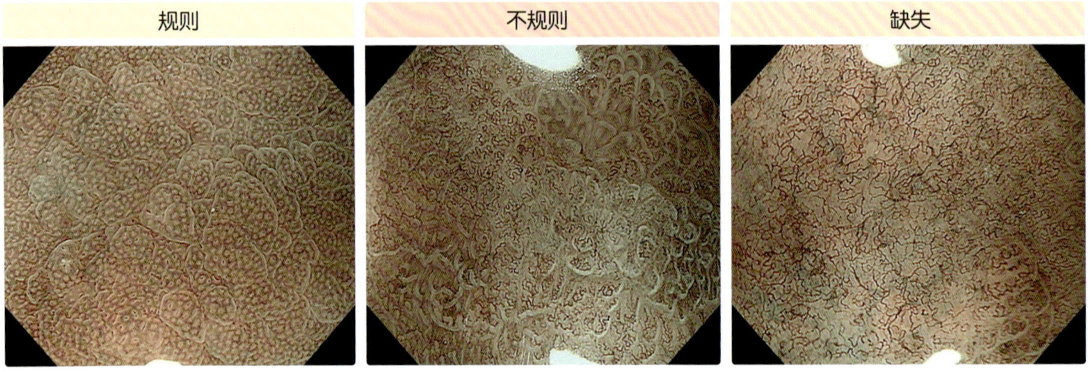


表面结构形态规则

表面结构形态不规则，方向不一，部分结构不清晰

结构无法辨认

图 3　表面微结构（microsurface pattern）

住院医师：这可真是简单易懂啊。

指导医师：当然也有例外，MESDA-G 是早期胃癌放大内镜诊断的基本方法，一定要牢记。

## » 放大内镜诊断的病例

指导医师：下面来介绍一下病例（病例 1～病例 6）。

## 病例 1

A）白光　　B）NBI 放大

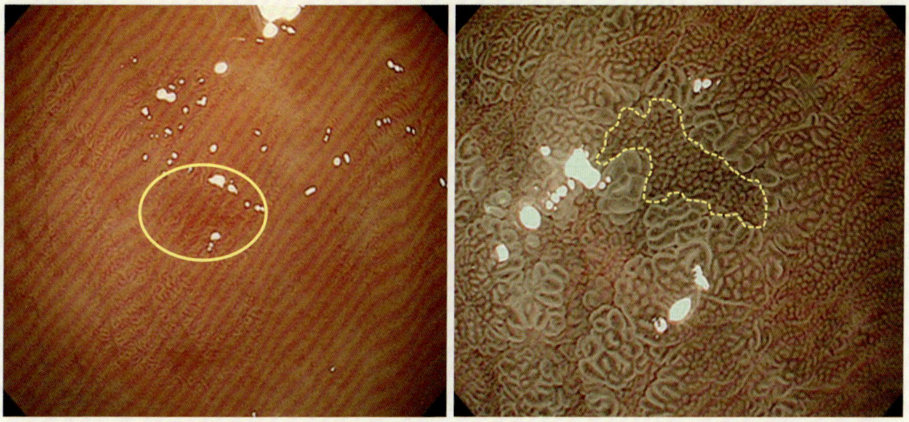

边界线：（+）

表面微血管：规则

表面微结构：规则

微小的发红凹陷，在高倍放大下观察，表面结构与血管判断为规则。

**诊断** 非癌（胃炎）

## 病例 2

A）靛胭脂染色　　B）NBI 放大

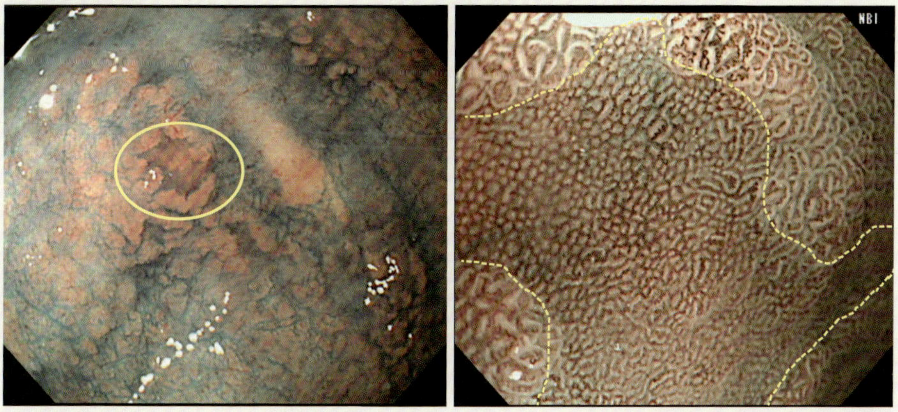

边界线：（+）

表面微血管：规则

表面微结构：规则

形态不规则的凹陷性病变，靛胭脂染色后明显发红，怀疑为癌。放大内镜观察下结构与血管规则，判断为非癌。

**诊断** 非癌（胃炎）

## 病例3

A）白光

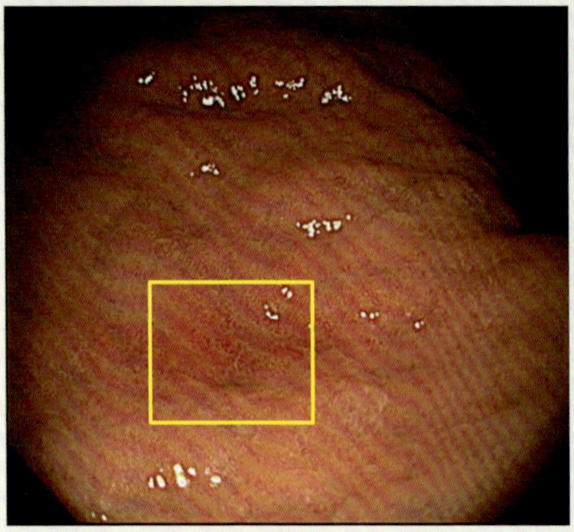

B）NBI 放大

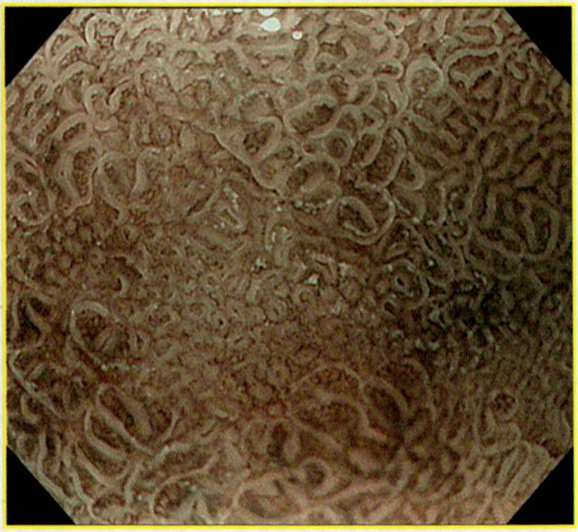

边界线：(－)

表面微血管：规则

表面微结构：规则

稍发红的凹陷，未见边界，诊断为非癌。

**诊断** 非癌（胃炎）

## 病例4

A）白光

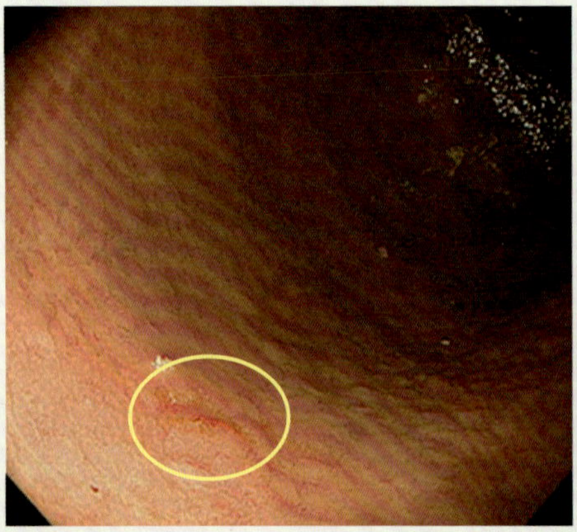

B）NBI 放大

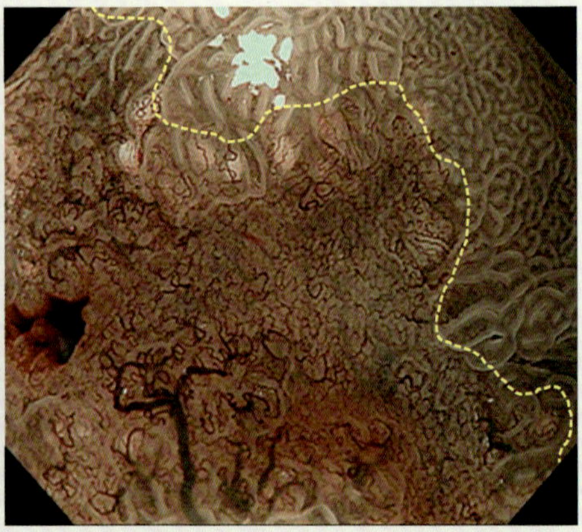

边界线：(＋)

表面微血管：不规则

表面微结构：缺失

形态不规则的凹陷性病变，放大观察下，血管不规则，诊断为癌。

**诊断** 胃癌（tub2 > por）

## 病例 5

A）靛胭脂染色　B）NBI 放大

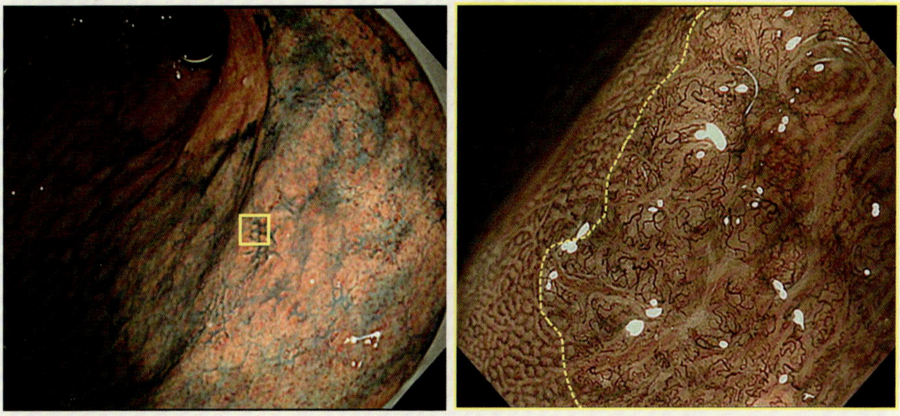

边界线：(＋)

表面微血管：不规则

表面微结构：缺失

颗粒状的凹陷性病变，放大观察下，血管不规则，诊断为癌。

**诊断** 胃癌（por > tub2）

### 专栏　一字之差，谬以千里（未分化癌）

我曾经收到关于《我院胃未分化癌的治疗分析》的资料，读完内容后发现，这其实是关于胃的“未分化型癌”的研究。胃的“未分化癌”和“未分化型癌”虽然仅差一个字，但却是完全不同的疾病。“分化型（differentiated-type）”和“未分化型（undifferentiated-type）”是中村恭一提出的胃腺癌的两大分类。“未分化癌（Undifferentiated carcinoma）”则是在《胃癌处理规约（第 15 版）》中分类为恶性上皮性肿瘤的一种特殊类型，是指“病灶各部分均未向腺癌或鳞状上皮癌分化的肿瘤”。我在癌研医院有近 1 万例胃癌的治疗经验，但只见过 1 例“未分化癌”。在学会发言和撰写论文时，应参考《处理规范》和原著论文以确保术语使用正确。

## 病例6

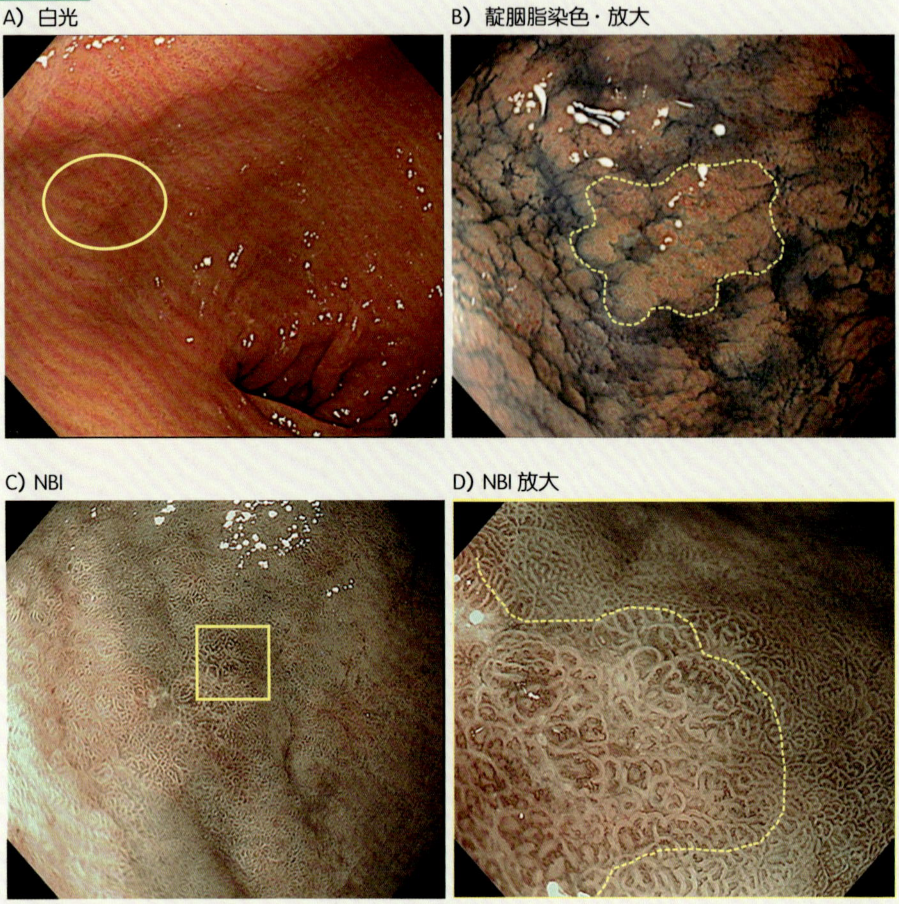


边界线：(+)

表面微血管：不规则

表面微结构：不规则

白光下发现困难，靛胭脂染色后，可见颗粒状的凹陷性病变。放大观察下微结构和微血管不规则，诊断为癌。

**诊断** 胃癌（tub1）

住院医师：您展示的内镜图像真是太漂亮了，不过我无论如何也拍不出这么漂亮的放大内镜照片。请教教我 NBI 放大观察的技巧吧。

指导医师：其实放大观察的方法还是很深奥的。详细说明的话就大大超出预定篇幅了。有关放大观察的技巧，说来话长，以后有机会再说吧。

住院医师：这样说来，还要再出一本书。

指导医师：……我是想努力写的，为了能出续集，不过，首先要让更多的人读到这本书。

要点 使用放大观察鉴别胃炎和胃癌。

### » 从胃癌筛查到鉴别诊断的小结

指导医师：下面，我们来复习一下从胃癌筛查到肿瘤和非肿瘤鉴别的步骤吧（图4）。首先，第一步是发现胃癌，应关注具有区域性的变化。

住院医师：关注色调、表面结构、血管透见来寻找区域性的变化。这种变化有很多是非常细微的改变。与周边的胃炎相比，“只是稍微有些差别”，关注这种程度的变化是很重要的。

指导医师：第二步是确认边界。

住院医师：边界不规则时癌的可能性较大。特别是具有蚕食像表现时，高度怀疑为胃癌。

指导医师：最后是第三步的放大观察。

住院医师：NBI放大观察下，按照MESDA-G的流程，确认边界线，将病变内的表面微血管和表面微结构分为规则、不规则和缺失。如果有不规则的表现，则诊断为癌（图5）。

指导医师：理解得很好嘛。胃癌也有很多不典型的病变，首先，理解典型病例和最基础的病例，是很重要的。另外，并不是所有的内镜都有放大功能，非放大下觉得可疑时，就积极地进行活检吧！

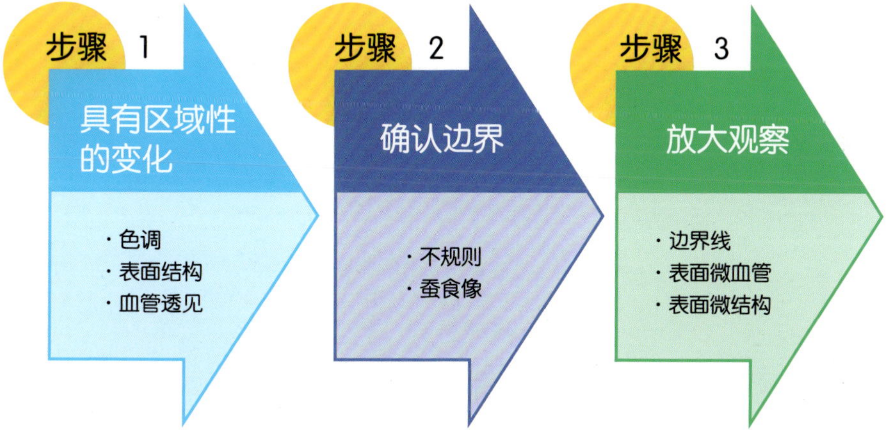


图4 从胃癌筛查到肿瘤/非肿瘤鉴别的三部曲

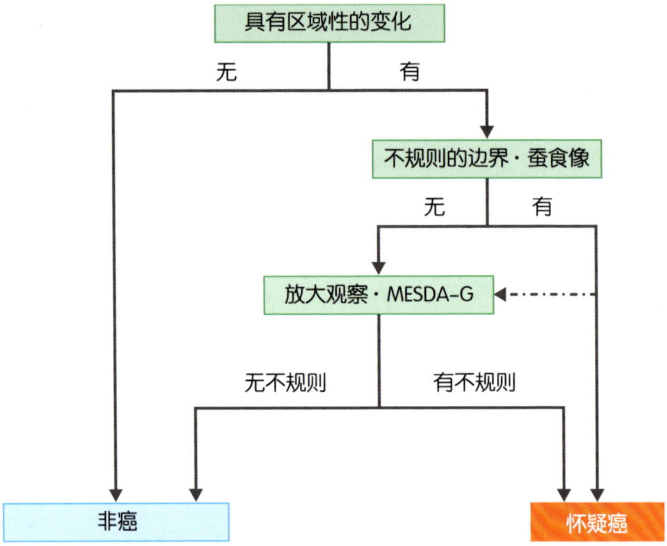


图 5　从胃癌筛查到肿瘤 / 非肿瘤鉴别的流程

关西腔住院医师的奋斗日记

### ④如何写作英语论文?

在来癌研医院之前，我只写过几篇日语论文，还从未写过英语论文。

老实说，我的英语从学生时代就不算差，甚至可以说是擅长的科目，所以与其说是讨厌英语，不如说最大的问题是不知道“从哪里入手”。

一想起“立题、数据整理、统计分析，从哪里开始写好呢……”就觉得麻烦，所以一直拖到现在。

这时，平泽老师提出了研究的主题，并建议我尝试从整理数据开始。之后，又经历了学会发言，阅读关于论文写作的书籍，论文一点点成形了。之后，在很多老师的指导和帮助下，我执笔完成的英语论文已经被接受了！（被各种杂志拒稿也是很好的经验。笑）

像这样，癌研医院对学术研究也会给予手把手的指导。我想，很多事情的开始都需要“契机”。是癌研医院给了我这个“契机”，并给予我后续的支持！

如果你想专攻内镜并提高学术研究水平，请一定来叩响癌研医院的大门！

（中尾栄祐）

# 16 早期胃癌发现的观察要点

指导医师：胃炎样的胃癌是很难发现的。因此，我们来介绍一下提高胃癌发现能力的要点。

## 1. 自发性出血

胃癌组织比正常组织脆，容易出血。**内镜插入时有可能出血，冲洗、注气等刺激也可能诱发出血**。这些表现被称为**自发性出血**，也是发现胃癌的线索。

癌组织的出血是鲜血，而不是陈旧性出血斑那种黑褐色的。冲洗后附着物会被冲掉，但很快又会出现新的出血（**病例 1、病例 2**，视频➡57）。

**病例 1** 自发性出血

A）白光　B）

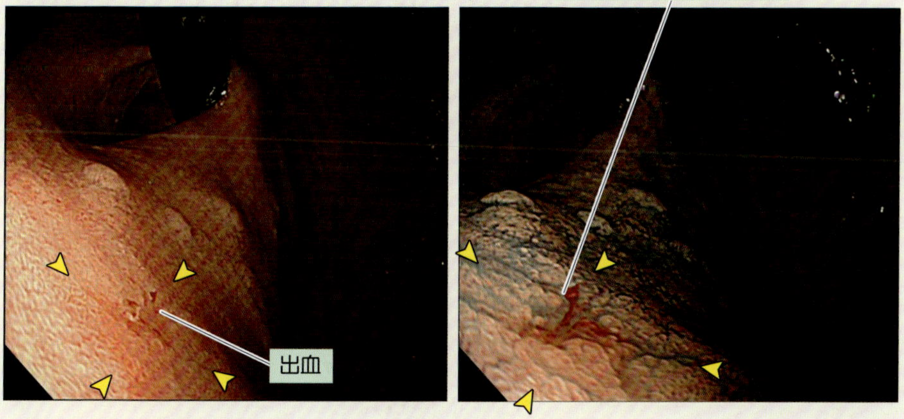


背景可见多发白色隆起，为肠上皮化生。胃体上部后壁可见轻微出血，因此注意到这个病变。靛胭脂染色后出血增多，可见颗粒样的凹陷性病变。

**诊断** 胃体上部后壁，0-Ⅱc，6mm×5mm，tub1，pT1a（M），pUL0

**病例 2** 自发性出血

A）白光　　B）靛胭脂染色

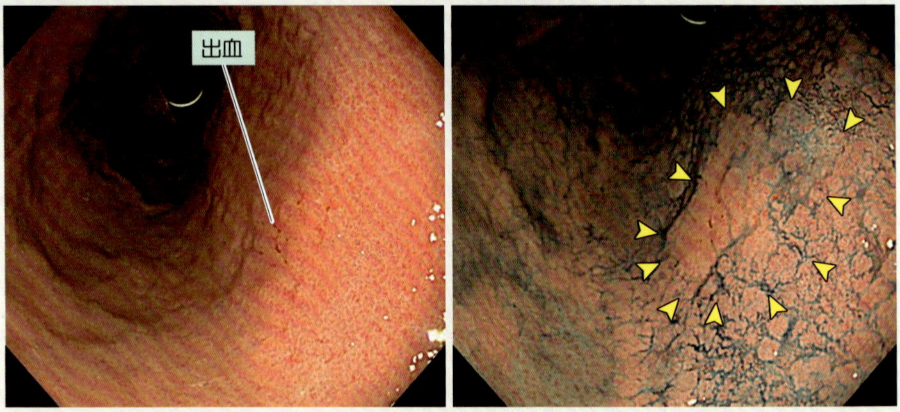


胃体中部小弯可见轻微凹凸不平的黏膜，伴有自发性出血。怀疑为胃癌。喷洒靛胭脂后边界稍显清晰。

**诊断** 胃体中部小弯，0-Ⅱc，20mm×20mm，tub1，pT1a（M），pUL0

视频➡57 自发性出血

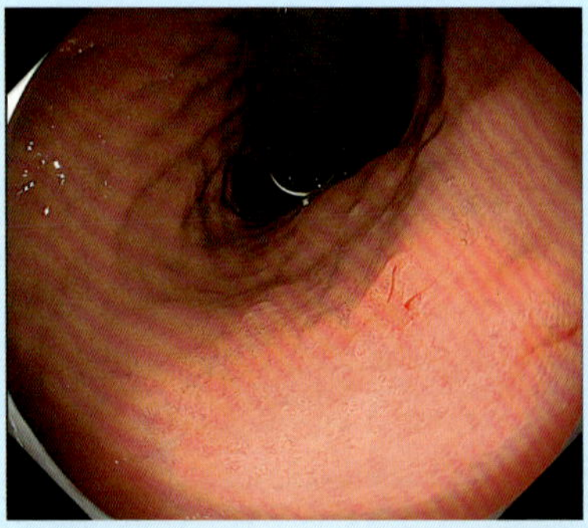

## 2. 靛胭脂染色后发现的胃癌

靛胭脂染色的内镜观察方法属于图像增强内镜（image-enhanced endoscopy，IEE）中的对比法（参考第 1 章 -3）。在黏膜面喷洒的靛胭脂沉积于黏膜表面的凹陷处，使黏膜表面细微的凹凸不平更加明显，易于识别。靛胭脂染色操作简单，常规可用于癌与非癌的鉴别（性质诊断），病变边界的诊断（范围诊断）。另外，在病变筛查（发现诊断）中也有作用，靛胭脂染色后发现的胃癌也并不少见。**存在萎缩和肠上皮化生，黏膜面明显凹凸不平时，建议喷洒靛胭脂染色。**

另外，喷洒靛胭脂后，不要马上观察，**而是等待 1 分钟左右后观察，更容易识别胃癌。**这是因为靛胭脂与胃癌的亲和性较低，一定时间后，胃癌表面的靛胭脂就消散了（病例 3～病例 5）。

## 病例3 靛胭脂染色后发现的胃癌

A）白光

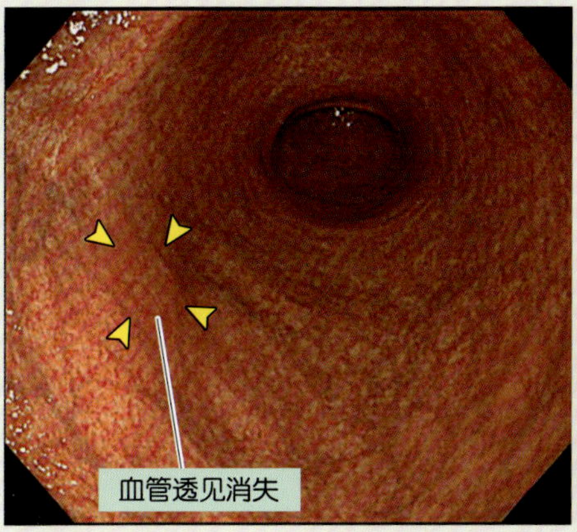


B）靛胭脂染色

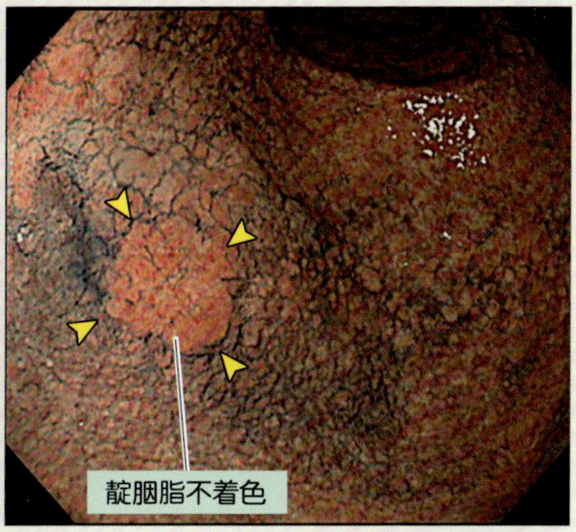


背景黏膜萎缩明显。白光下胃角前壁可见血管透见消失的区域，但是识别困难。靛胭脂染色后，病变的发红更加显著，识别更容易。

**诊断** 胃角前壁，0-Ⅱa，6mm×6mm，tub1，pT1a（M），pUL0

## 病例4 靛胭脂染色发现的胃癌

A）白光

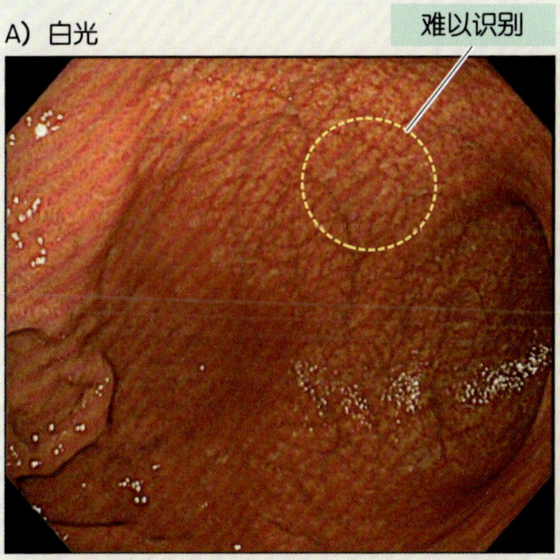


B）靛胭脂染色

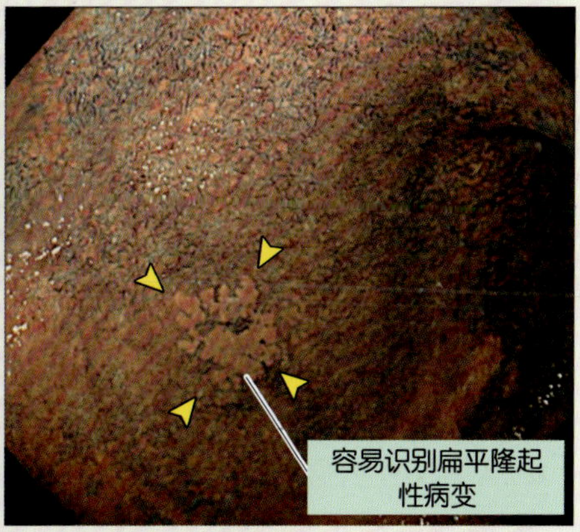


现症感染病例，白光下萎缩区域的病变难以识别（◌）。靛胭脂染色后扁平隆起性病变就显现出来了。

**诊断** 胃体下部前壁，0-Ⅱa，10mm×8mm，tub1，pT1a（M），pUL0

**病例 5** 靛胭脂染色后的变化

A）刚染色后　　B）染色 1 分钟后

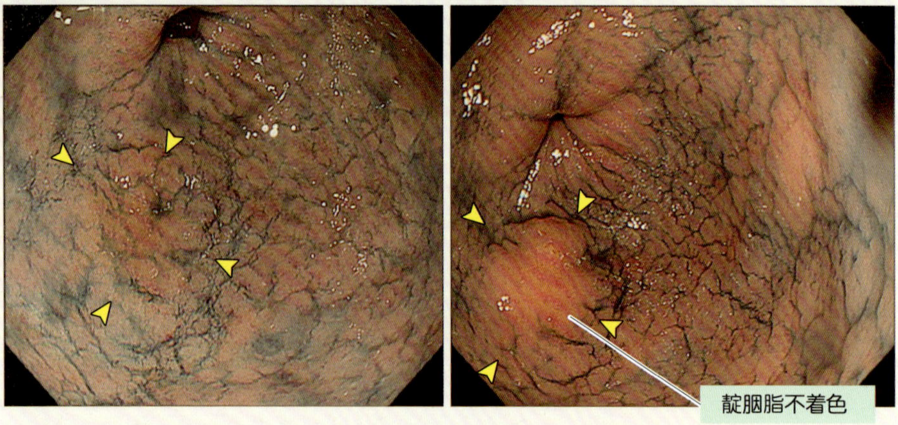


染色后 1 分钟左右，病变表面的靛胭脂消散了，胃癌的发红与周边的蓝色对比明显。

**诊断** 幽门前区大弯，0-Ⅱc，7mm × 5mm，tub1，pT1a（M），pUL0

## 3. NBI 非放大下发现的胃癌

NBI 非放大下常可发现早期胃癌。特别是对于**除菌后的黏膜**，白光下识别困难的胃癌在 NBI 非放大下更容易发现。这是**除菌后的肠上皮化生黏膜，呈绿色调（绿色上皮，green epithelium），而胃癌看起来呈茶色调（brownish）**，因此，颜色对比鲜明。Yagi 等报告，38% 的除菌后胃癌背景黏膜呈绿色调，而癌呈茶色调。在具有明显**萎缩 / 肠上皮化生的病例**（特别是除菌后）中，哪怕是在最后 30 秒钟，也**建议在 NBI 非放大下观察一下全胃**（病例 6 ~ 病例 8）。

**病例 6** NBI 非放大下发现的胃癌

A）白光　　B）NBI

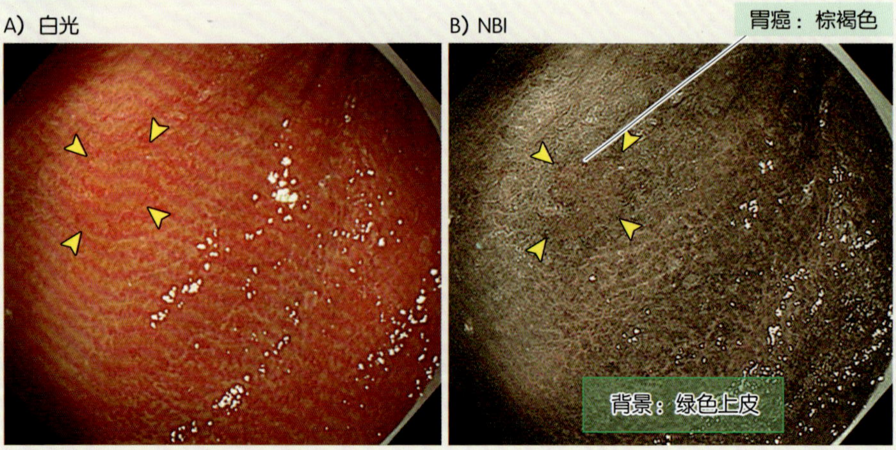


现症感染病例。白光下观察与周边相比，病变略呈黄白色调，难以识别。NBI 非放大下观察，周边呈绿色调，而癌呈茶色调，更容易辨认。

**诊断** 残胃体部大弯，0-Ⅱb，8mm × 6mm，tub1，pT1a（M），pUL0

## 病例7 NBI非放大下发现的胃癌

A）白光　　B）NBI

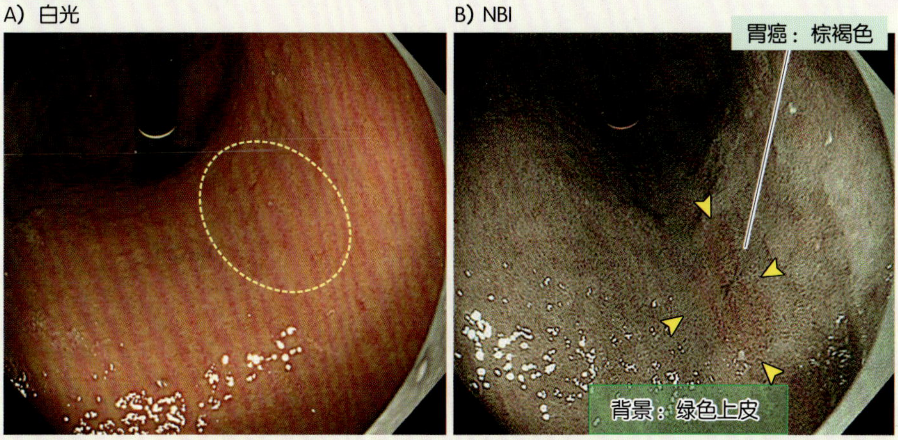


除菌后病例。白光下难以发现病变。NBI非放大下周边呈绿色调，癌呈茶色调，因而容易发现胃癌。

**诊断** 胃体中部小弯，0-Ⅱb，15mm×6mm，tub1，pT1a（M），pUL0

## 病例8 NBI非放大下发现的胃癌

A）白光　　B）NBI

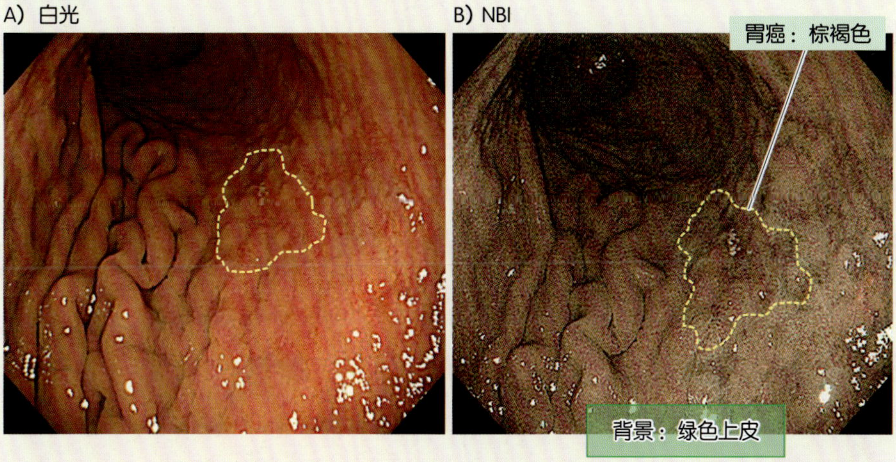


除菌后病例。可见多发地图状发红，白光下难以发现病变。NBI非放大下，周边的地图状发红呈绿色调，而癌呈茶色调，容易发现胃癌。

**诊断** 胃体中部大弯，0-Ⅱc，25mm×15mm，tub1，pT1b1（SM1），pUL0

## 第7章的文献

[1] 持木彫人：胃収縮の基礎．日本消化器病学会雑誌，118：126-132，2021
[2] Itoh Z & Sekiguchi T：Interdigestive motor activity in health and disease. Scand J Gastroenterol Suppl, 82：121-134, 1983
[3] 草野元康，他：胃の形態とFD．診断と治療，103：1027-1032，2015
[4]「胃の拡大内視鏡診断 第2版」（八木一芳，味岡洋一／著），医学書院，2014
[5] Masuyama H, et al：Relationship between the degree of endoscopic atrophy of the gastric mucosa and carcinogenic risk. Digestion, 91：30-36, 2015
[6] Yamaoka Y：Mechanisms of disease: *Helicobacter pylori* virulence factors. Nat Rev Gastroenterol Hepatol, 7：629-641, 2010
[7]「胃炎の京都分類 改訂第2版」（春間 賢／監，加藤元嗣，他／編），日本メディカルセンター，2018
[8] Yagi K, et al：Characteristic endoscopic and magnified endoscopic findings in the normal stomach without *Helicobacter pylori* infection. J Gastroenterol Hepatol, 17：39-45, 2002
[9] 日本人間ドック学会：上部消化管内視鏡健診判定マニュアル．2013 https://www.ningen-dock.jp/wp/wp-content/uploads/2013/09/UpperGastrointestinal.pdf
[10] Kamada T, et al：Case of early gastric cancer with nodular gastritis. Dig Endosc, 16：39-43, 2004
[11] Kimura K, Takemoto T：An endoscopic recognition of atrophic border and its signincance in chronic gastritis. Endoscopy, 1：87-97, 1969
[12]「通常内視鏡観察による早期胃癌の拾い上げと診断」（平澤俊明，他／著），日本メディカルセンター，2016
[13] Kawakubo M, et al：Natural antibiotic function of a human gastric mucin against *Helicobacter pylori* infection. Science, 305：1003-1006, 2004
[14] Satoh-Takayama N, et al：Bacteria-Induced Group 2 Innate Lymphoid Cells in the Stomach Provide Immune Protection through Induction of IgA. Immunity, 52：635-649.e4, 2020
[15] 坂下信悟，他：前癌病変と非浸潤癌．医学のあゆみ，224：1025-1029，2008
[16] Kawachi H, et al：Absence of either gastric or intestinal phenotype in microscopic differentiated gastric carcinomas. J Pathol, 199：436-446, 2003
[17] Kato Y, et al：Site-dependent development of complete and incomplete intestinal metaplasia types in the human stomach. Jpn J Cancer Res, 83：178-183, 1992
[18] Kaminishi M, et al：Endoscopic classification of chronic gastritis based on a pilot study by the Research Society for Gastritis. Digestive Endoscopy, 14：138-151, 2002
[19] 福田信宏，他：胃粘膜腸上皮化生の内視鏡診断に関する多施設前向き共同研究．Gastroenterol Endosc，57：1219-1229，2015
[20] Uedo N, et al：A new method of diagnosing gastric intestinal metaplasia: narrow-band imaging with magnifying endoscopy. Endoscopy, 38：819-824, 2006
[21] Yagi K, et al：Diagnosis of Early Gastric Cancer by Magnifying Endoscopy with NBI from Viewpoint of Histological Imaging: Mucosal Patterning in terms of White Zone Visibility and Its Relationship to Histology. Diagn Ther Endosc, 2012：954809, 2012
[22] Yao K, et al：White opaque substance within superficial elevated gastric neoplasia as visualized by magnification endoscopy with narrow-band imaging: a new optical sign for differentiating between adenoma and carcinoma. Gastrointest Endosc, 68：574-580, 2008
[23] Nawata Y, et al：Reversal Phenomenon on the Mucosal Borderline Relates to Development of Gastric Cancer after Successful Eradication of H. pylori. J Gastroenterol Hepatol Res, 6：1-6, 2017
[24] 小野尚子，他：H.pylori 除菌後にみられる胃びらん·発赤における良悪性の鑑別．消化器内視鏡，23：1761-1766，2011
[25] Moribata K, et al：Endoscopic features associated with development of metachronous gastric cancer in patients who underwent endoscopic resection followed by *Helicobacter pylori* eradication. Dig Endosc, 28：434-442, 2016
[26]「*H.pylori* 除菌後発見胃癌の内視鏡診断」（八木一芳，味岡洋一／著），医学書院，2016
[27] 宮本秀一，他：Gプロトンポンプ阻害薬による胃粘膜変化の検討～ひび割れ粘膜と敷石様粘膜～．Gastroenterol Endosc，60：68-77，2018
[28] Hatano Y, et al：Factors Associated with Gastric Black Spot, White Flat Elevated Mucosa, and Cobblestone-Like Mucosa: A Cross-Sectional Study. Digestion, 98：185-193, 2018
[29] Kubo K, et al：Vonoprazan-associated Gastric Mucosal Redness: A Report of Four Cases. Intern Med, 59：507-511, 2020
[30] 青木利桂，他：内視鏡検診におけるA型胃炎．胃と腸，54：1046-1052，2019
[31] Mori Y, et al：Parietal cell autoantigens involved in neonatal thymectomy-induced murine autoimmune gastritis. Studies using monoclonal autoantibodies. Gastroenterology, 97：364-375, 1989
[32] Field J, et al：Experimental autoimmune gastritis: mouse models of human organ-specific autoimmune disease. Int Rev Immunol, 24：93-110, 2005
[33] 伊藤公訓，他：*Helicobacter pylori* と自己免疫性胃炎との関連．日内会誌，110：42-46，2021
[34] 坂口志文：制御性T細胞と自己免疫病～自己免疫性胃炎を中心に．分子消化器病，3：192-197，2006

[35] Neufeld M, Blizzard RM：Polyglandular autoimmune disease.「Symposium on autoimmune aspects of endocrine disorders」（Pinchera A, et al eds）, pp357-365, Academic Press, 1980
[36] Betterle C & Zanchetta R：Update on autoimmune polyendocrine syndromes（APS）. Acta Biomed, 74：9-33, 2003
[37] 後藤善則，他：多腺性自己免疫症候群 3B 型の 1 例．Gastroenterol Endosc，57：1603-1608，2015
[38] Terao S, et al：Multicenter study of autoimmune gastritis in Japan: Clinical and endoscopic characteristics. Dig Endosc, 32：364-372, 2020
[39] 丸山保彦，他：A 型胃炎の画像所見 通常内視鏡所見を中心に．胃と腸，54：998-1009，2019
[40] Furuta T, et al：High incidence of autoimmune gastritis in patients misdiagnosed with two or more failures of H. pylori eradication. Aliment Pharmacol Ther, 48：370-377, 2018
[41] 寺尾秀一，他：A 型胃炎の臨床的・病理学的・内視鏡的特徴と B 型胃炎との鑑別．臨牀消化器内科，34：1585-1594，2019
[42]「胃癌取扱い規約 第 15 版」（日本胃癌学会 / 編），金原出版，2017
[43]「Digestive System Tumours 5th ed」（WHO classification of tumours editorial board）, World Health Organization, 2019
[44] 八板弘樹，他：A 型胃炎に合併した胃癌症例の特徴．胃と腸，54：1025-1034，2019
[45] Ayaki M, et al：Endoscopic and Upper Gastrointestinal Barium X-ray Radiography Images of Early-stage Autoimmune Gastritis: A Report of Two Cases. Intern Med, 60：1691-1696, 2021
[46] 渡辺英伸：自己免疫性胃炎の組織診断と組織学的時相分類：新提案．日消誌，119：528-539，2022
[47] Strickland RG & Mackay IR：A reappraisal of the nature and significance of chronic atrophic gastritis. Am J Dig Dis, 18：426-440, 1973
[48] 鎌田智有，他：A 型胃炎の診断基準確立に関する研究会 研究成果報告．Gastroenterol Endosc，64（suppl.1）：874，2022https://coac.jp/103jges/program/program.pdf
[49] 奥田邦雄：悪性貧血とビタミン $B_{12}$ の発見．ビタミン，73：533-537，1999
[50] Ohkusa T, et al：Disappearance of hyperplastic polyps in the stomach after eradication of *Helicobacter pylori*. A randomized, clinical trial. Ann Intern Med, 129：712-715, 1998
[51] 吉永繁高，他：知っておくべき胃疾患の分類 ポリープ．胃と腸，52：87-96，2017
[52] 山田達哉，福富久之：胃隆起性病変．胃と腸，1：145-150，1966
[53] 村上忠重，他：胃潰瘍の手術適応．最新医学，14：1013-1017，1959
[54] 崎田隆夫，三輪 剛：悪性潰瘍の内視鏡診断．日消誌，67：984-989，1970
[55] Kitamura S, et al：Clinicopathological Assessment of Gastric Xanthoma as Potential Predictive Marker of Gastric Cancer. Digestion, 96：199-206, 2017
[56] 村上忠重，他：潰瘍瘢痕中心部に存在する非癌性再生腺腔について．日病理会誌，55：229-230，1966
[57] Gotoda T, et al：Incidence of lymph node metastasis from early gastric cancer: estimation with a large number of cases at two large centers. Gastric Cancer, 3：219-225, 2000
[58] Hirasawa T, et al：Incidence of lymph node metastasis and the feasibility of endoscopic resection for undifferentiated-type early gastric cancer. Gastric Cancer, 12：148-152, 2009
[59]「胃癌治療ガイドライン 医師用 第 6 版」（日本胃癌学会 / 編），金原出版，2021
[60] 平澤俊明，他：未分化型早期胃癌適応拡大病変の臨床像の検討．Gastroenterol Endosc，55：1625-1632，2013
[61] 斎藤洋子，他：胃未分化型癌細胞発生とそれに引き続く癌細胞の生体生着様式．胃と腸，22：1061-1071，1987
[62] 藤原 侃，他：陥凹性早期胃癌の診断学的問題点―X 線微細診断と肉眼標本所見の関連，肉眼標本所見と内視鏡上の色調および癌の組織型との関連性について．胃と腸，6：157-174，1971
[63] 田中一平，長南明道：蚕食像，ひだの中断・先細り・肥大・融合・接合・周堤．胃と腸，52（増刊：所見用語集）：584-585，2017
[64] 渡邊昌人，平澤俊明：早期胃癌．胃と腸，57（増刊：画像診断用語集）：603，2022
[65] Muto M, et al：Magnifying endoscopy simple diagnostic algorithm for early gastric cancer（MESDA-G）. Dig Endosc, 28：379-393, 2016
[66] Yagi K, et al：Green epithelium revealed by narrow-band imaging（NBI）: a feature for practical assessment of extent of gastric cancer after *H.pylori* eradication. Endosc Int Open, 6：E1289-E1295, 2018

专栏

## 检查后一直恶心头晕时……

在院外其他诊所出诊时，曾经遇到过内镜检查后出现严重恶心和头晕、处理棘手的病例。这是在经鼻内镜检查后出现的。检查前曾经鼻给予 4% 利多卡因喷雾 5 次，检查时在内镜上涂抹了适量的利多卡因胶浆。未使用镇静剂、镇痛剂，也未取活检，检查顺利完成。患者在恢复室休息了 1 小时左右并未出现问题，但是，正准备回家时却出现了严重的恶心和头晕，不能活动。让患者再次卧床休息，输注了止吐药物进行观察，但是，症状一点也没有改善，最后使用救护车将患者转院。转院后，为患者进行了头部 MRI 检查，未见异常。遂留院观察，第二天症状竟然全部消失了，于是患者就出院了。

这到底是怎么回事呢?

我检索了一下以前是否曾发生过类似的并发症，但是，在学会发言和论文报告中均未见相关报道，因此，我又在面向内镜医师的电子杂志上，对于是否有类似病例的经验进行了咨询，收到了几位医生的回复。

总结类似的病例，具有以下临床特点：

· 发生于经鼻内镜检查后。

· 术前准备采用利多卡因喷鼻。

· 检查后不久出现剧烈的头晕和恶心。

· 大约半日可以恢复。

· 发生率约为数万例中有 1 例。

· 原因不明。

为此，我咨询了耳鼻喉专科医生，认为可能的原因和机制如下，并获得了一些建议。

①利多卡因液经咽鼓管进入中耳腔（鼓室）。

②进入中耳腔的利多卡因流入内耳，刺激了半规管。

的确如此，鼻咽部经咽鼓管与中耳相通，当利多卡因从中耳流入内耳时，半规管就会受到刺激，因而出现头晕和恶心。咽鼓管的结构特点是平时处于关闭状态，吞咽时暂时开放。在内镜检查过程中，患者吞咽唾液或发生咽反射时，咽鼓管暂时开放，可能导致利多卡因不巧就流入中耳。

那么应该如何应对呢?

· 降低利多卡因的浓度（使用浓度为 4% 的而不是 8%）。

· 坐位给予利多卡因喷雾（在侧卧位时，利多卡因溶液容易流入咽鼓管）。

· 不采用喷雾法，改用涂药法。

以上就是可能的应对方法。不过，这种并发症的机制尚不清楚，还有待今后进一步研究。

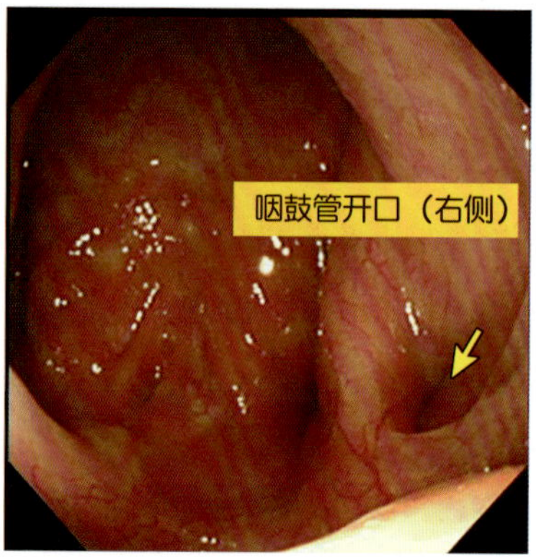


图 1　经鼻内镜下所见的鼻咽部

插入经鼻内镜时，在鼻咽部可以看到咽鼓管的开口。

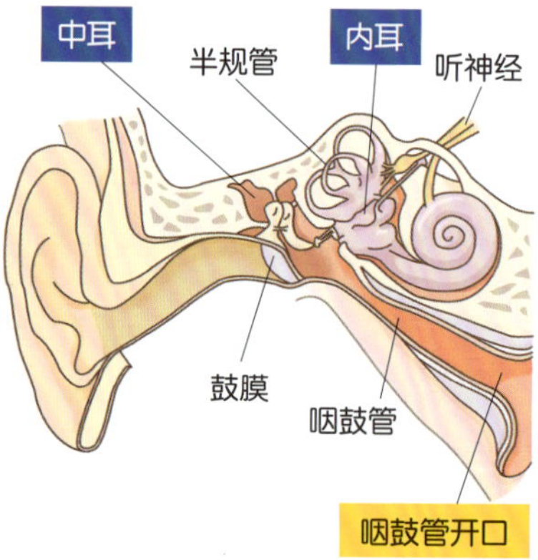


图 2　中耳和内耳的结构

# 第 8 章

## 十二指肠

### ——观察与发现病变的要点

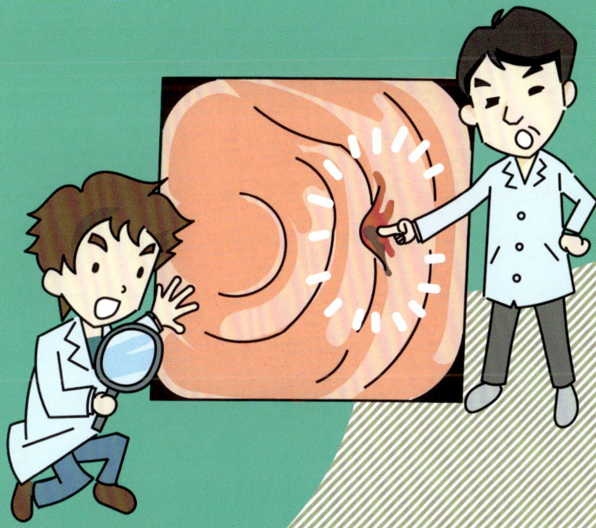

# 1 十二指肠的解剖

指导医师：首先是基本的解剖。先好好地掌握十二指肠的形态和功能吧（图 1）。
十二指肠是指从幽门管肛侧开始至十二指肠空肠曲（Treiz 韧带附着部）的这段小肠，分为球部、降部、水平部、升部四部分。副乳头和 Vater 乳头（主乳头）开口于十二指肠降部。顺便问一下，你知道十二指肠的长度吗？

住院医师：有 12 根手指那么长，也就是说长度为 20cm 左右。

指导医师：让我们回顾医学史，来寻找线索吧……这可以追溯到古希腊医学家希罗菲卢斯(Herophilus)，他以“12 根手指的宽度”的含义，将十二指肠命名为 *dodekadaktylon*（希腊语)。拉丁语翻译为 *duodenum*。这是约公元前 300 年的故事了。希罗菲卢斯是首位公开进行人体解剖，并建立了系统解剖学的人，被称为“解剖学之父”。但是，实际上十二指肠的长度约为 25cm，大致有 15 根手指并排的宽度。

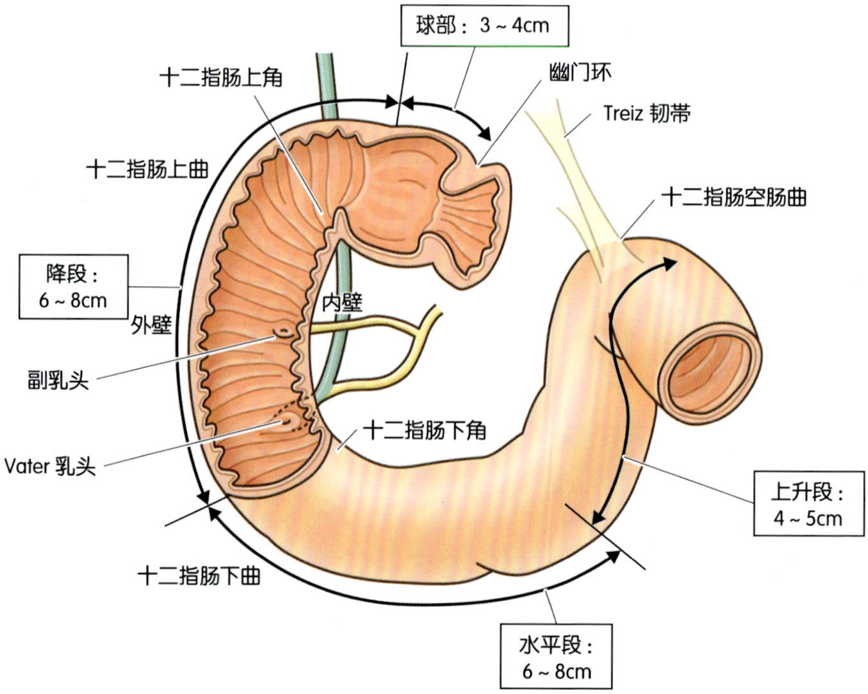


图 1　十二指肠的解剖
十二指肠角：弯曲内侧的部位。
十二指肠曲：弯曲管腔的全周。

住院医师：是古希腊人的手指太粗？还是现代人的十二指肠变长了？这真是个医学谜团啊（笑）。

指导医师：虽然也谈不上谜团……但是，我们还是继续刚才的话题吧。胃的功能主要是消化，而十二指肠除了消化之外，还具有“吸收”的作用，了解这一点是很重要的。

住院医师：十二指肠黏膜的表面有绒毛，表面积增大，因此吸收变得更加容易，对吗？

指导医师：是这样的。十二指肠表面覆盖着密密麻麻的绒毛（图 2，视频➡58）。绒毛是由单层柱状上皮构成的乳头状突起，在这里进行消化和吸收。此外，绒毛和绒毛之间的凹陷部称为隐窝。隐窝开口位于绒毛深处，被绒毛遮挡因而无法观察到。

住院医师：与球部相比较，降部的绒毛更长一些，是这样的吗？

指导医师：观察得很仔细啊！球部的绒毛稍短一些。而且，从降部肛侧起可见很多环形皱襞，这些皱襞是……

住院医师：Kerckring 皱襞！

指导医师：学得很扎实啊！ Kerckring 皱襞可以增加黏膜的表面积。

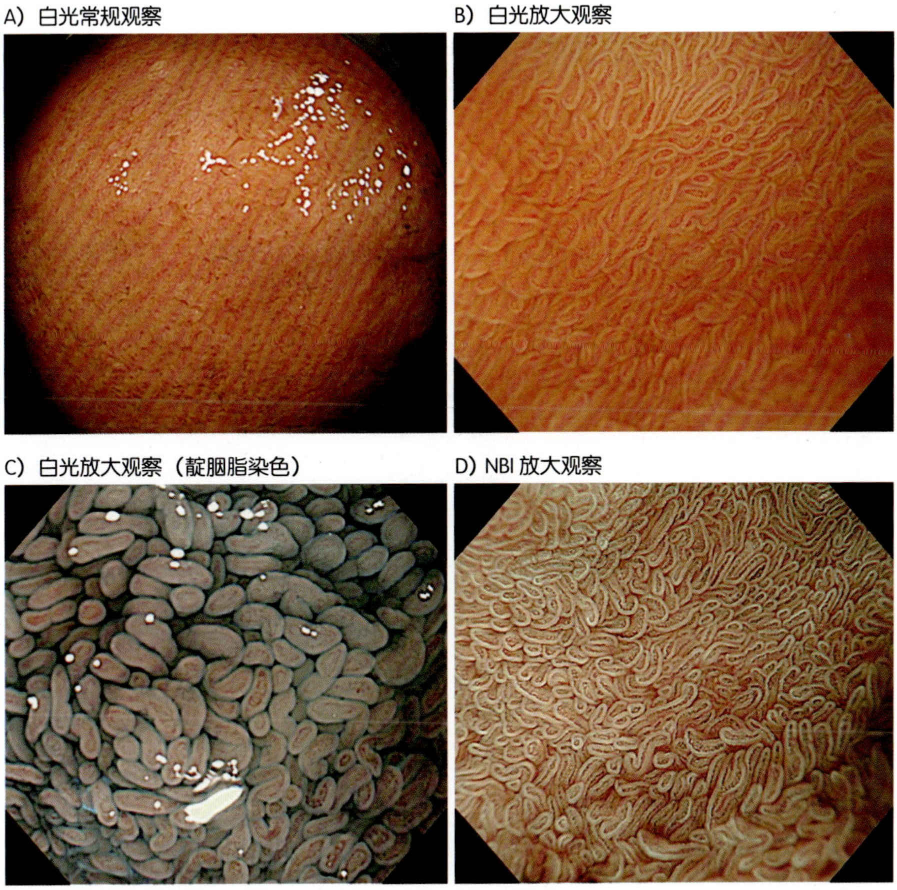


图 2　十二指肠的绒毛

放大观察可见大小和排列基本一致的绒毛，覆盖整个黏膜表面，无法观察到隐窝开口。
靛胭脂染色后，NBI 放大下可以清楚地看到绒毛和绒毛内的微血管。

视频➡58 十二指肠的绒毛

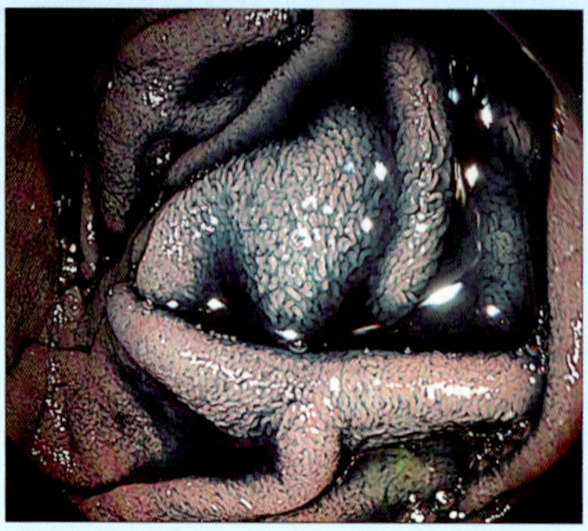

要点

**为了增加吸收功能，十二指肠表面有绒毛覆盖**

指导医师：Brunner 腺是十二指肠的特征性结构，存在于黏膜固有层深部至黏膜下层（图 3）。Brunner 腺仅存在于十二指肠，尤其在球部很发达。越往肛侧，越是逐渐减少，从 Vater 乳头起肛侧几乎看不到。

住院医师：那么 Brunner 腺的作用是什么呢？

指导医师：Brunner 腺分泌碱性黏液，具有中和从胃进入十二指肠的酸性消化液的作用。十二指肠发生炎症反应时，Brunner 腺增生，黏膜增厚。此外，Brunner 腺有时也可发生腺瘤和癌变。

住院医师：那么，Brunner 腺的 "Brunner" 是什么意思呢？

指导医师：Brunner 源自于瑞士的解剖学者 Johann Conrad Brunner 的名字。他于 1686 年发现十二指肠腺，这之后就命名为 Brunner 腺了。

住院医师：我也想发现点什么，在医学史上留名啊。

指导医师：嗯，这可有点难啊。现在使用人名来命名的医学术语的情况已经非常少了……

另外，人名如何发音，往往会存在问题。Brunner 在日本发音为 "布鲁内尔"，而在欧美国家大多发音为 "布鲁纳" 或 "布拉纳"。在德语中，Brunner 被写作 Brunnen，发音为 "布鲁嫩"。不过，德国人也会用英语发音 "布鲁纳"。在国际会议发言时，最好不要说 "布鲁内尔"。

住院医师：老师对海外的事情也知道得非常详细啊！

指导医师：因为癌研医院的前辈中有很多人活跃在海外，经常交流就知道了。

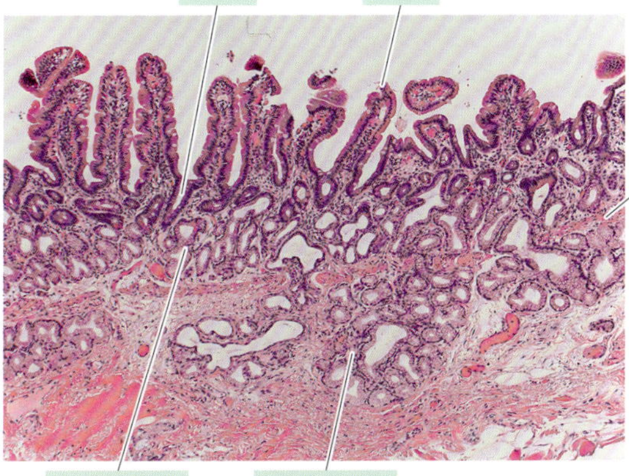


图 3　正常的十二指肠组织像

表面覆盖绒毛，绒毛与绒毛之间可见隐窝。从黏膜固有层深层至黏膜下层，Brunner 腺非常丰富。



## 要点　十二指肠存在 Brunner 腺

指导医师：你知道十二指肠能分泌激素吗？

住院医师：啊？从十二指肠还能分泌激素？

指导医师：实际上，位于隐窝内的基底颗粒细胞可以分泌各种各样的消化道激素。

住院医师：这些激素起什么作用呢？

指导医师：十二指肠内会流入经胃消化的食糜和大量胃液。也就是说，十二指肠内的渗透压和 pH 时刻都会发生变化。快速感知这些信息后，十二指肠分泌各种消化道激素，从而调节胃、胆囊、胰腺、小肠的分泌和运动功能。

住院医师：十二指肠就像是“消化吸收的司令部”。得好好复习一下生理学教科书。

指导医师：下面是十二指肠的内镜图像（图 4），请确认一下各部位的名称。

### 专栏　十二指肠是胃还是小肠？

大家都知道，在解剖学上，十二指肠属于小肠的一部分。但是，从发生学、组织学的角度看，却有不同的认识。在消化道发生过程中，十二指肠 Vater 乳头以上的部分与胃相同，起源于前肠（foregut）。从这个部位开始至肛侧的十二指肠与空肠、回肠相同，来源于中肠（midgut）。Brunner 腺在前肠区域的十二指肠密集存在，而在中肠区域的十二指肠则散在分布。Brunner 腺在组织学、组织化学上，与胃的黏液腺（副细胞、贲门腺、幽门腺）类似，其黏液表型可以算作是胃型（MUC6 阳性）。另外，据报道 Brunner 腺具有呈胃小凹上皮和胃底腺分化的性质，在 Brunner 腺增生的表层，常常可见胃小凹上皮化生。综上所述，虽然十二指肠属于小肠，但是似乎也可以认为 Vater 乳头以上的十二指肠具有类似胃的性质。

要点

**近端十二指肠※具有与胃类似的性质。**

※Vater 乳头的口侧。

A）球部

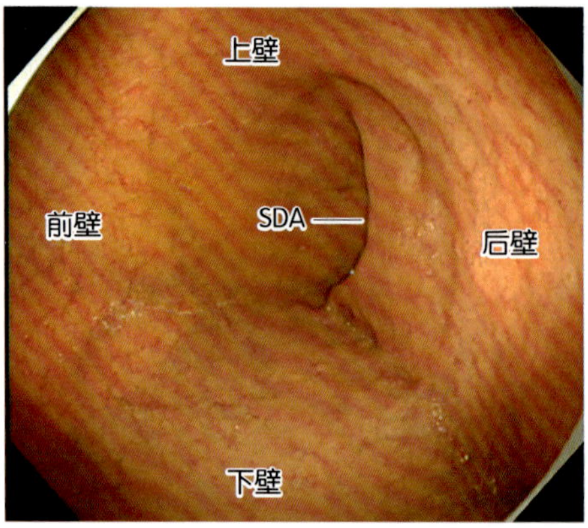


B）降段

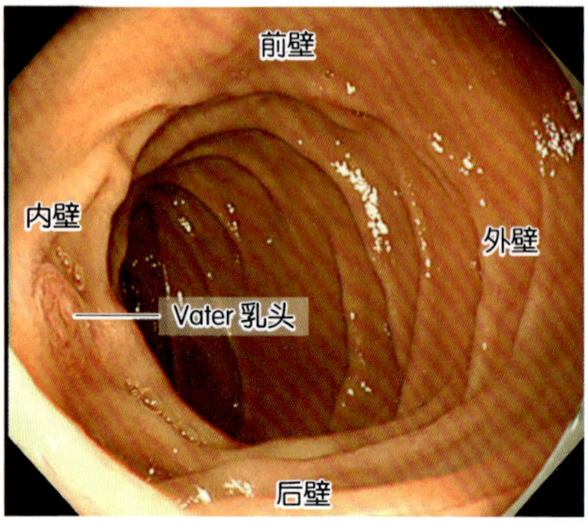


C）从十二指肠下曲处起始的水平段

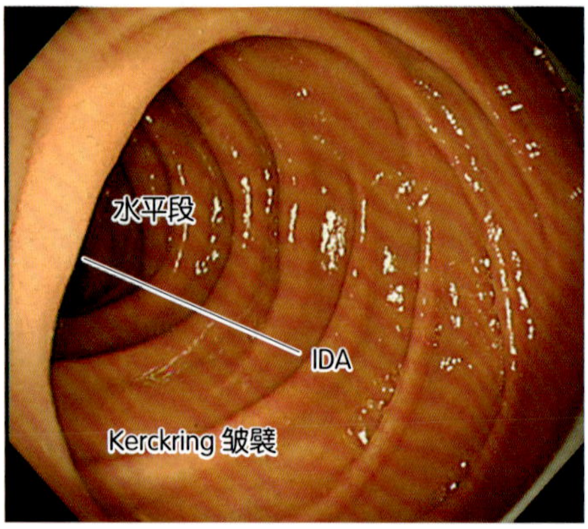


图 4　十二指肠的内镜图像

A）以 SDA（十二指肠上角）为标志，确定整体图像。

B）降部可见间距大致相等的 Kerckring 皱襞，以 Vater 乳头为标志确定各个部位。

C）IDA（十二指肠下角）肛侧为水平段。常规内镜检查时很难越过 IDA。

※ 十二指肠下曲是指 IDA 周围的弯曲。

# 2 十二指肠的插入法

指导医师：先提个问题：在什么时候进行十二指肠的观察？

住院医师：我看到书上说：观察胃之前，先观察十二指肠。

指导医师：确实很多书都是这样写的，我以前也是先观察十二指肠，再观察胃。但是，如果先观察十二指肠，镜身接触胃体大弯和胃角小弯时可能会造成擦伤痕迹（图 1）。这样就麻烦了，因此应该先观察胃。

住院医师：如果在镜身擦痕上有癌的话，那不就漏诊了嘛。

指导医师：所以才不能这样观察，应该先观察胃体大弯和胃角小弯。也就是说，先完整地观察完胃部以后，最后再观察十二指肠，这样才比较合理。但是，缺点是最后观察十二指肠时，很容易忘了。

住院医师：我也犯过这种错误……

指导医师：如果养成习惯最后观察十二指肠，就不会忘记了。

住院医师：是不是有些人容易出现擦痕，而有些人就不易出现擦痕呢？

指导医师：你观察得很仔细啊。实际上，幽门螺杆菌未感染和除菌后的胃黏膜中，容易出现镜身所致的擦痕，而幽门螺杆菌现症感染是就不容易出现擦伤。原因不清楚，仅是经验之谈。

住院医师：确实，你这么一说，我也有同感。

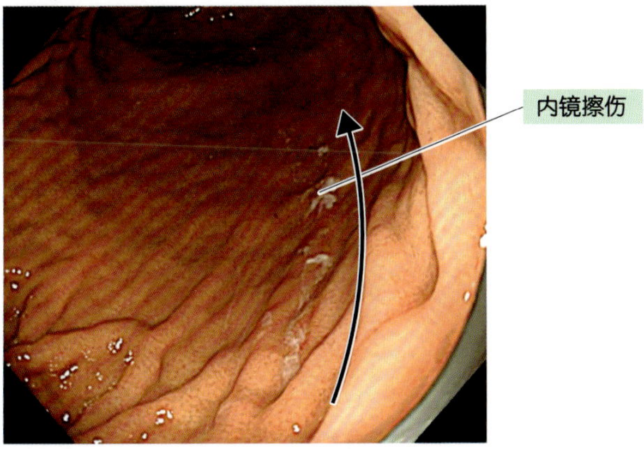


图 1　插入十二指肠引起的胃体擦痕

幽门螺杆菌未感染的病例，胃体下部大弯侧可见镜身接触后的擦痕。

## 要点 观察完胃内以后，再观察十二指肠。

住院医师：越过幽门时，怎样才能避免患者产生不适？

指导医师：不要粗暴地插入十二指肠。插入十二指肠时，如果沿着胃体至胃窦大弯进镜，镜身会使大弯侧的胃壁伸展，此时，由于胃壁受到拉伸，可诱发呕吐反射（图 2A）。为了尽量减少胃壁伸展，进入十二指肠前，应尽可能吸出胃内的空气，轻柔地插入（图 2B）。

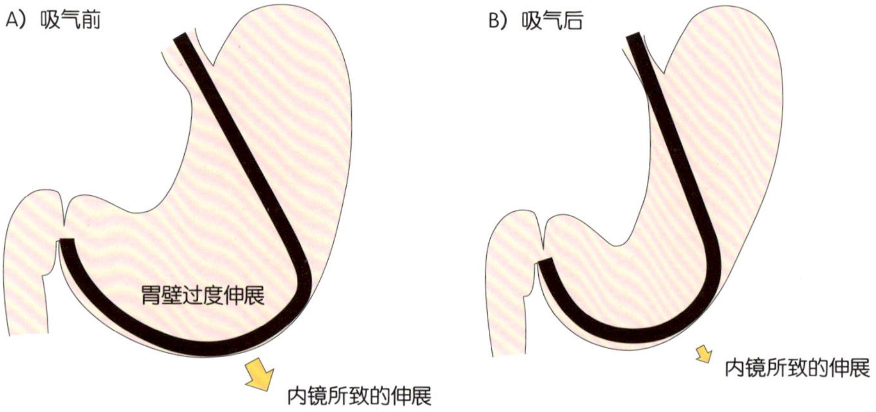


图 2　插入十二指肠时胃壁伸展

内镜插入十二指肠时，胃体大弯被镜身展开。如果进入十二指肠时，未充分吸引胃内气体，就会导致胃壁过度伸展，引起疼痛和呕吐。因此，应尽量吸气后，再插入十二指肠。

住院医师：确实如此，以前都没怎么吸气就进入十二指肠了……今后可要注意了。不过，有时也会遇到怎么也无法越过幽门的情况……

指导医师：幽门剧烈收缩时，就很难进入球部。如果通过困难，就要注意幽门与镜子之间的角度。

住院医师：角度？一般不都是正对幽门直着就插入了吗？

指导医师：虽说你觉得是正对幽门直着插镜的，但有时并非如此。当沿着大弯进镜时，胃镜会以相对于幽门稍偏上的角度（图 3A）进入。这时要稍稍“DOWN”大钮，与幽门管垂直，内镜就能滑入球部了（图 3B）。偏离幽门时，可以微调旋钮，将幽门的位置调整至画面中央稍偏下的位置，就像是让内镜“骑”在幽门上的感觉。

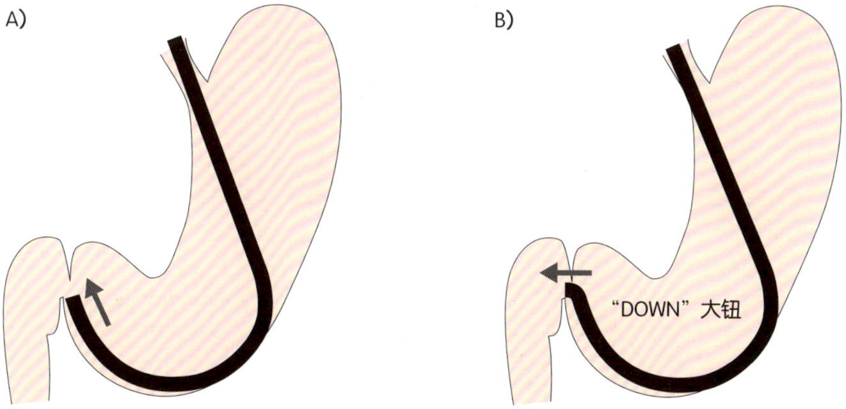


图 3　内镜插入十二指肠时的角度

在幽门附近"DOWN"大钮，内镜垂直于幽门。

住院医师：微调旋钮可是非常重要啊。另外，进入球部时进镜的余力还存在，往往容易造成前壁擦伤而出现出血（图 4）。

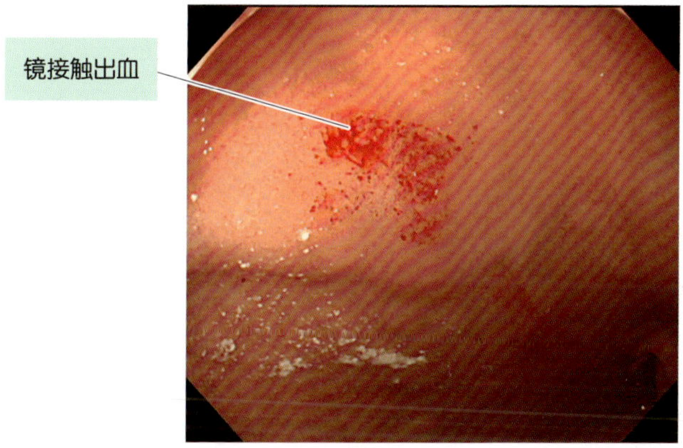


图 4　插入十二指肠时接触肠壁

插入球部时，镜子接触十二指肠前壁的痕迹。

指导医师：你精力充沛，总是会有余力的（笑）。

幽门进镜阻力大时，由于使用较大力量向前推镜，越过幽门后，进镜的力量未减缓，就会触到球前壁，造成擦伤。为了防止这种情况，越过幽门后，应稍稍减小向前推镜的力量。稍微轻轻吸气，就能够顺利地、轻柔地插入球部了。

住院医师：虽说是"稍微"或"轻轻"，但还是很难理解……

指导医师：确实用语言来描述是很难理解的，请看视频（视频➡59）吧。

## 视频➡59 插入十二指肠球部

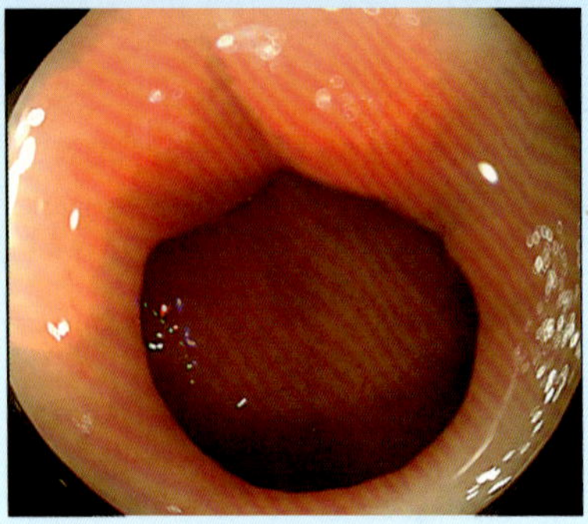

要点

· 垂直于幽门，DOWN 大钮，插入内镜。
· 注意避免接触球部前壁。

# 3 十二指肠的观察法



## 1. 防止球部漏诊的技巧

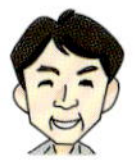

指导医师：下面开始介绍进入十二指肠后的观察方法。你觉得十二指肠最容易漏诊的地方是哪里？

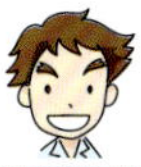

住院医师：诶，十二指肠不太容易漏诊吧？

指导医师：大多数人也是这样认为的呢。但是，球部的口侧不注意的话就会成为观察的死角，往往较大病变的漏诊都发生在这里。看看图 1A 的病变吧。因食管癌转诊来的病例，3 个月前曾经做了 2 次内镜检查，都没有发现十二指肠的病变（图 1B）。

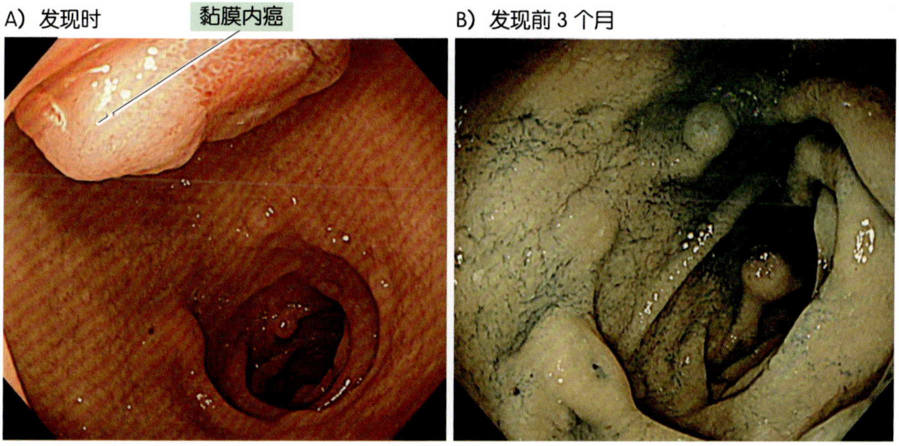


图 1　球部漏诊病例

球部上壁 30mm 的黏膜内癌（胃型）。3 个月前的检查中未发现病变。在靠近幽门的球部，较大的病变也会漏诊。

住院医师：诶，这么大的病变都漏诊了吗？

指导医师：当越过幽门后，由于进镜的惯性，内镜往往会在一定程度上偏向球部的肛侧。然后，继续进入降部，这样一来，就看不到球部的口侧了。

请看同一病例的图像和视频（图 2，视频➡60）。

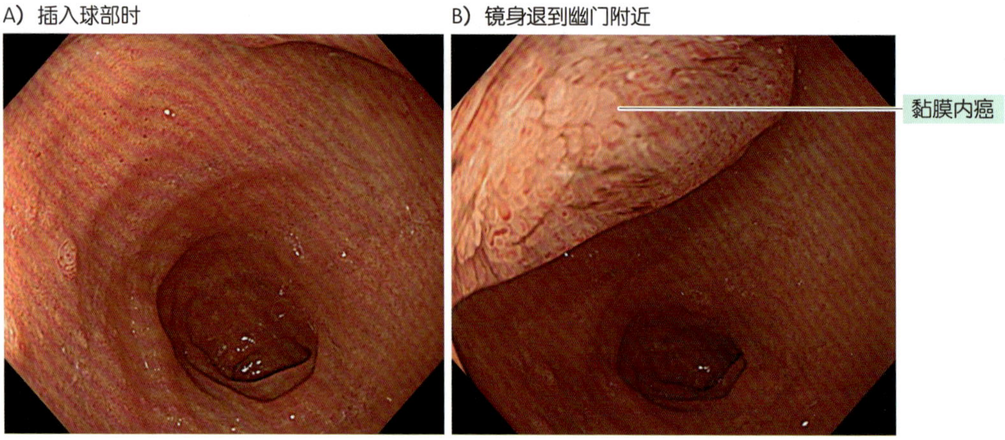


图 2　容易漏诊的球部病变

球部上壁 25mm 大小的黏膜内癌（胃型）。刚插入球部时并不能发现病变，但稍稍退镜至幽门时，就能看到病变了。

**视频➡60　容易漏诊的球部病变**

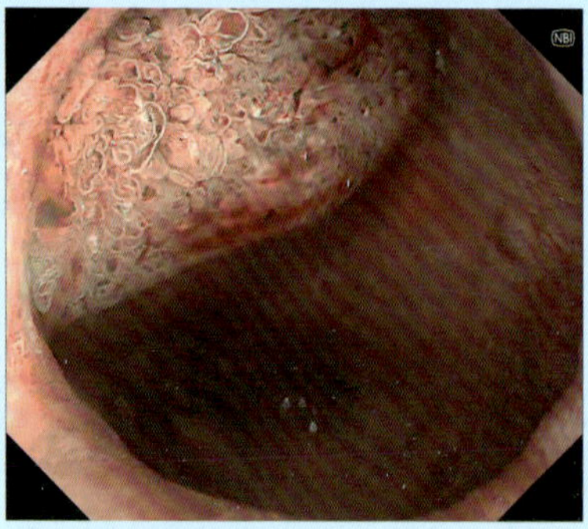


住院医师：原来如此，视频中看得很清楚。

指导医师：进入球部后，要有意识地稍微缓慢地向幽门口退镜，力图观察球部的全貌。尤其是球后，如果不充分向右打角度钮，就会留下观察的死角。

住院医师：往后退镜的话，不是很容易就退到胃里了吗？

指导医师：脱出来也没关系。脱出来以后还可以再次进镜，而且，只要内镜进过一次幽门，再次进镜的阻力就减小了。

要有意识地观察幽门内侧（图 3，视频➡61）。

A）插入时

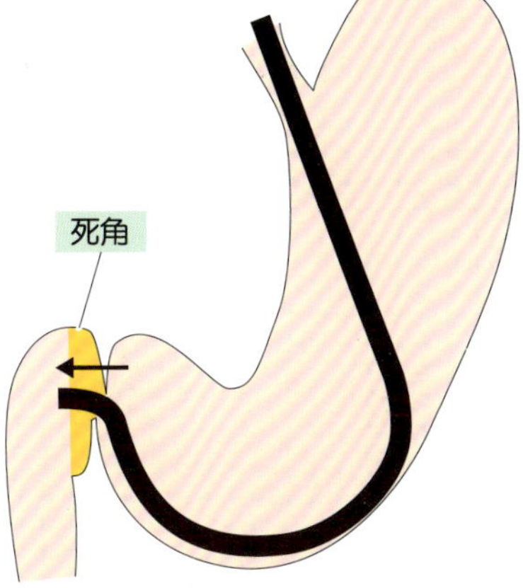


内镜越过幽门时会顺势进至球部中央。幽门管侧就成为观察死角（黄色）。

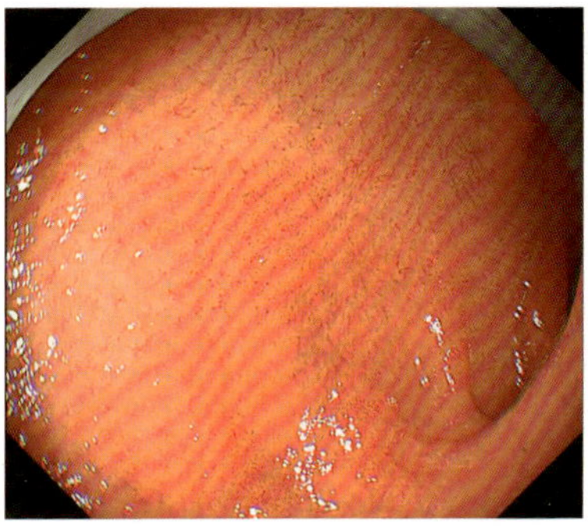

插入时观察不到球部口侧（幽门管侧）。

B）边退镜边观察

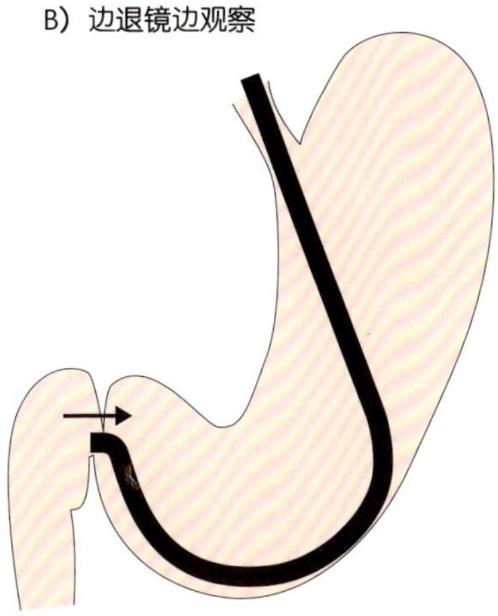

退镜至幽门管，观察球部全貌。

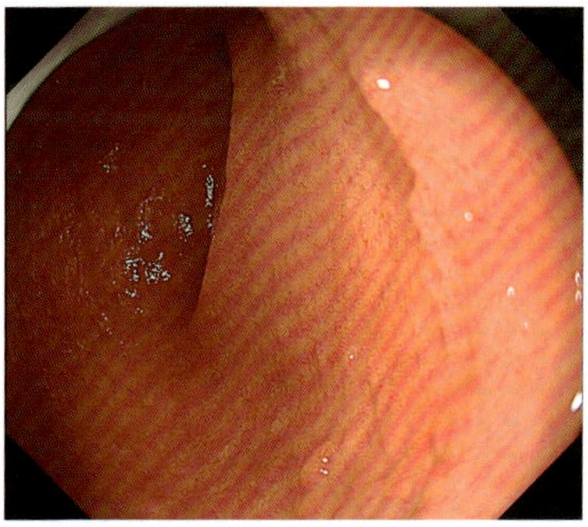

退镜后，球部口侧进入视野（进一步右打小钮观察球部后壁侧）。

图 3　球部的观察

视频➡61　十二指肠球部的观察

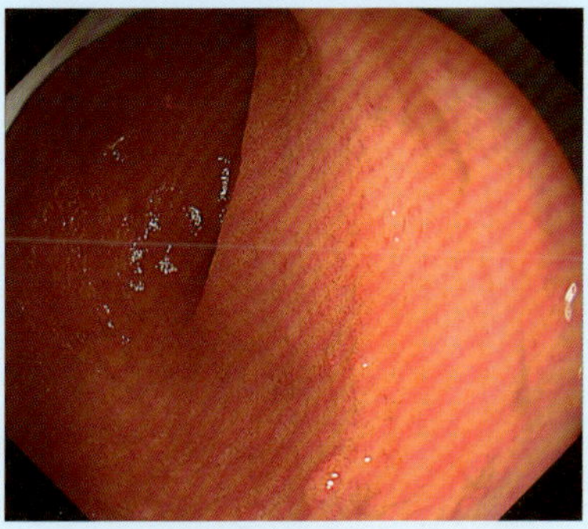

要点

**球部的较大病变也会漏诊！**

**进入球部后，稍微退镜观察球部全貌（有意识地观察幽门管内侧）。**

## 2. 降部的插入和观察技巧

住院医师：如何很好地插入十二指肠降部呢？

指导医师：从球部至降部有一个明显的弯曲，这就是十二指肠上角（SDA）。当遇到弯曲特别显著时，要充分“UP”大钮。

住院医师：“UP”大钮通过较大弯曲的操作方法与大肠内镜的插入法类似。

指导医师：内镜的基本操作在各个部位都是通用的。开始时，SDA 是在右侧。

把内镜右旋 60° ~ 90°，使 SDA 角移向“UP”大钮的方向（0 点方向）。然后，“UP”大钮越过 SDA。此时，旋镜和“UP”大钮并不是各自独立操作，而是相互协调，同时进行。

住院医师：如果内镜角度不好的话，是不是就很难越过 SDA 了？

指导医师：是这样的。角度非常重要。

如果内镜角度钮松动，就需要修理了。充分“UP”大钮越过 SDA，到达 Vater 乳头附近。这时，可在 9 点方向看到 Vater 乳头。

住院医师：也有看不到 Vater 乳头的时候吗？

指导医师：因为直视镜呈切线方向，所以经常看不到 Vater 乳头。但是，即使看不到乳头本身，也可以根据观察到的口侧隆起、缠头皱襞，推测乳头的位置（图 4）。另外，根据与 Kerckring 皱襞垂直相交的小带也能找到乳头。

对于需要仔细观察乳头的病例，可以安装透明帽，或改用侧视镜观察（图 5）。

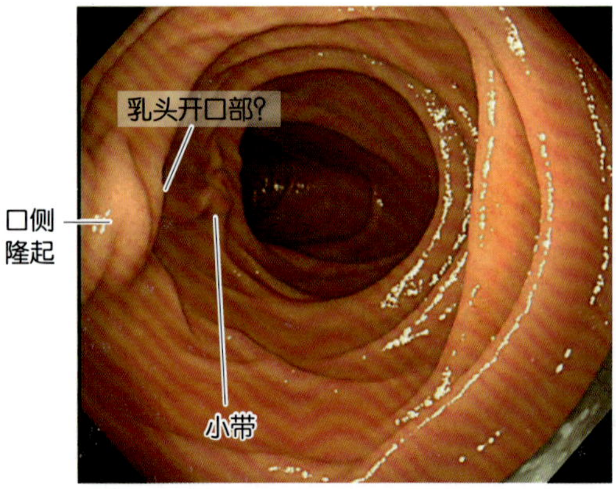


图 4　直视镜下观察 Vater 乳头

直视镜下观察时，镜身与内侧壁呈切线方向，往往看不到 Vater 乳头。但是，根据口侧隆起和小带，也能推测乳头的位置。

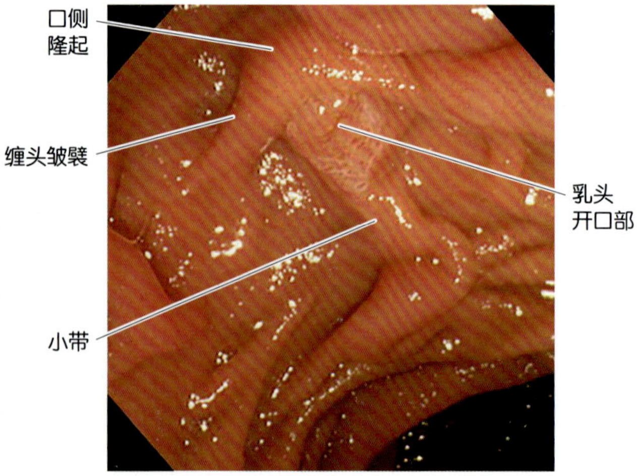


图 5　侧视镜下观察 Vater 乳头

侧视镜观察时，可以正面观察 Vater 乳头。Vater 乳头的形态、大小存在较大个体差异。

住院医师：什么情况下需要进行乳头活检，或改用侧视镜观察呢？乳头结构很大，真是很苦恼啊……

指导医师：确实，正常乳头的大小和形态存在很大个体差异。十二指肠乳头的病变包括乳头炎、乳头部腺瘤、乳头癌，神经内分泌肿瘤（NET）、节细胞性副神经节瘤等。这些病变与正常乳头的鉴别往往比较困难。我们总结了以下鉴别要点：乳头部腺瘤、乳头癌的表面凹凸不平（图 6），而神经内分泌肿瘤（NET，图 7）、节细胞性副神经节瘤呈伴有紧满感的黏膜下肿瘤样隆起。

住院医师：经常地有意识地观察乳头是非常重要的。

指导医师：是这样的。内镜筛查时，养成仔细观察十二指肠乳头的习惯，就能够记住正常乳头的样子。这样一来，当遇到与平时看的正常乳头不一样的乳头时，就能产生一种违和感，引起注意。

住院医师：这种违和感在内镜诊断中是非常重要的。

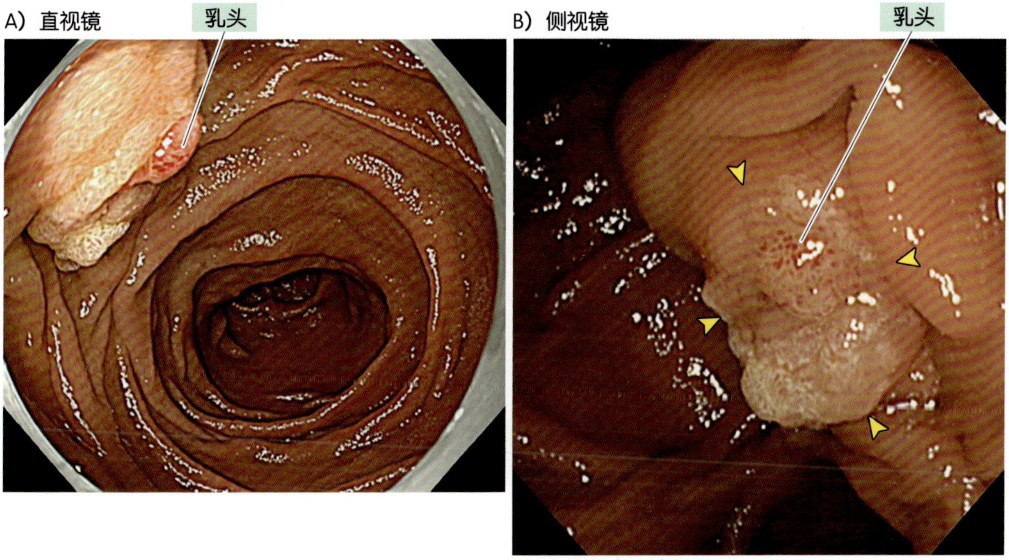


图 6　乳头部腺瘤

A）直视镜下，在发红的乳头周围，可见凹凸不平的白色调隆起。由于处于切线方向，无法观察到病变全貌。
B）侧视镜下正面观察，可以看到全貌。发红的乳头周围，可见明显凹凸不平的白色隆起。

**休息一下**

## “传达力”

在第 103 次日本消化内镜学会总结会上，我有幸聆听了池上彰先生的特别演讲“从新闻看世界”。他用浅显易懂的语言阐明了隐藏在新闻背后的本质，并且在规定的时间内完成了总结。他既没有幻灯，也没有讲稿，却用精彩的语言深深地震撼了我。池上先生着力强调“让对方理解”这一点。这是非常重要的，但也是非常难做到的。我曾反复研读过池上先生的畅销书《传达力》。作为医生，我们也要不断地提升这种“传达力”。

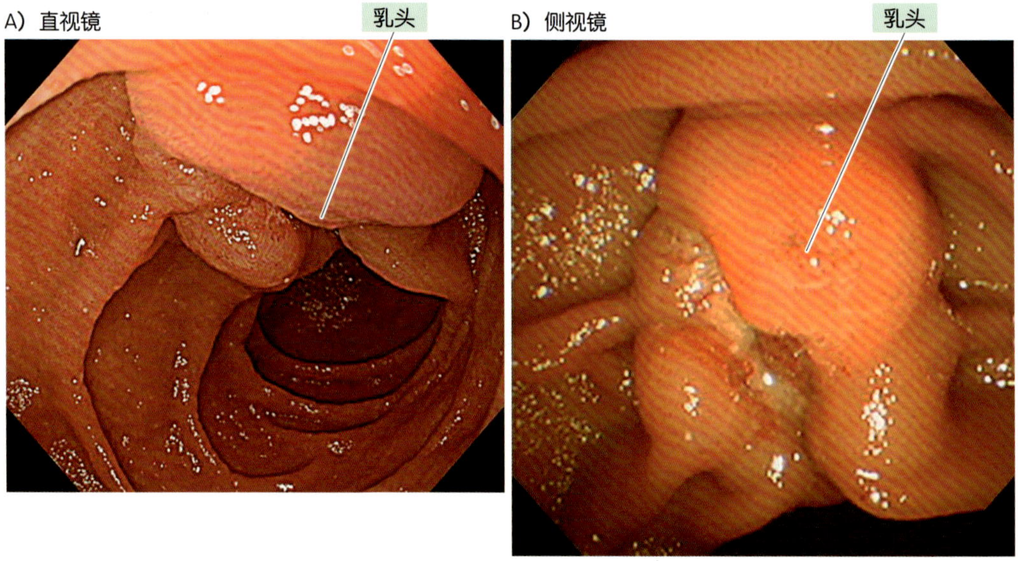


图 7　乳头部神经内分泌肿瘤（NET）

A）直视镜下呈切线方向，乳头观察困难。在乳头口侧和肛侧可见黏膜下肿瘤样隆起，很难观察全貌。
B）侧视镜下可正面观察病变。可见伴有溃疡、与乳头相延续的黏膜下肿瘤样隆起性病变。术后病理为 10mm 的 NET G1。

**指导医师**：“UP”大钮，进镜至乳头附近，之后会出现即使推镜也无法继续进镜的情况。这是因为镜子在胃里成袢所致（图 8 ①②）。

此时，应当用右手一边向右旋镜，一边慢慢拉镜。这样一来，镜子前端就能进入十二指肠下角（IDA）附近了。此时，将内镜保持在十二指肠管腔中央，微调旋钮和镜身。再次拉镜越过 IDA，进入水平段。当然也有无法到达 IDA 的情况，个体差异较大。

**住院医师**：我不明白为什么拉镜时内镜反而会前进……

**指导医师**：其实，当我做住院医师的时候也有同样的疑问。

推送内镜时，镜身在胃内沿大弯侧前进。也就是说内镜会成袢。因此，需要拉镜，将镜身取直，内镜前端就能相对前进了。这就是所说的“镜子短缩化（直线化，取直）”。为了便于理解，请看图示（图 8 ③）。

**住院医师**：在取直镜身的操作中，有时内镜会很不凑巧一下子就滑到胃里。

**指导医师**：嗯，确实会发生这种情况。要想顺利地取直镜身，就要掌握适当右旋镜身，慢慢向后退镜的技巧。调节角度、旋镜，以及向外拉镜的动作必须协调一致。

**要点**

**在十二指肠降部，应取直镜身进镜**
**➡一边右旋镜身，一边缓慢向后拉镜。**

指导医师：首先，让我们通过图像和视频来看看刚才讲的内容吧（视频➡62）。

住院医师：仅通过语言描述，我还是不太能理解，但是一看图像和视频我就明白了。

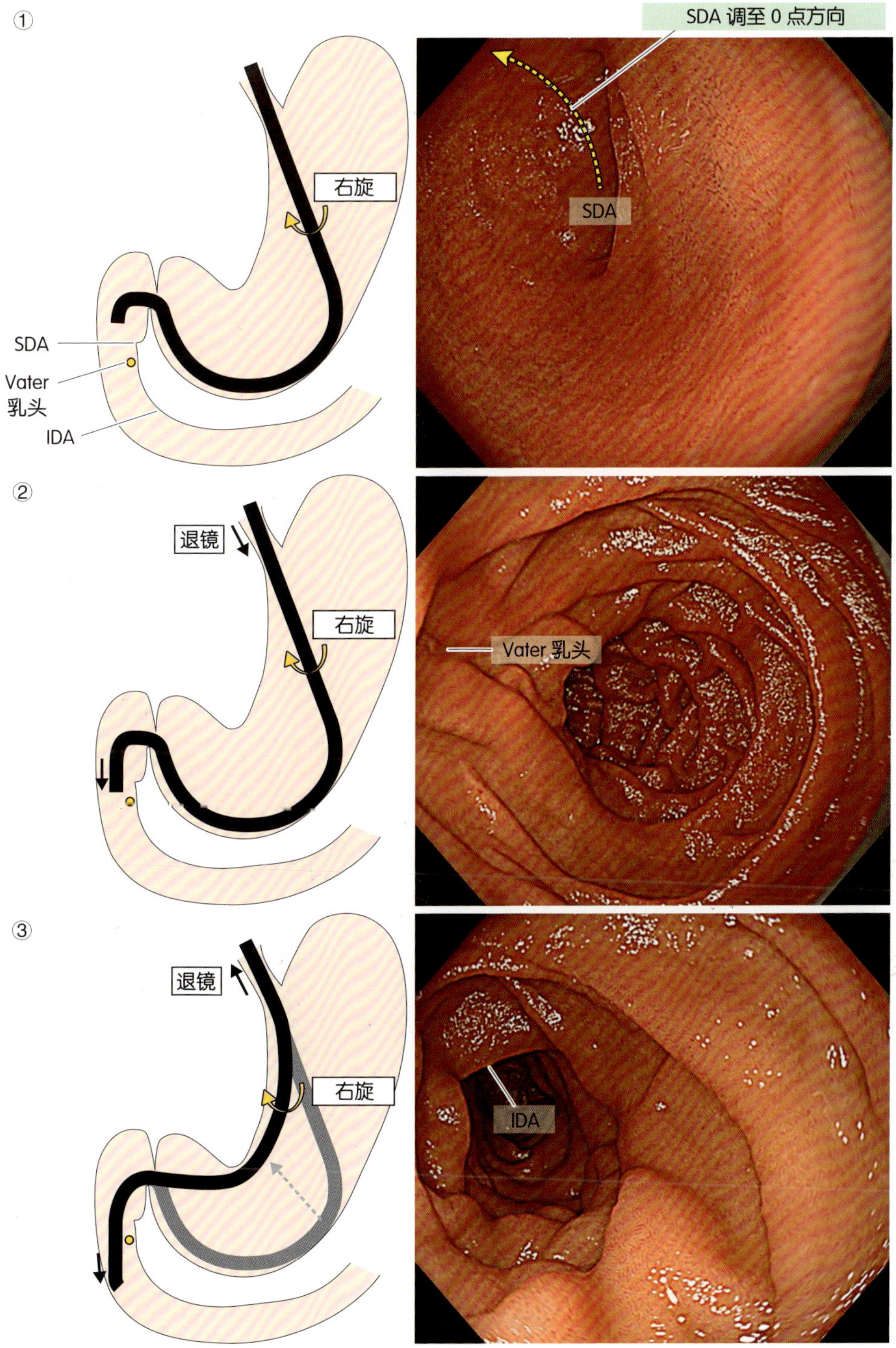


视频➡62

图 8 降部的观察

①十二指肠上角附近：在 3 点方向可见十二指肠上角（SDA）。右旋 90°，SDA 调至 0 点方向。

② Vater 乳头附近：充分“UP”大钮，越过十二指肠上角，到达 Vater 乳头附近。此时镜身是沿着胃内的大弯侧前进的。

③十二指肠下角附近：右旋镜身拉镜，胃内袢曲消失，镜身取直，在胃内贴近小弯侧。内镜头端进至十二指肠下角（IDA）附近。

指导医师：接下来，从 IDA 进行观察。保持右旋镜身，慢慢拉镜。这时，在 0—1 点方向可以看到 Vater 乳头（图 9、图 10）。

住院医师：为什么 Vater 乳头的位置发生变化了呢？

指导医师：在取直镜身的过程中，由于向右旋转了约 90°，因此 Vater 乳头也旋转了 90°。

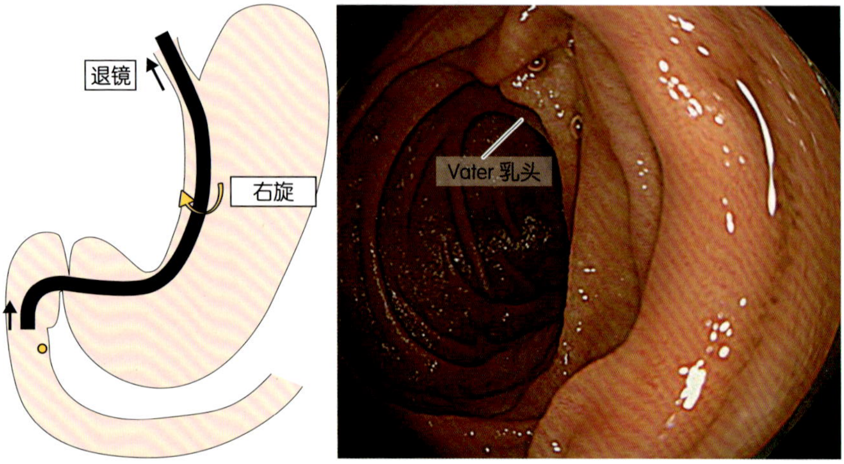


视频➡62

图 9　降部的观察④：Vater 乳头（退镜时）

保持右旋镜身，缓慢退镜。在 0—1 点方向可以看到 Vater 乳头。

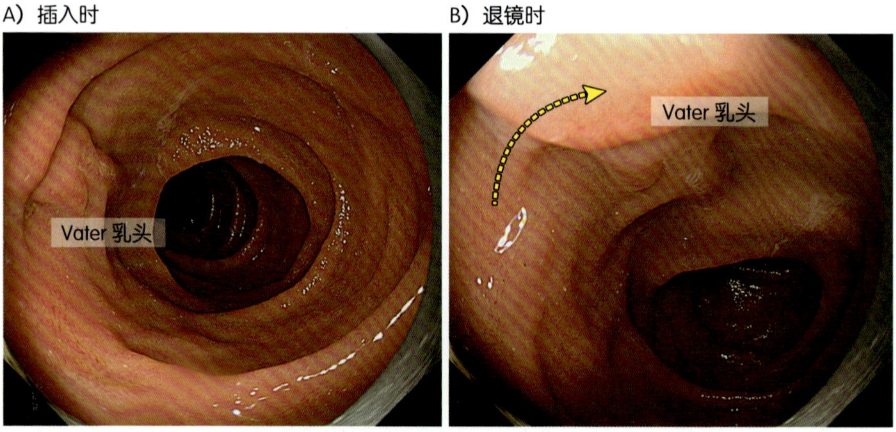


图 10　看到的 Vater 乳头位置不同

进镜时，在推镜的状态下，Vater 乳头在 9 点方向；退镜时，在拉镜状态下，移动至 0 点方向。

**要点**　进镜和退镜时，看到的乳头位置不同。

指导医师：在继续退镜的过程中，最后观察十二指肠上曲（图 11）。这个部位在进镜时基本上看不清楚，因此，只能一边缓慢退镜，一边进行观察。

住院医师：十二指肠上曲和十二指肠上角（SDA）是不同的吗？

指导医师：按照十二指肠上“角”的字面意思来说，指的是弯曲内侧存在角度的地方。而十二指肠上“曲”，指的是弯曲部位外周的区域。

住院医师：原来如此，感觉就像肝曲一样！

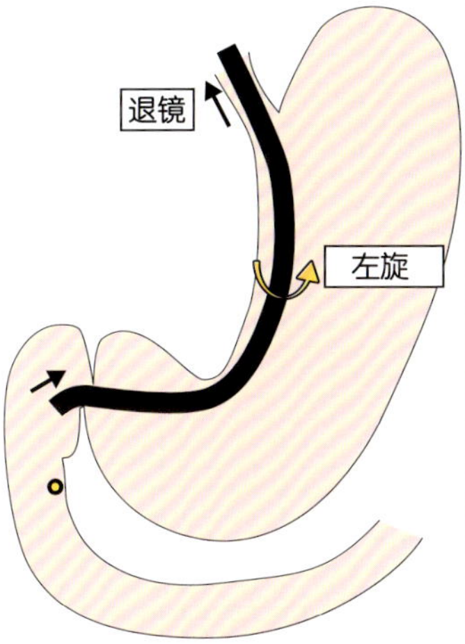


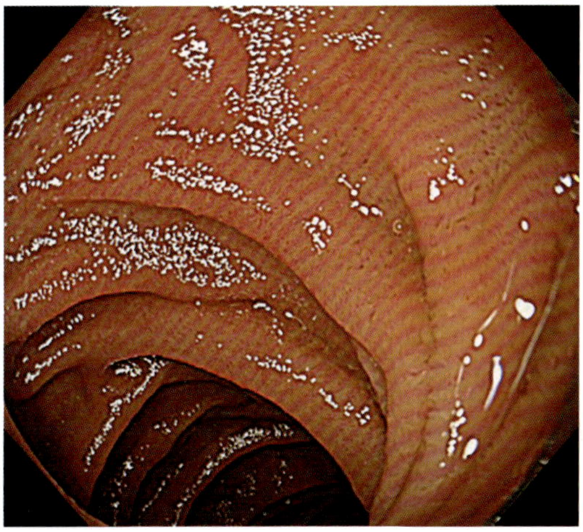

视频➡62

图 11　降部的观察⑤：十二指肠上曲

一边左旋镜身（此前为右旋），一边慢慢退镜，观察十二指肠上曲。

住院医师：不过，一进入十二指肠降部，就会有很多泡沫，是吧？

指导医师：这里有胆汁，因此会有许多泡沫。用无气水冲洗后，立即就变干净了（图 12）。不要怕麻烦，一定要好好地冲洗。

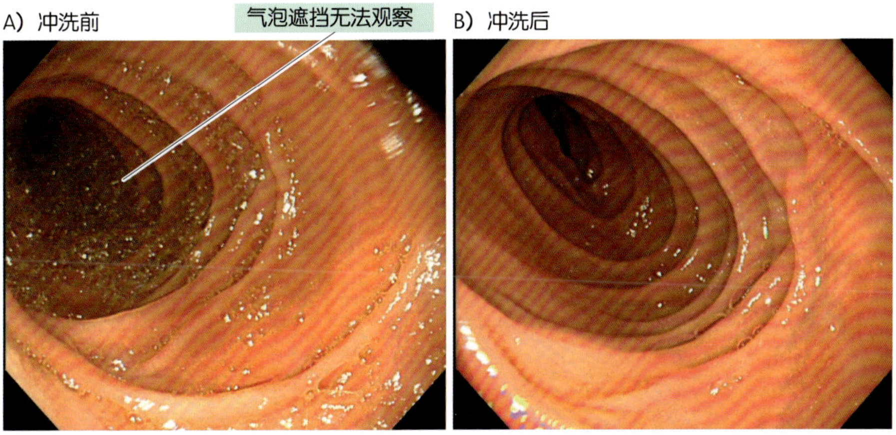


图 12　十二指肠的冲洗

在降部有胆汁的地方，泡沫很多。如果不冲洗是无法观察的。用无气水冲洗后，立刻就变干净了。

## 3. 水平段的观察

住院医师：十二指肠水平段不观察也行吧？

指导医师：内镜筛查时，观察到十二指肠下角（IDA）就足够了。如果内镜检查时在远景下发现水平段有病变，或CT等检查怀疑水平段存在病变时，就应该尝试插入水平段。在十二指肠下角处取直镜身，保持右旋镜身的同时缓慢推镜，就可以插入十二指肠水平段了（图13）。不过，实际上并不容易（视频➡63）。

住院医师：那是为什么呢？

指导医师：一旦试图将取直的镜身插入十二指肠水平部，镜身会再次成袢。使用具有一定硬度的大肠镜不会成袢，容易进镜。另外，换成长度更长的小肠镜，持续推镜插入，也是一种可行的办法。

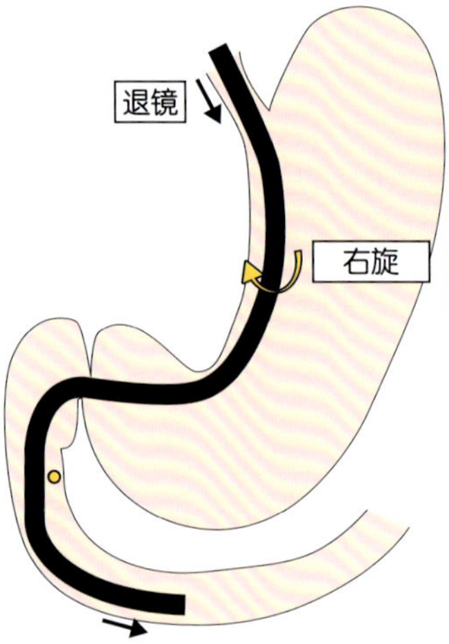


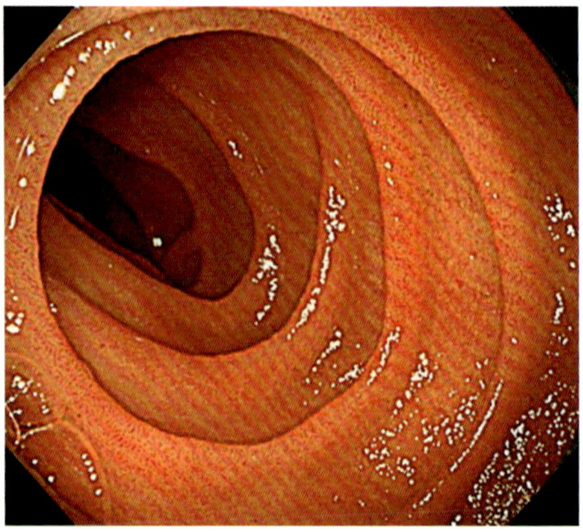

视频➡63

图13 水平段的观察

镜身取直后，一边继续保持右旋镜身，一边缓慢送镜，就可以观察到水平段。

**休息一下**

### 为什么做检查？——筛查与监测——

虽然有些不好意思，但我曾经也不明白“筛查”与“监测”有什么不同。所谓“筛查”是指在某个群体中开展检查，从中筛选出疑似患有某种目标疾病或预测可能发病的个体。而“监测”是指以患病的高风险人群为对象，持续调查和了解疾病的发生、进展情况，以便对疾病进行预防和早期发现的过程。比如，胃癌的内镜检查是筛查；胃癌ESD治疗后，对胃癌高危人群进行的年度检查是监测。另外，像胃癌术前检查一样，对于已发现的病变进行检查称为精查。

我们要充分理解检查的意义，并据此进行内镜检查。

笔记

## 副乳头

副乳头位于 Vater 乳头口侧 2cm 左右的内侧壁至前壁，呈发白的小隆起，位置和大小变异较大（图 14）。因为隆起较小，且从切线方向观察，筛查时很难看到。这个副乳头的诊断实际上相当困难，需要与较小的肠型腺瘤进行鉴别（图 15）。肠型腺瘤也像副乳头一样，表现为边界清晰的白色隆起。如果有开口，就可以诊断为副乳头，但是，能明确观察到开口的副乳头并不多。副乳头具有绒毛状的表面结构，与周围绒毛状结构的边界稍显模糊。而肠型腺瘤呈管状、分枝状的表面结构，与周围绒毛状结构的边界非常清晰。然而，很多时候，我们在判断副乳头和小腺瘤时还是会感到困惑。曾有文献报道，对十二指肠降段 3mm 大小疑似腺瘤的白色隆起，使用活检钳进行钳除，诱发了急性重症胰腺炎，因此应格外谨慎。如果在十二指肠上角（SDA）至 Vater 乳头的内侧壁至前壁发现白色隆起时，应考虑副乳头的可能性。

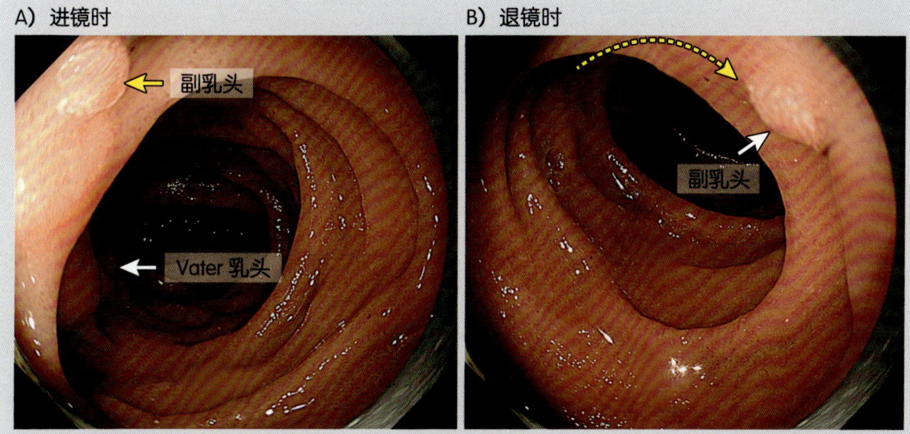


图 14　副乳头

A）位于 Vater 乳头口侧 2～3mm 的白色小隆起是副乳头。与 Vater 乳头相比，稍稍位于前壁侧（11 点方向）。

B）进镜时和退镜时，Vater 乳头所见的位置相差 90°。

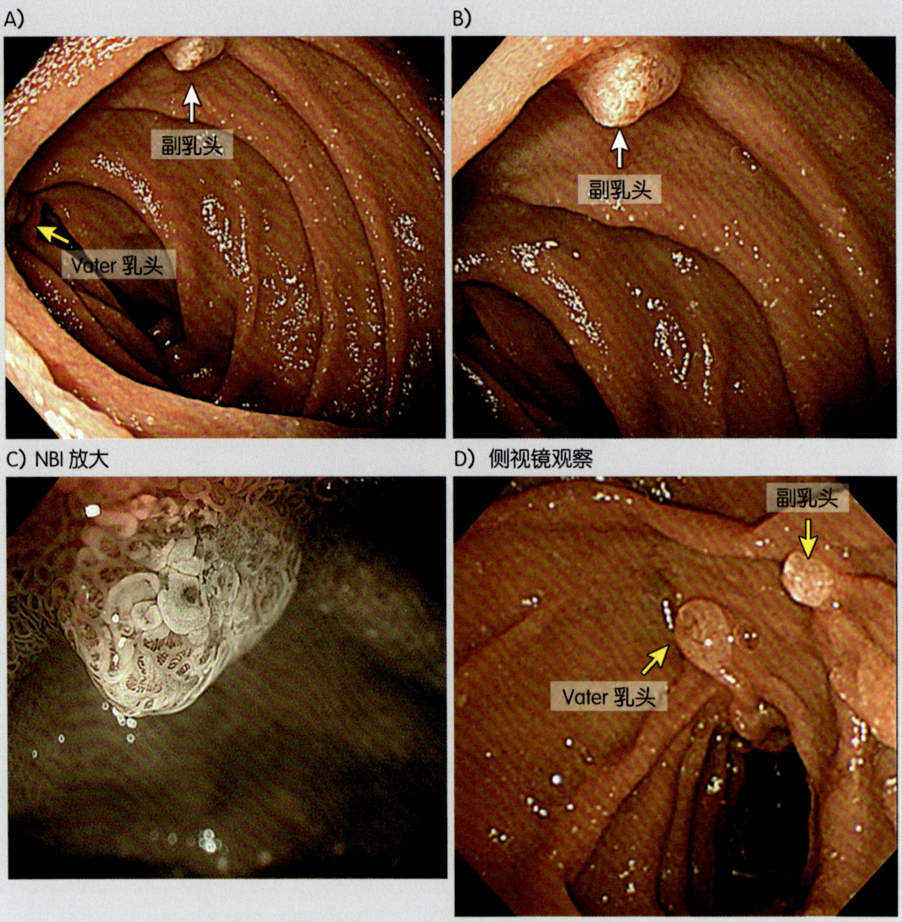


图 15　误诊为腺瘤的副乳头

内镜下诊断为十二指肠腺瘤，转诊来我院拟行内镜下切除的病例。

A，B）距 Vater 乳头口侧 2cm 的前壁侧，可见 3mm 大小的白色小隆起。

C）NBI 放大下观察，呈扩张的绒毛状结构，可见 WOS，开口不明显。

D）侧视镜下仔细观察从 Vater 乳头至十二指肠上角的内侧壁及前壁，未见其他白色隆起，诊断为副乳头。

要点

**注意不要把副乳头误诊为腺瘤！**

# 4　十二指肠的非肿瘤性病变



指导医师：在十二指肠我们经常能看到非肿瘤性病变。接下来，我将用图片来进行介绍，让我们掌握并深入理解各种病变的特征吧！

## 1. 异位性胃黏膜

异位性胃黏膜指存在于十二指肠黏膜内的**胃底腺黏膜**。也就是说，它在组织学上包含**胃小凹上皮和胃固有腺**（大多为胃底腺：副细胞、主细胞、壁细胞）。一般认为是由于先天性的胃组织异位所引起的。内镜下表现为**十二指肠球部幽门侧的小隆起**，往往呈**集簇样**（图 1）。表面结构**不呈绒毛样**，而是类似于**胃小凹上皮增生的圆形或管状表面结构**（图 2）。随访中基本不发生形态变化，但也有极少数从异位性胃黏膜癌变的病例报道。对于较大的或形态发生改变的病变，应仔细观察并通过活检来进行鉴别诊断。

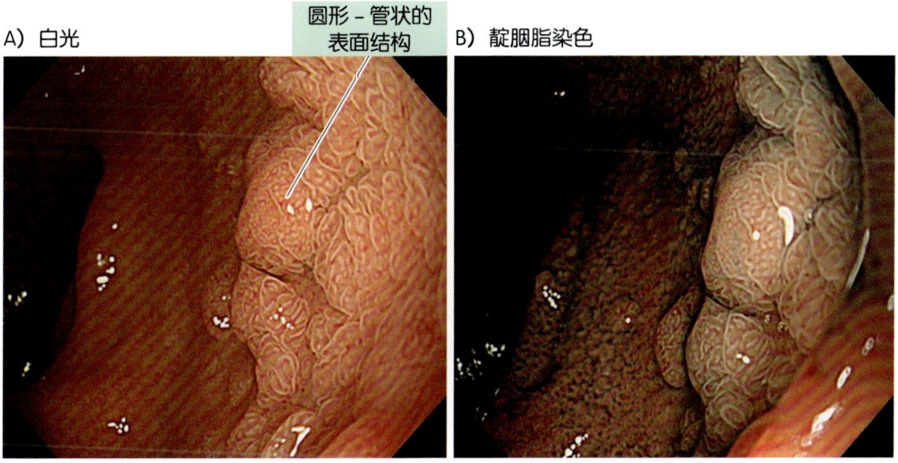


图 1　异位性胃黏膜（病例 1）

球部后壁可见集簇样小结节。可见圆形至裂隙状的腺管开口，类似于胃小凹上皮增生。

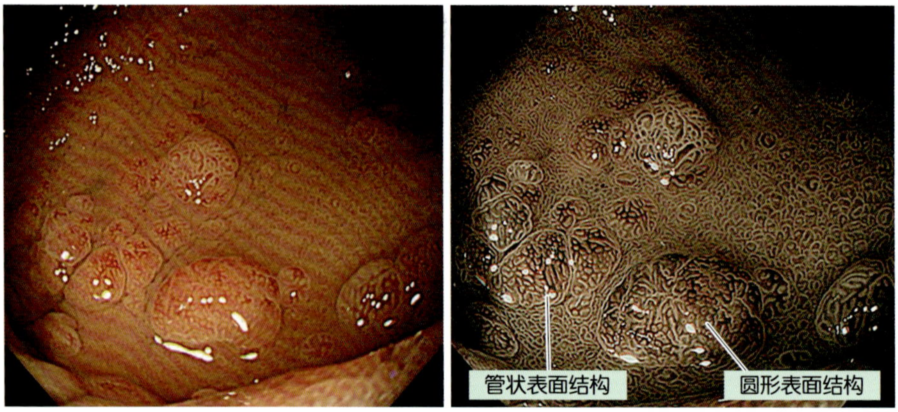


图 2　异位性胃黏膜（病例 2）

球部下壁可见多发小隆起，表面结构呈胃小凹上皮增生样改变。

## 2. 胃小凹上皮化生（胃上皮化生）

胃小凹上皮化生是指十二指肠黏膜表层上皮被**胃小凹上皮**（表层黏液细胞）所替代的现象。这种病变较易发生在糜烂和溃疡的修复过程中，被认为是**应对高酸状态的化生**。也就是说，为了防止胃酸侵袭，保护十二指肠黏膜，而出现了胃的表层黏液细胞。内镜下表现为**白色或发红的平坦隆起性病变**，边界欠清晰（图 3）。与周边相比，其表面结构**呈肿大的绒毛状或与胃小凹上皮增生相似**。与异位性胃黏膜的鉴别要点是，组织学上黏膜深层没有胃底腺（副细胞、主细胞、壁细胞）。由于内镜仅能观察黏膜表层，镜下鉴别胃小凹上皮化生与异位性胃黏膜往往比较困难。

在小凹上皮化生的基础上进一步增生并形成息肉样时就称为**小凹上皮增生性息肉**（图 4～图 6）。这类病变一般没有症状，也不需要治疗。然而，较大的病变有时与胃型腺瘤或癌鉴别困难。另外，也有在 Brunner 腺增生的顶部发生胃小凹上皮化生的病例。

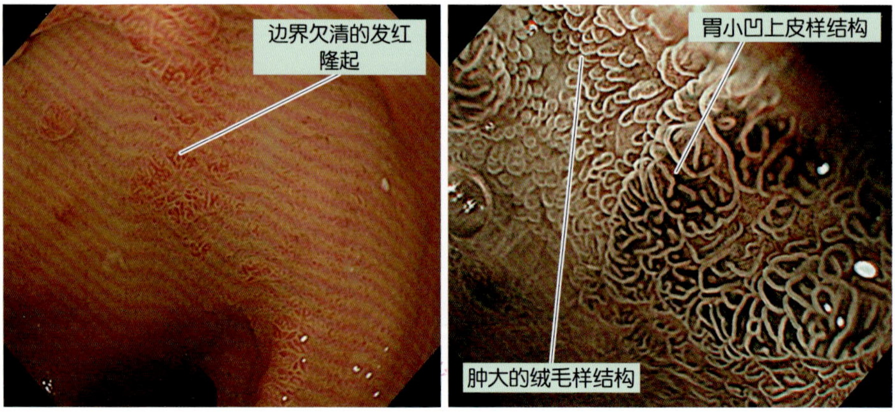


图 3　胃小凹上皮化生（病例 1）

球部上壁至后壁，可见多发平坦、发红的隆起。部分边界欠清。表面结构呈肿大的绒毛状或胃小凹上皮增生样改变。

A）白光　　B）靛胭脂染色

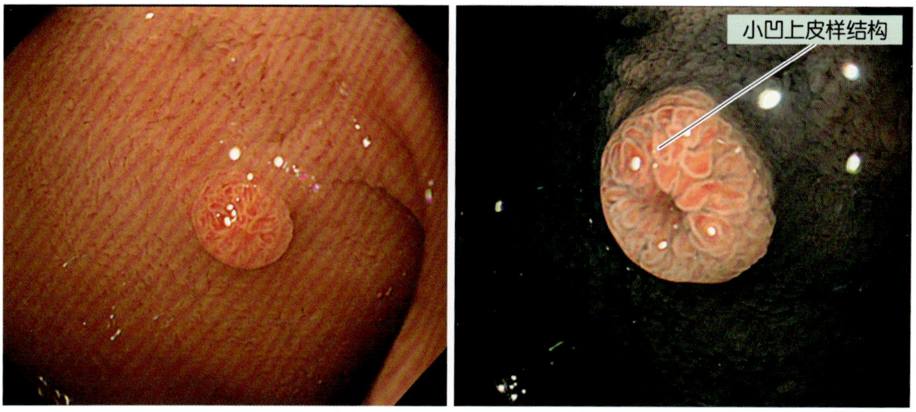


图 4　胃小凹上皮化生（小凹上皮增生性息肉）（病例 2）

球部上壁 3mm 的发红息肉，表面结构类似胃小凹上皮增生。

A）白光　　B）靛胭脂染色

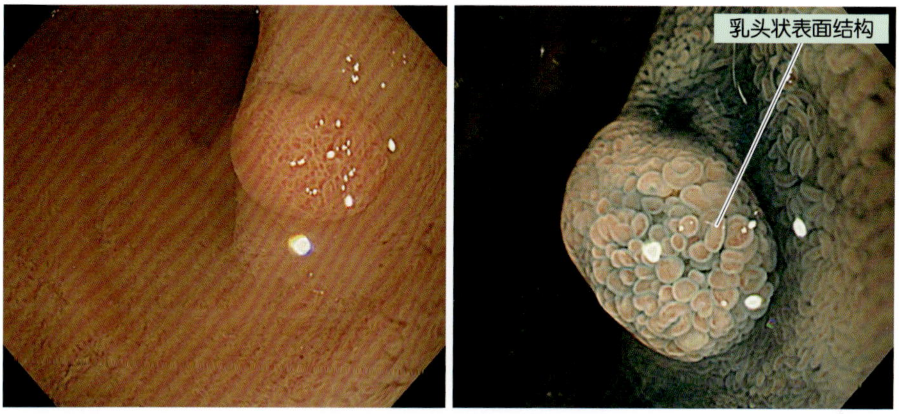


图 5　胃小凹上皮化生（小凹上皮增生性息肉）（病例 3）

球部后壁 5mm 大小的发红息肉，表面结构呈乳头状。

A）白光　　B）靛胭脂染色

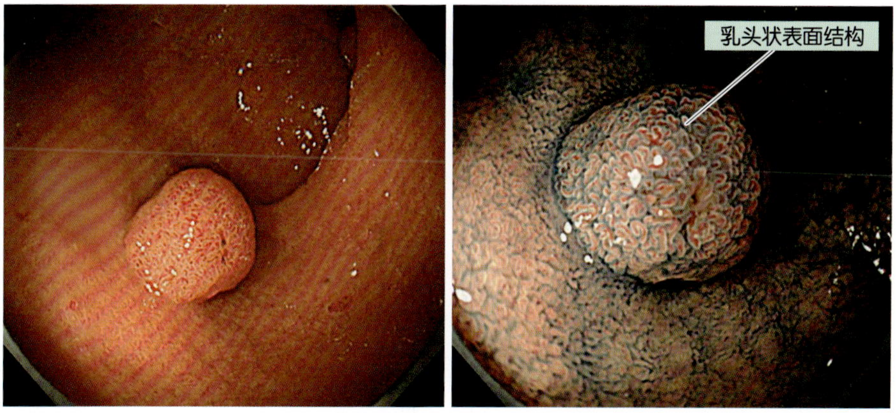


图 6　胃小凹上皮化生（小凹上皮增生性息肉）（病例 4）

球部下壁可见 8mm 大小的发红息肉，表面结构呈乳头状。应注意与胃型腺瘤或癌进行鉴别。

## 3. Brunner 腺增生

Brunner 腺增生是指十二指肠的固有腺体 Brunner 腺过度增生。这种病变**好发于球部，在降部 Vater 乳头口侧**也比较多见。组织学上，在黏膜深层至黏膜下层可见缺乏异型性的黏液腺组织数量增多，有时伴有腺管扩张。内镜下表现为形态多样的**黏膜下肿瘤**（SMT）样形态，有时**顶部可见凹陷或腺管开口**（图 7）。此外，呈息肉样隆起，能看到开口的病变常被称为“**黏液分泌型息肉**”。表面为正常绒毛或不均匀，有时呈萎缩或肿大的**绒毛状结构**，如果伴有小凹上皮化生，会出现类似于**胃小凹上皮增生的表现**（图 8、图 9）。超声内镜下表现为**边界清楚的高回声肿瘤**，其内常可见**低 - 无回声区**，考虑为内部腺管扩张（图 10 ~ 图 12）。由于其形态多样，诊断往往比较困难。

尽管比较少见，但也有起源于 Brunner 腺的腺瘤或癌（图 13、图 14）。当病变呈具有紧满感的黏膜下肿瘤样隆起，凹陷面凹凸不平或有增大趋势时，应考虑 Brunner 腺来源的腺瘤或癌的可能，应行活检并定期随访追踪。

A）白光　　B）NBI

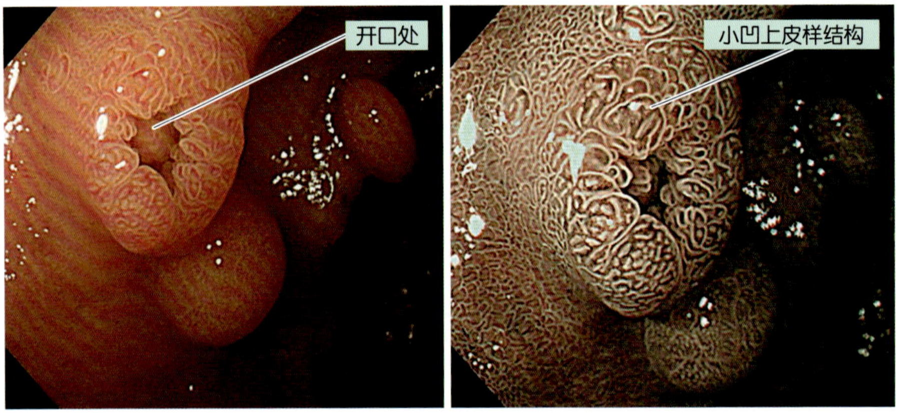


图 7　Brunner 腺增生（病例 1）

球部前壁可见多发的 SMT 样隆起，均为 Brunner 腺增生。近处病变可见开口，开口周围呈小凹上皮增生样结构。

A）白光　　B）NBI

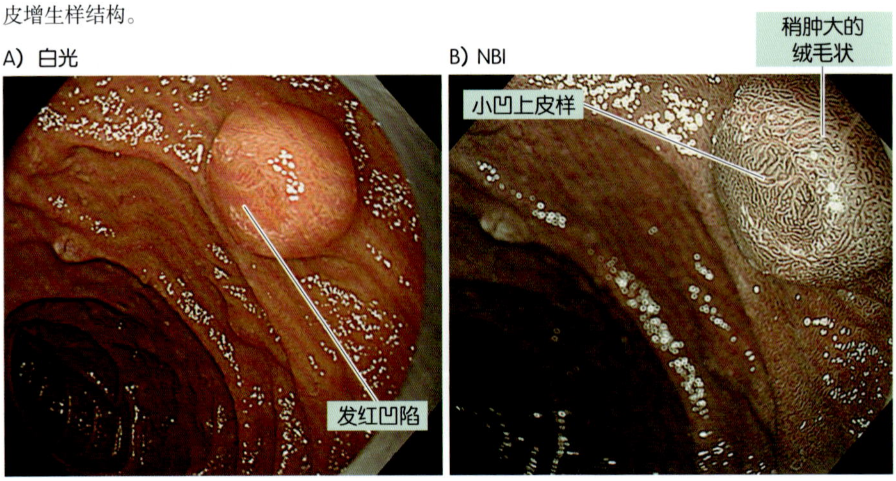


图 8　Brunner 腺增生（病例 2）

降段可见多发的 SMT 样隆起。近处病变的顶部可见发红凹陷。凹陷面呈小凹上皮增生样结构，凹陷面以外呈稍肿大的绒毛状结构。凹陷面未见凹凸不平表现。

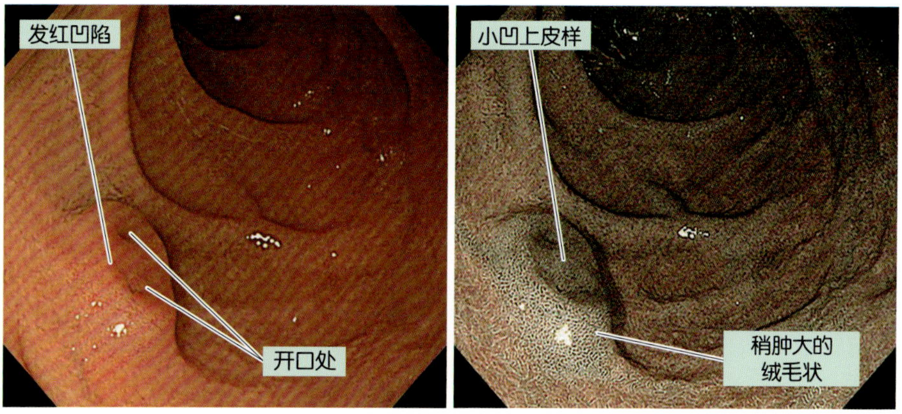


图 9 Brunner 腺增生（病例 3）

降部可见伴有发红凹陷的 SMT 样隆起。凹陷内可见两处开口。隆起处呈稍微肿大的绒毛样结构，凹陷处呈小凹上皮增生样结构。

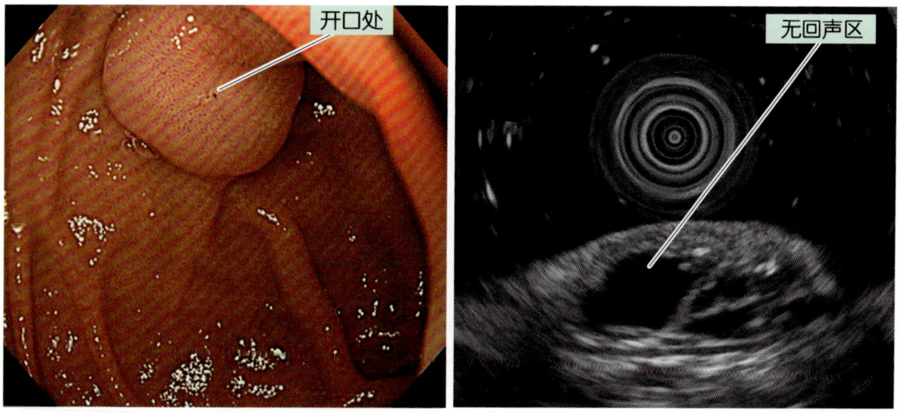


图 10 Brunner 腺增生（病例 4）

十二指肠上曲可见 SMT 样隆起，伴有开口。EUS 显示黏膜下层内多发无回声区，考虑为腺管扩张所致的囊性改变。

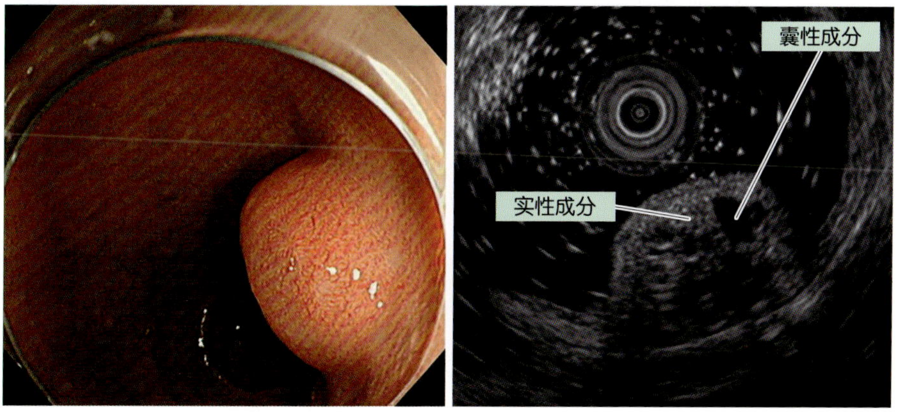


图 11 Brunner 腺增生（病例 5）

球部后壁可见 SMT 样隆起。EUS 显示黏膜下层内实性的高低回声区域及囊性成分的无回声区域。

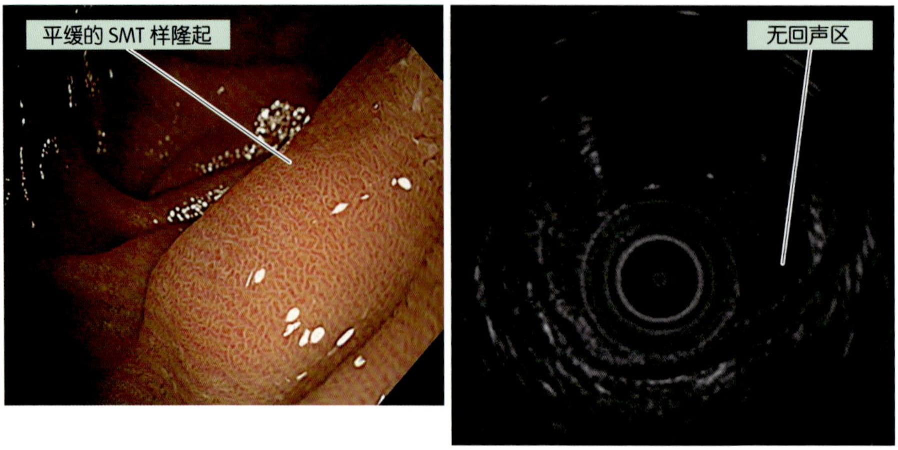


图 12　Brunner 腺增生（病例 6）

降段可见稍增厚的黏膜。EUS 显示黏膜下层内腺管扩张所致的无回声区。这类隆起不太明显的类型也很多。

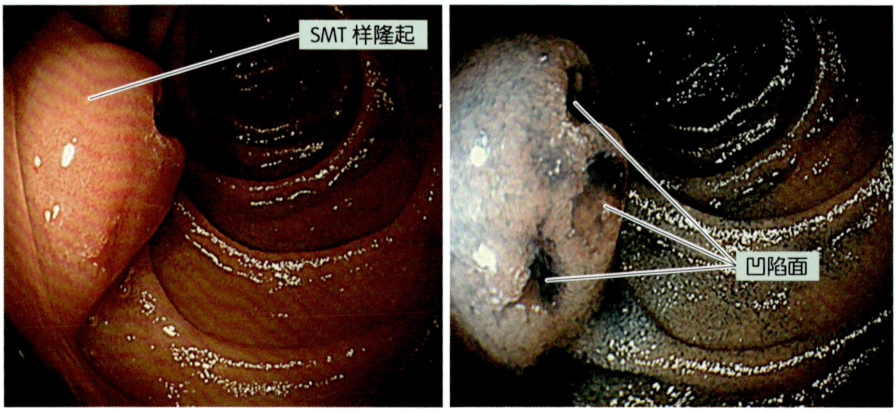


图 13　Brunner 腺来源的腺瘤

降部可见多个具有不规则凹陷面的 SMT 样隆起。行 LECS（Laparoscopic and Endoscopic Cooperative Surgery，腹腔镜内镜联合手术）后诊断为 12mm × 12mm 的胃型腺瘤。

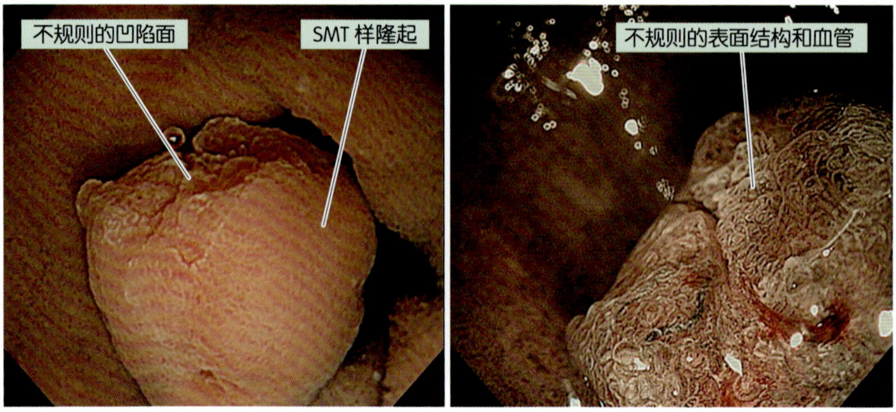


图 14　Brunner 腺来源的癌

可见边缘陡峭的 SMT 样隆起，顶部伴有凹凸不平的凹陷面，放大观察可见不规则的微血管和表面结构。行 LECS 手术，诊断为 12mm × 12mm 的胃型 SM 癌。

# 4. 淋巴管瘤

淋巴管瘤是一种位于黏膜固有层至黏膜下层，由扩张的淋巴管聚集形成的肿瘤状的组织畸形。管腔内有**淋巴液（乳糜液**※**）潴留**。多发生于**降段**，其次为**水平段**。内镜下呈**表面平滑或结节状的黏膜下肿瘤样隆起**，用活检钳触诊**质地柔软**，大小从1cm以下至数厘米大小不等。因黏膜下存在乳糜液，多呈**黄白色调改变**。顶部常可见大小不等的集簇分布的小白斑（**散在白点**）（图15），考虑为扩张的中央淋巴管（中央乳糜管）。EUS可见**第2～3层内的均一的无回声区域**，常有分隔。活检后可见潴留的白色乳糜样液体流出，为该病的特征性改变（图16）。

一般不需要治疗，可随访观察，有症状或病变较大时，可行切除。在大肠也可以看到淋巴管瘤，其内容物是无色透明的。这是由于其不同于十二指肠，没有乳糜液所致。

※ 乳糜液：是指十二指肠内吸收的脂肪被分解后形成游离脂肪酸，乳化后的游离脂肪酸与淋巴液混合形成的一种乳白色液体。

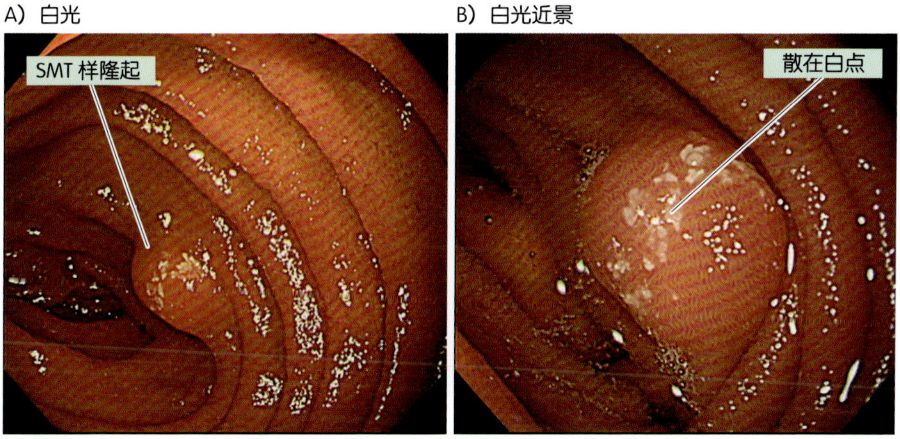


图15 淋巴管瘤（病例1）

降段外侧壁可见1cm大小的SMT样隆起。表面可见散在白点，诊断为淋巴管瘤。

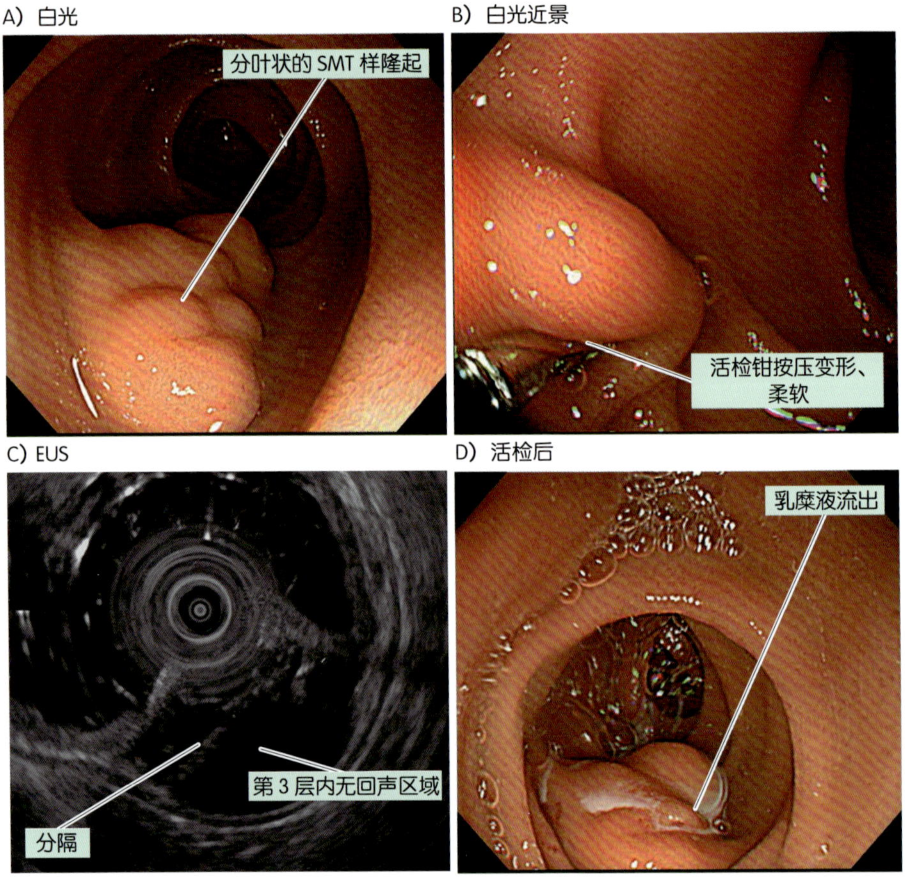


图 16　淋巴管瘤（病例 2）

A，B）水平段可见 3cm 大小的串珠状的 SMT 样隆起。活检钳触之非常柔软。病变未见散在白点。
C）EUS 显示第 3 层（黏膜下层）内伴有分隔的无回声区域。
D）活检后可见乳糜液流出，诊断为淋巴管瘤。

## 5. 白色绒毛

当十二指肠绒毛呈弥漫性发白时，称为白色绒毛。这是由于绒毛内的吸收上皮细胞吸收**脂肪**，储存于胞浆内和黏膜固有层所致。因此，在内镜下可见**绒毛白化**。在健康人中，进食中餐等含油脂较多的食物后，可以出现这种现象，此为生理性改变（图 17）；另外，当吸收的脂肪在绒毛内转运至中央淋巴管（中央乳糜管）的过程中出现吸收转运障碍时，也会造成这种现象。

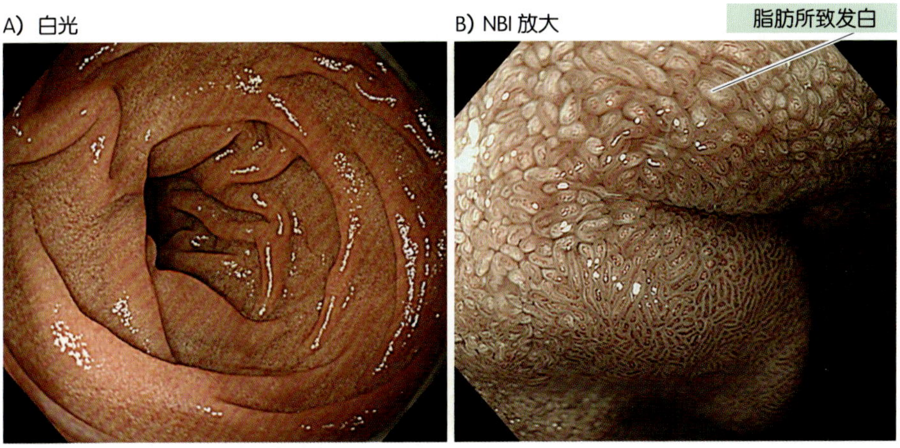


图 17　十二指肠白色绒毛

白光下，十二指肠绒毛整体发白。NBI 放大下观察：绒毛边缘上皮清晰可见，绒毛内均匀发白。该例为健康人，检查前一天晚上在中餐馆参加了年底聚餐。



## 专栏　脂肪的消化与吸收——为什么脂肪是从淋巴管吸收的？

为了理解十二指肠内常见的与脂肪相关的内镜下表现，如白色绒毛、肠型肿瘤的 WOS、淋巴管瘤的乳糜液流出等，需要对脂肪的消化和吸收过程进行说明（图 18）。

食物中的脂肪大部分为甘油三酯（中性脂肪）和胆固醇。脂肪进入十二指肠后，由于胆汁酸的表面活性作用，油滴被分解和乳化，变成细小的微粒。然后，在胰液中所含的脂肪酶的作用下，甘油三酯被分解为脂肪酸和单甘酯。脂肪酸、单甘酯、胆固醇与胆汁酸混合，形成水溶性微胶粒（micelle），并扩散至小肠黏膜的绒毛中。微胶粒在绒毛吸收上皮内的微绒毛表面破裂，其内所含的脂肪通过单纯扩散的方式在上皮细胞内被吸收。吸收的脂肪酸、单甘酯、胆固醇与载脂蛋白（Apo 蛋白）一起，在上皮细胞内形成白色的乳糜微粒，释放入黏膜固有层的间质内。间质内的毛细血管具有 60～80nm 大小的开放的小孔，但乳糜微粒相对较大，约为 1000nm，无法被毛细血管吸收；相反，被通过细胞间存在较大间隙的中心淋巴管吸收。另一方面，氨基酸和葡萄糖是小分子，可以从毛细血管吸收。

如果我们假设脂肪可以被毛细血管吸收，那会怎样呢？大量被吸收的脂肪会在毛细血管内结合成较大的油滴，堵塞管腔较小的毛细血管。推测为了防止发生这种情况，才由比毛细血管内腔更大的淋巴管负责脂肪的吸收。这种机制是经过精心设计的，非常神秘。

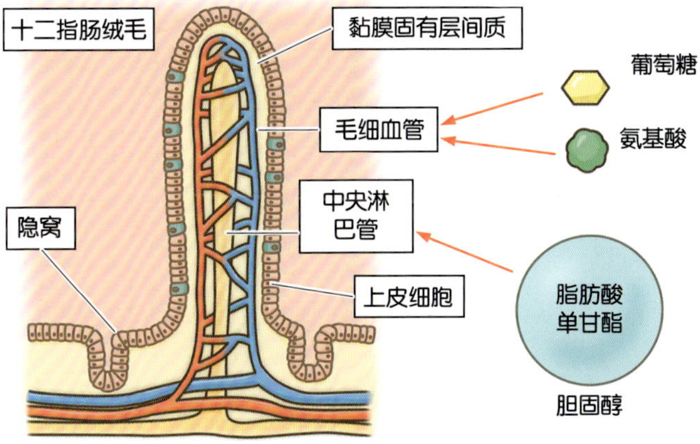


图 18　绒毛内脂肪吸收的机制

# 5 十二指肠的肿瘤性病变（SNADET）

## 1. SNADET

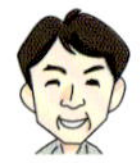
指导医师：下面来谈谈表浅性非壶腹部十二指肠上皮性肿瘤（superficial non-ampullary duodenal epithelial tumor，SNADET）吧。

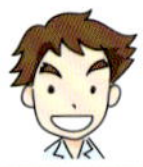
住院医师：SNADET？

指导医师：称作 SNADET。SNADET 指的是乳头部以外的十二指肠腺瘤和早期癌（包括黏膜下浸润癌）。

住院医师：为什么要排除外乳头部肿瘤呢？

指导医师：这是因为乳头部肿瘤与非乳头部肿瘤具有不同的临床病理特点。

以前我们并没有特别关注 SNADET。但随着筛查的普及，这类病变的发现比以前增加了，最近的学术会议上也经常提到 SNADET 的诊断与治疗。

住院医师：这类疾病的发病趋势是在增加吗？

指导医师：可能是吧。但我认为，主要是由于我们对十二指肠肿瘤的认识提高了，更加关注对十二指肠的观察。

住院医师：说到这点，我最近经常遇到转诊来的小的十二指肠腺瘤。小腺瘤也需要切除吗？十二指肠腺瘤治疗的适应证是什么呢？

指导医师：非乳头部的十二指肠腺瘤也与大肠腺瘤一样，推测也是按照腺瘤 - 癌（adenoma-carcinoma）的过程发生癌变的，也就是说，腺瘤属于癌前病变。但并不是所有的腺瘤都会恶变，根据我们的经验，对小的肠型腺瘤随访观察，几乎不会变大。我们一定要认识到十二指肠的内镜治疗技术难度很高，有可能发生严重的并发症。目前，十二指肠腺瘤治疗的适应证尚不明确。不同医生和医疗机构间的处理方式也存在差异。2021 年的《十二指肠癌诊疗指南》中指出："建议对非乳头部十二指肠腺瘤进行治疗"，但是推荐强度为弱推荐。

住院医师："弱推荐"的说法可是很微妙呢……

在癌研医院，十二指肠内镜治疗的数量日益增加，冷息肉切除术（cold polypectomy）和水下 EMR（under water EMR）每周都有好几例呢。

指导医师：在十二指肠，像冷息肉切除术（cold polypectomy）和水下 EMR（under water EMR）等这些新的治疗方法是比较安全的。多亏了这些新方法，我们现在可以更积极地进行内镜治疗。但是，考虑到可能会发生迟发性穿孔等严重合并症，因此，这并不是一个任何人都可以轻易尝试的领域。下表展示了治疗量较大的大型中心（high volume center）的并发症的数据（表 1）。



表 1　十二指肠腺瘤 / 癌内镜治疗的并发症

| | 迟发性出血 | 术中穿孔 | 迟发性穿孔 |
|---|---|---|---|
| 冷息肉切除术 | 0.5% | 0% | 0% |
| 水下 EMR | 2.1% | 0.5% | 0.2% |
| EMR | 2.6% | 0.8% | 0.2% |
| ESD | 4.7% | 9.3% | 2.3% |

N=3017
根据文献［8］引用

住院医师：即使在治疗量较大的大型中心，并发症也很多呢。治疗方法之间，并发症的差异也很大。看到 ESD 的并发症发生率这么高，真让人害怕呀……

指导医师：与其他脏器相比，十二指肠 ESD 不仅并发症发生率高，而且容易出现严重的并发症。迟发性穿孔有可能需要行胰十二指肠切除术，甚至可能导致死亡。

住院医师：为什么十二指肠比其他脏器更容易出现问题呢？

指导医师：这是由于十二指肠的肠壁较薄，黏膜暴露于胆汁、胰液所导致的。胆汁和胰液可以侵蚀创面底部，导致穿孔。如果按照与胃和大肠同样的方式进行 ESD，那是非常有风险的。

要点

**十二指肠 ESD 的并发症风险很高！**

- 十二指肠管壁薄
- 胆汁、胰液的影响

➡ 穿孔，出血的并发症风险增加↑

## 2. 胃型与肠型

住院医师：刚刚提到了“肠型腺瘤”，这是什么意思呢？

指导医师：十二指肠肿瘤的细胞表型大致可以分为“肠型”和“胃型”两种，它们具有不同的临床特征。

住院医师：细胞表型？

指导医师：“表型”指的是“生物体具有的形态和特征”。也就是说，肿瘤上皮细胞的特征，如果与原来存在于“胃”内的上皮细胞类似，称为具有“胃型”细胞表型的肿瘤；如果与原来存在于“肠”内的上皮细胞类似，称为“肠型”细胞表型的肿瘤。细胞表型的分析方法有几种，现在主要是通过免疫组织化学染色法（图 1）。主要分为胃型、肠型、胃肠混合型、无法分类型（或无表型）四种类型。

| 肠型 | 胃型 |
|---|---|
| 杯状细胞：MUC2<br>刷状缘：CD10<br>转录因子：CDX2 | 小凹上皮：MUC5AC<br>副细胞：MUC6<br>壁细胞：$H^+/K^+$-ATP 酶<br>主细胞：pepsinogen 1 |

图 1　根据免疫组织化学染色标志物进行细胞表型的分类

住院医师：为什么也有“黏液表型”这种说法呢？

指导医师：消化道上皮会产生黏液。使用这些黏液的抗体进行免疫组织化学染色对细胞表型进行分类，有时也称为“黏液表型”。但是，刷状缘（CD10）、转录因子（CDX2）等不是黏液，因此，从广义上说，使用“细胞表型”更合适一些。

住院医师：原来如此。每次研讨会上一提到 MUC5AC、MUC6 等时，我都不大明白，而且总是想打瞌睡。现在，终于明白了！

但是，作为小肠一部分的十二指肠中，为什么会发生胃型肿瘤呢？

指导医师：十二指肠内也有胃黏膜存在吧？

住院医师：哦，你是说异位性胃黏膜、胃小凹上皮化生吗？

指导医师：是的。在异位性胃黏膜、胃小凹上皮化生的黏膜上，也可以发生具有胃型特征的肿瘤。因此，胃型肿瘤主要最常见于异位性胃黏膜、胃小凹上皮化生较多的球部至 Vater 乳头口侧。

要点

**十二指肠肿瘤按黏液表型大致分为“胃型”和“肠型”两类。**

※ 还有胃肠混合型，无法分类型。

住院医师：请您讲讲胃型和肠型肿瘤的内镜特征吧！

指导医师：在图 2 中，我总结了它们各自的特征，请好好学习一下。典型的胃型肿瘤大多呈发红的、明显隆起的病变，为 0-I型；而典型的肠型肿瘤则是白色扁平隆起。

住院医师：肿瘤发白的部分与胃的 WOS 相同吗？

指导医师：是的，与 WOS 一样，也是由于吸收上皮细胞内的脂肪与淋巴液潴留所致。在十二指肠内常被称为“奶白色黏膜（milk-white mucosa）”。

住院医师：在胃型中看不到 WOS 呀。

指导医师：来源于吸收上皮转化的肠型肿瘤，由于吸收脂肪而容易出现 WOS；而胃的小凹上皮没有吸收上皮，因此，基本不会出现 WOS。

住院医师：黏膜的形态也完全不一样啊！

指导医师：胃型肿瘤表现为胃小凹上皮增生样的粗大黏膜形态，即绒毛状、乳头状、脑回状等形态。

住院医师：看起来与在胃内看到的小凹上皮增生性息肉的黏膜形态非常相似。

指导医师：是的。你可以与胃相关章节（第 300 页）中的小凹上皮增生性息肉这部分内容进行比较。

| | 胃型肿瘤 | 肠型肿瘤 |
|---|---|---|
| 部位 | 球部～降段近侧 | 降段（多在远侧） |
| 肉眼形态 | 0-Ⅰ | 0-Ⅱc，0-Ⅱa，0-Ⅱa+c |
| 色调 | 发红（可含有 WOS） | 大多具有发白成分（WOS） |
| 表面结构 | 胃小凹上皮增生样（绒毛状、乳头状、脑回状） | 管状、微细颗粒状、颗粒状 |
| 内镜表现 | 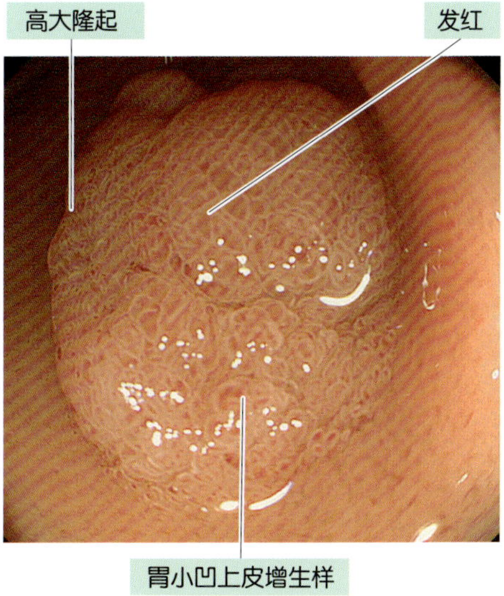 | 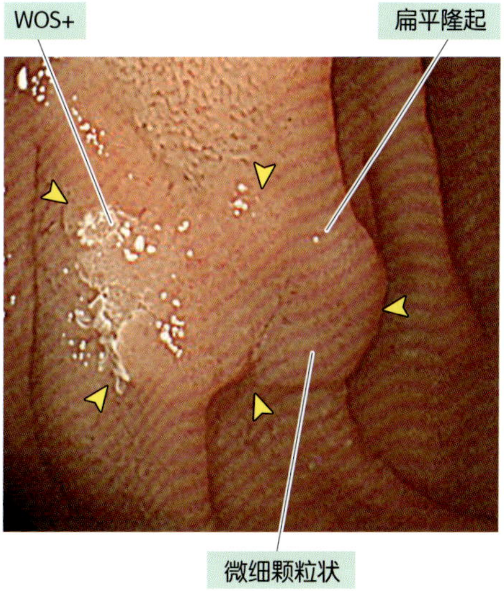 |

图 2　十二指肠肿瘤　胃型与肠型的差异

指导医师：而肠型的黏膜形态往往呈管状、微细颗粒状、颗粒状等表面结构。

以上有关胃型、肠型的说明都是典型病例。对于胃肠混合型，往往兼有二者的特征。

住院医师：在肠型和胃型中，哪种的恶性程度更高呢？

指导医师：文献报道，与肠型肿瘤相比，胃型肿瘤的恶性程度更高，实际上，我们也确实遇到过胃型肿瘤迅速增大的病例（图 3）。相反，肠型腺瘤即使长期随访，变化也不大（图 4）。另外，胃型肿瘤中，即使是 10mm 以下者，合并癌变的比例也很高，而肠型肿瘤中，30mm 以内者大多为腺瘤。

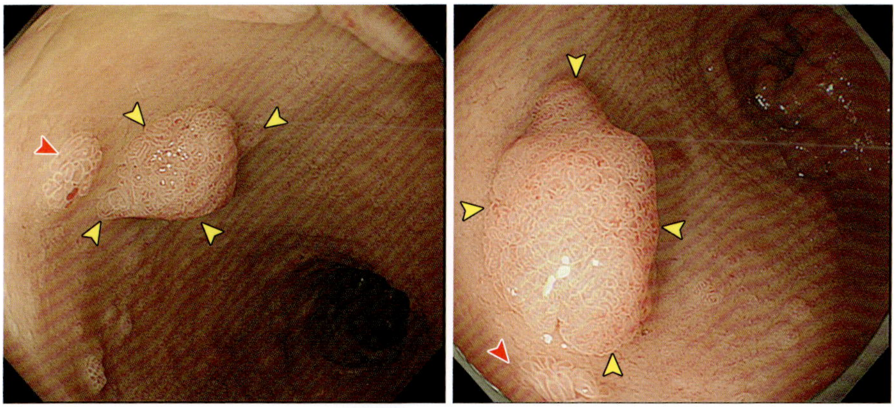


图 3　迅速增大的十二指肠癌 胃型

球部前壁 6mm 大小的发红的息肉（▷）。1 年后增大至 15mm。行 ESD 后诊断为 0-Ⅰs，15mm，tub1，pT1a（M）。另外，➤ 处为小凹上皮化生。黏膜形态与癌相似。

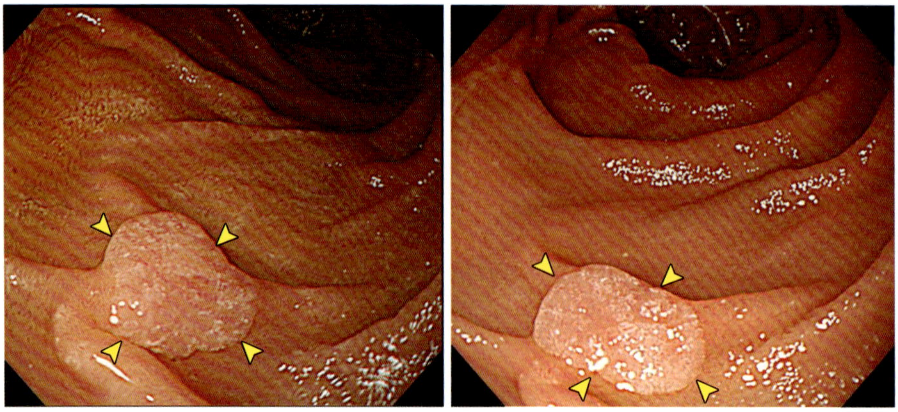


图 4　长期随访无变化的十二指肠腺瘤 肠型

降段 6mm 大小的肠型腺瘤，随访 10 年无明显增大。

要点

**胃型的十二指肠肿瘤恶性度较高**

## 3. 腺瘤与癌的鉴别

住院医师：话说，腺瘤和癌的鉴别是很困难的吧？

指导医师：确实很难。根据治疗前的活检来鉴别癌与腺瘤，准确率只有 70% 左右。

住院医师：也有即使活检也不能诊断癌的情况吧？

指导医师：通过活检组织只能看到病变的一部分，而且也经常存在根据标本的镜下表现很难判断是癌还是腺瘤的病例。除非通过内镜下切除，对整个病变进行组织学评价，否则很难诊断是否为癌，这种病例并不少见。

住院医师：那么，内镜下如何诊断呢？

指导医师：肠型腺瘤通常呈凹凸不明显的扁平隆起，往往整体发白。如果发现仅病变边缘发白，混杂发红、肿瘤直径较大、凹凸不平等表现，则应怀疑为肠型的早期癌。

住院医师：胃型的肿瘤呢？

指导医师：对于胃型，即使是腺瘤，也通常是发红的，因此很难鉴别腺瘤和癌。虽然肿瘤直径较大，黏膜形态不规则时可能为癌，但相关依据并不充分。

住院医师：使用 NBI 放大来进行诊断，效果又如何呢？

指导医师：虽然 NBI 放大下黏膜形态不规则和不清晰可以作为诊断癌的指征，但并没有统一的诊断标准。包括 NBI 放大在内的内镜诊断的准确率为 72%～87%。这说明目前的术前诊断是存在局限性的。

要点

**十二指肠肿瘤在术前有时难以鉴别是腺瘤还是癌。（准确率 70%～80%）**

# 4. 病例

指导医师：下面展示 SNADET 的病例，请通过观看实例来学习吧（病例 1～病例 9）。



## 病例 1 十二指肠腺瘤 肠型

A）白光

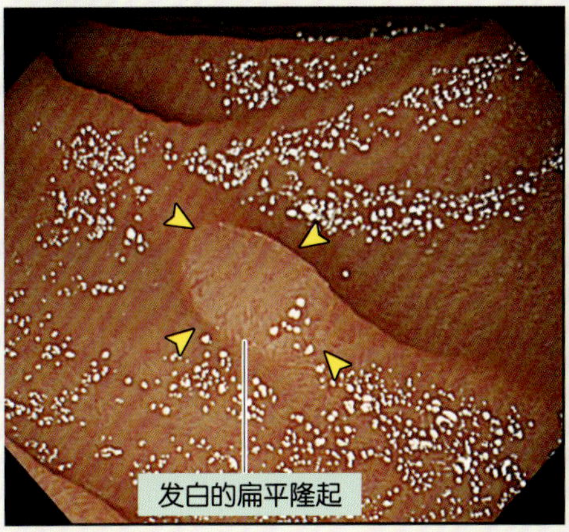


B）靛胭脂染色

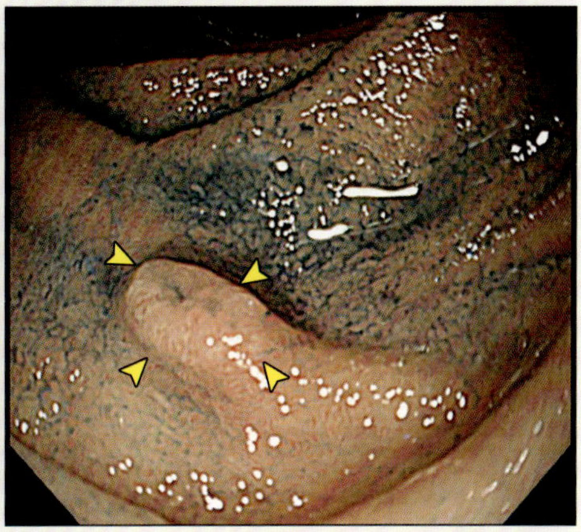

降段可见发白的扁平隆起性病变。无明显凹凸不平，色调均一，疑似为腺瘤。

**诊断** 0-Ⅱa，6mm×4mm，腺瘤，肠型

## 病例 2 十二指肠腺瘤 肠型

A）白光

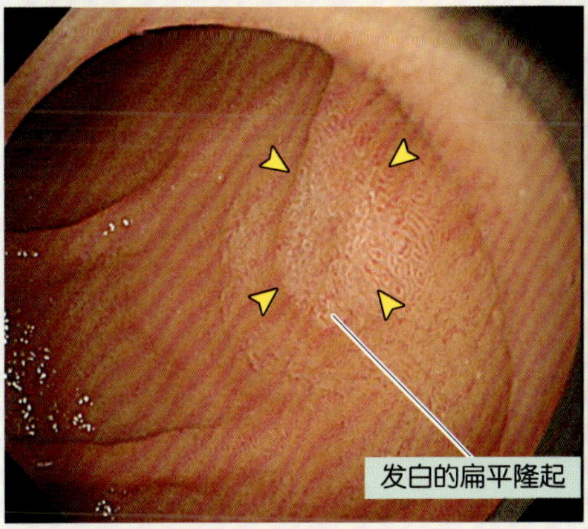


B）靛胭脂染色

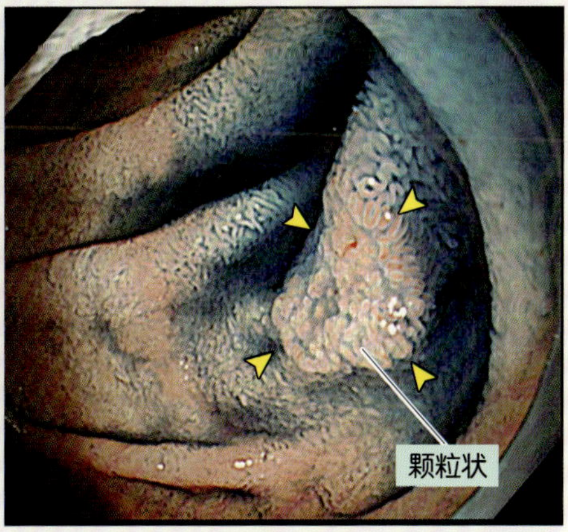


降段可见稍发白的扁平隆起性病变。靛胭脂染色后呈颗粒状。无明显凹凸不平，色调均一，疑似为腺瘤。

**诊断** 0-Ⅱa，8mm×6mm，腺瘤，肠型

## 病例3 十二指肠腺瘤 肠型

A）白光

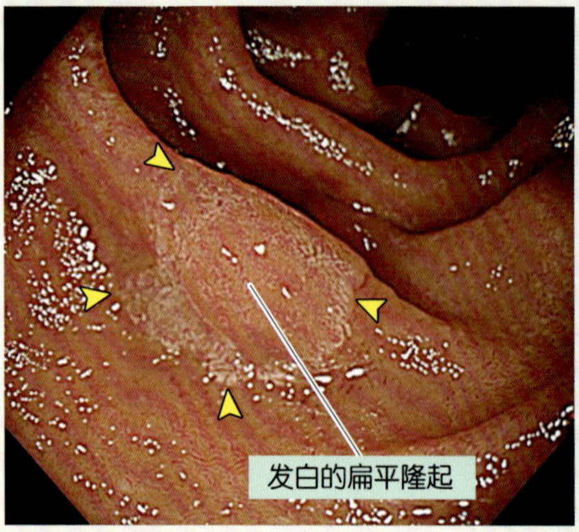


B）NBI

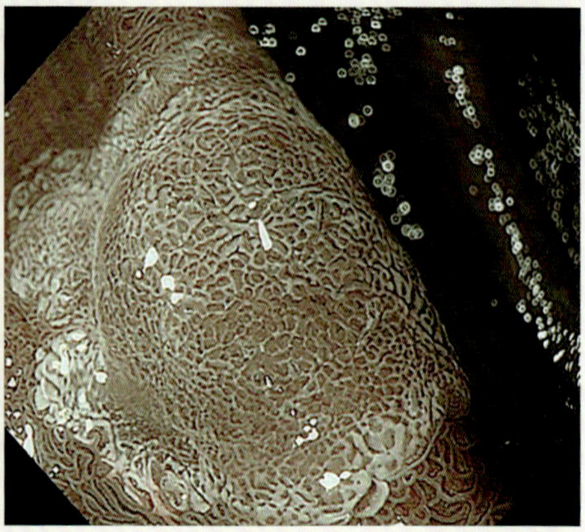

降段可见发白的扁平隆起性病变。NBI 下观察整个病变可见不均一的 WOS。这种跨越 Kerckring 皱襞的病变也很多，观察和治疗都很困难。

**诊断** 0-Ⅱa，10mm×8mm，腺瘤，肠型

## 病例4 十二指肠黏膜内癌 肠型

A）白光

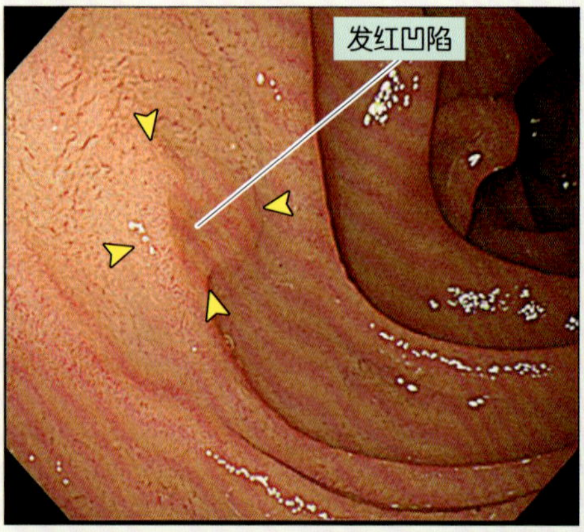


B）靛胭脂染色

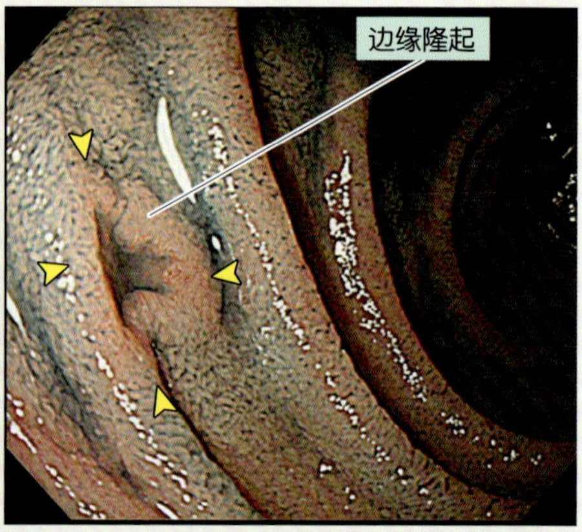


降段可见伴边缘隆起的、发红的凹陷性病变。伴发红凹陷的肠型肿瘤，疑似为癌。

**诊断** 0-Ⅱa＋Ⅱc，6mm×5mm，tub1，pT1a（M）

## 病例5 十二指肠黏膜内癌 肠型

A）白光

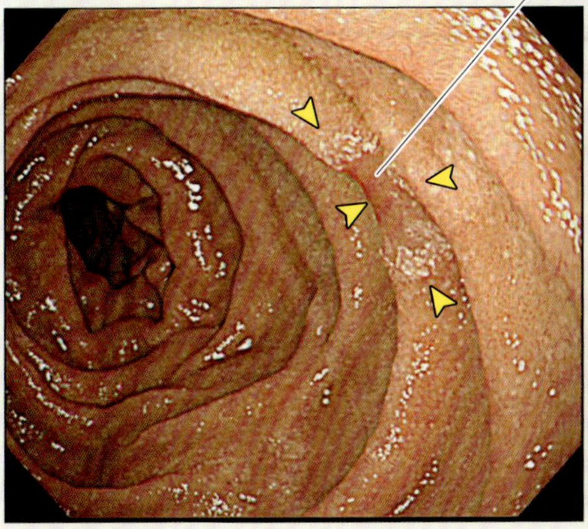


B）靛胭脂染色

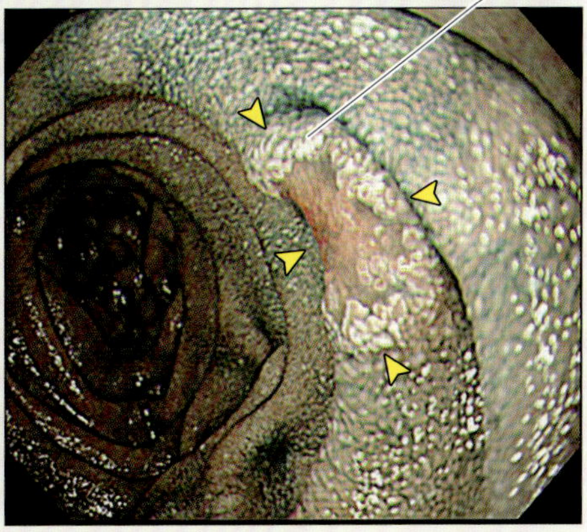


降段可见伴有边缘隆起的、发红的凹陷性病变，边缘可见 WOS。仅边缘可见 WOS 的肠型肿瘤，疑似为癌。

**诊断** 0-Ⅱa + Ⅱc，10mm × 8mm，tub1，pT1a（M）

## 病例6 十二指肠腺瘤 胃型

A）白光

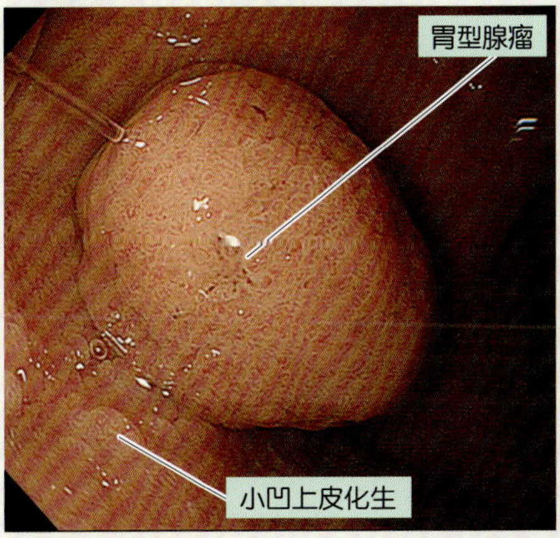


B）白光近景

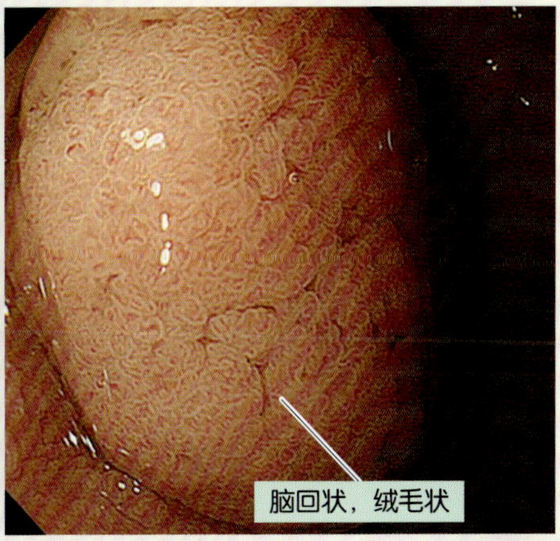


球部前壁可见与周围黏膜色调相同的、高大的隆起性病变。抵近观察，黏膜形态呈脑回状、绒毛状，与胃小凹上皮增生相似。病变周围可见小凹上皮化生，考虑为肿瘤的发源地。

**诊断** 0-Ⅰs，20mm × 16mm，腺瘤，胃型

## 病例 7 十二指肠腺瘤 胃型

A）白光

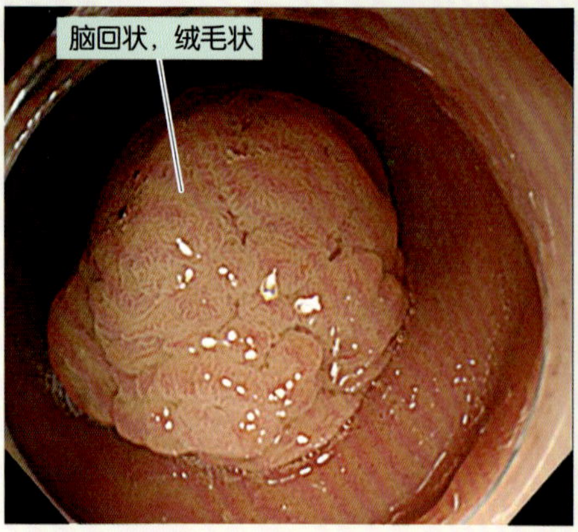


B）白光

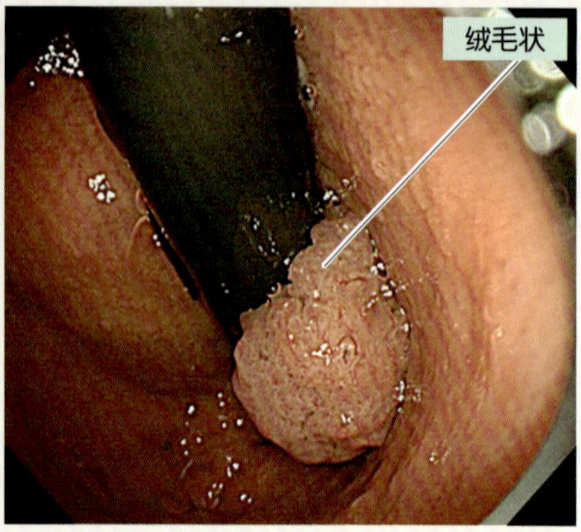


球部下壁可见发红的、高度隆起性病变，黏膜形态呈脑回状、绒毛状。

**诊断** 0-Ⅰs，7mm×7mm，腺瘤，胃型

## 病例 8 十二指肠黏膜内癌 胃型

A）白光

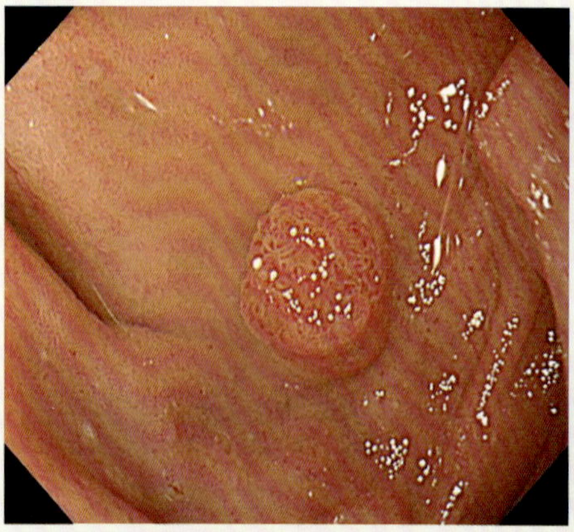

B）靛胭脂染色・弱放大

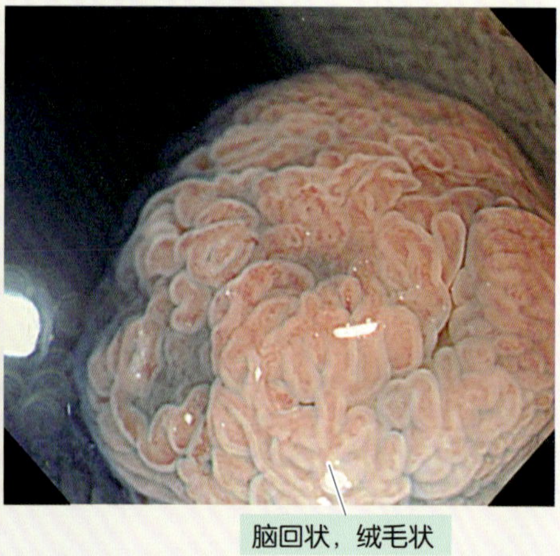


球部前壁可见发红的隆起性病变。低倍放大下观察，表面结构呈脑回状、绒毛状。

**诊断** 0-Ⅱa，6mm×4mm，tub1，pT1a（M）

## 病例9 十二指肠黏膜内癌 胃型

A）正镜观察

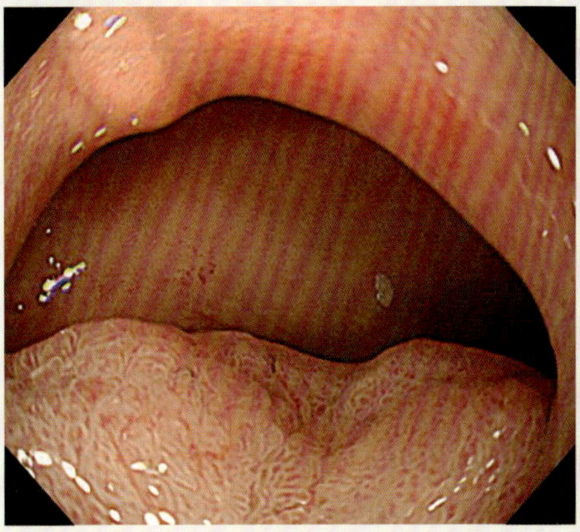

B）倒镜观察

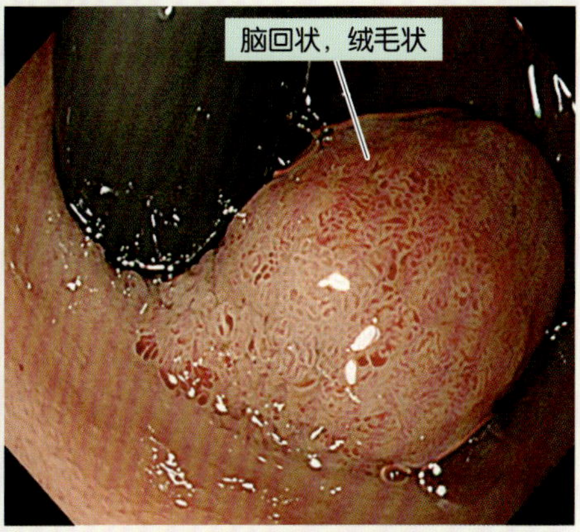


球部下壁可见发红的隆起性病变，病变位于幽门管的内侧，正镜下很难观察到病变全貌。反转后可见病变全貌。表面结构呈脑回状、绒毛状。

**诊断** 0-Ⅰs，22mm×15mm，pap > tub1，pT1a（M）

**要点** 为了鉴别表浅性非壶腹部十二指肠上皮性肿瘤（SNADET）是“胃型还是肠型”“腺瘤还是癌”，请仔细观察各种各样的病例，记住它们的特征。

笔记

## 十二指肠活检的影响

在十二指肠，经常会出现因活检引起黏膜下层纤维化，给后续的内镜治疗带来困难的情况。这可能与胰液、胆汁的影响有关。对于考虑进行内镜下治疗的平坦的 SNADET，不要轻易进行活检，最好推荐至专门的医疗机构。然而，对于有明显隆起成分的病变，在隆起处活检一般不易引起纤维化（图 5）。

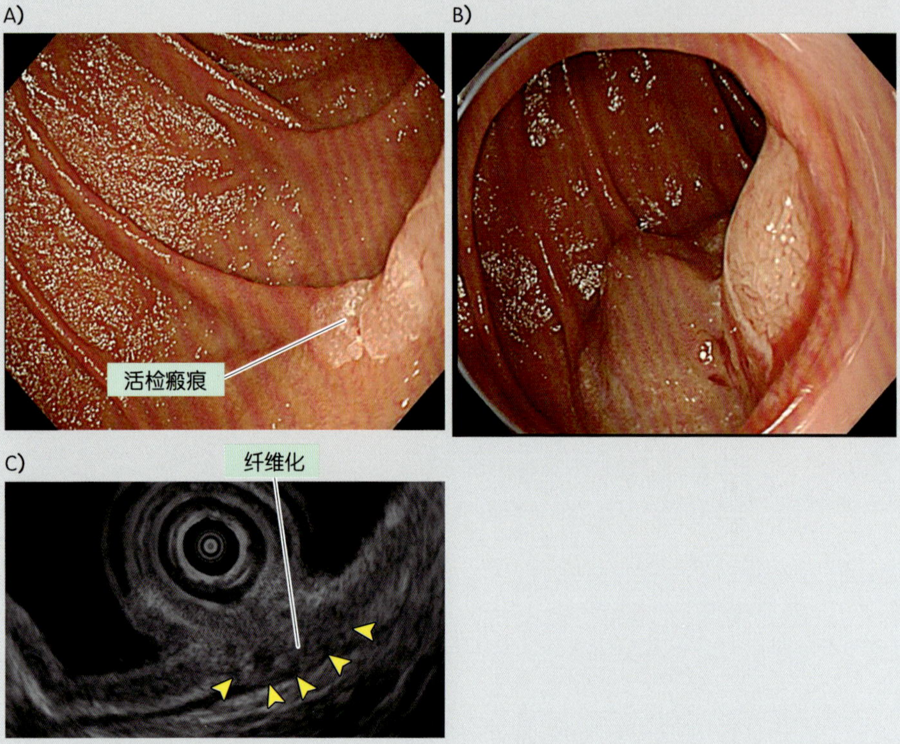


图 5　活检所致的瘢痕

A）之前的医生行活检，诊断为十二指肠腺瘤，将患者转诊至笔者所在医院。在笔者所在医院的内镜检查中，可见病变中央因活检瘢痕而出现黏膜牵拉。

B）为行 EMR 治疗而进行局部注射，虽然周边黏膜隆起较好，但瘢痕处无法隆起。因此放弃了 EMR 治疗。

C）EUS 显示病变部的黏膜下层可见低回声，提示明显的纤维化。

※ 最近，对于这种伴有瘢痕的病变，常常不进行局部注射，而是选择进行水下 EMR 切除。

要点

**十二指肠腺瘤不要轻易活检！**

**转诊至专门的医疗机构**

# 6 十二指肠的其他肿瘤性病变

## 1. 神经内分泌肿瘤

十二指肠的神经内分泌肿瘤（neuroendocrine tumor，NET）是比较少见的病变。**好发于十二指肠球部，因此应仔细观察。**NET 是发生于黏膜深层的、内分泌细胞来源的**上皮性肿瘤**。虽然属于恶性上皮性肿瘤，但因其向黏膜深层、黏膜下层缓慢增殖，因此常表现为**黏膜下肿瘤（SMT）样的形态**。

黏膜表层变薄时，病变呈**黄色调**；而黏膜表层残存较多时，病变与周边呈**相同色调**。另外，病变表面常可见**扩张迂曲的血管**。随着病变增大，肿瘤顶部可伴有**凹陷、糜烂、溃疡形成等**。活检钳触之，“软垫征（cushion sign）”阴性，**无滑动感**。EUS 显示病变位于第 2 ~ 3 层内，呈边界清晰、回声均匀的低回声肿瘤。虽然呈 SMT 样，但是由于是**上皮性肿瘤**，因此通过活检很容易进行组织学诊断（**病例 1 ~ 病例 5**）。

**病例 1** 十二指肠 NET ①

A）白光　　B）靛胭脂染色

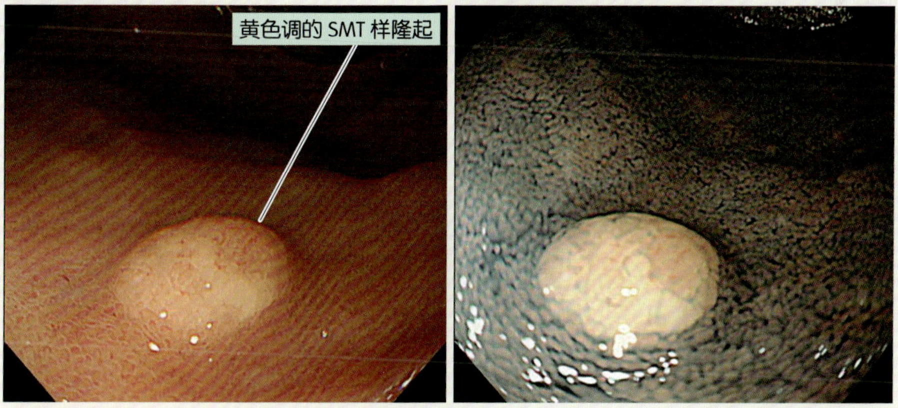


球部下壁的黄色调 SMT 样隆起。

**诊断** 5mm，NET G1，SM

## 病例 2 十二指肠 NET ②

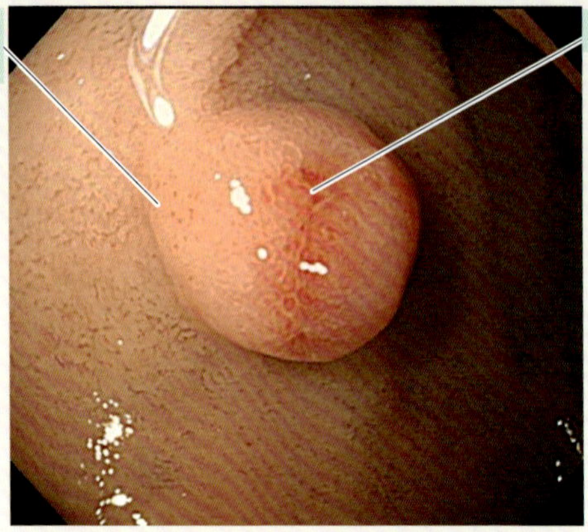


球部前壁的隆起陡峭的等色调 SMT 样隆起。顶部可见发红糜烂。

**诊断** 8mm，NET G1，SM

## 病例 3 十二指肠 NET ③

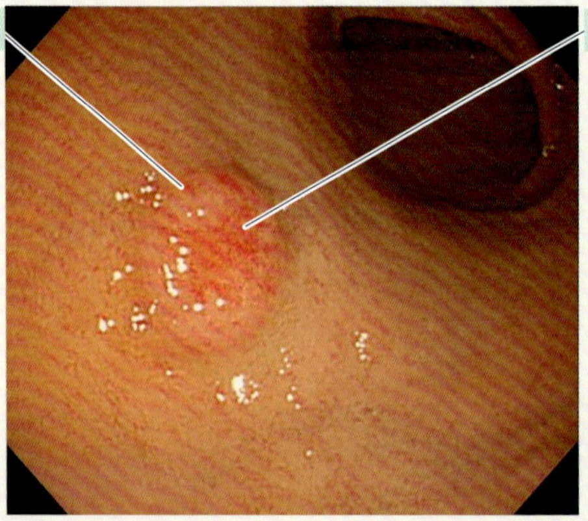


球部前壁的 SMT 样隆起。顶部可见发红凹陷。

**诊断** 6mm，NET G1，SM

## 病例 4 十二指肠 NET ④

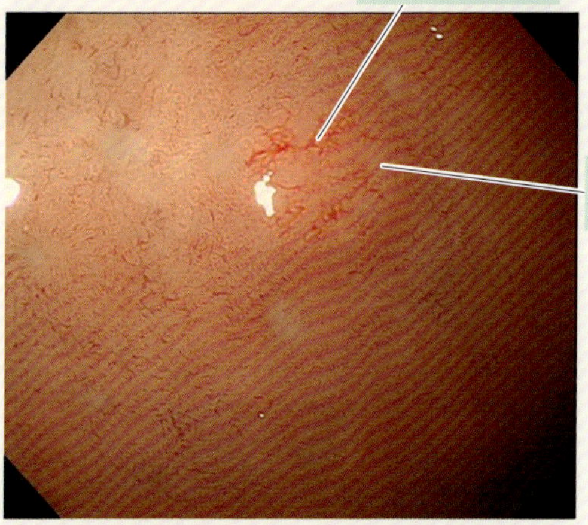


球部前壁呈黄色调的 SMT 样隆起。伴有扩张、迂曲的血管。

**诊断** 3mm，NET G1，M

## 病例 5 十二指肠 NET ⑤

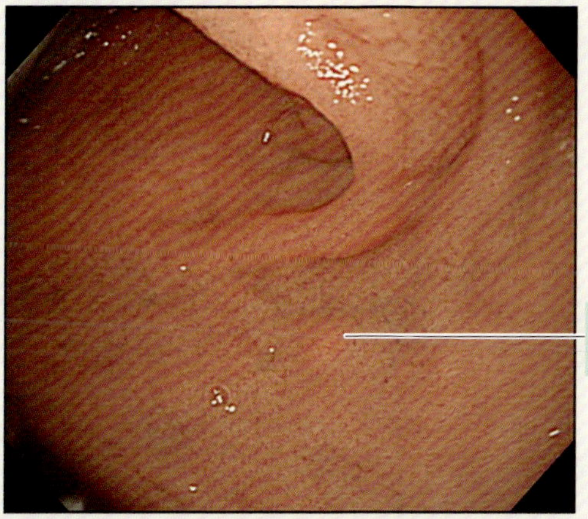


球部后壁 2mm 大小的黄色调 SMT 样隆起，活检诊断为 NET G1。活检后病变无法识别。经过 10 年的随访观察后，病变仍然无法识别。考虑活检后，病变已钳除。

**要点** 在十二指肠球部，应注意 NET！

## 2. 滤泡性淋巴瘤

滤泡性淋巴瘤是**低恶性度的 B 细胞淋巴瘤，在消化道原发的病变中**，以十二指肠原发最为多见。常于内镜筛查时发现。在日本，约 80% 的病例为无症状而偶然发现的。内镜下表现为**十二指肠降段簇集分布的白色颗粒状隆起**，根据这种特征性表现，可在内镜下进行诊断。放大内镜下观察，在**肿大的绒毛内可见扩张的血管**，其下可见**不透明的白色物质**。推测这种发白的变化和白色物质是由于淋巴细胞增殖形成滤泡所致（**病例 6、病例 7**）。

**病例 6** 十二指肠滤泡性淋巴瘤①

A）白光

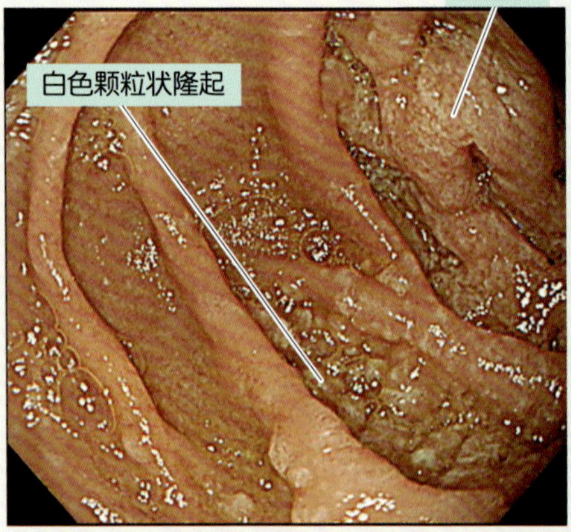


B）靛胭脂染色

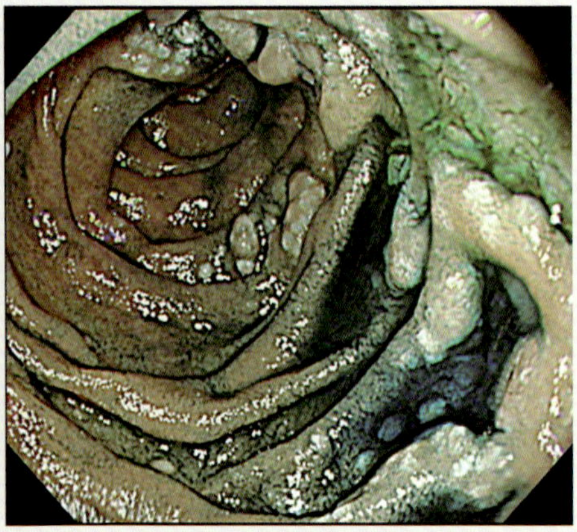

降段可见簇集分布的白色颗粒样隆起，部分呈肿瘤状。

**病例 7** 十二指肠滤泡性淋巴瘤②

A）白光

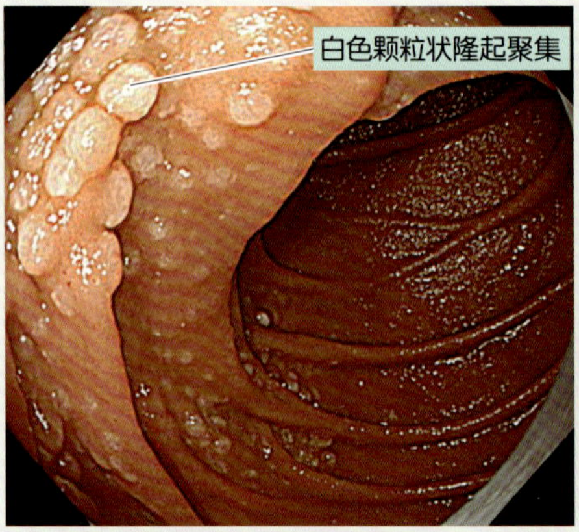


B）NBI 放大

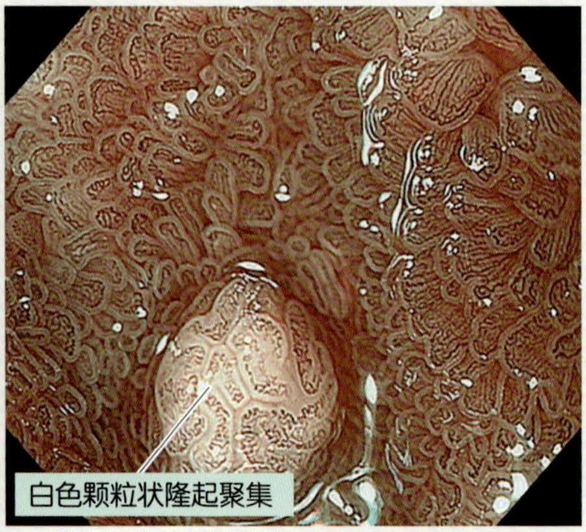


降段可见大小不等，簇集分布的白色颗粒样隆起。放大内镜下观察，可见绒毛内扩张的血管，其深部可见不透明的白色物质。

## 病例 7 十二指肠滤泡性淋巴瘤②（续）（视频➡64）

视频➡64 十二指肠滤泡性淋巴瘤

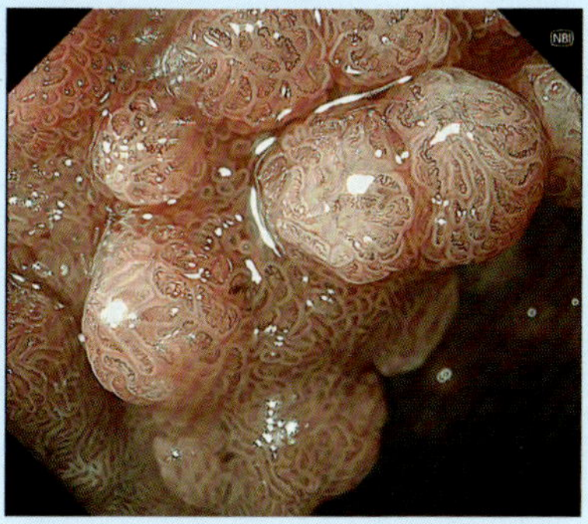


要点

对于十二指肠降段的白色颗粒应考虑为滤泡性淋巴瘤。

## 第 8 章的文献

[1] 堀江幸司：人名がついた MeSH 用語：消化器系の解剖学用語に名を残した人々．医学図書館，41：336-340，1994

[2] Kushima R, et al：Histogenesis of gastric foveolar metaplasia following duodenal ulcer：a definite reparative lineage of Brunner's gland. Histopathology, 35：38-43, 1999

[3] Hashimoto I, et al：Frequent presence of gastric-type epithelial cells in the duodenal bulb：an immunohistochemical study. Pathol Int, 64：631-633, 2014

[4] 九嶋亮治：十二指腸における胃型細胞の出現様式．病理と臨床，34：1006-1008，2016

[5] Akimoto T, et al：Severe acute pancreatitis following cold polypectomy of the minor duodenal papilla in a case with pancreas divisum. Dig Endosc, 32：151, 2020

[6] 樫村弘隆，他：異所性胃粘膜由来の十二指腸球部早期癌の 1 例．胃と腸，51：382-391，2016

[7]「十二指腸癌診療ガイドライン 2021 年版」（十二指腸癌診療ガイドライン作成委員会/編），金原出版，2021

[8] Kato M, et al：Outcomes of endoscopic resection for superficial duodenal tumors：10 years' experience in 18 Japanese high volume centers. Endoscopy：doi：10.1055/a-1640-3236, 2021

[9] Ushiku T, et al：Extra-ampullary duodenal adenocarcinoma. Am J Surg Pathol, 38：1484-1493, 2014

[10] Toba T, et al：Clinicopathological features of superficial non-ampurally duodenal epithelial tumor；gastric phenotype of histology correlates to higher malignant potency. J Gastroenterol, 53：64-70, 2018

[11] Yoshida M, et al：Clinicopathological characteristics of non-ampullary duodenal tumors and their phenotypic classification. Pathol Int, 69：398-406, 2019

[12] Takata K, et al：Primary gastrointestinal follicular lymphoma involving the duodenal second portion is a distinct entity：a multicenter, retrospective analysis in Japan. Cancer Sci, 102：1532-1536, 2011

[13] Nakase H, et al：Magnified endoscopic view of primary follicular lymphoma at the duodenal papilla. Intern Med, 46：141-142, 2007

# 后　记

“读书与写书是截然不同的”——这是我在 2016 年完成《白光内镜下早期胃癌的筛查与诊断》一书时的感想。上次写书耗时 3 年，又花了两年时间完成英文版。对于从小就不擅长写作的我来说，这真是一项巨大的工程。5 年的写作令我精疲力尽，我发誓再也不写书了。

然而，随着时间的流逝，我又产生了“还有很多想要传达”的感觉，因此再次提笔。但是写给维？写什么呢？这时我想起 15 年前刚刚进入癌研医院的我。那时的我本以为可以很好地掌握内镜操作，但是，理论知识和技术都不够完善，我真心希望给那个“过去的我”传授一些有益的建议。对于满是艰深文字的教科书，我一读起来就会犯困。因此，我希望写一本连当年的我也能轻松、愉快地阅读，并领会和理解内镜本质的书。于是，我为当年的自己完成了这本“现在就想读”的教科书。我对能够完成这本每位学习内镜的医生都喜爱阅读的书而感到自豪。

这次著书得到了多位老师的帮助。如果没有负责病理监修的河内洋先生、负责关西方言改编的中尾荣祐先生的参与，本书很难达到这么高的品质。癌研医院的学长、同事们也给我提出了许多建议并提供了图像和视频资料。当我通过邮件向其他院外的老师咨询时，也得到了大家耐心地解答，这些帮助都在著书的过程中发挥了很大作用，在此表示深深地感谢！

虽然有前著的经验，我原以为本书半年左右就能完成，但是，为了让内容更有“传达力”，经过不断尝试和犯错，我又耗费了 3 年时间。期间，我经历了一些痛苦的日子，有时也会觉得看不到完成的希望。但最终我还是克服了所有困难，在大家的帮助下完成了本书。

当我拿到本书时，不禁激动万分，眼里涌出了泪水。
今夜，终于可以开怀畅饮。

希望“此书能对全世界的内镜医师有所帮助”。为此，干杯！

2022 年　秋　畅饮纯米大吟酿“洗心”酒时作记

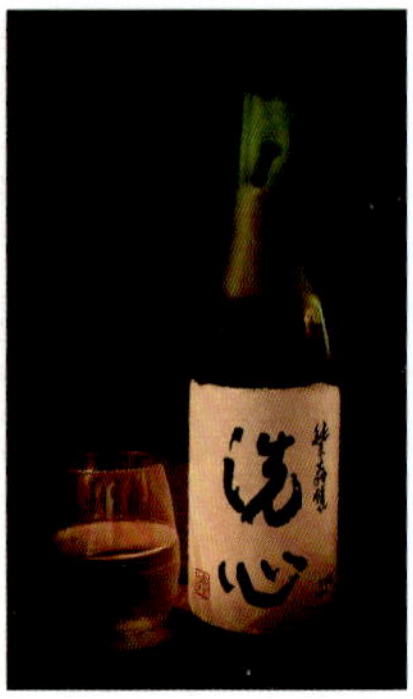


平澤俊明

谢辞

本书执笔期间，得到了许多老师的支持和帮助，在此衷心感谢！

秋山直先生，綾木麻紀先生，五十嵐正広先生，池之山洋平先生，石岡充彬先生，泉敦子先生，石山晃世志先生，井出大資先生，上堂文也先生，遠藤昌樹先生，大前雅実先生，小澤俊一郎先生，春日章良先生，川田研郎先生，熊谷洋一先生，熊澤佑介先生，小林輝先生，金潤哲先生，斎藤彰一先生，清水良先生，城間翔先生，田邉聡先生，千野晶子先生，土田知宏先生，渡海義隆先生，十倉淳紀先生，中島寛隆先生，永塚真先生，並河健先生，西村誠先生，東佑香先生，福山知香先生，藤井有里先生，藤崎順子先生，堀内裕介先生，前田有紀先生，松尾恵五先生，間部克裕先生，丸山保彦先生，森田祐規先生，八木一芳先生，安江千尋先生，山岡吉生先生，山﨑明先生，山里哲郎先生，山本浩之先生，由雄敏之先生，吉永繁高先生，吉水祥一先生，渡邊昌人先生（按日语五十音顺序）

真的非常感谢大家！

## 作者简介

### 著者

**平澤俊明**（ひらさわ　としあき）

1999 年　高知医科大学卒業

1999 年　聖路加国際病院　内科系レジデント

2002 年　千葉大学附属病院　第一内科

2003 年　君津中央病院　消化器内科

2004 年　東葛辻仲病院　消化器内科

2006 年　がん研有明病院　消化器内科

2021 年　がん研有明病院　上部消化管内科　胃担当部長

### 病理監修

**河内　洋**（かわち　ひろし）

1998 年　東京医科歯科大学卒業

2002 年　東京医科歯科大学大学院修了

2002 年　昭和大学横浜市北部病院　消化器センター

2003 年　東京都立駒込病院　病理科

2005 年　東京医科歯科大学医学部附属病院　病理部

2008 年　東京医科歯科大学大学院　人体病理学分野

2012 年　東京医科歯科大学　ラテンアメリカ共同研究拠点

2015 年　がん研究会有明病院　病理部

2019 年　がん研究会有明病院　病理部　部長／がん研究所病理部　副部長

2020 年　がん研究会有明病院　病理部　部長／がん研究所病理部　診断病理学担当部長

**图书在版编目（CIP）数据**

临床医生需要知道的消化病理读片技巧 / (日) 福岛敬宜, (日) 佐野直树, (日) 山本博德主编 ; 许森林, 张华蓉, 朱江主译. -- 修订版. -- 沈阳 : 辽宁科学技术出版社, 2025. 6. -- ISBN 978-7-5591-4186-6

Ⅰ. R570.2

中国国家版本馆 CIP 数据核字第 2025R6K658 号

---

出版发行：辽宁科学技术出版社
（地址：沈阳市和平区十一纬路25号　邮编：110003）
印 刷 者：沈阳丰泽彩色包装印刷有限公司
经 销 者：各地新华书店
幅面尺寸：185 mm × 260 mm
印　　张：13
字　　数：280 千字
出版时间：2025 年 6 月 第 1 版
印刷时间：2025 年 6 月 第 1 次印刷
责任编辑：卢山秀
封面设计：郭芷荑
版式设计：袁　舒
责任校对：康　倩
特约校对：弥浩博

---

书　　号：ISBN 978-7-5591-4186-6
定　　价：198.00元

联系电话：024-23284363
邮购热线：024-23284502
http：//www.lnkj.com.cn

临床医生需要知道的

# 消化病理读片技巧

修订版


主　编　[日]福岛敬宜（福嶋敬宜）　　主　译　许森林　张华蓉　朱　江
[日]佐野直树（佐野直樹）
[日]山本博德（山本博德）　　副主译　林　勇　刘祖平　罗清雅　张　樨



北方联合出版传媒（集团）股份有限公司
辽宁科学技术出版社

ISH ： *in situ* hybridization（原位杂交）
ITPC ： intraductal tubulopapillary carcinoma（胰管内管状乳头状癌）
ITPN ： intraductal tubulopapillary neoplasm（胰管内管状乳头状肿瘤）
LAMN ： low-grade appendiceal mucinous neoplasm（低级别阑尾黏液瘤）
LCI ： linked color imaging（联动成像技术）
LEL ： lymphoepithelial lesion（淋巴上皮病变）
LPM ： lamina propria mucosae（黏膜固有层）
LPSP ： lymphoplasmacytic sclerosing pancreatitis（浆细胞性硬化性胰腺炎）
LST ： laterally spreading tumor（结肠侧向发育型肿瘤）
MALT ： mucosa-associated lymphoid tissue（黏膜相关淋巴组织）
MANEC： mixed adenoneuroendocrine carcinoma（腺 - 神经内分泌混合癌）
MCA ： mucinous cystic adenoma（黏液性囊腺瘤）
MCN ： mucinous cystic neoplasm（黏液性囊肿）
MiNEN： mixed neuroendocrine non-neuroendocrine neoplasm（神经内分泌 - 非神经内分泌混合性肿瘤）
MM ： muscularis mucosae（黏膜肌层）
MMR ： mismatch repair（错配修复）
MSI ： microsatellite instability（微卫星不稳定性）
MP ： muscularis propria（固有肌层）
MPS ： mucosal prolapse syndrome（黏膜脱垂综合征）
MRCP ： magnetic resonance cholangiopancreatography（磁共振胰胆管造影术）
N/C 比 ： nuclear/cytoplasmic ratio（核质比）
NADET： non-ampullary duodenal epithelial tumor（非十二指肠乳头上皮肿瘤）
NAFLD： nonalcoholic fatty liver disease（非酒精性脂肪肝）
NASH ： nonalcoholic steatohepatitis（非酒精性脂肪性肝炎）
NBI ： narrow band imaging（内镜窄带成像术）
NEC ： neuroendocrine carcinoma（神经内分泌癌）
NEN ： neuroendocrine neoplasm（神经内分泌肿瘤）
NET ： neuroendocrine tumor（神经内分泌肿瘤）
NUMP ： neoplasm of uncertain malignant potential（恶性潜能不确定的肿瘤）
PanIN ： pancreatic intraepithelial neoplasia（胰腺上皮内瘤变）
PanNET： pancreatic neuroendocrine tumor（胰腺神经内分泌肿瘤）
PAS ： periodic acid-Schiff（过碘酸希夫反应）
PBC ： primary biliary cholangitis（原发性胆汁性胆管炎）
PCP ： parietal cell protrusion（壁细胞突出）
PDC ： poorly differentiated cluster（低分化细胞群）
PDGFRA： platelet-derived growth factor receptor α（血小板衍生生长因子受体 α）
PGA ： pyloric gland adenoma（幽门腺腺瘤）
PJS ： Peutz-Jeghers syndrome（Peutz-Jeghers 综合征）
PPI ： proton pump inhibitor（质子泵抑制剂）
PR ： progesterone receptor（孕激素受体）
PSC ： primary sclerosing cholangitis（原发性硬化性胆管炎）
RAS ： Rokitansky-Aschoff sinus（胆囊罗 - 阿氏窦）
SA ： somatostatin analog（生长抑素类似物）
SAA ： serum amyloid A（血清淀粉样蛋白 A）
SCA ： serous cystadenoma（浆液性囊腺瘤）
SCJ ： squamocolumnar junction（鳞状 - 柱状上皮交界区）
SCN ： serous cystic neoplasm（浆液性囊状肿瘤）
SFT ： solitary fibrous tumor（孤立性纤维瘤）
SIN ： squamous intraepithelial neoplasia（鳞状上皮内瘤变）
SM ： submucosa（黏膜下层）
SMT ： submucosal tumor（黏膜下肿瘤）
SPN ： solid pseudopapillary neoplasm（实性假乳头状肿瘤）
SS ： subserosa（浆膜下层）
SSA/P ： sessile serrated adenoma/polyp（无蒂锯齿状腺瘤 / 息肉）
SSL ： sessile serrated lesion（无蒂锯齿状病变）
SSTR ： somatostatin receptor（生长抑素受体）
SuSA ： superficially serrated adenoma（表浅锯齿状腺瘤）
TMA ： thrombotic microangiopathy（血栓性微血管病）
TMB ： tumor mutation burden（肿瘤突变负荷）
TSA ： traditional serrated adenoma（传统锯齿状腺瘤）
UC ： ulcerative colitis（溃疡性结肠炎）
UCAN ： ulcerative colitis-associated neoplasm（溃疡性结肠炎相关肿瘤）
VMC ： von Meyenburg complex（胆管错构瘤）

临床医生需要知道的

# 消化病理读片技巧

修订版

# 0 正常结构和病变的特征

佐野直樹，三浦義正

## ■ 咽部·食管的正常结构

· 食管壁由四层结构组成，分别为黏膜层、黏膜下层、固有肌层和外膜（ⓐⓑ）。其中黏膜层又进一步分为三层，分别为黏膜上皮层、黏膜固有层和黏膜肌层（ⓑ）。食管外层无浆膜结构。

· 通过消化内镜观察到的咽部主要是下咽部，其范围为舌骨上缘至轮状软骨下缘。此处由于缺乏黏膜肌层和固有肌层，黏膜上皮层与周围的组织结构（如骨骼肌、气管、舌骨等）之间存在大量的结缔组织，这部分结缔组织被称为上皮下间质层（ⓒ）。

· 食管黏膜下层含有食管腺体，分为食管附属腺和固有食管腺。食管腺体的导管开口于食管黏膜表层（ⓑ）。

· 咽部和食管的上皮为非角化型复层鳞状上皮，由三层细胞组成，分别为基底层、旁基底层和棘层（ⓓⓔ）。细胞自下而上逐渐分化成熟，体现为细胞质的糖原含量增加，核质比降低。最表层细胞的胞体形态和细胞核逐渐趋于扁平，最终从黏膜表面脱落（图1）。在组织学教科书中一般没有旁基底层这个术语，旁基底层包含在棘层中，但是在病理诊断中单独划分旁基底层是非常重要的。

▶ **基底层**：由核小而深染、呈类圆形的立方形基底细胞单层形成，其增殖能力较低（Ki-67 染色阳性细胞稀少）。基底层内散在分布着少量的内分泌细胞和黑色素细胞，但在苏木精－伊红（HE）染色的标本中不易识别。

▶ **旁基底层**：位于基底层之上，由核质比较高的细胞组成的一层结构，**相当于食管上皮的增殖带（Ki-67 染色阳性细胞较多）**。通常由 2～3 层细胞构成（ⓓ），但在食管黏膜再生或病变时，细胞增殖速度会加快，旁基底层会增厚（ⓔ）。

ⓐ 食管（黏膜上皮层～外膜）

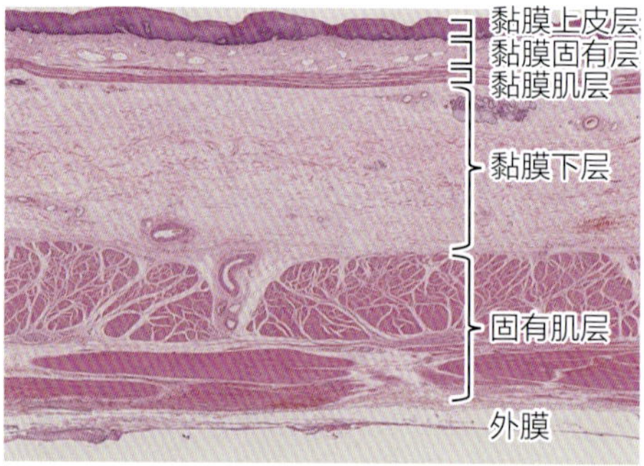


ⓑ 食管（黏膜上皮层～黏膜下层）

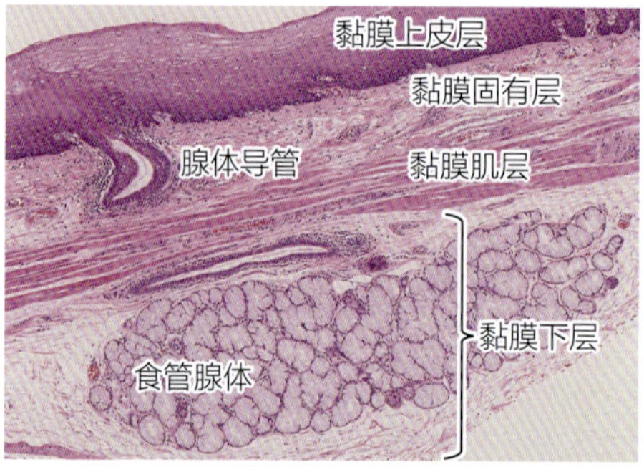


ⓒ 咽部（上皮层～上皮下间质层，骨骼肌）

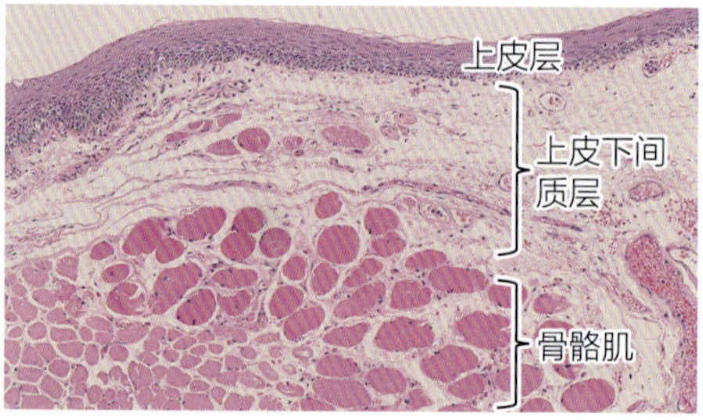


ⓓ 食管（上皮层）

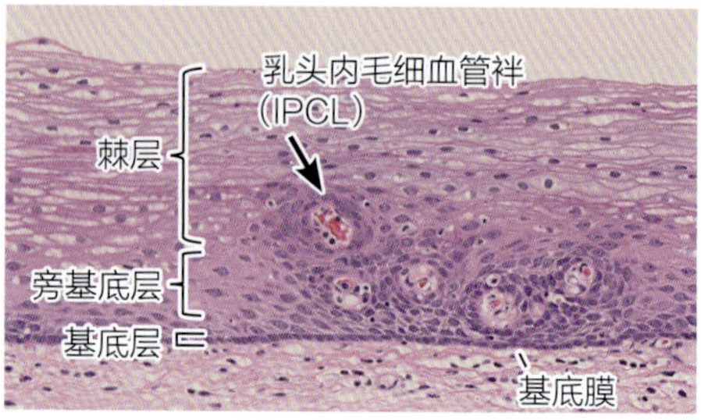


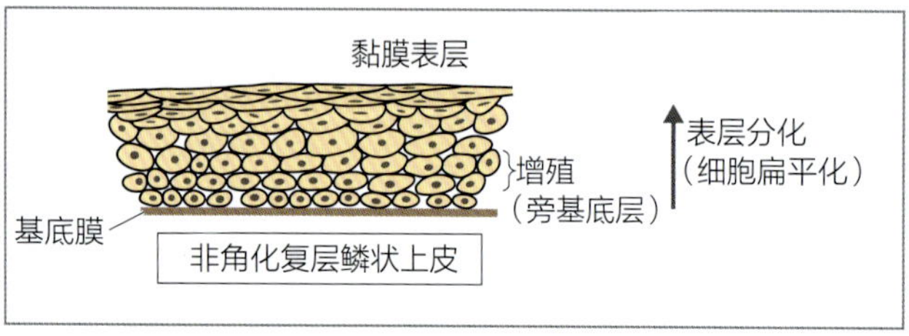


图1 正常食管上皮

旁基底层存在抗原呈递细胞——朗格汉斯细胞，其数量在发生炎症和癌变等情况下会增加。

▶ **棘层**：位于表层之下的成熟细胞层，细胞质内的糖原含量较高，因此细胞质常呈淡染状态。用卢戈氏染色时呈茶褐色，这是糖原与碘发生淀粉碘反应的结果。当发生炎症或肿瘤时，会导致胞质内糖原减少，表现为碘液不染或淡染。另外，棘层中容易观察到细胞间桥。**细胞间桥**反映了细胞间紧密连接（tight junction）的情况，是伴随角化而出现的**鳞状上皮分化的指标之一**。当细胞间出现水样变性时，细胞间隙会增大，细胞间桥会更加明显。

· 乳头内毛细血管袢（intrapapillary capillary loop，IPCL）：咽部和食管的复层鳞状上皮下的一层纤薄的血管间质层，血管从黏膜固有层或黏膜肌层延伸出来，在表层形成环状结构，然后回到黏膜固有层内。IPCL是一个立体的结构，用内镜观察比用显微镜观察能更好地显示其形态，因此发展了基于内镜观察血管走行进行诊断消化道早癌的技术。除了肿瘤外，炎症和再生修复等也会使IPCL的密度增加（e）。

## 食管－胃连接处的正常结构

· 食管－胃连接处（esophagogastric junction，EGJ）的定义根据观察方式的不同而有所差异，病理学上有根据肉眼所见和组织所见来定义的方式。肉眼EGJ是指从管状的食管转变为囊状的胃时消化道内径发生变化的部位。

· 组织学的判定标准在无Barrett食管改变的情况下，EGJ是与贲门部鳞状上皮－腺上皮移行部（squamoco-lumnar junction，SCJ）相一致的部位（f g）。在有Barrett食管改变的情况下，EGJ的判定标准是食管出现以下四种特征中的任意一种，根据这些特征来判断EGJ的位置：①鳞状上皮岛；②食管附属腺及其导管；③伴有炎症反应的栅状血管；④双层化的黏膜肌层（h）。黏膜肌层的双层化是由于原本的黏膜肌层（深肌层：DMM）表面增生了新生肌层（浅肌层：SMM）所致。这四种特征本质属于食管固有的组织结构。其中栅状血管是指黏膜固有层中分布的直径超过100μm的小静脉血管（i）。

## 咽部·食管活检标本的观察要点

· 进行消化道活检病理切片的观察时，首先要注意黏膜层是否完整，这是评估病变程度和分布的重要依据。黏膜肌层的存在是判断黏膜层完整性的标准。但是食管活检有时难以取得黏膜层全层，只能获得上皮层。

· 进行咽部和食管复层鳞状上皮的观察时，要重点关注“细

e 食管（再生上皮细胞层）

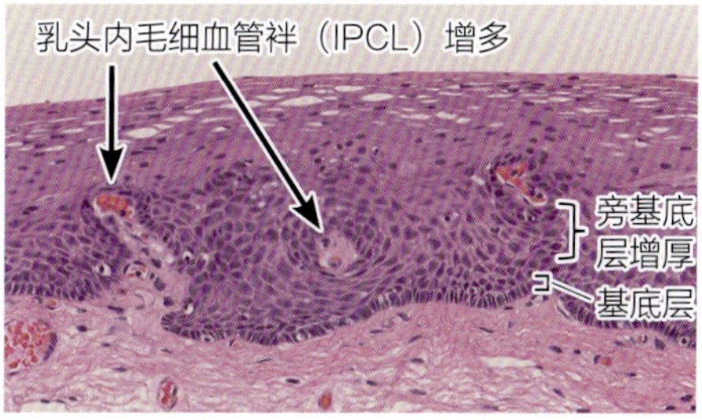


f 食管－胃连接处（上皮层～固有肌层）

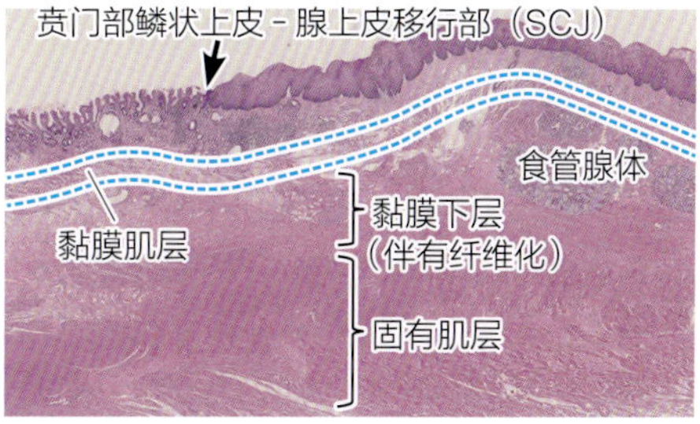


g 食管－胃连接处（黏膜层）

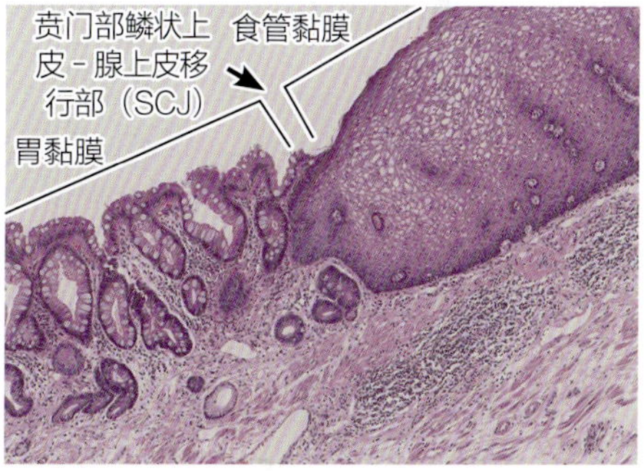


h 食管－胃连接处（Barrett食管黏膜）

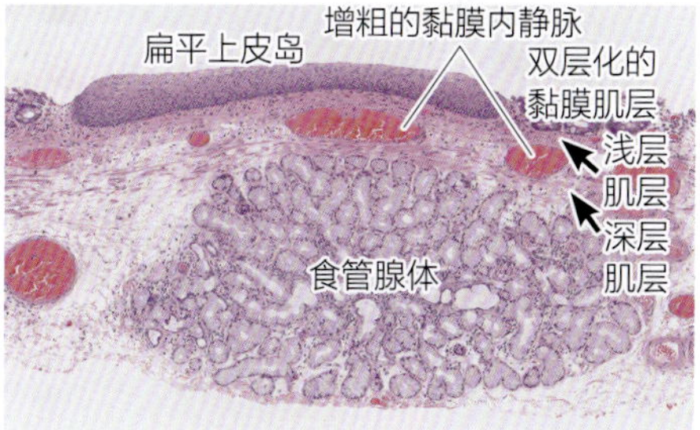


i 食管－胃连接处（Barrett食管黏膜）

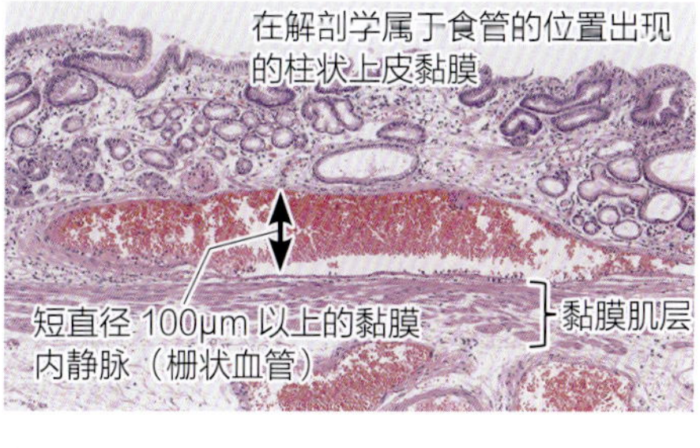

胞异型性”“分化程度和极性”及“角化”。

- **细胞异型性**指细胞核出现异常增大、形状不规则（核形不整）等现象。通常情况下，恶变常从基底细胞层开始，因此在观察时要特别注意基底细胞层的异型性改变。
- **分化程度和极性**指细胞在分化过程中向表层移动的能力出现异常的状态，**表现为上皮层结构紊乱、基底层增厚、基底层和旁基底层边界模糊，表层出现异常的核分裂像，以及表层分化消失（表层细胞扁平化程度降低）、角化失调（过度角化、角化不全、单细胞角化）**等现象。
- **角化**是复层鳞状上皮的表皮细胞核消失，形成无核细胞堆积的状态。这种正常的角化与下文中的异常角化相对，被称为正角化。正常情况下，咽喉和食管的上皮是非角化型的，所以角化层的出现本身属于异常现象，可表现为角化过度，即**过度角化**（图 2A）。此外，其他异常角化有**角化不良 / 不全角化**（细胞核未消失就发生角化）和**单细胞角化**（未角化细胞群内有单个细胞发生角化）等（图 2B）。

· **鳞状上皮内瘤变**是肿瘤细胞在鳞状上皮内形成局限性增殖，呈岛屿状分布，与正常细胞分界清楚。鳞状上皮内瘤变的边缘通常呈斜向走行（oblique line）。根据肿瘤细胞增殖程度及异型性，分为①**鳞状上皮内癌 [ 原位癌（CIS=pT1a 期黏膜上皮癌）高级别上皮内瘤变（high-grade squamous dysplasia）和低级别上皮内瘤变（low-grade squamous dysplasia）]**。一般而言，CIS 为全层浸润型（图 3A，ⓙ），异型增生超过上皮 1/2 层或细胞具备高度异型为 HGSIN（图 3B）。相反的，LGSIN 则仅在基底侧有低级别的肿瘤细胞增殖（图 3C，ⓚ）。

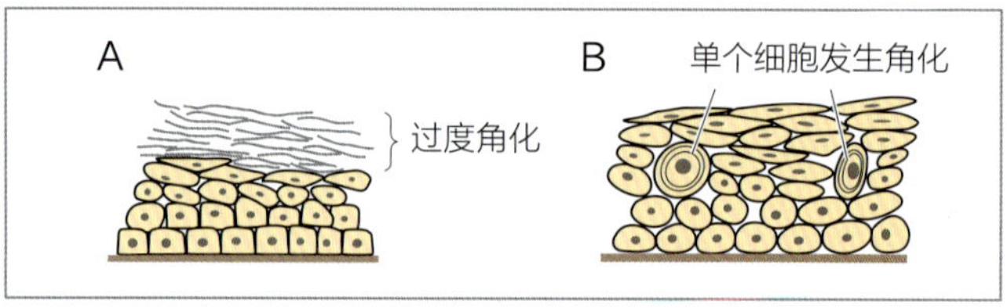


图2　鳞状上皮角化异常

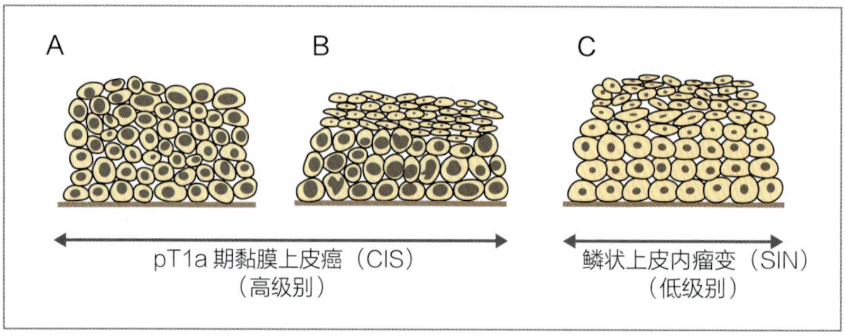


图3　鳞状上皮内瘤变

ⓙ 鳞状上皮内癌
（高度异型 / CIS）

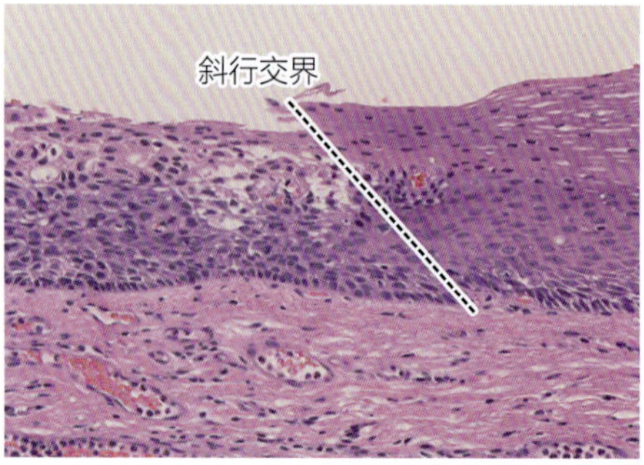


ⓚ 鳞状上皮内肿瘤
（低度异型 / SIN）

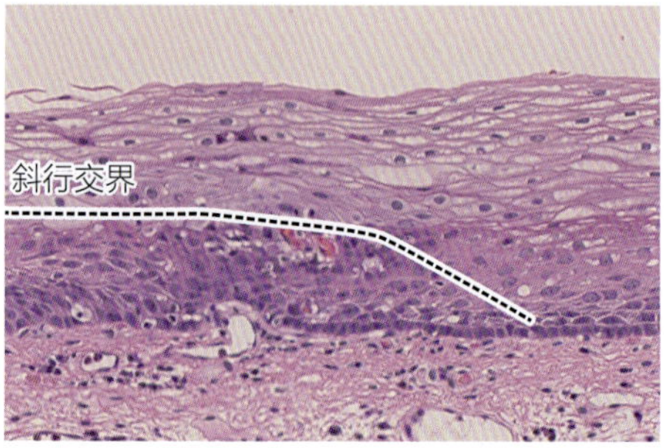

· 角化过度并伴有极性异常是指表层和深部组织出现过度角化的状态。细胞向深部方向分化的现象被称为反向分化（paradoxical differentiation），提示肿瘤浸润的存在。浸润深处可见细胞过度角化形成的角化珠（cancer pearl）（l）。

· 在评价细胞的分化程度和极性时，应该使用垂直于黏膜面切片的样本。水平切片的样本则不宜选用，因为基底侧细胞的核质比较高，细胞异型度可能被高估，需防止过度诊断。

· 黏膜存在强烈的炎症反应时，非肿瘤性上皮细胞也会由于修复性再生而呈现核增大和核分裂像增多的表现。需与肿瘤性增生相鉴别。

## 咽部·食管切除标本的观察要点

· 观察鳞状上皮病变时，应该对病理标本进行卢戈氏染色。卢戈氏染色阴性或淡染提示存在恶性变化或炎症反应、再生修复反应等。在鳞状上皮性肿瘤中，全层浸润型原位癌表现为卢戈氏染色阴性，而基底层型癌或鳞状上皮内肿瘤多表现为淡染。

· 食管等消化道的内镜下切除病理标本，一般间隔 2～3mm 进行切片（m）。手术标本则通常为沿着消化道长轴方向进行切片（n）。对于环形浸润型病变并有严重狭窄者，可选择沿着消化管短轴方向进行切片（环形切片）。发生于食管－胃连接处的病变，要正确区分食管和胃的结构，准确判断食管－胃连接处的位置，应该沿着消化道长轴方向进行切片（o）。

l 食管鳞状细胞癌

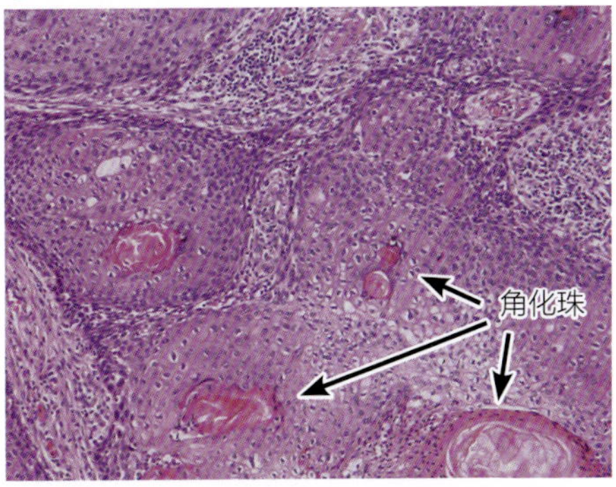


m 内镜下切除组织病理标本的切片方式

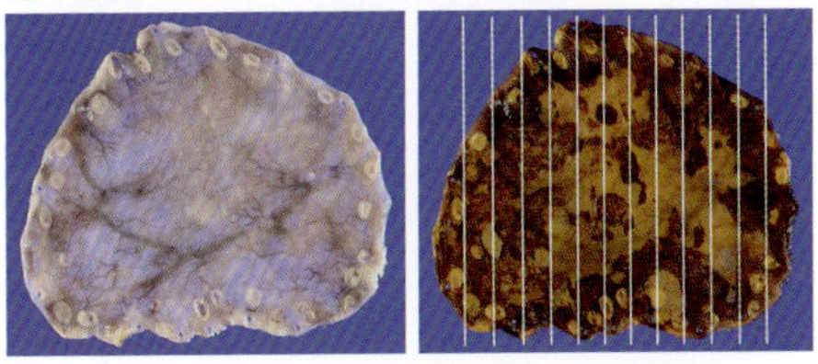

n 手术切除食管病理标本的切片方式

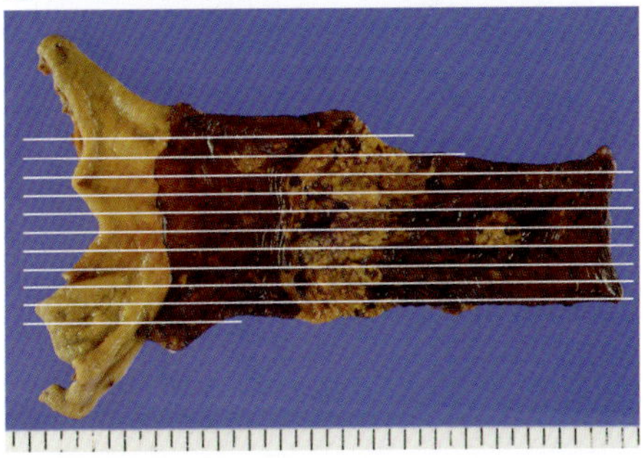

o 手术切除食管－胃连接处病理标本的切片方式

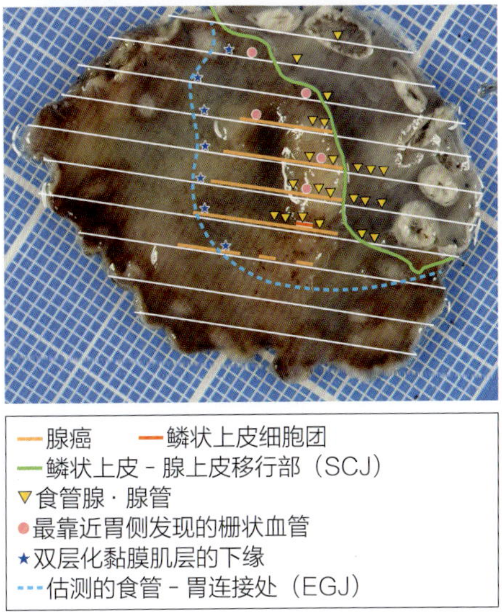

难易度 ★★☆

# 1 位于下咽部的平坦隆起型病变

佐野直樹，三浦義正

**病例** 男性患者，68岁，有慢性萎缩性胃炎病史。在随诊复查时行上消化道内镜检查，在下咽部左侧梨状陷窝内发现一单发肿物。肿物表面不平整，有白色颗粒状改变。进一步在全身麻醉下行内镜下黏膜剥离术（ESD）。

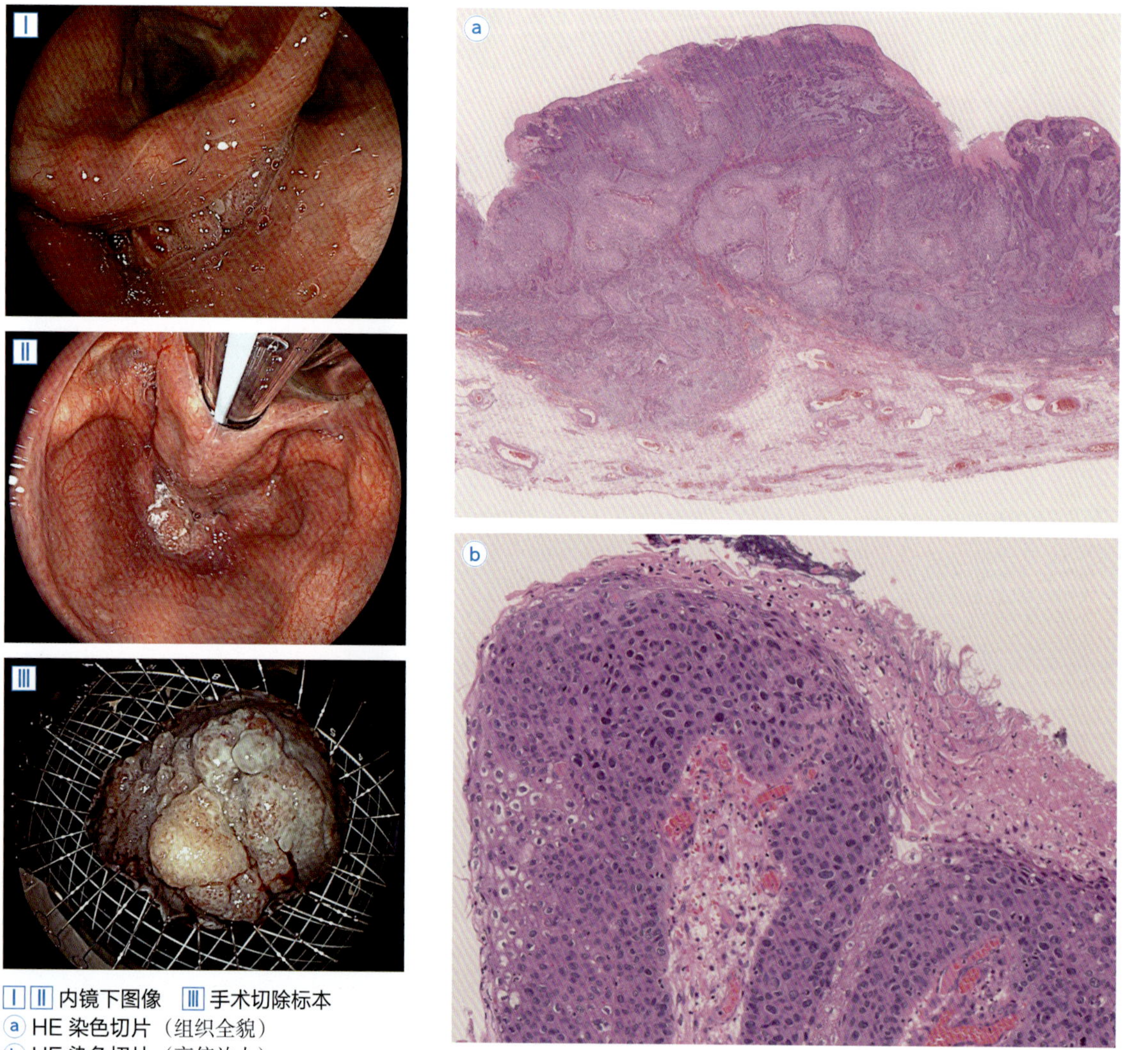

Ⅰ Ⅱ 内镜下图像 Ⅲ 手术切除标本
a HE染色切片（组织全貌）
b HE染色切片（高倍放大）

## 临床医生的疑问

❶ 肿物表面的白色改变对应的病理学上的微观表现是什么？
❷ 下咽部癌的病理诊断标准是依据哪个指南进行制定的？
❸ 如何评估下咽部癌的浸润深度？

## 病理切片的解读

· 病理切片示下咽部内壁发生的肿瘤性病变，黏膜肌层消失，肿瘤表面有乳头状突起。肿瘤组织深部有异型细胞团浸润，最大浸润深度为 6000μm（a）。

· 肿瘤表面呈乳头样结构，乳头中央具有间质轴，表层细胞层状分化，伴有角化过度和角化不全现象（b）。肿瘤表面的角化改变在内镜下或肉眼观察时呈白色，广泛分布时呈颗粒样或白苔样改变。❶

· 肿瘤深部的异型细胞团从外周向中心层状分化，可见角化珠形成（c），也可见角化坏死和角化异常（单个细胞角化）现象（d）。

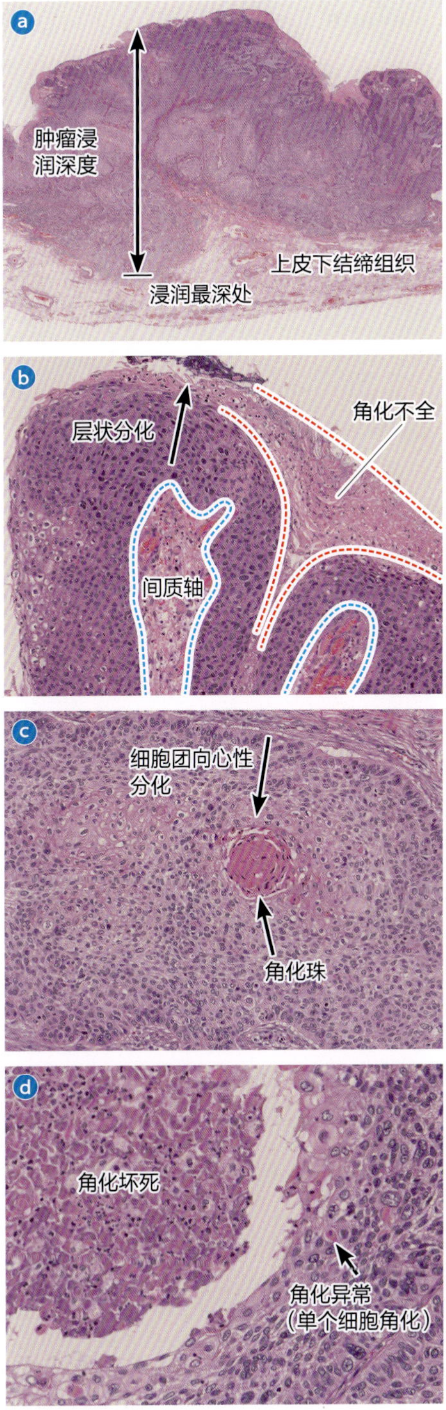


## 病理诊断

**病理诊断** 下咽部鳞状细胞癌（hypopharyngeal squamous cell carcinoma）

**鉴别诊断** **鳞状上皮乳头状瘤**：病理特点表现为以细间质轴为中心的乳头状增生的复层鳞状上皮细胞，无明显异型性改变。

**+α 知识（附加知识）**[1]

· 下咽部癌的诊断标准参考“头颈部癌临床指南”，在 WHO 分类和国际抗癌联盟（UICC）所制定的标准中与食管癌有所区别。❷食管和下咽喉交界处的病变在解剖学和组织学上的划分标准可能不一致，因此需要临床和病理双方充分沟通。

· 下咽部癌的浸润深度判定以“肿瘤细胞浸润最深处至肿瘤表面的厚度”为准。❸浸润深度超过 1000μm 者淋巴结转移风险增加。

· 下咽部和食管的鳞状细胞癌在本质上无明显差异，**鳞状细胞癌根据细胞角化程度分为高、中、低分化**。由于不同病理医生对分化程度的判断可能存在差异，因此分化程度与预后的相关性不强。高分化者以角化珠形成明显角化现象为特征，低分化者几乎无角化现象发生，中分化者介于二者之间。

### 参考文献

[1]「頭頸部癌取扱い規約 第 6 版補订版」（日本頭頸部癌学会 / 編），金原出版，2019.

**一句话点拨** 下咽喉癌的浸润深度是指肿瘤细胞浸润最深处至肿瘤表面的距离。

# 2 与胃食管反流病表现相似的下段食管糜烂

佐野直樹，三浦義正

**病例** 男性患者，46 岁，有恶性淋巴瘤并行骨髓移植的病史。因食欲减退而行上消化道内镜检查。内镜下见食管－胃连接处黏膜有白色改变，伴有广泛分布的不规则形状糜烂。病变部位与胃食管反流病的典型分布具有差别，进一步行胃镜下黏膜活检。

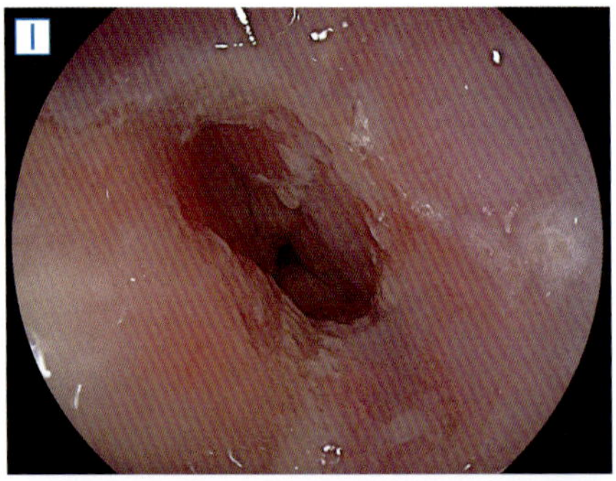

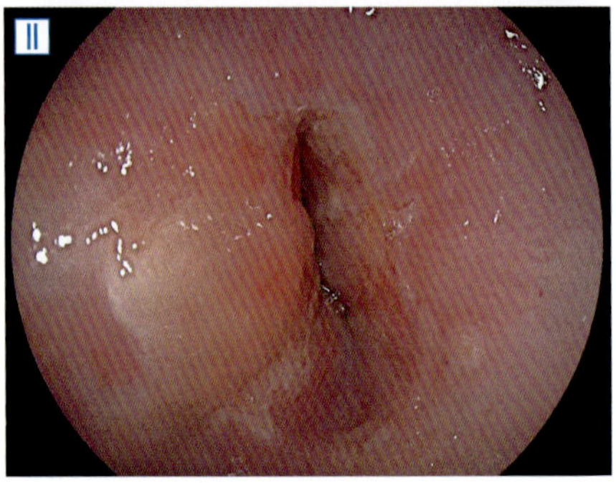

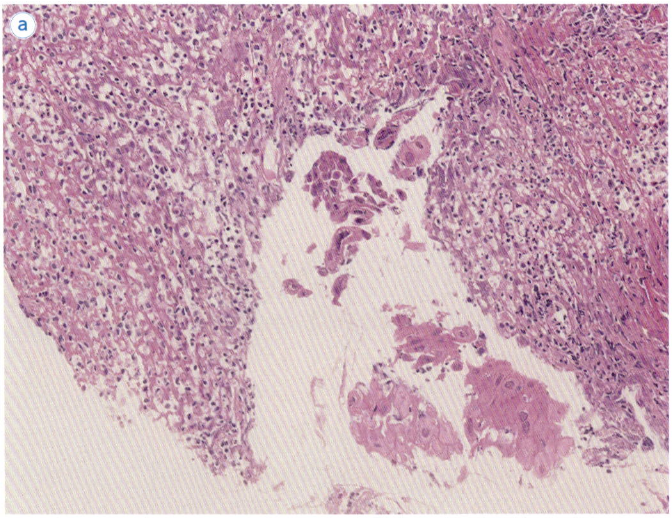

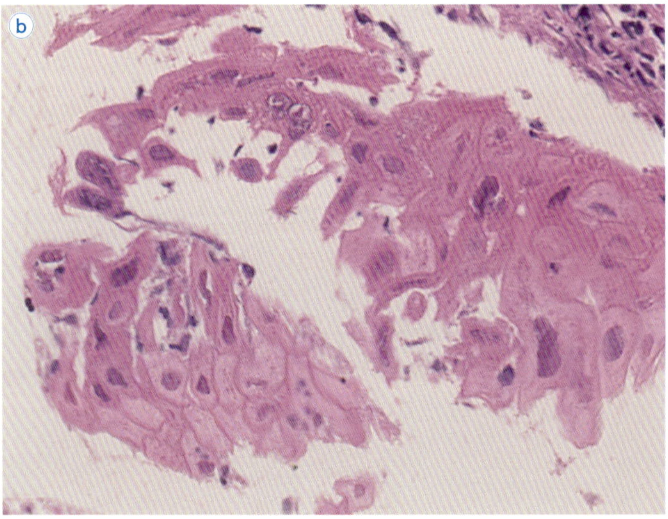

Ⅰ Ⅱ 内镜下图像
ⓐ HE 染色切片（低倍放大后）
ⓑ HE 染色切片（高倍放大后）

## 临床医生的疑问

❶ 若考虑为单纯疱疹病毒感染，病理学上可能有哪些表现？
❷ 如何判断是否必须进行免疫组化染色？
❸ 是否可以与巨细胞病毒感染进行鉴别？

## ■ 病理切片的解读

- 食管壁结构紊乱，可见肉芽组织、坏死组织和纤维蛋白等混合形成的坏死碎片（necrotic debris），伴有以中性粒细胞为主的炎性细胞浸润，可见黏膜糜烂和溃疡（a）。
- 黏膜表面可见松动甚至脱落的鳞状上皮细胞碎片（ab），细胞核呈毛玻璃样变性，核小体缺失。细胞核内可见病毒包涵体，也可见细胞核边缘不规则和多核现象等病毒感染的特征（b）。❶

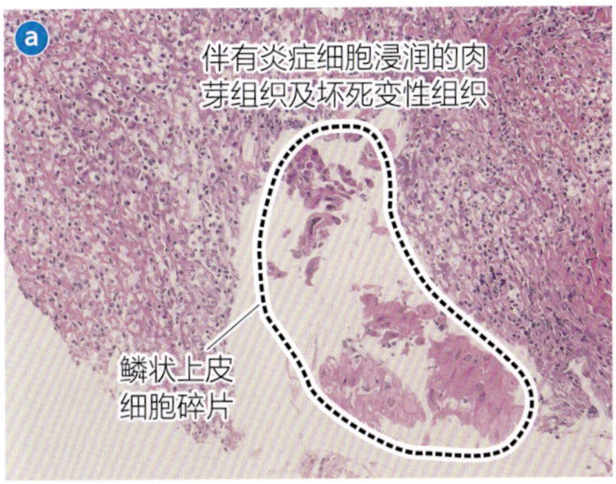


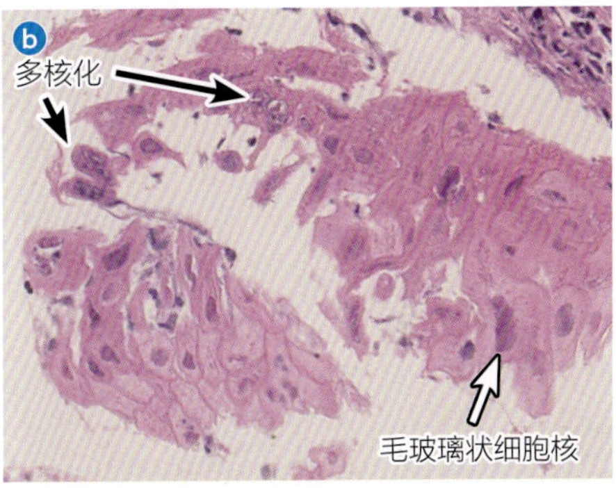


## ■ 病理诊断

**病理诊断** 单纯疱疹病毒性食管炎 [ herpes simplex virus (HSV) esophagitis ]

**鉴别诊断**

- **其他类型的病毒感染：**病毒性食管炎多由单纯疱疹病毒或巨细胞病毒（CMV，c）引起，常见于免疫功能低下的患者。确诊需要通过 PCR 检测病毒基因组或免疫组化染色。❷ 不同类型的病毒包涵体有一定的形态学差异，可作为鉴别的依据。❸（参见 +α 知识）
- **肿瘤性溃疡：**需与肿瘤导致的细胞核增大等异型性改变相鉴别。
- **其他类型的炎症：**因炎症而剥脱的鳞状上皮常有各种反应性变化。如念珠菌性食管炎的鳞状上皮常有过度增生和角化不全等改变。有时细胞核也可出现毛玻璃样变性或溶解样变性等。菌体和炎性细胞在角化层混合堆积时，可形成厚厚的白苔。PAS 染色和 Grocott 染色对念珠菌的检出有重要意义（d）。

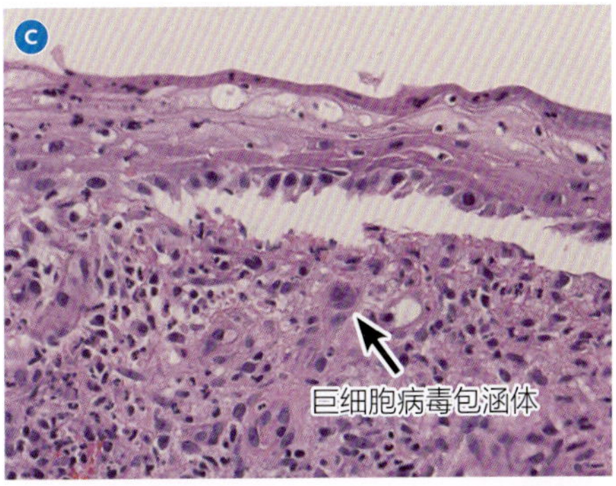


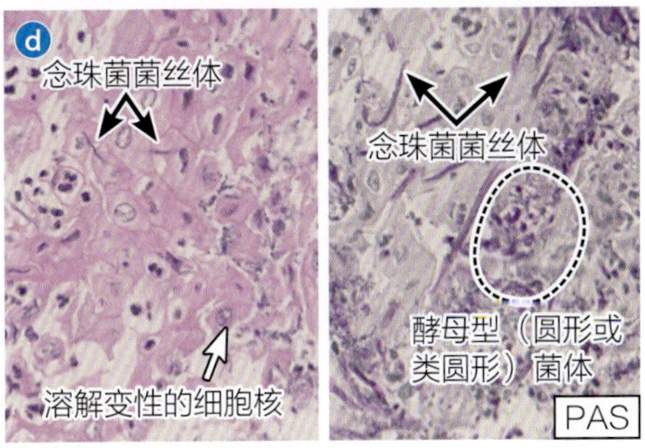


**+α 知识（附加知识）** 病毒包涵体（下图）：病毒过度合成的蛋白质在细胞核内或细胞质内聚集，形成所谓的"包涵体"。HSV 感染常发生于溃疡边缘部的上皮细胞，其特征是细胞核充满病毒颗粒，呈 full 型。包涵体外缘伴有光晕样变化时被称为"猫头鹰眼"征（又称 halo 征），属于 Cowdry A 型包涵体。CMV 感染时可以形成两种类型的包涵体，但以 Cowdry A 型更为常见，主要分布在溃疡底部的肉芽组织中的血管内皮细胞或成纤维细胞中（c）。CMV 胃炎时，也可见到腺上皮细胞受到感染。

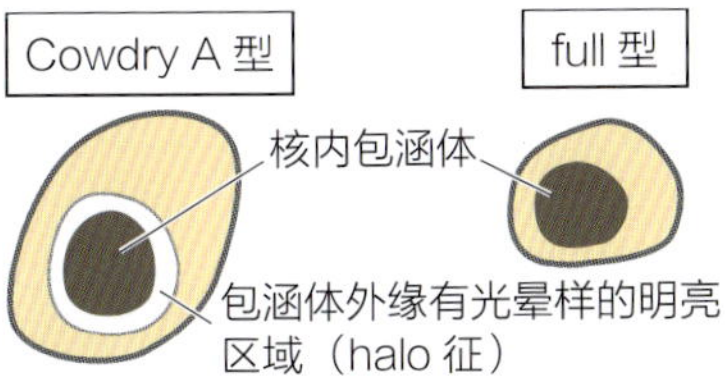


**一句话点拨** 细胞核肿大且核仁消失，提示细胞可能发生了病毒感染（产生核内包涵体）。

难易度 ★★☆

# 3 伴有吞咽困难症状的食管黏膜病变

佐野直樹，三浦義正

**病例** 女性患者，54岁。自述15年来间断出现吞咽困难，反复自行好转或加重。近期因感觉食管内有异物阻塞，行上消化道内镜检查。内镜下见食管黏膜有渗出物附着、纵行裂沟和多发环形收缩狭窄。考虑嗜酸性粒细胞食管炎的可能，取食管黏膜活检送检。

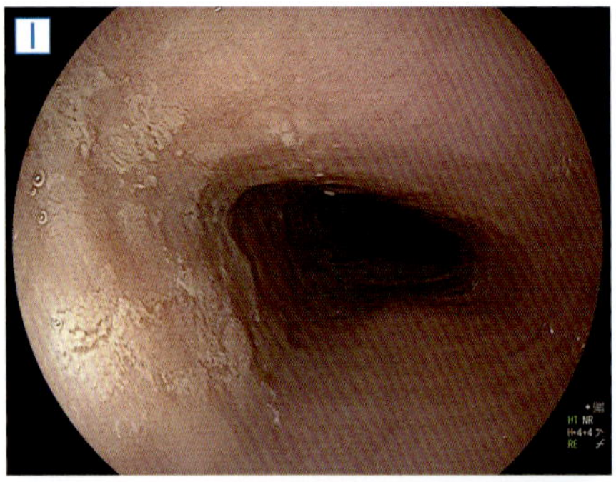

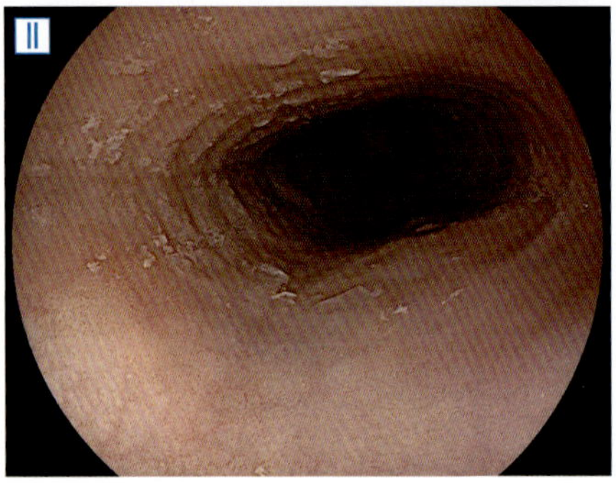

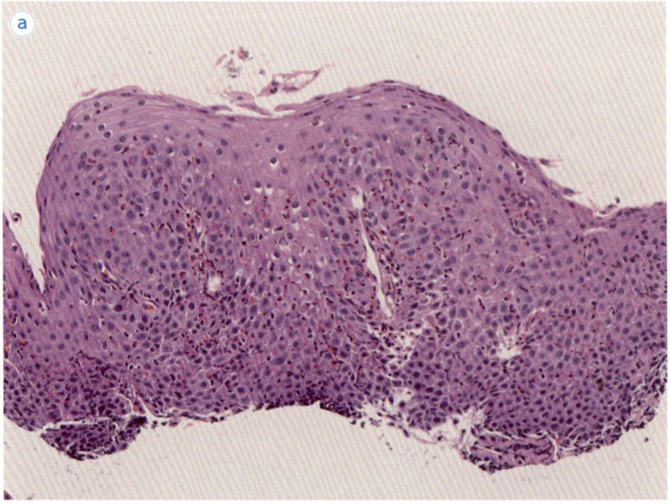

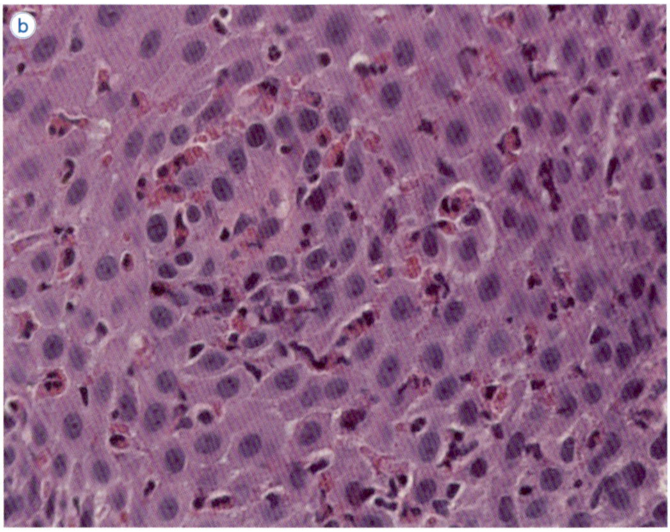

Ⅰ Ⅱ 内镜下图像
a HE染色切片（低倍放大后）
b HE染色切片（高倍放大后）

**临床医生的疑问**

❶ 嗜酸性粒细胞食管炎的病理学诊断标准是什么？
❷ 活检时选择哪个部位可以提高诊断敏感性？

## ■ 病理切片的解读

· 切片显示鳞状上皮细胞受到炎性细胞的浸润，细胞核增大，核质比升高，但表层分化现象仍然存在。上皮层出现轻度的增生性改变（a）。

· 高倍镜下，上皮内可见大量嗜酸性粒细胞和淋巴细胞浸润。炎性细胞占据了上皮细胞间的狭窄空间，因此鳞状细胞呈现扁平化。上皮内嗜酸性粒细胞数量远超过每高倍视野（HPF）15个，并有明显的嗜酸性颗粒脱出（脱颗粒）现象。上皮细胞间出现水肿（spongiosis），使细胞边界和细胞间桥更加突出（b）。

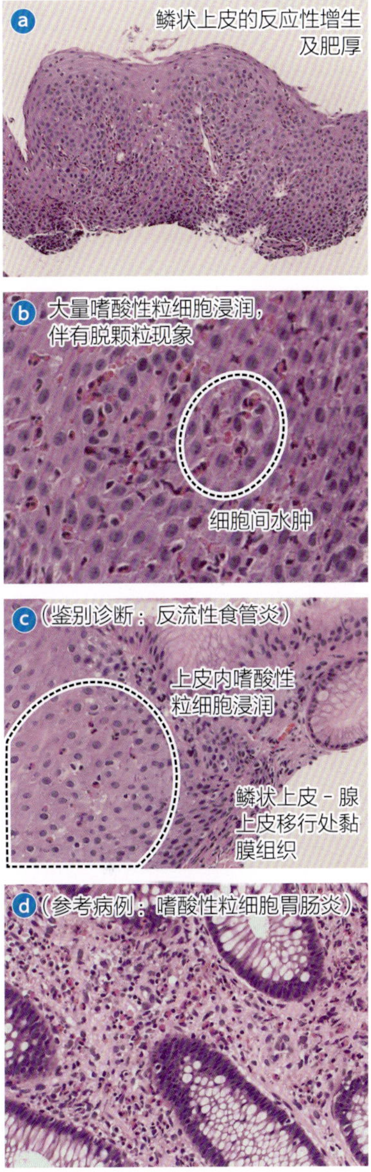


## ■ 病理诊断

**病理诊断** 嗜酸性粒细胞食管炎（eosinophilic esophagitis）

**鉴别诊断** 反流性食管炎（c）：嗜酸性粒细胞可见于多种非特异性炎症中，反流性食管炎是常见的一种。此时需从不同部位进行活检以进行鉴别诊断。

**+α知识（附加知识）**

· **嗜酸性粒细胞食管炎**：食管上皮细胞受到嗜酸性粒细胞的浸润，可能是过敏反应所致，进而导致吞咽困难和异物感。诊断标准除了临床症状外，活检证实食管鳞状上皮内每高倍视野（HPF）存在15个以上的嗜酸性粒细胞。❶ 除了嗜酸性粒细胞浸润、细胞间水肿和上皮增生性改变以外，内镜检查可观察到纵向沟和环状沟形成、白斑和白色渗出物、黏膜水肿和血管透明度降低等改变[1]。❷ 从上述病变部位进行活检可提高诊断敏感性。当病变持续存在时，可导致黏膜水肿加重和黏膜下层纤维化，进而发生狭窄。

· **嗜酸性粒细胞胃肠炎**（d）：它可能与过敏反应相关，与嗜酸性粒细胞食管炎病因相似，常累及胃、小肠和大肠。嗜酸性粒细胞胃肠炎伴有食管嗜酸性粒细胞浸润时，与原发于食管的嗜酸性粒细胞食管炎的病理表现不同。根据嗜酸性粒细胞浸润的层次，可分为以黏膜层为主型（约半数）、以肌层为主型和以浆膜下为主型。除了腹痛、腹泻、呕吐等症状外，还需通过活检证实黏膜内每高倍视野（HPF）存在20个以上的嗜酸性粒细胞浸润，并排除其他原因才能确诊。由于回肠末端至右侧结肠处嗜酸性粒细胞生理性大量存在，正常生理状态或其他疾病也可导致该部位每高倍视野（HPF）存在20个以上的嗜酸性粒细胞浸润，因此需从多个部位进行活检并综合评估。每高倍视野（HPF）存在50个以上的嗜酸性粒细胞浸润，或嗜酸性粒细胞浸润到上皮内或黏膜肌层内，是有助于诊断的依据。

**参考文献**

[1] 浅野直喜，他：好酸球性食道炎の画像診断—内視鏡診断. 胃と腸，53：291–298，2018.

**一句话点拨** 食管鳞状上皮内每高倍视野（HPF）存在15个以上的嗜酸性粒细胞浸润，应怀疑嗜酸性粒细胞食管炎。

难易度 ★★☆

# 4 位于颈段食管，表面凹凸不平的平坦隆起型病变

佐野直樹，三浦義正

**病例** 男性患者，60岁。有长期吸烟及大量饮酒史，但无酒精性面部潮红现象。体检时行上消化道内镜检查，发现颈段食管黏膜不规则隆起。放大内镜检查显示隆起边缘有血管襻结构（日本食管学会分型 Type B1），乳头状隆起中央有血管襻破坏（Type B2）。术前诊断为食管鳞状细胞癌，浸润深度为黏膜肌层（cT1a-MM）至黏膜下层浅部（cT1b-SM1），进一步行内镜黏膜下剥离术（ESD）。

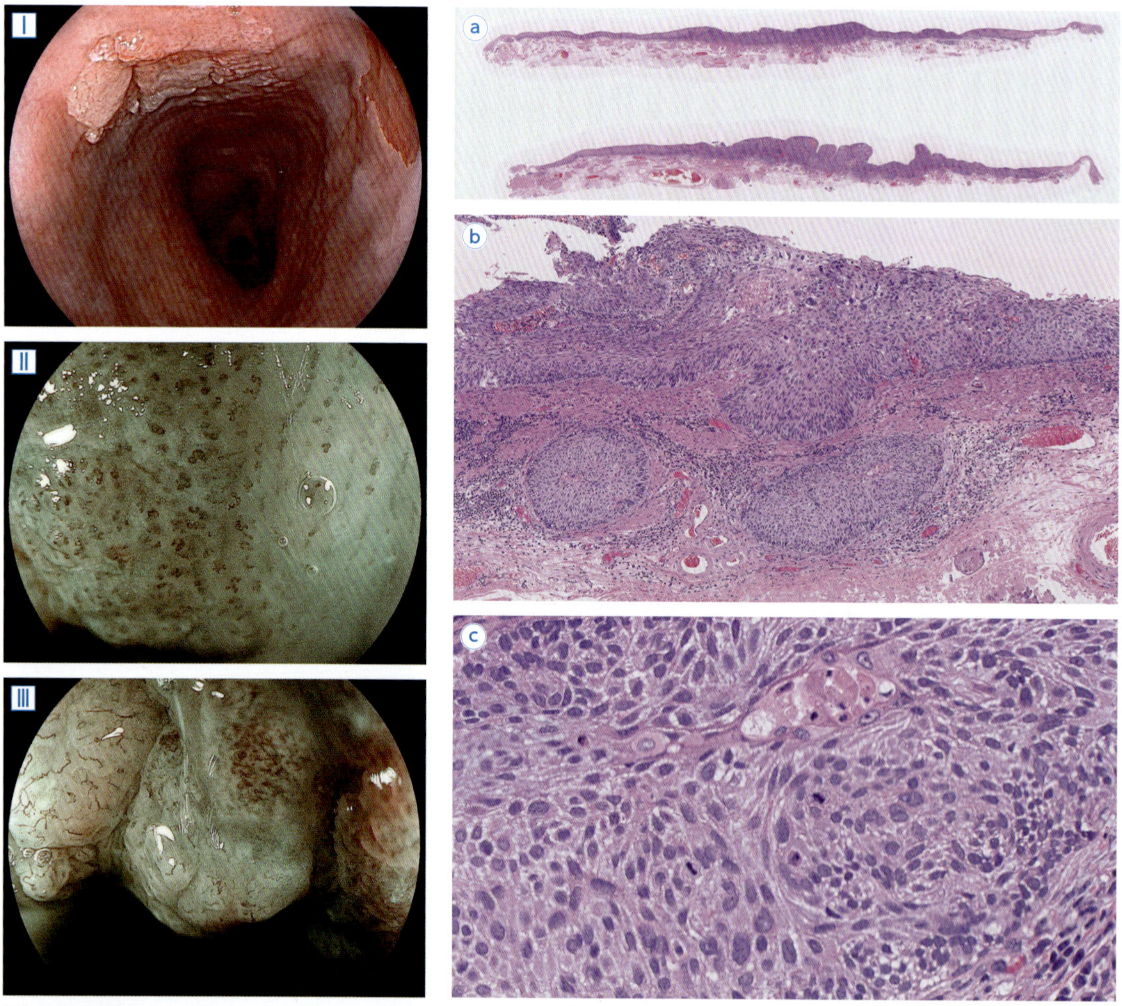

Ⅰ 内镜下图像（普通光照），Ⅱ Ⅲ 内镜下图像（窄带成像），ⓐ HE染色切片（组织全貌），ⓑ HE染色切片（中倍放大），ⓒ HE染色切片（高倍放大）

## 临床医生的疑问

❶ 如何从病理学角度解释内镜下观察到的B1型血管和B2型血管的差异？

❷ 在通过病理学观察判定浸润深度时，需要注意哪些地方？

## 病理切片的解读

- 病变边缘有斜向的分界线（oblique line），病变部位可见上皮细胞核质比增高、细胞密度增加、3 表层分化消失、乳头内毛细血管环（IPCL）密度增加等现象（a*）。IPCL 与正常部位相比，有轻至中度的扩张、扭曲和口径不均改变（相当于 B1 型血管）。基底膜光滑完整，无下方侵犯，提示该部位的浸润深度限于上皮层（EP）。
- 在表面呈现明显的不规则凹凸的部位，上皮细胞呈乳头状增生，细胞核异型性和排列紊乱更为突出（a**）。IPCL 在最表层也有显著的扩张，表明血管襻结构已经消失（相当于 B2 型血管）。在深部侧面，上皮层呈舌状或半岛状向下突出，与黏膜肌层相接触，提示该部位的浸润深度达到黏膜肌层（MM）。
- 在浸润最深部位，上皮细胞形成大型的巢状结构，侵入黏膜肌层和黏膜下层。从黏膜肌层下缘到肿瘤最深处的距离约为 300μm（pT1b-SM2）（b）。在肿瘤组织浸润的前缘，细胞核异型性更为显著（c）。

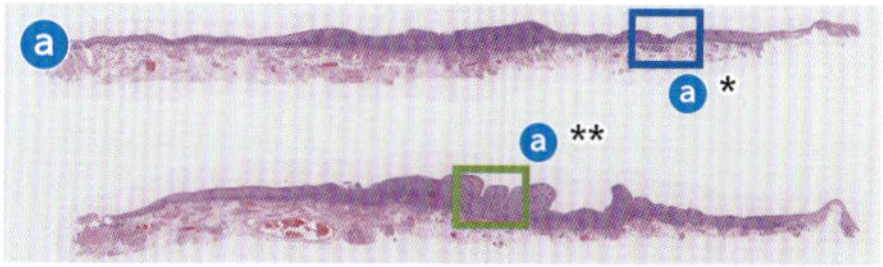


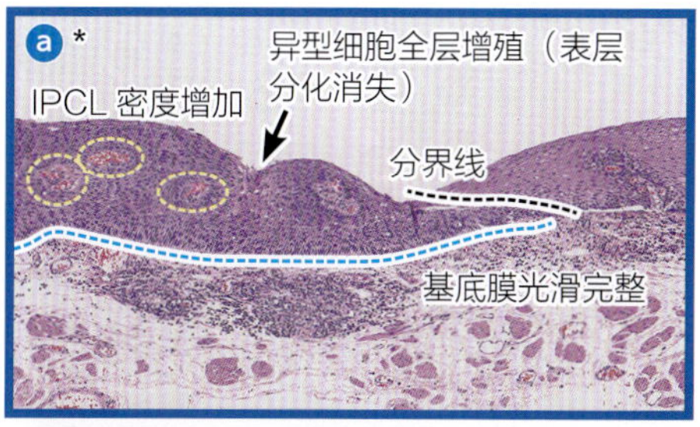


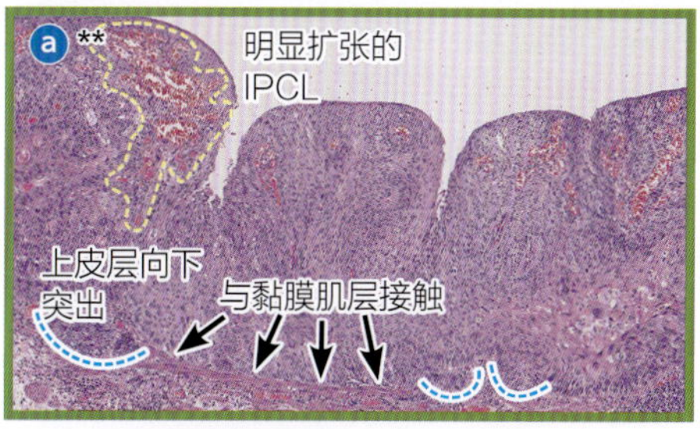


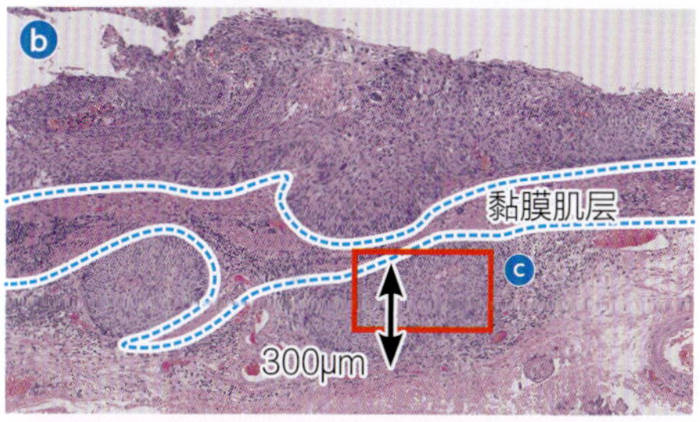


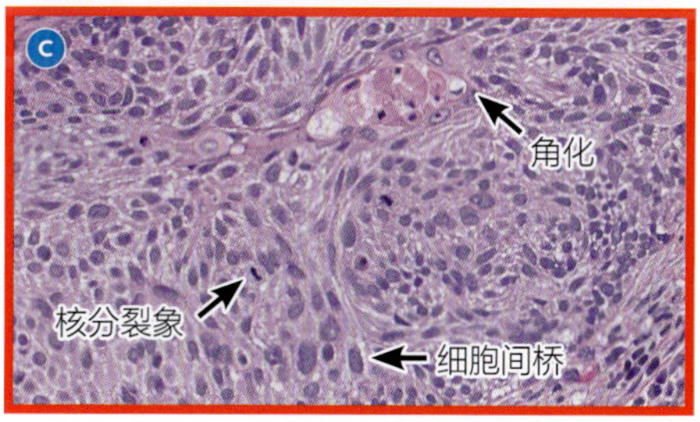


## 病理诊断

**病理诊断** 食管鳞状细胞癌（squamous cell carcinoma）（pT1b-SM2）

**鉴别诊断**

- **食管鳞状细胞癌 IPCL 的组织学评估**：血管结构是判断内镜下浸润深度的重要依据，但其与病理切片图像的对应关系不易确定。B1 型血管与浅层黏膜固有层的血管相连，而 B2 型血管由于与黏膜下血管的交通和流入/流出增加，血管襻形成不明显。❶
- **食管表浅癌的浸润深度分级**：根据黏膜内癌侵及组织结构，将其分为 pT1a-EP，LPM 和 MM 三个阶段。根据黏膜下层癌侵犯的组织深度，在内镜切除标本中，以黏膜下层浸润距离 200μm 为界，分为 pT1b-SM1 和 pT1b-SM2 两个阶段。在手术标本中，以黏膜下层三等分为界，分为 pT1b-SM1，pT1b-SM2 和 pT1b-SM3 三个阶段。
- **组织学深度评估的注意事项**：EP 和压迫型 LPM 癌的淋巴结转移率较低，但如果 LPM 癌伴有明显的浸润型病变，淋巴结转移的风险则较高。食管腺体的导管内延伸扩散可能发生在 LPM 至 SM 之间，但此类属于上皮内病变（相当于 EP），应与浸润型胞巢和静脉侵犯进行严格区分。侵犯区域的外观、弹性纤维结构和周围的导管结构可以作为鉴别的线索。❷

**一句话点拨** 在评估浸润程度时，应注意辨别肿瘤细胞在食管腺体导管内的延伸扩散。在LPM癌中，还应注意肿瘤细胞的侵袭类型属于推挤膨胀型还是浸润型。

# 5 表现为黏膜下隆起的肿瘤样病变

佐野直樹，三浦義正

**病例** 男性患者，81 岁。因上消化道出血而行急诊内镜检查，发现食管内有一白色隆起型肿瘤。肿瘤呈现出黏膜下肿瘤（SMT）样的形态。内镜下活检后决定行外科手术。

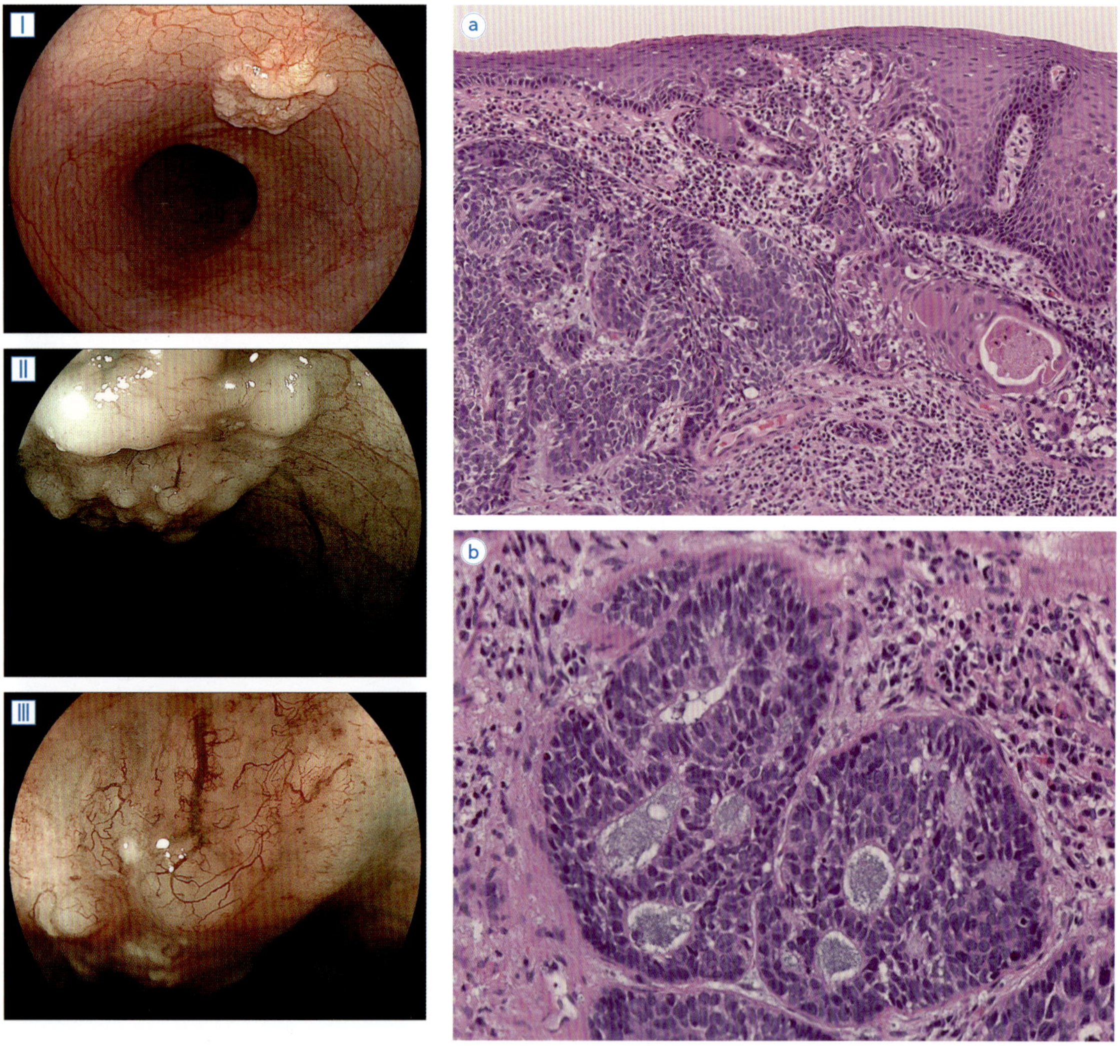


Ⅰ 内镜下图像（普通光照），Ⅱ Ⅲ 内镜下图像（窄带成像），a HE 染色切片（低倍放大），b HE 染色切片（高倍放大）

**临床医生的疑问**

❶ 基底样鳞状细胞癌的病理学特点是什么？

❷ 本病与普通的低分化鳞状细胞癌的不同之处有哪些？

## 病理切片的解读

- 切片显示鳞状细胞癌主要侵犯上皮下组织，表层的鳞状上皮大部分无明显异型。在某些区域，鳞状细胞癌具有细胞异型性和极性失调等表现，向表层上皮的深部不规则浸润，并逐渐转化为核质比较高的基底细胞样成分，呈深蓝色浓染（a）。
- 基底样（basaloid）细胞是一种具有基底细胞样特征的细胞，其细胞质稀少，核质比高，核染色质浓染，但无明显核仁和角化现象。基底样细胞可模拟基底细胞的排列方式，如在病灶边缘形成栅栏状或卵圆形的核排列，并可分泌细胞外基质，如嗜酸性玻璃样基底膜样物质和嗜碱性黏液样物质。基底样细胞还可出现微囊变（b c）。囊泡中心有时可见坏死物（粉刺样坏死）。基底样细胞主要发生在上皮下层。❶
- 具有普通型鳞状上皮癌成分的病例，表现为上皮内鳞状细胞癌的病例，或者全层为基底细胞样形态的病例，均可诊断为基底样细胞鳞状细胞癌。

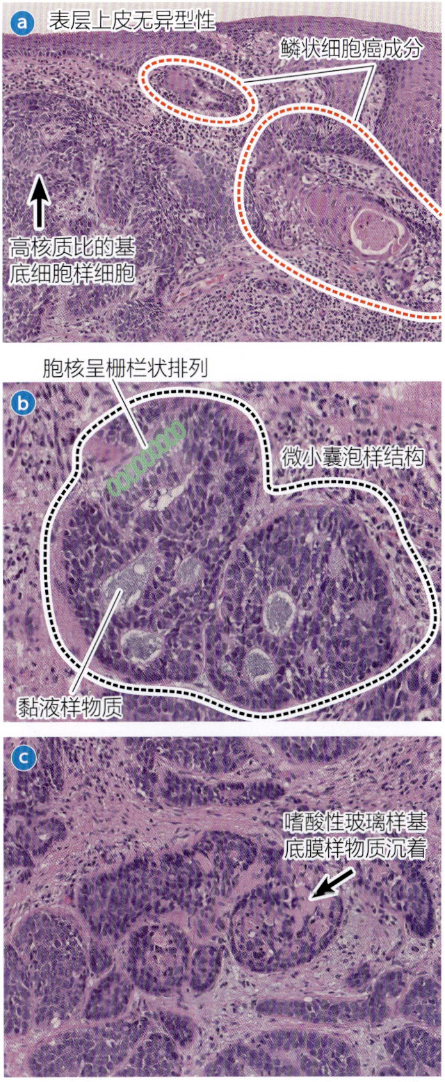


## 病理诊断

**病理诊断** 基底样鳞状细胞癌（basaloid squamous cell carcinoma：BSC）

**鉴别诊断**

- **低分化鳞状细胞癌：**肿瘤细胞呈不完全的鳞状分化，表现为肿瘤细胞流动性排列和单个细胞角化，细胞核栅状排列不显著，也不分泌细胞外基质。❷
- **神经内分泌细胞癌，特别是小细胞型（神经内分泌）癌：**与 BSC 类似，肿瘤细胞核质比增高、核呈栅栏状排列，活检时易与 BSC 混淆。小细胞型神经内分泌细胞癌的特点是肿瘤细胞几乎无胞质，不形成细胞外基质。应用神经内分泌标志物（如嗜铬粒蛋白 A、突触素、INSM-1 等）进行免疫组化染色可帮助鉴别。
- **腺样囊性癌：**该肿瘤与 BSC 在形态学上有一定相似性，但极为罕见，其组织学特征与唾液腺中的同名肿瘤一致。腺样囊性癌由肌上皮细胞和导管细胞构成，呈双相分化，可分泌细胞外基质，与 BSC 不同之处在于可见真实的腺腔形成，并可见上皮黏液分泌。

**+α 知识（附加知识）** 根据《2019 年世界卫生组织（WHO）癌症分类》，BSC 属于鳞状细胞癌的一种亚型。早期研究认为，BSC 的预后较差，但近期研究表明，BSC 的预后与常规鳞状细胞癌无显著差异。

**一句话点拨** 基底样鳞状细胞癌（BSC）是一种发生在上皮下层的鳞状细胞癌亚型，其肿瘤细胞核质比增高、核呈栅栏样排列，可分泌细胞外基质。

难易度 ★★★

# 6 位于食管－胃连接处的平坦隆起型病变

佐野直樹，三浦義正

**病例** 男性患者，55岁。因体检而行上消化道内窥镜检查。检查发现食管－胃连接处（EGJ）黏膜有红斑变化，背景黏膜呈Barrett食管改变，可见多个鳞状上皮岛。在鳞柱上皮移行处（SCJ）有不规则隆起病变，放大内窥镜检查见SCJ部分区域腺体结构和血管形态不规则。临床诊断为Barrett食管腺癌（BEA），遂行内镜下黏膜剥离术（ESD）。

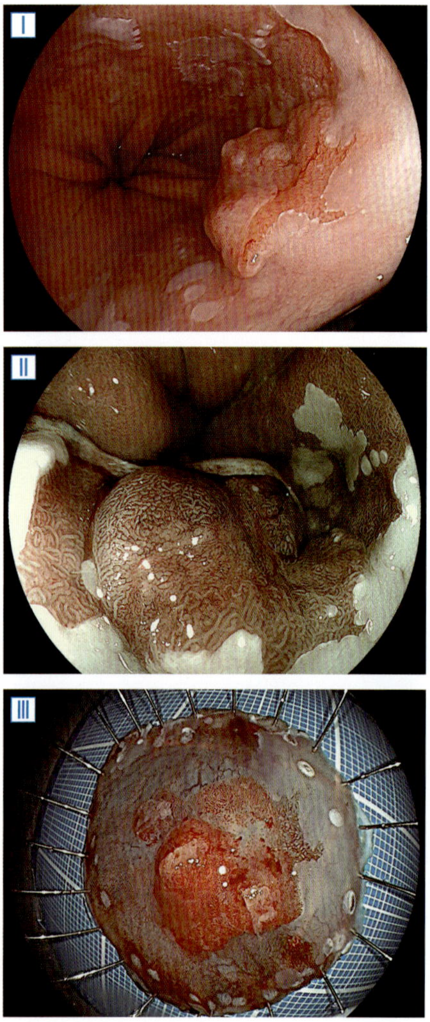


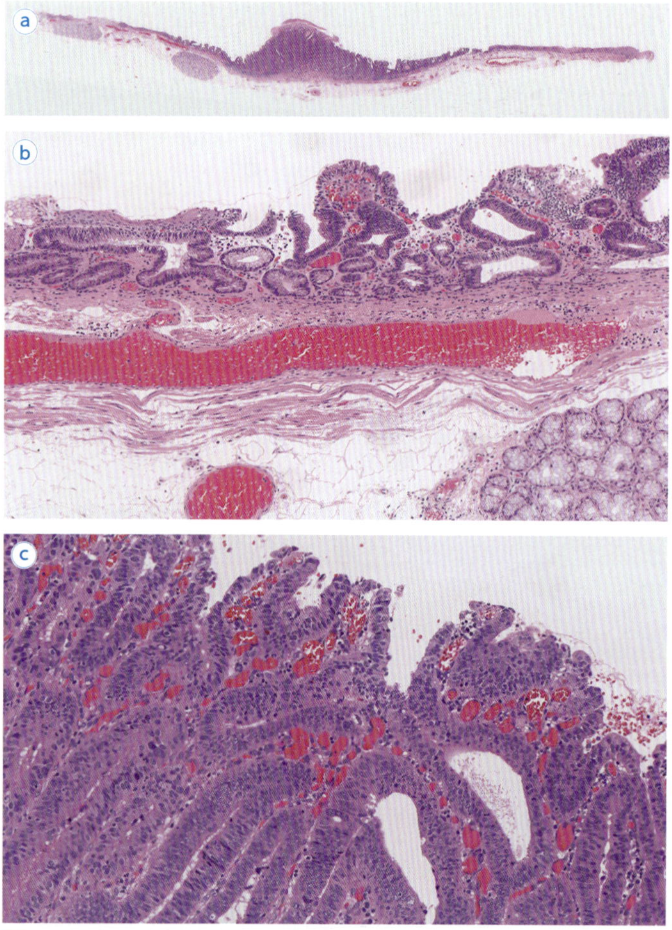


Ⅰ 内镜下图像（普通光照），Ⅱ 内镜下图像（窄带成像），Ⅲ 切除标本（肉眼图像）

ⓐ HE染色切片（低倍放大），ⓑ HE染色切片（边缘区，中倍放大），ⓒ HE染色切片（中心区，高倍放大）

**临床医生的疑问**

❶发生于食管－胃连接处的癌，除了Barrett食管腺癌以外，还有什么来源的癌症?

❷如何从病理学角度对Barrett食管进行诊断?

❸如何划分Barrett食管腺癌的浸润深度?

## 病理切片的解读

· 切片可见上端被鳞状上皮覆盖，下端黏膜主要被腺上皮覆盖，其下方可见食管腺体分布于黏膜下层，表明黏膜组织来源于食管壁（a）。

· 边缘部分可见不规则的腺管结构，异型程度高的肿瘤性腺管与难以判断肿瘤性的异型腺管并存（b）。表面部分仍有鳞状上皮残留（形成鳞状上皮岛）。

· 中心部可见核异型显著的腺管密集增生，符合高分化管状腺癌的特征（c）。

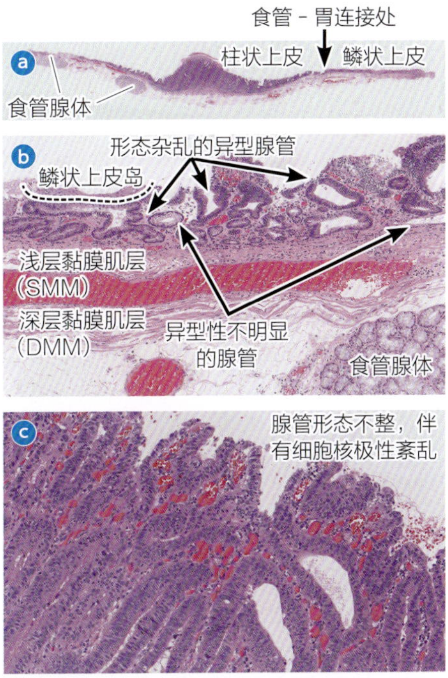


表　Barrett 食管腺癌的浸润深度划分❸

| | |
|---|---|
| pT1a-SMM | 浸润不超过浅层黏膜肌层（SMM） |
| pT1a-LPM | 浸润超过浅层黏膜肌层（SMM）<br>但未达到深层黏膜肌层（DMM） |
| pT1a-DMM | 浸润达到深层黏膜肌层（DMM） |
| pT1b-SM1 | 黏膜下层浸润深度不超过 500μm |
| pT1b-SM2 | 黏膜下层浸润深度超过 500μm |

## 病理诊断

**病理诊断** Barrett 食管腺癌（高分化管状腺癌）(adenocarcinoma in Barrett esophagus)

**鉴别诊断** 其他食管－胃连接部癌：食管－胃连接部癌是指 EGJ 附近 2 厘米范围内发生的恶性肿瘤，主要包括 Barrett 食管腺癌和胃贲门部癌，也有少数非 Barrett 食管来源的腺癌等。❶ 其鉴别诊断须根据 Barrett 食管的有无，Barrett 食管内异型上皮的程度，癌的部位等因素综合考虑。日本采用发生器官分类法，根据肿瘤起源于食管还是胃，按照相应的标准进行诊断。但是晚期病例由于组织背景结构被破坏，往往难以判断肿瘤来源。

**+α 知识（附加知识）**

· Barrett 食管是指食管内存在 Barrett 黏膜的情况，Barrett 黏膜上皮在日本被定义为“从胃连续延伸到食管的柱状上皮，无论是否伴有肠上皮化生”。组织学上，柱状上皮黏膜中如出现原食管壁结构或与炎症相关的继发性改变的 4 种征象（鳞状上皮岛、食管腺、栅状血管和黏膜肌层双层化）中的 1 种或 1 种以上，则可诊断为 Barrett 食管（详见 P21）。❷ 黏膜肌层双层化是由于反流性食管炎等炎症导致原有的黏膜肌层（深层黏膜肌层，DMM）上方出现新生的黏膜肌层（浅层黏膜肌层，SMM），使得黏膜肌层呈现双层或多层结构的现象，在胃中通常不出现。

· Barrett 食管腺癌的浸润深度（上表）：黏膜内癌可根据 SMM 和 DMM 的关系进行分型。然而，新生组织 SMM 往往不呈现明显的双层结构，而是表现为不规则的多层化，因此 pT1a-SMM/LPM 之间的区别较为模糊，但由于两者均具有较低的淋巴结转移风险，无须过分区分。若黏膜肌层未双层化，则分期标准划为 pT1a-LPM 和 pT1a-MM。有研究表明，“病变直径≤ 3cm，无血管侵犯，DMM 以下组织无低分化腺癌成分，且浸润深度≤ 500μm 的 Barrett 食管腺癌不易发生转移”，因此《食管癌诊疗指南》第 12 版将 SM1 期和 SM2 期的界限定为 500μm。

### 参考文献

[1] 竹内 学，他：Barrett 食道癌のリンパ節転移頻度と特徴 多施設共同研究の結果から．胃と腸，52：329–338，2017.

**一句话点拨** 食管－胃连接处的病变，不仅要关注病变本身，还要考虑周围组织的情况，其中浅层黏膜肌层（SMM）为新生的黏膜肌层，深层黏膜肌层（DMM）为原有的黏膜固有肌层。

# 7 位于食管－胃连接处，伴有紊乱血管结构的平坦隆起型病变

佐野直樹，三浦義正

**病例** 男性患者，71岁。行上消化道内镜检查时发现食管－胃连接处有一小型隆起型病变。病变位于食管－胃交界处的下端（胃侧），但放大内镜观察未见不典型腺导管结构，而见树枝状血管延伸至病变表面（B2型）。活检结果提示为鳞状细胞癌，后予以内镜下黏膜剥离术（ESD）。

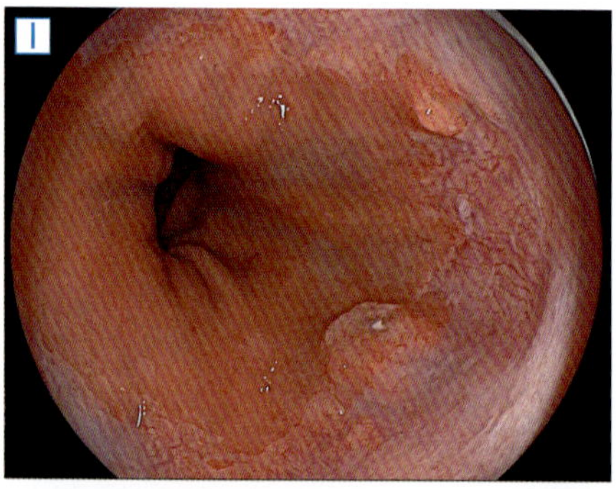


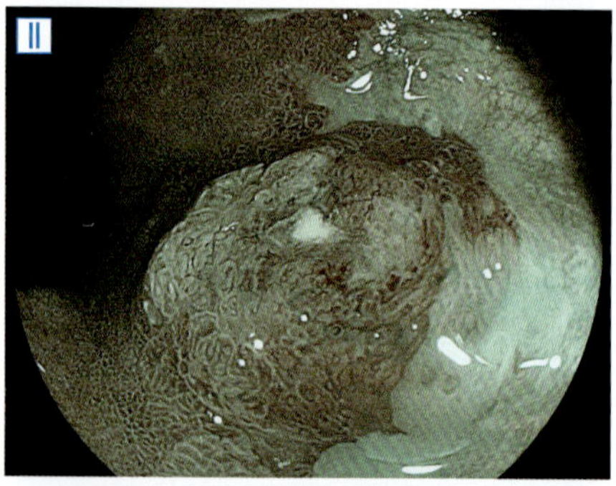


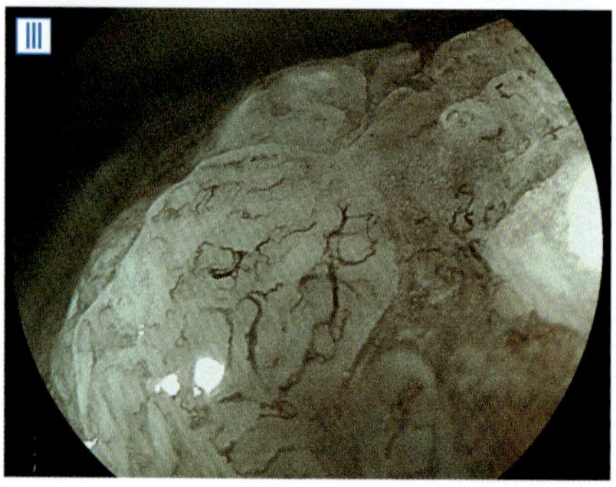


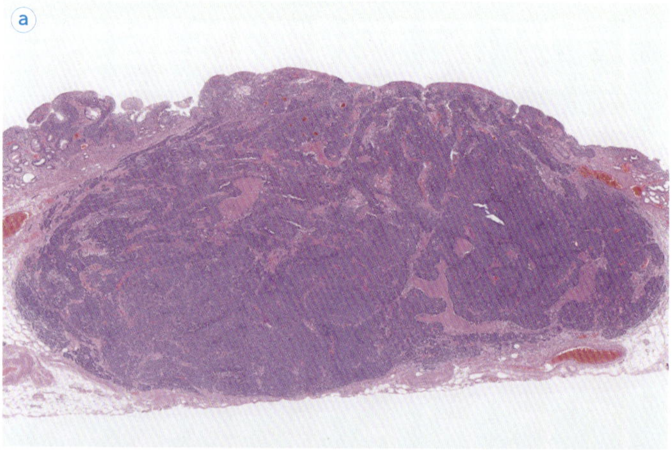


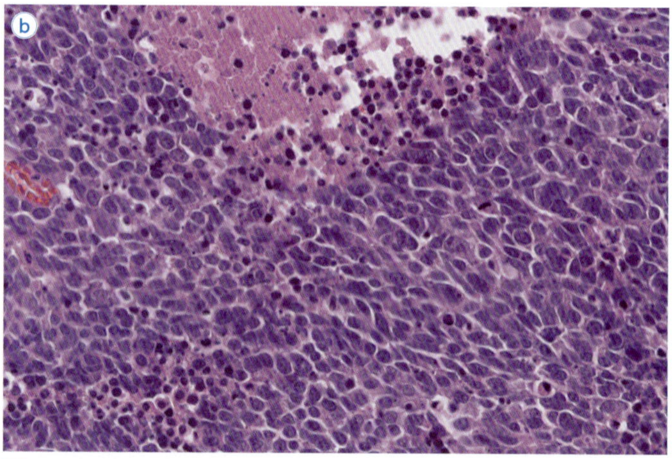


Ⅰ 内镜下图像，Ⅱ 内镜下图像（蓝光成像，低倍放大），Ⅲ 内镜下图像（蓝光成像，高倍放大）
a HE染色切片（组织全貌），b HE染色切片（高倍放大）

## 临床医生的疑问

❶ 神经内分泌癌可以通过活组织检查进行诊断吗？
❷ 鳞状细胞癌或腺癌与神经内分泌癌的混合型肿瘤该如何进行诊断？

## 病理切片的解读

- 切片显示发生于鳞状上皮－腺上皮移行处，是一种以黏膜下层为主要病变部位的结节性病变，其病理特点是细胞密度较高（a）。
- 肿瘤表层可见鳞状细胞癌的成分，从该处向深层逐渐转化为核/质比增高的小的异型细胞（a*）。
- 在高倍镜下观察，可见细胞质稀少，核质比增高的细胞密集增生，呈鹅卵石状或铸型状紧密排列（b）。核分裂像较多见，细胞巢内胞核物质浓缩，进一步形成无核的凝固性坏死细胞。

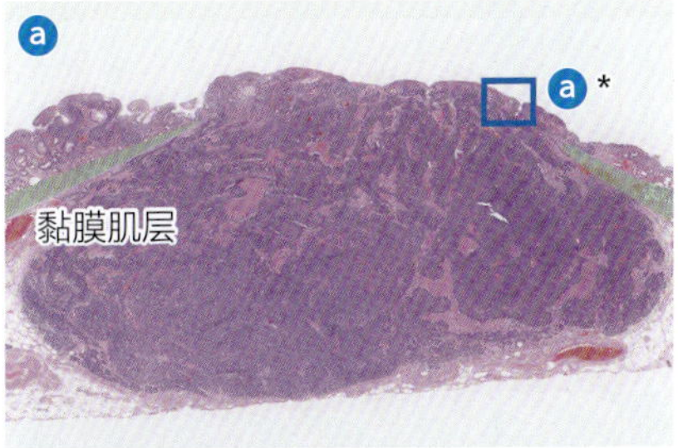


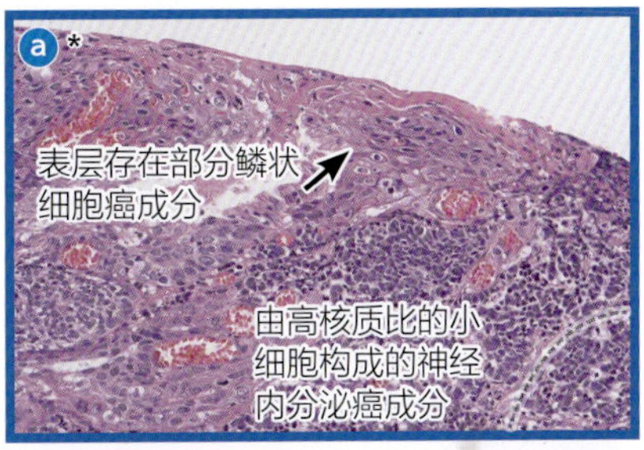


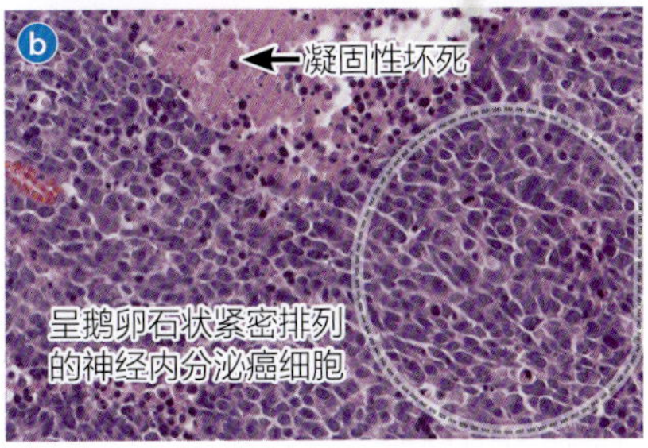


## 病理诊断

**病理诊断** 小细胞神经内分泌癌（伴局灶性鳞状细胞癌）[ small cell neuroendocrine carcinoma ( with focal squamous cell carcinoma) ]

**鉴别诊断** 低分化鳞状细胞癌和基底样鳞状细胞癌：在活检切片等仅有组织局部的切片上进行鉴别诊断较为困难。❶ 神经内分泌癌的神经内分泌标志物（如 CgA、Syn、CD56 和 INSM-1）和 TTF-1 的免疫组化染色通常呈阳性，可用于鉴别诊断。

**+α 知识（附加知识）**

- 消化器神经内分泌肿瘤（neuroendocrine neoplasm，NEN，下表）：在《2019 版 WHO 消化系统肿瘤分类》中，对消化道不同部位的神经内分泌分化的肿瘤进行了统一分类，将其分为高分化的神经内分泌肿瘤（neuroendocrine tumor，NET）和低分化的神经内分泌癌（neuroendocrine carcinoma，NEC）。NET 和 NEC 均为恶性肿瘤，但 NET 具有级别低、恶性度低的特点，相当于传统的类癌，根据核分裂像和 Ki-67 指数可进一步分为 G1、G2 和 G3 三个亚型。NEC 则具有级别高、恶性度高的特点，可分为小细胞型和大细胞型两个亚型，但在实际临床工作中，准确鉴别亚型较为困难。
- 混合神经内分泌非神经内分泌肿瘤（mixed neuroendocrine non-neuroendocrine neoplasm，MiNEN）是指在消化道各部位的肿瘤中，同时存在神经内分泌分化的成分和非神经内分泌分化的成分，如腺瘤、腺癌或鳞状细胞癌等。当两种成分均占肿瘤总体积的 30% 以上时，可诊断为 MiNEN。其中，腺癌和 NEC 的混合型被称为混合腺神经内分泌癌（mixed adenoneuroendocrine carcinoma，MANEC）。由于 NEC 成分即使低于 30% 也会影响预后，因此应在诊断名中明确注明。❷ MiNEN 中的 NEN 成分通常位于肿瘤的深层，故活检时易漏诊。❶

**表　消化道神经内分泌癌分类标准**

| 组织类型 | 分化程度 | 恶性程度 | 核分裂象数目 (/2 mm²) | Ki-67 阳性率 |
|---|---|---|---|---|
| NET，G1 | 高分化 | 低 | ＜2 | ＜3% |
| NET，G2 | 高分化 | 中 | 2~20 | 3~20% |
| NET，G3 | 高分化 | 高 | ＞20 | ＞20%（一般＜50%） |
| NEC | 低分化 | 高 | ＞20 | ＞20%（一般＞50%） |

**一句话点拨** 当观察到细胞质稀少，核/质比增高的肿瘤细胞呈鹅卵石状或铸型状密集增生时，应高度怀疑神经内分泌癌，应行免疫组化染色以明确诊断。

难易度 ★★★

# 8 被覆白苔的大型带蒂息肉样病变

佐野直樹，三浦義正

**病例** 男性患者，77 岁。上消化道造影检查示食管下段有隆起型病变。上消化道内镜检查证实食管下段胸部有一表面凹凸不平的隆起型肿瘤，有短蒂，被覆白苔，表面黏膜泛红。进一步行活组织检查后予以手术治疗。

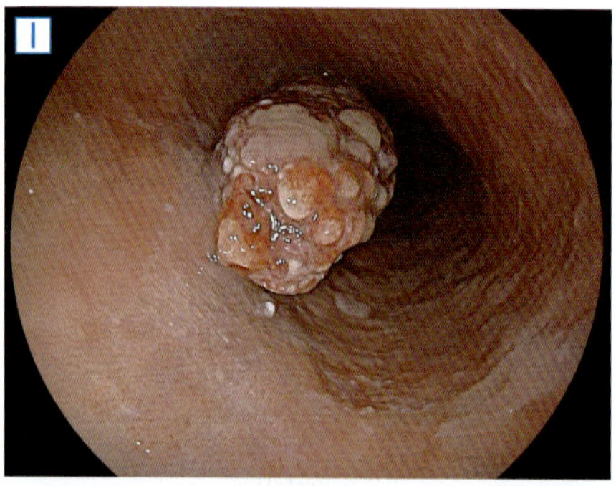

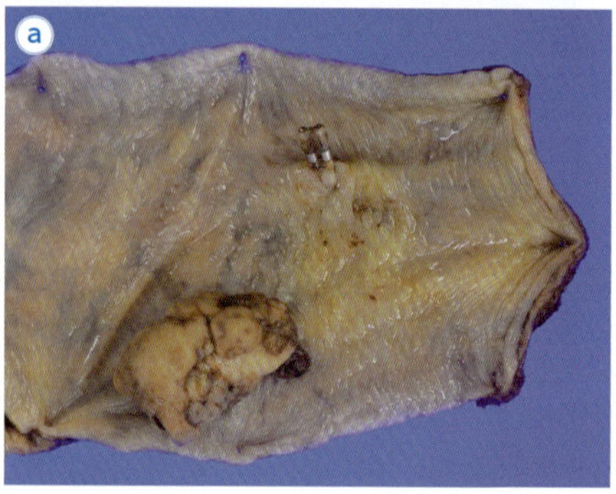

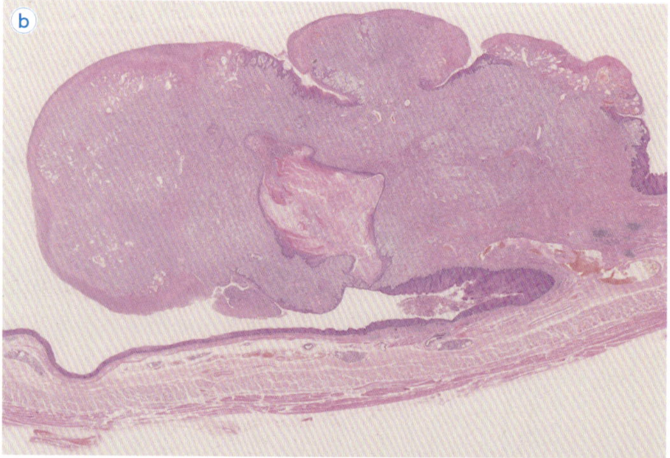

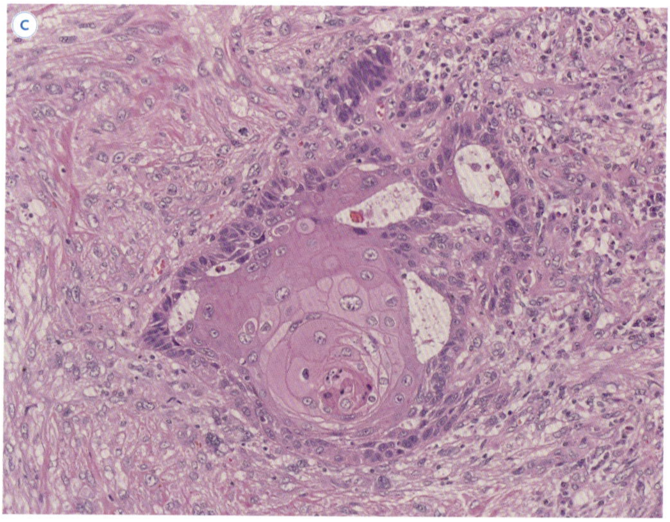

Ⅰ 内镜下图像
a 手术切除标本（肉眼像）
b HE 染色切片（组织全貌）
c HE 染色切片（中倍放大）

## 临床医生的疑问

❶ 癌肉瘤的病理学特点是什么？
❷ 癌肉瘤的组织起源是什么？

## ■ 病理切片的解读

· 病理标本为一表面凹凸不平的息肉状病变，其内部细胞密度较高（a）。

· 病理切片显示息肉内部增生的细胞表现出明显的多形性，包括纺锤形和多边形，并且呈现肉瘤样分化，分化方向不清晰，提示息肉边缘和息肉内部存在鳞癌成分向肉瘤样成分的转化（b c）❶。

· 免疫组化结果显示肉瘤样成分组织中同时出现上皮标记物阳性，证实鳞状细胞癌发生了肉瘤样转化。

▶ **鳞状细胞癌成分**：CK（+）、Vim（−）、Des（−）、p40（+）、p63（+）、S100（−）

▶ **肉瘤样成分**：CK（+，灶性）、Vim（+）、Des（−）、p40（−）、p63（+，灶性）、S100（−）

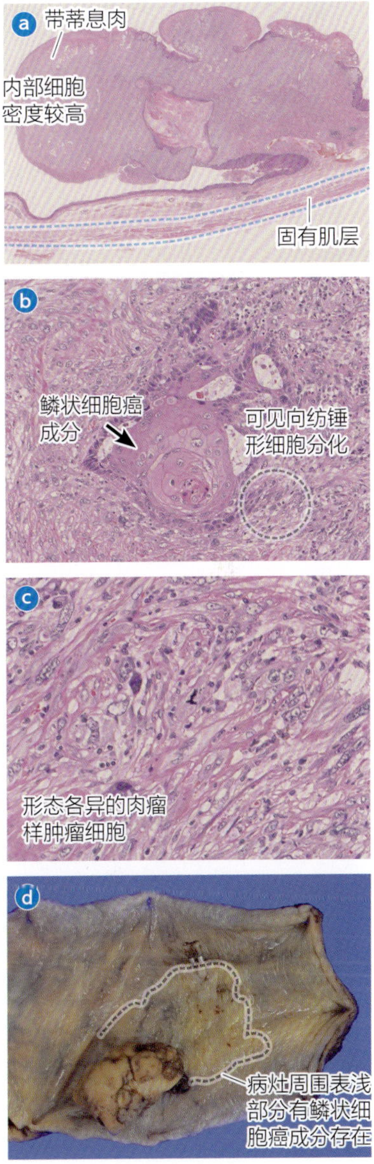


## ■ 病理诊断

**病理诊断** 癌肉瘤（carcinosarcoma）

**鉴别诊断**

· **普通鳞状细胞癌**：可呈息肉状生长。

· **未分化癌**：缺乏鳞状细胞癌、腺癌和神经内分泌癌的成分，呈肉瘤样，但部分上皮标志物呈阳性。

· **肉瘤**：食管肉瘤较少见，包括纤维肉瘤、恶性颗粒细胞瘤等。诊断时需排除癌肉瘤的可能，即无上皮成分的存在。

· **恶性黑色素瘤**：与癌肉瘤相似，常呈息肉状突出于食管腔内。外周部分常有呈黑色斑块状的上皮成分。黑色素细胞标记物（如 S100、HMB45、Melan A、SOX10 等）呈阳性。

**+α 知识（附加知识）** **癌肉瘤**：它多表现为有蒂的巨大息肉状肿物，由于内部或多或少存在鳞状细胞癌成分（也可能仅为原位癌），因此周围常伴有卢戈氏染色不着色带（d）。癌肉瘤包括**“分化方向不明确的肉瘤样成分的梭形细胞鳞状细胞癌（广义的癌肉瘤）”**和**“显示真正间叶系分化为骨、软骨或肌肉的真性癌肉瘤”**。这两者都是由于癌通过上皮间叶转化（epithelial-mesenchymal transition，EMT）而发生肉瘤样或真性肉瘤的转化，本质上是同一种病变，这种观点已被广泛接受。

❷ 虽然进行临床诊疗活动时仍采用了癌肉瘤这一术语，但 2019 版 WHO 肿瘤分类已将“真性癌肉瘤”纳入梭形细胞鳞状细胞癌（spindle cell squamous cell carcinoma）范畴，并将其作为鳞状细胞癌的一个亚型。

**鳞状上皮标记物**：AE1/AE3（广泛表达于各种上皮的泛细胞角蛋白）、CK5/6（相对特异于鳞状上皮的高分子细胞角蛋白）、p40/p63（基底细胞和鳞状上皮细胞标记，p40 更具特异性和敏感性）。

**一句话点拨** 当息肉状肿物形态不整，并且同时存在鳞状细胞癌成分和肉瘤样成分时，应高度怀疑癌肉瘤。

难易度 ★★☆

# 9 平坦隆起的黄白色黏膜下肿瘤

佐野直樹，三浦義正

**病例** 女性患者，42岁。上消化道造影检查显示食管内有一隆起型病变，进一步行上消化道内镜检查。内镜下见胸部下段食管有一个直径约12mm的石块样隆起型病变。超声内镜检查示病变侵及黏膜下层。随访观察期间，病变呈轻度增大趋势，进一步行内镜下黏膜剥离术（ESD）。

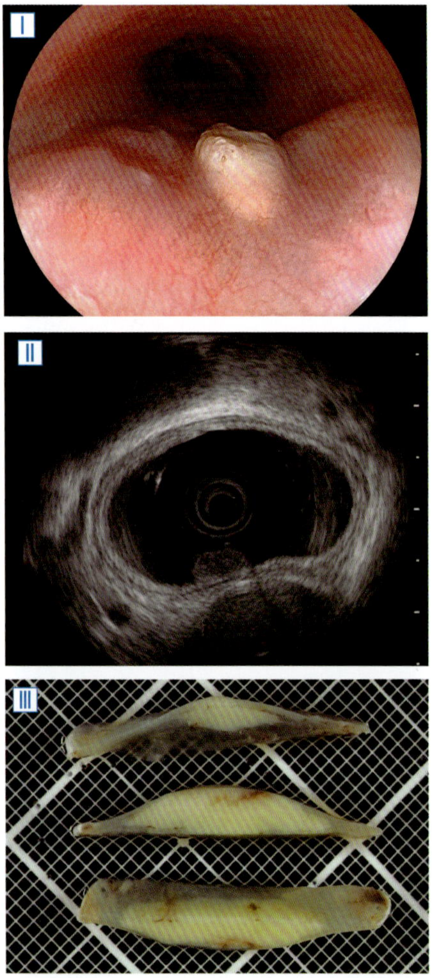

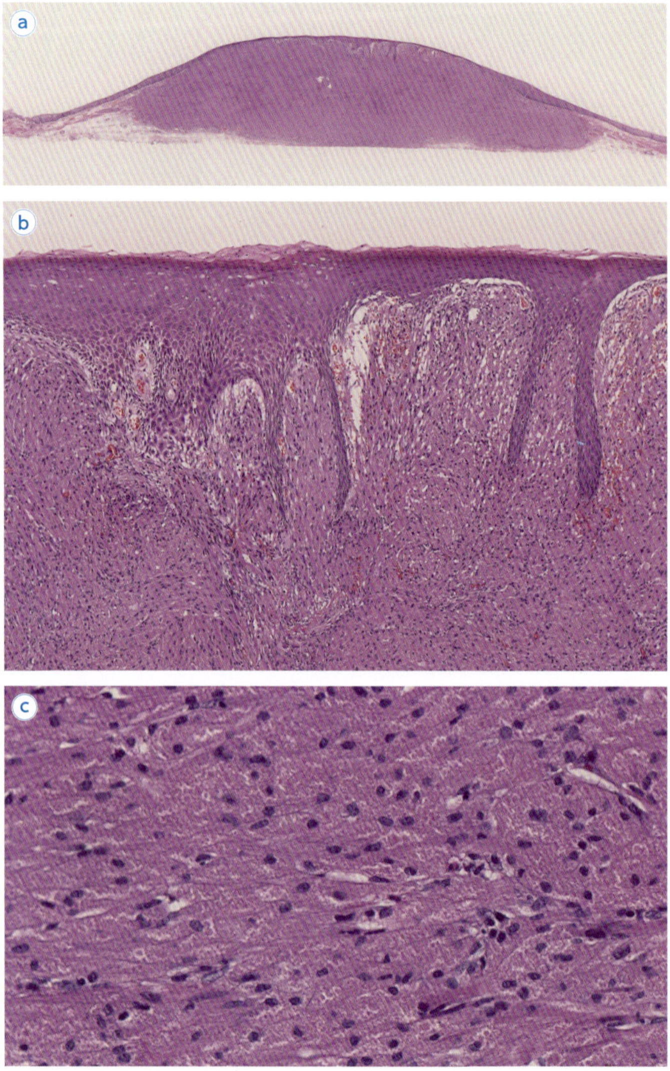

Ⅰ 内镜下图像，Ⅱ 超声内镜图像，Ⅲ 手术切除标本（剖面肉眼图像），ⓐ HE染色切片（低倍放大），ⓑ HE染色切片（中倍放大），ⓒ HE染色切片（高倍放大）

## 临床医生的疑问

❶ 颗粒细胞瘤的组织起源是什么？

❷ 如何从病理学角度判断颗粒细胞瘤是否恶变？活检组织检查能否明确诊断？

## ■ 病理切片的解读

- 切片显示黏膜下层为病变发生的主要部位，在鳞状上皮下方形成边界清楚的肿块（a）。
- 肿块表面隆起，上方复层鳞状上皮受到压迫，交界处可见鳞状上皮形成不规则的突起，伸向肿瘤组织，形成反应性增生及瘤样增生（b）。
- 肿瘤细胞胞质内含有大量嗜酸性颗粒，核相对较小且大小均一（c）。
- **免疫组织化学检测显示**肿瘤细胞 S100 阳性，Desmin、α-SMA、KIT 和 CD34 阴性。**细胞质内颗粒为溶酶体，CD68 阳性，PAS 阳性，不受淀粉酶消化**（提示无糖原存在）。

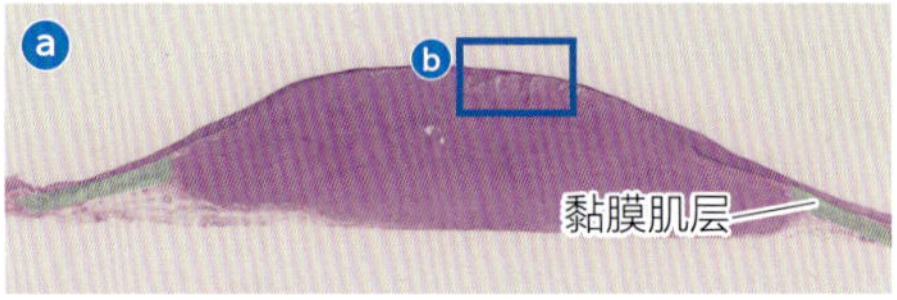


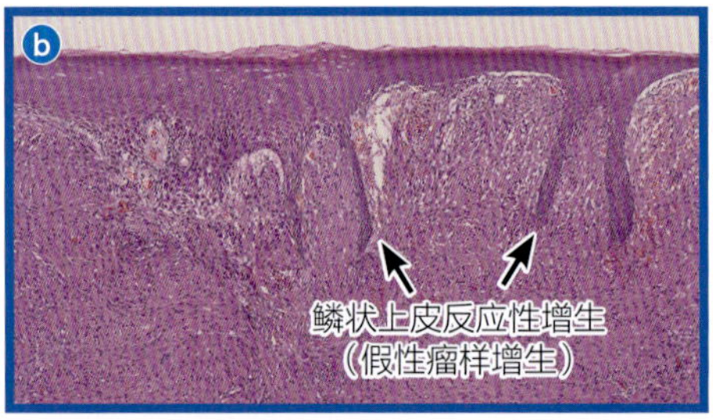


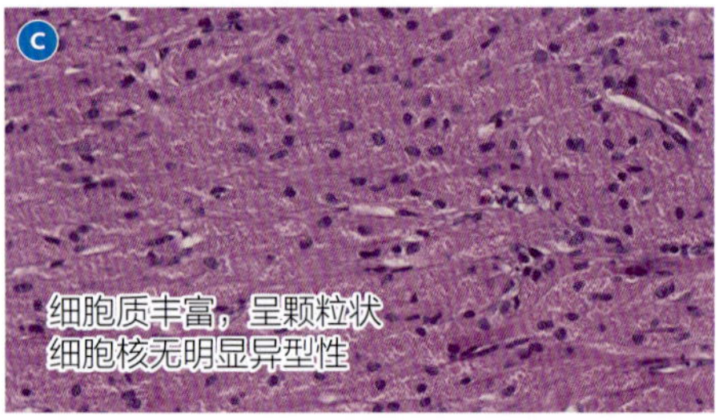


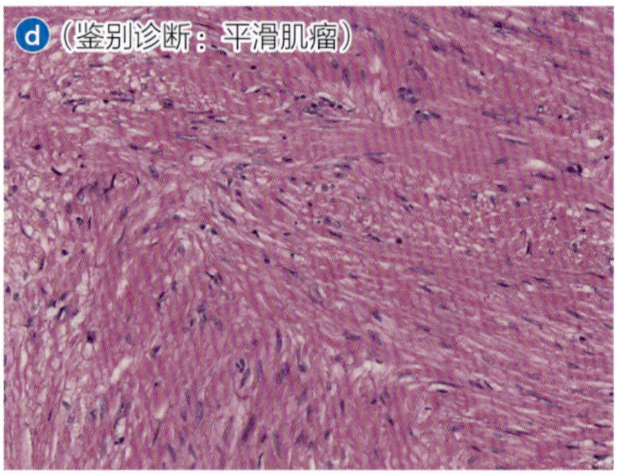


## ■ 病理诊断

**病理诊断** **颗粒细胞瘤**（granular cell tumor）

**鉴别诊断** **平滑肌瘤**（d）：食管中最多见的黏膜下肿瘤，由纺锤形细胞呈束状或错综性排列组成。细胞质呈强嗜酸性，无颗粒物质存在。免疫组织化学检测显示细胞 α-SMA 和结蛋白（desmin）阳性。

**+α 知识（附加知识）**

- 颗粒细胞瘤可发生于全身各部位的软组织中，其中消化道最常见的部位是食管。肿瘤周围常伴有食管鳞状上皮的反应性增生。
- 颗粒细胞瘤的肌源性标记物和胃肠道间质瘤标记物均呈阴性，**但神经系统标记物 S100 呈阳性**，因此认为其属于一种胞质丰富，且内含大量溶酶体 Schwann 细胞源性肿瘤。❶ 肿瘤组织在肉眼观察下呈黄色，与 Schwann 细胞源性神经鞘瘤相似。
- 颗粒细胞瘤通常是一种良性肿瘤，但极少数会表现为恶性。目前尚无明确的恶性颗粒细胞瘤的诊断标准，无论是活检还是切除标本，都很难评估其恶性程度。但有一些病理学征象提示恶性可能，如核染色质粗糙化，核分裂数增多（> 2 个 /2mm$^2$），地图样坏死等。极少数情况下，颗粒细胞瘤会表现出病理学方面及临床方面的恶性特征，此时需要结合临床所见进行综合诊断。❷

**一句话点拨**　颗粒细胞瘤是一种黏膜下层的实质性肿瘤，其表面呈黄色调，组织学特征为细胞质中含有嗜酸性颗粒，免疫组化显示 Schwann 细胞来源的 S100 蛋白阳性。

# 0 正常结构和病变的特征

佐野直樹，三浦義正

## 胃的正常结构

- 胃壁由**黏膜固有层、黏膜肌层、黏膜下层、固有肌层、浆膜下层和浆膜**构成（a）。
- 在黏膜固有层中，表层有腺窝，深部有固有胃腺，它们之间的腺颈部含有增殖带（bc）。
- 在腺颈部的增殖带中，存在两种分裂和增殖的细胞：一种向表层移动和分化，形成腺窝上皮细胞；另一种向深部移动和分化，形成固有胃腺细胞或内分泌细胞（图1）。腺颈部中还分布有颈黏液细胞。
- **固有胃腺：根据分布部位和结构特点，可分为贲门腺、胃底腺和幽门腺三种。**
  - ▶ **贲门腺**：仅在贲门部少量存在，与幽门腺结构类似。
  - ▶ **胃底腺**（bcd）：分布在胃体部，为单一管状腺，由主细胞、壁细胞和副细胞组成。**主细胞**分泌胃蛋白酶原，细胞质嗜碱性，内腔侧含有嗜酸性的分泌颗粒。**壁细胞**分泌胃酸（盐酸）和内因子，散布在主细胞之间，体积较大，细胞质嗜酸性，表达质子泵（$H^+$，$K^+$-ATPase）。**副细胞**与颈黏液细胞相似，随着主细胞或壁细胞的减少而增加。在胃底腺黏膜中，固有胃腺和腺窝上皮的比例在生理情况下约为4∶1，**腺窝较浅，呈直线状向黏膜表面开口。**
  - ▶ **幽门腺**（de）：主要分布在幽门胃窦部，为单管分支腺，主要由黏液细胞和胃泌素分泌细胞等内分泌细胞构成，但也可能混有少量的壁细胞。在幽门

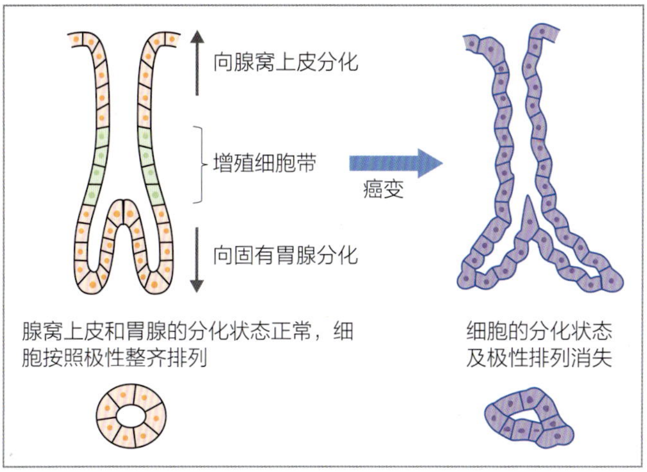


图1　胃黏膜上皮的分化及癌变

a 胃（黏膜固有层～固有肌层）

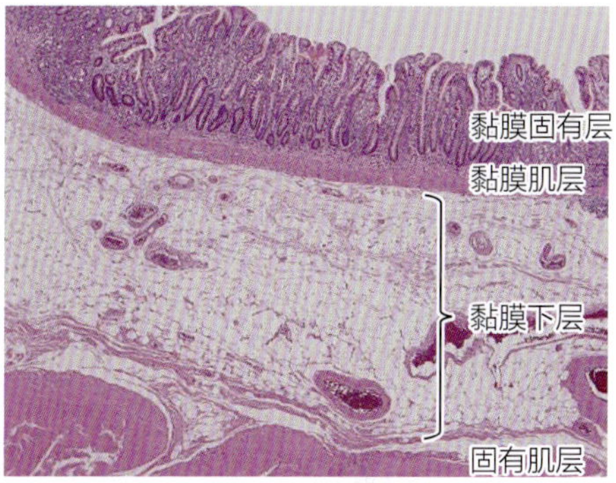


b 胃（黏膜固有层～黏膜下层）

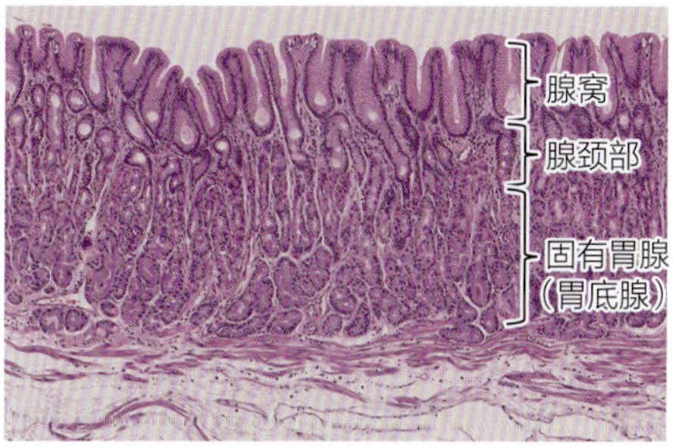


c 胃（黏膜固有层）

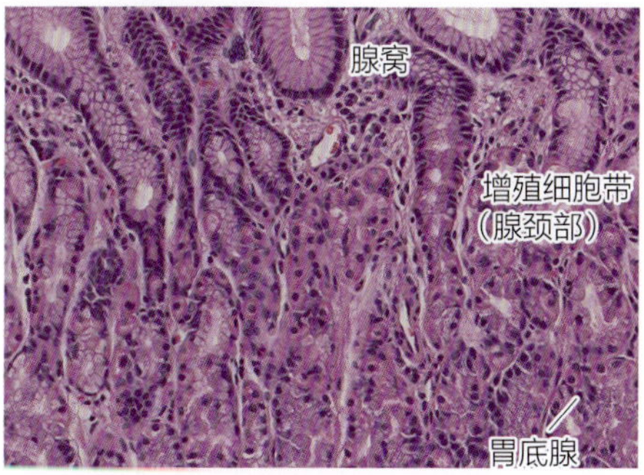


d 胃底腺（左）和幽门腺（右）

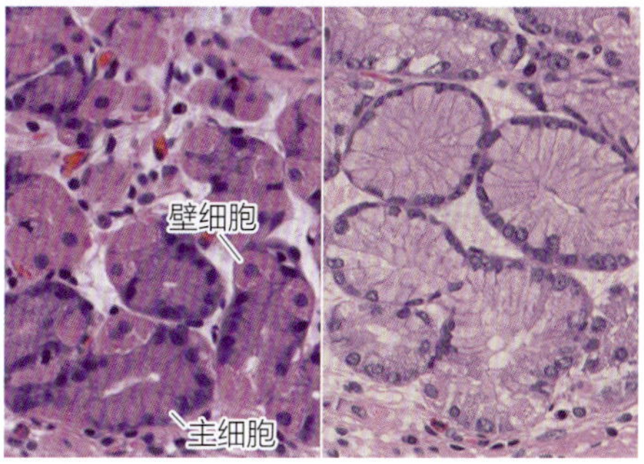

**e** 胃黏膜活检标本

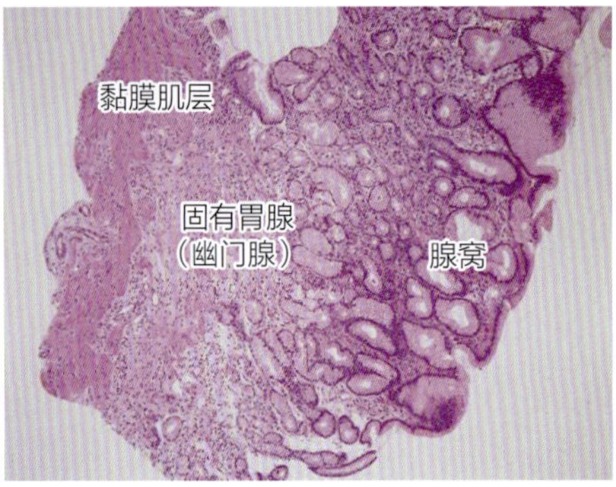


**f** 狭义的不完全型肠上皮化生

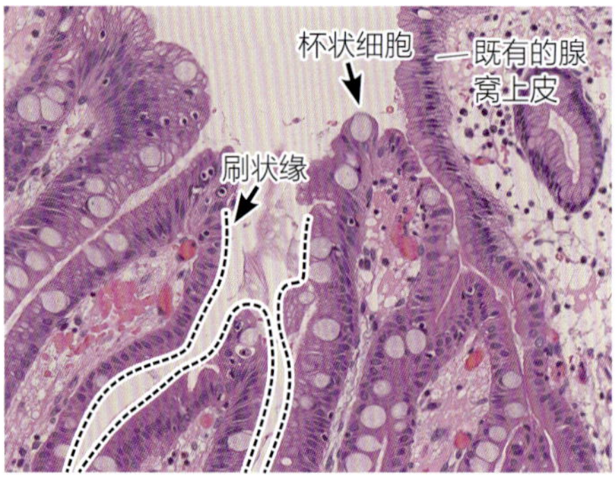


**g** 肿瘤–非肿瘤组织交界处胃黏膜

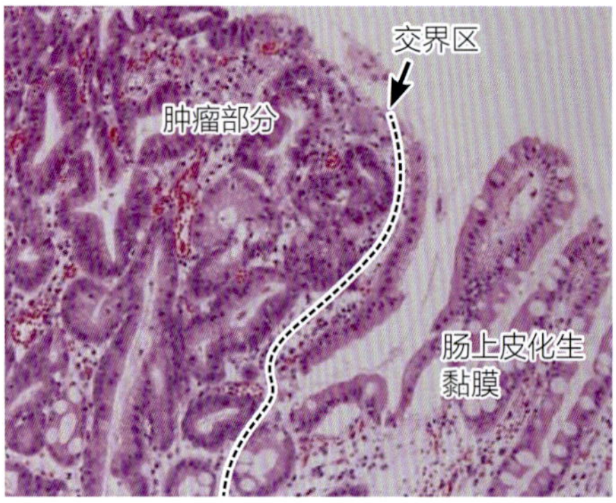


腺黏膜中，固有胃腺和腺窝上皮的比例约为 1∶1，**腺窝较深，呈蜿蜒状向黏膜表面开口。**

▶ **肠上皮化生**是指胃黏膜上皮发生的一种形态学变化，由于年龄或慢性胃炎等生理性或病理性因素，胃黏膜上皮被肠型上皮所取代。肠上皮化生的组织学特征如下：①**杯状细胞**；②**刷状缘**；③ **Paneth 细胞**。肠上皮化生可分为不完全型和完全型。不完全型肠上皮化生又可分为广义的不完全型和狭义的不完全型。**广义的不完全型肠上皮化生**是指腺窝上皮中仅仅混有杯状细胞，但不一定出现刷状缘。**狭义的不完全型肠上皮化生**是指腺窝上皮在存在杯状细胞的基础上形成刷状缘，逐渐具有吸收上皮的特点，但没有出现 Paneth 细胞（**f**）。当肠上皮化生进一步进展，腺窝上皮中同时存在杯状细胞、刷状缘和 Paneth 细胞时，被称为**完全型肠上皮化生**。

## 胃活检标本的观察要点

· **胃黏膜活检标本**（**e**）具有观察局限性，只能观察取样局部的胃黏膜及病灶的形态学特征，且受医生取材水平和取样误差等影响较大，因此在进行病理诊断时，应充分考虑这些因素的可能影响。

· **采集深度没有达到黏膜肌层的标本**，不能充分反映胃黏膜的全层结构。因此，在进行固有胃腺的萎缩、肠化等病变的评价时具有一定局限性和不足性，应引起充分注意。

· 对于疑似肿瘤性病变的标本，应重点观察腺上皮细胞的**“异型性”“极性”“分化程度”**等形态学特征。

· 腺上皮细胞的**异型性**包括**细胞异型性**和**结构异型性**两个方面。由于胃癌的形态多变，有时两者都不甚明显。判断异型性时，即便正常区域很少也应将病变区域与同一标本中的正常区域进行对比（**g**）。若无正常区域可供参考，则应与其他标本或印象中正常胃黏膜的形态学特征进行比较。

· **细胞异型性是指细胞形态与正常细胞的“差异”**，除了注意极性是否丧失外，还应注意核的大小（有无核肿大）、形状（核形是否不规则）、排列（有无核重叠现象）、清晰度和数量等指标。

· **极性**是指细胞核或细胞本身的方向，以及排列的有序性或倾向性（图 1）。评价极性时，应注意细胞核的位置和排列方式，用低 / 中倍镜观察整体情况比用高倍镜观察细节更为有效。

· **结构异型性是指组织结构和构造与正常组织的“差异”**，表现为腺管密度的改变和腺管形态的异常（分支、扭曲、口径不一等）。正常腺管或腺瘤的腺管大致呈直线状，而腺管融合形成筛状、乳头状或绒毛状结构则是癌变的征兆。早期的肿瘤腺管排列密集，但随着浸润的发展，由于间质反应（纤维化反应）的影响，腺管密度反而变得稀疏。

· **分化**是指未成熟细胞向成熟细胞转化的细胞变化。在胃黏膜中，应观察**增殖带的细胞向表层迁移并分化为腺窝上皮的过程（表层分化成熟）**。即使在正常黏膜中，增殖带的细胞也常有核增大的现象（**h**），

但表层细胞仍然保持正常的分化状态和极性。癌变时，分化程度降低，异常的细胞从腺管的表层到深部呈均一分布（图 1）。

- 上皮发生炎症或再生性变化时，会导致增殖带增宽，表层分化减弱以及由于细胞损伤引起的反应性异型性。因此在诊断时，应注意区分这些变化与肿瘤性变化的差别，避免误诊。

## 胃切除（包括黏膜切除）标本的观察要点

- 胃切除标本的处理方法与食管或大肠类似。内镜切除的标本应以 2 ~ 3mm 的间隔平行切片。手术切除的标本应根据病变部位的位置，以 5mm 的间隔沿着长轴或短轴方向平行切片，或者根据肉眼观察所估测的病变深度，用十字切片法制作标本切片。并且为了评估背景黏膜的情况，应取一条小弯侧的切片（ⓘⓙ）。
- 首先，应用低倍物镜（4 倍或 2 倍）扫描全貌，观察标本的整体情况，寻找病变区域。与周围相比，组织结构紊乱或有明显的明暗差异的地方，往往是病变部位。
- 在确定病变区域后，应结合内镜或肉眼观察的结果，以明确组织学特征为目的进行细致观察。
- 在观察肿瘤组织的整体情况时，应注意**肿瘤的侧向和深部的浸润范围及生长方式**等。
- 在判断**静脉侵犯**的情况时，应尽量采用弹性纤维染色后的标本（ⓚ）。在此基础上，**可以参考静脉和动脉的平行关系**。另外，应注意胃的各层组织之间也存在丰富的弹性纤维。
- 在肿瘤中心部位发生**淋巴管侵袭**时，即使淋巴管受到严重破坏，也不易观察。相比之下，在**肿瘤的边缘部位**更容易观察到。为了更准确评估淋巴管侵袭的程度，可以进行淋巴管内皮细胞的标志物 D2-40 的免疫组织化学检测。
- 在获得组织学的观察结果后，还应与内镜观察结果和肉眼观察结果进行比较，检查其是否一一对应，这也是非常重要的。

## 胃炎的分类

- 胃炎的分类方法有很多种，但在病理学领域，较为主流的有 Strickland & Mackay 分类法、修订的 Sydney 分类法和京都分类法。
- **Strickland & Mackay 分类法**：根据胃炎的病因和分布，将胃炎分为 A 型胃炎和 B 型胃炎（1973 年），后来又增加了 C 型胃炎。

▶ **A 型胃炎又叫自身免疫性胃炎**（autoimmune gastritis），其特征如下：①胃窦部黏膜完整（幽门腺无萎缩）；②抗壁细胞抗体和抗内因子抗体阳性（与恶性贫血相关）；③胃体部呈弥漫性分布（胃

ⓗ 胃黏膜的增殖细胞带

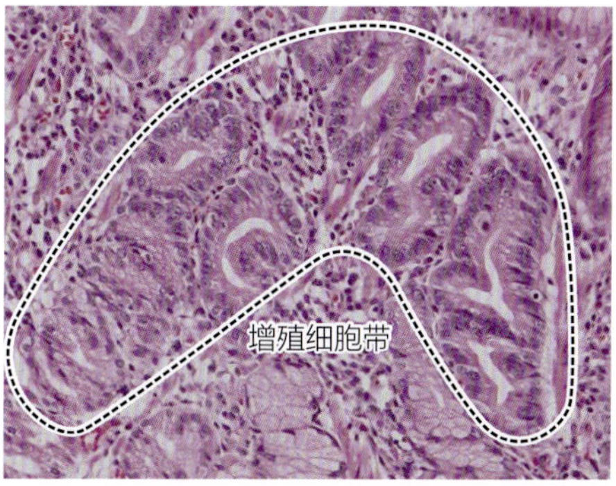


ⓘ 手术切除标本的切片方法之平行切片法

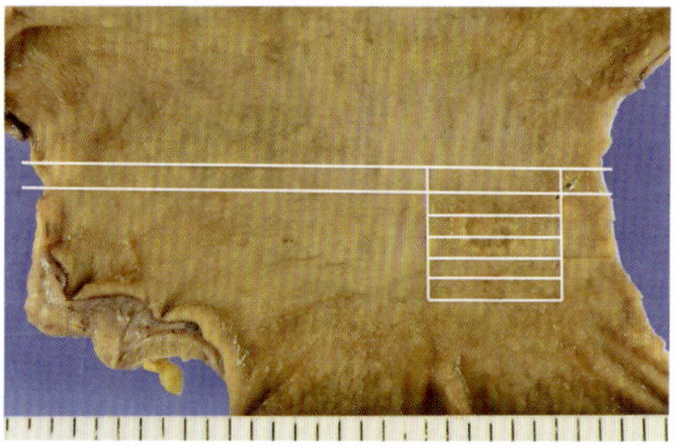

ⓙ 手术切除标本的切片方法之十字切片法

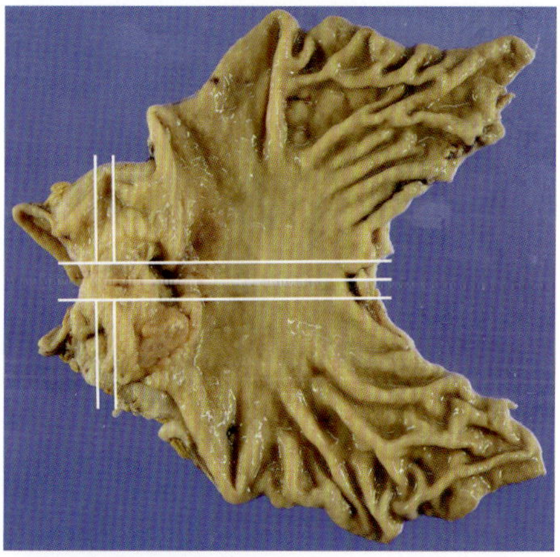

ⓚ 胃癌静脉侵犯征象

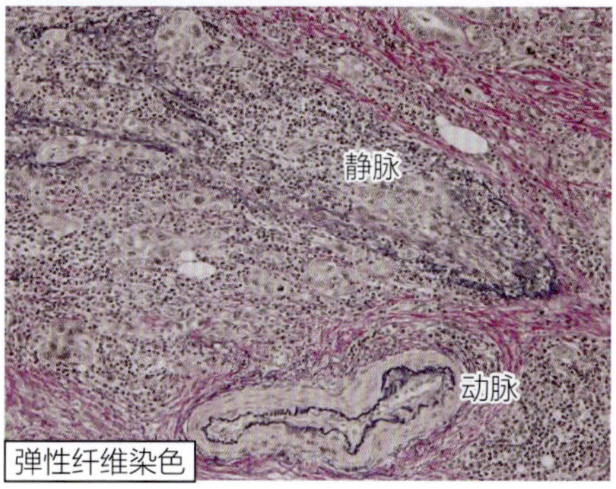

底腺高度萎缩)；④胃底腺萎缩伴有胃酸分泌减少和血胃泌素水平升高。内分泌细胞的增生和神经内分泌肿瘤发生率高且表现为多发性特点，同时该类患者具有较高的胃癌的发生率（参见第 2 章第 2 节)。

- B 型胃炎又叫幽门螺旋杆菌（*H. pylori*）相关胃炎（bacterial gastritis)。与 A 型胃炎不同之处如下：①胃窦部受累；②抗壁细胞抗体阴性；③胃体部的变化呈斑片状；④胃酸分泌中度降低。
- C 型胃炎是由各种化学因素引起的胃炎（chemical gastritis)，除药物性（NSAIDs 溃疡，胶原性胃炎，抗癌药物相关性胃炎）因素外，还包括胆汁反流等引起的反流性胃病（reflux gastropathy）等因素。



· 修订的 Sydney 分类法（updated Sydney system，USS）

- 世界消化器病学会在 1990 年提出了 Sydney 分类法并于 1996 年正式发布。*H. pylori* 的发现为胃炎的分类提供了新的依据，成为目前胃炎分类的基础。Sydney 分类法由病理组织诊断部分和内镜所见部分组成。病理组织诊断具体内容如下①病因；②病变的解剖学部位；③病理组织学的观察结果。
- 按照惯例，该方法通过 5 点活检（幽门胃窦部的小弯、大弯，胃体部的小弯、大弯和胃角）来评价**幽门螺旋杆菌载量、中性粒细胞浸润、单核细胞浸润、胃窦部萎缩、胃体部萎缩和肠上皮化生** 6 个指标，使用视觉模拟量表（visual analogue scale）进行评分（图 2)。5 点活检实际临床应用较少，实际常用黏膜泛红部位的定向活检等方法来进行检测（*H. pylori* 的活动性感染区域会因为急性炎症反应而出现发红等黏膜改变)。中性粒细胞浸润是急性活动性炎症的标志。

· **京都分类法：它是以 *H. pylori* 的感染状态（未感染、现症感染和既往感染）**为基础，以根据内镜观察结果来评估胃癌发生风险和后续的管理方案为目的而制定的。除菌治疗史及各种药物、基础疾病的影响也被考虑在内。该分类法主要以内镜观察手段进行分类，但也包含了许多病理组织学上重要的观察指标。

**参考文献**

[1] Dixon MF, et al：Am J Surg Pathol, 20：1161-1181, 1996.

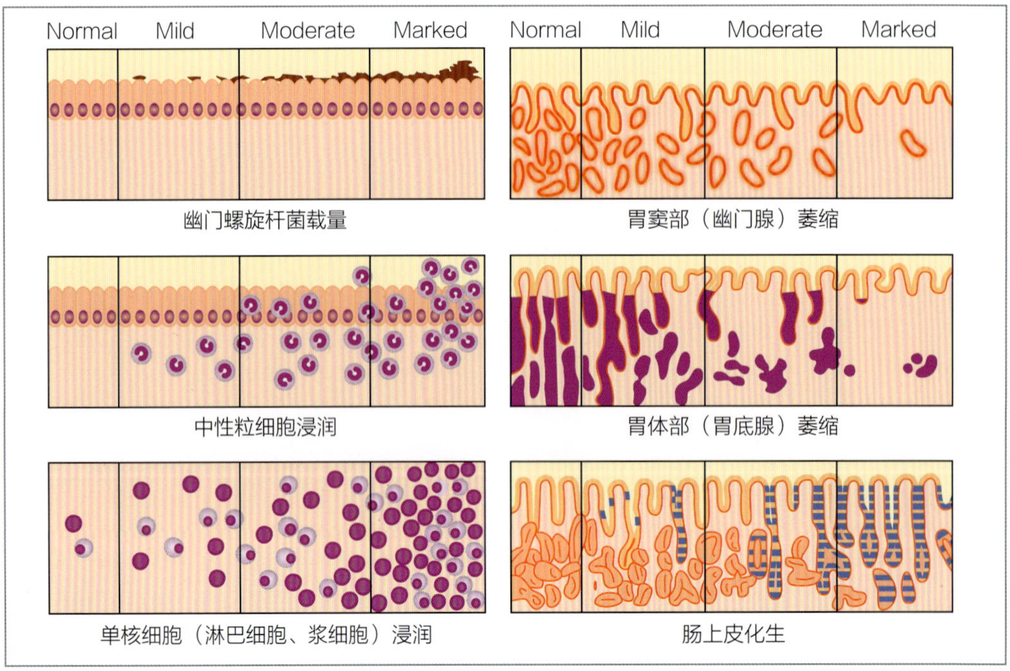


图2 修订的Sydney分类法的视觉模拟量表[1]

难易度 ★☆☆

# 1 伴有明显红斑的胃黏膜糜烂

佐野直樹，三浦義正

**病例** 男性患者，66岁。因体检行上消化道造影，发现胃部存在溃疡性病变，后进一步行上消化道内镜检查。内镜检查显示胃体下部后壁有疑似胃癌病灶，周围黏膜呈开放型（open type）萎缩性胃炎改变。患者无幽门螺杆菌（*H. pylori*）除菌治疗史，*H. pylori* 抗体检测阳性，临床诊断为与 *H. pylori* 感染相关的胃癌。胃体下部小弯处黏膜亦存在糜烂性改变，进一步取活检后送病理检查。

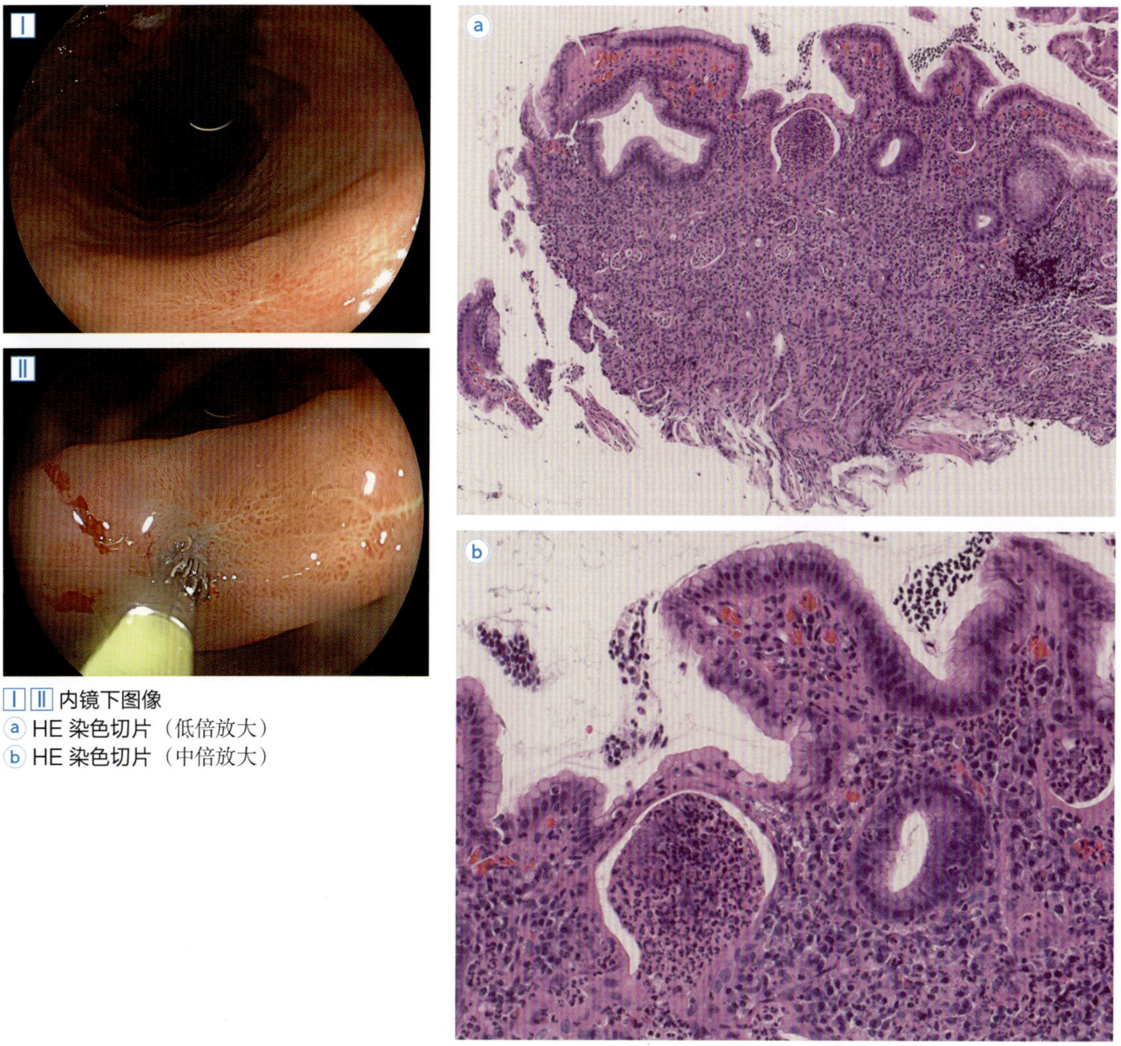

Ⅰ Ⅱ 内镜下图像
a HE 染色切片（低倍放大）
b HE 染色切片（中倍放大）

## 临床医生的疑问

❶ 幽门螺旋杆菌相关胃炎的病理学特点是什么?
❷ 若要较为容易地检测出幽门螺旋杆菌，活检部位应如何选择?

## 病理切片的解读

- 切片显示腺窝上皮轻度增生，表面有黏液覆盖。深部可见部分黏膜肌层。黏膜固有层弥漫性炎细胞浸润，以表层为主（a）。
- 黏膜间质中大量慢性炎症细胞（淋巴细胞和浆细胞为主的单核细胞）浸润，伴有中性粒细胞浸润腺窝周围组织及腺窝上皮，并在腺窝内大量聚集（提示急性或活动性炎症），以上征象提示慢性胃炎处于活动期（b）。从黏膜表面黏液层至腺窝上皮内区域，可见幽门螺旋杆菌分布（b*）。❶
- 部分黏膜组织表层覆盖有“坏死碎屑”，形成病理学意义上的糜烂（c）。病理学上，只有此种改变发生时才可称之为糜烂（erosion）。

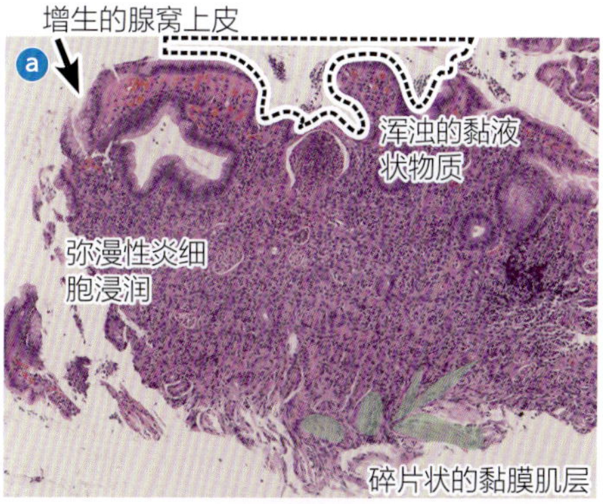


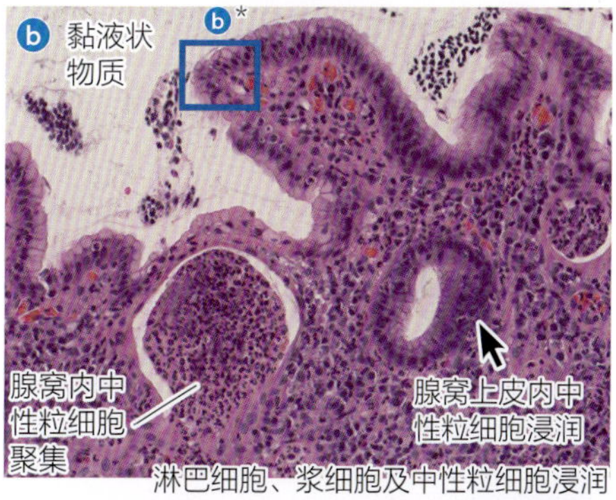


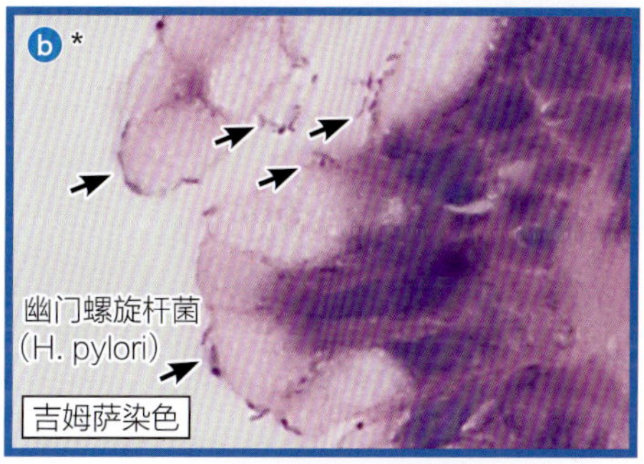


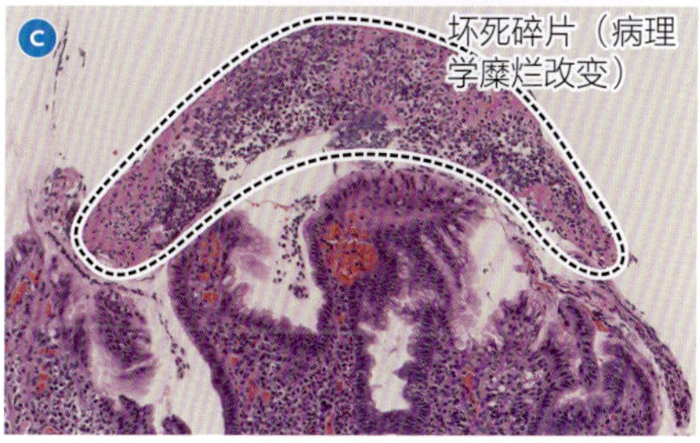


## 病理诊断

**病理诊断** 幽门螺旋杆菌相关慢性活动性胃炎
（*H. pylori*-associated chronic active gastritis）

**鉴别诊断** 其他因素所致胃炎（如酒精、药物、应激和自身免疫反应等）。

**+α 知识（附加知识）**

- 幽门螺旋杆菌（Helicobacter pylori，*H. pylori*）：一种微需氧的革兰阴性螺旋杆菌，能产生尿素酶，在胃酸中存活。它是引起慢性胃炎的主要病原体，也与胃癌和黏膜相关淋巴组织淋巴瘤（MALT）的发生有关。菌体可用吉姆萨染色或 *H. pylori* 特异性的免疫组织化学法检测。近年来，*H. pylori* 的近缘菌海尔曼氏螺旋杆菌（H. heilmannii）也受到人们关注。
- 与 *H. pylori* 感染相关的胃炎：多累及幽门腺区，亦可见于胃底腺区。*H. pylori* 多寄生于活动性炎症处，黏膜活动性炎症部位因充血等原因而呈泛红改变，故活检应选取黏膜泛红部位。❷ 慢性活动性胃炎进一步进展，固有胃腺发生萎缩，被肠上皮化生所替代，形成慢性萎缩性胃炎时，胃酸分泌减少，通常不易检出 *H. pylori*。

**一句话点拨** 对于以浅表为主或呈弥漫性的慢性活动性胃炎，应考虑与幽门螺旋杆菌相关慢性活动性胃炎。

# 2 疑为幽门螺旋杆菌胃炎继发所致的黏膜下肿瘤样病变

佐野直樹，三浦義正

**病例** 男性患者，67 岁。体检时发现大便潜血试验阳性，进一步行结肠镜检查，未发现异常病变。后进一步进行了胃镜检查。胃镜检查显示，患者胃黏膜存在严重的萎缩性胃炎改变，并在胃底部前壁的黏膜部位发现肿瘤样病变。进一步行超声内镜检查，结果显示肿瘤仅限于黏膜层和黏膜下层，即胃壁的第 1 层和第 2 层。胃镜活检后，患者接受了外科手术治疗。

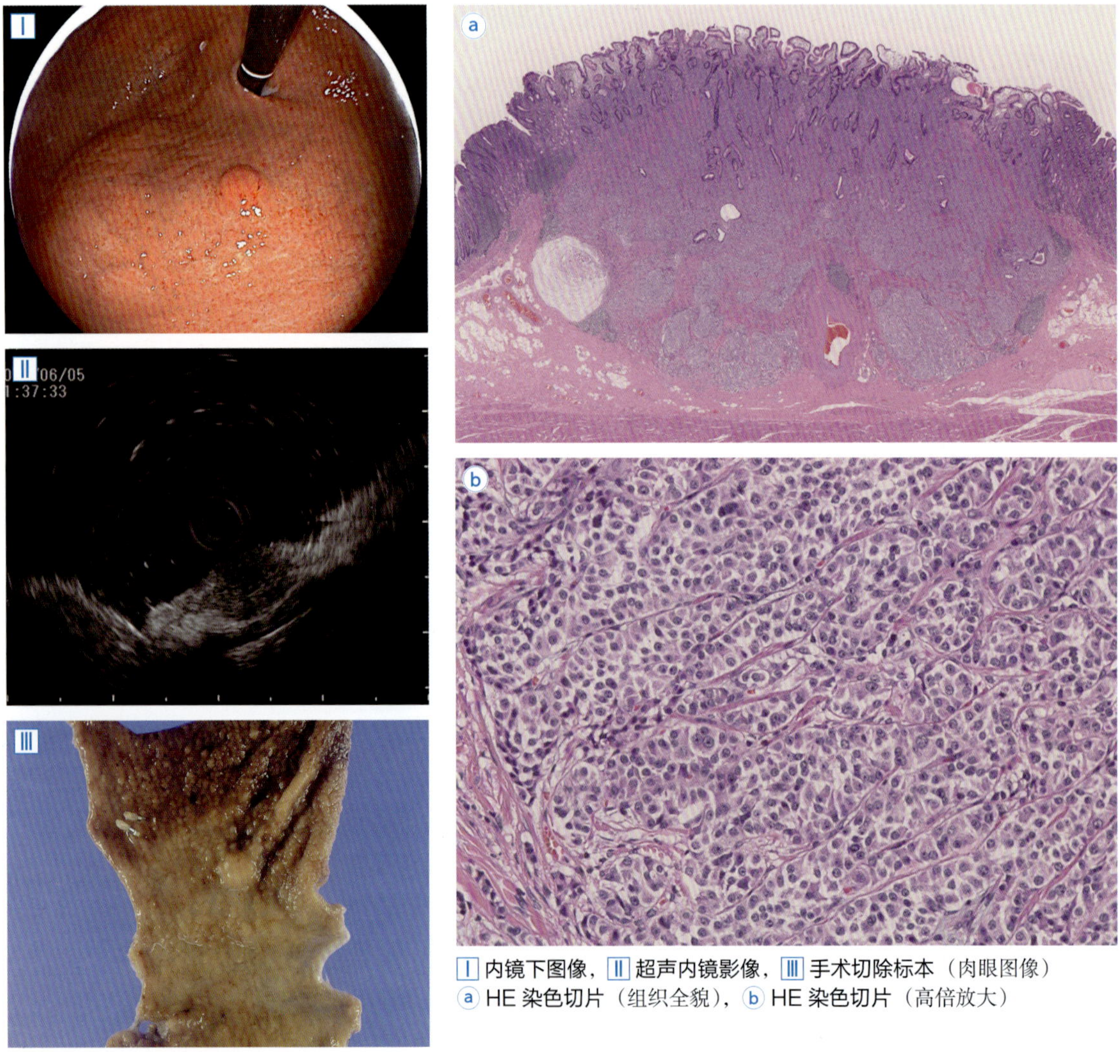


Ⅰ 内镜下图像，Ⅱ 超声内镜影像，Ⅲ 手术切除标本（肉眼图像）
a HE 染色切片（组织全貌），b HE 染色切片（高倍放大）

## 临床医生的疑问

❶ A 型胃炎的病理学特征包括什么？

❷ 鉴别 A 型胃炎和 B 型胃炎时，最为有效的活检部位是哪里？

❸ 胃黏膜中出现内分泌细胞微小胞巢（ECM）的临床意义是什么？

## ■ 病理切片的解读

· 切片显示肿瘤主要位于黏膜层深部和黏膜下层，表面覆盖着正常的胃黏膜上皮（a）。

· 肿瘤细胞呈双染性，细胞质呈细颗粒状，细胞间散在纤细的血管间质成分。肿瘤细胞以索状、带状或腺管状的方式排列（b）。这些是神经内分泌肿瘤的典型形态特征。肿瘤细胞的核分裂像很少见（< 2 个 /2mm²）。免疫组化显示，肿瘤细胞表达 CgA (+)，Syn (+)，CD56 (+)，Ki-67 的标记指数为 1.2%。根据 WHO 消化道肿瘤的分类标准，该肿瘤属于 G1 级别。

· 背景黏膜大量淋巴滤泡形成，提示滤泡性胃炎（鸡皮样胃炎）（c），表面黏膜上皮内也可见中性粒细胞浸润，提示同时存在 *H. pylori* 感染引起的慢性活动性胃炎（B 型胃炎）。此外，黏膜深部也有炎症细胞的广泛浸润，胃底腺的萎缩程度较重，黏膜下层也可见内分泌细胞微小胞巢（endocrine cell micronest，ECM）（c d）。❶ 这些是自身免疫性胃炎（A 型胃炎）的特征性表现，但由于 B 型胃炎的并存，其诊断较为困难。

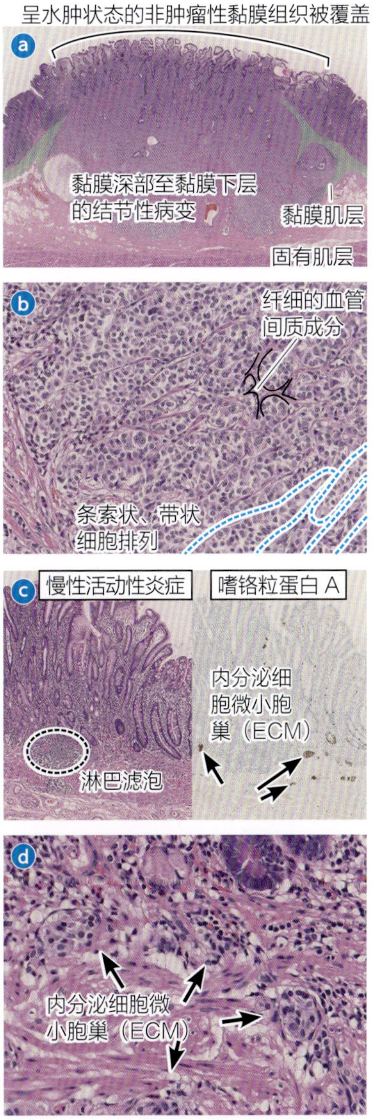


## ■ 病理诊断

**病理诊断** A 型胃炎继发的神经内分泌肿瘤（NETs）/ 类癌样肿　瘤 [ neuroendocrine tumor ( NET )/carcinoid tumor，associated with autoimmune gastritis ]

**鉴别诊断** B 型胃炎（幽门螺旋杆菌感染相关胃炎）/ 腺癌

**+α 知识（附加知识）**

· A 型胃炎继发的神经内分泌肿瘤：其典型的病理特征是胃体部的慢性炎症伴有胃底腺的萎缩，导致胃酸分泌减少或缺乏，以及胃泌素的血清水平升高。高胃泌素血症可刺激内分泌细胞的增生及微小胞巢（ECM）的形成，❶ 而胃窦部则不受影响。多数患者有抗壁细胞抗体或抗内因子抗体阳性，可并发维生素 $B_{12}$ 缺乏性恶性贫血或 Zollinger-Ellison 综合征（ZES）。

· 近年来，临床发现 B 型胃炎和 A 型胃炎的并存并不少见。为了进行更加准确的病理诊断，建议从胃窦部和胃体部两个部位各取活检标本。要诊断 A 型胃炎，需要在胃底腺区域取病理，该部分是胃底腺的萎缩部分。❷

· ECM 是 A 型胃炎的特征性表现，同时也是 NETs 的发生基础。❸ 胃 NETs 有 3 种类型（见右表）。

**胃神经内分泌肿瘤（NET）的 Rindi 分类**

| | 背景 | 血清胃泌素水平 | 肿瘤数目 | 转移概率 | 预后 |
|---|---|---|---|---|---|
| Ⅰ型 | A 型胃炎 | 高 | 多发 | < 5% | 良好 |
| Ⅱ型 | 多发性内分泌腺瘤病（MEN）/ Zollinger-Ellison 综合征（ZES） | 高 | 多发 | < 10% | 良好 |
| Ⅲ型 | 散发型 | 低 | 单发 | > 50% | 不良 |

（引用自参考文献 1）

**参考文献**

[1] Rindi G, et al：Gastroenterology, 104：994-1006, 1993.

**一句话点拨** 胃炎的病理诊断中，活检标本的采集部位非常重要，尤其在 A 型胃炎与 B 型胃炎同时存在的情况下。要注意内分泌细胞微小胞巢（ECM）的存在，它是 A 型胃炎的特征性表现，不要漏诊。A 型胃炎是胃神经内分泌肿瘤（NET）的主要病因。

# 3 恶性淋巴瘤治疗期间发生的胃黏膜粗糙样改变

佐野直樹，三浦義正

**病例** 男性患者，81 岁。伴有恶性淋巴瘤病史，正在接受全身化疗。近期食欲明显下降，行胃镜检查，结果显示胃黏膜广泛充血泛红，并有糜烂改变。后从糜烂部位取黏膜组织进行病理活检。

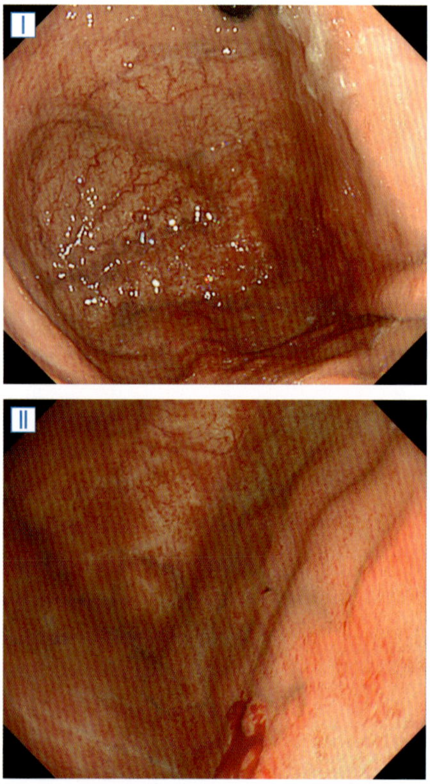


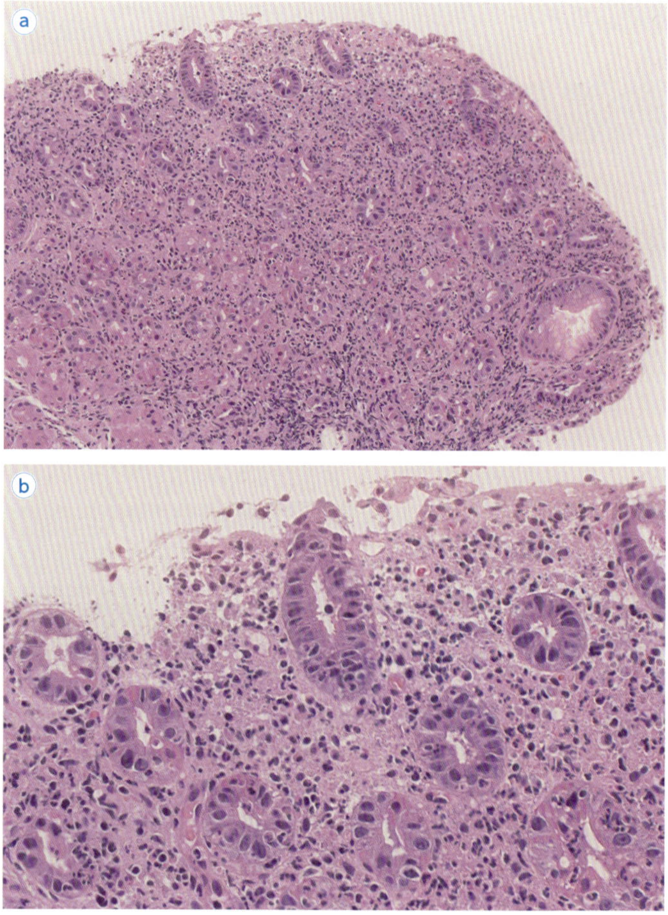


Ⅰ Ⅱ 内镜下图像
a HE 染色切片（低倍放大）
b HE 染色切片（高倍放大）

**临床医生的疑问**

❶抗癌药物相关性胃炎的病理学特点是什么？
❷与幽门螺旋杆菌感染相关胃炎的鉴别点包括哪些？

## 病理切片的解读

- 切片显示胃底腺黏膜中，黏膜肌层消失，腺管稀疏，间质中有大量炎性细胞浸润（a）。
- 表层上皮脱落，腺上皮内有炎性细胞浸入。腺上皮细胞黏液减少，细胞质呈嗜酸性，核增大、极性消失，核染色质增多，呈现明显的细胞异型性（b）。糜烂处渗出物附着的腺上皮细胞，细胞异型更加突出（c）。
- 仔细观察，可以发现肿瘤样细胞异质性明显，深部可见细胞向胃底腺方向分化，无明显分界线形成（d）。

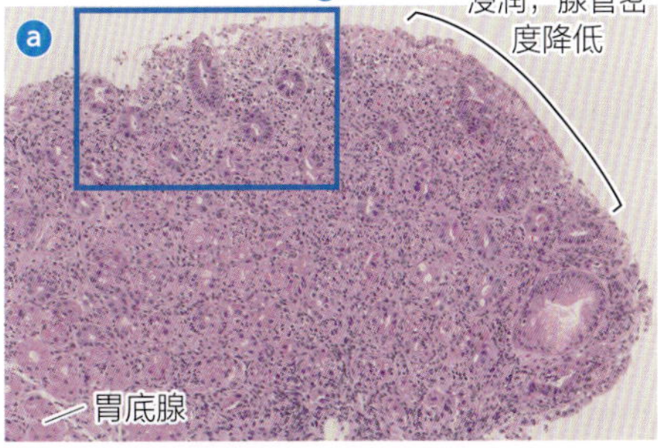


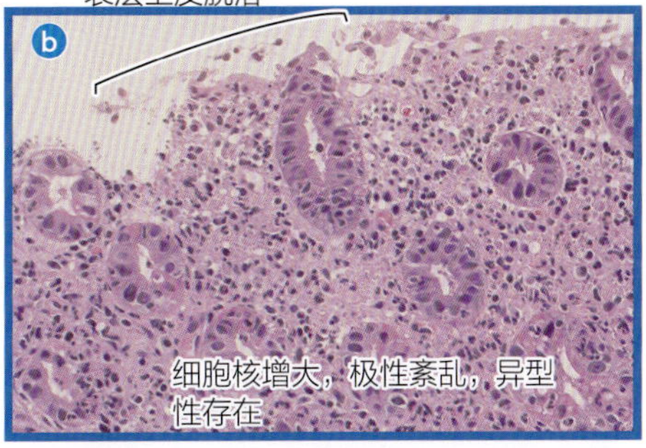


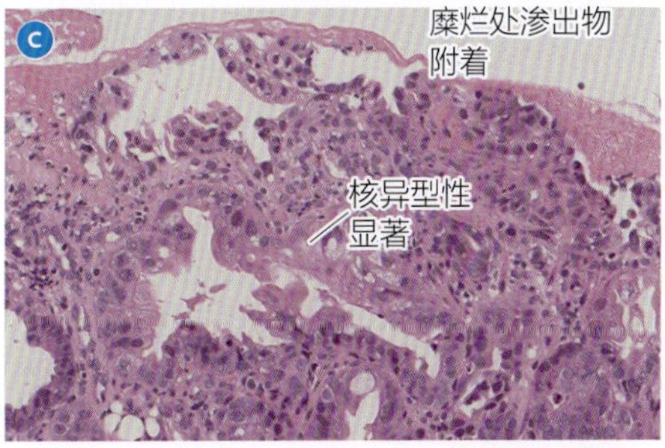


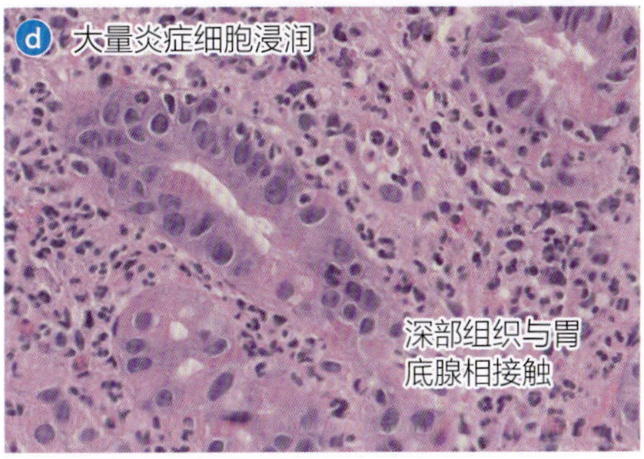


## 病理诊断

**病理诊断** 再生性异型增生（regenerative atypia）和反应性异型增生（reactive atypia）（由抗癌药物相关性胃炎所致）

**鉴别诊断** 腺癌

**+α知识（附加知识）**

- **再生性异型增生**是由于上皮的再生和幼化所导致的异型性改变。即使组织切片同时观察到细胞异型和结构异型，也要注意与炎症相关的反应性异型变化相鉴别。如果肿瘤和反应性变化的鉴别有困难，可以制作深部组织切片，并进行免疫组织化学检测（如 p53 或 Ki-67）。但是部分在 HE 染色下难以判断病变性质病例，即使行免疫组织化学检测也不一定能够明确诊断。
- **抗癌药物相关性胃炎**：抗癌药物对胃黏膜的细胞毒性损伤可导致各种反应性变化，包括反应性异型增生和再生性异型增生，其中细胞毒性抗癌药物造成的胃黏膜损伤导致的细胞异型（细胞变性效应）有时特别明显，❶包括幽门螺旋杆菌相关慢性活动性胃炎在内，反应性异型增生或再生性异型增生与肿瘤鉴别诊断具有一定困难，需要结合临床资料进行判断，不能仅凭病理表现。❷
- **Group 分类**：根据胃癌处理规范，活检诊断时除了给出组织学诊断外，还要附加 Group 分类。如果判断为 Group 2，应说明不确定性，并评估良性和恶性的可能性，或者与临床医生沟通，制定后续的临床方案（如观察病情变化、消炎后复查、多部位取活检、内镜切除作为诊断性治疗等），这是较为合理的做法。

胃活检病理诊断的 Group 分类

| | |
|---|---|
| Group 1 | 正常黏膜组织或非肿瘤性良性病变 |
| Group 2 | 难以判断是否为肿瘤性病变 |
| Group 3 | 腺瘤（良性） |
| Group 4 | 确定为肿瘤性病变，考虑癌（恶性肿瘤）可能 |
| Group 5 | 腺癌（恶性） |

**一句话点拨** 再生性异型和癌的鉴别极为困难。一方面要积极寻找诊断线索，另一方面要避免盲目下结论，应谨慎增生。

难易度 ★☆☆

# 4 呈分叶状的红色山田Ⅳ型息肉

佐野直樹，三浦義正

**病例** 女性患者，70岁。患有C级肝硬化，定期随访治疗。行MRI检查时发现胃窦部有一单发肿瘤性病变，经上消化道内镜检查证实为直径30毫米的红色山田Ⅳ型息肉。考虑到患者存在轻度贫血，且息肉可能是导致贫血的原因，进一步行内镜下息肉切除术进行治疗。

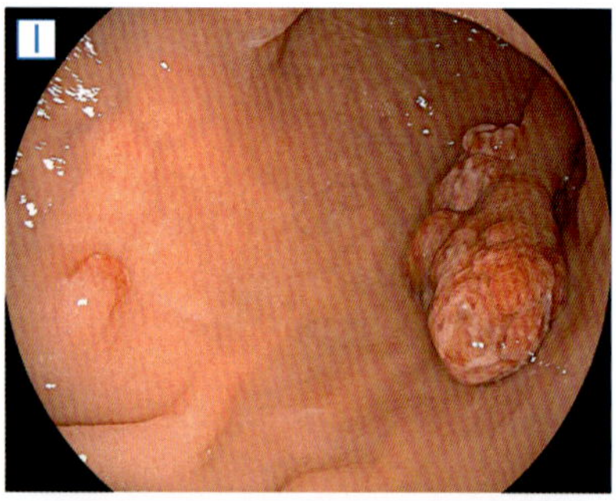

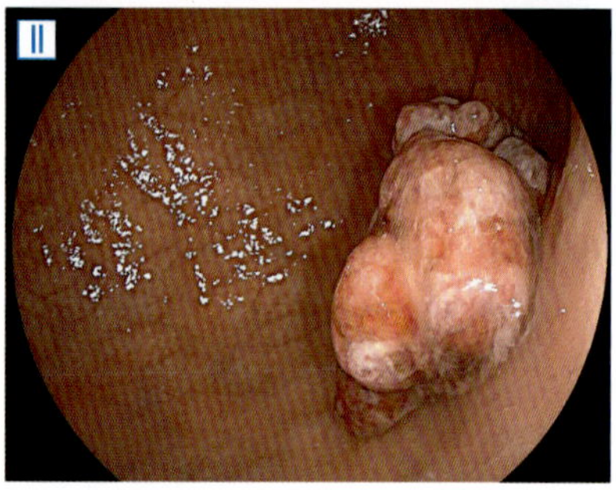

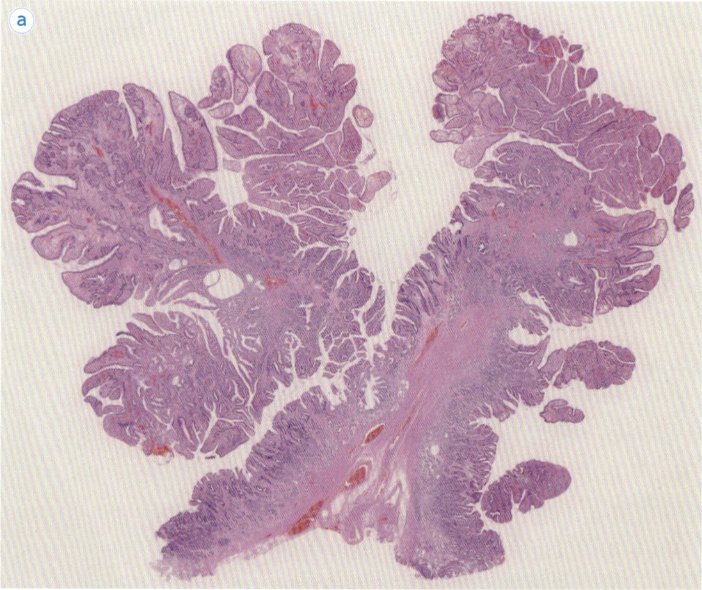

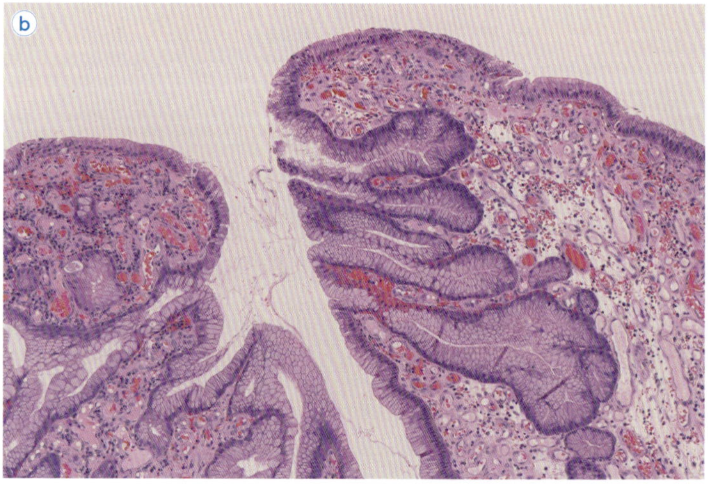

Ⅰ Ⅱ 内镜下图像
a HE染色切片（组织全貌）
b HE染色切片（中倍放大）

## 临床医生的疑问

❶增生性息肉的病理学特征是什么？
❷增生性息肉恶变形成的癌组织的病理学特征是什么？

## 病理切片的解读

- 切片显示病变呈不规则分叶状突起，其内部由增生的腺管和间质构成（a）。腺管上皮细胞质内含有大量黏液，细胞异型性轻微，表层分化正常（b）。间质中可见血管增生、充血、水肿、纤维化和炎症细胞浸润，有肉芽组织形成。❶ 肉芽组织是一种在伴有炎症反应的创伤处愈合过程中形成的组织，其特征如下：①有炎症细胞浸润；②大量毛细血管增生；③纤维组织形成。
- 在中性粒细胞浸润明显的区域（炎症活动明显部位），可见腺窝上皮出现再生性变化（c）。

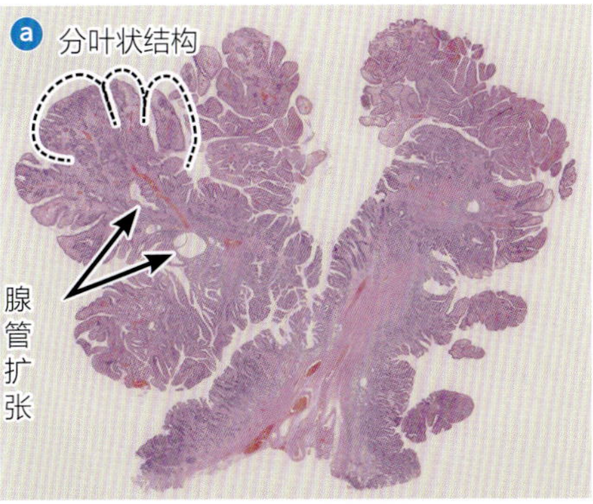


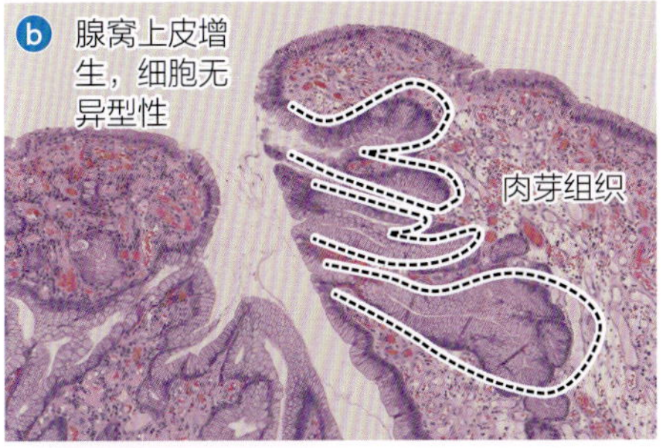


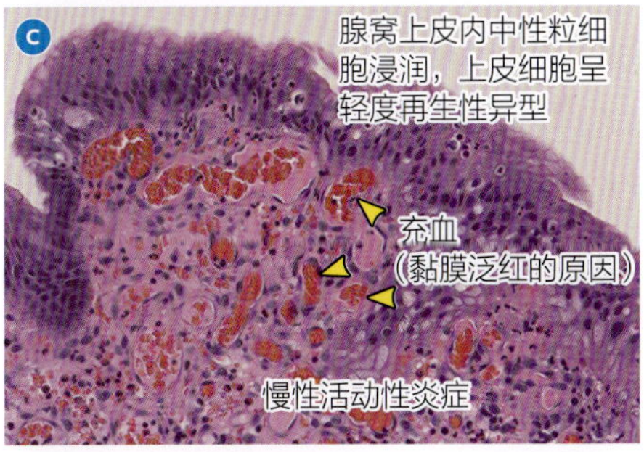


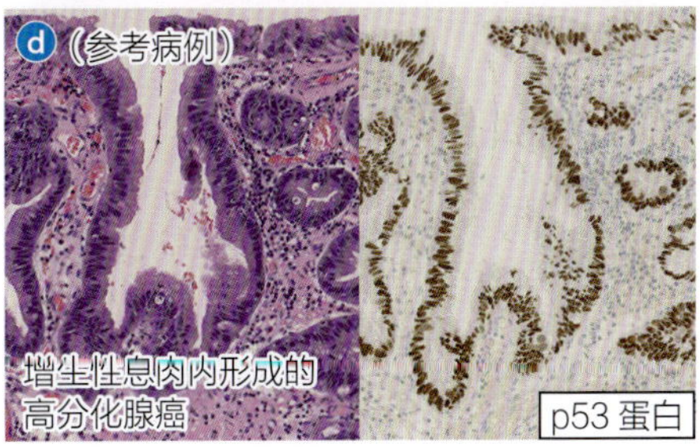


## 病理诊断

**病理诊断** 腺窝上皮增生性息肉（hyperplastic polyp, foveolar type）

**鉴别诊断**

- **错构瘤性息肉［包括 Peutz-Jeghers 综合征相关的息肉（参见第 4 章第 11 节），幼年性息肉等］**：这类息肉在胃部的形态多样，有时与增生性息肉难以区分，需要结合消化道息肉病等因素进行综合鉴别。
- **息肉样囊肿性胃炎（吻合部息肉样肥厚性胃炎）**：这是一种胃切除术后的并发症，发生在吻合口部位，表现为胃底腺发生假性幽门腺化生和囊性扩张，扩张的腺管侵至黏膜下层。同时，由于胆汁逆流，腺窝上皮出现锯齿状增生，这是反流性胃病的典型表现。
- **胃型肿瘤**：幽门腺腺瘤（参见第 3 章第 2 节）是一种表层有腺窝上皮成分的肿瘤，因此在活检等局部组织切片上与胃癌的鉴别有时较困难。树莓样腺窝上皮型肿瘤（参见第 2 章第 5 节）是一种发生在未感染幽门螺杆菌（*H. pylori*）的胃中的肿瘤，其特点是腺窝上皮样肿瘤细胞呈均匀增生，间质无明显炎症反应。

**+α 知识（附加知识）**

- 腺窝上皮型增生性息肉多数是由于幽门螺杆菌（*H. pylori*）感染引起的慢性活动性胃炎而形成的，属于炎症性息肉，是 *H. pylori* 感染的标志性病变。
- 由于该病变的本质属于炎症性反应，因此腺管密度降低，间质疏松，肉眼上表现为黏膜明显泛红。根据炎症的活动性和慢性程度，病理组织形态有所不同，有时亦可见幽门螺杆菌（*H. pylori*）菌体。
- 该病变恶变风险极低，恶变后多形成高分化管状腺癌（d）。免疫组化检测 p53 蛋白的异常表达有助于对恶变进行诊断，但 Ki-67 指数在再生修复中也可升高，因此应结合其他指标综合判断。❷

**一句话点拨** 胃内形成的增生性息肉，大部分是由 *H. pylori* 感染引起的炎症性息肉，表现为腺窝上皮的反应性增生。

难易度 ★★★

# 5 树莓样息肉性病变

佐野直樹，三浦義正

**病例** 男性患者，53 岁。在上消化道内镜筛查中，发现胃内存在一枚直径 8 毫米的山田Ⅲ型息肉，呈鲜红色。胃底腺背景黏膜同时存在多发息肉，据此推断患者胃黏膜 *H. pylori* 感染阴性。息肉活检示“非典型腺体组织，Group 2 类”，提示为腺窝上皮型肿瘤，进一步行内镜黏膜切除术（EMR）。

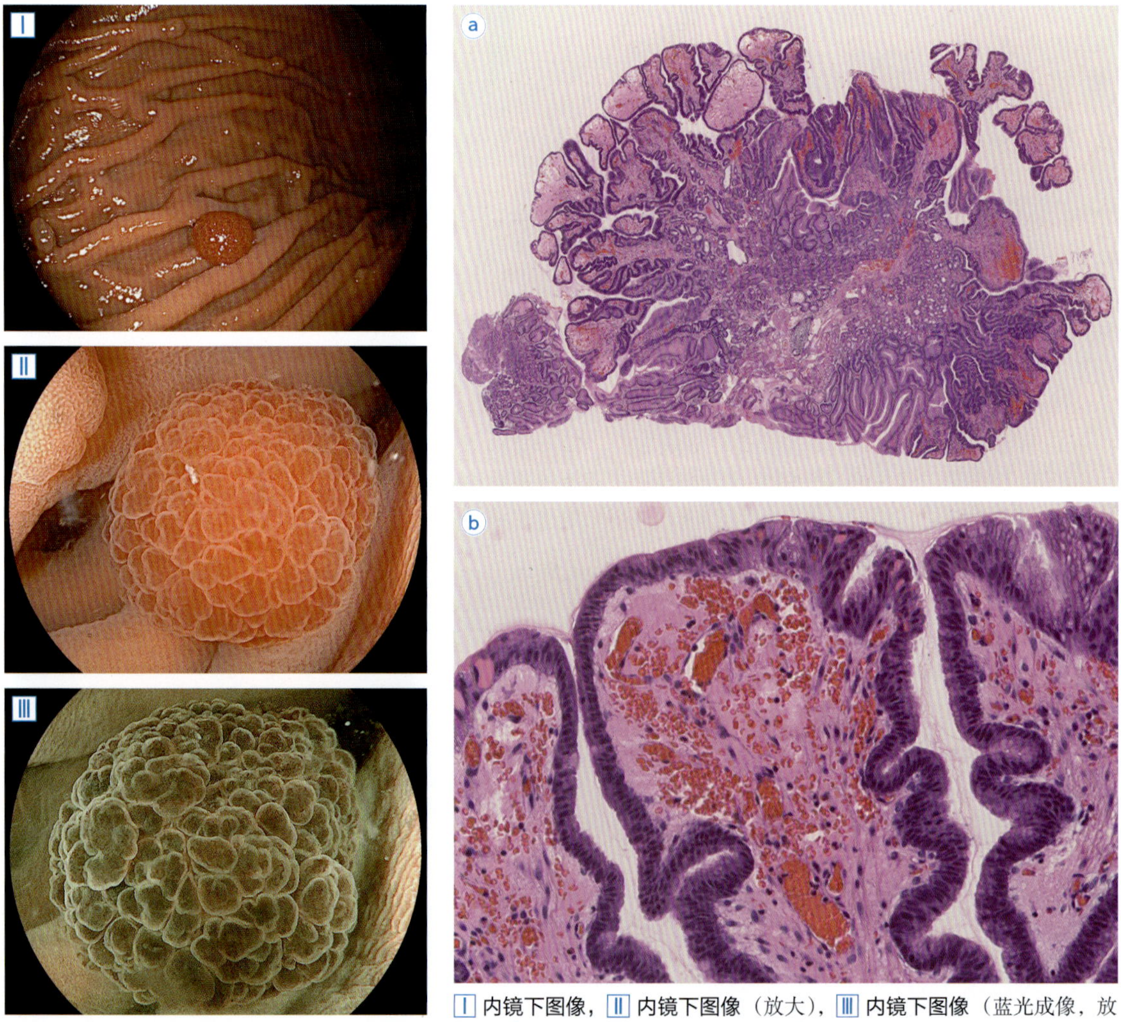


Ⅰ 内镜下图像，Ⅱ 内镜下图像（放大），Ⅲ 内镜下图像（蓝光成像，放大），ⓐ HE 染色切片（组织全貌），ⓑ HE 染色切片（高倍放大）

**临床医生的疑问**

❶ 树莓样腺窝上皮型胃肿瘤的恶性程度有多高？

❷ 活组织检查对本病的诊断意义有多大？

## 病理切片的解读

- 切片观察发现，肿瘤表面呈现分叶状或乳头状的形态，间质水肿和充血明显，与腺窝上皮型增生性息肉相似，但缺乏炎症细胞浸润（a）。
- 肿瘤边缘（基部）与背景部分的腺窝上皮分界清楚（前缘存在），可见核染色质增强的均一的腺窝上皮样异型细胞增生，据此判断该病变为肿瘤性病变（a*）。
- 异型细胞与非肿瘤性的腺窝上皮相比，细胞质颜色较深，黏液减少，肿瘤细胞核呈纺锤形并增大（b）。

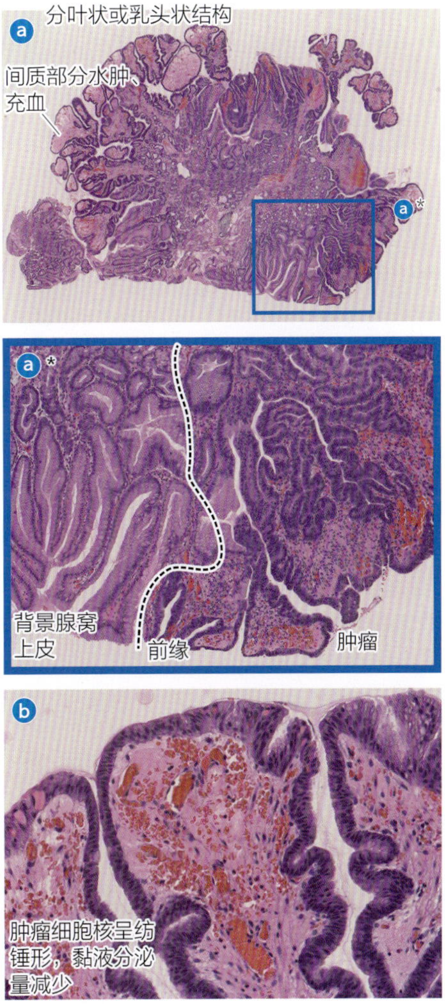


## 病理诊断

**病理诊断** 树莓样腺窝上皮型肿瘤（foveolar-type neoplasia with raspberry-like appearance）

**鉴别诊断**

- **腺窝上皮增生性息肉：** 腺窝上皮呈现再生性异型，但无大小均一的细胞增殖，不具有肿瘤性特征。间质炎症反应较为显著。
- **胃底腺息肉：** 腺窝上皮无明显异型，胃底腺增生或扩张。表层偶见与树莓样腺窝上皮型肿瘤相似的腺窝上皮型肿瘤，其恶变风险极低，但在消化道息肉症（FAP，GAPPS）患者中，也有癌变的报道。
- **具有腺窝上皮形态的普通胃癌：** 内镜和肉眼观察是鉴别的关键。在日本，除了树莓样腺窝上皮型肿瘤外，其他腺窝上皮型肿瘤均被视为恶性。

**+α知识（附加知识）**

- 树莓样腺窝上皮型肿瘤是一种发生于*H. pylori*阴性胃中，具有特征性表面形态的肿瘤[1]。
- 在日本，腺窝上皮型肿瘤通常异型程度低，但有黏膜下层浸润的倾向，因此多被视为恶性，树莓样腺窝上皮型肿瘤也不例外。然而，由于缺乏恶变的证据，也有人主张将其归为腺瘤（良性），这一问题尚待进一步探讨。❶
- 在欧美，这种情况被称为小凹型异型增生（foveolar dysplasia），根据异型程度，可分为腺瘤级［低级别上皮内瘤变（low-grade dysplasia）或小凹型腺瘤（foveolar-type adenoma）］和上皮内癌级［高级别上皮内瘤变（high-grade dysplasia）］。
- 仅凭活检的局部组织，本病很难与反应性异型或腺窝上皮型癌相鉴别，诊断困难的情况非常常见，应结合内镜观察来判断。❷

### 参考文献

[1] Shibagaki K, et al：Endosc Int Open, 7：E784-E791, 2019.

**一句话点拨** 树莓样腺窝上皮型肿瘤是一种发生于*H. pylori*阴性胃中，具有特异性内镜下表现的肿瘤。其恶性程度尚无定论。

难易度 ★★★

# 6 质子泵抑制剂（PPI）治疗期间增大的胃息肉

佐野直樹，三浦義正

**病例** 女性患者，59 岁。因反流性食管炎口服质子泵抑制剂（PPI）治疗。胃镜检查发现胃体上部大弯处存在一枚直径约 30 毫米的息肉样病变，息肉呈现增大趋势。鉴于息肉较大且患者切除意愿强烈，进一步行内镜下息肉切除术。

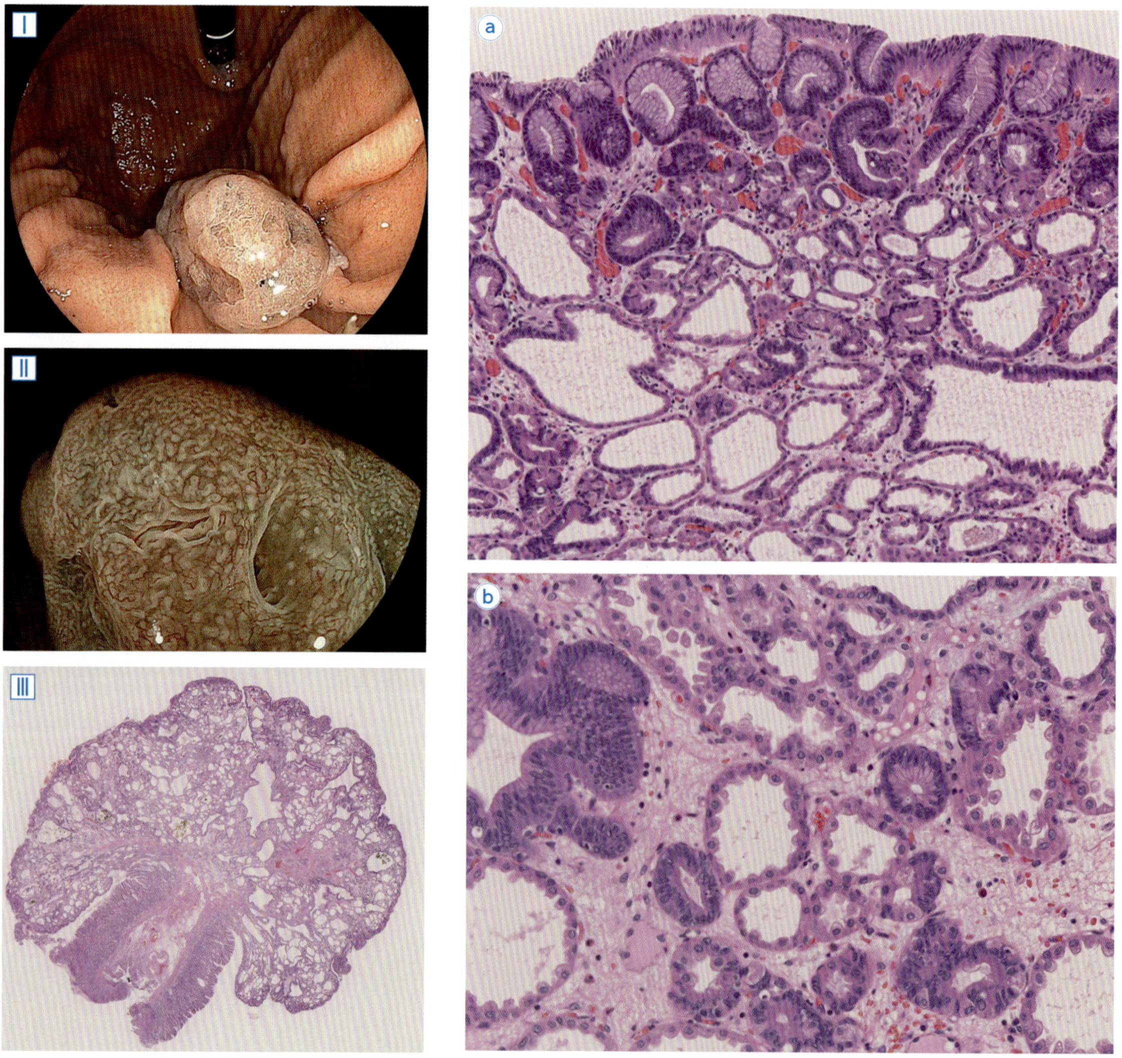


Ⅰ 内镜下图像，Ⅱ 内镜下图像（蓝光成像，放大），Ⅲ HE 染色切片（组织全貌），a HE 染色切片（中倍放大），b HE 染色切片（高倍放大）

**临床医生的疑问**

❶ PPI 类药物相关性胃部病变包括哪些类型?

❷ 胃底腺息肉增大时，常可观察到腺窝上皮窝间部增宽，这种现象在病理学层面应如何解释？

## ■ 病理切片的解读

· 切片显示息肉样病变内部存在多发囊状扩张的腺管增生，表面上看与普通的胃底腺息肉相似，但其特征在于病变范围较广，息肉大小相对较大（Ⅲ）。

· 息肉表面被无异型的增生性腺窝上皮覆盖，增生的胃底腺呈现不同程度的扩张（a）。

· 每个胃底腺的腺泡中，壁细胞相对于主细胞和颈黏液细胞数目增多，壁细胞肿大，细胞质呈嗜酸性，向腔内突出形成锯齿状［壁细胞突出，parietal cell protrusion：PCP（b）］，这种改变是 PPI 类药物导致的最典型的变化。

· 胃底腺之间夹杂着腺窝上皮成分，部分扩张的腺窝上皮腔内积存着茶褐色物质（c➔ 黑斑部分）。

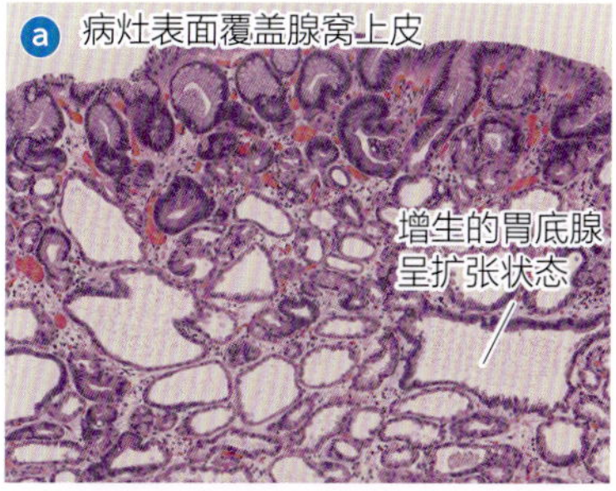


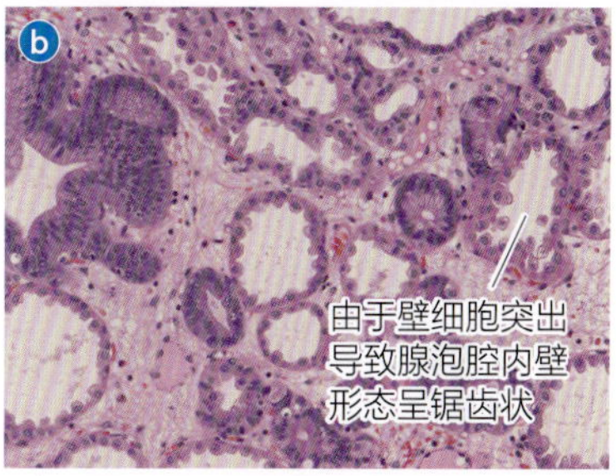


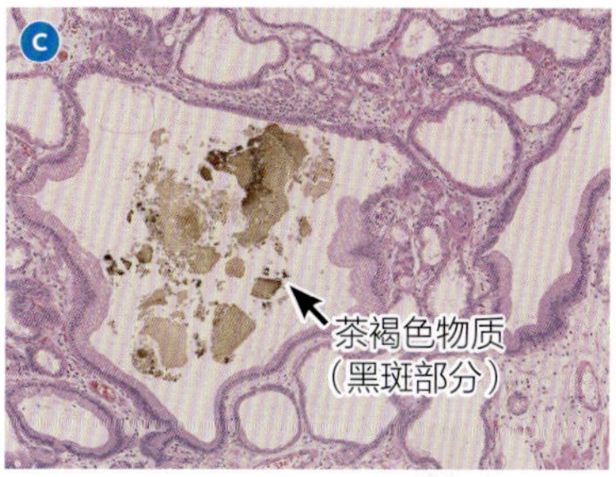


## ■ 病理诊断

**病理诊断** 质子泵抑制剂（PPI）类药物相关性胃息肉 / 胃病
［proton pump inhibitor（PPI）- related polyp/gastropathy］

**鉴别诊断**

· **（普通）胃底腺息肉：** 通常小于 5mm，表现为腺窝上皮出现增生性结构紊乱。

· **腺窝上皮型增生性息肉：** 广义上，质子泵抑制剂（PPI）类药物相关性胃息肉也可以看作增生性息肉的一种，其形成机制与 *H. pylori* 感染导致的息肉不同（详见第 2 章第 4 节）。

· **树莓样腺窝上皮型肿瘤：** PPI 相关息肉中，也有表层腺窝上皮出现肿瘤性异型增生的病例报道。诊断时除了关注有无壁细胞突出改变外，还要综合考虑内镜像、PPI 的服用情况等进行鉴别（参见第 2 章第 5 节）。

**+α 知识（附加知识）** 京都分类将 PPI 相关胃病分为 5 个特征类型。❶ 本例中的“胃底腺息肉”也属于 PPI 相关胃病的一种，但其与一般的胃底腺息肉有所区别。PPI 的主要靶点是胃黏膜壁细胞，但其也能刺激腺窝上皮细胞、血管内皮细胞和间质细胞的增殖，因此 PPI 相关的增生性息肉是通过一种与幽门螺杆菌感染不同的机制形成的。由于 PPI 对间质的影响，可能导致腺窝间隙显著扩张。❷

PPI 类药物相关性胃病的特征（京都分类）[1]

| | |
|---|---|
| 胃底腺息肉 | 包括 PPI 相关的息肉和一般的胃底腺息肉。表现为胃底腺息肉新发或原有息肉增大，这些息肉在停用 PPI 后通常会缩小或消失 |
| 腺窝上皮增生性息肉 | 胃黏膜中出现新发息肉，形态与幽门螺杆菌感染相关的增生性息肉相似。在胃底腺息肉存在的基础上，腺窝上皮细胞也可出现增生性变化 |
| 多发性白色扁平隆起 | 是由于腺窝上皮细胞过度增殖所致。不一定与 PPI 类药物的使用有特异性关联 |
| 鹅卵石样黏膜改变 | 多表现为胃底腺的腺泡扩张和壁细胞突出（PCP） |
| 黑斑 | 在扩张的腺管内，有时会积聚茶褐色的物质，形成内镜下可见的黑色斑点。这种现象既可发生在正常的平坦黏膜上，也可发生在胃底腺息肉上。茶褐色物质的化学成分尚未明确 |

### 参考文献

[1]「胃炎の京都分類 改訂第 2 版」（春間 賢 / 監，加藤元嗣 / 編），日本メディカルセンター，2018.

**一句话点拨** 质子泵抑制剂（PPI）类药物能够导致胃黏膜发生多种改变，其中壁细胞突出（parietal cell protrusion）是最常见和最典型的。

难易度 ★★☆

# 7 多发的平坦隆起型胃黏膜病变

佐野直樹，三浦義正

**病例** 男性患者，86岁。定期进行上消化道内镜检查时发现胃黏膜病变，由首诊医院转诊至本院。后进一步行内镜检查显示，患者胃窦部小弯侧（病变①）和胃体上部后壁（病变②）各有一处平坦隆起型病变（0-Ⅱa）。进一步行内镜下黏膜剥离术（ESD）治疗，分别对病变①和病变②进行了切除。

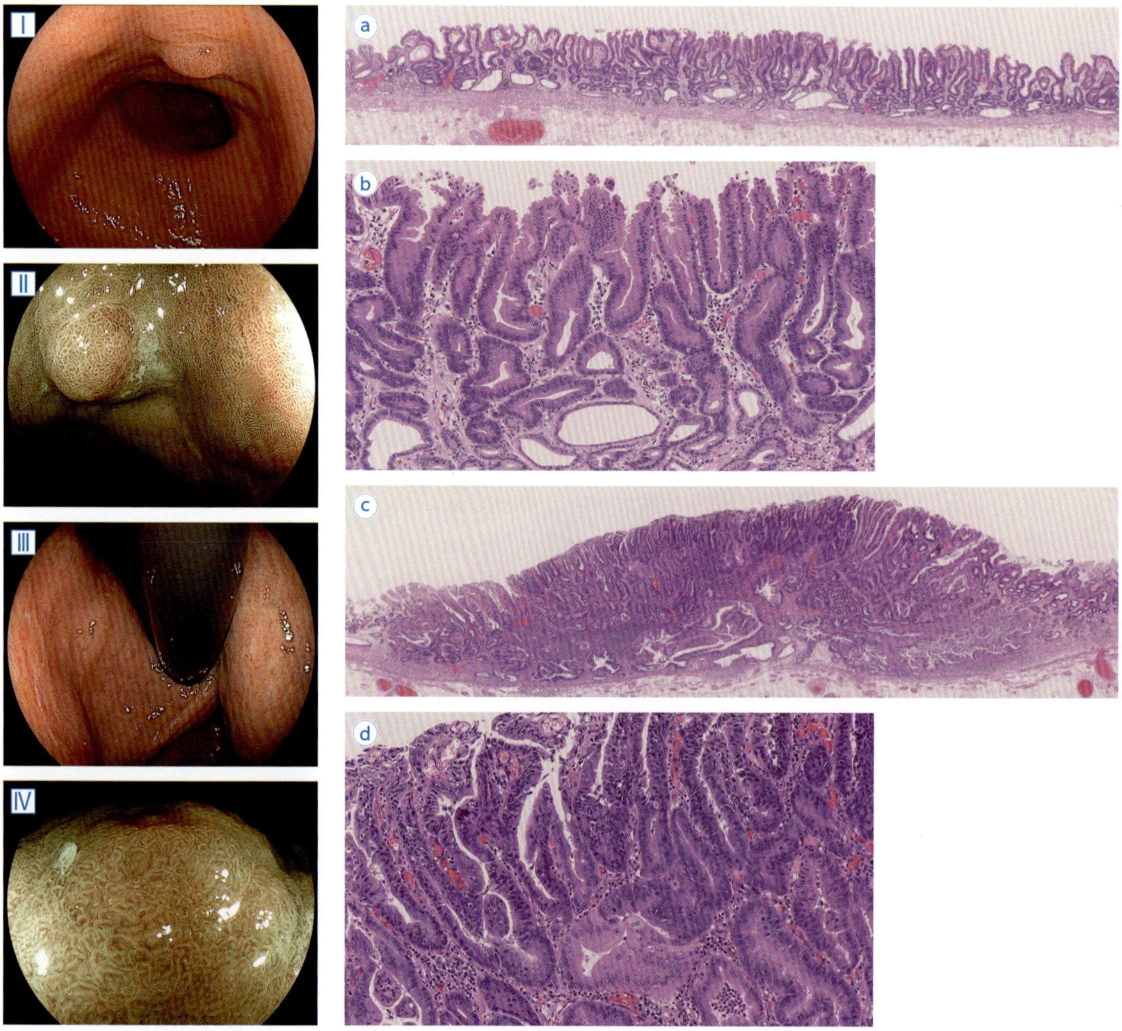


Ⅰ Ⅱ 病变①，内镜下图像（Ⅱ：蓝光成像，放大）；Ⅲ Ⅳ 病变②，内镜下图像（Ⅳ：蓝光成像，放大）
ⓐ ⓑ 病变①，HE染色切片（ⓐ：组织全貌，ⓑ：中倍放大）；ⓒ ⓓ 病变②，HE染色切片（ⓒ：组织全貌，ⓓ：中倍放大）

## 临床医生的疑问

❶ 在结肠中发生的肿瘤尽管一般体积较大，但多为良性倾向（腺瘤倾向），而在胃内发生肿瘤即使体积较小，也多为恶性倾向（癌倾向），其原因是什么？

❷ 胃管状腺瘤和管状腺癌的鉴别点有哪些？

## ■ 病理切片的解读

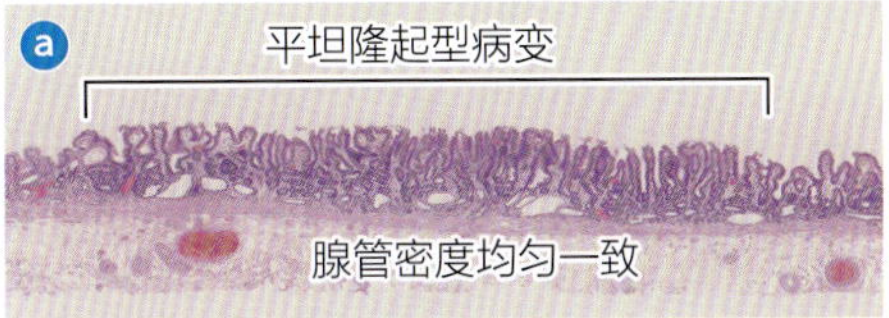


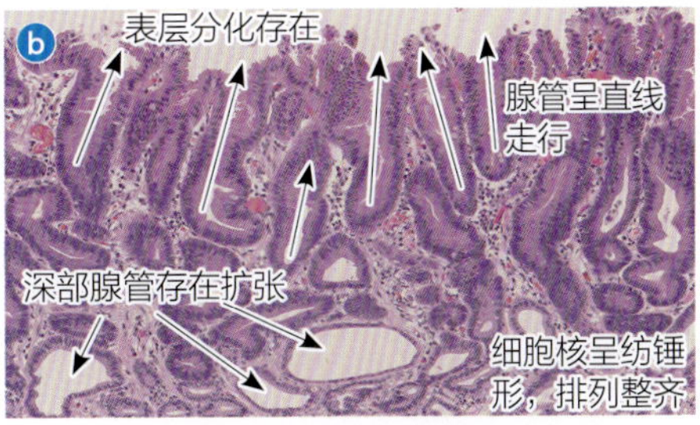


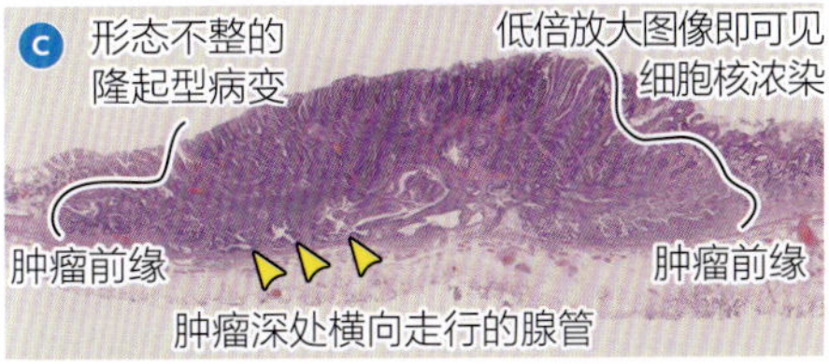


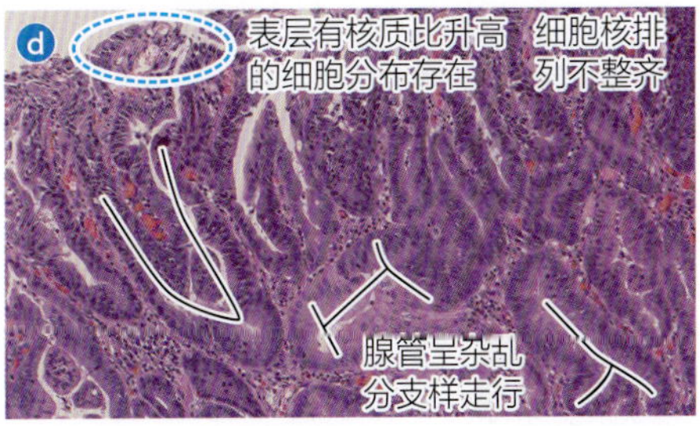


- 切片显示病变①为腺管增生所致的平坦隆起型病变，黏膜深部可见囊状扩张的腺管呈散在分布（a）。
- 肿瘤腺管呈直线状，排列整齐，形态不规则者较少见（b）。肿瘤细胞呈柱状，细胞质呈均质嗜酸性，内腔侧有刷状缘，杯状细胞散在分布。细胞核呈纺锤形或长椭圆形，大小较为一致，垂直于基底膜排列，核重叠现象较少见。靠近黏膜表层，细胞核逐渐变小，核质比降低（表层分化存在）。
- 病变②的隆起程度更为显著，可见腺管密度呈疏密不均分布，部分腺管方向呈横向走行等现象（c）。
- 肿瘤腺管呈分支状和蜿蜒状，形态不整（d）。肿瘤细胞呈圆柱状、立方体状等各种形态，细胞质的性状和量也具有较大差别，均一程度差。有时可见腺腔内有坏死物质。细胞核主要为圆形或卵圆形，染色质明显增多和粗糙，核仁清晰，细胞核排列极性紊乱，核重叠现象较多见。最表层有部分核异型性明显、核质比高的细胞分布，表层分化程度较差。

## ■ 病理诊断

**病理诊断** 病变①：肠上皮化生性管状腺瘤（tubular adenoma，intestinal-type）/ 病变②：高分化管状腺癌 [ well-differentiated tubular adenocarcinoma（tub1）]

**+α 知识（附加知识）** 肠上皮化生性管状腺瘤及高分化管状腺癌：

- 定义：欧美地区将上皮内肿瘤按照细胞异型程度分为低级别（low-grade）和高级别（high-grade）的异型增生（dysplasia），只有出现间质浸润的情况才诊断为恶性。而日本将具有浸润潜能的上皮内肿瘤也归为癌，而腺瘤则仅限于细胞异型性轻微（低级别）且无结构异型性的肿瘤。因此，日本的腺瘤定义比欧美更为严格，同时也与大肠肿瘤的诊断标准不同。❶
- 诊断依据：由于病理医生对于细胞异型和结构异型的判断标准有所差异，导致诊断的可重复性较低。腺瘤的基本特征是**“增殖带延长，但细胞极性保持且分化良好”**，而癌的特征则是**“增殖带消失，细胞极性丧失，细胞增殖方向杂乱无章”**。❷ 此外，细胞异型的程度是根据核的形状（纺锤形或近圆形）、核质比（低或高）和核极性（保持或紊乱）等因素来评估。还有，腺瘤通常呈现小肠型特征（杯细胞 + 刷状缘 +Paneth 细胞），而呈现胃型特征的肿瘤则被认为具有高度恶性潜能，也有根据免疫组织化学染色结果来判断肿瘤类型的方法。

**一句话点拨** 肠上皮化生性管状腺瘤的特点是增殖带延长，但细胞分化良好，而癌则表现为细胞的不规则增殖。

难易度 ★★★

# 8 无黏膜萎缩的贲门区小型隆起型病变

佐野直樹，三浦義正

**病例** 男性患者，59 岁。多年前检查发现胃上部小弯处存在一处隆起型病变，多次活检结果均为 Group 1，但病变表现出逐渐增大的趋势，故转诊至本院。行上消化道内镜检查，发现病变位于黏膜下，顶部有凹陷，呈肿瘤样隆起，表层结构类似扩张的胃底腺腺窝上皮。经超声内镜（EUS）检查，未见胃壁第 3 层（固有肌层）破坏，后进一步行内镜下黏膜剥离术（ESD）。

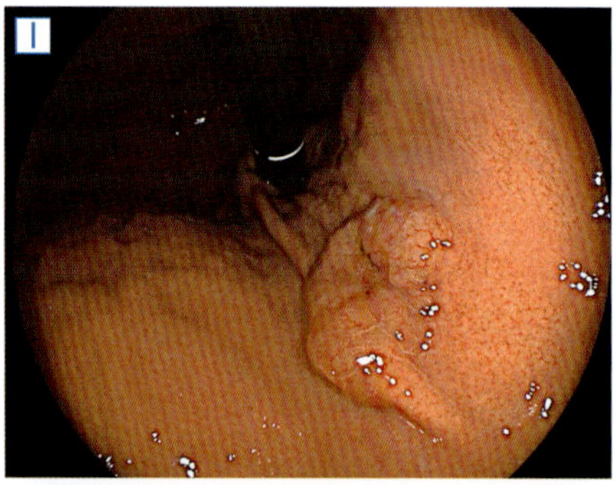
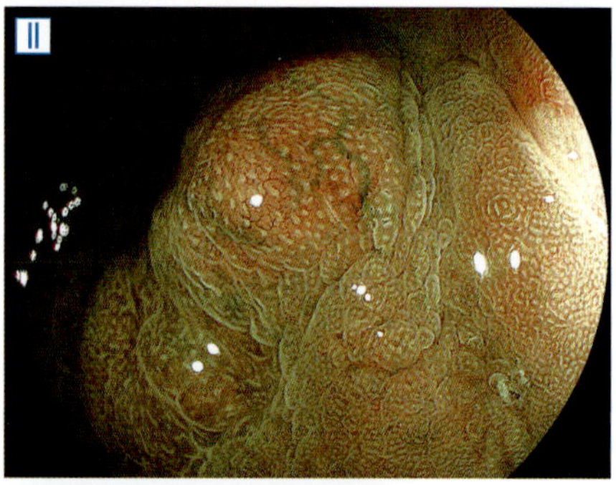
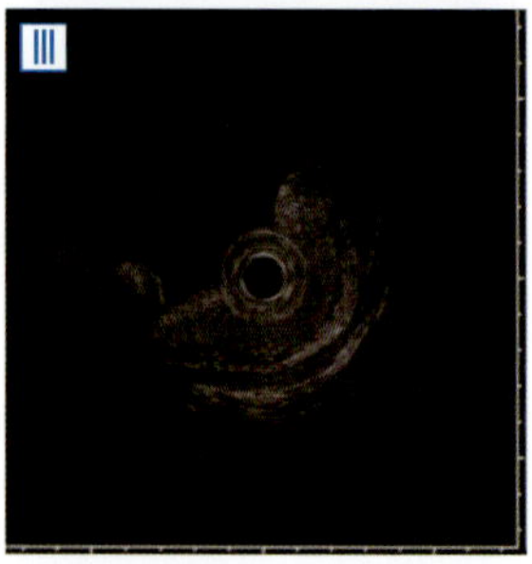
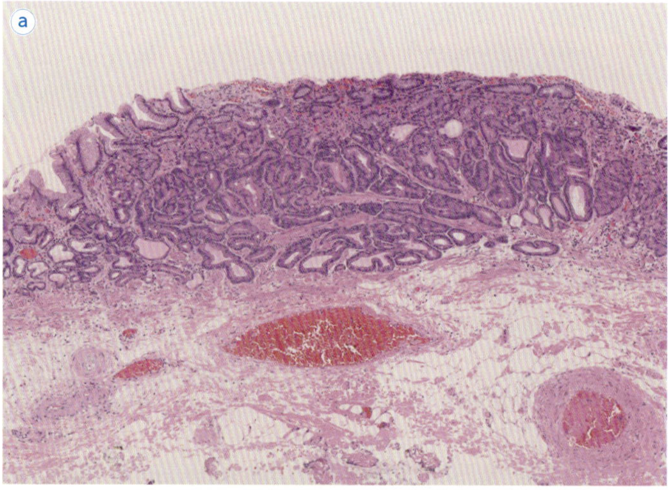
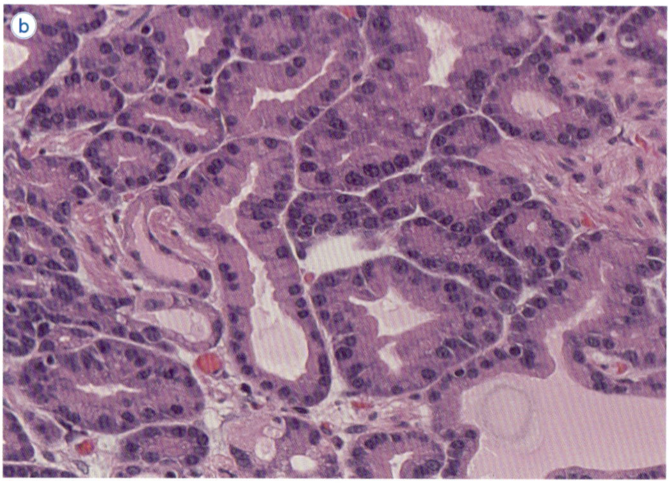

Ⅰ 内镜下图像，Ⅱ 内镜下图像（窄带成像），Ⅲ 超声内镜图像
a HE 染色切片（组织全貌），b HE 染色切片（高倍放大）

## 临床医生的疑问

❶ 胃底腺型腺癌的病理学诊断标准是什么？
❷ 胃底腺型腺癌和胃底腺黏膜型腺癌的差别有哪些？

## 病理切片的解读

- 切片显示病变呈轻度隆起，黏膜中层至深层腺管密度增高（ⓐ）。表层为无异型性的腺窝上皮覆盖，与背景的胃底腺形成清晰的界面，可见胃底腺区域的腺管增生。腺管呈不规则的蜿蜒和分支，部分腺管延伸至黏膜肌层内（ⓐ*）。
- 高倍镜下，腺管由具有同质性的细胞构成，细胞质呈嗜酸性，细胞核也相应增大。由此判断，肿瘤是由与胃底腺相似的细胞形成的，但与此同时，这些细胞在HE染色下，与胃底腺的任何细胞都无明显分化特征（ⓑ）。❶

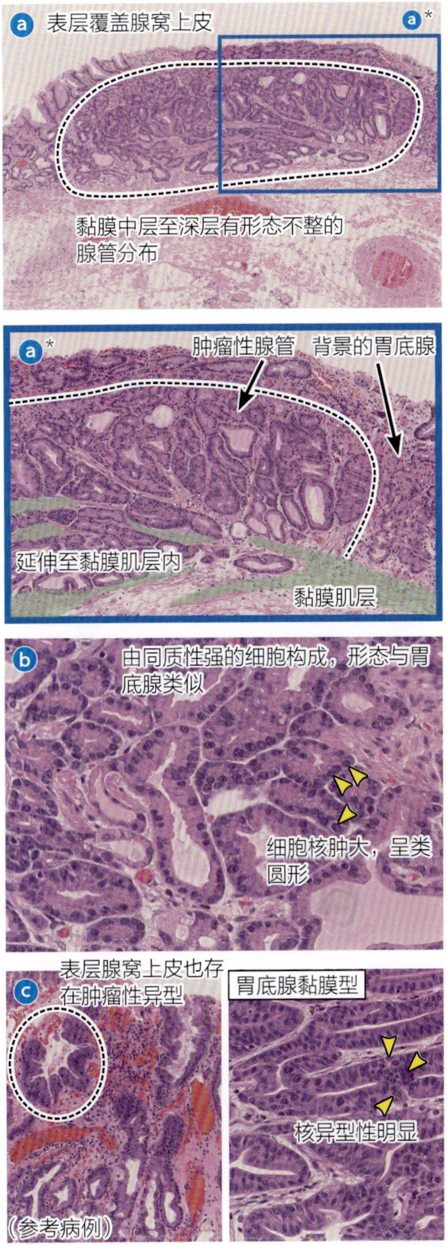


## 病理诊断

**病理诊断** 胃底腺型腺癌（adenocarcinoma of fundic gland type）

**鉴别诊断**

- **胃底腺息肉**：细胞无异型性，由胃底腺固有的各种细胞构成，如主细胞和壁细胞等。
- **幽门腺腺瘤**：与同源的胃型肿瘤类似，但由具有细颗粒状及黏液性状细胞质的幽门腺样的同质性细胞组成（参见第3章第2节）。

**+α知识（附加知识）**[1]

- **胃底腺型腺癌**是一种具有胃底腺（主要为主细胞）分化倾向的肿瘤。免疫组织化学显示主细胞呈MUC6和胃蛋白酶原1阳性，壁细胞呈$H^+-K^+-ATPase$（质子泵）阳性，两者以不同比例混合存在。一般预后较好，特别是局限于黏膜内的病例。但由于有高级别病例和高侵袭性病例存在，因此本病在日本被归属为癌（恶性）。2019版WHO肿瘤分类将局限于黏膜内的病例称为泌酸型腺瘤（oxyntic gland adenoma），将浸润至黏膜下层以下的病例称为胃底腺型腺癌。
- **胃底腺黏膜型腺癌**是一种除了具有胃底腺分化倾向外，还具有腺窝上皮分化倾向的肿瘤，属于胃底腺型腺癌的亚型。肿瘤腺管在表层显示出腺窝上皮分化倾向。与单纯的胃底腺型腺癌相比，细胞异型性和侵袭性往往更高（ⓒ）。❷

### 参考文献

[1] 八尾隆史，他：胃底腺黏膜に発生する腫瘍の組織分類の新展開 胃底腺黏膜に発生する腫瘍の病理学．胃と腸，56：1299-1308，2021.

**一句话点拨** 当观察到类似于胃底腺（主要由主细胞组成）的同质性腺管呈不规则增生时，应考虑胃底腺型腺癌的可能性。

难易度 ★★☆

# 9 凹陷中央隆起的平坦凹陷型病变

佐野直樹，三浦義正

**病例** 男性患者，56 岁。两年前接受幽门螺杆菌根除治疗。常规上消化道内镜检查发现胃体中段小弯区有一红斑区域，周围存在轻度黏膜皱襞集中变化。考虑为伴有溃疡的黏膜下浸润型癌，患者治疗意愿强烈，进一步行内镜下黏膜切除术（ESD）进行治疗。

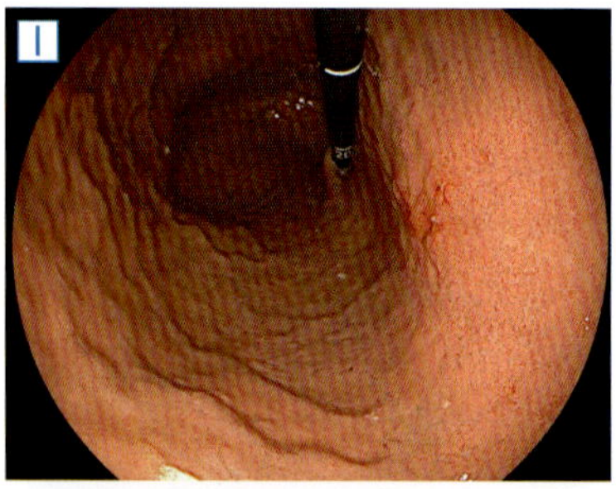


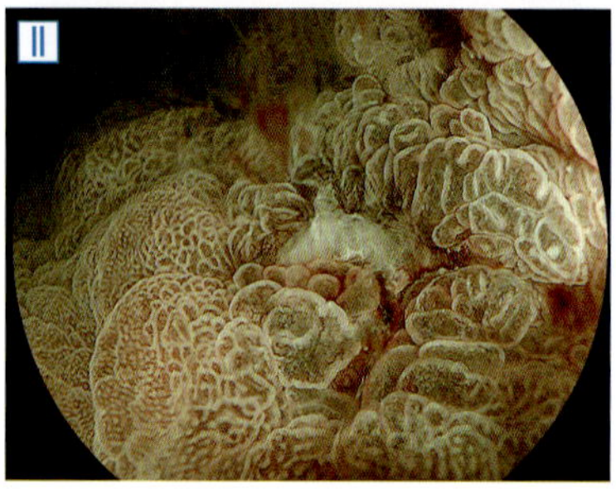


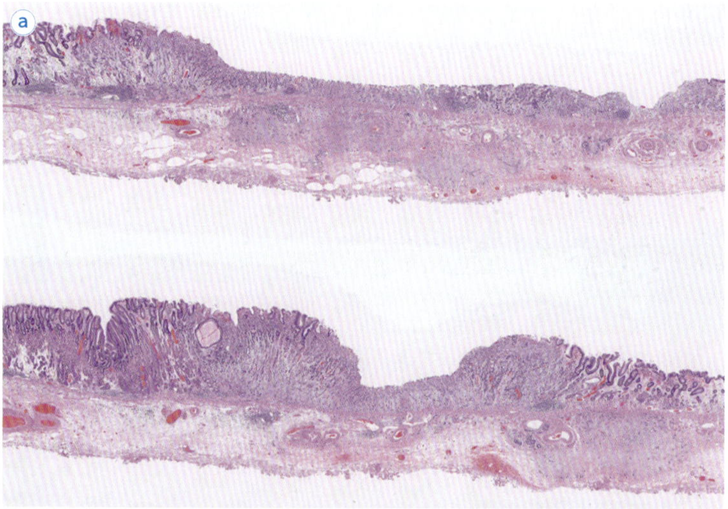


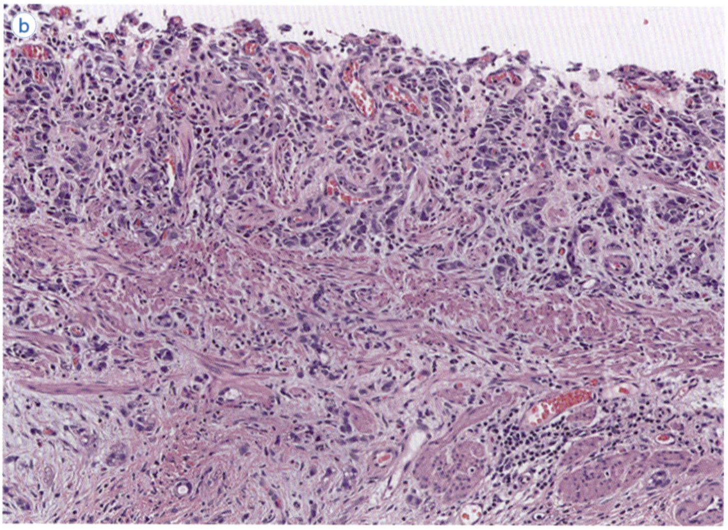


Ⅰ 内镜下图像
Ⅱ 内镜下图像（窄带成像）
a HE 染色切片（低倍放大）
b HE 染色切片（高倍放大）

## 临床医生的疑问

❶分化及未分化混合型癌中，未分化成分的占比应如何计算？

❷肿瘤性溃疡形成（ulceration，UL）在病理学角度应如何进行判断？

## 病理切片的解读

· 切片显示肿瘤在保留黏膜肌层的同时，向黏膜下层扩展。以黏膜肌层下缘起算，黏膜下层侵犯超过 500μm（a）。在病灶中央，低分化腺癌成分以非实性的形态穿越黏膜肌层的缝隙，向深层侵袭（b）。

· 黏膜边缘处可见不规则融合或连接的腺管成分构成的中分化管状腺癌，以“牵手型”方式排列，其中有腺腔结构模糊的低分化腺癌成分混杂，病灶界限不清（c）。**本病进行病理诊断时，只要有少量低分化成分存在，就应将其纳入“未分化型”的计算范围，**因此本例中病灶的绝大多数区域被归类为“未分化型”。❶

· 黏膜肌层的中断和肉芽组织或纤维化的存在，可以作为溃疡或溃疡瘢痕的判断依据。即便黏膜肌层未完全消失，如果平滑肌束呈现交错或肥厚样改变，以及出现明显的纤维化，也可以考虑为溃疡瘢痕形成（d）。❷

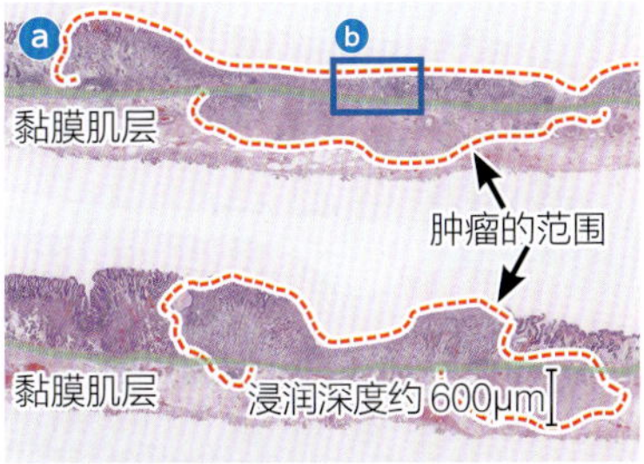


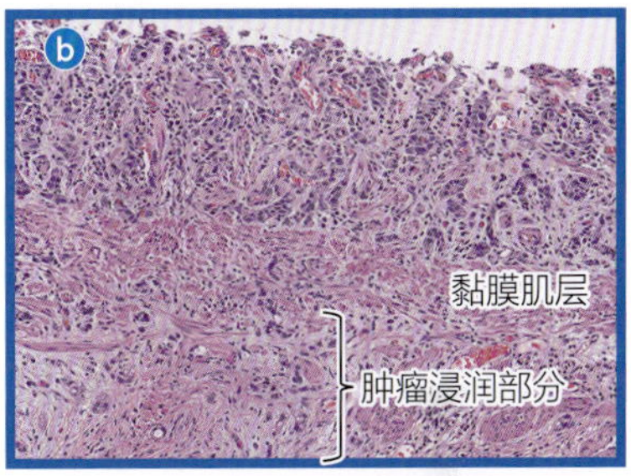


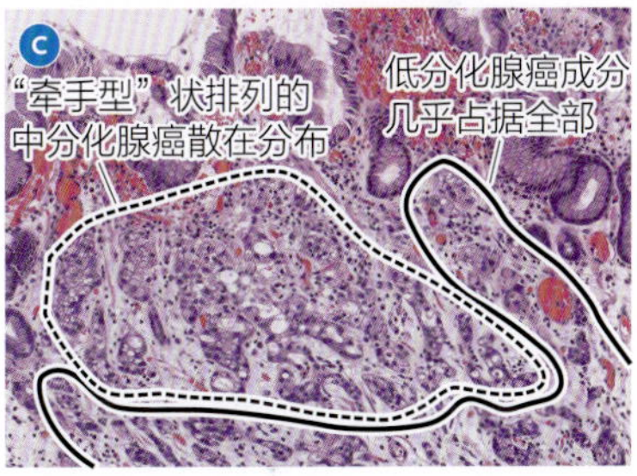


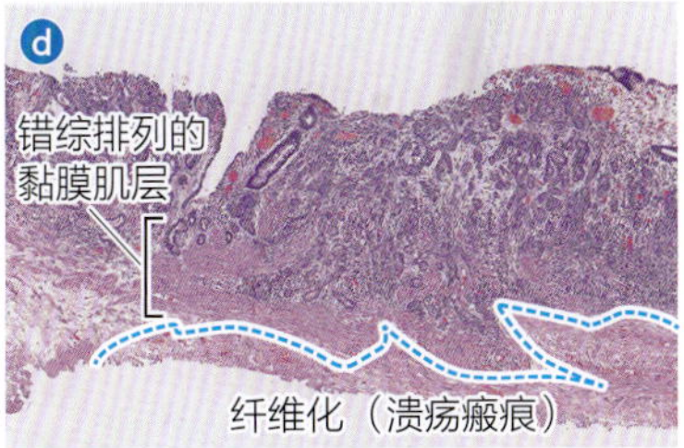


## 病理诊断

**病理诊断** 中低分化腺癌 [ 差黏附性癌（por2）＞中分化管状腺癌（tub2）]，pT1b2（SM2）（800μm），UL（+）

**鉴别诊断** 无特殊。

**+α 知识（附加知识）** **分化型胃癌与未分化型胃癌（中村·菅野分类）**[1]：

· 分化型包括乳头腺癌（pap）和高至中分化管状腺癌（tub1 ~ tub2），未分化型包括低分化腺癌（por）和印戒细胞癌（sig），它们分别相当于 Lauren 分类的肠型（intestinal type）和弥漫型（diffuse type），但两种分类的依据不同。中村·菅野分类是**根据微小胃癌只存在管状腺癌（分化型）和印戒细胞癌（未分化型）**的胃癌发生学理论而建立的分类，它们各有其临床病理学的特点（右下表）。

· 分化型胃癌有可能转化为未分化型胃癌，尤其**低分化腺癌和印戒细胞癌常以“牵手型”方式排列**，形成分化型和未分化型混合型胃癌的组织学表现。晚期的病例中，也可观察到一开始就属于未分化型的肿瘤相似的 4 型病变。

未分化癌和分化型癌的基本临床病理学特点

| | 未分化型癌（胃型） | 分化型癌（肠型） |
|---|---|---|
| 背景黏膜 | 胃固有黏膜 | 肠上皮化生黏膜 |
| 基本组织类型 | 印戒细胞癌 | 管状腺癌 |
| 进展样式 | 弥漫性 | 局限型 |
| 肉眼形态 | 凹陷型 | 隆起型或凹陷型 |
| 转移方式 | 经淋巴转移 | 血行转移 |
| 腹膜种植 | 存在 | 几乎不发生 |
| 好发年龄 | 好发于年轻人 | 好发于老年人 |
| 性别差异 | 好发于女性 | 好发于男性 |

### 参考文献

[1] 大倉康男：胃癌 病理学的分類 基本的な分類．胃と腸，52：9-14，2017.

**一句话点拨** 如果病灶内有低分化腺癌成分存在，即使量极少，也应将其归入“未分化型”的计算范畴。溃疡瘢痕的诊断则依据纤维化的程度来判断。

难易度 ★★☆

# 10 幽门螺旋杆菌根除治疗后发生的界限不清病变

佐野直樹，三浦義正

**病例** 男性患者，76岁。既往有幽门螺旋杆菌感染史，于20年前行根除治疗。近期行上消化道内镜检查，发现胃体下部后壁有一溃疡性病变，周围边界不清，呈隆起凹陷样改变。BLI放大内镜观察显示，病变区域的肠上皮化生或腺窝上皮之间存在杂乱交错的分界线（demarcation line，DL）。局部界线不清晰，提示黏膜内癌的可能性。病理检查结果明确为40mm的分化型胃癌，属于黏膜内癌范畴。进一步行内镜下黏膜剥离术（ESD）治疗。

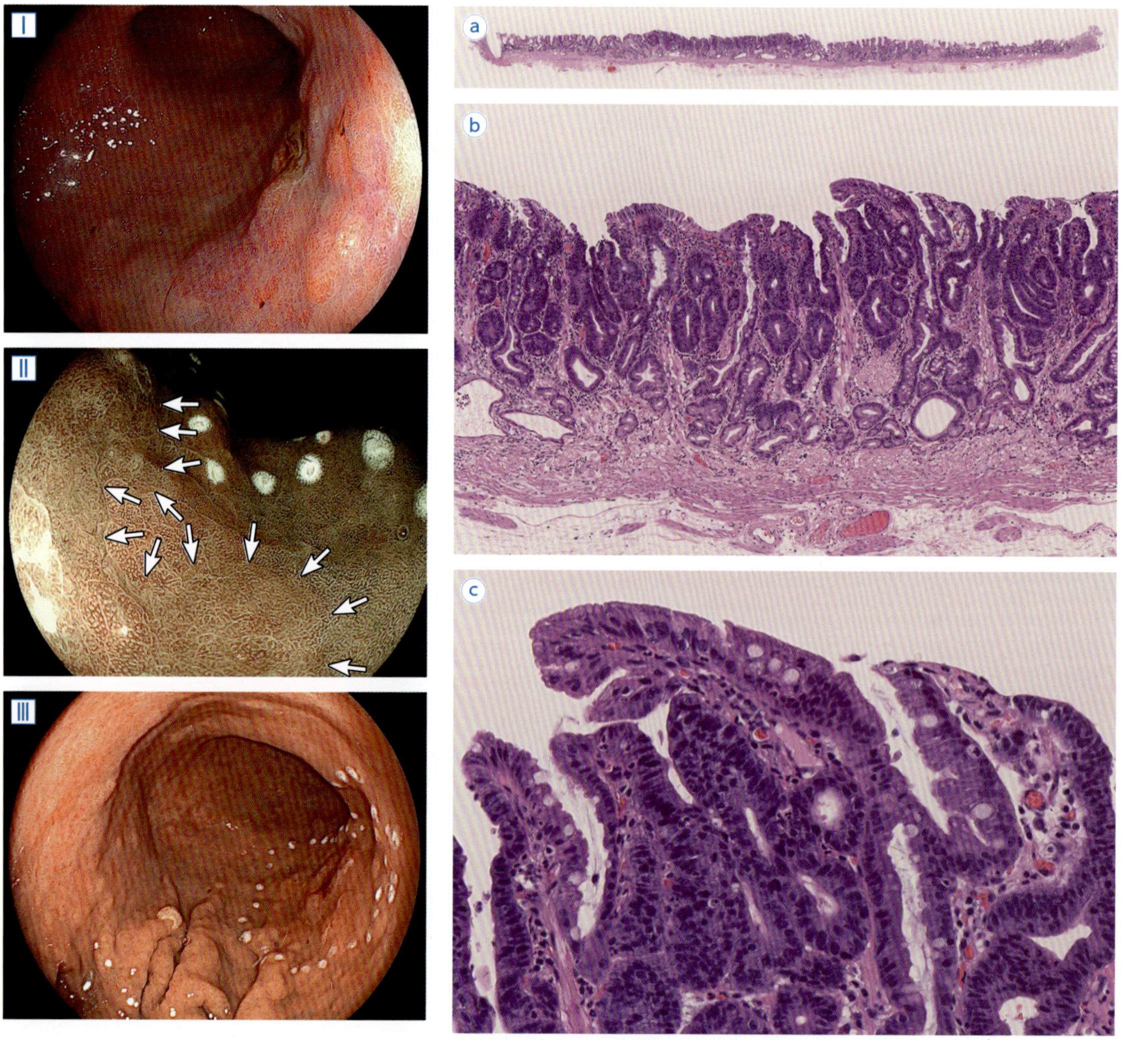


Ⅰ 内镜下图像［联动成像（Linked Color Imaging，LCI）］，Ⅱ 内镜下图像［蓝光成像（BLI）］，Ⅲ 内镜下图像
a HE染色切片（组织全貌），b HE染色切片（中倍放大），c HE染色切片（高倍放大）

**临床医生的疑问**

❶ 幽门螺旋杆菌根除治疗后发生的胃癌病理组织学特征包括什么?

## 病理切片的解读

- 切片显示黏膜层部分区域的腺管密度增高，呈现出青色的改变（a）。
- 在病变边缘，与黏膜层的不完全型肠上皮化生和腺窝上皮增生相邻部位，可见由不规则的肿瘤腺管构成的高分化管状腺癌（a*）。肿瘤腺管的表面被非肿瘤性的腺窝上皮覆盖，同时，也可见非肿瘤性的肠上皮化生腺管的存在。
- 肿瘤腺管呈不规则的分支和扭曲，但表层分化仍然存在（b）。
- 表层覆盖有低度异型的腺窝上皮，其中混有杯状细胞，呈不完全型肠上皮化生的特征，核较小（c）。沿着肿瘤腺管向深层延伸，可见与非肿瘤性腺管相连，表明该结构是肿瘤内镶嵌的非肿瘤性肠上皮化生腺管（a*）。
- 在病灶局部，表层虽有分化的倾向，但核形态不规则，极性紊乱，染色质增多，与肿瘤细胞特点一致（d）。上述现象反映了肿瘤成分本身的表层分化特征。

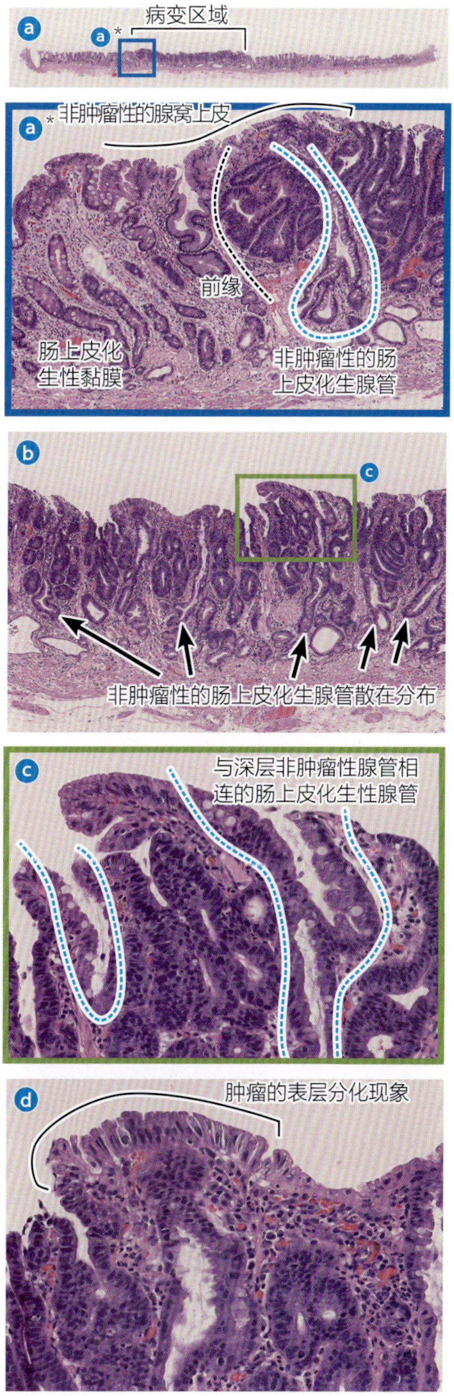


## 病理诊断

**病理诊断** 高分化管状腺癌［well-differentiated tubular adenocarcinoma（tub1）］

**鉴别诊断** 再生性异型上皮

**+α 知识（附加知识）** **幽门螺旋杆菌根除治疗后的胃癌**[1]：随着幽门螺旋杆菌根除治疗的普及，根除后发现胃癌的发生率也有所上升。根除后的胃黏膜受到根除前的慢性活动性胃炎的程度等因素的影响，呈现出多样化的变化。根除后的早期高分化管状腺癌，由于背景黏膜的改变也参与其中，内镜诊断的难度增加，病变的存在与否和病变范围的判断也变得困难。组织学上，①肿瘤内夹杂有非肿瘤性的腺窝上皮或肠上皮化生上皮，②肿瘤细胞在表层有分化的表现，是其特征性的表现。❶

**参考文献**

[1] 河内 洋，中野 薫：除菌後発見胃癌の病理診断 病理組織学的特徴を中心に．胃と腸，57：9-16，2022.

**一句话点拨** 幽门螺旋杆菌根除治疗后发生的胃癌，由于非肿瘤性上皮的覆盖和肿瘤细胞的表层分化，表层上皮细胞异型程度较低。

# 11 内部大量淋巴细胞浸润的高隆起型 2 型肿瘤

佐野直樹，三浦義正

**病例** 男性患者，61 岁。有糖尿病病史，门诊随诊治疗。因心前区疼痛行上消化道内镜检查，发现胃体下部大弯侧有一黏膜下肿瘤样隆起，表面有溃疡形成后，患者接受幽门侧胃切除术治疗。

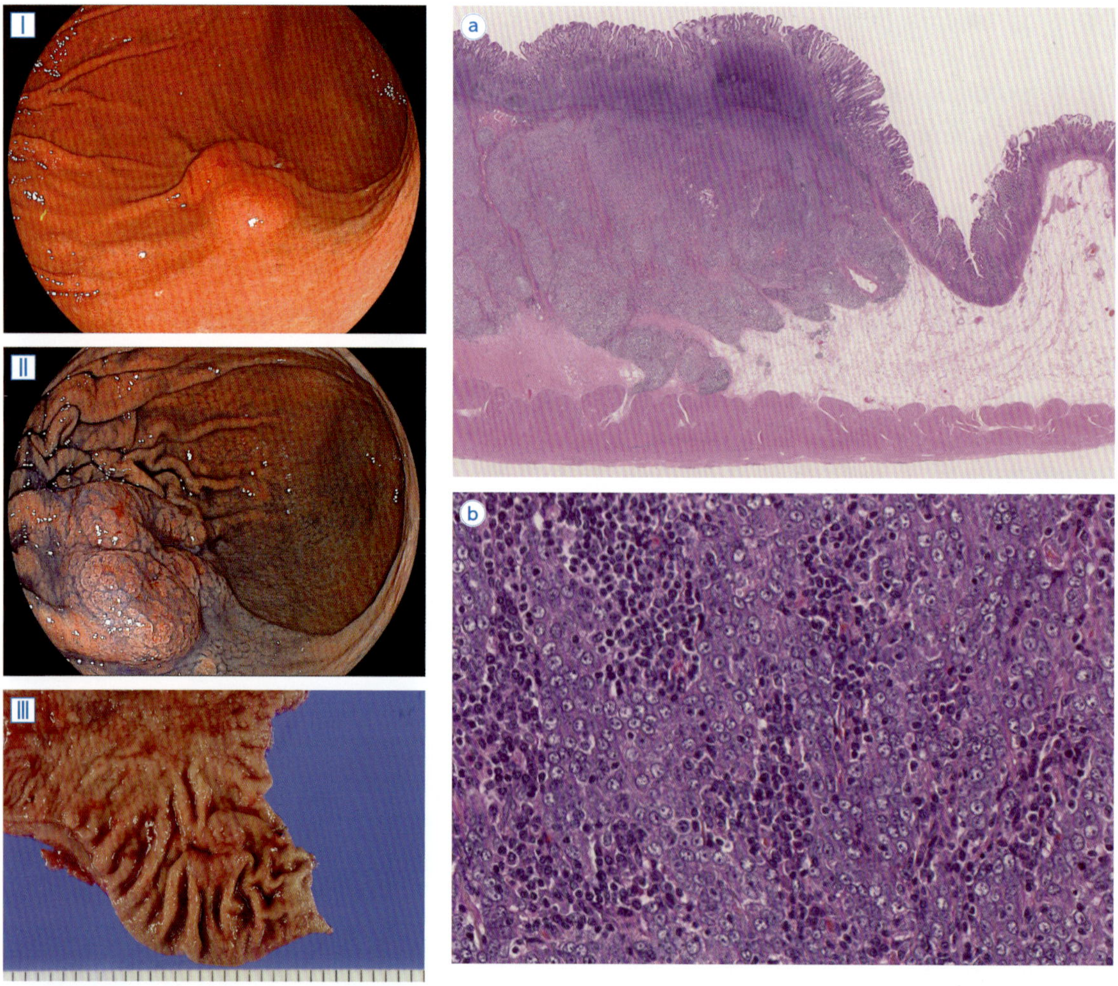

Ⅰ 内镜下图像，Ⅱ 内镜下图像（喷洒吲哚菁绿后），Ⅲ 手术切除标本（肉眼图像）
ⓐ HE 染色切片（组织全貌），ⓑ HE 染色切片（高倍放大）

## 临床医生的疑问

❶淋巴细胞浸润型胃癌和 EB 病毒相关性胃癌的本质相同吗？

❷淋巴细胞浸润型胃癌的病理学特征包括什么？

❸淋巴细胞浸润型胃癌可以通过活检进行诊断吗？

## ■ 病理切片的解读

· 切片显示病变部位的细胞密度高，呈现蓝色调（ⓐ）。这是由于苏木精染色阳性的细胞核密度很高所致，反映了肿瘤细胞的增殖活跃。这种情况下，肿瘤组织内纤维组织较少，细胞成分较多，被称为“髓样（medullary）”［与之相对的是“硬样（scirrhous）”，指的是纤维化程度较高的情况］。在病变的边缘部分，正常的黏膜层覆盖在向侧方生长的黏膜下层上，形成了黏膜下肿瘤样的外观（ⓐ）。

· 高倍镜下，可以观察到细胞群呈现不规则的形态，有的细胞融合成合胞体样或链状结构，细胞间界限模糊。细胞群内外均可见大量的淋巴细胞和浆细胞浸润（ⓐ*）。肿瘤细胞的核质比高，染色质呈粗颗粒状，核仁明显（ⓑ）。

· 本例使用原位杂交（in situ hybridization，ISH）法检测肿瘤细胞中的 EBV 编码的小 RNA 1（EBV-encoded small RNA 1，EBER1），结果为阳性（ⓒ），证实了肿瘤细胞受到 EBV 的感染，诊断为 EB 病毒相关性胃癌。

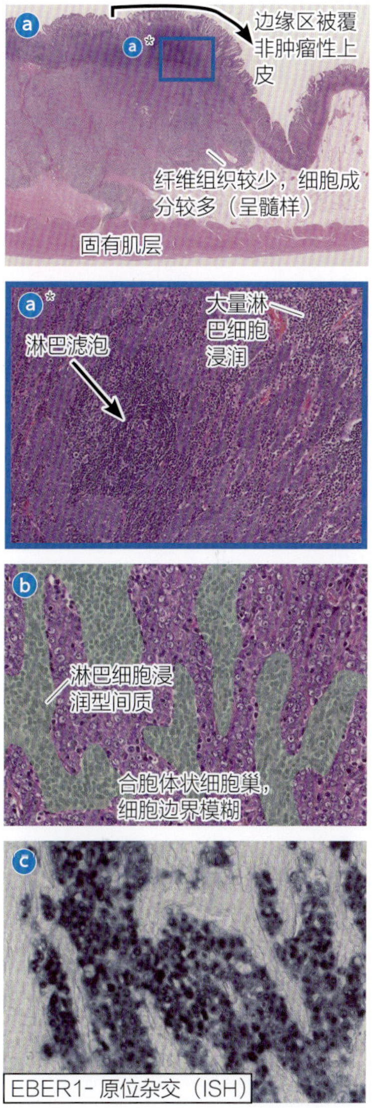


## ■ 病理诊断

**病理诊断** 淋巴细胞浸润型胃癌（carcinoma with lymphoid stroma）/EB 病毒相关性胃癌（Epstein-Barr virus-associated gastric carcinoma）

**鉴别诊断**

· **低分化腺癌**：低分化腺癌多数伴有明显的纤维化反应，呈现硬癌的特征。

· **恶性淋巴瘤**：其特征是病灶内有丰富的淋巴样肿瘤细胞，因此在活检时应格外注意与本病相辨别。

**+α 知识（附加知识）**

· **淋巴细胞浸润型胃癌**是一种占胃癌总数约 10% 的罕见亚型，**其特征是肿瘤间质被大量的淋巴细胞浸润，多为中分化至低分化腺癌。**大部分与 EB 病毒（Epstein-Barr virus，EBV）感染相关，但小部分是由于 DNA 错配修复蛋白（mismatch repair protein Mlh1，MLH1）合成异常所致。❶❷ 前者在肿瘤细胞中表达 EB 病毒相关蛋白，后者在肿瘤细胞中表达异常的 DNA 错配修复蛋白，因此导致肿瘤组织被淋巴细胞（主要是 $CD8^+$ 细胞毒性 T 细胞）识别和攻击，因此本类型的预后较通常型的胃癌更好。如果活检能够取得并观察到典型的组织形态，可以进行诊断。❸

· **EB 病毒相关胃癌**：该类型胃癌以男性为主，多发生于胃贲门部至胃体上部，或者术后的残胃。有时可见同时性或异时性的多发病灶。患者常合并幽门螺旋杆菌相关的慢性活动性胃炎。诊断依据是组织病理学检查，通过原位杂交（ISH）法检测病毒 RNA，即 EBER1。

· MLH1 在正常细胞中，通过免疫组化染色可观察到其蛋白在细胞核内呈阳性表达。但由于 MLH1 基因的突变或启动子区域的甲基化，会导致其蛋白在细胞核内的表达缺失。**这种错配修复异常会引起微卫星的不稳定性（microsatellite instability：MSI）和肿瘤突变负荷（tumor mutation burden：TMB）的增加。**

**一句话点拨** 胃癌中淋巴细胞浸润显著者，应首先考虑 EB 病毒相关胃癌的可能性，其次应注意其是否是由错配修复异常导致的癌变。

# 12 浅凹陷形态的高级别透明细胞源性肿瘤

佐野直樹，三浦義正

**病例** 男性患者，65岁。有糖尿病病史，定期门诊治疗随访中。因心前区疼痛而行上消化道内镜检查，发现胃体下部大弯处有一个Borrmann Ⅱ型（表浅凹陷型）病变。行病理活检后，患者接受幽门侧胃切除术治疗。

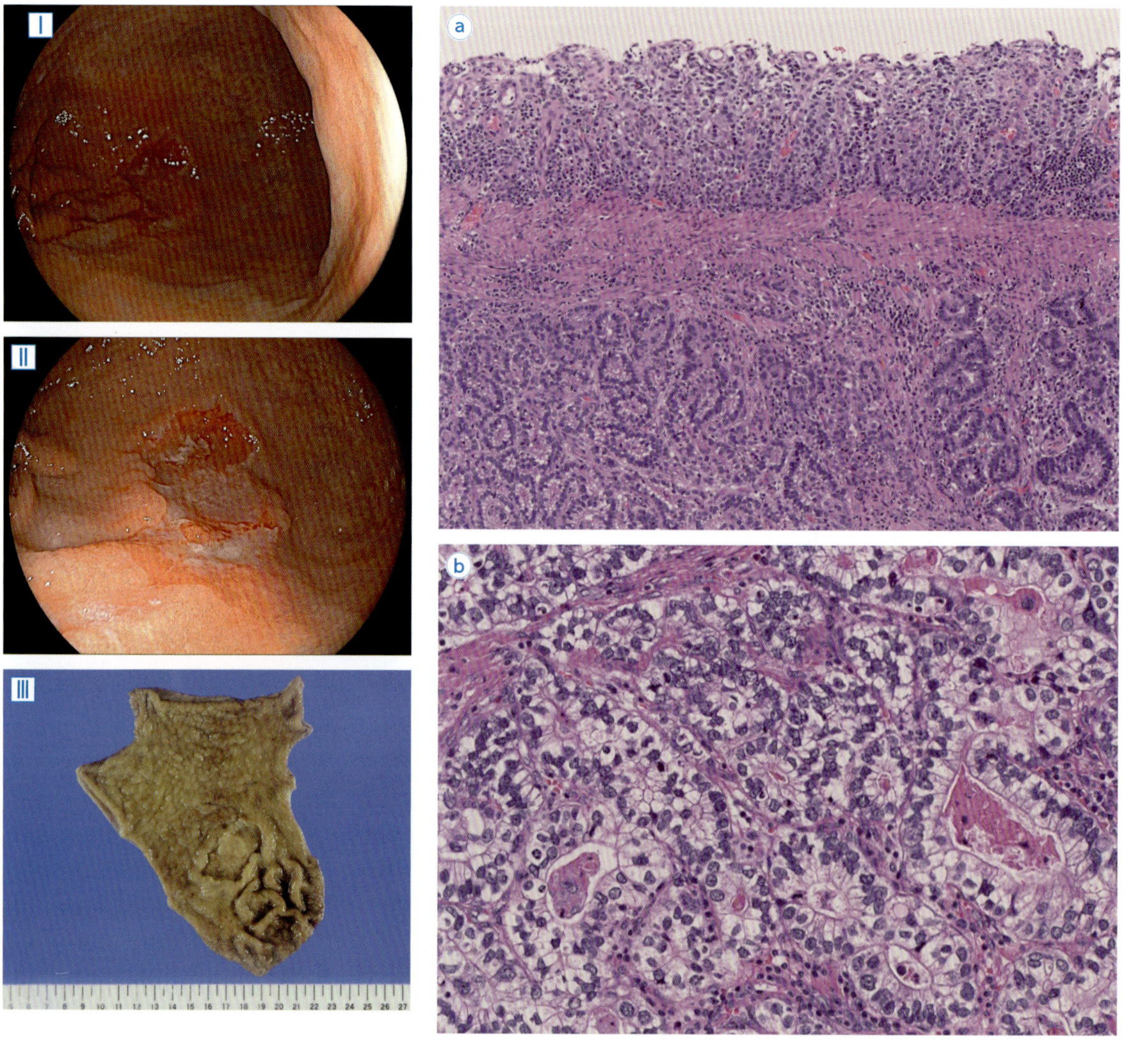

Ⅰ Ⅱ 内镜下图像，Ⅲ 手术切除标本（肉眼图像）
a HE染色切片（低倍放大，表层），b HE染色切片（高倍放大，深层）

## 临床医生的疑问

❶ 肠母细胞腺癌的病理学特征及诊断要点包括什么?
❷ 如要明确诊断，需要进行的免疫组化染色有哪些?
❸ 本病可以通过术前活检进行诊断吗?

## 病理切片的解读

- 切片显示腺癌细胞形成清晰的腺管结构，并在不破坏黏膜肌层的同时向黏膜下层浸润（a）。
- 肿瘤深部的细胞具有淡染的细胞质和显著的核异型改变，增殖活跃。❶ 肿瘤细胞可排列形成腺管结构（b），也可呈边界不清的低分化实体细胞巢样结构（c）。
- 免疫组化染色示：甲胎蛋白（alpha fetoprotein，AFP）(+)，磷酯酰肌醇蛋白聚糖 3（Glypican 3，GPC3）（+），spalt 样转录因子 4（spalt-like transcription factor 4，SALL4）（+）（d）。

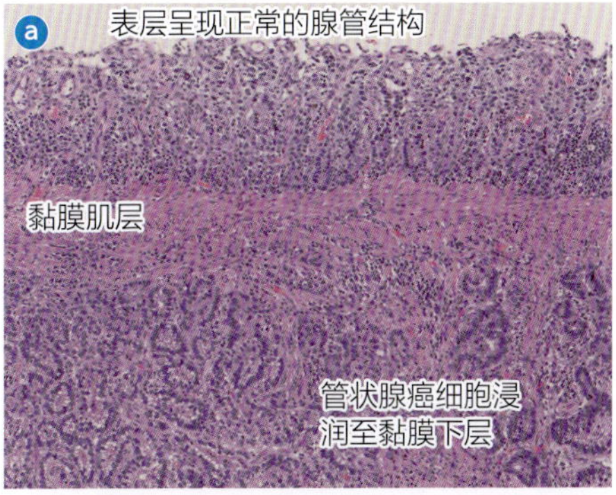


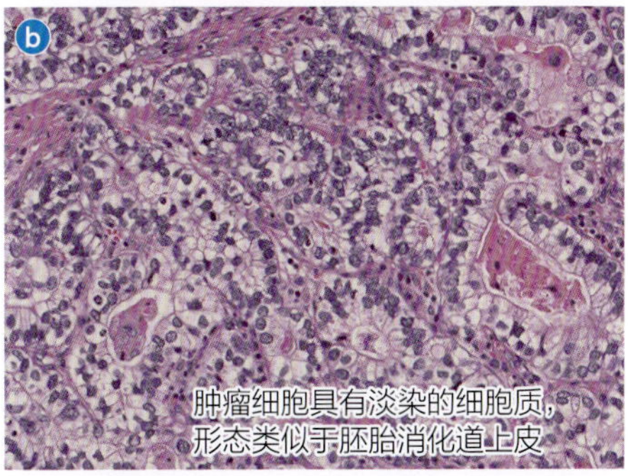


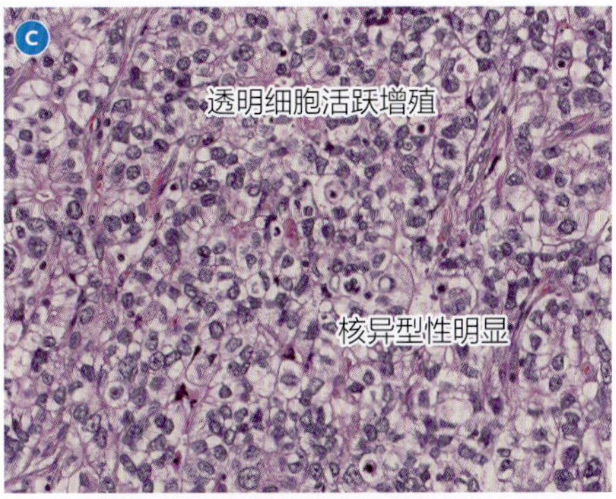


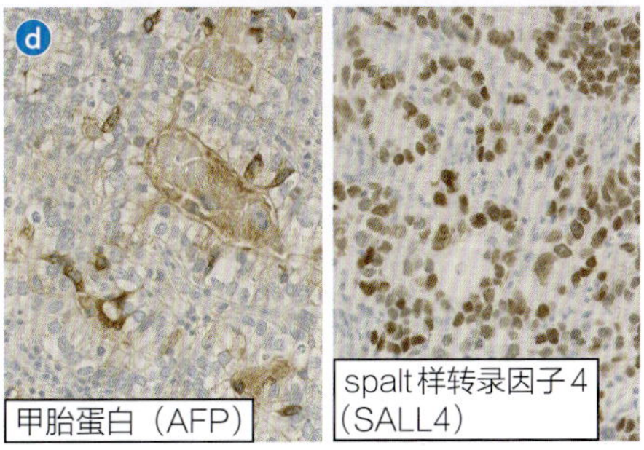


## 病理诊断

**病理诊断** 伴肠母细胞分化胃腺癌（又称肠母细胞腺癌，enteroblastic adenocarcinoma）

**鉴别诊断**

- **管状腺癌**：胎儿胃肠道样腺癌预后比普通的管状腺癌更差。诊断困难时，可行免疫组织化学检查以明确诊断。
- **内分泌细胞癌/混合性腺-神经内分泌癌**（mixed adenoneuroendocrine carcinoma，MANEC）：有时与胎儿胃肠道样腺癌表现相似。它们都具有高度恶性和易于肝转移的特点。

**+α 知识（附加知识）**

- **AFP 分泌性胃癌**：它是一种以血清 AFP 升高为特征，并伴有明显的静脉侵犯和肝转移倾向❶ 的胃癌，属于“以临床表现命名的疾病”的范畴。其组织学类型除了胎儿胃肠道样腺癌外，还可能为肝样腺癌或卵黄囊瘤样腺癌。
- **胎儿胃肠道样腺癌**：这是一种细胞质淡染且富含糖原的腺癌，与胎儿消化道上皮相似。即使不分泌 AFP，也被认为是与 AFP 分泌性胃癌同属于一种谱系的肿瘤，属于同一组织型的范畴，可通过组织形态和免疫组织化学检查进行诊断。免疫组织化学检查显示肝细胞和胚胎细胞标志物阳性，其中 AFP、Glypican 3 和 SALL4 的诊断价值较高。❷ AFP 的敏感性较低，而 SALL4 的敏感性和特异性较高。HER2 的过表达也是其特征之一。
- AFP 分泌型胃癌和胎儿胃肠道样腺癌是分化型胃癌（肠型胃癌，intestinal type）中恶性程度最高的类型。胚胎型消化道类癌的特征性形态多出现在黏膜下层以下的浸润部，因此术前活检诊断很困难。❸ 术前血清 AFP 水平的测定有助于诊断，但术后一般恢复正常。如果肿瘤具有 AFP 分泌能力，此时 AFP 就可以作为反映病情变化的血液肿瘤标志物。

**一句话点拨** 发现胞质淡染的腺癌成分时，应考虑伴肠母细胞分化胃腺癌。

# 13 与幽门螺旋杆菌感染无关的平坦型黏膜下隆起（SMT）

佐野直樹，三浦義正

**病例** 女性患者，48 岁。上消化道内镜检查发现胃体下部小弯前方有一轻度充血的黏膜下隆起病变，隆起程度不明显。病变表面覆盖正常的腺窝上皮，腺窝间部表层组织变薄或受到拉扯，可见粗大的树枝状血管和不规则的细小血管。超声内镜检查显示病变为低回声肿块，局限于黏膜下层（胃壁第 3 层）。

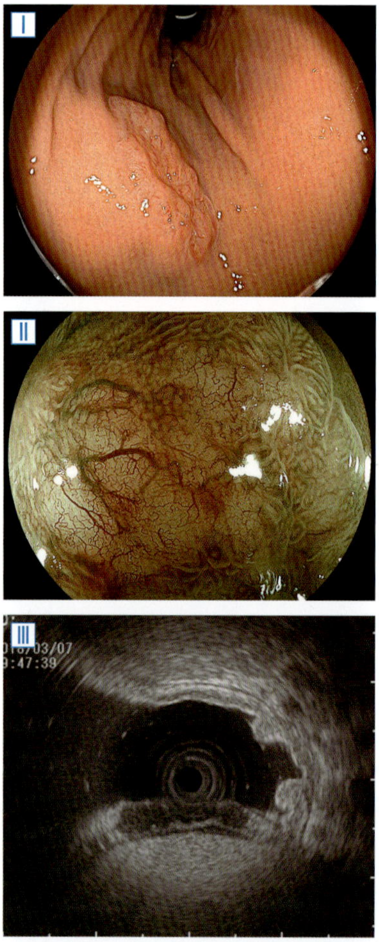

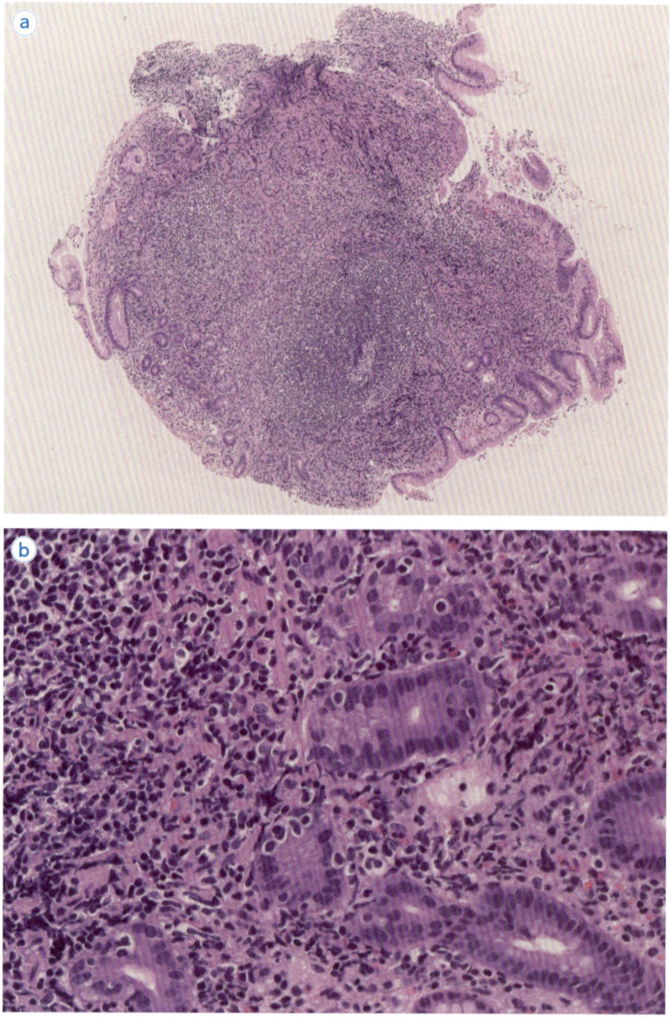

Ⅰ 内镜下图像，Ⅱ 内镜下图像（蓝光成像，放大），Ⅲ 超声内镜，ⓐ HE 染色切片（低倍放大），ⓑ HE 染色切片（高倍放大）

## 临床医生的疑问

❶淋巴上皮病变（LEL）是 MALT 淋巴瘤的特异性表现吗？
❷MALT 淋巴瘤的组织学起源是什么?
❸MALT 淋巴瘤行病理诊断存在困难的情况下，应如何进行应对?

## ■ 病理切片的解读

- 切片显示胃黏膜全层出现大量淋巴细胞浸润，尤其是深层，形成密集的淋巴滤泡（a）。
- 浸润的淋巴细胞大小不一，其中一些细胞质较透亮，被称为**单核细胞样 B 细胞（monocytoid B-cell）**。这些细胞还会侵入腺管上皮，形成**淋巴上皮病变（lymphoepithelial lesion，LEL）**（b）。
- **免疫组织化学：**
  - ▶ B 细胞标记物（CD20，CD79a）阳性，T 细胞标记物（CD3，CD5）阴性。CD20 染色可清楚地显示淋巴上皮病变（LEL）（c）。有浆细胞分化的病例则表现为 CD138 阳性。
  - ▶ 细胞角蛋白（AE1/AE3，CAM5.2）染色可清楚地显示上皮呈虫蚀样破坏的淋巴上皮病变（LEL）（d）。

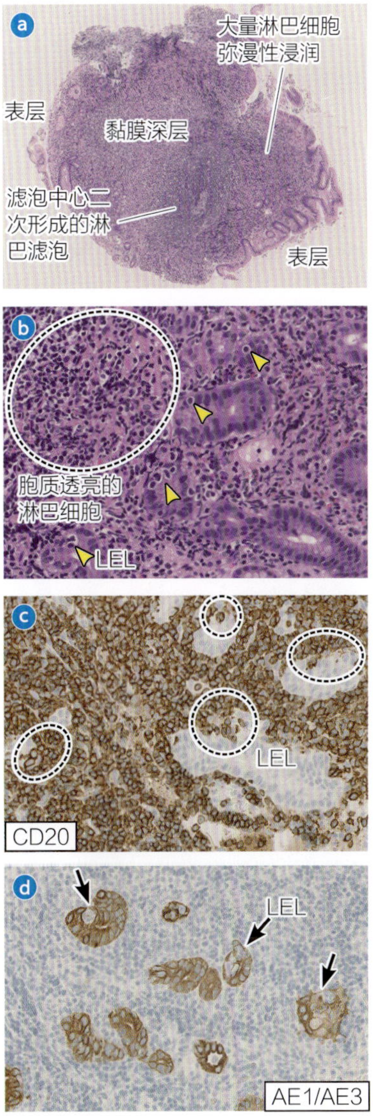


## ■ 病理诊断

**病理诊断** 黏膜相关淋巴样组织（MALT）淋巴瘤 [mucosa-associated lymphoid tissue (MALT) lymphoma]

**鉴别诊断**

- **反应性淋巴细胞浸润：**与胃炎的鉴别诊断有时较为困难。淋巴上皮病变（LEL）是黏膜相关淋巴样组织（MALT）淋巴瘤的特征性表现之一，但也可见于胃炎，故其特异性不高。❶
- **其他恶性淋巴瘤**（参见第 3 章第 3 节，表 1）。
- **腺癌：**由于淋巴上皮病变（LEL）的影响，上皮细胞层中可能出现印戒细胞样的细胞。这种细胞与淋巴细胞浸润型癌（参见第 2 章第 11 节）中的细胞相似，有时难以区分。

**+α 知识（附加知识）** MALT 淋巴瘤：

- MALT（黏膜相关淋巴组织）淋巴瘤是一种由幽门螺旋杆菌感染引起的胃炎持续存在而导致的淋巴细胞恶性肿瘤，仅通过幽门螺旋杆菌除菌就有可能治愈。该淋巴瘤主要发生在边缘带（marginal zone）的 B 细胞，有时伴有浆细胞分化。与幽门螺旋杆菌无关的 MALT 淋巴瘤则常有特异性基因易位，除菌治疗无效。❷
- 病变细胞的形态学特征包括生发中心细胞样细胞（centrocyte-like，CCL）、单核细胞样 B 细胞和向浆细胞分化的细胞，这些细胞不仅在上皮间形成淋巴上皮病变（LEL），还在淋巴滤泡中心形成浸润（滤泡定植，follicular colonization）。这些细胞的细胞质或核内可见免疫球蛋白封入体，分别被称为 Russel 小体和 Dutcher 小体。
- MALT 淋巴瘤的组织学特征不具有特异性，有时诊断困难。**检测克隆性（轻链限制，表现为 κ 链或 λ 链的偏倚）**是一种有效的方法。如果病变细胞有明显的浆细胞分化，可以用免疫组化或原位杂交（in situ hybridization，ISH）在切片上检测轻链限制。如果没有浆细胞分化，可以用流式细胞术检测轻链限制或基因易位。❸

**一句话点拨** 黏膜相关淋巴组织（MALT）淋巴瘤的诊断需要结合细胞形态、浸润方式（LEL）以及免疫组织化学和轻链限制的检测结果进行综合考虑。

难易度 ★★☆

# 14 半球形的胃黏膜下肿瘤

佐野直樹，三浦義正

**病例** 男性患者，52 岁。自 4 个月前起出现心前区疼痛不适，2 个月前因黑便至医院就诊。经上消化道内镜检查发现胃体中上部有一巨大的黏膜下肿瘤，肿瘤顶部有溃疡形成。经超声胃镜检查（EUS）确定，肿瘤起源于胃壁第 4 层，即黏膜下层。腹部 CT 检查显示，肿瘤最大径为 8cm。后进一步行外科手术治疗。

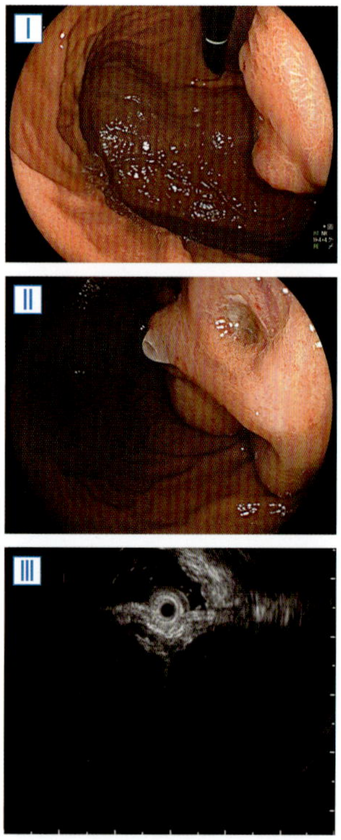
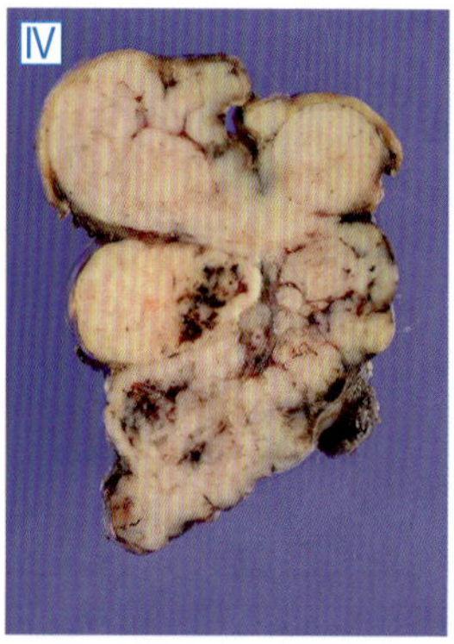
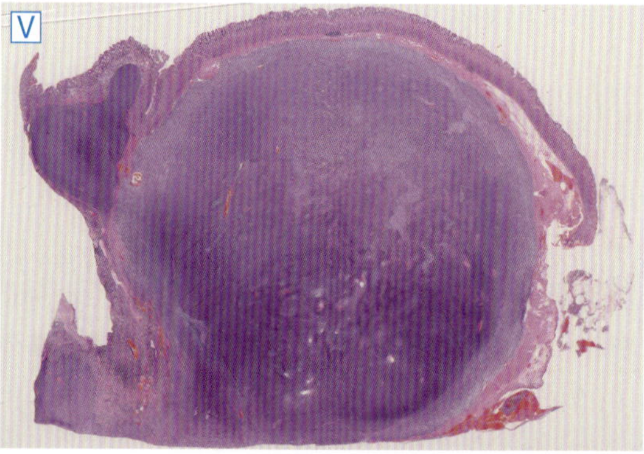
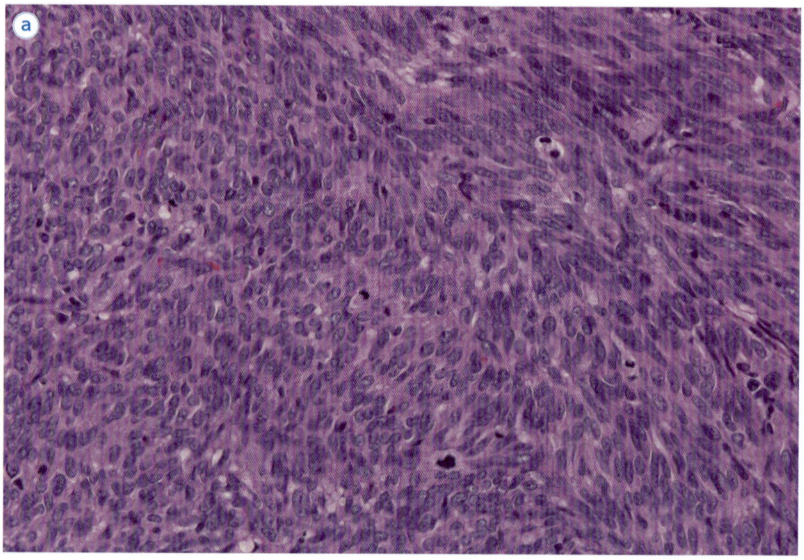

Ⅰ Ⅱ 内镜下图像，Ⅲ 超声内镜，Ⅳ手术切除标本（肉眼图像，剖面），Ⅴ HE 染色切片（低倍放大），ⓐ HE 染色切片（高倍放大）

## 临床医生的疑问

❶间叶组织肿瘤可以通过 HE 染色进行鉴别吗？胃肠道间质瘤（GIST）需要通过免疫组化染色才能确诊吗？

❷胃肠道间质瘤（GIST）恶性度的评估标准是什么?

## ■ 病理切片的解读

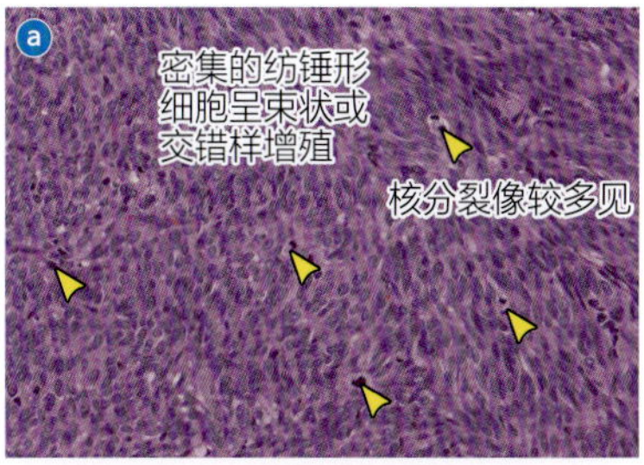


- 切片显示黏膜完整无损，肿瘤起源于固有肌层，向黏膜下层及更深部位生长（V）。
- 具有同质性的梭形细胞呈流水状密集增生，肿瘤组织内细胞密度高，染色质明显增多（a）。上述表现符合胃肠道间质瘤（GIST）特点。肿瘤最大直径为 8cm，核分裂数较多（约 30 个 /$5mm^2$），根据修订的 Fletcher 分类法，该患者属于高危风险组（下表）。
- 免疫组化染色示：KIT（+），DOG1（+），CD34（+）。

## ■ 病理诊断

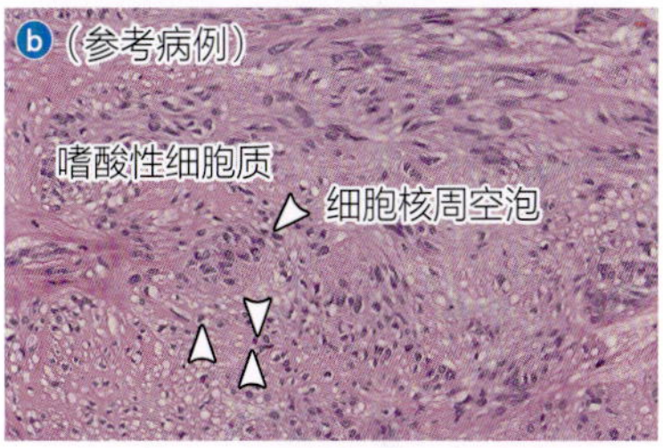


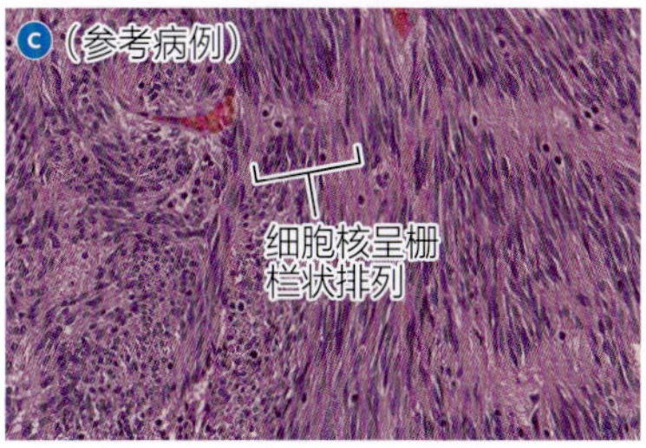


**病理诊断** 胃肠道间质瘤（gastrointestinal stromal tumor，GIST）

**鉴别诊断**

- **平滑肌瘤：** 免疫组织化学染色显示 α- 平滑肌肌动蛋白（α-SMA）和结蛋白（desmin）阳性。在消化道中，食管是首要好发部位（参见第 1 章第 9 节d）。
- **神经鞘瘤：** 免疫组织化学染色显示 S100 蛋白阳性，肿瘤血管壁有玻璃样变性，肿瘤边缘可见淋巴细胞集聚形成淋巴细胞套（lymphoid cuff）是其特征性表现。在消化道中，神经鞘瘤的发生率较低。
- **其他：** 消化道中还可见其他类型的梭形细胞肿瘤，包括**孤立性纤维瘤**（免疫组织化学染色显示 STAT6 蛋白阳性）和**硬纤维瘤**［免疫组织化学染色显示 β- 连环蛋白（β-catenin）在细胞核内聚集］。

**+α 知识（附加知识）** 胃肠道间质瘤（GIST）：

- Cajal 间质细胞是一种存在于消化道固有肌层的特殊细胞，被认为是消化道平滑肌的起搏细胞。其大多数表达 c-kit 基因突变产物，即 KIT 蛋白，也有少数表达血小板源性生长因子受体 α（platelet-derived growth factor receptor α，PDGFRA）基因突变产物。在 KIT 阴性的 ICC 中，DOG1 蛋白的免疫组织化学染色是有用的辅助诊断手段。
- 消化道间质瘤具有多种组织形态类型，如类似平滑肌瘤的形态（b）、细胞核呈栅栏状排列的形态（c）及上皮样形态（epithelioid）。虽然 HE 染色可以在一定程度上缩小诊断范围，但免疫组化染色对于明确诊断至关重要。❶

GIST 的风险分级（修订的 Fletcher 分级）[1-2]

| | 肿瘤直径（cm） | 核分裂像数目（/50HPF）* | 原发部位 |
|---|---|---|---|
| 极低风险 | ≤ 2.0 | ≤ 5 | — |
| 低风险 | 2.1 ~ 5.0 | ≤ 5 | — |
| 中风险 | ≤ 5.0 | 6 ~ 10 | 胃 |
| | 5.1 ~ 10.0 | ≤ 5 | |
| 高风险 | — | — | 肿瘤发生破裂 |
| | > 10.0 | — | |
| | — | > 10 | — |
| | > 5.0 | > 5 | |
| | ≤ 5.0 | > 5 | 胃以外 |
| | 5.1 ~ 10.0 | ≤ 5 | |

＊现在建议以 $5mm^2$ 为单位进行计数，而非每个高倍视野的计数方法。

- **风险分级：** 日本普遍使用修订的 Fletcher 分级（上表）。WHO 分级则考虑了肿瘤的发生部位，将 GIST 的风险更细化为 Miettinen 分级。❷ 两者大致相似。肿瘤破裂或胃以外部位原发是 GIST 预后不良的因素。

**参考文献**

[1] Joensuu H：Hum Pathol, 39：1411-1419, 2008.
[2] Rutkowski P, et al：Eur J Surg Oncol, 37：890-896, 2011.

**一句话点拨** 消化道间质瘤（GIST）的组织学形态多变，确诊需要依靠免疫组织化学染色。

# 第3章 十二指肠［不包括十二指肠大乳头（Vater 乳头）］· 小肠 · 阑尾

# 0 正常结构和病变的特征

## ■ 十二指肠 · 小肠的正常结构

· 小肠由十二指肠、空肠和回肠三部分构成。十二指肠从胃幽门处开始，分为球部、降部、水平部和升部四段。十二指肠升部与空肠之间的过渡区域被 Treitz 韧带固定。（图 1）。

· 十二指肠降部有两个重要的解剖结构，即副乳头和 Vater 乳头。副乳头是副胰管的开口部位，Vater 乳头是胆总管和主胰管合流后的开口部位（参见第 6 章第 0 节图）。

· 十二指肠和小肠肠壁结构与其他消化道相同，由五层组成，分别为**黏膜层、黏膜下层、肌层、浆膜下层和浆膜层**。

· 在器官发生学上，十二指肠位于前肠和中肠的交界处，与胆道和胰腺相邻。由于其与周围器官的解剖关系复杂，十二指肠的浆膜层在后段大多缺如，而在前段的某些区域则与周围器官浆膜相互延伸或融合。

· 在十二指肠球部向下行走的途中，黏膜层深部至黏膜下层可见分支管状的、分叶状的黏液腺，这些腺体被称为**十二指肠肠腺（也被称为 Brunner 腺）**（ⓐⓑ）。这些腺体约三分之一位于黏膜层，其余三分之二则位于黏膜下层。导管穿过黏膜肌层，在肠隐窝底部开口。这些腺体分泌碱性黏液，以中和从胃流入的强酸性消化液，其性质与幽门腺类似。

ⓐ 十二指肠

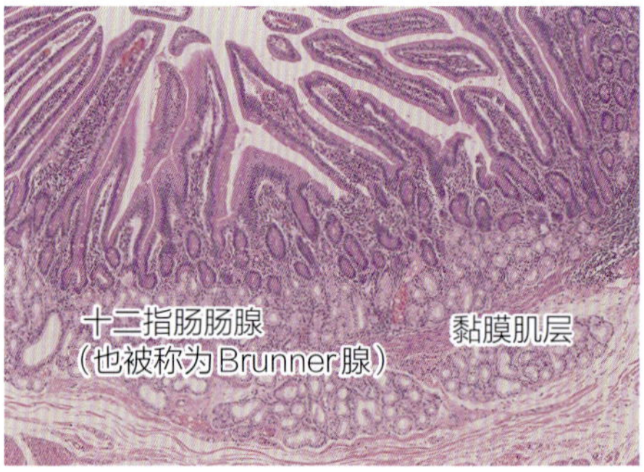


ⓑ 十二指肠

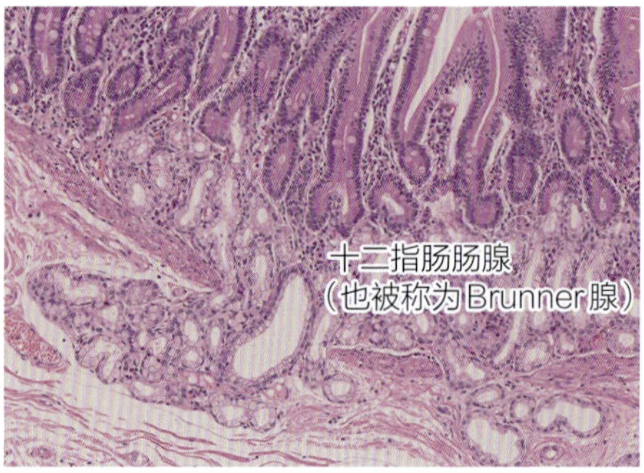


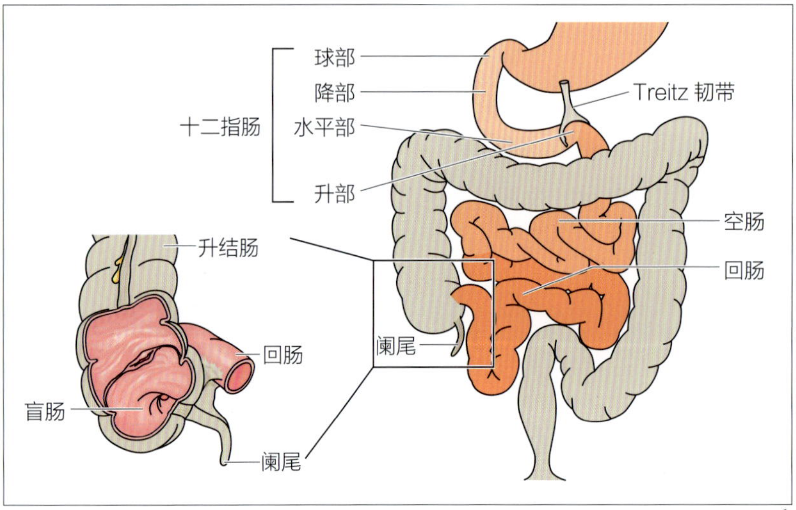


图 1　十二指肠 · 小肠的解剖

c 小肠（空肠）

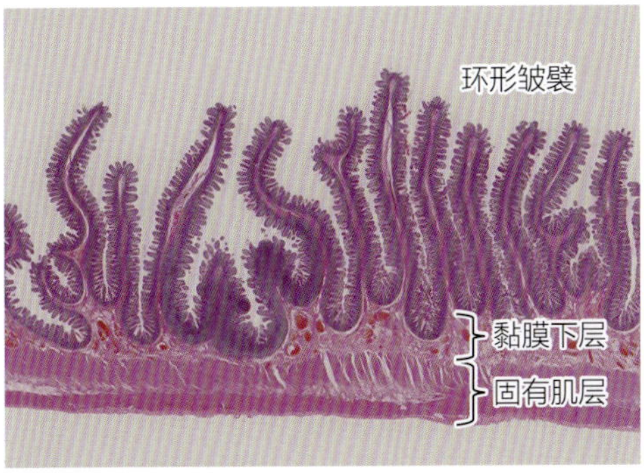


d 小肠（空肠）

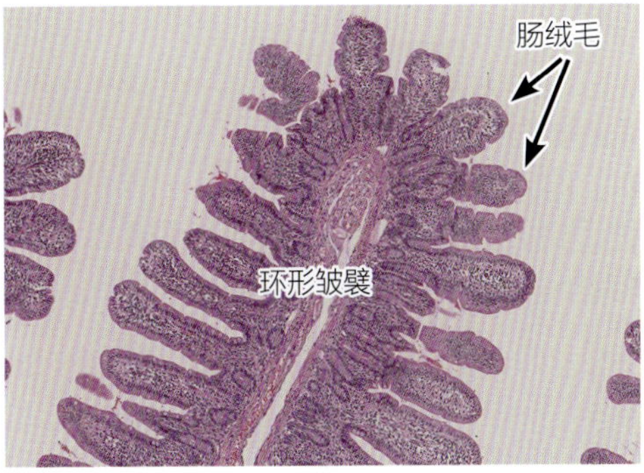


e 小肠（空肠）

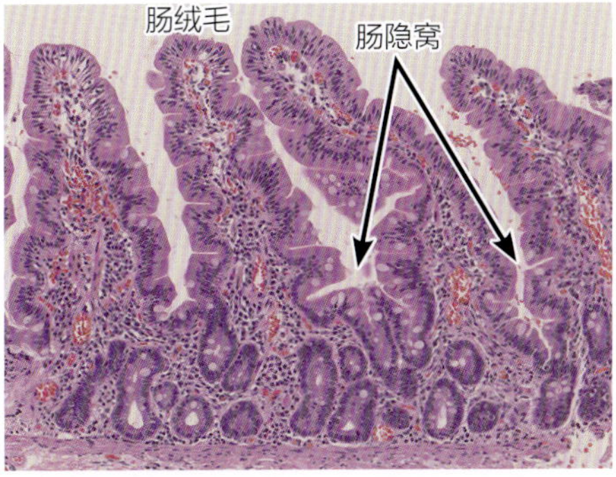


f 小肠（空肠）

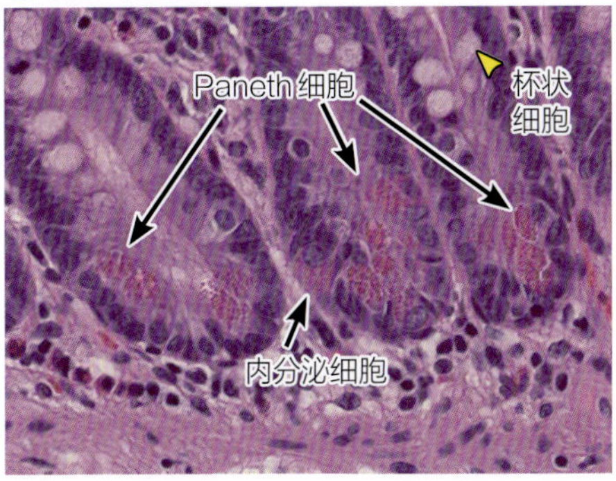


g 小肠（回肠）

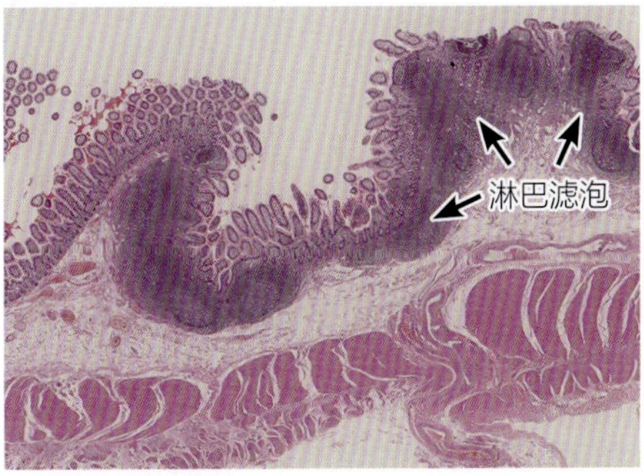


h 小肠（回肠）

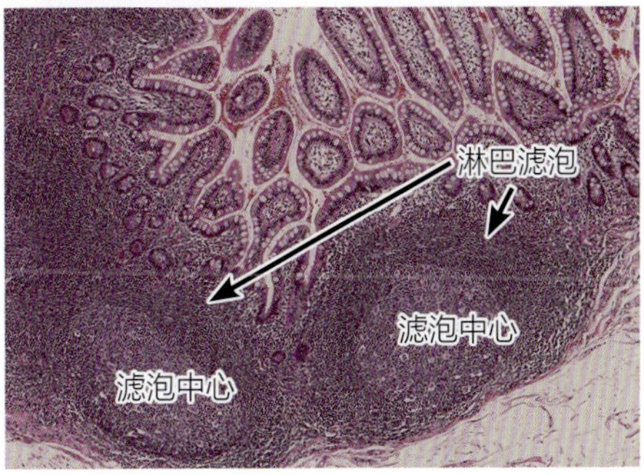


- 黏膜表面有许多环形的**皱襞**，形态犹如“蛇腹”（c d）。这些皱襞在十二指肠远端至空肠近端部分尤为发达，而在回肠末端则不太明显。
- 小肠黏膜表面具有密集的指状突起结构，被称为肠绒毛（d e）。绒毛之间存在陷入的腔隙，被称为**肠隐窝**（e），肠隐窝底部附近有细胞增殖带。
- 肠绒毛表面大部分被吸收上皮细胞覆盖，这些细胞呈高柱状，具有**刷状缘结构**，其中混杂着少数的杯状细胞。在肠隐窝底部附近还可以观察到**Paneth 细胞和肠内分泌细胞**（e f）。Paneth 细胞是在细胞核上部具有粗大的嗜酸性颗粒的细胞，这些颗粒中含有杀菌物质和免疫球蛋白。肠内分泌细胞则是在细胞核下部具有微细的嗜酸性颗粒的细胞，这种细胞在十二指肠中分布最多，随着向空肠、回肠走行的方向逐渐减少。这些细胞会根据所在部位的不同而分泌不同的消化道激素。
- 回肠的淋巴组织十分发达，聚集形成名命为 Peyer 板的**集合淋巴小结**，特别是在回肠末端部分尤为丰富（g h）。淋巴滤泡分为仅由淋巴细胞聚集形成的初级滤泡和伴有生发中心的次级滤泡，而在 Peyer 板中，次级滤泡更为常见（h）。生发中心是指淋巴滤泡中的浅色区域，这里是淋巴细胞增殖和分化的地方。

## 阑尾的正常结构

· 阑尾是盲肠末端的 6 ~ 10cm 长的盲端（图 1）。其基本结构与大肠壁相似，但黏膜固有层和黏膜下层的淋巴组织高度发达，黏膜肌层多处断裂（ⓘⓙ）。大部分浆膜下层很薄，部分浆膜过渡为阑尾系膜。

ⓘ 阑尾

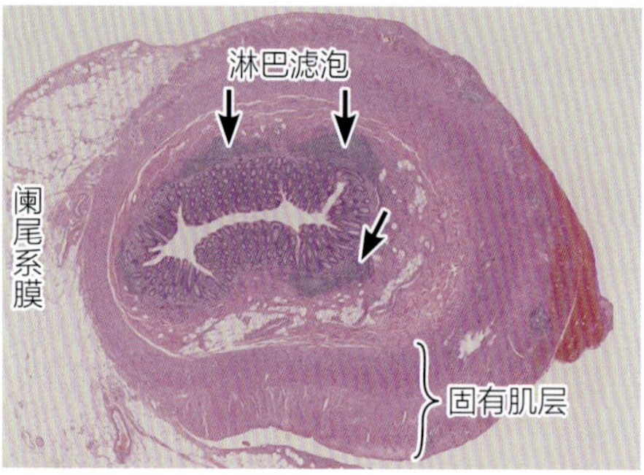


ⓙ 阑尾

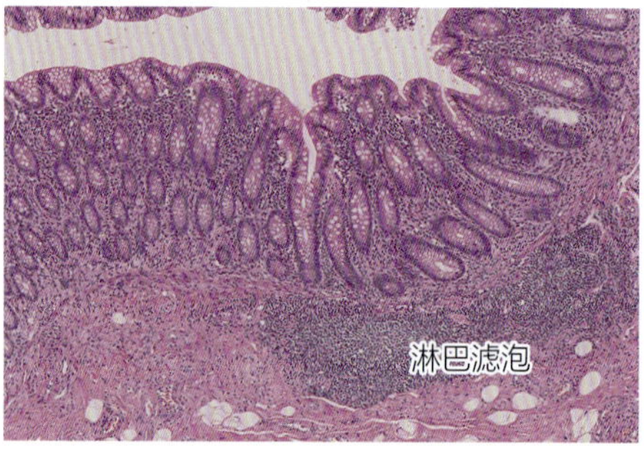


## 十二指肠标本的观察要点

· 在十二指肠中，Vater 乳头部位肿瘤占多数，但近年来，非乳头部位的肿瘤报道数目也有所增加。Vater 乳头属于胆道系统的组成部分之一，从肿瘤发生角度来看，该处发生的肿瘤可能来源于胆管或胰腺，因此明确肿瘤发生在乳头部还是非乳头部十分重要。

· 十二指肠的表面被肠上皮所覆盖，而在其深部则存在与胃幽门腺的形态和性质相似的 Brunner 腺（ⓐⓑ），这一结构具有介于胃和小肠的中间性质。九岛教授团队描述“十二指肠是被覆小肠上皮的胃”[1]，是非常形象贴切的。

· 主要的十二指肠非乳头部位上皮性肿瘤（Non-ampullary Duodenal Epithelial Tumors，NADET）包括腺瘤、癌以及表现出介于腺瘤和癌之间的中间形态的肿瘤（Neoplasm of Uncertain Malignant Potential，NUMP）[2]。这些肿瘤有多种表型，包括幽门腺型 /Brunner 腺型、胃底腺型、隐窝上皮型、肠型和胃肠混合型等。

· 除了 Vater 乳头部的肿瘤外，其他非乳头部十二指肠病变包括异位胃黏膜、Brunner 腺增生、神经内分泌肿瘤（类癌）、胃肠道间质瘤（GIST）、平滑肌瘤 / 肉瘤、异位胰组织和脂肪瘤等。

· 十二指肠与胰腺相邻，因此，除了原发性十二指肠癌外，还要考虑胰腺癌对十二指肠的浸润。

## 小肠标本的观察要点

· 随着双气囊内镜（double balloon endoscopy，DBE）的普及，小肠活检在临床的应用频率也日益增加。小肠标本的基本观察方法与大肠大致相同。

## 阑尾标本的观察要点

· **急性阑尾炎**是阑尾最常见的疾病，根据病情发展可分为卡他性、蜂窝织炎性和坏疽性（图 2）。前两者通常会通过瘢痕愈合，但坏疽性阑尾炎可能会引起全腹膜炎，通常需要通过外科手术切除。此外，部分患者可能经过自愈或抗生素治疗后转化为慢性阑尾炎。

▶ **卡他性阑尾炎**：阑尾炎性病变仅局限于黏膜层，表现为黏液分泌物增多等。很少导致组织结构的破坏。

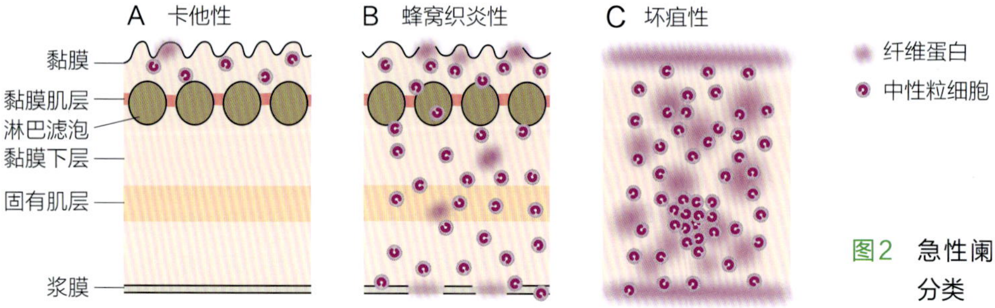


图2 急性阑尾炎的病理学分类

ⓚ蜂窝织炎性阑尾炎（肉眼图像，内腔面）

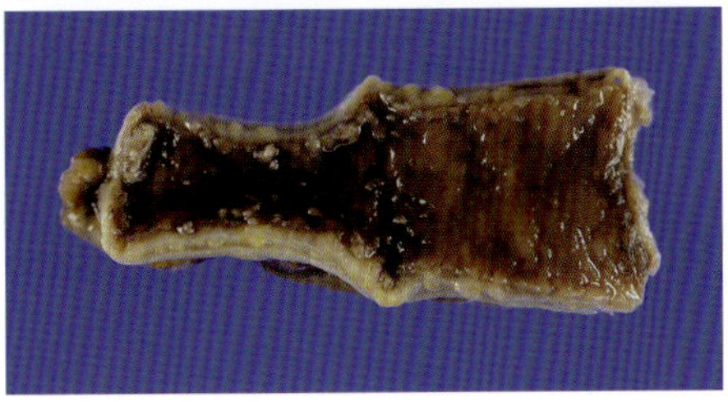

- ▶ **蜂窝织炎性阑尾炎**：中性粒细胞浸润扩展至管壁全层，包括浆膜下脂肪组织，但管壁结构保持完整（ⓚⓛ）。部分病例可有坏死或破坏，但基本结构未完全消失。若炎症波及浆膜表面，可引起腹膜炎。
- ▶ **坏疽性阑尾炎**：阑尾壁发生坏死，伴有高度炎症细胞浸润，管壁结构完全被破坏，有时甚至形成穿孔（ⓜⓝ）。腹膜炎症常累及周围组织器官。在此处特别提及，“坏死”指的是组织或细胞的死亡，“坏疽”指的是坏死的组织因继发细菌感染而发生剧烈变化的状态。
- ▶ **慢性阑尾炎**：该疾病的定义尚不明确，可能由急性阑尾炎自然愈合或抗生素治疗后所形成，其特征在于黏膜下层以下的淋巴细胞和浆细胞浸润或纤维化。有时会形成**阑尾周围脓肿**。

- **萎缩性病变**：阑尾因老化等原因导致整个壁层发生萎缩，内腔闭塞（fibrous occlusion/obliterans，ⓞ）。有时伴有神经纤维的增生。
- **阑尾肿瘤**：除了在大肠其他部位也可发生的包括增生性息肉和无蒂锯齿状病变（sessile serrated lesion，SSL）等在内的锯齿状病变和息肉外，还有阑尾特有的**低级别阑尾黏液性肿瘤（low-grade appendiceal mucinous neoplasm，LAMN）**（参见第 3 章第 6 节）和**杯状细胞腺癌（goblet cell adenocarcinoma）**（以前的杯状细胞类癌）（ⓟ）等。

**参考文献**


[1] 松本主之，他：座談会 十二指腸腺腫・癌の病理診断基準を検討する．胃と腸，54：1141-1168，2019.

[2] Hida R, et al：Am J Surg Pathol, 41：343-353, 2017.


ⓛ蜂窝织炎性阑尾炎（组织切片）

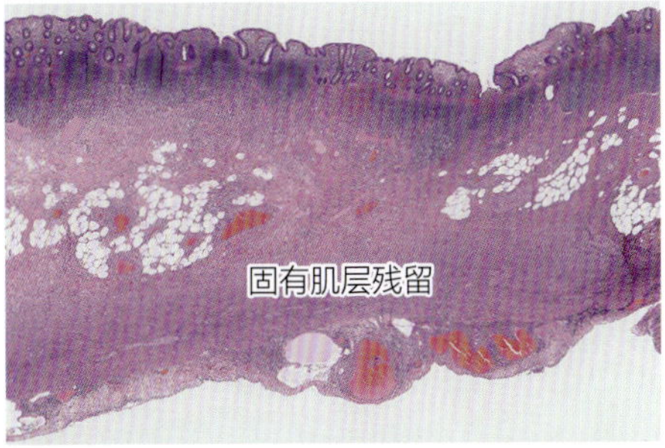


ⓜ坏疽性阑尾炎（肉眼图像，内腔面）

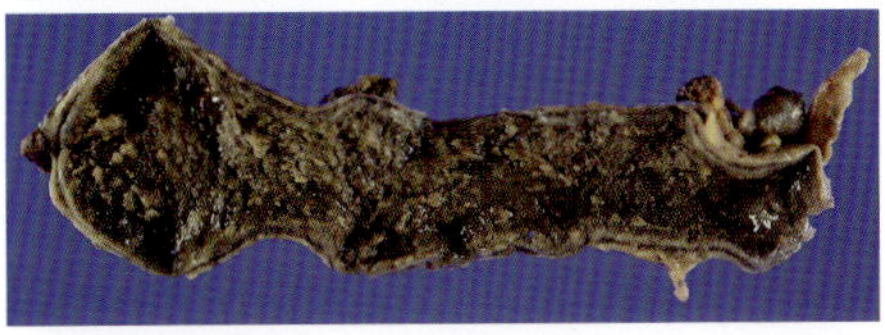

ⓝ坏疽性阑尾炎（组织切片）

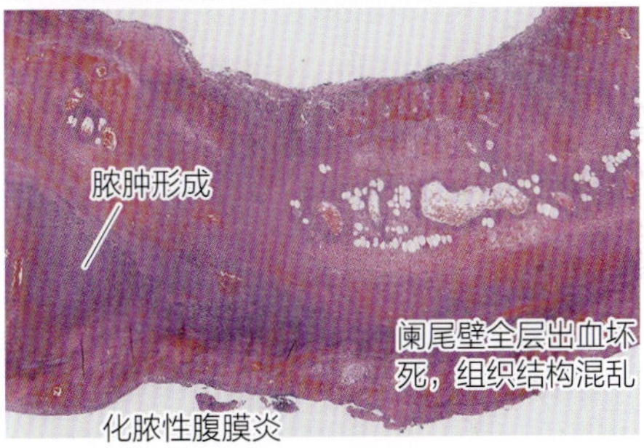


ⓞ阑尾腔纤维性闭塞（fibrous occlusion）

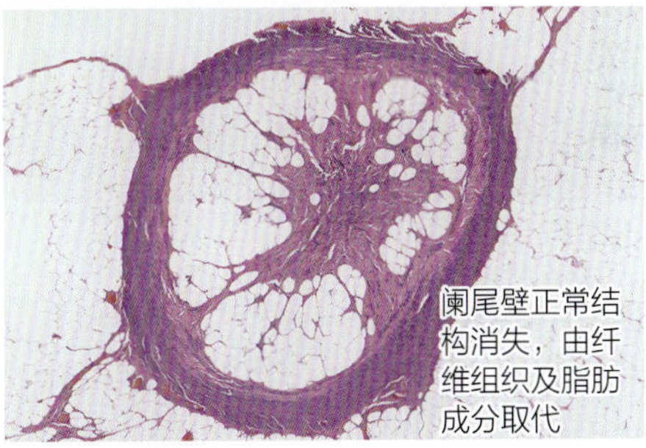


ⓟ杯状细胞癌

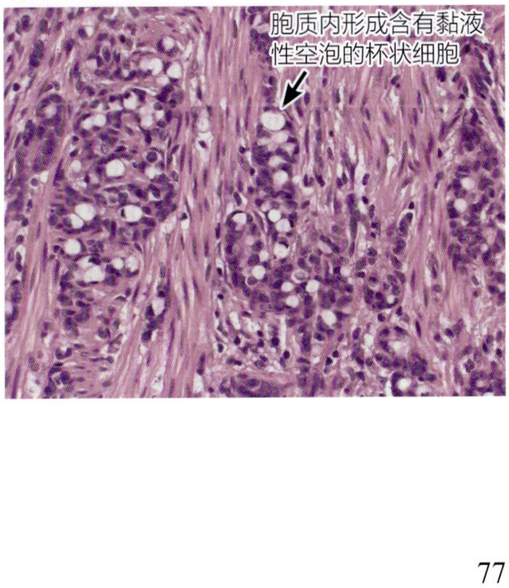

# 1 十二指肠球部多发无蒂颗粒结节

佐野直樹，三浦義正

**病例** 女性患者，49 岁。伴有胰腺导管内乳头黏液性肿瘤（IPMN）既往史，定期随访观察治疗。随访期间行上消化道内镜检查过程中，发现十二指肠有多发的 Brunner 腺增生。球部前壁出现明显的发红隆起型病变，对此进行了活检。

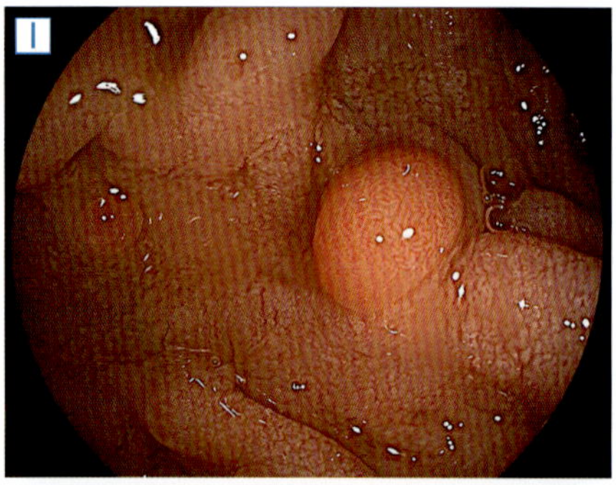

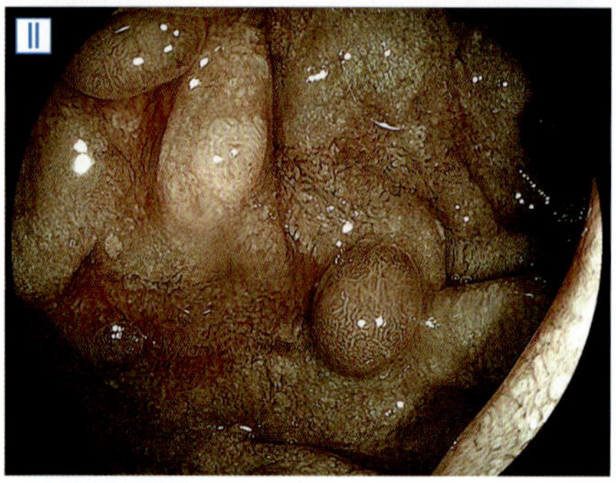

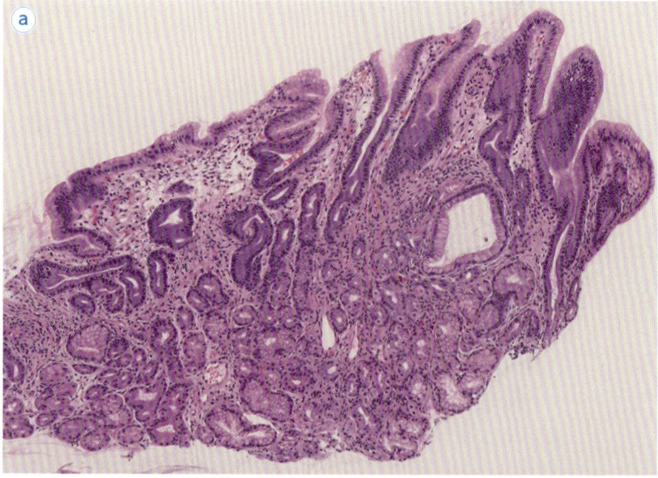

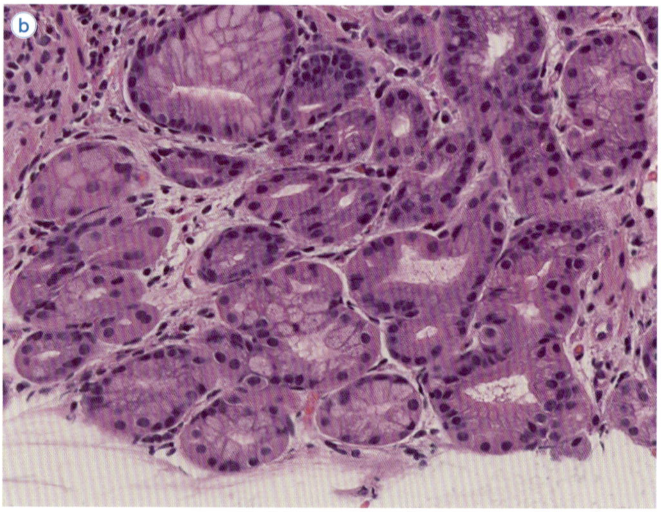

Ⅰ 内镜下图像
Ⅱ 内镜下图像（窄带成像）
a HE 染色切片（低倍放大）
b HE 染色切片（高倍放大）

**临床医生的疑问**

❶十二指肠异位胃黏膜与胃黏膜化生的区别是什么？
❷十二指肠胃黏膜异位的组织学形态更接近于幽门腺还是胃底腺？

## ■ 病理切片的解读

- 病理切片显示，从十二指肠取得的组织标本表面被胞质染色较淡的隐窝上皮覆盖，深部可见细胞质呈嗜酸性的腺泡结构（ⓐ）。隐窝上皮轻度增生，无异型性（ⓐ*）。
- 深部腺泡由胞质呈淡蓝色的主细胞和胞质嗜酸性的壁细胞构成（ⓑ）。

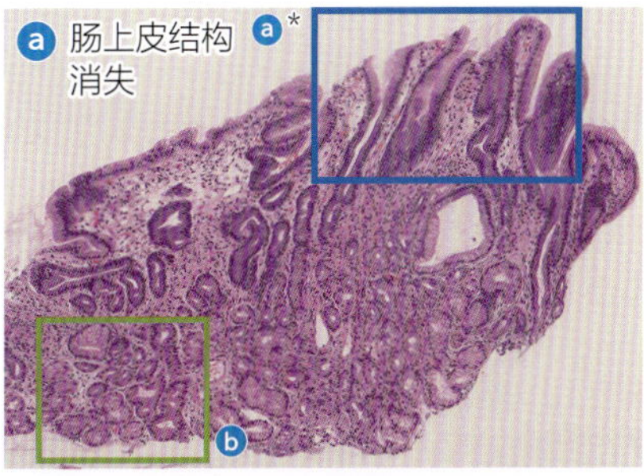


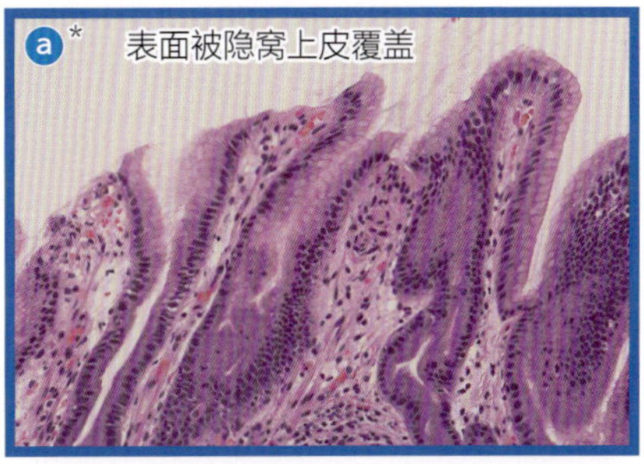


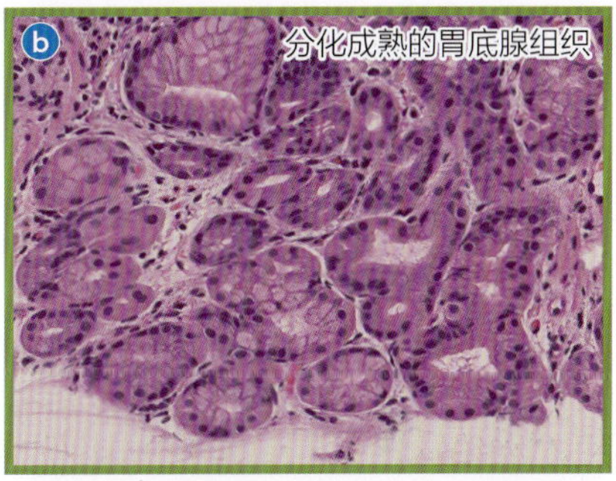


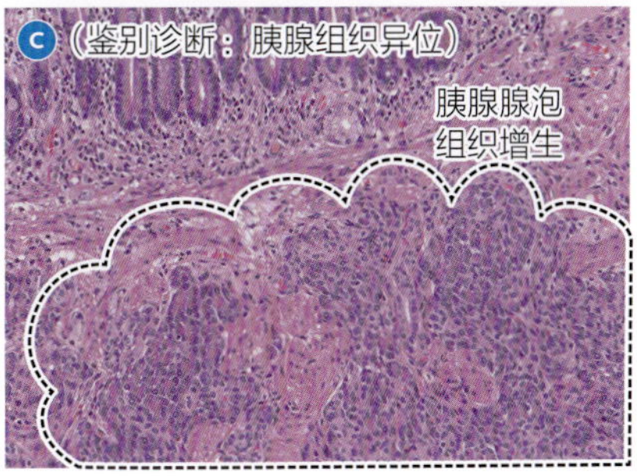


## ■ 病理诊断

**病理诊断** 十二指肠胃黏膜异位（ectopic gastric mucosa/heterotopic gastric mucosa）

**鉴别诊断**

- **胃底腺上皮化生**指在缺乏固有胃腺（胃底腺）的情况下，表层上皮被隐窝上皮所取代的状态。❶ 这种现象通常由炎症或机械性刺激等因素引起（参见“+ α 知识”）。
- **Brunner 腺增生**：Brunner 腺的增生性病变的表面常伴有胃底腺上皮化生。Brunner 腺与幽门腺在形态和功能上非常相似，难以区分，只有在观察到胃底腺组织的情况下才能判定为异位性胃黏膜。❷
- **异位胰腺组织**（ⓒ）表现为黏膜下肿瘤样形态，好发于十二指肠、胃和空肠。其主要存在于黏膜下层至固有肌层，其病理形态分为三种类型，包含胰腺导管、腺泡和朗格汉斯岛 / 胰岛（Ⅰ型），或仅包含胰腺导管和腺泡（Ⅱ型），或仅包含胰腺导管和平滑肌纤维（Ⅲ型）（按照 Heinrich 分类法分类）。多数患者无任何症状，但部分患者可并发胰腺炎，或发生来自异位胰腺组织的肿瘤。

**+α 知识（附加知识）**[1]

- 异位胃黏膜通常在十二指肠球部形成小型（< 1.5cm）的无蒂性息肉样结节，有时可表现为多发，大多为先天性的。
- 近年来发现，胃底腺组织也可能会出现在十二指肠，这种现象可能是由于化生而引起。正常的 Brunner 腺中即使含有少量主细胞和壁细胞，也不能被视为异位性胃黏膜。
- Brunner 腺具有自我再生能力，在炎症或溃疡修复过程中，增殖带延长，并可分化为隐窝上皮。这种分化过程与十二指肠发生胃型黏膜化生病变有关。

**参考文献**

[1] 九嶋亮治：Brunner 腺 十二指腸の腫瘍様病変と腫瘍発生における役割. 胃と腸，56：1617–1626，2021.

**一句话点拨** 十二指肠是异位组织的常见部位，因此需要注意该部位是否存在胃黏膜和胰腺样组织。Brunner 腺本质上具有胃上皮的特征。

# 2 十二指肠球部表面呈颗粒状的质软结节

佐野直樹，三浦義正

**病例** 男性患者，79岁。因右侧腹部疼痛而接受上消化道内镜检查，发现十二指肠球部存在一个质软的隆起型病变。患者年龄较大，想保守观察的意愿强烈。但病变表现出逐渐增大的趋势，一年后患者接受了内镜下黏膜切除术（EMR）治疗。

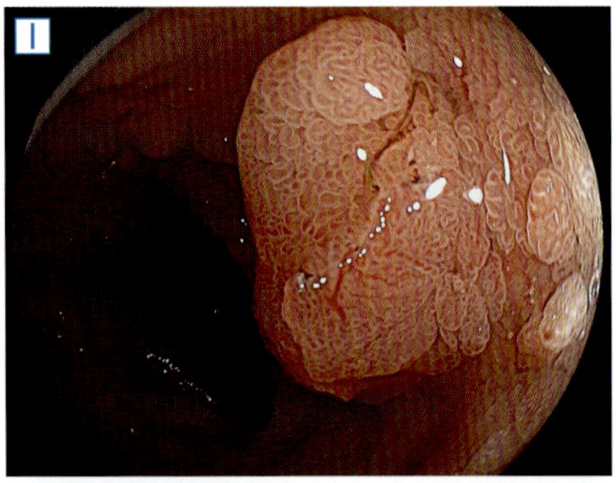


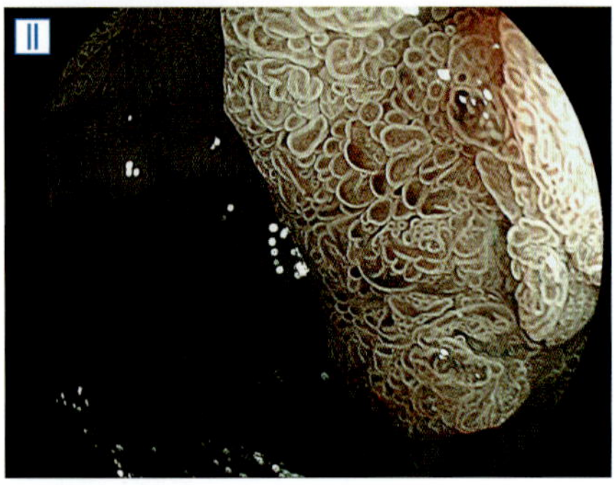


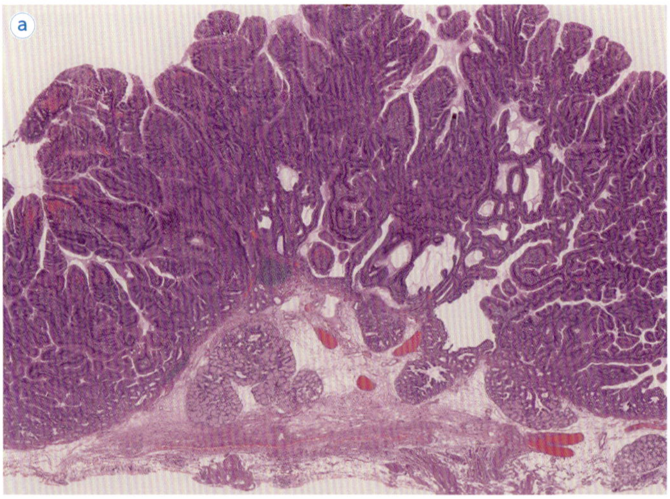


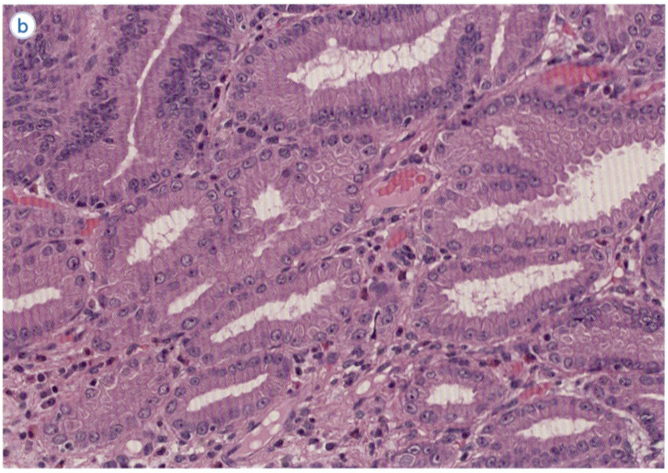


Ⅰ 内镜下图像
Ⅱ 内镜下图像（窄带成像，放大）
a HE染色切片（组织全貌）
b HE染色切片（高倍放大）

**临床医生的疑问**

❶ 在进行内镜检查时，本病需要与胃黏膜异位相鉴别，此时如何通过病理学的手段鉴别诊断?
❷ 幽门腺腺瘤的病理学特征包括什么?
❸ 幽门腺腺瘤必须通过免疫组化染色才能明确诊断吗?

## ■ 病理切片的解读

- 组织切片显示病变呈乳头状结构，内部腺管密度较高（a）。在病变的表层，隐窝上皮型细胞呈现乳头状增生，且具有透亮的细胞质，有时难以与非肿瘤性病变进行鉴别（a*）。实际上，仅通过表面取材进行活检诊断困难程度较高，因此最好能够在活检组织中包括深部组织的样本或多处取材。❶
- 深部组织中可见细胞均匀增生，细胞质富含黏液，内部有少量颗粒物质，类似于幽门腺。细胞核呈类圆形，稍有肿大，并可见一个小型的核仁。各个腺管轻度扩张，但不典型征象（b）较少见。由于病灶内主要为上述细胞成分增殖，因此诊断为幽门腺腺瘤。❷

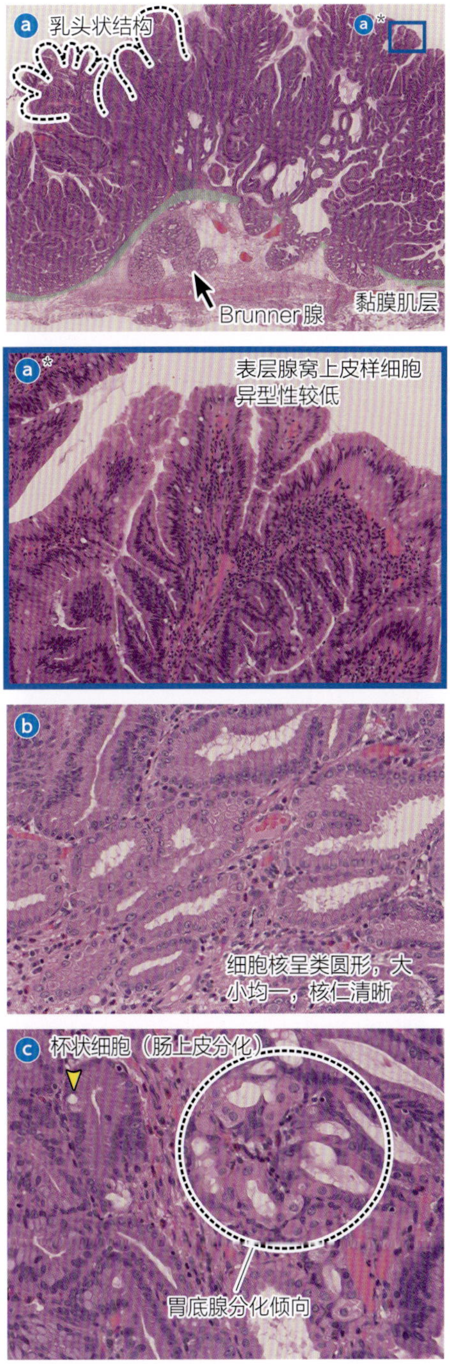


## ■ 病理诊断

**病理诊断** 幽门腺腺瘤（pyloric gland adenoma：PGA）

**鉴别诊断**

- **肠型腺瘤：**与胃的肠型腺瘤和大肠的管状腺瘤相似。
- **Brunner 腺增生：**Brunner 腺数量增多，表层常伴有胃腺窝上皮化生，类似于幽门腺腺瘤，但无核肿大等异型性。另外，Brunner 腺有时形成伴有平滑肌或脂肪组织呈分叶状增生的大型息肉样病变，与单纯增生存在区别，被称为 Brunner 腺错构瘤。

**+α 知识（附加知识）**

- 从《2019 版 WHO 肿瘤分类》开始，胃、十二指肠和胆囊中发生的类似肿瘤被统一命名为幽门腺腺瘤。在此之前，这种肿瘤被称为 Brunner 腺腺瘤。
- 实际上，幽门腺腺瘤的病例存在多种组织类型变异，常常包含肠型成分或胃底腺成分（c）。本病与隐窝上皮型或胃底腺型的肿瘤的鉴别诊断经常出现困难，导致疾病概念不够清晰。对于典型的病例，单纯应用 HE 染色进行幽门腺腺瘤的诊断具有合理性，因此在诊断中免疫组化染色并不是必须的。❸
- Brunner 腺主要分布在胃黏膜下层，因此当癌变发生时，评估肿瘤浸润胃壁的深度可能会很困难。即使肿瘤存在于黏膜下层，如果缺乏间质反应和破坏性浸润，此时也应将其归类为非浸润型病变。

**一句话点拨** 幽门腺腺瘤是由类似于幽门腺（Brunner 腺）的腺管均匀增生而成的，肿瘤细胞的细胞核呈类圆形，有明显的核仁。

# 3 十二指肠内的颗粒样病变

林　芳和

**病例** 男性患者，82岁。有慢性萎缩性胃炎病史，定期进行上消化道内镜检查。内镜检查发现十二指肠黏膜上有白色颗粒状突起，进一步从该突起部位取组织进行活检。

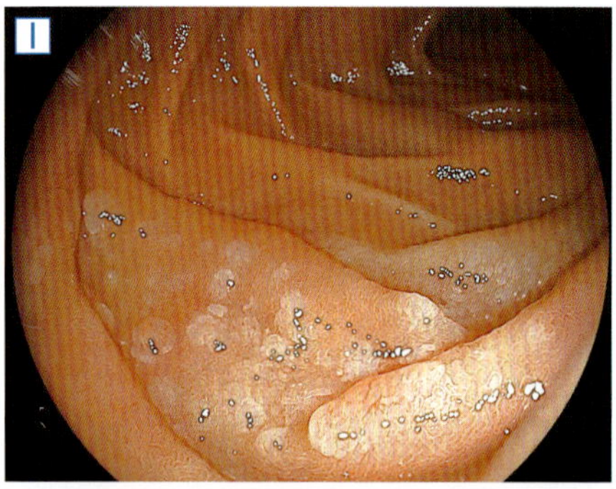

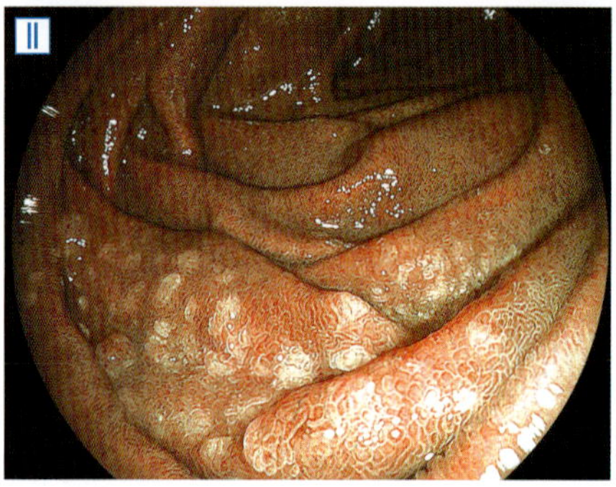

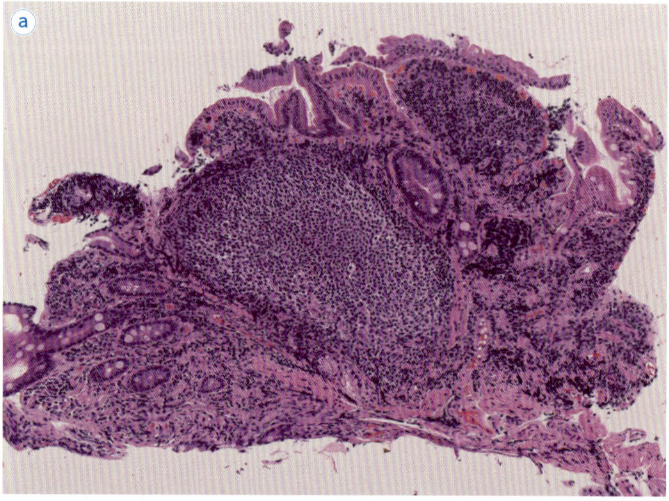

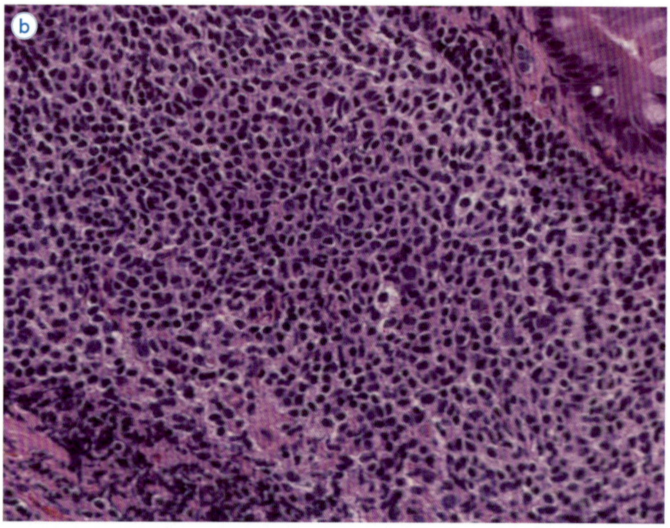

Ⅰ 内镜下图像
Ⅱ 内镜下图像（窄带成像）
a HE 染色切片（低倍放大）
b HE 染色切片（高倍放大）

**临床医生的疑问**

❶ 如何选择活检部位以提高本病的诊断阳性率?
❷ 恶性淋巴瘤的免疫组化染色特点是什么?

## ■ 病理切片的解读

- 切片观察到肠绒毛变短，间质因淋巴细胞浸润而呈现蓝色。部分淋巴细胞呈滤泡样或结节样聚集，并侵入到绒毛内，这种现象被称为绒毛内淋巴细胞增生（intraepithelial lymphocytosis，ⓐ）。在内镜检查下，该部分黏膜呈现颗粒状外观，适合从该处进行活检。❶
- 在淋巴细胞呈滤泡样聚集的部分，可见中等大小的异型增生淋巴细胞，其核呈不规则形状，细胞形态类似中心细胞（centrocyte），并伴有少量稍大且核仁突出的细胞，即中心母细胞（centroblast）混杂在其中。核分裂像罕见，细胞形态较为一致（ⓑ）。
- 免疫组织化学染色显示（ⓒ）：CD20 阳性的组织部分，滤泡中心标记物 CD10 和 BCL6 均呈阳性表达。正常情况下，滤泡生发中心 BCL2 呈阴性表达，而在此部分组织中为阳性。Ki-67 的阳性率较低，约为 10%。❷

## ■ 病理诊断

**病理诊断** 十二指肠型滤泡性淋巴瘤［follicular lymphoma (FL)，duodenal-type］

**鉴别诊断** 其他恶性淋巴瘤和反应性淋巴滤泡增生（ⓓ，表 1）：反应性淋巴滤泡具有明显的暗带和明带极性，是 B 细胞基因重排发生的部位，因此 BCL2（凋亡抑制蛋白）表达为阴性，细胞增殖活跃（Ki-67 标记率 > 90%），并且可见大量含有凋亡小体的易染体巨噬细胞（tingible body macrophage）。

**+α 知识（附加知识）** 滤泡性淋巴瘤是一种起源于滤泡中心 B 细胞的低度恶性淋巴瘤，常见于淋巴结、腹膜后和消化道等部位。局限于十二指肠和小肠的滤泡性淋巴瘤预后相对良好，被认为是一个特殊的亚型，被称为十二指肠型滤泡性淋巴瘤，需要根据肠系膜淋巴结、腹膜后的受累情况以及临床表现和影像学特征进行鉴别。滤泡性淋巴瘤分为 Grade 1 ~ 3（表 2），十二指肠型多为 Grade 1。

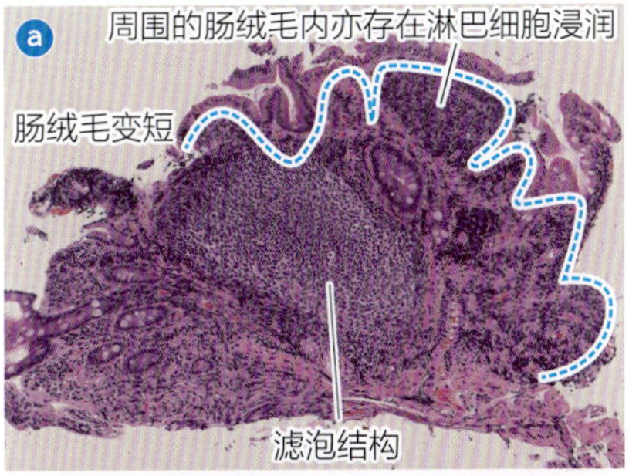


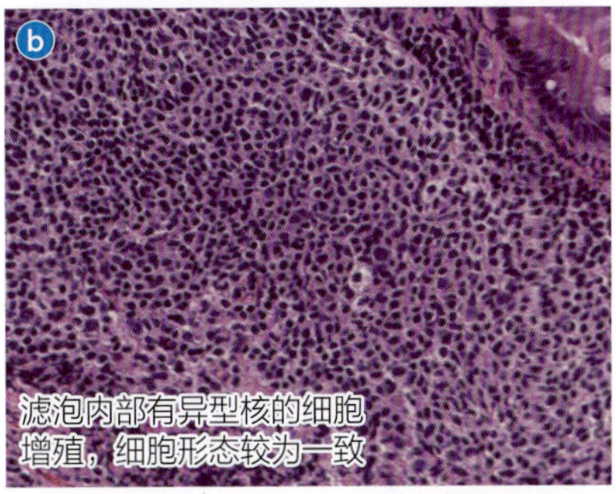


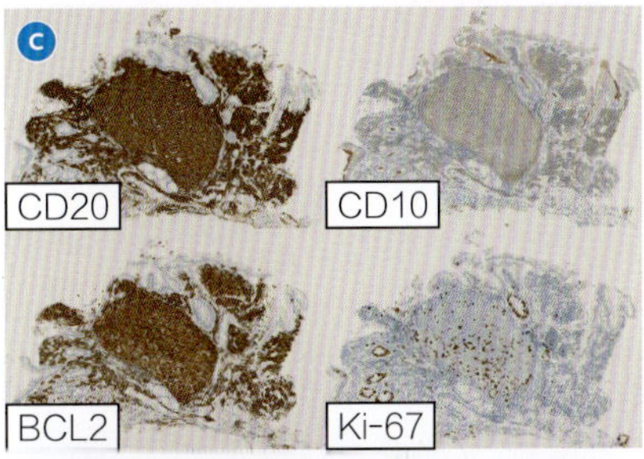


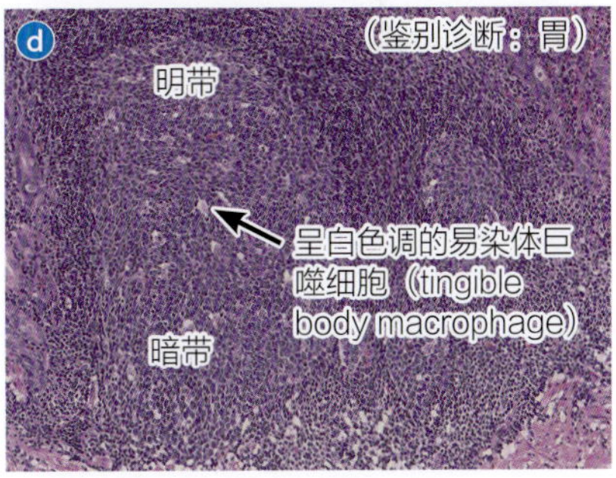


表 1　小型和中型 B 细胞性病变 · 肿瘤的免疫组化特点❷

| | CD5 | CD10 | CD23 | BCL2 | BCL6 | Cyclin D1 |
|---|---|---|---|---|---|---|
| 反应性滤泡增生 | − | + | −* | − | + | − |
| 滤泡性淋巴瘤 | − | + | −* | + | + | − |
| MALT 淋巴瘤 | − | − | −** | + | − | − |
| 套细胞淋巴瘤 | + | − | − | + | − | + |
| 小淋巴细胞淋巴瘤 | + | − | + | + | − | − |

*滤泡内树突状细胞呈阳性，**主要反映淋巴瘤细胞对滤泡的浸润，即滤泡内定殖（intrafollicular colonization）

表 2　滤泡性淋巴瘤的分级

| | |
|---|---|
| Grade 1 | 每个高倍视野可见 0~5 个中心母细胞 |
| Grade 2 | 每个高倍视野可见 6~15 个中心母细胞 |
| Grade 3 | 每个高倍视野可见 > 15 个中心母细胞 |
| Grade 3A | 中心细胞同时存在 |
| Grade 3B | 中心细胞消失 |

*根据中心母细胞（centroblast）的数量进行分级

**一句话点拨** 本病与其他恶性淋巴瘤或反应性淋巴滤泡增生进行鉴别时，除了形态学外，免疫组织化学检查也是重要的手段。

# 4 经口小肠内镜下发现的空肠3型病变

林 芳和

**病例** 女性患者，74岁。因反复出现恶心、呕吐和贫血症状，就诊于当地医院。经上下消化道内镜检查和CT检查，未发现明确病因。考虑小肠病变可能，转诊至本院行进一步诊治。经口双气囊小肠镜检查发现，空肠幽门环远端85cm处有一处3型进展性癌。行活组织病理检查后，患者接受腹腔镜辅助下空肠部分切除术治疗。

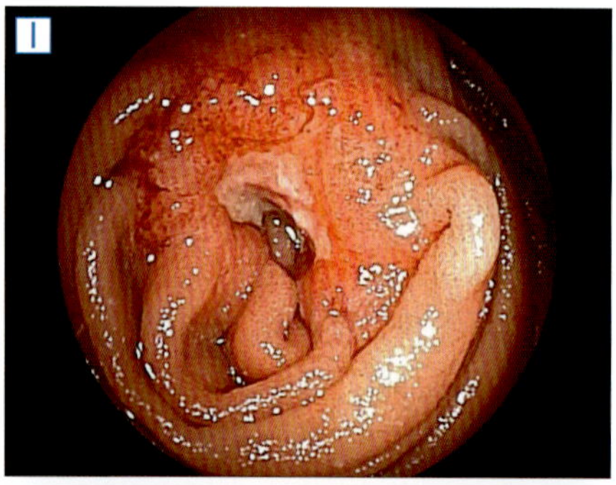
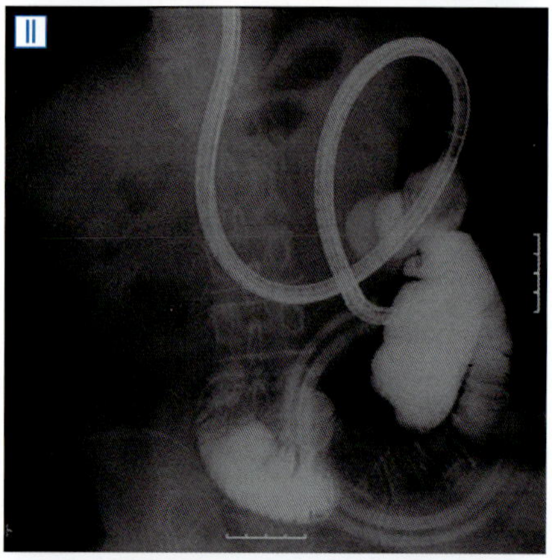
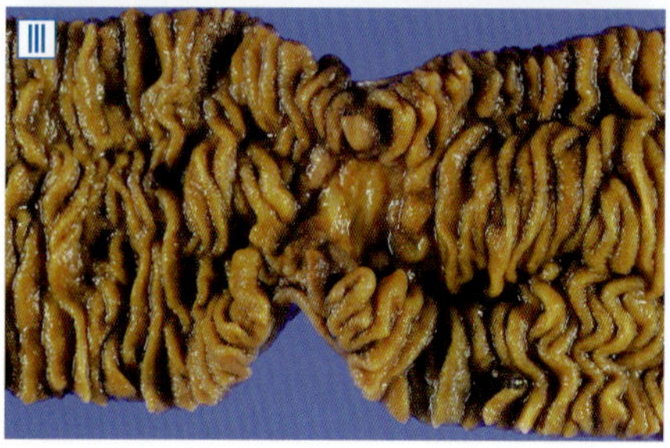
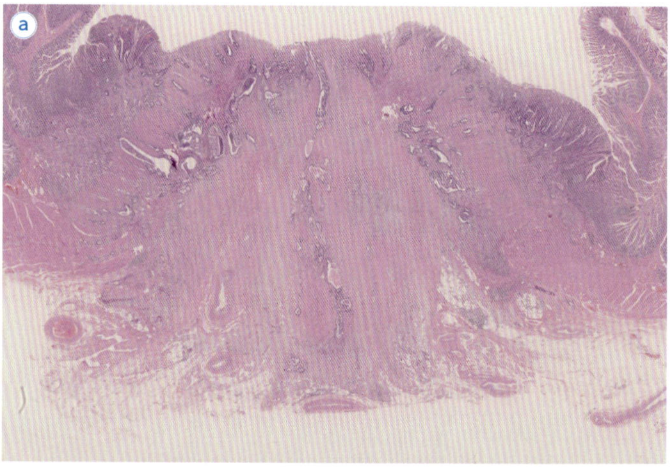
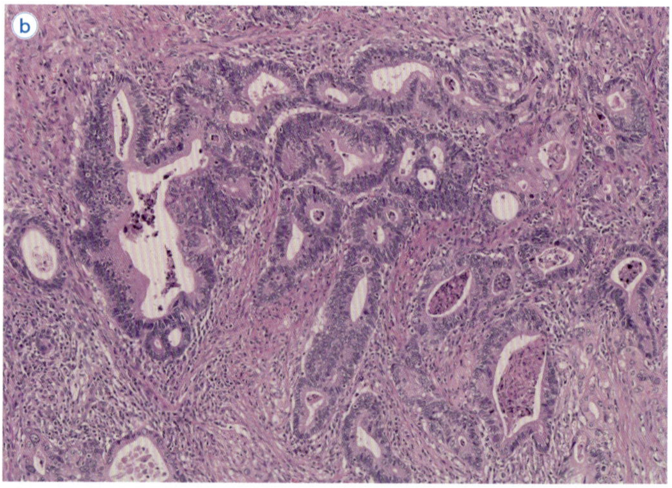

Ⅰ 内镜下图像，Ⅱ 双气囊内镜（DBE）影像，Ⅲ 手术切除标本（肉眼图像）
a HE染色切片（组织全貌），b HE染色切片（高倍放大）

## 临床医生的疑问

❶在小肠肿瘤中，最常见的疾病类型是什么？
❷小肠癌的病理学特点有哪些？

## ■ 病理切片的解读

- 切片显示肿瘤浸润并向上牵拉固有肌层，致使固有肌层断裂，浆膜下层暴露。肿瘤表现出高度侵袭性（a）。
- 在肿瘤表层，肿瘤细胞呈圆柱状，形成不规则的腺管结构，部分腺管相互融合。腺腔内充满坏死物质。符合中至高分化管状腺癌特点（b）。间质存在纤维化反应。
- 肿瘤深部腺管结构消失，由不规则的小囊状结构的低分化腺癌所取代（c）。

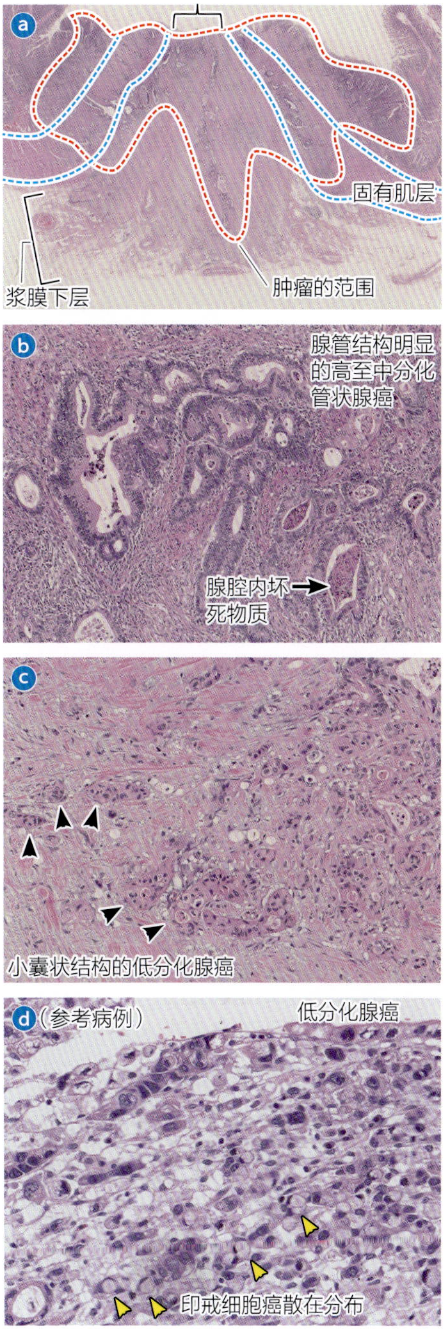


## ■ 病理诊断

**病理诊断** 空肠中至低分化腺癌（tub2 > tub1 > por2）

**鉴别诊断** **其他器官转移性肿瘤：**转移性腺癌通常在组织深层分布，主要累及黏膜下层至浆膜下层，而非黏膜表层。此外，转移癌还有一些特征性表现，如缺乏上皮内或黏膜内成分，血管侵犯明显，最表层有非肿瘤性隐窝呈岛状残存等。

**+α 知识（附加知识）**

- <u>**小肠肿瘤：**小肠肿瘤的种类很多，除了恶性淋巴瘤、腺癌、腺瘤、增生性息肉和神经内分泌肿瘤（NET）等上皮性肿瘤外，还有间叶组织来源的肿瘤，如胃肠道间质瘤（GIST）、血管瘤等，以及其他器官癌的转移灶，均可见于小肠。</u>❶
- **十二指肠癌：**胃型和肠型均较为常见，其中胃型预后较差。
- <u>**空肠癌 · 回肠癌：**这两种肿瘤的形态学特征多为肠型高至中分化管状腺癌，与大肠癌相似，但其遗传学特征却有所不同[1]。</u>❷一方面，APC 基因突变的发生率较低（不足 20%）；另一方面，错配修复基因缺陷的发生率较高（约 20%）。部分病例是由于错配修复基因的胚系突变引起的 Lynch 综合征所导致的，其组织学类别包括黏液癌或髓样癌类型，以及伴有淋巴细胞浸润和淋巴滤泡形成的克罗恩样反应的类型。此外，在低分化腺癌中，大多数病例与克罗恩病有关（d，以克罗恩病为背景的回肠癌）。

### 参考文献


[1] 関根茂樹：原発性小腸癌の病理学的および分子生物学的特徴．胃と腸，57：765–770，2022.


**一句话点拨** 小肠癌在形态学上与大肠癌有许多相似之处，但它们潜在的遗传基因异常并不完全相同。

# 5 由弥漫性腹膜炎发现的小肠肿瘤

林 芳和

**病例** 男性患者，81岁，因腹痛逐渐加重而就诊。体检发现上腹部有明显的腹膜刺激征。腹部CT检查显示腹腔内有游离气体，提示下消化道穿孔，紧急行剖腹探查。术中见回盲部距离130cm处的回肠有穿孔，切除穿孔回肠段并行回肠吻合术。

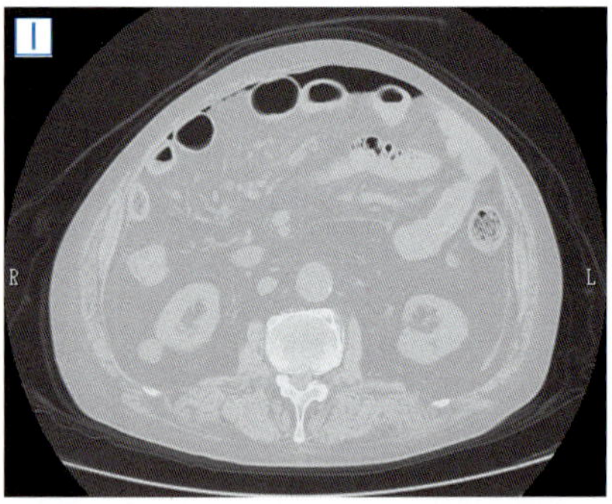


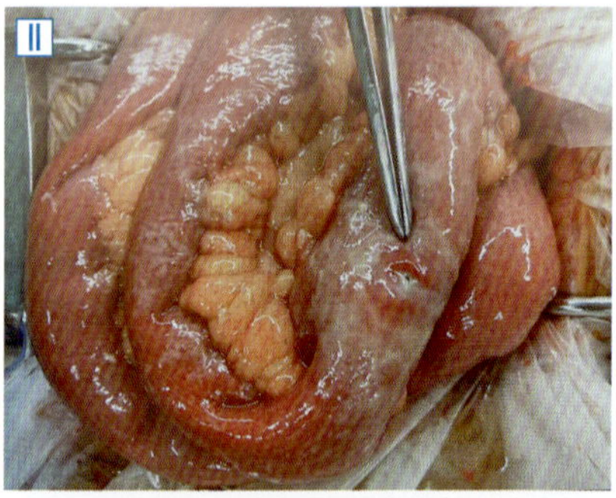


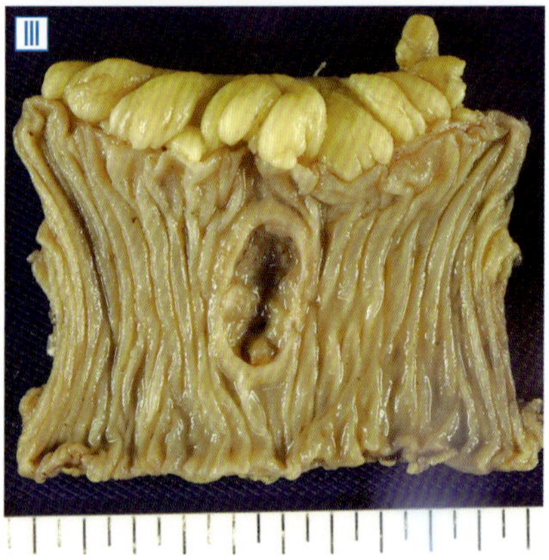


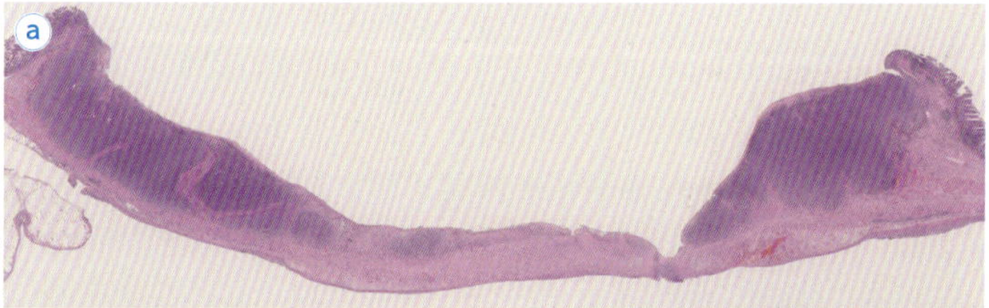


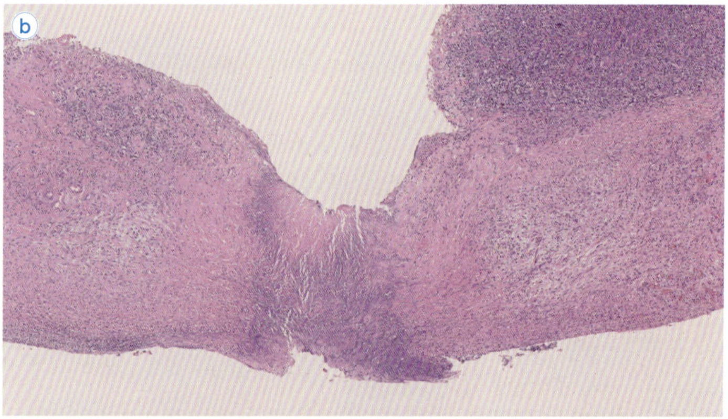


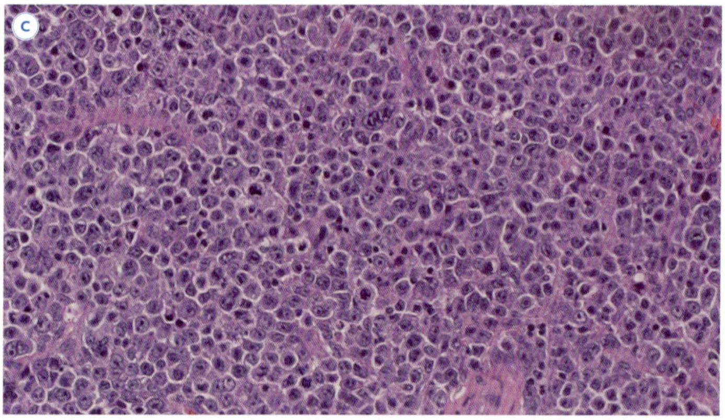


Ⅰ CT影像，Ⅱ 术中所见，Ⅲ 手术切除标本（肉眼图像）
a HE染色切片（组织全貌），b HE染色切片（低倍放大），c HE染色切片（高倍放大）

## 临床医生的疑问

❶ 恶性淋巴瘤可否仅通过HE染色进行诊断？

❷ 恶性淋巴瘤为何容易导致消化道穿孔？

## ■ 病理切片的解读

- 肿瘤组织肉眼观察，呈2型病变样，但无周围皱襞牵拉或狭窄现象，提示肿瘤质地较软（Ⅲ）。肿瘤周边呈耳垂状隆起，是其特征之一。肿瘤直径较小，但易发生穿孔。浆膜面可见小穿孔部位（Ⅱ）。
- 低倍镜下，病变呈蓝色，提示肿瘤细胞密度极高。与一般的癌组织相比，肿瘤纤维化不明显，小肠壁全层几乎被肿瘤组织所替代（a）。穿孔处小肠壁全层坏死（b）。
- 高倍镜下，见大量异型细胞无规则地弥漫性增生（c）。异型细胞核浆比例增高，核染色质粗糙，核膜不规则，核仁明显，细胞核内可见一至多个核仁。肿瘤细胞周围有小淋巴细胞浸润。
- 免疫组织化学染色示：CD20（+，d）、CD3（−）和Ki-67标记率高达90%以上。

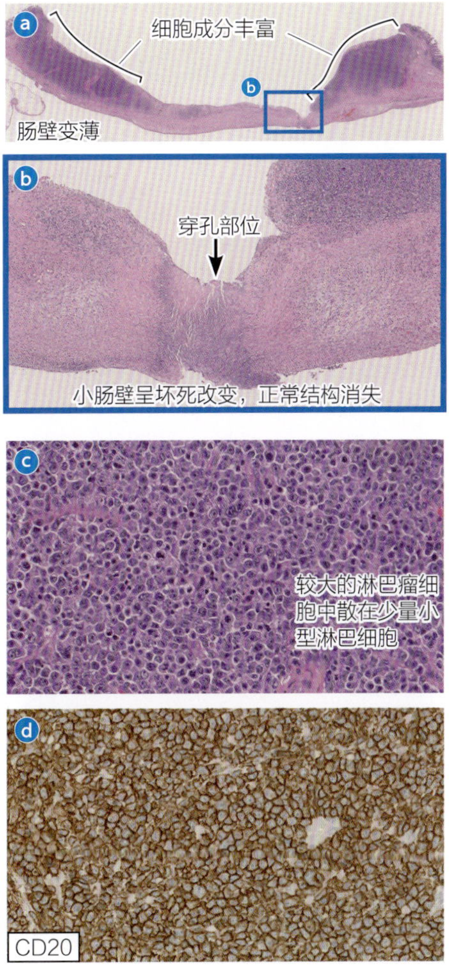


## ■ 病理诊断

**病理诊断** 弥漫性大B细胞淋巴瘤（diffuse large B-cell lymphoma：DLBCL）

**鉴别诊断** 低分化腺癌、未分化癌、神经内分泌癌以及包括恶性黑色素瘤在内的所有圆形细胞肿瘤：即使单纯用HE染色也能与本病在一定程度上进行鉴别，但进一步行免疫组织化学染色进行区分对于鉴别诊断具有重要意义。恶性淋巴瘤的特征是核染色质增多和小淋巴细胞散在浸润。❶

**+α知识（附加知识）**

- 消化道是除淋巴结以外恶性淋巴瘤最常见的发生部位，其发生率依次为50%（胃）、30%（小肠）和10%（大肠）。
- DLBCL是消化道中最常见的原发性恶性淋巴瘤，此外，在胃中还容易发生MALT淋巴瘤（参见第2章第13节），在小肠中还容易发生滤泡性淋巴瘤（参见第3章第3节）和T细胞淋巴瘤，在大肠中还容易发生MALT淋巴瘤、滤泡性淋巴瘤、套细胞淋巴瘤和Burkitt淋巴瘤等。
- DLBCL等高度恶性淋巴瘤的特点是，肿瘤生长速度快，纤维化轻微，肿瘤细胞完全破坏和取代肠壁全层组织，因此很少出现与消化道狭窄相关的症状，且消化道壁全层会因此变得薄弱，容易发生穿孔。❷肿瘤细胞丰富而质软，在肉眼和组织学上被称为“髓样（medullary）”改变。

**一句话点拨** 恶性淋巴瘤的确诊需要免疫组织化学染色辅助。由于肿瘤呈髓样改变，质地柔软易碎，容易导致消化道穿孔。

# 6 明显肿大的阑尾

林　芳和

**病例** 女性患者，43岁，因卵巢肿瘤、子宫肌瘤和痛经在妇科门诊就诊。为了评估卵巢肿瘤的性质和程度，行MRI检查，结果提示右侧卵巢囊性肿物，考虑为阑尾黏液瘤。同时行下消化道内镜检查，发现盲肠有一直径约20mm的黏膜下肿物，表面覆盖正常黏膜。结合MRI和CT检查结果，考虑为阑尾黏液性肿瘤，进一步行腹腔镜辅助下回盲部切除术。

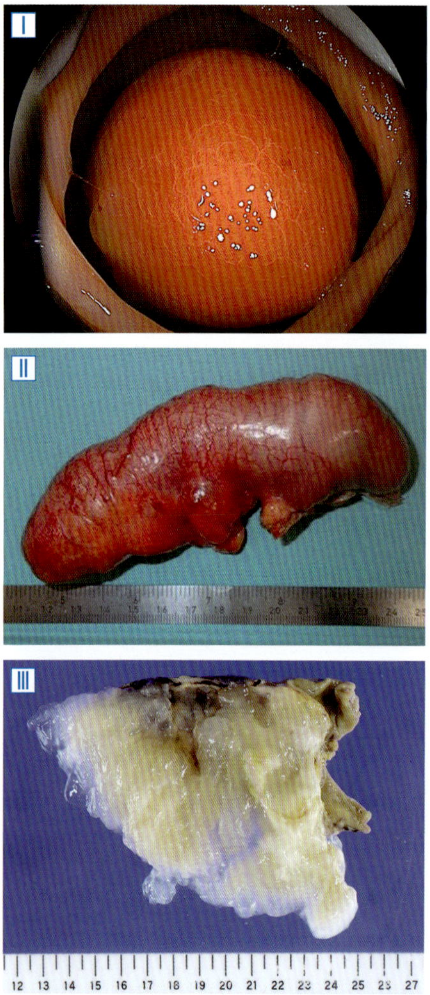

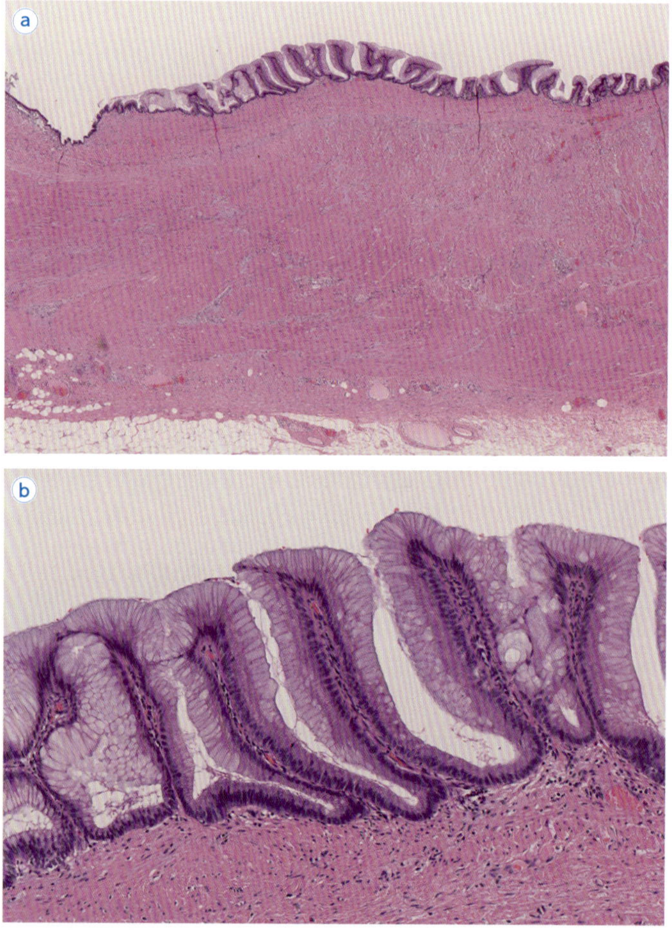

Ⅰ 内镜下图像，Ⅱ 手术切除标本（肉眼图像），Ⅲ 手术切除标本（平铺，福尔马林固定后）
a HE染色切片（低倍放大），b HE染色切片（高倍放大）

## 临床医生的疑问

❶阑尾低级别黏液瘤（LAMN）的病理学特点有哪些?
❷LAMN的恶性程度如何?

## 病理切片的解读

- 手术标本显示阑尾明显肿大（Ⅱ），切开后见内腔大量黏稠的黏液蓄积（Ⅲ）。阑尾浆膜面有黏液附着提示阑尾壁破裂，在进行观察及制作病理标本时应格外留意。
- 阑尾内腔被覆分化程度各异的黏液上皮，同时常伴有上皮细胞变平或脱落。阑尾壁内黏膜肌层消失，缺少阑尾特有的丰富淋巴组织，上皮下方的黏膜下层发生纤维化。上述改变是压迫性浸润的表现，是本肿瘤的重要诊断依据（a）。❶
- 此部位可以观察到细胞质内含有大量黏液的高柱状细胞大量增殖并呈隐窝样排列，细胞异型性从增生性息肉至低度异型性腺瘤水平不等（b）。上皮层数从单层至轻度多层化不等（c）。
- 部分固有肌层缺失，肿瘤细胞侵及浆膜下层并形成黏液湖，但未突破浆膜面（病理分期 pT3，d）。

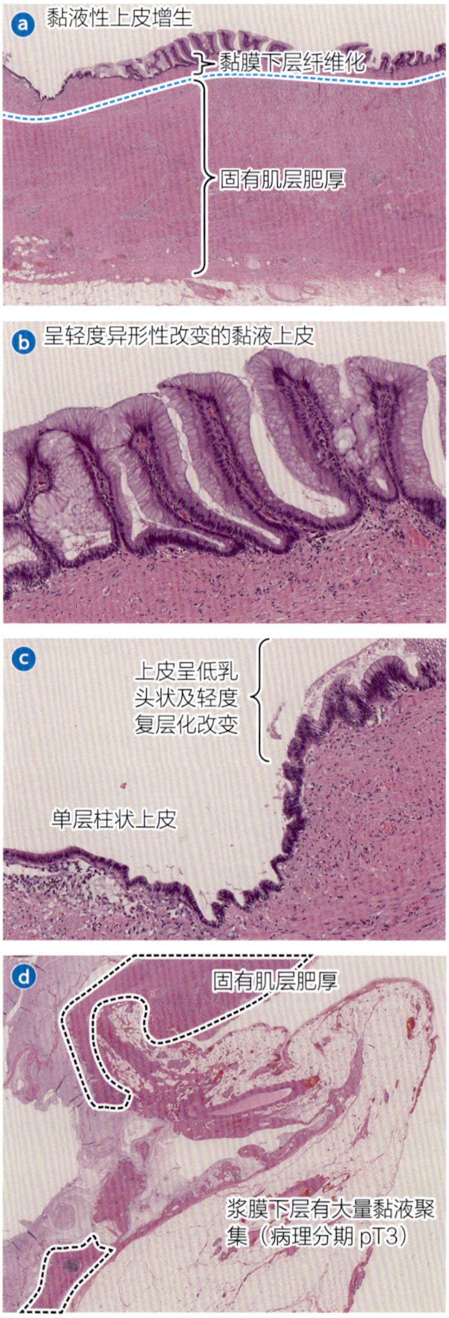


## 病理诊断

**病理诊断** 低级别阑尾黏液性肿瘤（low-grade appendiceal mucinous neoplasm：LAMN）

**鉴别诊断**

- 黏膜上皮增生、阑尾憩室和广基锯齿状病变（SSL)：这些病变可能出现在阑尾炎治愈后或其他病理情况下，如果同时存在阑尾壁的纤维化，进行鉴别诊断时可能较为困难。阑尾 SSL提示锯齿状息肉综合征（serrated polyposis）的可能性。
- 子宫内膜异位症（参见第 4 章第 10 节）：该病变在阑尾切除标本中的发生率为 2%～3%，有时伴有黏液化生和囊肿形成，通常分布在阑尾壁的深层，可通过进行 ER 和 CD10 的免疫组化染色判定子宫内膜间质成分是否存在，从而进行确诊。

**+α 知识（附加知识）** 阑尾低级别黏液性肿瘤（LAMN）是一种低度异型性肿瘤，以前根据有无壁外浸润分为黏液性囊腺瘤和腺癌，但由于壁外浸润不影响异型程度，且壁内病变也可表现为压迫性浸润，故不再区分。肿瘤上皮的异型度相当于增生性息肉至腺瘤程度。预后主要取决于病理分期，仅限于固有肌层的壁内局限性病变为 pTis，浆膜下层浸润为 pT3，浆膜面暴露为 pT4a。如果有腹膜播散，则预后受腹膜播散的病灶数量影响。肿瘤的腹膜播散病灶表现为**腹膜假黏液瘤**（pseudomyxoma peritonei，PMP)。❷

**一句话点拨** LAMN 是一种以低度异型黏液上皮增生和黏膜肌层因压迫性浸润而消失为特征的病变。腹膜播散情况是影响预后的重要因素。

# 0 正常结构和病变的特征

佐野直樹，林　芳和

## 结直肠的正常结构

- 大肠由盲肠、升结肠、横结肠、降结肠、乙状结肠、直肠和肛管组成。盲肠末端有阑尾附着，阑尾开口位于回盲瓣的内侧（参见第 3 章第 0 节图 1）。直肠可分为乙状结肠段、直肠上段和直肠下段。直肠下段是指腹膜反褶以下的部分，无腹膜覆盖。
- 大肠壁的层次结构与其他消化管相同，由**黏膜层**、**黏膜下层**、**固有肌层**、**浆膜下层**和**浆膜**（无浆膜部位则为**外膜**）构成（ⓐⓑ）。
- 大肠黏膜没有绒毛，而是有被称为**隐窝**的管状腺体向下延伸。隐窝上皮为柱状上皮，细胞质内含有丰富的黏液颗粒，核位于基底部，排列整齐，细胞质透亮（ⓑ）。隐窝底部附近有增殖带。

ⓐ 正常大肠（+A1:B83 黏膜层至固有肌层）

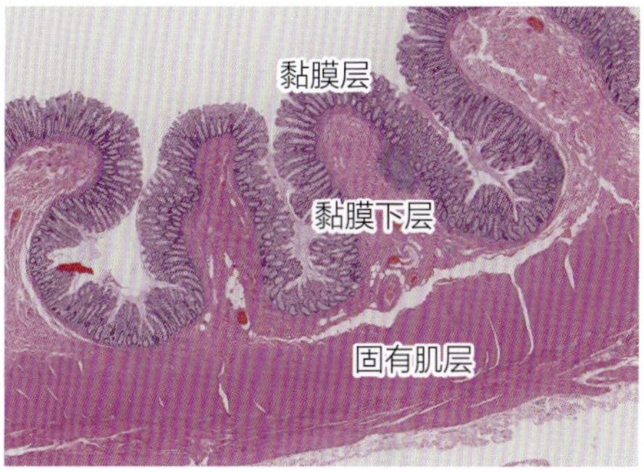


ⓑ 正常大肠（黏膜层）

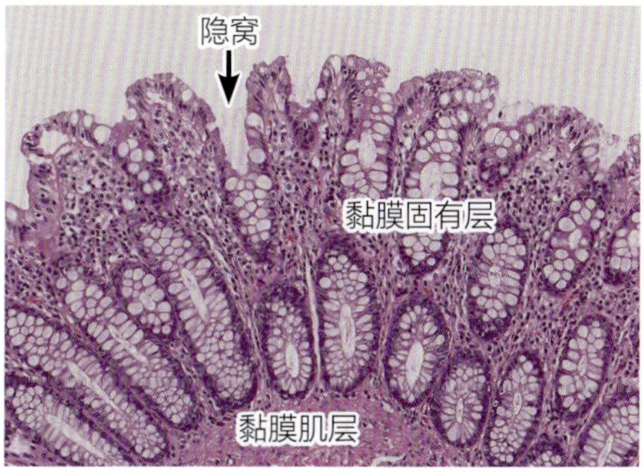


## 肛管的正常结构

- 肛管是指直肠下段末端到肛缘的部分。肛管上端的界定有两种方法：一种是以齿状线为界，被称为**解剖学肛管**，这与胚胎学内胚层和外胚层的分界线大致相符，相当于柱状上皮和复层扁平上皮的过渡区；另一种是以耻骨直肠肌附着部上缘为界，被称为**外科肛管**，这一概念被《大肠癌处理规范》和国际抗癌联盟（UICC）所采用。因切除标本难以确定其在体内的具体位置，此时外科医生对标本解剖位置的指认十分重要。
- 肛管周围有复杂的肌肉结构，其中最主要的肌肉是肛管内括约肌，由直肠固有肌层，即内环肌延续并增厚形成。此外，还有包绕其周围的骨骼肌，即肛门外括约肌。
- 齿状线附近有过渡带黏膜覆盖，由柱状上皮、立方上皮和复层扁平上皮组成，并含有肛腺。当肛腺发生感染并形成脓肿时会产生炎性瘘管，即肛瘘。

## 结直肠活检及黏膜切除标本的观察要点

- 在结直肠肿瘤的诊断中，根据其发生发展的不同途径进行划分具有重要意义（图 1）。大约 90% 的大肠癌是由**腺瘤－癌的连续过程（adenoma-carcinoma sequence）**引起的，这种转变与 APC、KRAS 和 TP53 等基因的突变累积有关。在这个过程中，管状腺瘤的异型性逐渐增加，最终发展为**微卫星稳定型（microsatellite stable，MSS）**的大肠癌。另外大约 10% 的结直肠肿瘤则与锯齿状途径（serrated pathway）相关，这类肿瘤的形成与 BRAF 突变或错配修复（mismatch repair，MMR）基因（主要是 MLH1）的失活有关。这类途径形成的肿瘤表现为增生性息肉、广基锯齿状病变（SSL）及微卫星不稳定型（microsatellite instability，MSI）的大肠癌。除了以上两大通路外，还有新发癌变、错构瘤－腺瘤－癌变过程和炎症性癌变（colitic cancer）等肿瘤通路。
- **与腺瘤－癌变过程（adenoma-carcinoma sequence）相关的病变**包括管状（tubular）腺瘤、管状绒毛状（tubulovillous）腺瘤和绒毛状（villous）腺瘤。这些病变常表现为细胞核增大，主要

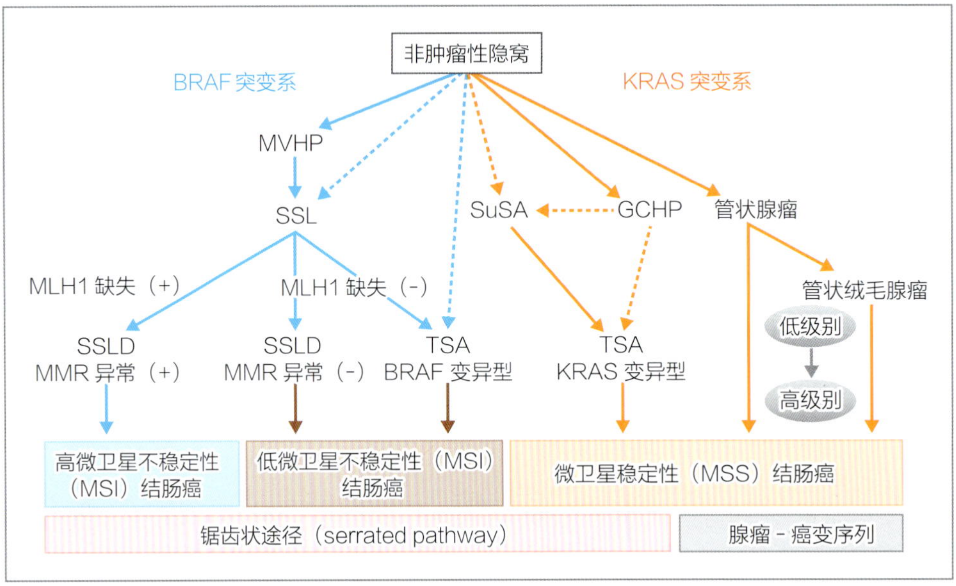


图 1　结直肠癌的主要发生发展途径
（注：在实际临床中，亦有病例不能完全通过上述发生发展途径进行解释）

分布在腺管表层。根据细胞异型和结构异型的程度，可以将这些病变分为低级别和高级别（c d）。一般来说，肿瘤细胞的核呈椭圆形或长椭圆形，当变为卵圆形或近圆形时，提示肿瘤异型性增加，甚至进展至癌前期。此外，核质比大于 50% 也可作为高度异型的判断依据。结构异型是根据腺管结构的复杂化来评估的，如分支、蛇行、口径不一、绒毛状结构等。

▶ **管状腺瘤、管状绒毛状腺瘤和绒毛状腺瘤：**根据世界卫生组织（WHO）的标准，管状腺瘤、管状绒毛状腺瘤和绒毛状腺瘤的分类依据是绒毛状结构的比例。具体而言，管状腺瘤的绒毛状结构比例小于 25%，管状绒毛状腺瘤介于 25% ~75% 之间，而绒毛状腺瘤的绒毛状结构比例大于 75%。然而，真正的绒毛状腺瘤与普通型腺瘤存在一定的差异，其黏液分泌更加旺盛，即使异型程度无明显进展，也可能侵袭到黏膜下层或更深。此外，GNAS 基因突变的频率较高。因此，有人提出不应将它们归类为绒毛状腺瘤（villous adenoma），而应称之为“**绒毛状肿瘤（villous tumor）**”。

**c 结直肠管状腺瘤（低级别）**

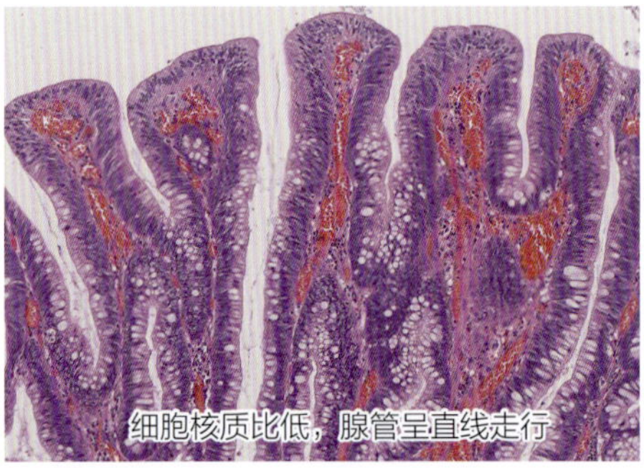


**d 结直肠管状腺瘤（高级别）**

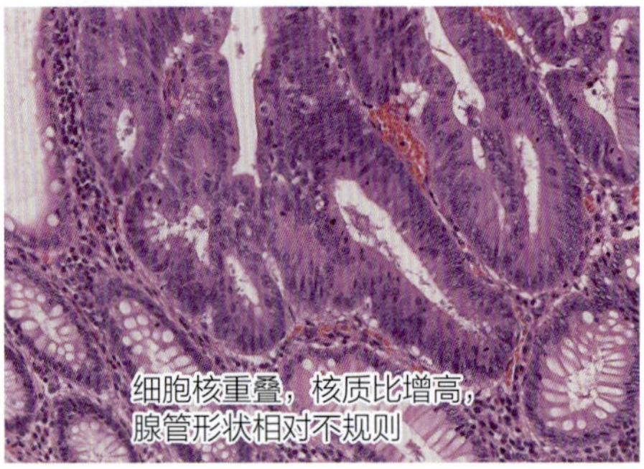


· **与锯齿状途径（serrated pathway）相关的病变**主要包括增生性息肉（HP）、广基锯齿状病变（SSL）和锯齿状腺瘤（TSA）。了解这些病变的增殖带分布和锯齿状病变发生机制对于准确诊断具有重要意义。（图 2）。

▶ **增生性息肉（hyperplastic polyp：HP）**分为微囊型（microvesicular type，MVHP）和杯状细胞增多型（goblet cell-rich type，GCHP）两大类。MVHP 和 SSL 是一系列与 BRAF 基因突变相关的病变。HP 中，增殖带与正常隐窝一样分布在隐窝底部附近。然而，由于增殖带的延长和细胞增殖的亢进，导致细胞密度增高，腺管内腔突出形成锯齿状病变（图 2B）。GCHP 与 KRAS 基因突变相关，杯状细胞数量增多，锯齿状病变仅限于最表层。

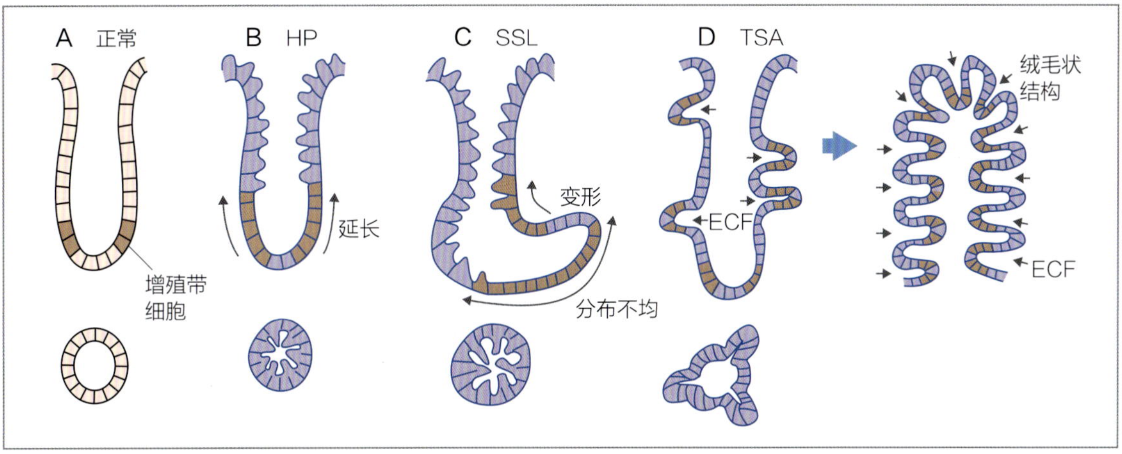


图2 锯齿状病变发生机制

- **广基锯齿状病变（sessile serrated lesion，SSL）** 与增生性息肉（HP）相似，存在增殖带延长的情况。同时，增殖带在隐窝内分布不均匀，左右不对称，导致隐窝扩张和变形。锯齿状变化延伸至隐窝底部（图2C）。SSL还表现出黏液分泌亢进和隐窝开口部扩张的特征。内镜下观察可见pit pattern分型为开Ⅱ型的小凹。
- **普通锯齿状腺瘤（traditional serrated adenoma：TSA）**：TSA的锯齿状结构形成机制与HP或SSL有所不同。正常的隐窝底部细胞存在与黏膜肌层的黏着性，而在TSA中这种黏着性消失，导致小隐窝无序增生［异位隐窝形成（ectopic crypt formation/foci，ECF）或萌出（crypt budding）］。许多与黏膜肌层分离的小隐窝排列形成锯齿状结构，整体呈绒毛状生长（图2D，e）。增殖带分布于各个小隐窝中。细胞核呈细长铅笔状和细胞质呈嗜酸性是TSA的特征性表现，但也有杯状细胞富集的类型（mucin-rich TSA）。TSA存在与KRAS突变相关的类型和与BRAF突变相关的类型，前者与GCHP或下述的SuSA有前驱病变关系，后者与SSL有前驱病变关系（图1）。
- **其他齿状病变**：除了上述3种类型，还有其他锯齿状病变的变异或混合型，如表层呈锯齿状变化的表浅锯齿状腺瘤（superficially serrated adenoma，SuSA）和管状绒毛状腺瘤中掺杂了TSA样的锯齿状变化的锯齿状管状绒毛状腺瘤（serrated tubulovillous adenoma，S-TVA）等。

e 锯齿状腺瘤（TSA）

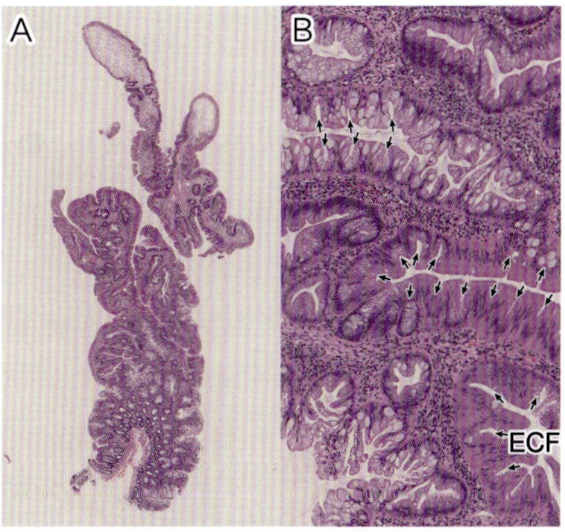


病灶整体呈绒毛状结构

## 结直肠·肛管手术切除标本的观察要点

- 与其他消化道部位一样，内镜切除标本应每隔2～3mm平行切片（图3），手术切除标本应沿着长轴或短轴每隔5mm平行切片或十字切片（图4）。如果标本附着有较多的肠系膜脂肪组织，为了充分检索淋巴结，应将病变周围的正常组织包括在内，间隔5mm进行切片，并仔细观察浆膜下层的结构组成进行标本制备。
- 在炎症性肠病的情况下，除了主要病变部位外，其他部位一般采用跳跃式取样（非连续性取样）进行检索。肉眼所见和病变的范围也很重要，要根据病变的特点灵活地切片。溃疡性结肠炎是从直肠开始连续性扩散的以黏膜浅层为主的持续性活动性炎症（图5，f），克罗恩病是由于闭塞性肉芽肿性淋巴管炎导致的沿着淋巴管流向的间断性肠壁全层性炎症，这种理解方法相对直观（图6，g）。

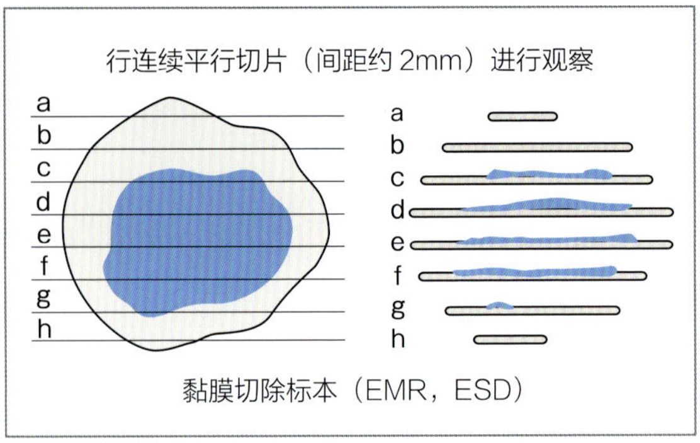


图3　内镜下切除组织标本的切片方式

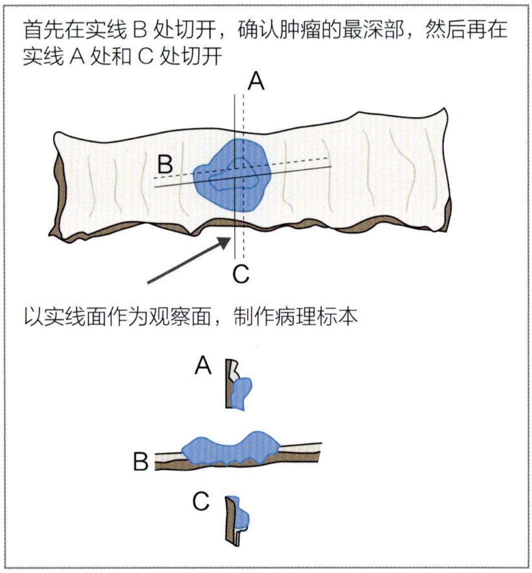


图4　手术切除标本的切片方式

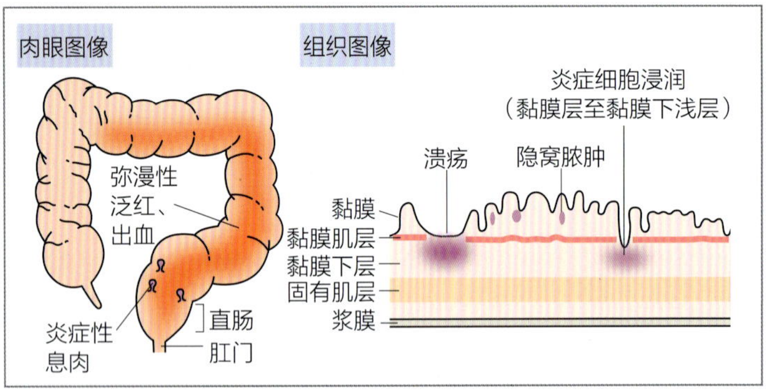


图5　溃疡性结肠炎示意图

**f** 溃疡性结肠炎的组织切片图像

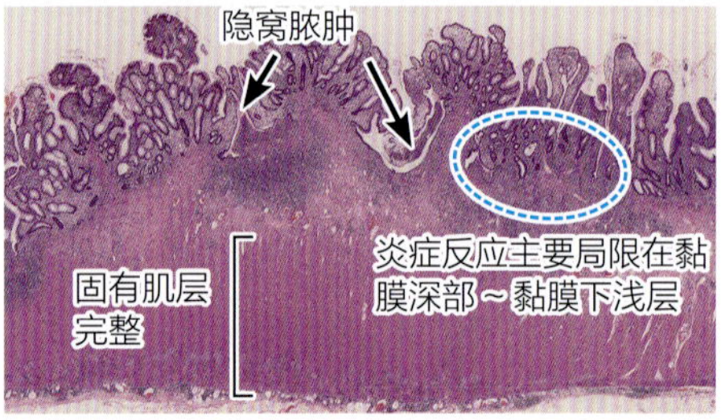


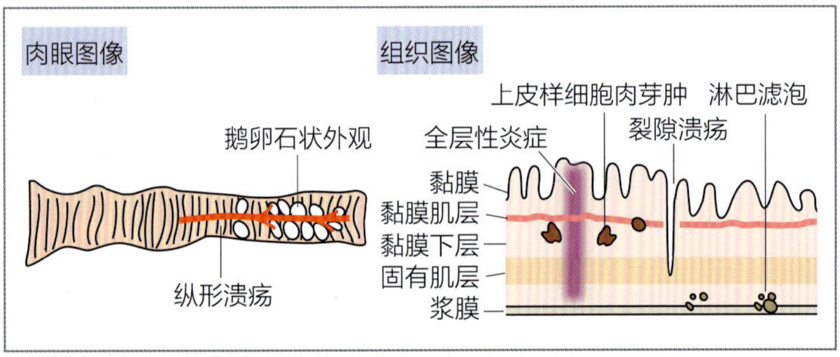


图6　克罗恩病示意图

**g** 克罗恩病的组织切片图像

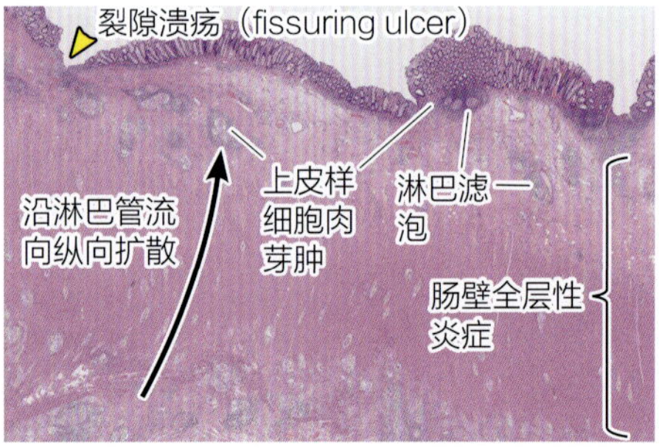

# 1 造成便血症状的炎症性结肠黏膜

佐野直樹，林 芳和

**病例** 女性患者，19 岁，主诉近期频繁出现便血（每天排便次数超过 10 次），伴有发热和贫血症状。进行下消化道内镜检查，发现整个大肠黏膜广泛充血、糜烂，血管纹理模糊。随后采集了黏膜活检标本进行病理学分析。

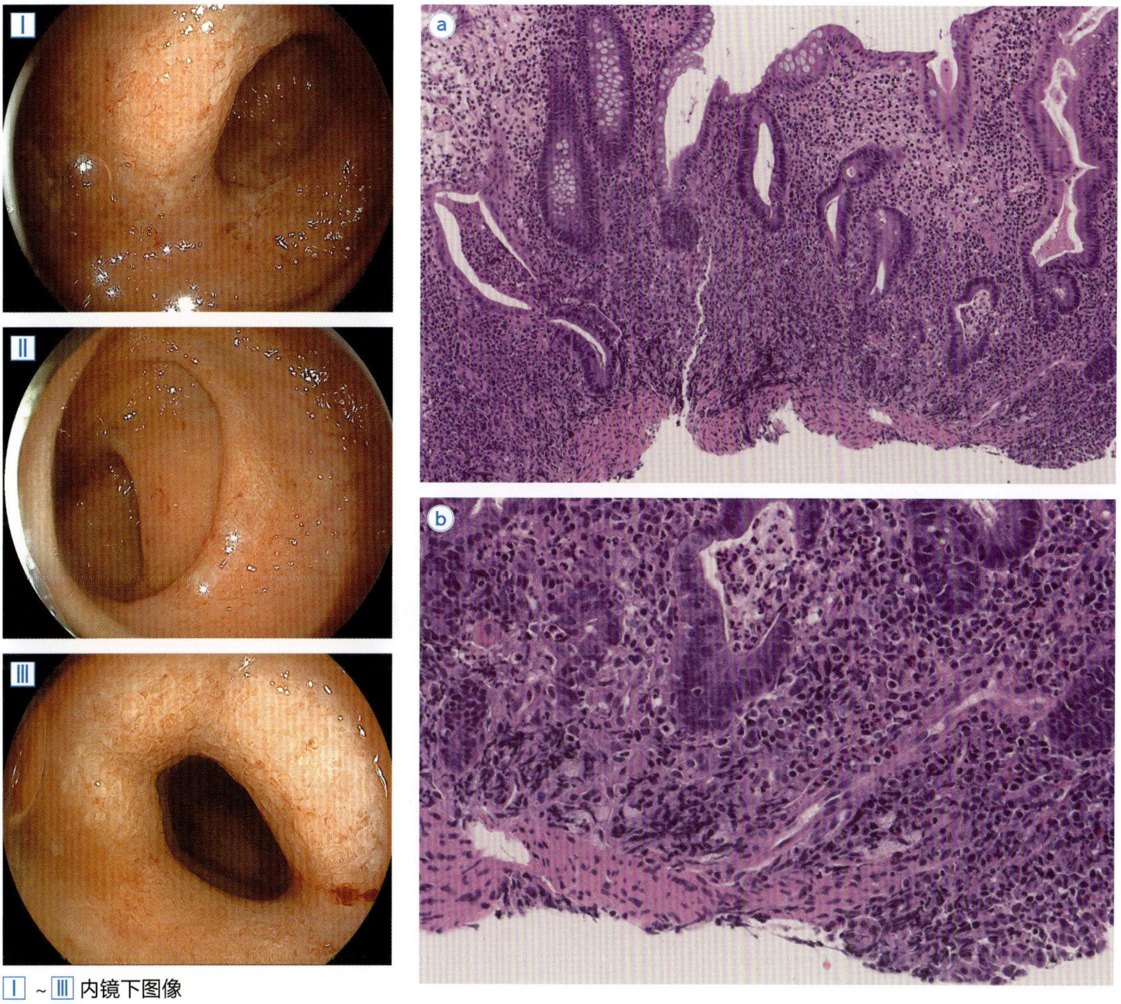


Ⅰ ~ Ⅲ 内镜下图像
a HE 染色切片（低倍放大），b HE 染色切片（高倍放大）

## 临床医生的疑问

❶ 选择活检部位时应注意哪些要点?
❷ 本病通过活组织检查，可以与克罗恩病进行鉴别吗?
❸ 本病通过活组织检查，可以与具有类固醇激素治疗抵抗等表现的巨细胞病毒肠炎进行鉴别吗?

## ■ 病理切片的解读

· 切片显示黏膜全层存在大量炎症细胞浸润，这些炎症细胞在深层密集分布，而隐窝底部与黏膜肌层之间出现空隙（⟷）。隐窝上皮出现黏液减少和核增大等增生性变化，导致隐窝变短（发生萎缩），并呈现出分叉和蛇形走行（a）。

· 中性粒细胞浸润隐窝上皮，形成**隐窝炎**（cryptitis），隐窝腔内可见坏死物和炎症细胞聚集，形成**隐窝脓肿**（crypt abscess）（b）。嗜酸性粒细胞也较多。隐窝底部扩张和黏膜肌层之间出现明显的浆细胞浸润［**基底部浆细胞增多**（basal plasmacytosis）**现象** b c］。

## ■ 病理诊断

**病理诊断** 溃疡性结肠炎，活动期［ulcerative colitis（UC），active phase］

**鉴别诊断** 克罗恩病（CD，参见第4章第3节）、肠结核、阿米巴性结肠炎（参见第4章第4节）、巨细胞病毒（CMV）肠炎及各种其他非特异性结肠炎：UC的组织学表现是一系列非特异性改变的综合，局部可能与其他炎症性肠病（尤其是CD）相似，因此仅凭部分活检标本进行诊断是有误诊风险的。**必须从结肠不同部位系统地采集多个活检标本，并结合临床表现、内镜所见、病变分布等综合判断。**由于完全性溃疡处只能见到非特异性的肉芽组织，因此应选择**黏膜结构相对保持的活动性炎症处进行活检**，以便评估组织学特征。❶❷

**+α知识（附加知识）**

· UC的病因尚不明确，它是一种以黏膜下层为中心的持续性慢性炎症性疾病。其病理特征是反复发生的隐窝破坏和再生（参见第4章第0节图5和f）。

· 在活动期，**黏膜全层的广泛性炎性细胞浸润、隐窝炎、隐窝脓肿及再生性变化导致的杯状细胞减少等均为非特异性病理改变。基底部浆细胞增多**（basal plasmacytosis）对于判断广泛性炎性细胞浸润具有重要意义。由于反复发生的隐窝破坏和再生，**导致隐窝排列异常**（分叉和蛇形走行）和**腺体萎缩**，这些改变在进入缓解期后也会残留。降结肠部位的Paneth细胞化生也是伴随再生变化而出现的。在上述改变中，如果“**广泛性炎性细胞浸润＋基底部浆细胞增多**”及“**隐窝的排列异常**”同时存在，就应考虑为特发性炎症性肠疾病（UC和CD）。

· UC的难治性和活动性与CMV（巨细胞病毒）感染相关。CMV可感染血管内皮细胞和成纤维细胞（d），在溃疡部位的肉芽组织中易于检出病毒，确诊须通过免疫组化染色（参见第1章第2节，+α知识）。❸

· 需要注意的是，随着治疗的影响，病理所见可能变得缺乏典型性，因此经常需要与临床表现和内镜所见进行对比，此环节对于病理诊断至关重要。

黏膜全层大量炎症细胞浸润（深层为主）

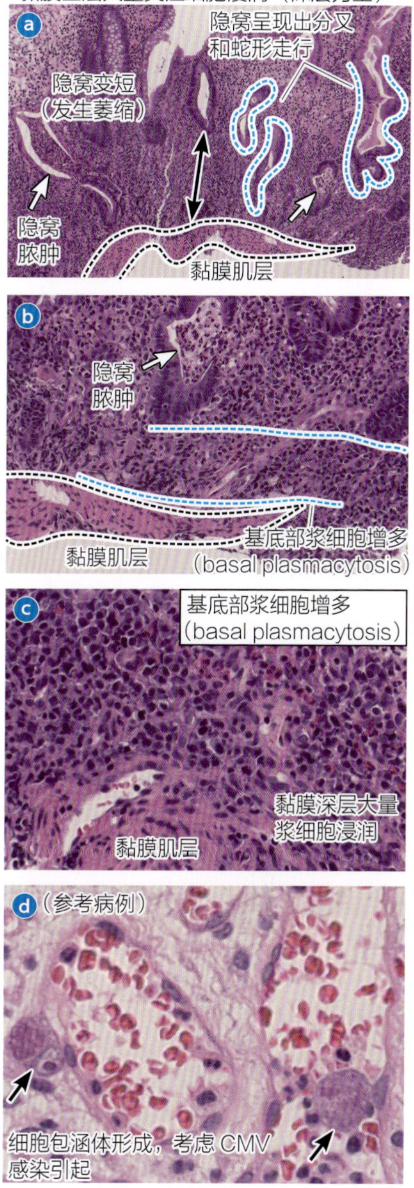


**一句话点拨** 溃疡性结肠炎的病理特征是结肠黏膜和黏膜下层持续性、慢性活动性炎症，表现为弥漫性炎症细胞浸润，包括基底部浆细胞增多，以及隐窝的破坏与再生，导致隐窝的形态和排列异常。

# 2 以溃疡性结肠炎为背景的直肠扁平隆起病变

佐野直樹，林 芳和

**病例** 男性患者，86岁，30年前被确诊为溃疡性结肠炎（UC），目前处于缓解期。为了监测UC的病情变化行下消化道内镜检查。检查结果示乙状结肠有一处5mm大小的0-Ⅱa型隆起型病变。遂针对此处病变进行活检，结果显示病变部位存在异型上皮细胞，提示溃疡性结肠炎相关性肿瘤（UC-associated neoplasia）。考虑到患者的年龄及病变的隆起型特征，未行全结肠切除术治疗，而选择行内镜黏膜下剥离术（ESD）以切除病变及其周围的黏膜。

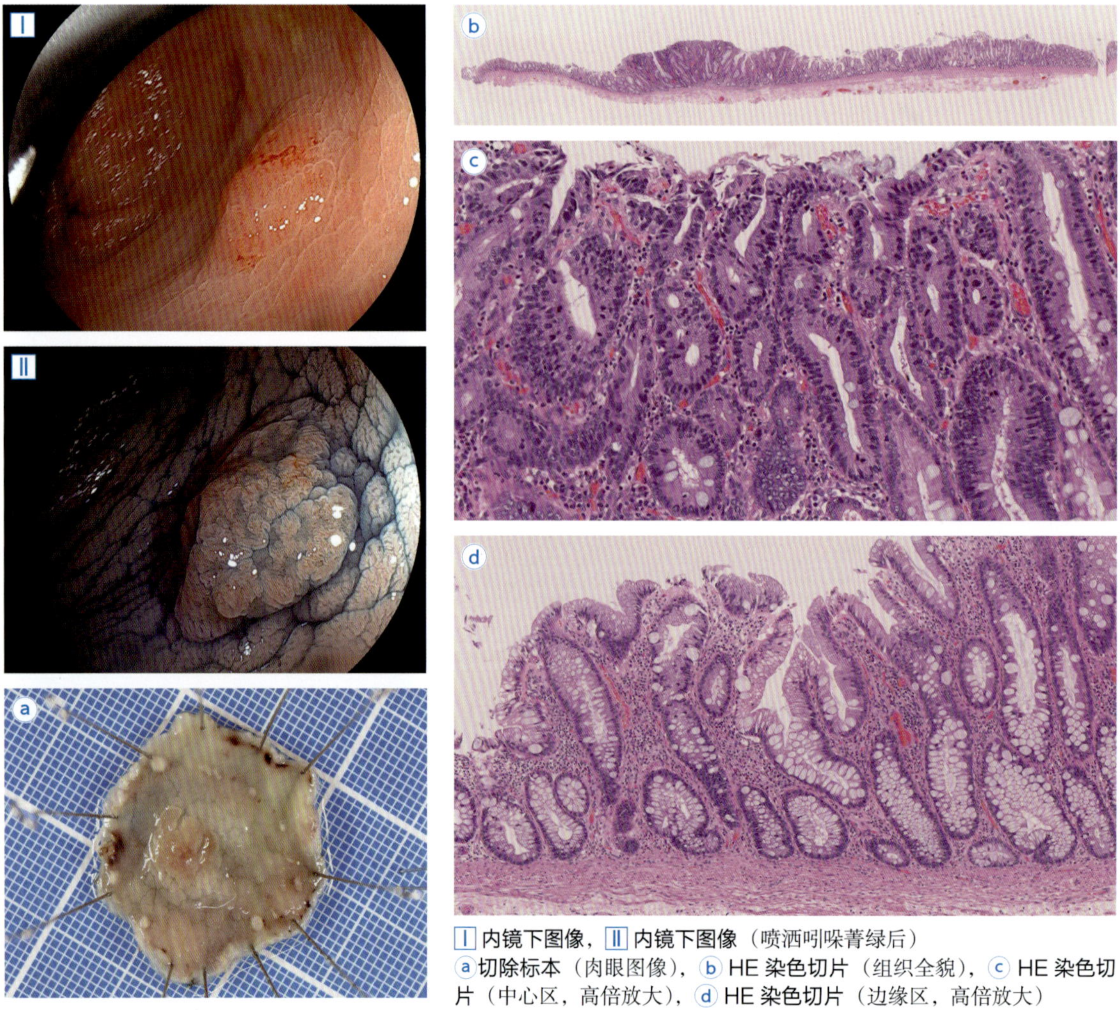

Ⅰ 内镜下图像，Ⅱ 内镜下图像（喷洒吲哚菁绿后）
a 切除标本（肉眼图像），b HE染色切片（组织全貌），c HE染色切片（中心区，高倍放大），d HE染色切片（边缘区，高倍放大）

## 临床医生的疑问

❶ 溃疡性结肠炎相关肿瘤与散发性肿瘤在病理学层面的鉴别点有哪些？
❷ 本病进行活检时，需要格外注意的地方有哪些？
❸ 溃疡性结肠炎相关肿瘤的特征性病理变化有哪些？

## 病理切片的解读

- 切片观察，此病变呈现为边界不清晰的平坦隆起型，免疫组织化学染色显示 p53 阳性区域延伸至平坦部。在 p53 阴性区域也可观察到隐窝形成过多和排列紊乱等上皮内瘤变的迹象，同时还存在黏膜肌层增厚等慢性炎症后的改变（ⓐⓑⓑ*）。
- 异型性最高的区域可见核极性严重紊乱的异型腺管密集增生（ⓒ），异型性相对较低的部分，与再生性和增生性改变非常相似（ⓓ），上述改变分别对应于高级别和低级别的上皮内瘤变（dysplasia）（ⓔ）。低级别上皮内瘤变的成分仅凭 HE 染色难以与背景黏膜明确区分。

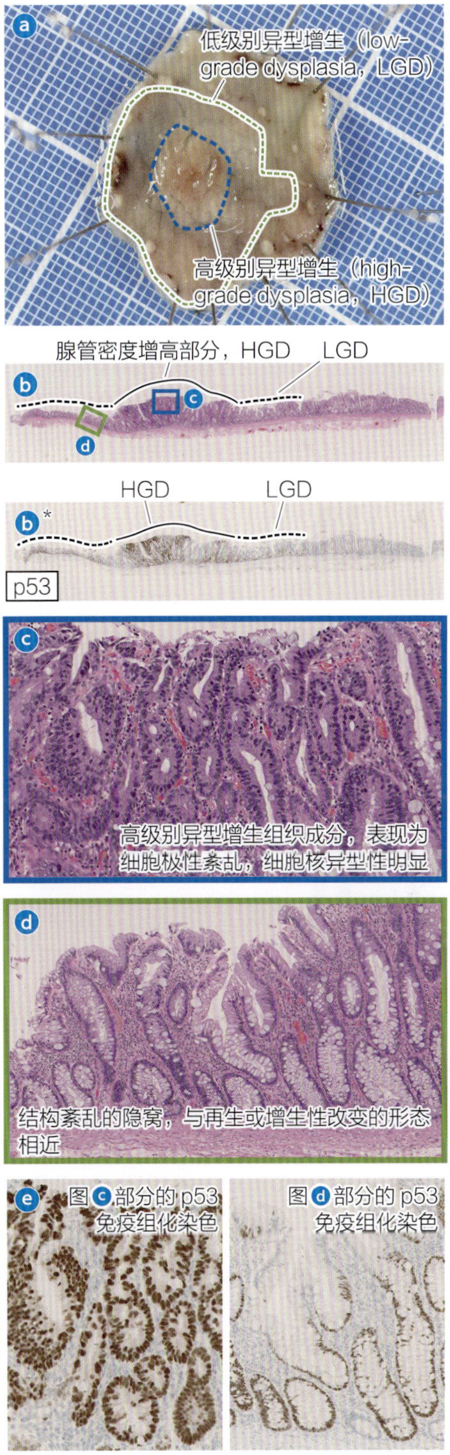


## 病理诊断

**病理诊断** 溃疡性结肠炎相关肿瘤 / 低至高级别异型增生（ulcerative colitis-associated neoplasm：UCAN/ low-to high-grade dysplasia）

**鉴别诊断** 管状腺瘤等散发性肿瘤：病变边界通常比较清晰。然而，由于 p53 异常表达主要见于癌变，至少是高级别腺瘤及更进一步的病变，因此，在表面看似正常的周围黏膜活检中发现 p53 异常表达，且病变边界呈现出模糊的扩散现象，即可诊断为溃疡性结肠炎相关肿瘤（UCAN）。❶❷

**+α 知识（附加知识）** 溃疡性结肠炎相关肿瘤（UCAN）是一种由于溃疡性结肠炎（UC）长期存在而导致的肿瘤。这种肿瘤通常发生在直肠和乙状结肠部位，病变向周围的正常黏膜不规则扩散。UCAN 的特点是即使细胞异型性很低，肿瘤也常表现出浸润型，且伴随 p53 基因表达异常，肿瘤增殖带一般位于组织深层，CDX2 和 SATB2 等肠道分化标志物缺失，β-连环蛋白在细胞核内无聚集现象（无 APC/WNT 信号通路异常），这些特征使其与普通大肠腺瘤或癌具有明显的不同。即使进展为浸润型癌，也呈现出低级别腺癌、黏液腺癌和印戒细胞癌等与常见型大肠癌不同的组织学类型。❸此外，CD 也被认为是一种能导致炎症性癌变（colitic cancer）发生的疾病，其与 UCAN 具有相似的特征（参见第 3 章第 4 节ⓓ）。

p53：p53 是一种由抑癌基因 TP53 编码的蛋白质，主要在具有增殖能力的细胞核中表达。p53 异常表达通常表现为两种情况：弥漫性强阳性（由于错义突变导致变异型 p53 的异常积累）或完全阴性（由于无义突变导致 p53 的缺失）。

**一句话点拨** 溃疡性结肠炎相关肿瘤的边缘通常呈现出模糊不清的形态，易于侵犯周围组织。即使在低度异型性阶段，也可能会出现 p53 基因突变。

# 3 伴有肛周脓肿的小肠和结直肠溃疡性病变

佐野直樹，林 芳和

**病例** 男性患者，17 岁，自 1 年前起出现肛门部疼痛，并逐渐加重，同时伴有腹痛、腹泻和肛周脓肿的症状。腹部增强 CT 发现回肠末端及全结肠广泛炎症改变。在进行经肛门双气囊内镜检查时，发现回肠末端至肛门存在一系列非连续性病变（skip lesion），包括纵行溃疡、黏膜鹅卵石样改变和阿弗他溃疡样病变。在多处进行了活检（标本来自横结肠）。

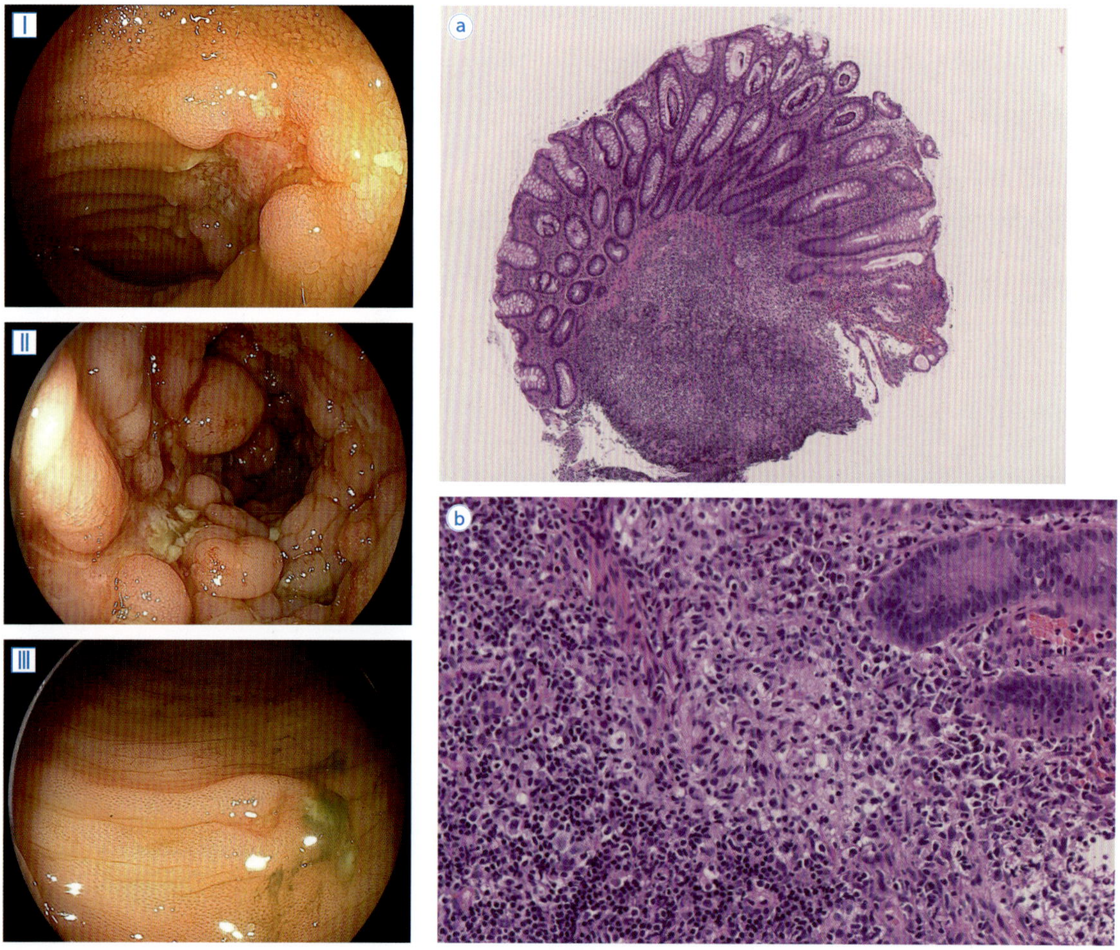

Ⅰ～Ⅲ 内镜下图像，ⓐ HE 染色切片（低倍放大），ⓑ HE 染色切片（高倍放大）

## 临床医生的疑问

❶未定型结肠炎（Indeterminate colitis）在进行病理检查时，可以观察到哪些病理改变?

❷克罗恩病的一大病理特征是黏膜非连续性病变（skip lesion），此时在病变间隔处的正常黏膜组织中可以观察到克罗恩病的特征性病理变化吗?

❸为更容易观察到克罗恩病的特征性病理变化，在进行活检时有什么技巧和需要注意的点?

## 病理切片的解读

- 活检标本显示黏膜肌层存在，隐窝轻度扭曲，但无隐窝破坏或排列紊乱。黏膜固有层全层可见炎症细胞浸润，黏膜肌层附近浸润尤为明显，表现为基底部浆细胞增多（basal plasmacytosis），黏膜下层浸润更为严重（a）。
- 此外，在黏膜深层可见胞浆透亮、略呈嗜酸性的组织细胞聚集，细胞形态与上皮细胞类似，**形成类上皮细胞肉芽肿**（b，图），隐窝上皮呈轻度黏液减少和核增大等再生性改变。

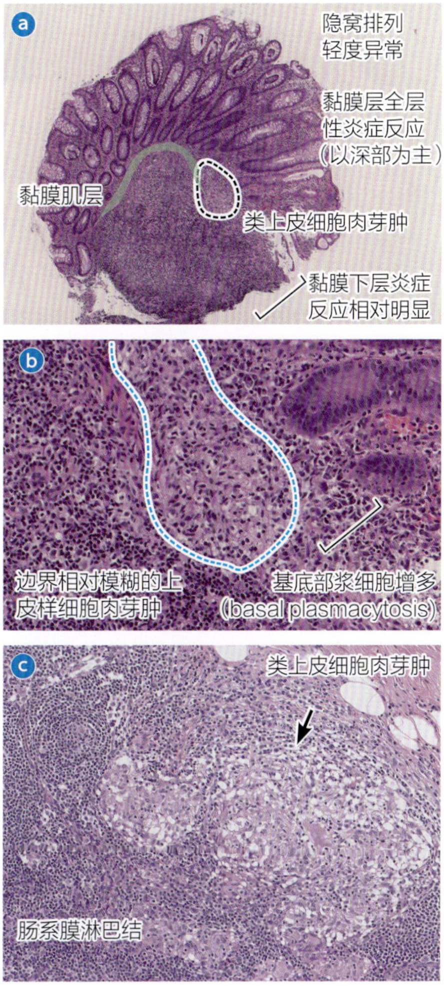


## 病理诊断

**病理诊断** 克罗恩病（Crohn disease，CD）

**鉴别诊断**

- 溃疡性结肠炎（UC，见第 4 章第 1 节）在活检标本中通常呈现为黏膜炎症改变，与本病表现相似，有时难以鉴别。然而，结合肉眼观察、内镜下表现及临床表现，多数情况下可以做出准确的鉴别诊断。若标本中未呈现出典型病理学改变，可以暂时将其定为不明确的炎症性肠病（inflammatory bowel disease, unclassified，IBD-U）或未定型结肠炎（Indeterminate colitis），此时并无特异性的病理表现。随着观察的深入，UC 或 CD 的特征可能逐渐显现，从而有助于疾病的鉴别。❶
- 其他肉芽肿性肠炎包括结核杆菌、耶尔森菌等细菌感染及真菌感染和结节病等。

**+α 知识（附加知识）**

- CD 的发病机制尚未完全明了，但闭塞性肉芽肿性淋巴管炎被认为发挥了关键作用。由于**淋巴管受阻**，导致分节性（非连续性）的肠壁全层性炎症，并伴有淋巴滤泡增生，淋巴结内部也可见肉芽肿形成（c）（见第 4 章第 0 节图 6，g）。由于隐窝损伤是间接导致的，因此隐窝的炎症、坏死、再生和排列紊乱通常不如 UC 那么明显。未受炎症侵犯的黏膜在组织学上基本正常也是 CD 的特点。❷

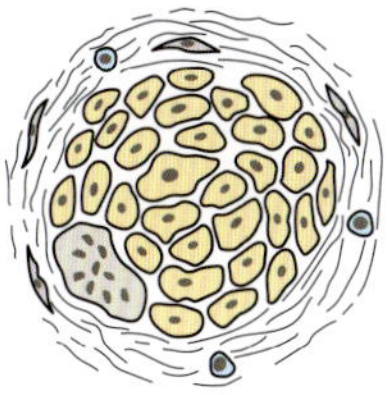

图 上皮样细胞肉芽肿

- CD 的肉芽肿表现为黄白色的水肿性黏膜，通常伴有阿弗他样病变（溃疡样病变）等。制作多个连续的切片有助于观察病变的分布和程度。在溃疡部位等炎症较重的区域，常常只能见到非特异性的改变，因此为了对病变部位的情况进行综合评估，判断是否同时存在 CMV 感染等其他合并症，需要从溃疡部及其周围多个不同部位进行活检。同时，也应对结肠以外的其他消化道部分进行病理检查。❸

**一句话点拨** CD 的核心性病理特征为闭塞性肉芽肿性淋巴管炎。从这一角度可相对简单地理解 CD 的发病机制和临床表现。需要在肉芽肿区域选择多个活检部位取样并制作足够数量的切片才能进行正确的诊断。

# 4 5- 氨基水杨酸（5-ASA）疗效不佳的盲肠溃疡性病变

佐野直樹，林　芳和

**病例** 男性患者，43 岁，患有糖尿病，正在接受相应治疗。两年前，出现腹痛和便血症状，经下消化道内镜检查发现回肠末端及盲肠有阿弗他溃疡样病变，活检结果仅提示肠黏膜非特异性炎症反应。考虑肠道白塞病的可能性较大，给予患者 5-ASA 制剂治疗，但盲肠溃疡并未得到缓解。因此，再次进行活检以进一步明确诊断。

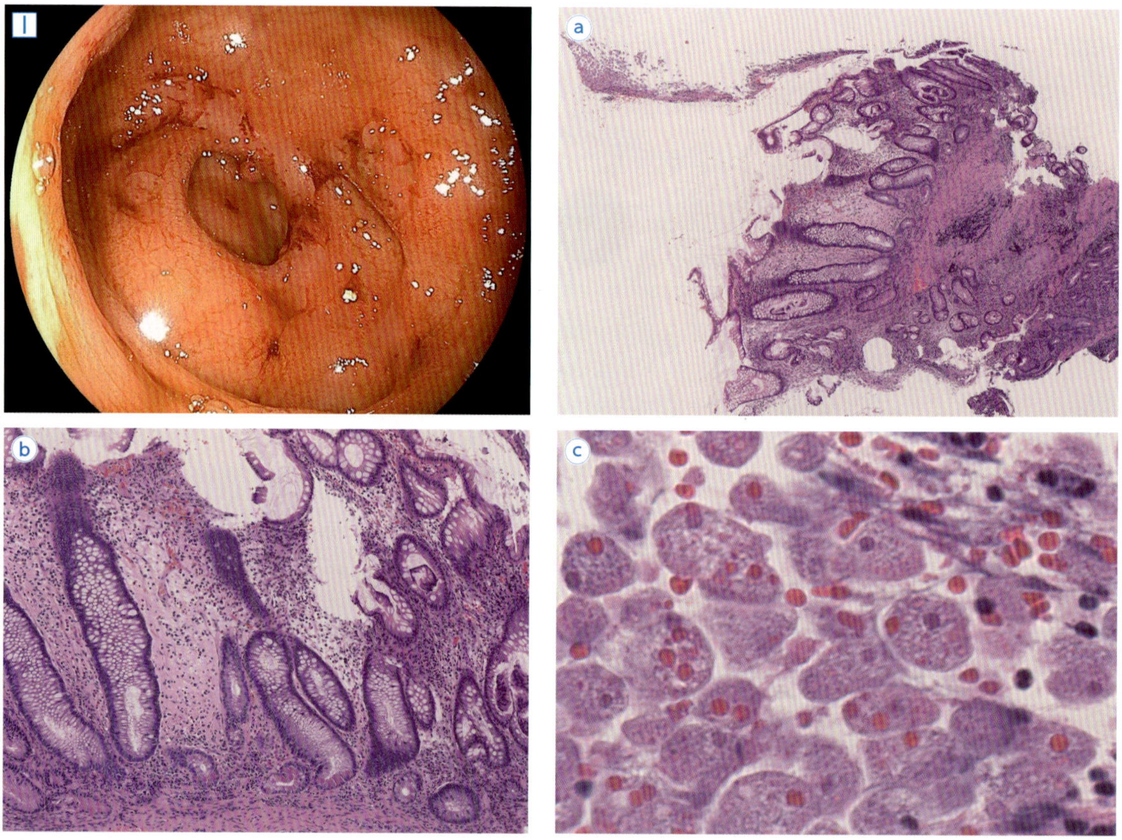


I 内镜下图像
a HE 染色切片（低倍放大）
b HE 染色切片（中倍放大）
c HE 染色切片（高倍放大）

## 临床医生的疑问

❶ 本病的活检部位如何选择才可以提高诊断的正确率?
❷ 阿米巴原虫仅通过 HE 染色是否可以清晰观察?
❸ 患者 2 年前病理活检结果呈阴性，是否可以认为当时不存在阿米巴痢疾?

## ■ 病理切片的解读

- 切片显示黏膜组织包括黏膜肌层在内，表面出现糜烂，隐窝形态曲折并出现分支，提示存在持续性慢性活动性炎症。炎症细胞向深层浸润，导致黏膜肌层增厚（ⓐⓑ）。
- 在表面渗出物中发现吞噬红细胞的阿米巴虫体，虫体细胞质呈泡沫状（ⓒ）。

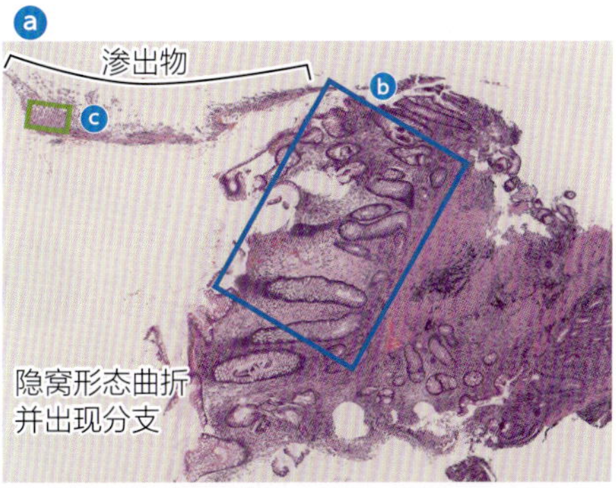


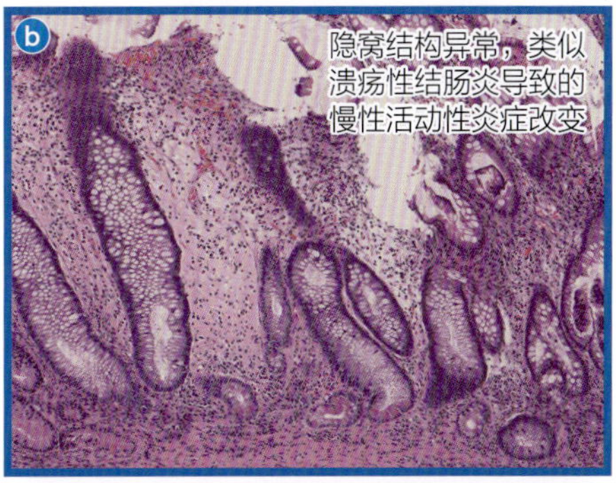


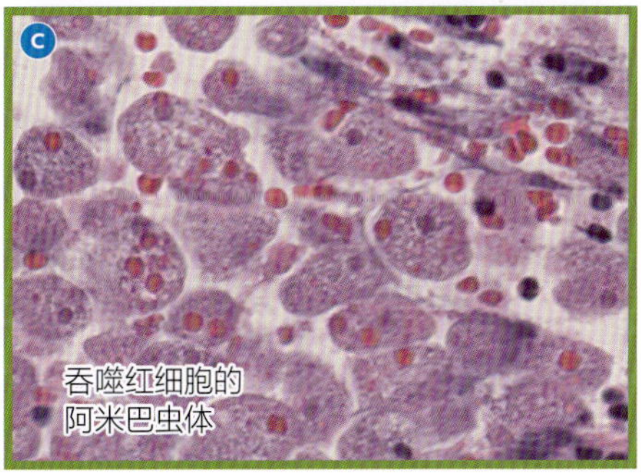


## ■ 病理诊断

**病理诊断** 阿米巴痢疾（amoebiasis/amoebic dysentery/amoebic colitis）

**鉴别诊断** 其他类型的肠炎[1]：组织学检查发现阿米巴原虫等病原体时，可明确鉴别。**许多炎症性肠病病例仅存在非特异性病理改变，但若发现特异性病理改变**（如病原体感染、病毒感染细胞和淀粉样变性等），则可明确诊断。另外，有些疾病虽无特异性改变，但若有特征性改变，也可高度提示该疾病的诊断（**参见第4章第5节至9节**）。缺乏具体或特征性改变时，应考虑**特发性炎症性肠病（如克罗恩病或溃疡性结肠炎）**的可能，并予以证实。炎症性肠病的病理表现常随炎症的程度和持续时间而异，因此监测病情变化并进行多次活检十分必要。

**+α 知识（附加知识）**

- 阿米巴痢疾是由**溶组织内阿米巴**（Entamoeba histolytica）感染引起的。该寄生虫的滋养体（trophozoite）通常寄生于结肠内，对结肠黏膜造成损伤，引发不同程度的痢疾症状，也被称为**肠阿米巴病**。这种病症最常出现在盲肠、升结肠和乙状结肠，而直肠则较少受累。部分滋养体可以通过门静脉系统转移到肝、肺和脑等器官，形成相应器官的脓肿，被称为**肠外阿米巴病**。
- 溶组织内阿米巴感染结肠黏膜，**导致黏膜溶解性坏死，虫体多聚集于坏死组织中。因此，从糜烂或溃疡部位的坏死组织中进行活检，可以提高诊断的准确性。**❶ 在诊断不明确时，可以使用 PAS 染色法更清晰地显示虫体。❷ 此外，询问患者是否有海外旅行史或免疫抑制状态等相关病史也十分重要。
- **慢性阿米巴病**的临床表现可能与溃疡性结肠炎或克罗恩病相似。本例患者可能为持续两年的慢性阿米巴病，诊断须结合反复活检、病程变化及治疗反应等综合评估。❸

**参考文献**

[1] 田中正則：大腸の炎症性疾患　生検診断のアルゴリズム．病理と臨床　26：784–794，2008.

**一句话点拨** 阿米巴痢疾的诊断要点在于发现痢疾阿米巴虫体。在检查时应特别注意坏死组织中是否存在虫体，并尽量排除非特异性炎症反应的干扰。

# 5 发生于吸烟者的累及横结肠至降结肠的纵向糜烂

佐野直樹，林 芳和

**病例** 男性患者，47岁，伴有长期吸烟史（每日10～40支）。因肺气肿合并肺部结节，接受定期随访。结节的病理性质不明，考虑为炎性病变。近期患者出现左季肋部间歇性压痛，上消化道内镜检查未发现明显异常。进一步行下消化道内镜检查，发现横结肠至降结肠存在纵行糜烂病变。为明确诊断，取病变组织进行活检。

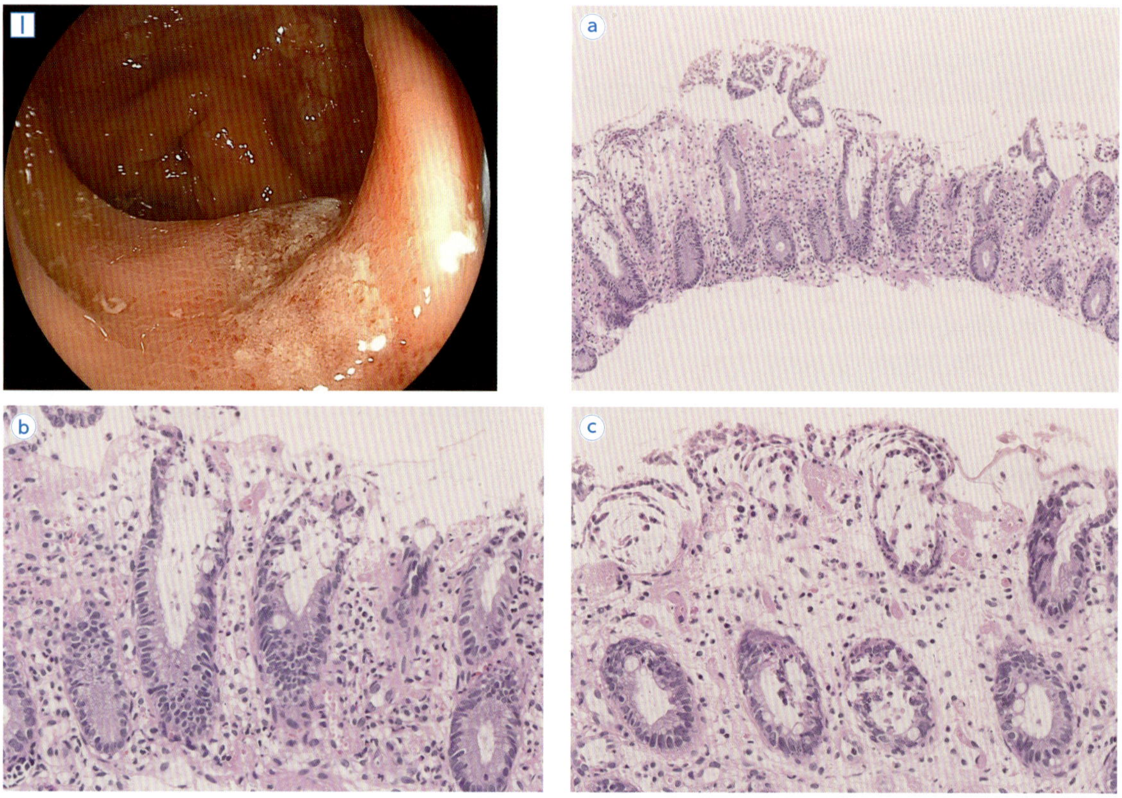

Ⅰ 内镜下图像
a HE染色切片（低倍放大），b HE染色切片（中倍放大），c HE染色切片（高倍放大）

## 临床医生的疑问

❶本病可以通过活检，与同样具有纵行溃疡表现的克罗恩病相鉴别吗?
❷活组织检查对于本病的诊断具有多大的意义?

## 病理切片的解读

- 切片可见黏膜糜烂，浅层上皮呈突起状，且明显剥离和脱落，尤以浅表部分显著（ⓐ）。腺管排列基本整齐。
- 隐窝上皮大量剥脱，部分隐窝上皮完全脱落，形成“枯萎样坏死外观”，即隐窝基底部仍有残存的细胞核，呈现出类似“鬼魂状（ghost-like appearance）”的特征。细胞间质可见水肿，炎症细胞轻度浸润，并可见纤维蛋白沉着（ⓑⓒ）。
- 随着时间的推移，隐窝直径缩小（萎缩性改变），隐窝黏液在隐窝再生过程中逐渐减少，同时可见间质肉芽组织增生和纤维化（ⓓ）。在慢性期，肉芽组织中可见含铁血黄素沉着。

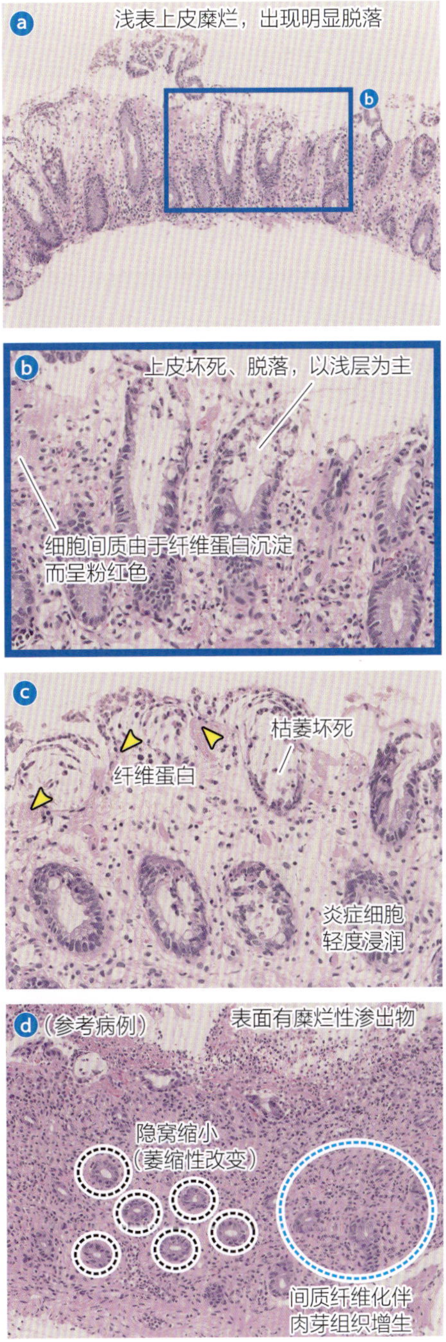


## 病理诊断

**病理诊断** 缺血性结肠炎（ischemic colitis）

**鉴别诊断**

- **其他非缺血性肠炎：** 非缺血性肠炎的特点是肠黏膜损伤较轻，但炎性细胞浸润较显著。与此相反，缺血性肠炎的肠黏膜损伤严重，但炎性细胞浸润相对较少。❶
- **其他缺血性肠炎：** 除了缺血性肠炎之外，放射性肠炎、阻塞性肠炎和某些细菌性肠炎也可引起肠道缺血性改变，并表现出相似的病理表现。
- **大血管性缺血性肠炎：** 当肠系膜动脉发生急性闭塞或绞窄性肠梗阻导致肠道急性严重缺血时，肠壁可出现出血性坏死（出血性梗阻）。在缺血边缘区域，可见与缺血性结肠炎相似的病理改变。
- **特发性肠系膜静脉硬化性肠炎：** 肠系膜静脉壁发生玻璃样变和钙化，导致管腔增厚和狭窄，从而影响静脉回流和灌注，引发肠壁充血和缺血。在缺血部位，隐窝出现轻度萎缩，肠管间质发生玻璃样变性。肠黏膜因充血而呈现蓝黑色。X 线或 CT 检查可发现肠系膜静脉钙化，有助于诊断。如果未发现典型钙化改变，则需进行活检以确诊。

**+α 知识（附加知识）** 缺血性结肠炎是发生于降结肠和乙状结肠的炎症性肠道疾病，与糖尿病、高血压和动脉硬化等因素有一定关系。结肠壁的隐窝上皮细胞是最易发生缺血损伤的部位，且通常从黏膜浅层开始。典型的缺血性结肠炎相对容易诊断，但由于缺血程度、持续时间和发生时间的不同，组织学改变具有多样性。对于组织学图像不典型的患者，需要综合临床和内镜检查等结果进行评估。❷

**一句话点拨** 当上皮组织损伤超过炎症反应程度时，提示可能存在缺血性因素。缺血的原因、程度和持续时间的不同会导致组织学表现的不同。

难易度 ★★★

# 6 宫颈癌放疗后发生的直肠糜烂

佐野直樹，林　芳和

**病例** 女性患者，51岁，因宫颈癌接受放射治疗。治疗期间出现下腹部疼痛和黑色粪便。为明确诊断，行下消化道内镜检查。内镜检查发现乙状结肠和直肠黏膜存在充血和水肿等表现。为进一步明确病变性质，对病变黏膜进行了活检标本采样。

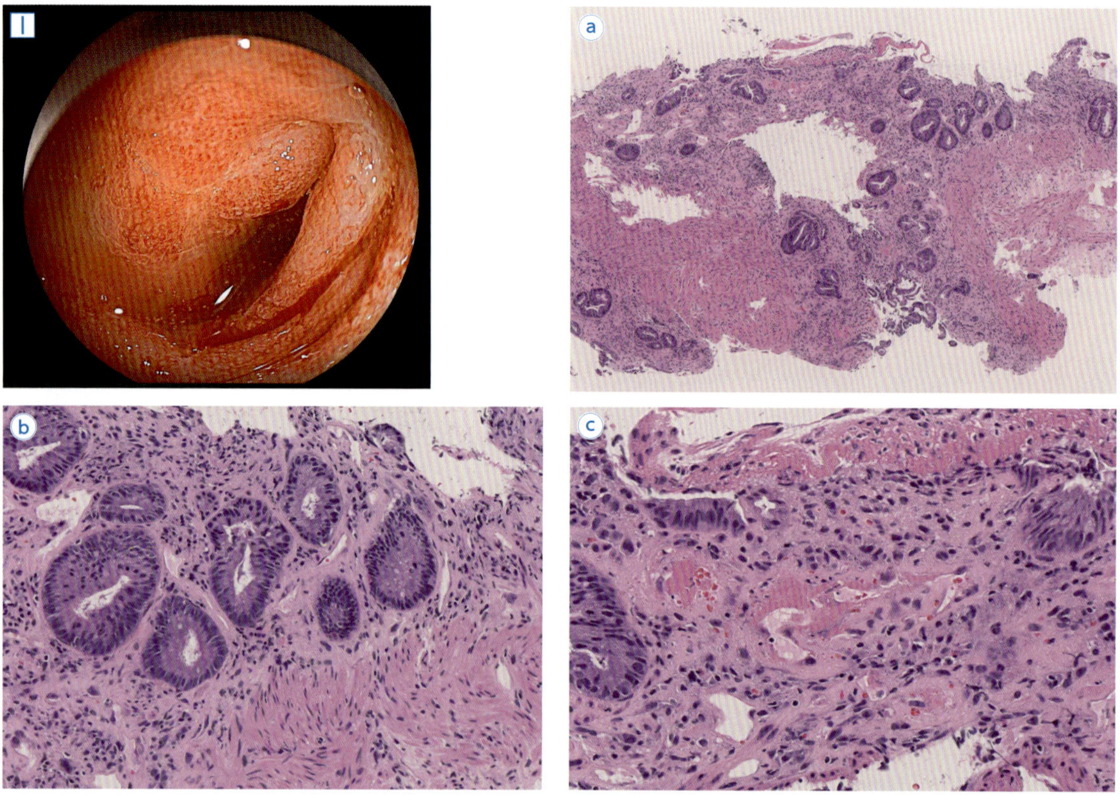


I 内镜下图像
a HE染色切片（低倍放大），b HE染色切片（中倍放大），c HE染色切片（高倍放大）

**临床医生的疑问**

❶本病进行病理活检时，在病灶的哪个部位取材较为合适？

❷即使肠管组织不发生炎症性变化，受到放射线照射的肠道组织是否会出现其他特征性病理改变？

## ■ 病理切片的解读

· 切片显示黏膜表面上皮出现脱落和剥离，隐窝数量明显减少，且残存的隐窝呈分叉或扭曲形态。细胞间质呈粉红色，这是提示存在纤维化的典型特征（a）。

· 隐窝上皮的黏液分泌明显减少，同时观察到有丝分裂象大量分布，表明该组织再生修复活跃。此外，间质中不仅出现了淋巴细胞和浆细胞浸润，还伴随着明显的纤维化和毛细血管扩张现象（b）。

· 部分黏膜表面附着有纤维蛋白渗出物，出现糜烂改变。此外，除了血管扩张外，间质成分内还可观察到血管壁上的纤维蛋白沉积和血管内皮细胞核肿胀的现象。同时，间质中还散布着体型较大、细胞核肿胀的成纤维细胞（c）。

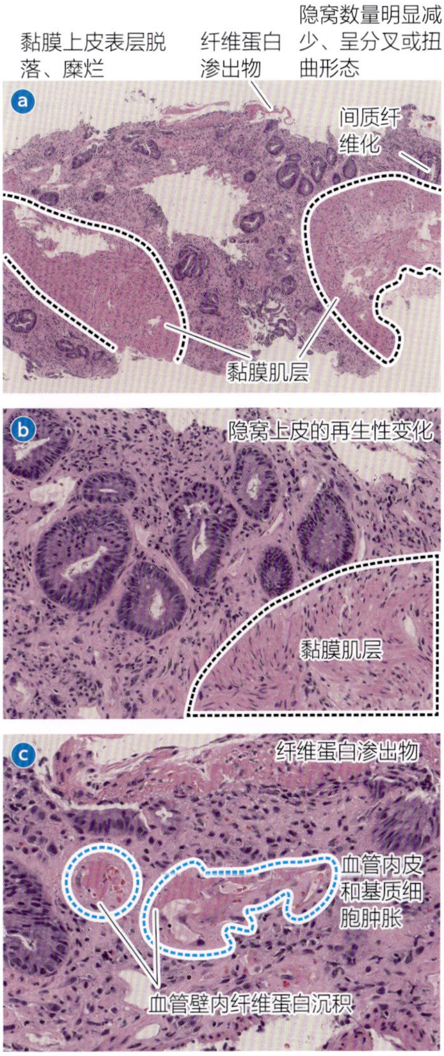


## ■ 病理诊断

**病理诊断** 放射性直肠炎（radiation proctitis）

**鉴别诊断**

· **缺血性结肠炎（参见第 4 章第 5 节）**：血管内皮细胞和成纤维细胞无明显肿胀，血管壁上一般无纤维蛋白沉积（但血管腔内可有纤维蛋白栓塞）。详询病史对于正确诊断具有重要意义。

· **血栓性微血管病（thrombotic microangiopathy：TMA）**：TMA 是一种微血管疾病，常见于血栓性血小板减少性紫癜、溶血性尿毒症综合征、造血干细胞移植后并发症以及使用钙调神经磷酸酶抑制剂的患者。其特征为血管壁出现放射性损伤样改变。

· **巨细胞病毒（CMV）感染**：如出现血管内皮细胞或成纤维细胞的肿胀性变化，应警惕巨细胞病毒感染的情况。

**+α 知识（附加知识）**

· **放射性肠炎**是肠壁黏膜在放射线作用下发生的损伤，表现为细胞不同程度的受损，其中血管内皮细胞对放射线最为敏感，因此会引发黏膜的缺血和坏死。血管损伤导致内皮下水肿、纤维蛋白沉积、玻璃样变性和泡沫细胞浸润，这些是放射性肠炎的特征性病理表现。此外，部分细胞会发生肿胀，呈现出奇异型（bizarre）成纤维细胞的形态。溃疡愈合后可能引发肠壁纤维化，导致肠腔狭窄，而浆膜纤维化则可能导致肠黏连。

· 在对疑似患有放射性肠炎的病人进行活检时，可以从表现出黏膜损伤（如发红或糜烂）的区域检出其特征性的病变。然而，由于辐射引起的变化可能持续数年，建议最好在受到放射线照射且存在损伤样改变的区域内进行活检。❶ 即使患者没有表现出临床上的肠炎症状，也有可能在受到放射线照射部位的肠道中发现放射性损伤的存在。❷

**一句话点拨** 放射性肠炎是由于血管内皮细胞受到辐射损伤而导致黏膜缺血性坏死。其特征性病理变化包括成纤维细胞肿大和奇异型化。

# 7 质子泵抑制剂（PPI）治疗期间发生的水样腹泻

佐野直樹，林 芳和

**病例** 女性患者，76岁，患有反流性食管炎，长期服用质子泵抑制剂（PPI）。近2个月来出现稀便和水样腹泻。为明确诊断，行全消化道内镜检查。内镜下虽未见明显病变，但为排除器质性病变，从多处取标本活检。

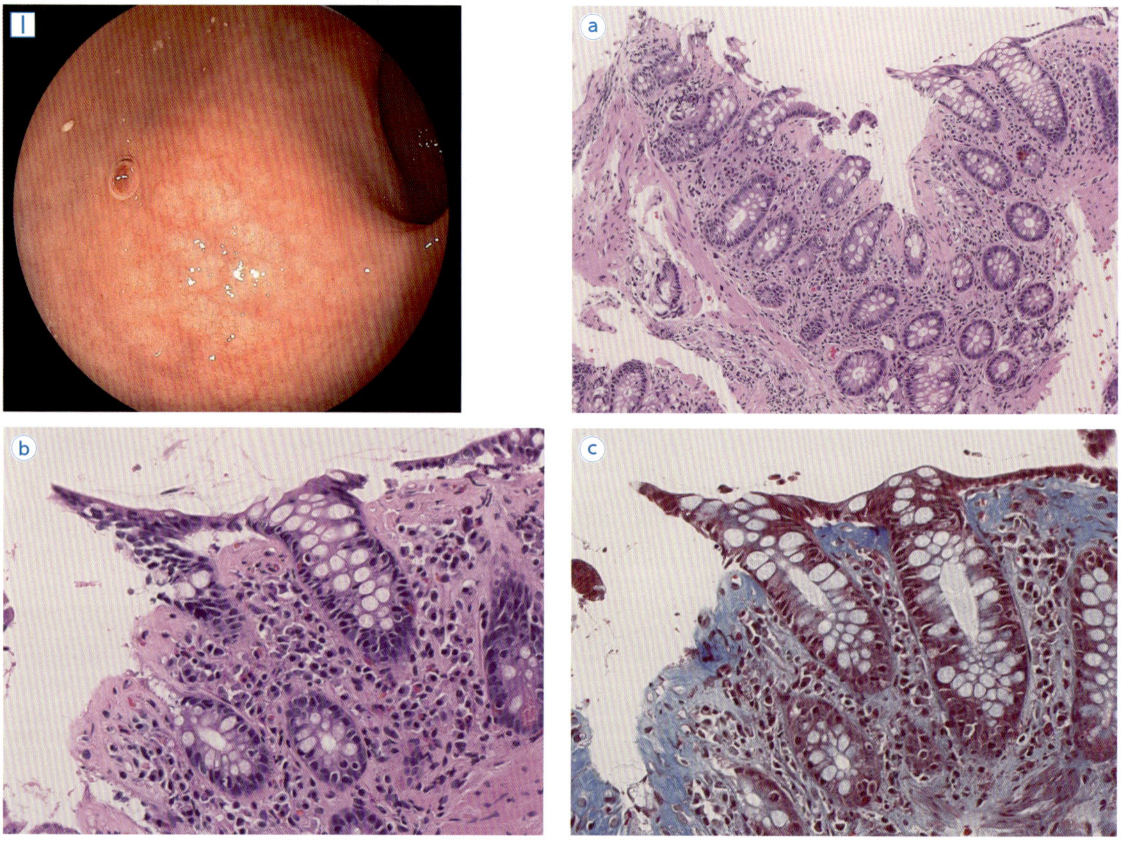


I 内镜下图像
a HE 染色切片（低倍放大）
b HE 染色切片（高倍放大）
c Azan 染色切片（高倍放大）

## 临床医生的疑问

❶ 胶原性结肠炎的诊断标准是什么?
❷ 内镜下观察到的结肠黏膜“猫抓样改变（cat scratch colon）”的原因是什么?

## ■ 病理切片的解读

- 切片显示隐窝排列略有紊乱，浅表上皮局部脱落（a）。固有层全层炎性细胞浸润，隐窝底部与黏膜肌层之间轻度扩张。
- 病灶表面覆盖的上皮出现退行性变和脱落，其下可见条索状玻璃样物质沉积，其中伴有炎性细胞和毛细血管侵入（b）。间质内除淋巴细胞和浆细胞外，还有嗜酸性粒细胞浸润，分布于全层。
- 玻璃样物质经 Azan 染色后呈蓝色，证实为胶原纤维（c）。

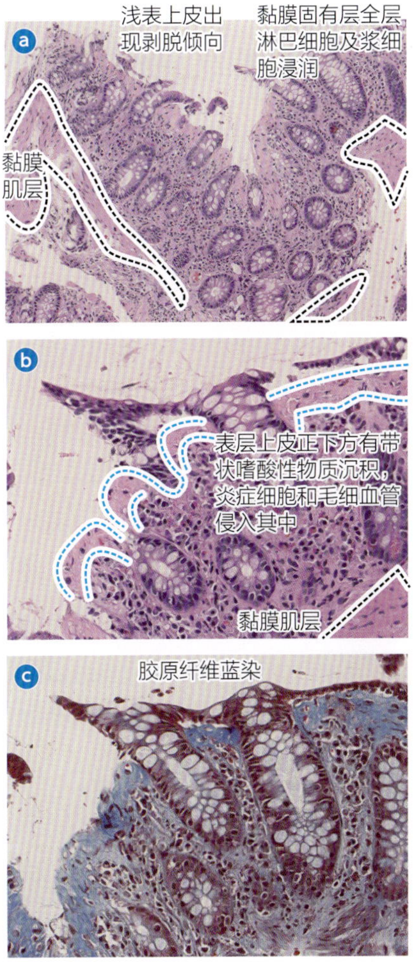


## ■ 病理诊断

**病理诊断** 胶原性结肠炎（collagenous colitis）

**鉴别诊断** 淀粉样变性（参见第 4 章第 8 节）、缺血性肠炎（参见第 4 章第 5 节）和特发性肠系膜静脉硬化：鉴别胶原性结肠炎的上皮下胶原层与这些疾病中其他沉积物（如淀粉样物质、纤维蛋白和胶原纤维等）形成的沉积带对于鉴别诊断意义重大。这些沉积物的分布位置各不相同，但可通过特殊染色法（如 Azan 染色和淀粉样蛋白染色）进行确认，如亚甲蓝染色或刚果红染色。此外，这些病例与胶原性结肠炎的主要差异在于炎症细胞浸润程度通常较轻。

**+α 知识（附加知识）**

- 在显微镜下观察到的结肠炎：这是胶原性结肠炎或淋巴细胞性结肠炎导致的一种病理表现。这种表述是基于内镜检查难以对炎症类型进行区分，而显微镜检查则能发现一些特征性的黏膜糜烂，如“猫抓样改变（cat scratch colon）”。
- 胶原性结肠炎[1]：这是一种与药物（如质子泵抑制剂 PPIs 和非甾体抗炎药 NSAIDs）刺激相关的疾病，近年来也有与免疫检查点抑制剂使用相关的病例报道。停用致病药物是治疗这种疾病的首选措施，通常能够快速缓解临床症状。该疾病的典型病理特征是在上皮下形成厚度超过 10μm（部分可达 15 ~ 20μm）的胶原层，其中含有炎性细胞浸润和毛细血管增生。此外，固有层也存在慢性炎性反应。❶ 内镜检查可能无明显异常，但有时可见纵向裂缝，类似于“猫抓样改变”。这种裂缝是由于胶原纤维沉积导致黏膜表层变硬失去弹性，并因机械性损伤而裂开所致。❷
- 淋巴细胞性结肠炎：这是一种与胶原性结肠炎具有同源性的疾病。该病的特征是隐窝上皮细胞中淋巴细胞浸润增多，每 100 个隐窝上皮细胞中至少有 20 个淋巴细胞。

**参考文献**

[1] 九嶋亮治，松原亜季子：collagenous colitis の臨床病理学的特徴，病態発生と鑑別診断．胃と腸，44：1955-1965，2009.

**一句话点拨** 本病的诊断应基于多方面的因素，包括评估上皮下胶原带的增厚程度和固有层的炎症反应的强度和类型。

难易度 ★☆☆

# 8 直肠内的黄色扁平隆起

佐野直樹, 林 芳和

**病例** 男性患者，61 岁，个人史及家族史无特殊。体检时发现粪便潜血试验阳性，进一步行下消化道内镜检查。内镜检查显示从乙状结肠至直肠段，存在多枚光滑、浅黄色、隆起型息肉，进一步进行活组织检查。

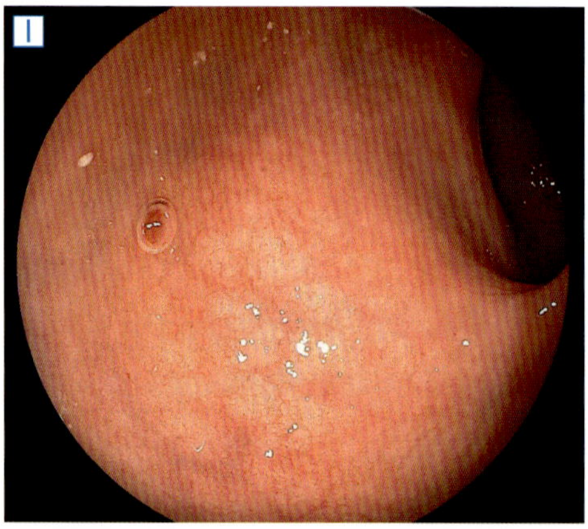

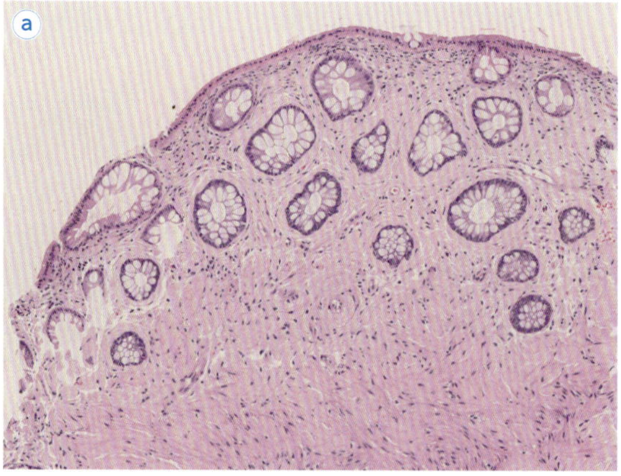

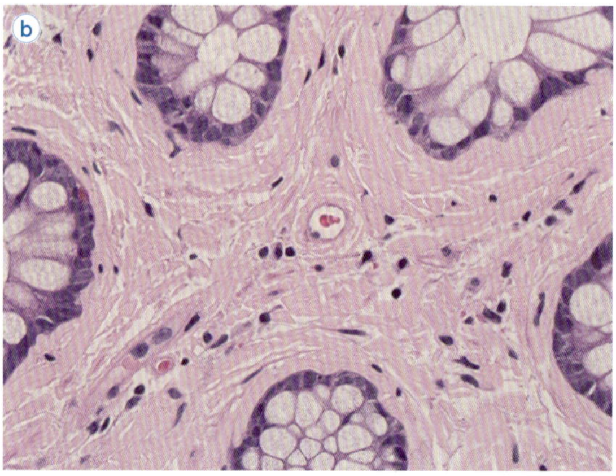

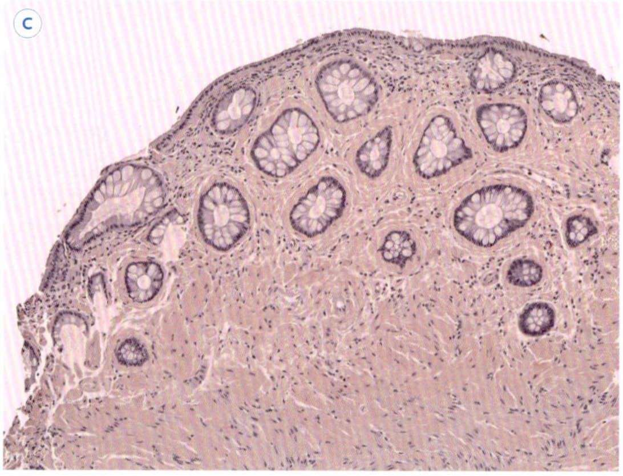

Ⅰ 内镜下图像
a HE 染色切片（低倍放大）
b HE 染色切片（高倍放大）
c DFS 染色切片（低倍放大）

## 临床医生的疑问

❶ 本病进行活检时，需要注意的技巧及要点有哪些?
❷ 本病内镜下观察无明显病理变化时，在直肠部位进行活检可以明确诊断吗?
❸ 若仅进行 HE 染色，是否有可能造成本病的漏诊?

## 病理切片的解读

- 切片显示隐窝结构轻微失调，间质内见玻璃样物质沉积（a）。
- HE 染色示沉积物呈浅红色，呈团块状分布于间质或血管壁附近（b）。
- 淀粉样蛋白染色［刚果红染色或直接快速猩红（direct fast scarlet，DFS）染色］示沉积物呈橘红色（c）。偏光显微镜下，沉积物具有双折光性，呈苹果绿色（apple green）（d）。

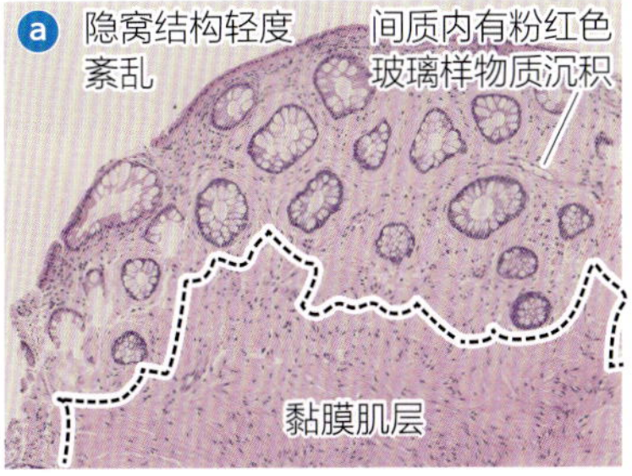


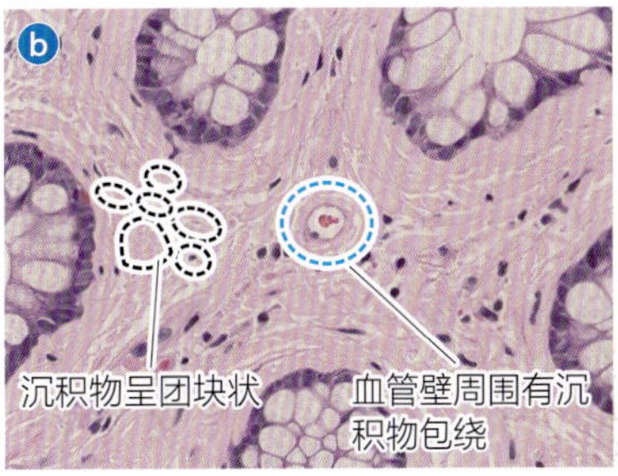


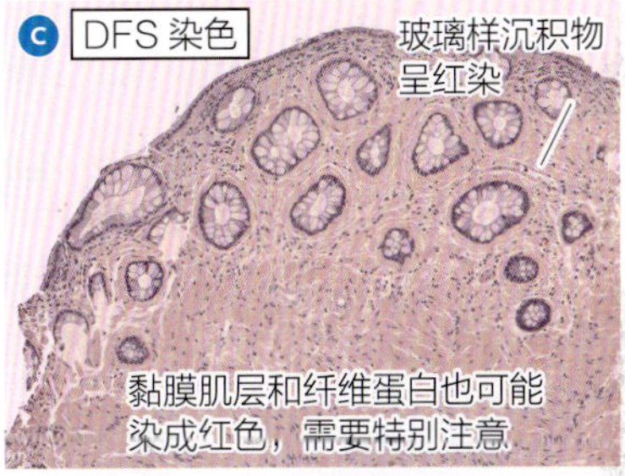


d（参考病例）刚果红染色

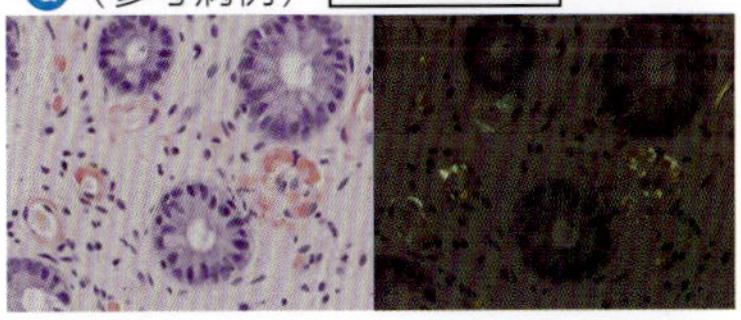


## 病理诊断

**病理诊断** 肠道淀粉样变性（intestinal amyloidosis）

**鉴别诊断** **胶原纤维沉积症包括胶原纤维性结肠炎和特发性肠系膜静脉硬化症等：**可用胶原纤维特异性染色（如 Azan 染色）或淀粉样蛋白染色显示沉积物的分布范围。

**+α 知识（附加知识）**

- 淀粉样变性是一组以淀粉样蛋白沉积为特征的疾病。根据沉积部位、病因和化学类型，可分为不同的类型（下表）。
- 淀粉样蛋白是一种变性蛋白，其电镜下呈现为直径 7~15 nm 的无分支纤维状结构。淀粉样蛋白具有 $\beta$- 折叠构象，这使得它在偏光显微镜下呈现绿色双折光性。
- 淀粉样蛋白时，可使黏膜呈现白色或黄白色。沉积量少时，可借助黏膜下组织丰富的小血管来辅助诊断。❶ 该物质在血管周围沉积可引起血流障碍，并可能导致出血和溃疡。临床上如怀疑消化道淀粉样变性，应在胃、十二指肠和直肠等进行多部位活检。其中十二指肠活检阳性率较高，尤其是内镜检查无明显异常时。❷ 腹壁活检也是常用方法。淀粉样蛋白沉积量极少时，仅用 HE 染色难以诊断。即使用淀粉样蛋白染色也可能漏诊。因此须结合偏光显微镜观察。❸

常见于胃肠道的淀粉样变性的类型分类

| 淀粉样蛋白 | 前体 | 系统性 / 局部性 | 背景疾病 | 分布部位及肉眼表现 |
|---|---|---|---|---|
| AL（Al l） | 免疫球蛋白轻链（重链） | 系统性及局部性 | 原发性（原因不明）骨髓瘤等 | 黏膜肌层到固有肌层，呈现各种形状（通常呈块状） |
| A $\beta_2$M | $\beta_2$ 微球蛋白 | 系统性 | 血液透析 | 黏膜下层及更深层 |
| ATTR | 甲状腺素运载蛋白（TTR） | 系统性 | 家族性淀粉样多发性神经病（突变型 TTR），老年型淀粉样多发性神经病（野生型 TTR） | 黏膜肌层、黏膜下层小血管壁和固有肌层 |
| AA | 血清淀粉样蛋白 A | 系统性 | 反应性或继发性慢性炎症性疾病（如类风湿性关节炎和系统性红斑狼疮） | 固有层至黏膜下层的血管周围，有时固有层呈结节状 |

**一句话点拨** 淀粉样蛋白是一种无定形的淡红色沉积物，可用淀粉样蛋白染色显示其沉积部位，偏光显微镜下该物质呈现绿色双折光特性。

# 9 免疫检查点抑制剂治疗期间发生的腹泻

佐野直樹，林 芳和

**病例** 男性患者，68 岁，被诊断为下咽癌合并多发性转移性肿瘤，正在接受全身化学治疗。使用免疫检查点抑制剂（immune checkpoint inhibitor，ICI）一个月后，出现持续的水样腹泻，无腹痛或血便。下消化道内镜检查发现整个结肠有散在的小糜烂和纤维瘢痕，黏膜轻度水肿，血管纹理模糊。为进一步诊断，从横结肠红斑处取活检送检。

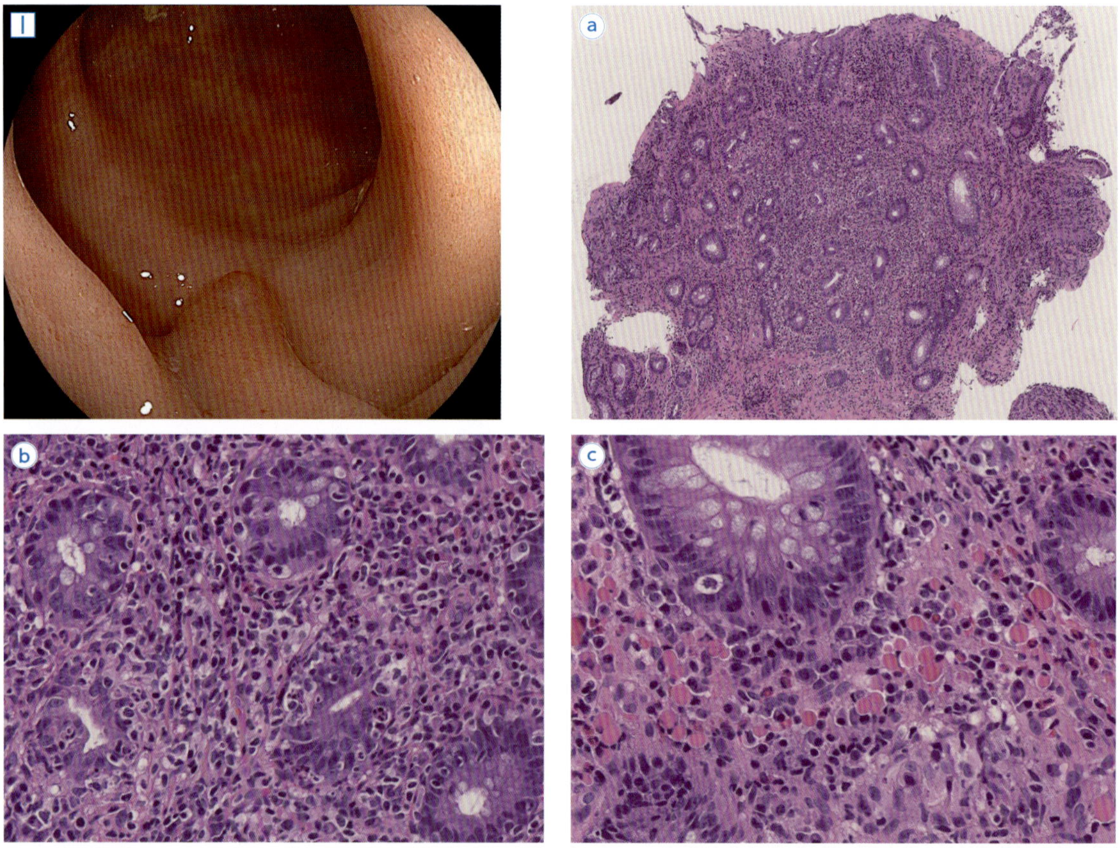


I 内镜下图像
a HE 染色切片（低倍放大）
b c HE 染色切片（高倍放大）

**临床医生的疑问**

❶ 消化道发生的免疫相关不良事件（irAE）包括哪些类型?
❷ 本病与溃疡性结肠炎等其他炎症性肠病在病理学方面有什么不同?

## ■ 病理切片的解读

- 切片显示浅层黏膜有糜烂形成，间质内大量炎细胞浸润，表现类似溃疡性结肠炎（UC）（a）。
- 高倍镜下可见，除淋巴细胞和浆细胞外，还有中性粒细胞和嗜酸性粒细胞浸润。隐窝上皮内淋巴细胞和中性粒细胞浸润明显。隐窝内可见呈现染色质凝聚、核碎裂等改变的凋亡小体（b）。
- 隐窝底部周围浆细胞浸润显著，细胞质内散布玻璃样物质形成的小颗粒（c）。这些小颗粒被称为卢梭（Russell）小体，是免疫球蛋白的包涵体，常见于浆细胞活化过度的炎症或肿瘤。
- 组织切片内可观察到免疫细胞激活、隐窝上皮淋巴细胞浸润、凋亡等现象，提示为ICI相关性肠炎。

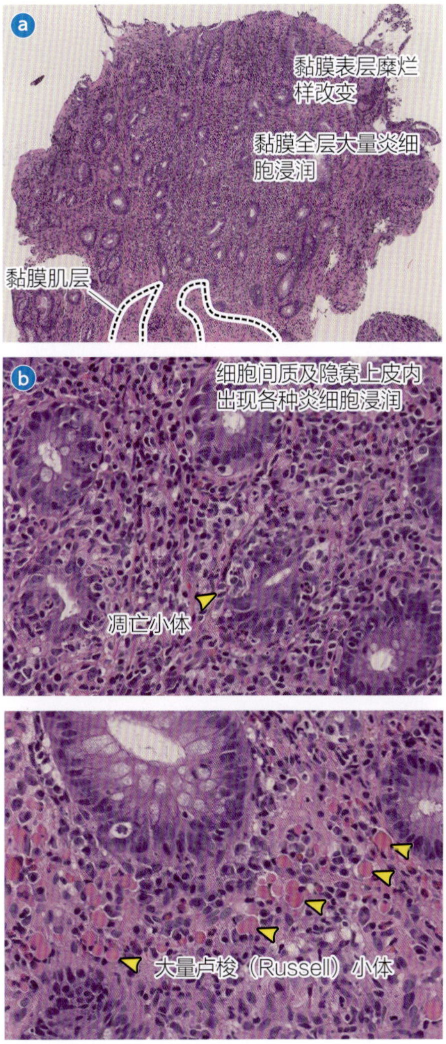


## ■ 病理诊断

**病理诊断** 免疫相关不良事件（immune-related adverse event，irAE）/ 免疫检查点抑制剂相关性肠炎（enterocolitis associated with immune checkpoint inhibitor）

**鉴别诊断** 溃疡性结肠炎、显微镜下结肠炎、移植物抗宿主病和非特异性结肠炎［参见“+α 知识”］

**+α 知识（附加知识）**

- 免疫相关不良事件（irAE）[1]：ICIs的作用可能导致多个器官发生类似自身免疫性疾病的病理改变。结肠irAE的病理类型：①凋亡性活动性结肠炎；②淋巴细胞性结肠炎；③急性自限性结肠炎（感染性结肠炎 / 非特异性结肠炎）；④胶原性结肠炎。这些类型往往并存或交替出现。❶
- 根据ICIs的作用机制，irAEs主要表现为隐窝损伤和细胞毒性T细胞介导的凋亡（与UC不同），但也可伴有其他免疫反应。当发现各种免疫细胞激活时，应考虑irAE的可能性，但须结合临床资料进行综合判断。❷
- 以凋亡性小肠结肠炎为代表的移植物抗宿主病（GVHD），多发生在接受造血干细胞移植（供体T细胞与宿主肠上皮发生排斥反应）或肠道移植（宿主T细胞与供体肠上皮发生排斥反应）的患者中。

**参考文献**

[1] 八尾隆史，大城由美：最近注目されている腸炎と炎症性腸疾患の病理組織学的鑑別診断．病理と臨床，39：578-583，2021.

**一句话点拨** 免疫检查点抑制剂所致的免疫相关不良事件（irAEs）会导致多个器官发生类似自身免疫性疾病（特别是类似于溃疡性结肠炎）的病理改变。

# 10 表现为红斑及糜烂的结肠壁外压迫性病变

佐野直樹，林 芳和

**病例** 女性患者，39岁，一年前出现下腹部疼痛、腹胀、排便困难等症状并逐渐加重，最终进展为肠梗阻。下消化道内镜检查示乙状结肠黏膜充血、粘连明显，内镜插入时患者剧烈疼痛，无法继续深入。腹部CT检查示乙状结肠与双侧卵巢囊肿粘连。后进一步行乙状结肠切除术以解除肠梗阻。

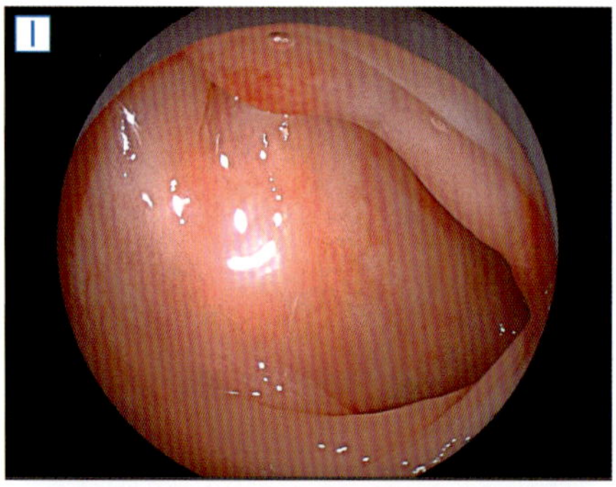
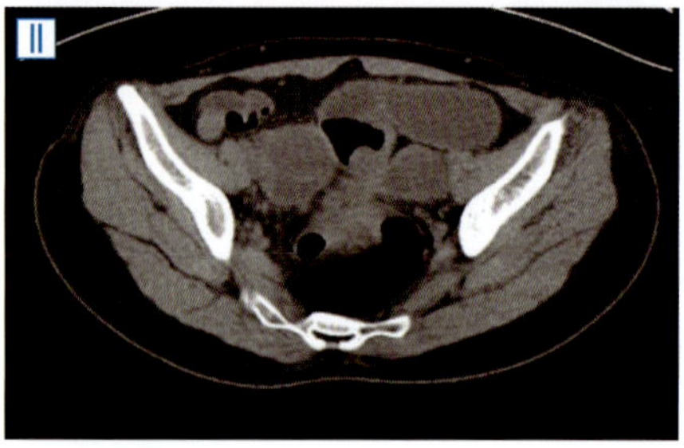
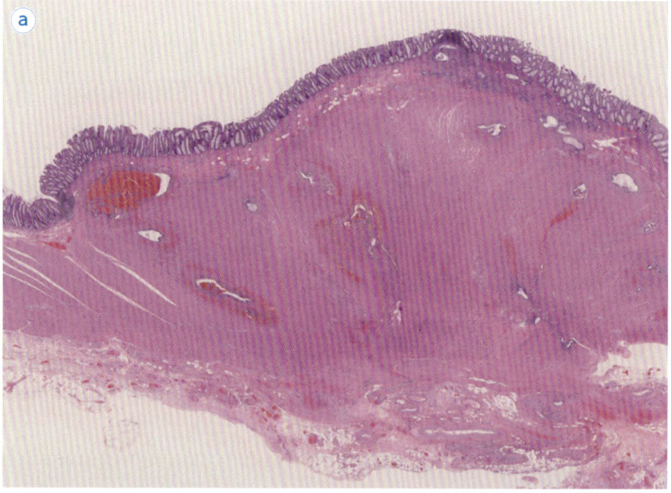
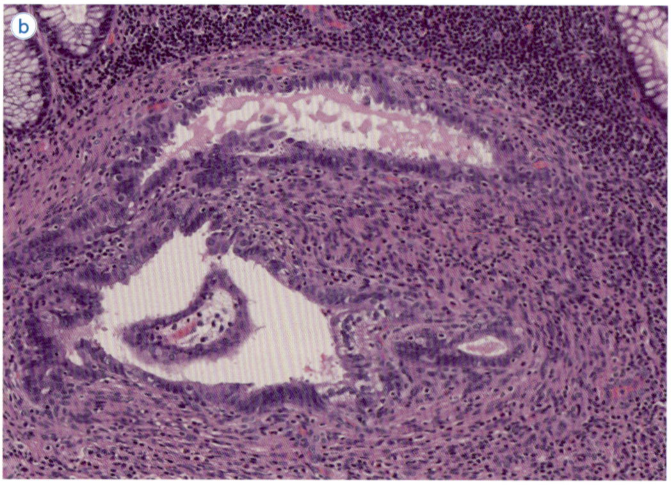

Ⅰ 内镜下图像
Ⅱ CT影像
ⓐ HE染色切片（组织全貌）
ⓑ HE染色切片（高倍放大）

## 临床医生的疑问

❶ 本病在进行内镜下活检时，需要掌握的技巧及注意事项有哪些？
❷ 本病通过超声内镜下穿刺吸引法进行诊断的准确率有多高？

## 病理切片的解读

- 切片显示结肠壁因纤维化而增厚，尤以固有肌层为甚。间质内散见呈深蓝染色的腺管，部分腺管因血液淤滞而扩张（a）。
- 腺管形态不规则，类似结肠隐窝，但又有所区别。腺上皮细胞核肿大，呈假复层排列，管腔侧可见纤毛状或分泌物状结构。腺管周围为小椭圆形核的间质细胞团。据此推断上述成分为子宫内膜组织，由子宫内膜腺体和子宫内膜间质组成（bc）。
- 免疫组化染色示（d）：内膜腺上皮细胞和内膜间质细胞雌激素受体（ER）和孕激素受体（PR）阳性。内膜间质细胞 CD10 阳性。

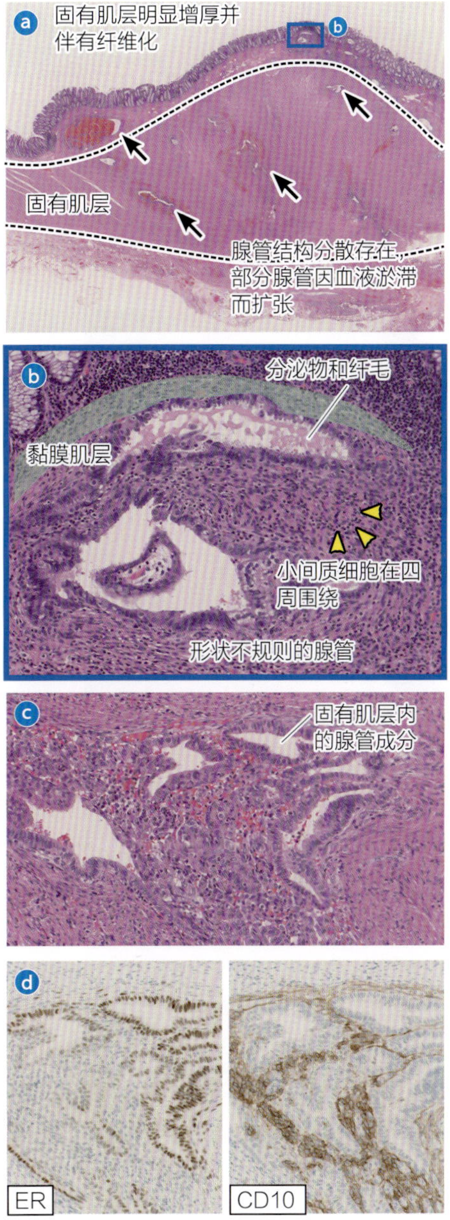


## 病理诊断

**病理诊断** 肠道子宫内膜异位症（intestinal endometriosis）

**鉴别诊断** 腺癌：当观察到肠道组织中存在与正常结肠黏膜上皮不同的上皮样成分时，应与原发于结肠的腺癌和其他器官的腺癌转移相鉴别。

**+α 知识（附加知识）**

- 肠道子宫内膜异位症在盆腔子宫内膜异位症患者中的发生率在 5%～15% 之间。**直肠和乙状结肠是最常见的部位（占 75%～90%）**，回肠末端和阑尾也较为常见。该病变多位于肠壁深层（浆膜层至固有肌层），很少侵及黏膜层。由于月经周期性撤退性出血，**可导致出血、含铁血黄素沉着和纤维化等继发性改变，有时伴有平滑肌增生。**
- 由于病变位置深而分布稀疏，活检常难以确诊。活检时应对泛红部位或出血区域进行深层取材，以提高诊断准确率。❶ 此外，由于异位子宫内膜的密度在病灶深部也通常较低，细针抽吸活检可能难以确诊。❷
- 子宫内膜间质是诊断子宫内膜异位症的重要线索，但子宫内膜间质可能不易被观察，尤其是对于陈旧性子宫内膜异位症而言，因此建议使用免疫组化进行确诊。

**一句话点拨** 肠道组织中出现异质性腺管结构时，应考虑子宫内膜异位症的可能。该病变形态多样，诊断时应结合免疫组化进行确诊。

难易度 ★★☆

# 11 腺管开口整齐的带蒂分叶状息肉

佐野直樹，林　芳和

**病例** 女性患者，20岁，10岁时被诊断为Peutz-Jeghers综合征，曾多次行小肠和结肠息肉内镜切除术。本次为随访复查行下消化道内镜检查，距上次内镜检查约2年。下消化道内镜检查示横结肠及脾曲处见一长柄息肉，长约27mm，头部呈分叶状，红色，无明显肿瘤性凹陷（未行放大观察）。

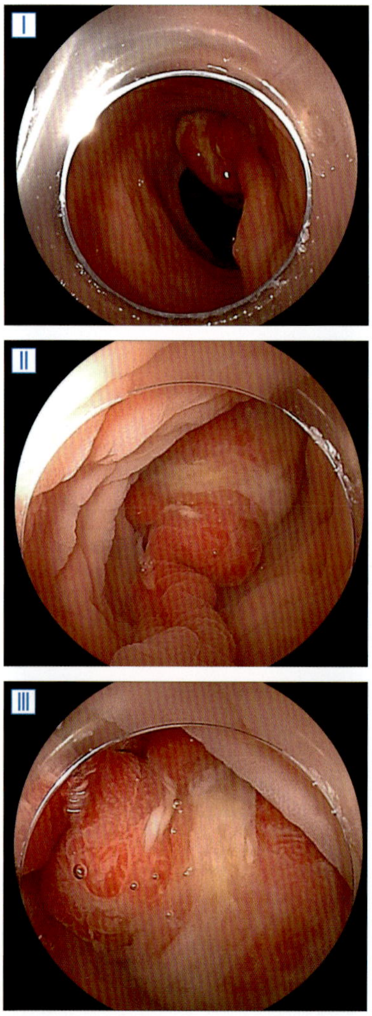

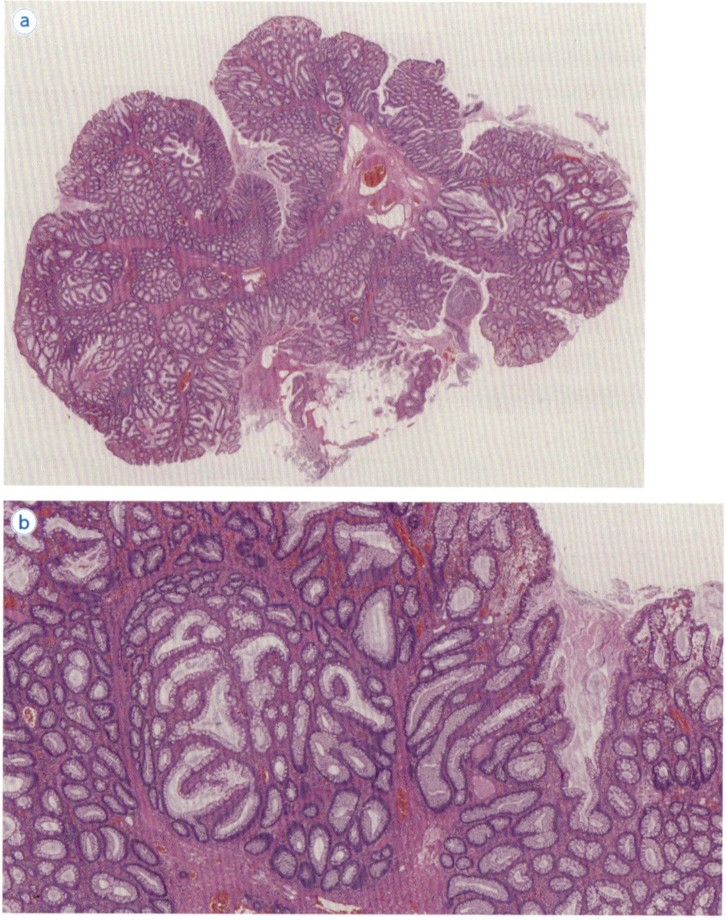

Ⅰ～Ⅲ 内镜下图像
ⓐ HE染色切片（组织全貌）
ⓑ HE染色切片（高倍放大）

## 临床医生的疑问

❶ 本病可以通过病理活检与肿瘤性息肉进行鉴别吗?

❷ 错构瘤的病理学本质是什么?

❸ 错构瘤性息肉（Peutz-Jeghers息肉）在未来发生恶变的风险有多高?

## 病理切片的解读

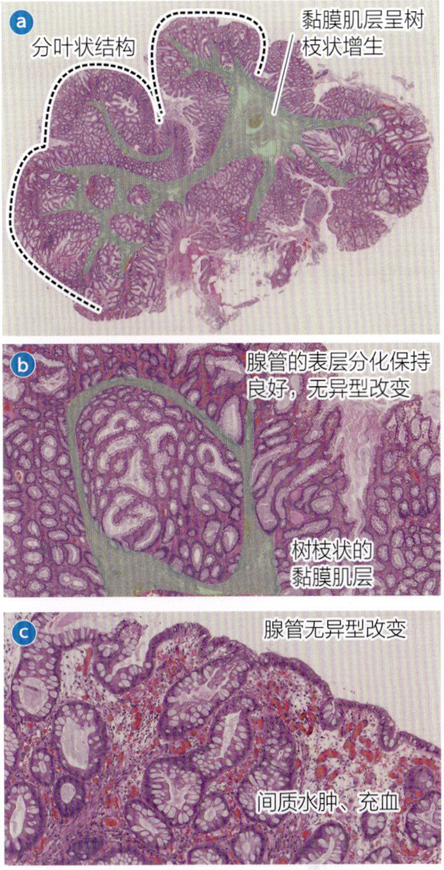


- 切片显示该病变为分叶状息肉，中央黏膜肌层呈树枝状或放射状延伸（a）。
- 各分叶间有平滑肌束分隔，腺管轻度增生，含有大量杯状细胞，表层分化现象保留（b）。
- 腺管上皮无细胞核增大、染色质增粗或肿瘤性异型改变。间质水肿、充血，但无明显炎性细胞浸润（c）。
- **根据轻度增生的腺体无明显异型性、平滑肌束树枝状增生和分叶状结构等特征，可诊断为错构瘤性息肉(Peutz-Jeghers 息肉)。**

## 病理诊断

**病理诊断** **错构瘤性息肉（Peutz-Jeghers polyp）**

**鉴别诊断**

- **肿瘤性息肉（腺瘤/腺癌）**：肿瘤性细胞和结构的异型性是进行鉴别诊断的重要依据。活检部位的腺管是否为肿瘤性病变一般不难判断，但由于活检组织量少，观察范围受限，因此需要在内镜下选择合适的部位进行活检，以便做出准确的鉴别诊断。❶
- **其他错构瘤性息肉**：错构瘤是由组织中原有的多种成分增生及结构排列异常而形成的肿块性病变。❷ 胃肠道中常见的错构瘤性息肉有**幼年性息肉**（表面有糜烂、间质水肿或肉芽组织增生、导管扩张）和**炎性肌腺性息肉**(表面有糜烂、间质有肉芽组织和平滑肌增生)。

**+α 知识（附加知识）** **Peutz-Jeghers 综合征（Peutz-Jeghers syndrome, PJS）是一种常染色体显性遗传的疾病，其临床特征为皮肤和黏膜的色素沉着及消化道的多发性息肉。**消化道息肉主要引起肠套叠等并发症。PJS 的致病基因是 STK11（LKB1），其突变导致消化道中形成错构瘤性息肉，这些息肉具有平滑肌分枝状增生的特点，可发展为腺瘤甚至癌变（错构瘤－腺瘤－癌的连续过程）。除了 PJS 外，也存在散发性（非遗传性）的类似息肉，有时将前者称为 Peutz-Jeghers 息肉，将后者称为 Peutz-Jeghers“型”息肉。散发性息肉的癌变率极低，但已有癌变案例报道[1]。❸ PJS 患者还易于发生多个器官的黏液性病变和肿瘤（如胰腺内分泌性肿瘤和黏液性肿瘤），长期病程患者存在癌变风险。

**参考文献**

[1] 萬 春花，他：S 状結腸にみられた特殊な形態を呈した Peutz-Jeghers 型ポリープ由来腺腫内癌の 1 例. 胃と腸，57：851-859，2022.

**一句话点拨** **错构瘤性息肉是由组织中原有的成分构成的，但其数量和结构与正常组织不同，缺乏肿瘤性异型性的表现。**

难易度 ★★☆

# 12 腺管开口呈开放式Ⅱ型，表面被覆黏液的盲肠扁平病变

佐野直樹，林　芳和

**病例** 女性患者，65岁，下消化道内镜检查示盲肠内有一枚直径约15毫米的平坦隆起型（0-Ⅱa）病变，表面有黏液附着。患者进一步接受内镜黏膜下剥离术（ESD）治疗。肿物切除后，病理检查提示肿物表面腺管开口呈 pit pattern 分型的开放式Ⅱ型。

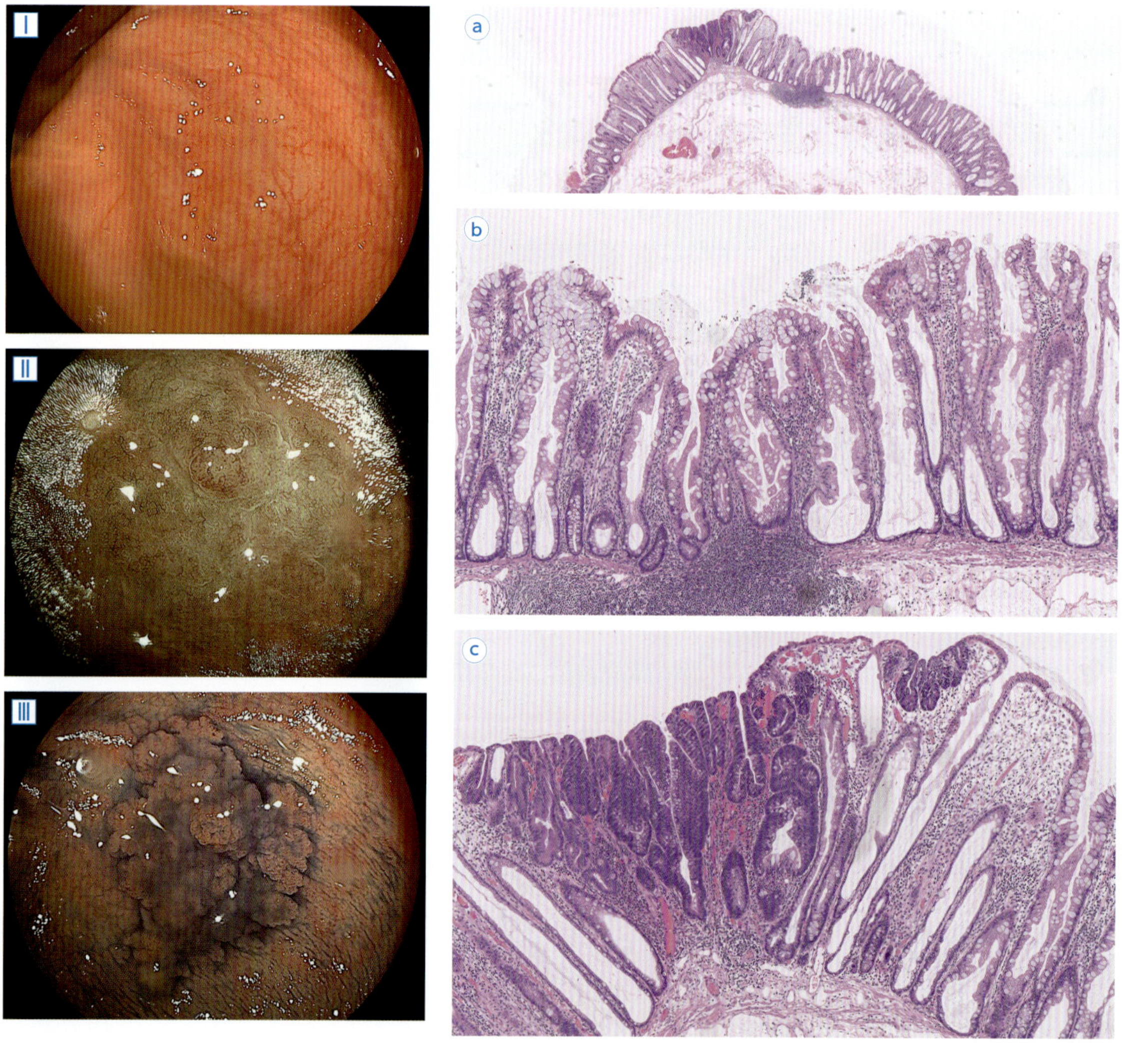

Ⅰ 内镜下图像（白光），Ⅱ 内镜下图像（窄带成像），Ⅲ 内镜下图像（喷洒靛蓝胭脂红后）
ⓐ HE 染色切片（组织全貌），ⓑ HE 染色切片（低倍放大），ⓒ HE 染色切片（高倍放大）

## 临床医生的疑问

❶ 本病发生恶变的风险有多高?
❷ 广基锯齿状病变（SSL）的病理学诊断标准是什么?

## 病理切片的解读

· 切片显示病变部位的黏膜轻度增厚，与内镜所见平坦隆起相一致。腺管结构形态多变（ⓐ）。

· 隐窝管腔呈锯齿状改变，锯齿向隐窝深部延伸，隐窝在组织深部可见扩张、分支和畸形改变（ⓑ）。上皮由胞质含细密空泡的细胞和杯状细胞混合构成，细胞异型性轻微，与增生性息肉无明显差异。根据上述特征，可诊断为无蒂锯齿状病变（SSLD）。

· 在组织局部，细胞内缺乏黏液，核肿大并呈假复层化，表现为明显的肿瘤性异型。组织学图像类似高级别管状腺瘤（ⓒ）。

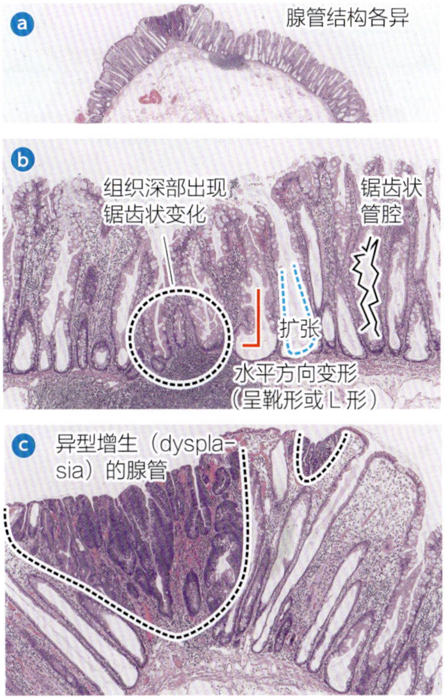


第4章 结直肠·肛管

## 病理诊断

**病理诊断** 无蒂锯齿状病变（sessile serrated lesion with dysplasia：SSLD）

**鉴别诊断** 其他类型的锯齿状病变（参见第4章第0节）：

· 增生性息肉（HP）多发于左半结肠，一般小于5mm。隐窝形态规则，无锯齿状改变。

· 锯齿状腺瘤（TSA）多见于左半结肠。其特征是存在异位隐窝和绒毛样增生。

· 浅表锯齿状腺瘤（Superficially serrated adenoma，SuSA）与管状腺瘤类似，但表层隐窝呈锯齿状。

**+α知识（附加知识）**

· **广基锯齿状病变（SSL）**：WHO于2019年将原称为广基锯齿状腺瘤/息肉（sessile serrated adenomas/polyp，SSA/P）的病变更名为广基锯齿状病变（SSL）。该病变的特征是隐窝增殖带不均匀地延长，呈现典型的结构不整。日本大肠癌研究会制定了SSA/P的诊断标准，即隐窝呈蛇行、分支、变形或扩张的改变占病变面积的10%以上，SSA/P的癌变率为3.8%[1]。❶ WHO于2019年提出了SSL的诊断标准，即只要在单个隐窝中发现明确（unequivocal）的典型结构不整（具体内容包括：①隐窝深部呈水平方向变形；②隐窝下1/3部分扩张；③隐窝深部出现锯齿状改变；④左右不对称性增殖），就可诊断为SSL。❷ 低倍镜下，隐窝形态多样性是初步判断的关键。

· **广基锯齿状病变伴异型增生（SSLD）**是指SSL中出现了明显的肿瘤性异型增生，其形态多样，包括不同程度异型性的管状腺瘤和锯齿状腺瘤。它们虽然与正常类型的管状腺瘤形态相似，但具有不同的潜在遗传异常（参见第4章第0节图1）。WHO分类不推荐对不典型增生进行分级。SSL/SSLD发展而成的侵袭性癌中，黏液癌和锯齿状腺癌较为常见，提示与微卫星不稳定性相关的癌如髓样癌等有关。

**参考文献**

[1] 大腸癌研究会：大腸鋸歯状病変の癌化のポテンシャル（八尾隆史） http://www.jsccr.jp/project/proj_daichokyoshi.html

**一句话点拨** SSLD的诊断要点是隐窝结构不整，其原因是增殖带不均匀地延长。若见明显的不典型增生，则提示有肿瘤性异型增生的可能。

# 13 正常黏膜结构消失的侧向生长肿物

佐野直樹，林 芳和

**病例** 男性患者，70岁，2年前行大肠腺瘤内镜切除术。近期复查下消化道内镜，发现降结肠存在非颗粒型侧向发育型肿瘤（laterally spreading tumor, non-granular type，LSTNG）。放大内镜下呈 pit pattern ⅤN 型（正常黏膜结构消失），诊断为黏膜下层浸润型癌。进一步行外科手术。

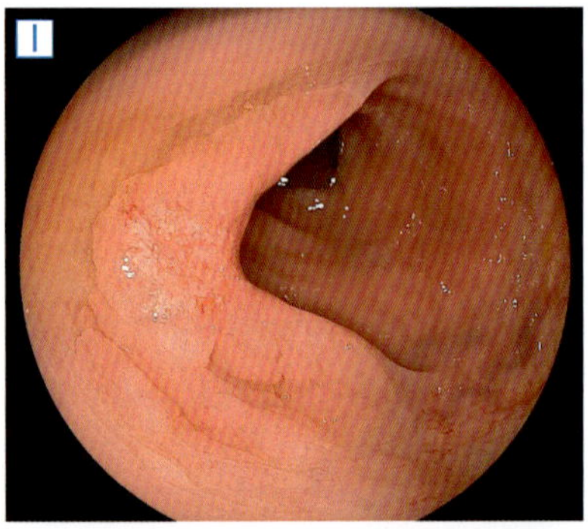


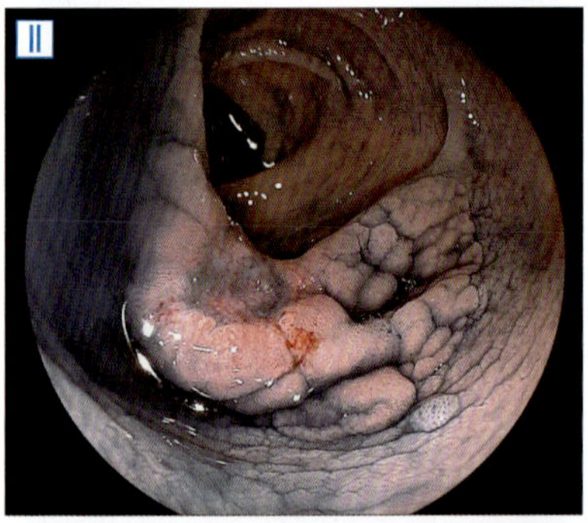


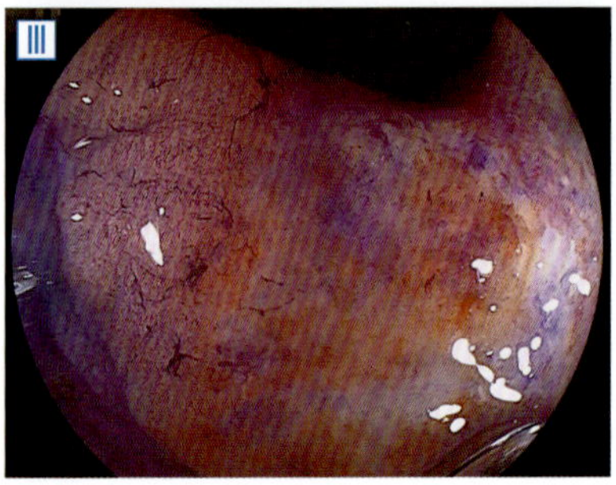


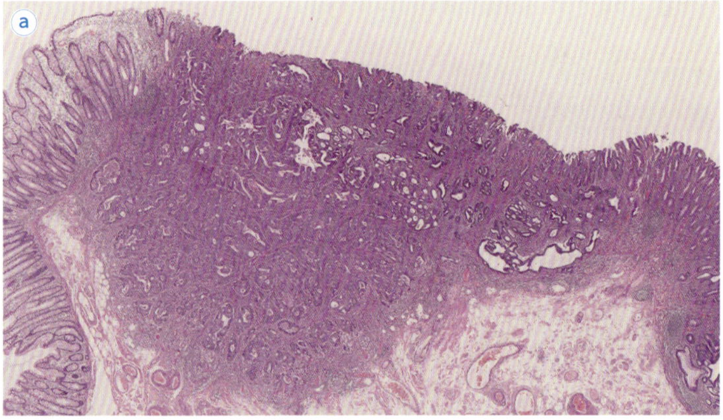


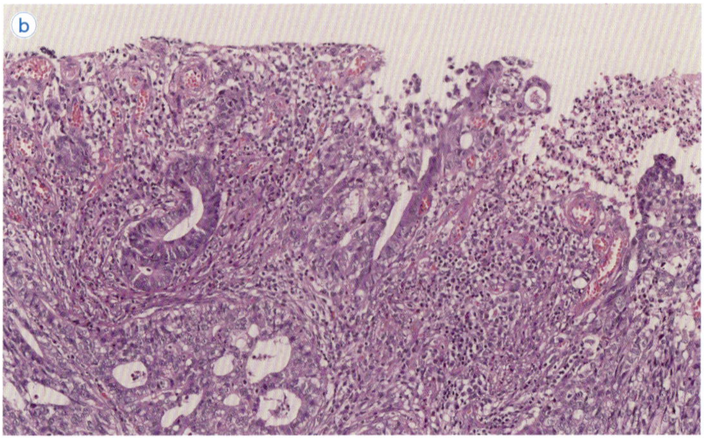


Ⅰ 内镜下图像（白光）
Ⅱ 内镜下图像（喷洒靛蓝胭脂红后）
Ⅲ 内镜下图像（喷洒结晶紫后，放大观察）
a HE 染色切片（组织全貌）
b HE 染色切片（高倍放大）

## 临床医生的疑问

❶ 肿瘤在黏膜下层的浸润深度的测量标准是什么？
❷ 内镜放大观察下发现的黏膜结构消失区域是由什么病理改变所造成的？
❸ 肿瘤细胞出芽及低分化细胞巢形成分别代表什么含义？

## ■ 病理切片的解读

· 切片显示黏膜肌层消失或不完整，腺管结构排列的肿瘤浸润至黏膜下层（SM）（a）。当黏膜肌层完全缺失时，从肿瘤表面到SM的距离即为SM浸润深度。当黏膜肌层部分存在时，从肿瘤侵犯的黏膜肌层下缘到SM的距离即为SM浸润深度（下图）。❶

· 肿瘤表面有肉芽组织增生，伴有促纤维增生反应(desmoplastic reaction，DR)，最表层的腺管正常结构消失，内镜下呈现出黏膜纹理模糊甚至消失的现象(pit pattern分型的VN型)（b）。❷

· 除了在深部可观察到不规则腺管的高至中分化的管状腺癌外，还可见中小型的实体样浸润成分（c）。由≥5个以上无腺管结构的肿瘤细胞组成的实体被称为低分化细胞巢（poorly differentiated solid，PDS），由5个以下的肿瘤细胞组成的实体被称为出芽（budding，BD）。❸

· 在弹性纤维染色（EVG染色）中，肿瘤实体被静脉壁的弹力纤维层包围，提示静脉侵犯（d）。

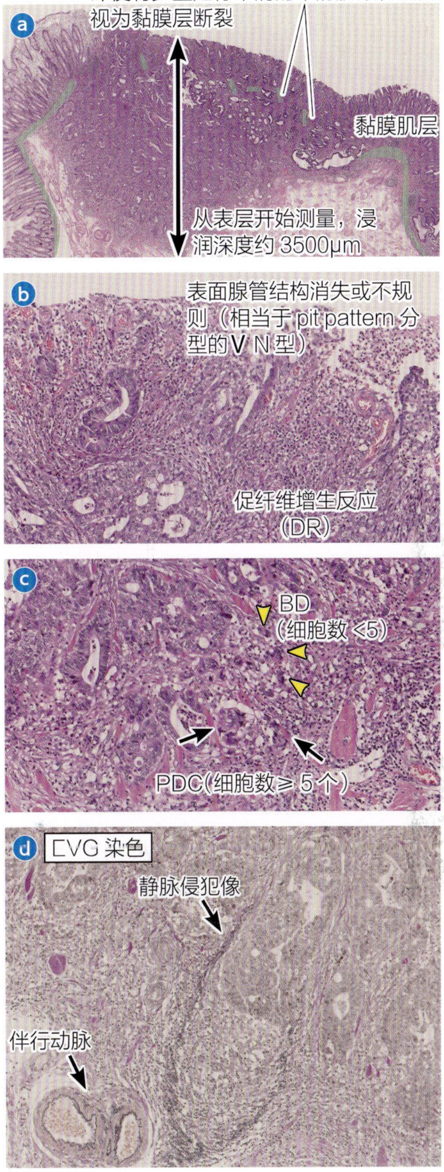


## ■ 病理诊断

**病理诊断** 早期无蒂结肠癌，中分化管状腺癌（tub2 > tub1 > por2）

**鉴别诊断** 无特殊

**+α知识（附加知识）**

· 大肠癌是一种组织学类型相对单一的恶性肿瘤，其预后主要取决于多种病理学评价参数。

· 大肠癌切除标本的病理诊断应包括以下项目：肿瘤浸润深度（pT）、淋巴结转移（pN）、血管侵犯（V）、淋巴管侵犯（L）、神经侵犯（Pn）和出芽（BD）等。其中，对于侵及黏膜下层（SM）的癌，除了SM浸润深度外，上述因素也与预后密切相关。另外，低分化细胞巢（PDS）和促纤维增生反应（DR）的存在也是预后不良的指征。活检中发现DR提示SM深层浸润的可能性增加。

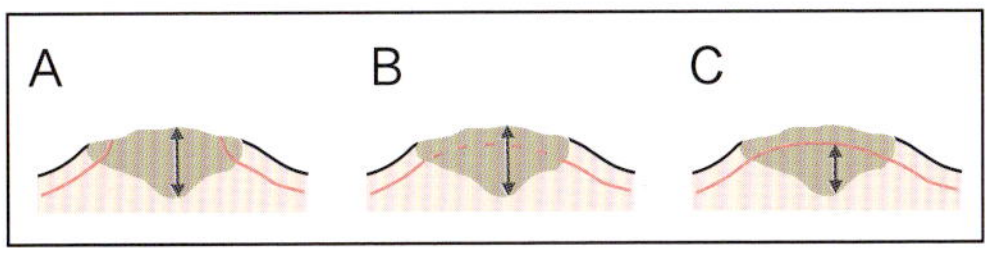

广基性病变在黏膜下层浸润深度的评估方法

**一句话点拨** 对于浸润深度超过黏膜下层的大肠癌，病理学评价参数具有重要意义。

# 14 顶端黏膜结构紊乱的带蒂息肉

佐野直樹，林 芳和

**病例** 男性患者，67岁，因大便隐血阳性，行下消化道内镜检查。发现乙状结肠有一0-Ⅰp型（有茎型及亚有茎型）息肉，蒂长约2cm，顶端中央凹陷。放大内镜下观察，凹陷处根据日本窄带成像分类（JNET分类）为Type 3，pit pattern为Vi型（黏膜高度紊乱改变），提示黏膜下层深部浸润型癌。由于肿物具有较长的蒂，为明确诊断并治疗，进一步行内镜下息肉切除术。

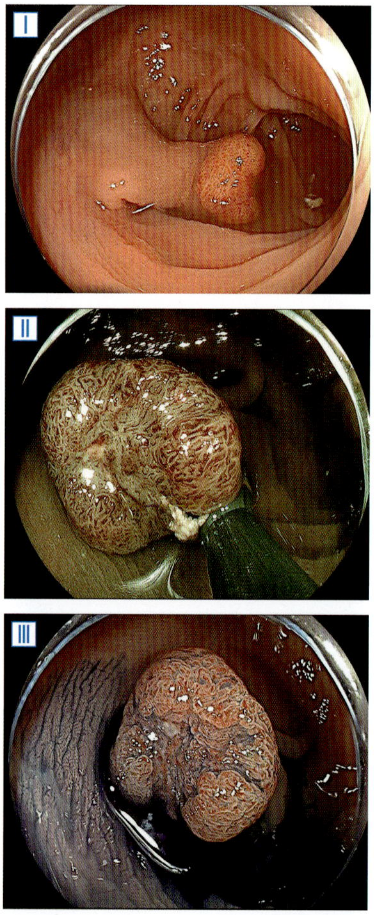

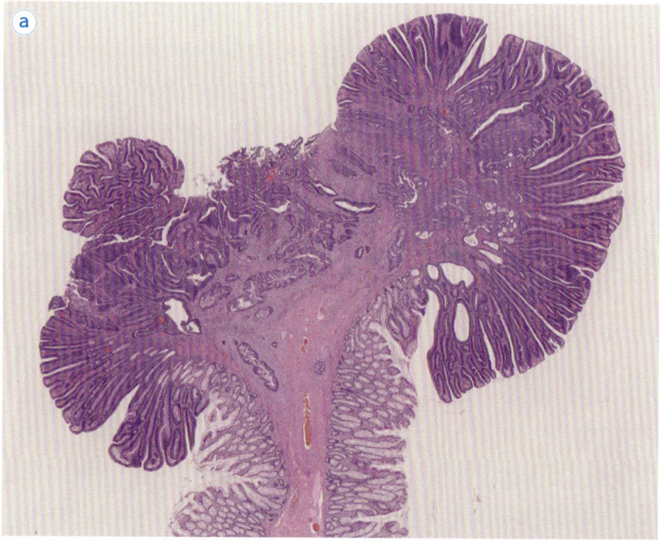

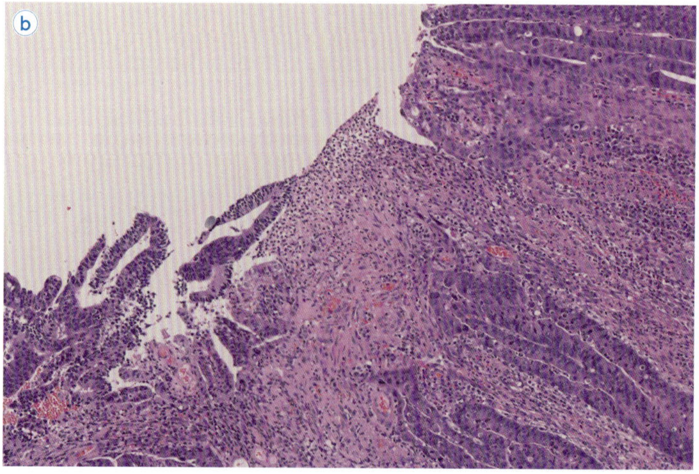

Ⅰ 内镜下图像（白光），Ⅱ 内镜下图像（窄带成像，放大），Ⅲ 内镜下图像（喷洒靛蓝胭脂红后），ⓐ HE染色切片（组织全貌），ⓑ HE染色切片（高倍放大）

## 临床医生的疑问

❶ 内镜放大观察下发现的黏膜高度紊乱的pit pattern Vi型病变，对应的病理学改变是什么？

❷ 蒂浸润（stalk invasion）和假性浸润（pseudoinvasion）的区别是什么？

❸ 带蒂病变的浸润深度评估标准是什么？

## ■ 病理切片的解读

· 切片显示茎性息肉头部腺管增生，表面有陷窝（相当于0-Ⅰp＋Ⅱc），从陷窝到深部，腺管结构不规则程度逐渐加重（ⓐ）。黏膜肌层左右断裂分离，间隙可见残存的平滑肌碎片，导致肌层浸润深度判断较为困难（需结合结蛋白免疫组化染色）。

· 在边缘区域，腺瘤腺管不规则增生，逐渐转变为分层排列且核异型性增大的高分化管状腺癌，进而转变为核异型性显著的中分化管状腺癌（ⓐ*）。

· 在凹陷表面，结构紊乱的腺管大量增生，组织学图像符合pit pattern分型中的Vi型（黏膜高度紊乱）（ⓑ）。❶ 部分区域可见促纤维增生反应（desmoplastic reaction，DR）。

· 本例中，黏膜肌层已完全消失，肌层浸润距离从表面测量约为3,500μm（ⓐ，图）。DR的出现也提示肌层高度浸润。

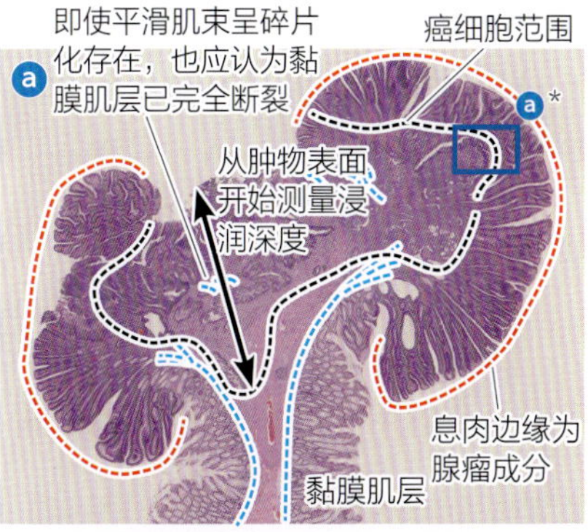


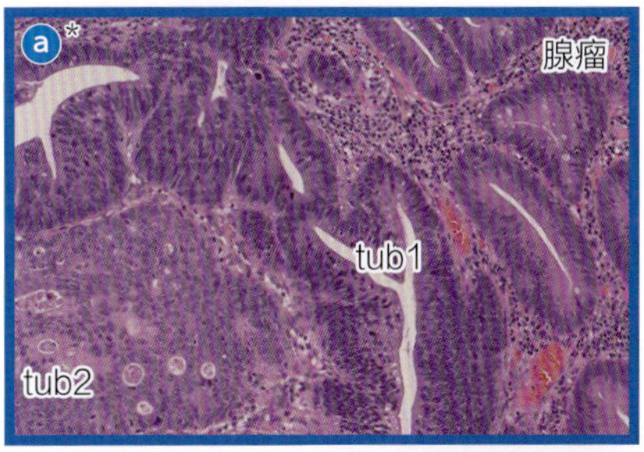


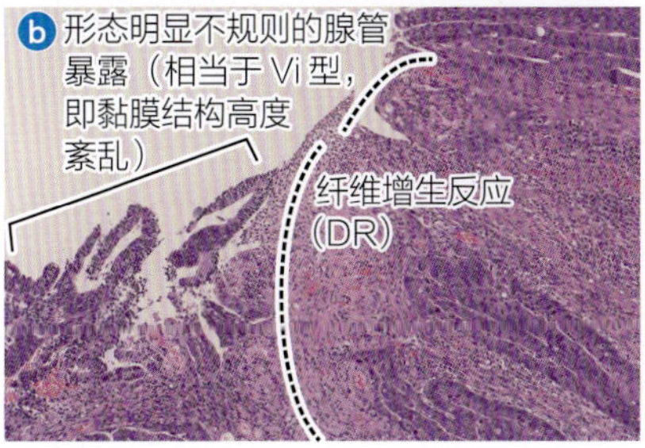


## ■ 病理诊断

**病理诊断** 早期带蒂结肠癌，高分化管状腺癌（tub1 > tub2）

**鉴别诊断** 假性浸润型腺瘤：一种常见于乙状结肠的带蒂息肉样病变，其发生机制可能与机械性刺激引起肿瘤腺管向黏膜下层移位有关。其特征为腺管异型程度与腺瘤相似，黏膜固有层间质存在，腺管可出现囊性扩张、出血和含铁血黄素沉着等改变。❷

**+α知识（附加知识）** 有茎性（0-Ⅰp）癌的浸润深度评估标准：

· 评价息肉是否为有茎性时，以内镜所见为主要依据。

· 对于黏膜肌层不完整的息肉，如本例所示，应从黏膜表面开始测量其黏膜下层（SM）的浸润深度（下图A）。对于黏膜肌层完整的息肉，应从黏膜肌层下缘开始测量（下图B）。对于黏膜肌层错综复杂的息肉，应以头部－茎部交界处（颈部 ------）为基准线，将其分为头部浸润和茎部浸润两种情况，其中头部浸润的浸润深度为「0」，茎部浸润的浸润深度从基准线开始测量（下图C和D）。❸ 由于头部浸润时淋巴结转移的风险极低，茎部浸润时在无血管侵犯等情况下，浸润深度小于1,000μm时，淋巴结转移风险也很低[1]，因此将上述情况进一步归类为pT1a（SM轻度浸润），而将茎部浸润深度大于1,000μm的情况归类为pT1b（SM高度浸润）。

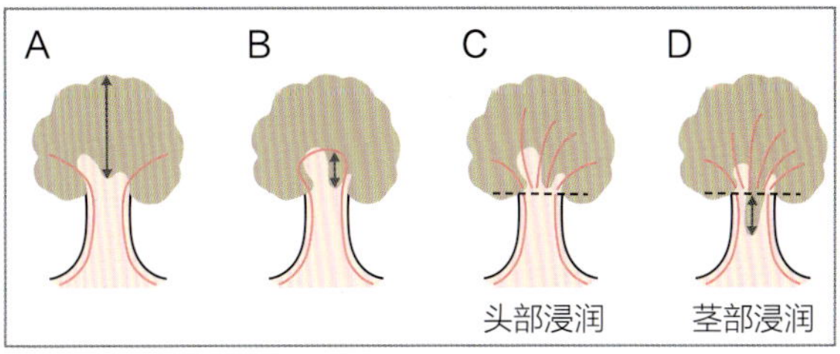


测量有茎性病变的黏膜下层浸润距离

**参考文献**

[1] Matsuda T, et al：Cancer Sci, 102：1693–1697, 2011.

**一句话点拨** 对于有茎性病变，除了评估黏膜肌层的完整性外，还应综合考虑组织学类型和内镜所见来判断浸润深度。

# 15 黄白色的直肠黏膜下肿瘤样病变

佐野直樹，林 芳和

**病例** 男性患者，74 岁，因贫血至医院就诊。下消化道内镜检查发现下直肠有一黏膜下肿瘤，直径约 6mm。肿瘤表面呈黄色，黏膜纹理清晰，pit pattern 分型为 I 型，无不规则改变。超声内镜检查示肿瘤位于黏膜下层，未侵犯肌层，黏膜下层完整。后进一步行内镜黏膜下剥离术（ESD）成功切除肿瘤。

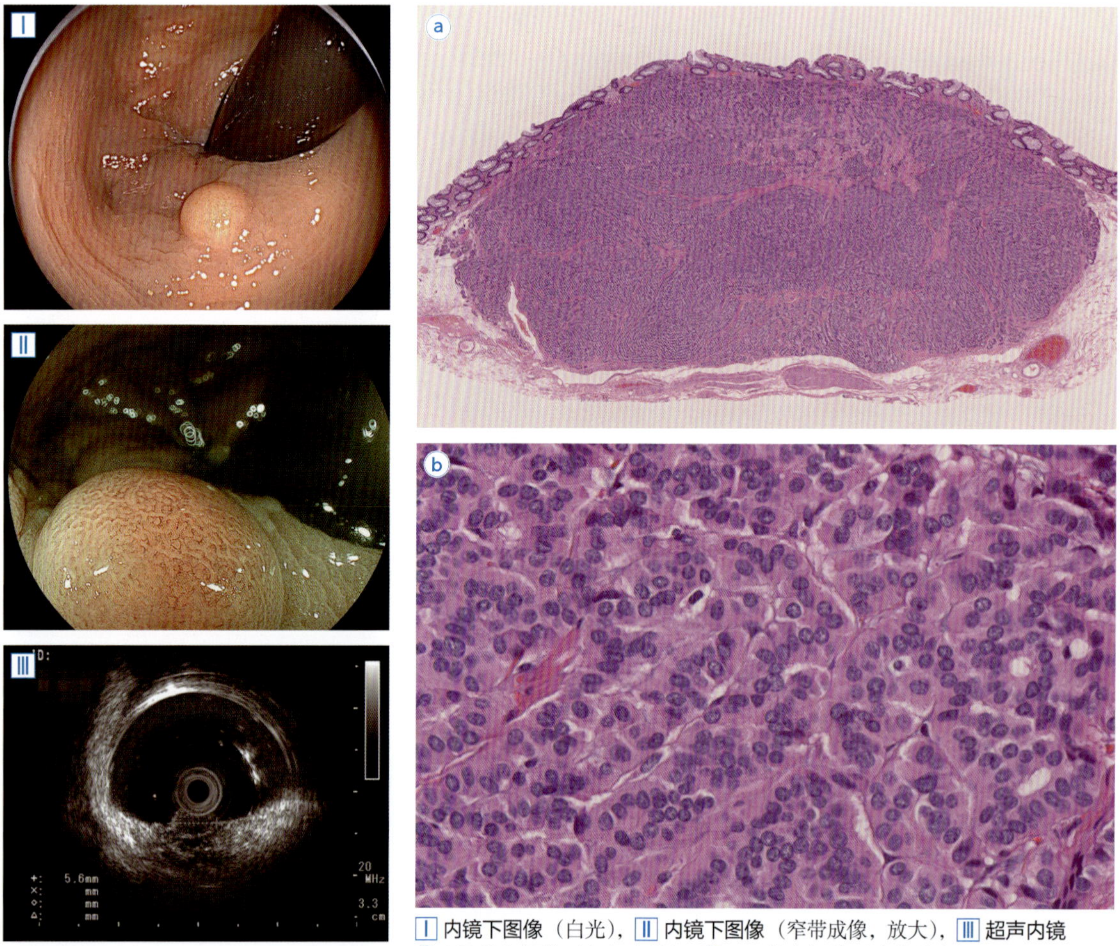


I 内镜下图像（白光），II 内镜下图像（窄带成像，放大），III 超声内镜
a HE 染色切片（组织全貌），b HE 染色切片（高倍放大）

## 临床医生的疑问

❶ 本病可以通过病理活检进行诊断吗？
❷ 本病与其他黏膜下肿瘤样病变进行鉴别诊断时的难易度如何？
❸ 在进行肿瘤脉管侵犯情况的评估时，可否不进行免疫组化染色？

## 病理切片的解读

- 在肉眼和组织全貌切片下观察，可见病变呈现平缓的隆起，主要位于黏膜下层，边界清晰（a）。
- 在肿物表面，可见肿瘤细胞分布在黏膜固有层深处（a*）。
- 肿瘤细胞具有细颗粒样细胞质和类圆形至卵圆形的均匀的细胞核，核染色质呈现“芝麻盐（salt and pepper）”样的特征性模式。肿瘤细胞呈条索状、带状和腺管状排列，与肿瘤细胞相邻的是细微的血管纤维性间质，呈网状分布（b）。
- 本例中未见病理性核分裂象。免疫组化染色示：嗜铬素 A（+）、突触素（+）、CD56（+）、INSM-1（+），Ki-67 标记率为 0.8%。

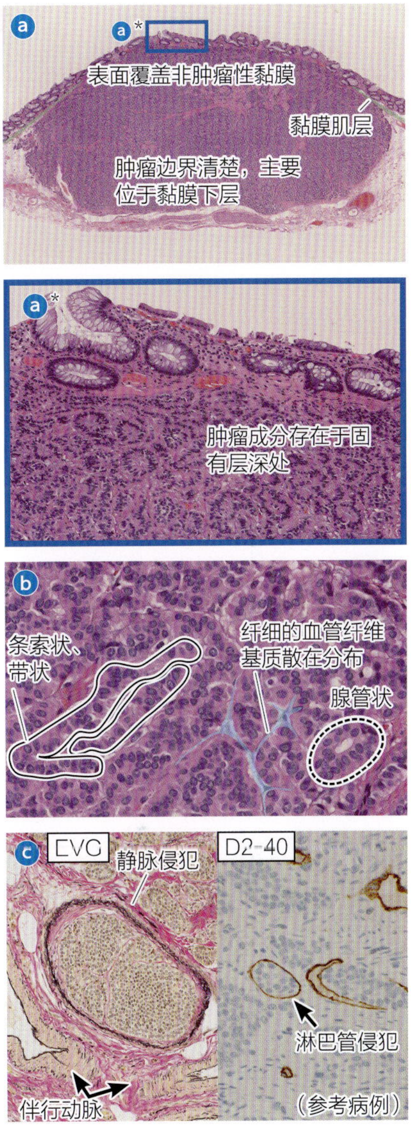


## 病理诊断

**病理诊断** 神经内分泌肿瘤 [ neuroendocrine tumor（NET）]/类癌（carcinoid tumor），Grade 1

**鉴别诊断** 腺癌

**+α 知识（附加知识）** 神经内分泌肿瘤（NET）/ 类癌：

- 消化道和胰腺等全身各器官均可发生 NET，但发生器官和来源的内分泌细胞的类型不同，其生物学特征和恶性程度也各有差异。在日本，直肠 NET 的发生频率在所有器官中最高。
- NET 的排列形式以**器官样（organoid）结构**为特征，包括条索状、带状、腺管状和玫瑰花环等形态，并呈现出以具有**“芝麻盐样”**染色质的类圆形核和微细颗粒样细胞质为特征的细胞形态。通过观察特征性结构和细胞形态，以及**增殖的主要部位（黏膜层深部至黏膜下层）**，在 HE 染色下即可做出诊断。然而，在活检组织等小标本中，通常需借助神经内分泌标记物的免疫组化染色来辅助诊断。❶ 此外，本病与其他黏膜下肿瘤样病变的鉴别并不困难，但由于表面被现有的黏膜组织覆盖，因此在活检时必须确保采集到黏膜深部的肿瘤成分。❷
- 根据核分裂和 Ki-67 标记率可将 NET 分为 G1 ~ G3 级（**参见第 1 章第 7 节**）。除了分级外，肿瘤直径和脉管侵袭（静脉侵袭和淋巴管侵袭）也是重要的预后指标。脉管侵袭在 HE 染色下难以识别，应充分采用弹性纤维染色（EVG 染色，维多利亚蓝 -HE 染色）和免疫组化染色［CD31、CD34（血管内皮标记物）、D2-40（淋巴管内皮标记物）］进行寻找（c）。❸

**一句话点拨** NET 的诊断是根据病变组织的结构及细胞形态，以及病变发生的主要部位（如胃肠道黏膜下层及更深部）来确定的。

难易度 ★★☆

# 16 导致便秘患者便血的直肠内红斑样隆起

佐野直樹，林 芳和

**病例** 女性患者，80岁，既往有便秘史。因近期出现血便症状，行下消化道内镜检查见下段直肠黏膜轻度不整，有一软性隆起病变。为明确诊断，进一步取活检标本行病理检查。

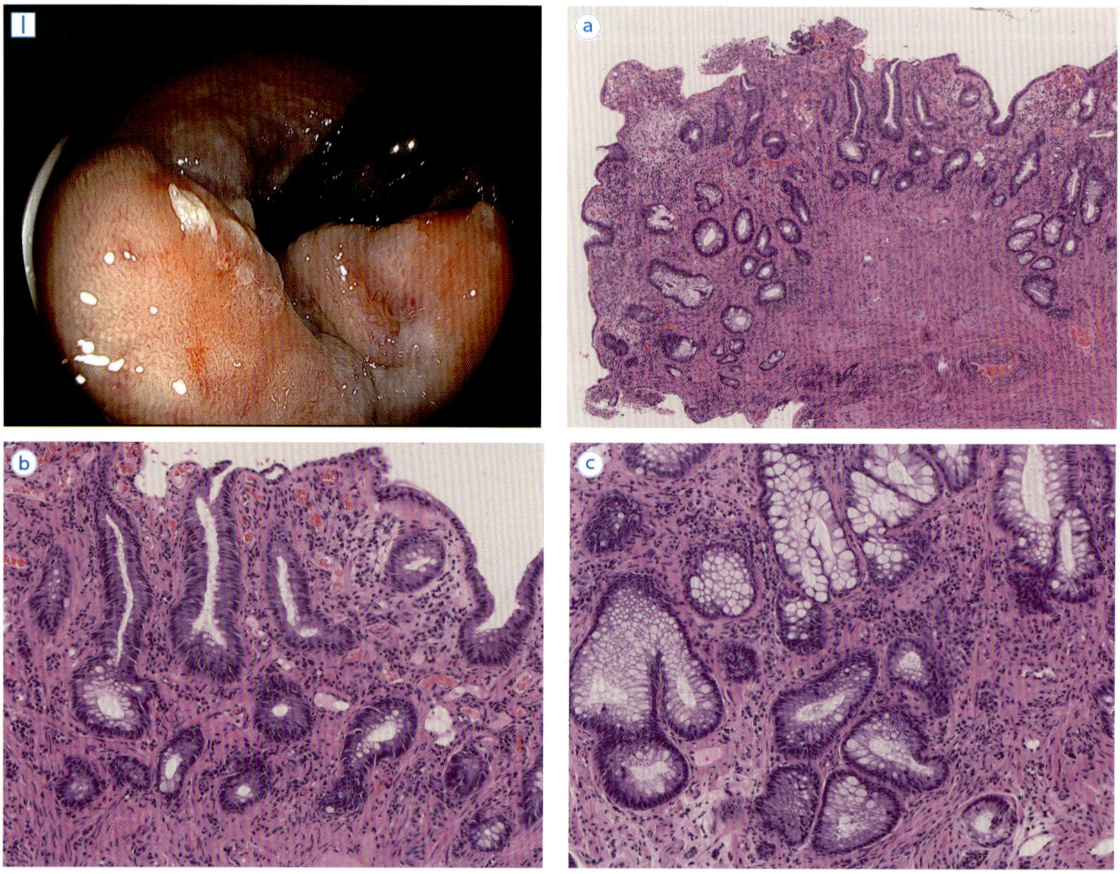


Ⅰ 内镜下图像
a HE染色切片（低倍放大）
b c HE染色切片（高倍放大）

## 临床医生的疑问

❶本病发生癌变的风险有多高?
❷本病的特征性病理改变是什么?
❸本病通过病理活检，可以获得什么程度的诊断?

## ■ 病理切片的解读

- 切片显示黏膜肌层内炎症细胞浸润和间质纤维化（a）。隐窝结构不规则，表面上皮有剥离和脱落现象。
- 隐窝呈分枝状和曲折状，黏液成分减少，存在再生性改变。间质表层充血明显，深层黏膜肌层增厚、结构复杂化、形成隆起，隐窝周围有嗜酸性的平滑肌束和胶原纤维增生，形成纤维肌性变（fibromuscular change）（b）。由于持续损伤 / 再生和纤维肌性变所造成的物理刺激，隐窝深部可出现狭窄和变形（c）。
- 在黏膜局部，表面上皮脱落，纤维蛋白渗出物附着，并形成病理学意义上的“糜烂样”改变（d）。

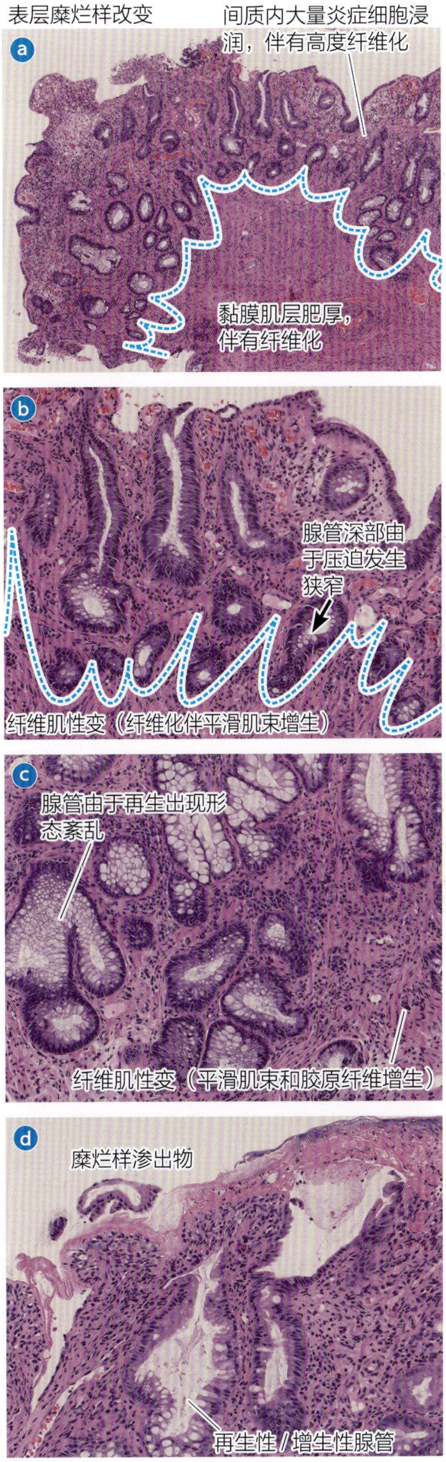


## ■ 病理诊断

**病理诊断** 黏膜脱垂综合征（mucosal prolapse syndrome，MPS）

**鉴别诊断**

- **腺瘤 / 腺癌：** MPS 有时会产生再生异型性，外观上类似于恶性肿瘤。在进行鉴别诊断时，需要重点关注表面分化有无和细胞异型程度。不要将平滑肌增殖误认为是黏膜肌层受到肿瘤浸润。一般情况下，MPS 不会演变为肿瘤。❶
- **炎症病变：** MPS 可导致物理性循环障碍，因此病理像可能类似于缺血性结肠炎。同时，黏膜糜烂和肉芽组织增生也可能会发生，因此需要与炎性息肉和非特异性炎症进行鉴别。诊断主要基于患者的排便习惯等个人史、内镜检查结果以及是否存在纤维肌性变进行鉴别。

**+α 知识（附加知识）**

- MPS 是一种由于排便时用力或长时间排便导致直肠内压力升高，进而引起直肠黏膜脱垂和慢性缺血性损伤的病理变化。
- 内镜下可分为 3 种类型，分别为溃疡型（占 53%）、扁平型（占 14%）和隆起型（占 33%）。
- 组织学上，MPS 的特征包括不同程度的急性和慢性缺血相关的变化，主要表现为**隐窝再生性变化**、纤维肌性变和肉芽组织形成。❷ 但是，这些变化均为非特异性，因此诊断 MPS 需要结合内镜、组织学和临床表现进行综合判断。❸

**一句话点拨** MPS 的诊断中，腺管的再生性变化、畸形和狭窄是重要的病理特征。此外，还应注意患者的排便习惯。

# 17 表面黏液附着的肛门部肿块

佐野直樹，林 芳和

**病例** 男性患者，67岁，约1年前出现肛门部肿胀、排便时血便和疼痛等症状，伴有黏液样分泌物。皮肤科活检示直肠腺癌（具有大肠型特征），后进一步行直肠切除术。

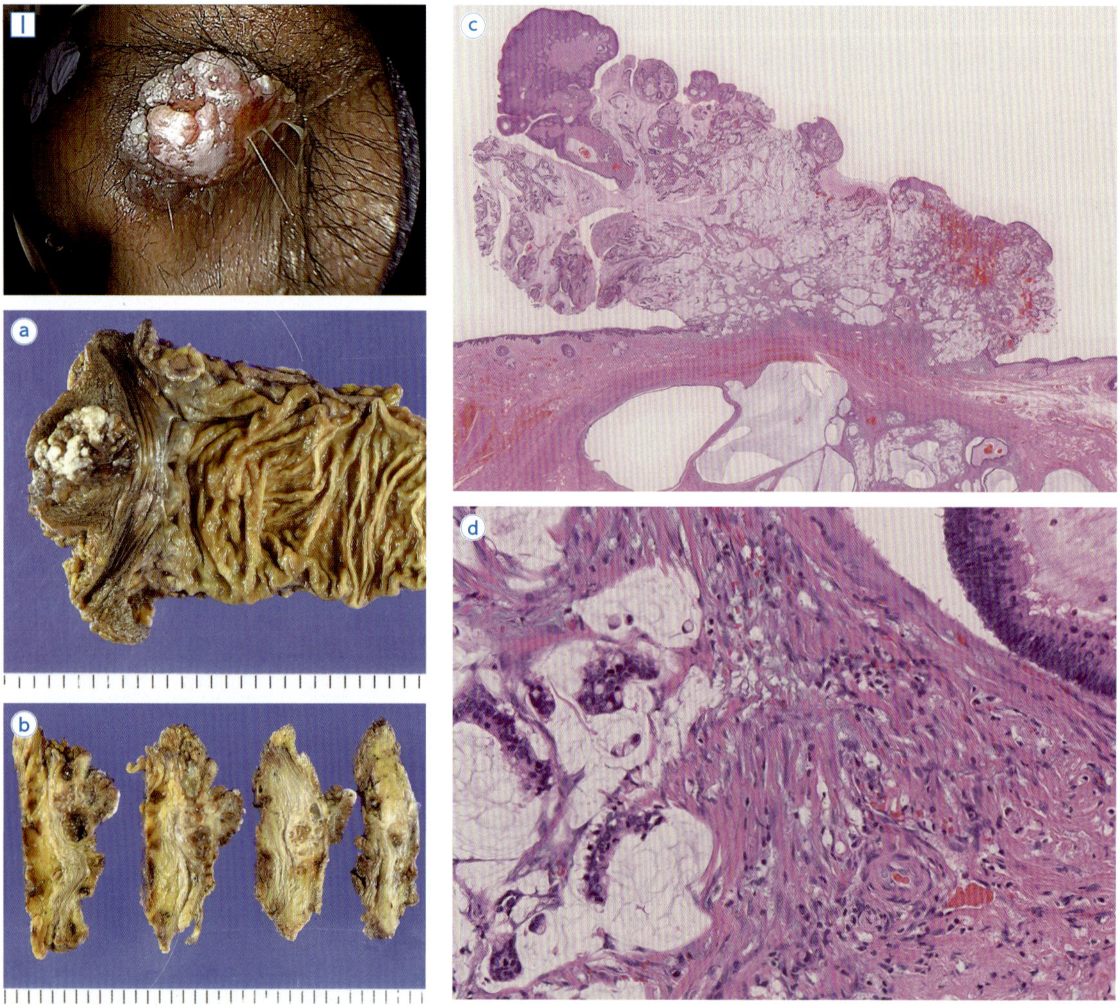

Ⅰ 内镜下图像（外表），a 手术切除标本（肉眼像），b 手术切除标本（肉眼像，剖面），c HE染色切片（低倍放大），d HE染色切片（高倍放大）

## 临床医生的疑问

❶ 本病与皮肤癌的不同之处有哪些？

❷ 在肛管部位发生的恶性肿瘤都有哪些类型？

❸ 肛瘘管癌的病理学特点包括什么？

## 病理切片的解读

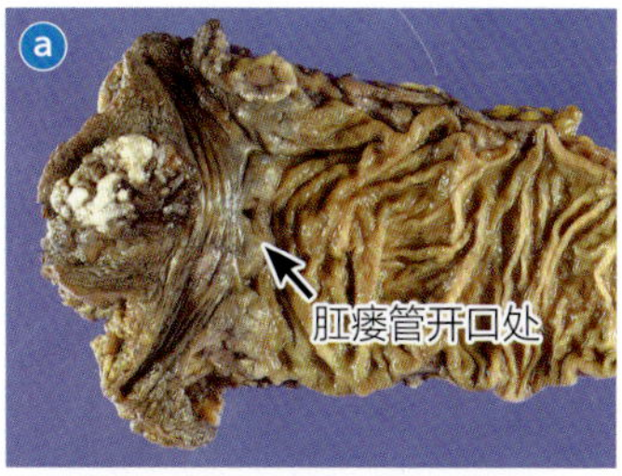


- 肉眼可见肛门周围有肛瘘口，与肿瘤部位相连（a）。肿瘤切面呈果冻样，主要位于肛管外壁，但也有部分突入肛管内腔（b）。
- 镜下观察可见肿瘤内有大量黏液湖呈聚集性分布，浅染。肛管内腔的肿瘤部分被原有的复层鳞状上皮覆盖，肛管壁内的肿瘤部分呈结节状生长（c）。
- 在肛管壁内的黏液结节旁可见管腔结构，与肉眼所见的肛瘘口相对应（c*）。
- 肛瘘口的管腔内被低分化柱状上皮覆盖，核异型性明显的癌细胞团散布在黏液湖中（d）。
- 肿瘤组织学符合黏液腺癌特点。根据肛瘘口与肿瘤相连，以及肛瘘口内腔存在异型上皮成分等病理所见，该患者临床诊断符合肛瘘管癌。

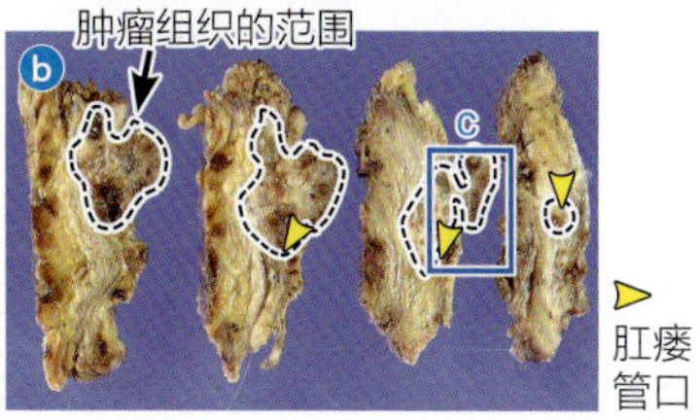




## 病理诊断

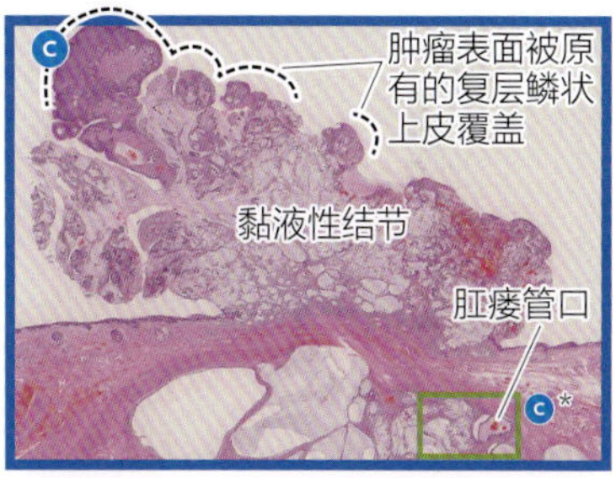


**病理诊断** 黏液腺癌（mucinous adenocarcinoma，又叫肛瘘管癌）

**鉴别诊断**

- **直肠型肛管癌**与结肠癌的形态学特征相似，主要在肠腔内生长，形成管腔内的肿块。
- **肛门腺癌**是一种发生在肛管壁内的腺癌，与肛瘘管癌的形态学特征相似，因此鉴别诊断时具有一定难度，需要综合多种因素进行鉴别。
- **外阴派杰氏病（Paget 病）**是一种起源于皮肤附属器的腺癌，表现为皮肤表层部位的白斑，在表皮内扩散，最终侵袭真皮。本病需与来自内脏（主要是肛管和直肠）的腺癌向表皮的派杰样播散（pagetoid spread）相鉴别。原发性皮肤派杰氏病的免疫组化染色通常表现为 CK7（+）、CK20（–）、GCDFP15（+）、GATA3（+）、CDX2（–）和 SATB2（–），而来自肛管和直肠肿瘤的派杰样播散则显示相反的染色结果。❶

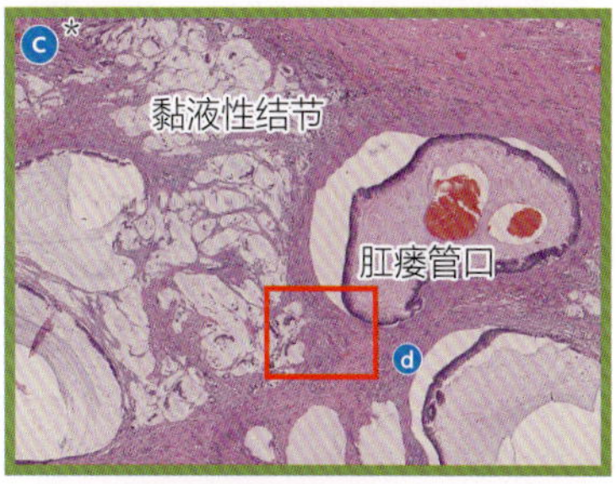


**+α 知识（附加知识）**[1–2]

- **肛门恶性肿瘤**：组织学类型以腺癌为主，主要包括管内生长的直肠型肛管癌、管外生长的肛瘘管癌和肛门腺癌。此外，鳞状细胞癌和恶性黑色素瘤也偶有发生。值得注意的是，大多数鳞状细胞癌与人乳头瘤病毒（human papillomavirus，HPV）存在密切关联。❷

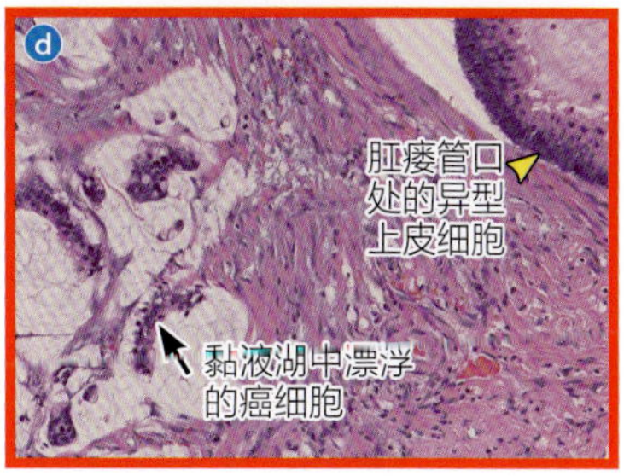


- **肛瘘管癌**是一种与肛瘘相关的肛管癌。其最常见的病理类型是黏液腺癌，其次是管状腺癌。然而，也存在低分化腺癌和鳞状细胞癌的病例。克罗恩病患者发生的肛瘘管癌通常为低分化腺癌，其预后相对较差（参见第 3 章第 4 节参考病例）。❸

**参考文献**

[1] 児玉 真，他：肛門　肛門管癌・痔瘻癌．胃と腸，56：336–339，2021.

[2] 山口恵実，岡本欣也：肛門悪性腫瘍の診断と治療　痔瘻癌，肛門腺癌，扁平上皮癌，悪性黒色腫．外科，83：808–813，2021.

**一句话点拨** 肛瘘管癌的组织学类型多为黏液腺癌。诊断时要结合肉眼观察所见及临床表现等各个方面。肛瘘孔与肿瘤的连续性是进行诊断的重要依据。

第5章 肝脏

# 0 正常结构和病变的特征

福嶋敬宜，森本直樹

## 肝脏的正常结构

- 肝脏由肝小叶（实质成分）和 Glisson 鞘组成，门静脉、小叶间动脉和小叶间胆管在 Glisson 鞘内走行（a b c，图 1）。
- **肝小叶**是以中央静脉为中心、以 Glisson 鞘为边界的六边形区域。
- **肝实质细胞**将胆汁分泌到毛细胆管中，毛细胆管位于肝细胞之间的空隙内，胆汁从肝小叶中心流向外周并排入小叶间胆管。
- 肝实质细胞是多面体细胞，核仁明显，胞质内有许多糖原颗粒，呈嗜酸性，从中央静脉向肝小叶边缘呈放射状形态排列，形成肝细胞索。
- 肝细胞索之间的空间充满内衬内皮细胞的静脉血管（肝血窦）。
- 肝脏组织因其细胞功能的不同，有着特定的分布位置，这种分布区域被统称为分区（Zoning）。这种分区对于研究肝功能障碍具有深远的影响。
  - ▶ Zone 1：此区域是与相邻的两个门静脉区域相连的线段所包围的区域。这个区域具有丰富的氧气和营养物质供应，因此其好氧代谢活动较为活跃。
  - ▶ Zone 2：位于 Zone 1 和 Zone 3 之间的区域。

a 肝脏的正常结构

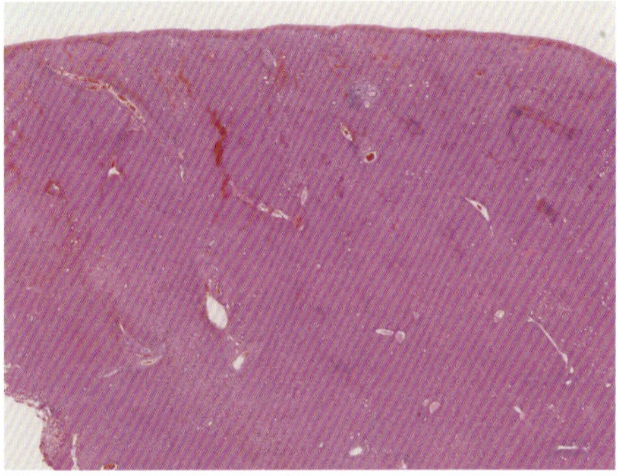

b 肝实质

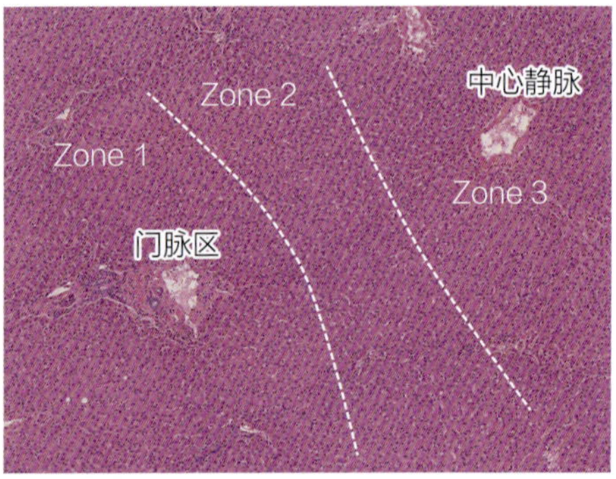


c 门脉区

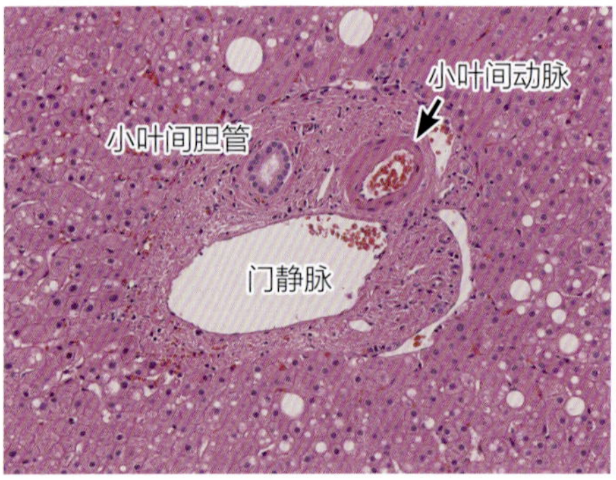


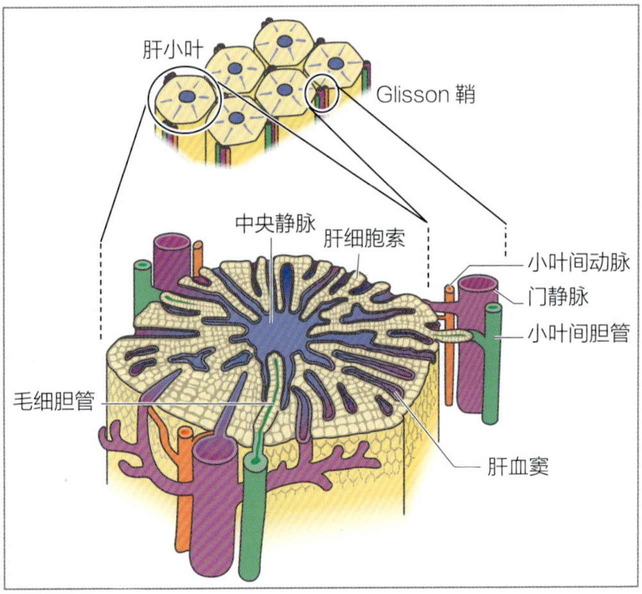


图 1　肝小叶及 Glisson 鞘

- ▶ Zone 3：这个区域靠近中央静脉。相较于其他区域，此区域的氧气供应较为匮乏，因此糖原分解和脂肪合成在此处较为活跃。

## 常见的观察肝脏病变的染色方法

### 网状纤维染色

- 通过应用**镀银染色技术**（将网状纤维染成黑色，d），可以清楚地观察到肝细胞索的结构，这种方法对于观察及评价高分化型肝细胞癌的细胞索结构增粗及紊乱改变非常有帮助。此外，此种染色方式还可以清晰地显示镀银染色后的纤维聚集的现象，从而更轻松地理解肝细胞脱落后所发生的变化。

### 胶原纤维染色

- 在损伤组织的修复过程中，胶原纤维会出现增生以填补损伤，因此其在评估慢性肝炎等疾病的纤维化程度方面具有重要价值。在病理学中，我们通常采用多种染色方法来观察胶原纤维，其中包括 **Azan 染色法**（将胶原纤维染成蓝色，e）、**Masson 三色染色法和 Van Gieson 染色法等。**

### 弹性纤维染色

- 弹性纤维染色在检测肿瘤的静脉侵袭方面具有重要作用。弹性纤维通常采用间苯二酚品红染色法染成黑色，而胶原纤维则通过上述的 Van Gieson 染色法进行染色。我们可以将这两种染色方法结合在一起进行 **Elastica Van Gieson 染色（EVG 染色）**（f）或者与 Masson 三色染色法结合进行 **Elastica Van Gieson 染色（EM 染色）**，这两种方法在病理学领域被广泛使用。

### 黏液及糖类物质染色

- **PAS 染色**和 **Alcian 染色**常用于黏液染色。PAS 染色能将中性黏液染成红色，而 Alcian 染色则能将酸性黏液染成蓝色。
- 此外，PAS 染色还可以显示糖原和糖脂等物质。为了从 PAS 阳性物质中证实糖原的存在，需要利用淀粉酶或葡萄糖苷酶等酶进行消化处理，保证糖原被完全分解，以上染色方式即为 D-PAS 染色或 amylase-PAS 染色。
- **D-PAS 染色**可用于检测组织细胞（如蜡样巨噬细胞）（g ➔）对肝细胞碎片的吞噬情况，这些碎片通常出现在受损的肝脏中。

d 镀银染色

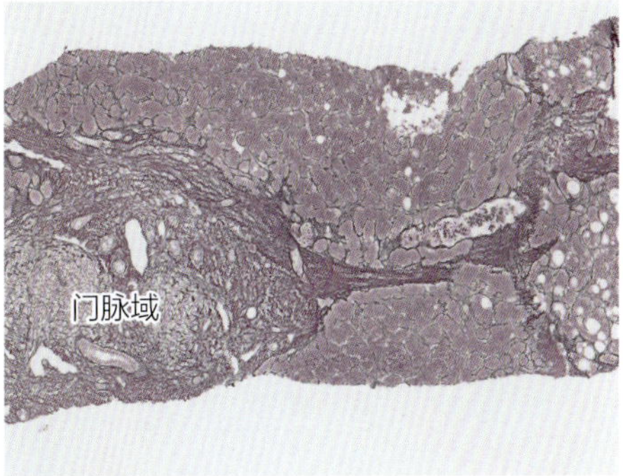


e Azan 染色

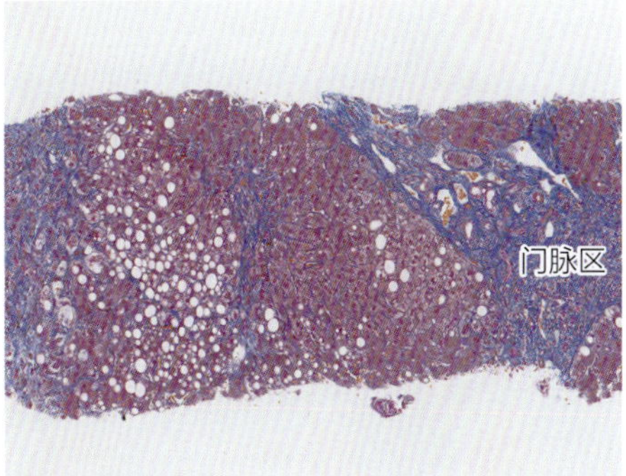


f EVG 染色

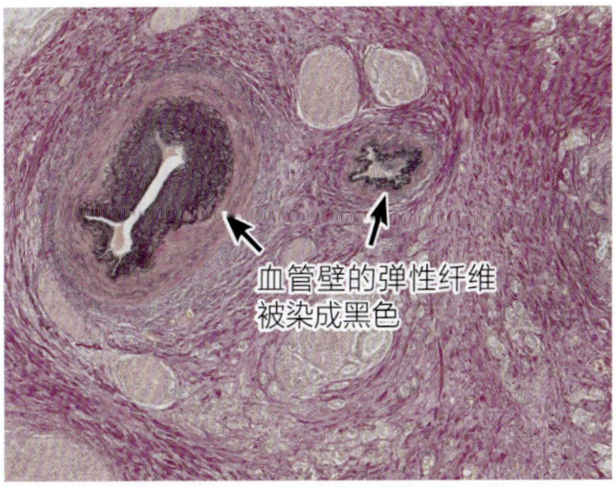


g D-PAS 染色（蜡样巨噬细胞）

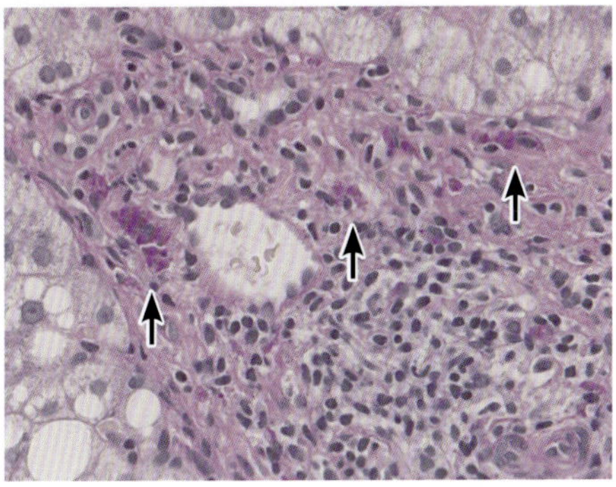

## 肝脏活检标本的观察要点

### 非肿瘤性疾病的情况

· 用低倍镜对整个样本进行全貌观察，以了解样本的整体状态，包括 Glisson 鞘的数量等（h）。

· 同时，如果发现存在诸如炎症细胞大量浸润或胆管损伤等异常表现，应确定其具体部位。

· 在观察 Glisson 鞘（门脉区）时，要仔细观察炎症细胞浸润的程度和类型、纤维化的程度，以及胆管和门脉是否存在任何异常表现。

· 在肝实质域（肝小叶）中，需要观察肝细胞索结构是否紊乱，肝窦是否扩张，是否存在胆汁淤积，是否有坏死和炎症表现，以及肝细胞的外观。

· 值得注意的是，许多在肝脏中观察到的非肿瘤性组织变化都是非特异性的表现。然而，如果能对这些常见的疾病或病理状态有所了解，将有助于对病变进行进一步分析和诊断。

- **嗜酸性小体**（councilman/acidophilic body，i）：肝细胞的个别细胞发生变性或坏死的表现，常见于病毒性肝炎等。
- **小叶性肝炎**（lobular hepatitis）：炎症细胞浸润或坏死的扩散导致肝小叶内出现**灶状坏死**（spotty/focal necrosis，j）。此外，还可能出现**桥接坏死**（bridging necrosis，k）和**带状坏死**（central-venous-centered necrosis）。带状坏死主要见于药物性肝损伤和急性发作型自身免疫性肝炎，其他原发疾病所造成的活动性肝炎中也可观察到各种程度的坏死。
- **门静脉肝炎**（portal hepatitis）：门静脉肝炎是以门脉区（Glisson 鞘）为中心的炎症表现，多见于病毒性肝炎等多种肝炎。
- **界面肝炎**（interface hepatitis，l）：界面肝炎是在门脉区和肝小叶之间的边界区域出现的炎症细胞浸润和肝细胞的坏死表现，提示活动性炎症，多见于自身免疫性肝炎和病毒性慢性肝炎。
- **纤维化**（fibrosis）：纤维化是在肝细胞损伤消失后出现的表现。桥接性纤维化除见于病毒性慢性肝炎外，还可见于各种慢性炎症性肝脏疾病。而静脉周围性纤维化和细胞周围性纤维化则主要见于酒精性 / 非酒精性脂肪性肝脏疾病。

h 肝脏穿刺活检标本全貌

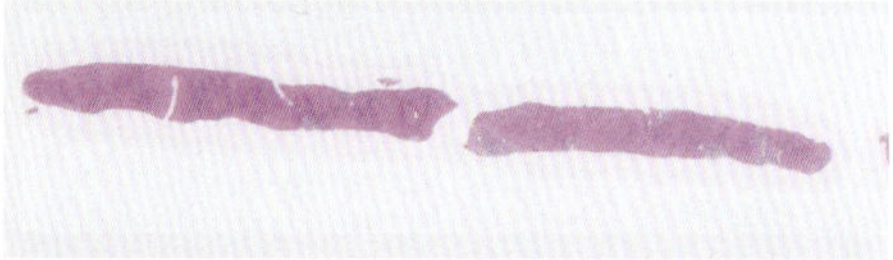

i 嗜酸性小体

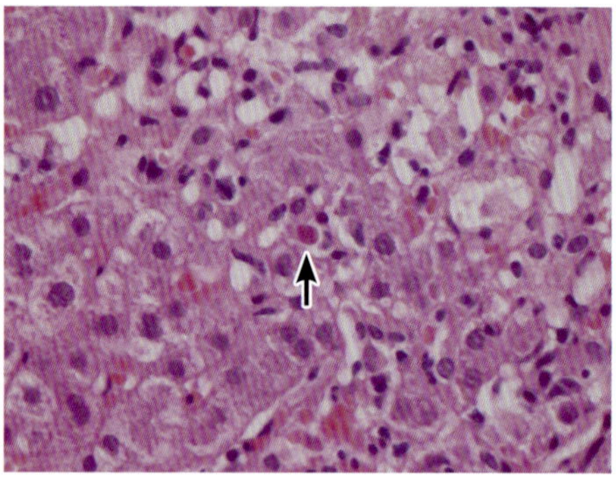

j 灶状坏死

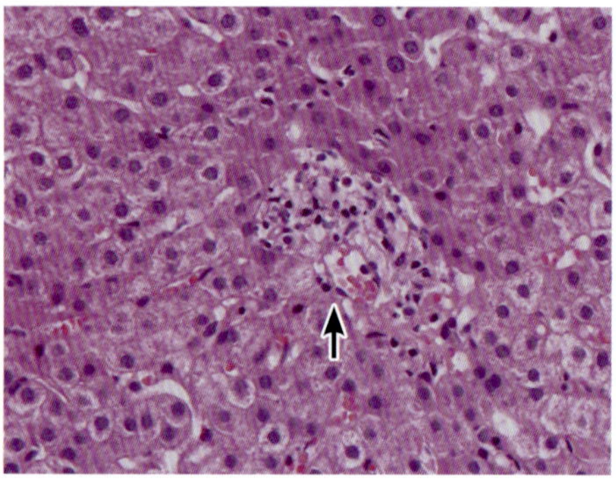

k 桥接坏死

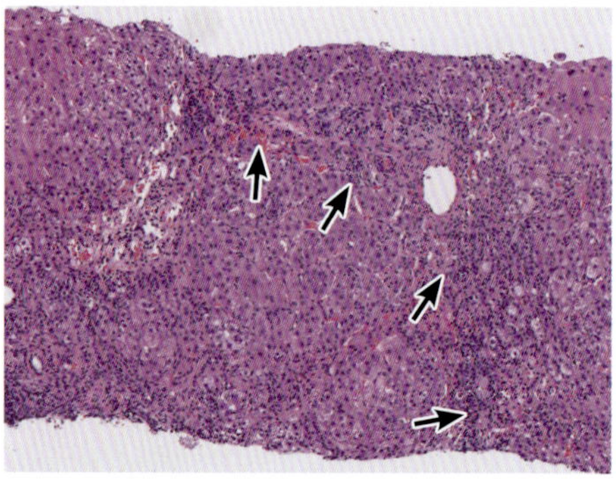

▶ 脂肪沉积（fat deposition，m）在脂肪肝、酒精性 / 非酒精性脂肪性肝脏疾病等中可以看到。

▶ Mallory 小体（mallory body，n）也被称为 Mallory-Denk 体，是由泛素化蛋白质和中间丝（角蛋白的一种）积累形成的嗜酸性细胞质内包涵体。多见于酒精性 / 非酒精性脂肪性肝脏疾病。

▶ 类上皮细胞肉芽肿（o）被认为是特异性炎症造成的肉芽肿反应，但不仅见于原发性胆汁性胆管炎（PBC）和结节病，还可见于药物性肝损伤、病毒性肝炎（HCV）和异物肉芽肿（如门静脉阻塞术后、梗阻性黄疸等）等。

### 肿瘤性疾病的情况

- 对于肝细胞性肿瘤，需要观察肿瘤细胞的密度、细胞索的形状和厚度，以及细胞的异型性等特征。同时，可以通过与周围肝组织的比较来进一步观察。
- 对于其他类型的肿瘤，如果是腺癌，需要注意其是否存在不符合肝内胆管癌的特征，或者是否是由其他器官的腺癌转移而来。此时，临床信息变得尤为重要，并且需要进行免疫染色等补充检查以进一步明确诊断。

## 肝脏切除标本的观察要点

- 在进行肉眼观察 / 切片时对病变充分掌握至关重要。
- 对于外科切除的标本，通常是局限性的病变，因此需要观察病变的范围、Glisson 鞘（特别是胆管）与病变的关系等，并确定断端（特别是胆管）的结构和位置。
- 取材时，如果未能确定胆管分支的走行或肿瘤与该结构的三维位置关系，此时在组织标本中也将难以做出准确的判断。因此，在取材时应确定胆管等结构，在制作组织标本时也需做好标记，同时在取材示意图上详细记录。
- 对于肿瘤病变，除非肿瘤体积非常大，否则应选择肿瘤最大切面制作组织标本。然而，如果已明确存在例如结肠癌转移等情况，则可以着重评估断端等部位，而不必将所有部分都制作成组织标本。
- 在肿瘤性病变的情况下，为了评估背景的肝组织，应尽量从远离肿瘤的部位对肝组织进行取材并制作成组织切片。

l 界面性肝炎

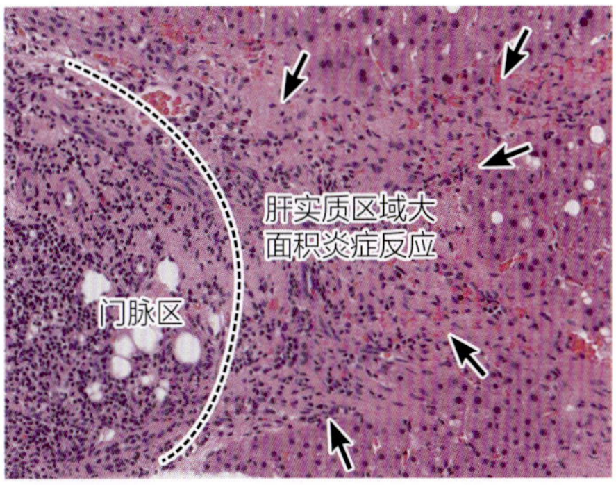


m 脂肪沉积

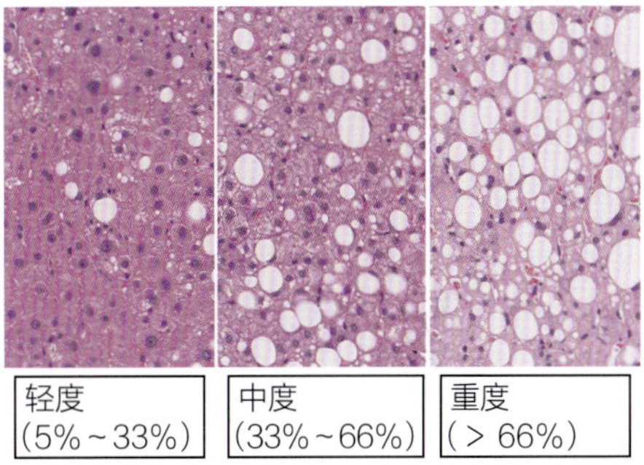


n Mallory 小体

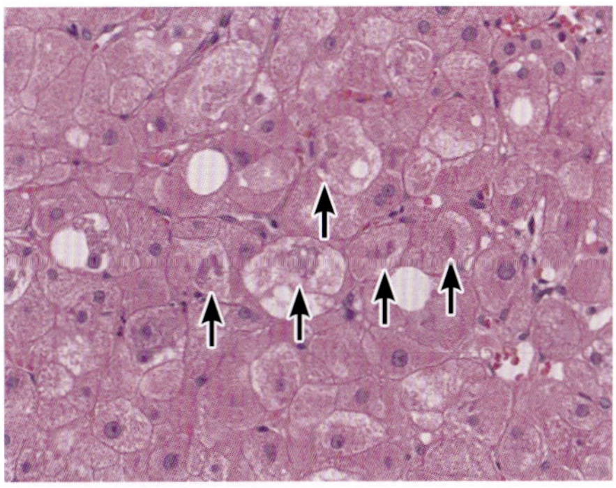

o 类上皮细胞肉芽肿

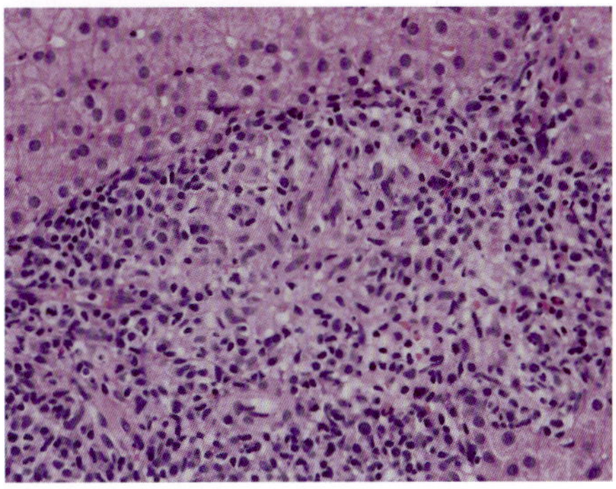

难易度 ★☆☆

# 1 直接作用抗病毒药物（DAAs）治疗后的慢性丙型肝炎疗效评估

福嶋敬宜，森本直樹

**病例** 男性患者，71岁，3年前因慢性丙型肝炎接受口服抗病毒治疗，实现持续病毒学应答。本次因肝细胞癌治疗前评估而行肝穿刺活检，以确定肝纤维化程度及其他病理改变。

| 血液检查结果 | WBC | Hb | PLT | PT-INR | AST | ALT | ALP | γGTP | ALB | T-Bil | M2BP-Gi | FIB-4 | HCV-RNA |
|---|---|---|---|---|---|---|---|---|---|---|---|---|---|
| | 5.4×$10^9$/L | 14.7g/L | 13.4×$10^9$/L | 1.02 | 29U/L | 15U/L | 139U/L | 26U/L | 4.6g/L | 1.5μmol/L | 2.77U/L（1+） | 3.97 | (-) |

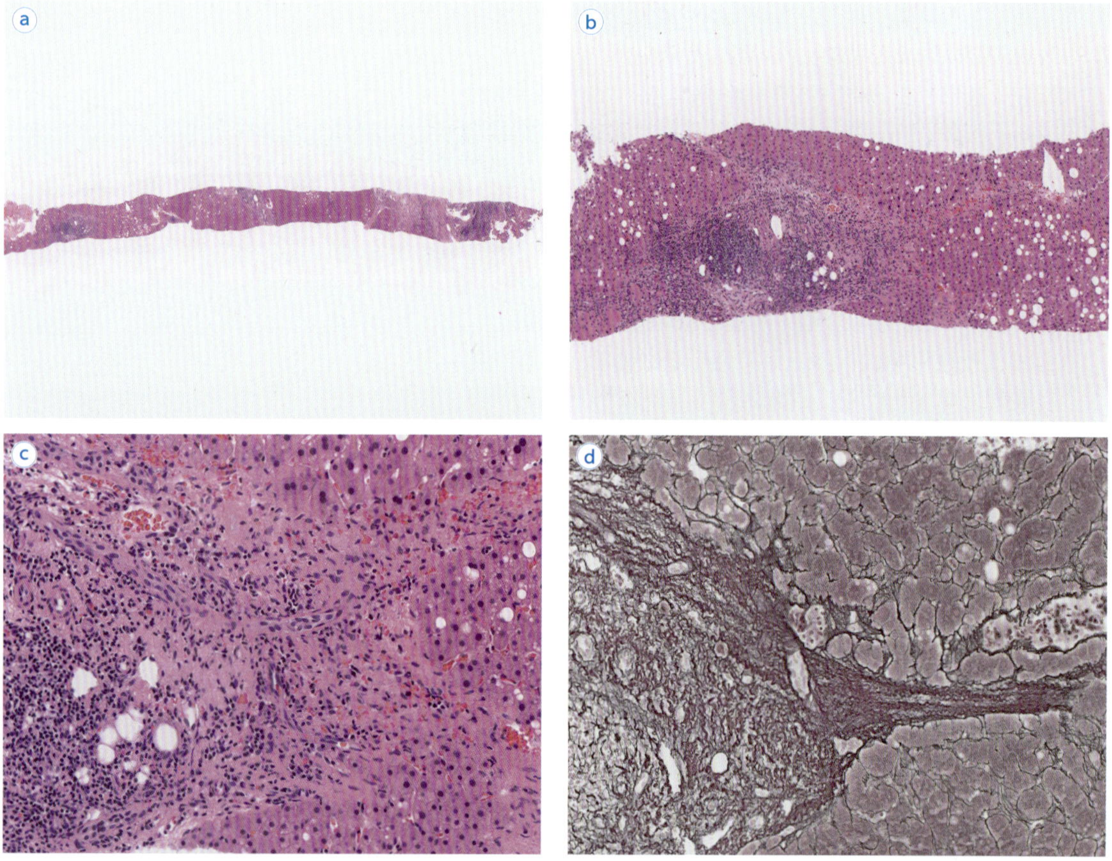

ⓐ HE染色切片（低倍放大），ⓑ HE染色切片（中倍放大），ⓒ HE染色切片（高倍放大），ⓓ 镀银染色切片（高倍放大）

**临床医生的疑问**

❶若要明确肝脏纤维化及炎症反应程度，在观察病理切片的低倍放大及高倍放大像时有什么需要注意的地方？

❷是否可以使用不同时期获得的肝脏活检标本，对肝脏纤维化及炎症反应程度的变化情况进行评估？

## 活检组织切片的解读

· 在低倍镜下，要观察门脉区的数量和分布，以及是否存在病理改变（如炎症细胞浸润、纤维增生等），是否有纤维化导致的肝小叶结构破坏或表面不平整等❶现象。本例中，肝小叶表面轻度不平整，门脉区与色彩较深的炎症区域相一致（ⓐ ➔）。

· 在中倍镜和高倍镜下，要观察浸润细胞的种类、纤维化的特点、肝实质内的坏死情况及炎症反应的有无和程度等。❶本例中，门脉区有以淋巴细胞为主的慢性炎症细胞浸润，同时周围肝实质也有分布不规则的慢性炎症细胞浸润扩散（界面性肝炎样改变），伴有纤维化形成（ⓑ～ⓓ）。肝实质中也有轻度的脂肪变性和少量的小灶性坏死。

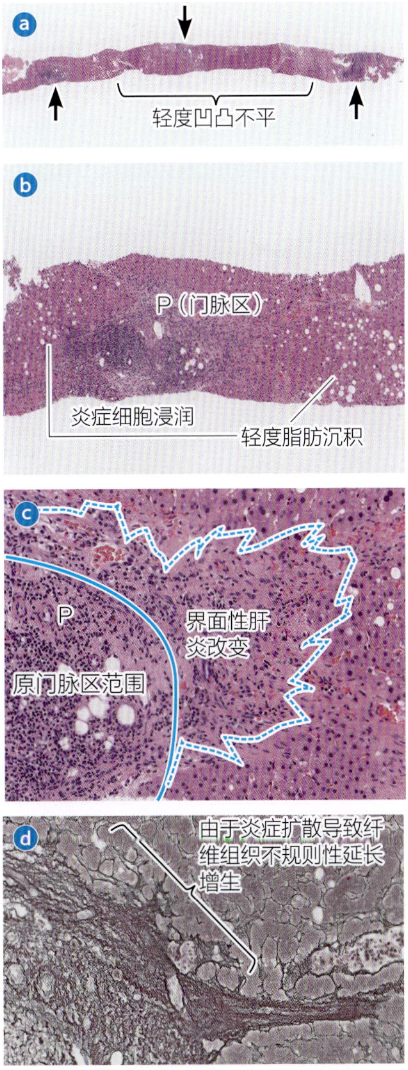


## 病理诊断

**病理诊断** 丙型病毒性肝炎（chronic hepatitis, HCV）

**鉴别诊断** 酒精性肝损伤，非酒精性脂肪性肝炎（NASH）：组织学表现为在脂肪滴沉积的背景下，中央静脉区域有淋巴细胞和中性粒细胞浸润等急性炎症表现，不同病例的炎症表现形式略有差异。另外，细胞周围纤维化等也是该病的相对典型特征。

**+α知识（附加知识）**

· 丙型病毒性肝炎的治疗，由于直接作用抗病毒药物（DAA）的应用，可以达到持续病毒学应答，即病毒清除，因此接受肝脏活检的病例数目大大减少。但是，通过肝活检对肝脏的病理组织学进行评估，对于明确新犬山分类下的肝炎活动度（grading）、纤维化程度（staging）以及脂肪变性和铁沉着程度是具有积极作用的（下表）。

· 肝活检只能获取肝脏组织的极小部分（约5万分之一），因此应该注意，可能存在的取样偏差会导致评估结果高估或低估。

· 抗病毒治疗成功后，据报道，在治疗后5～10年的随访中，有50%～60%的患者纤维化分期会改善。观察活检标本时，与既往标本的对比也很重要。❷

**慢性病毒性肝炎的组织学分类（新犬山分类，1995年）**

| | |
|---|---|
| ①炎症反应分级 | |
| 根据门脉区的炎症细胞浸润程度、界面性肝炎的存在与否、小叶内的细胞浸润和肝细胞的变性坏死（包括灶性坏死、桥接性坏死等），对肝炎活动度进行分级 | |
| A0：无坏死及炎症改变 | A2：中度坏死及炎症改变 |
| A1：轻度坏死及炎症改变 | A3：重度坏死及炎症改变 |
| ②纤维化分期 | |
| 由门脉区开始纤维化，经历小叶重建，最终进展到肝硬化的阶段分类。 | |
| F0：无纤维化改变 | F3：纤维间桥形成伴肝小叶结构变形 |
| F1：门脉区纤维性增生 | F4：结节形成，全肝呈肝硬化样改变 |
| F2：纤维间桥形成 | |

**一句话点拨** 慢性病毒性肝炎主要是根据肝脏的炎症活动度（包括门脉区和肝实质的炎症程度）和病程进展程度（纤维化程度）进行诊断和评估。

# 2 酗酒男性发生的肝损伤

福嶋敬宜，森本直樹

**病例** 男性患者，70 岁，因肝硬化合并食管静脉曲张至当地医院就诊，发现肝脏占位性病变，转诊至我院行进一步治疗。既往有酒精性肝病史（每日饮用清酒约 5 杯）。本次送检标本为肝脏穿刺活检标本，取自背景肝组织。

| 血液检查结果 | WBC | Hb | PLT | PT-INR | AST | ALT | γGTP | ALB | T-Bil | M2BPGi | 肝炎病毒标记物 |
|---|---|---|---|---|---|---|---|---|---|---|---|
| | $5.6\times10^9$/L | 13.8g/L | $6.6\times10^9$/L | 1.1 | 55U/L | 37U/L | 74U/L | 3.2g/L | 1.2μmol/L | 7.51U/L | 阴性 |

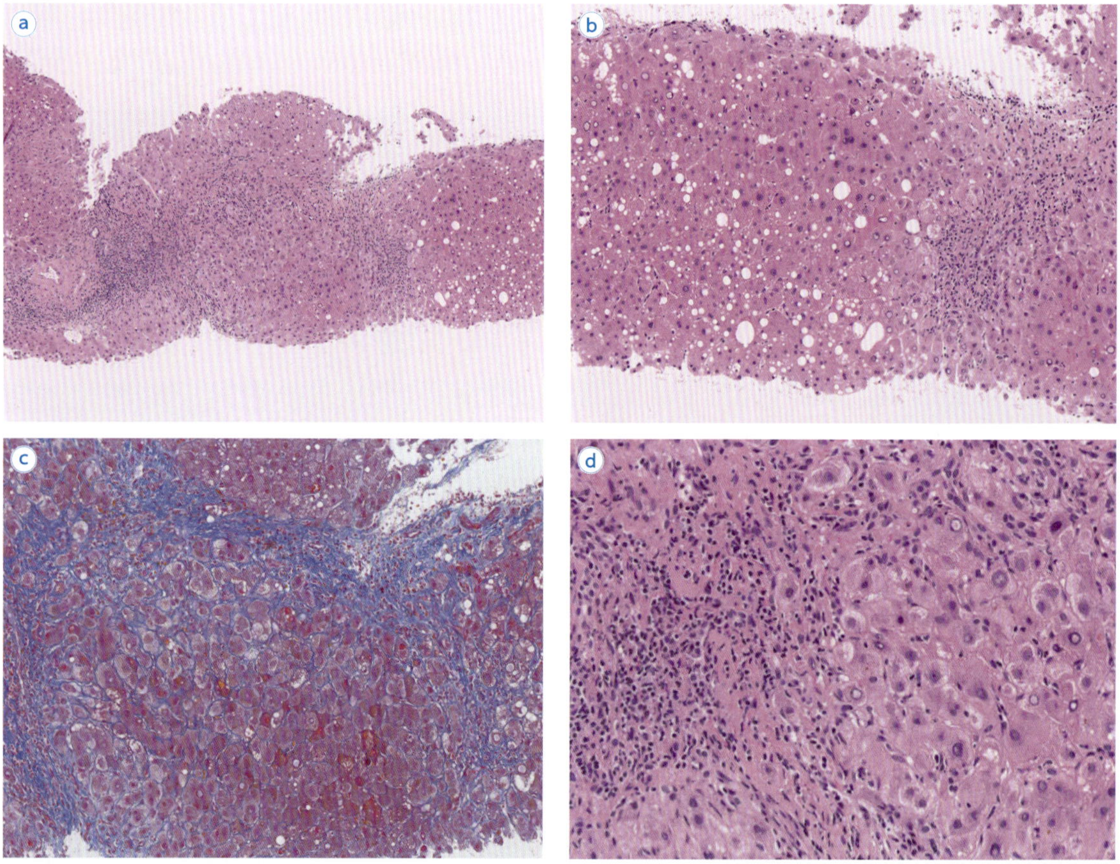

ⓐ HE 染色切片（低倍放大），ⓑ HE 染色切片（中倍放大），ⓒ Azan 染色切片（中倍放大），ⓓ HE 染色切片（高倍放大）

**临床医生的疑问**

❶ 酒精性肝损伤的特征性病理的表现是什么？

❷ 酒精性肝硬化与非酒精性脂肪性肝硬化在病理学方面的不同之处是什么？

## ■ 病理切片的解读

· 切片显示针吸活检标本边缘呈现凹凸不平样改变，可以推断肝脏纤维化存在进展（ⓐ）。

· 总体观察，炎症征象不太明显，但在肝实质区域可见脂肪滴沉积（脂肪肝形成）。❶ 本病例在门脉区也明显观察到以淋巴细胞为主的炎症细胞浸润(steatohepatitis) ❶ （ⓑ）。

· 通过胶原纤维染色（如 Azan 染色），可以清楚地观察到静脉周围纤维化（perivenular fibrosis）和小叶中心性的肝细胞周围纤维化（pericellular fibrosis）。❶ （ⓒ）。

· 主要在小叶中心部位的肝细胞发生肿胀［气球样变性(ballooning)］❶，同时存在不同程度的肝细胞坏死、Mallory 小体（Mallory body ⓓ➔）❶ 及中性粒细胞浸润等变化（ⓓ）。中性粒细胞浸润是酒精性肝损伤或非酒精性脂肪性肝炎（nonalcoholic steatohepatitis，NASH）比较特征性的表现。

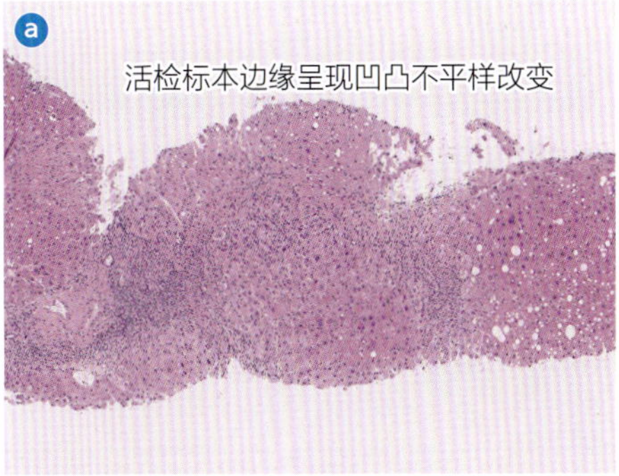


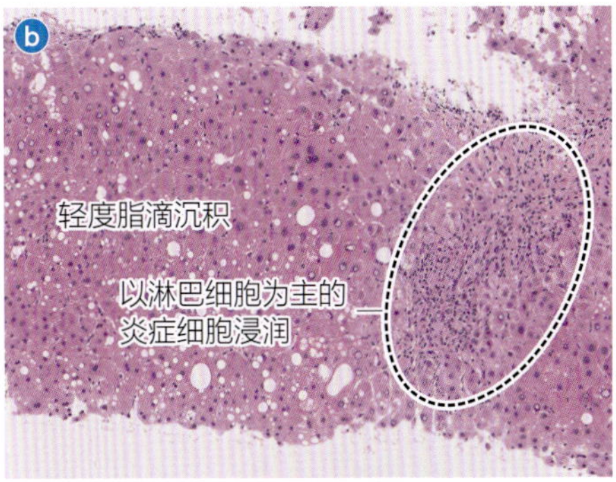


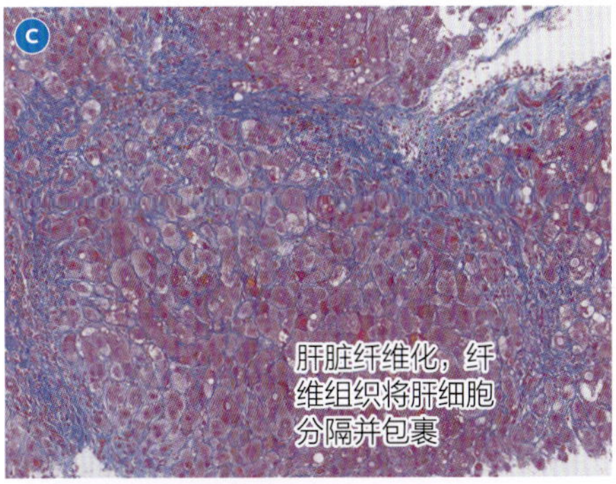


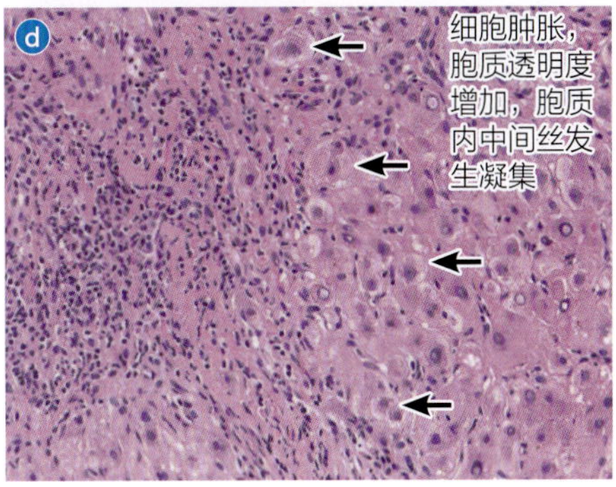


## ■ 病理诊断

**病理诊断** 酒精性肝损伤（alcoholic liver disease, compatible with）

**鉴别诊断**

· 非酒精性脂肪性肝病（NAFLD）包括 NASH 在内的 NAFLD 与其他原因导致的脂肪性肝病在组织学上难以区分，❷ 需要结合患者的临床资料进行综合分析。

· 其他类型的肝炎：特别是药物性肝损伤，进行鉴别诊断时应格外注意。

**+α 知识（附加知识）**

· 酒精性肝损伤是一种由长期（通常超过 5 年）过量饮酒所致的肝脏病变，其诊断标准包括戒酒后肝功能指标改善，肝炎病毒标志物阴性，抗线粒体抗体和抗核抗体阴性等。

· 酒精性肝损伤可以分为 4 种类型，分别为**酒精性脂肪肝、酒精性肝纤维化、酒精性肝炎和酒精性肝硬化。**

· 酒精性肝纤维化通常伴有肝脂肪变性或脂肪性肝炎的表现。

**一句话点拨** 当观察到脂肪沉积和细胞周围纤维化现象时，应怀疑可能是由酒精性肝损伤或 NAFLD 所致，并进一步确认患者饮酒史等相关情况。

难易度 ★★☆

# 3 中年非饮酒男性发生的脂肪肝及肝损伤

福嶋敬宜，森本直樹

**病例** 男性患者，53岁，有糖尿病、高血压病史，定期在外院就诊。外院检查提示脂肪肝、轻度肝功能损害及脾脏增大，为行进一步诊治转诊至我院。患者否认有饮酒史。肝纤维化相关指标轻度升高，进一步行肝穿刺活检以明确诊断。

| 血液检查结果 | WBC | Hb | PLT | PT-INR | AST | ALT | γGTP | ALB | T-Bil | M2BPGi | 肝炎病毒标记物 |
|---|---|---|---|---|---|---|---|---|---|---|---|
| | $3.6 \times 10^9$/L | 14.0g/L | $9.6 \times 10^9$/L | 1.00 | 30U/L | 29U/L | 68U/L | 4.4g/L | 0.9μmol/L | 1.78U/L | 阴性 |

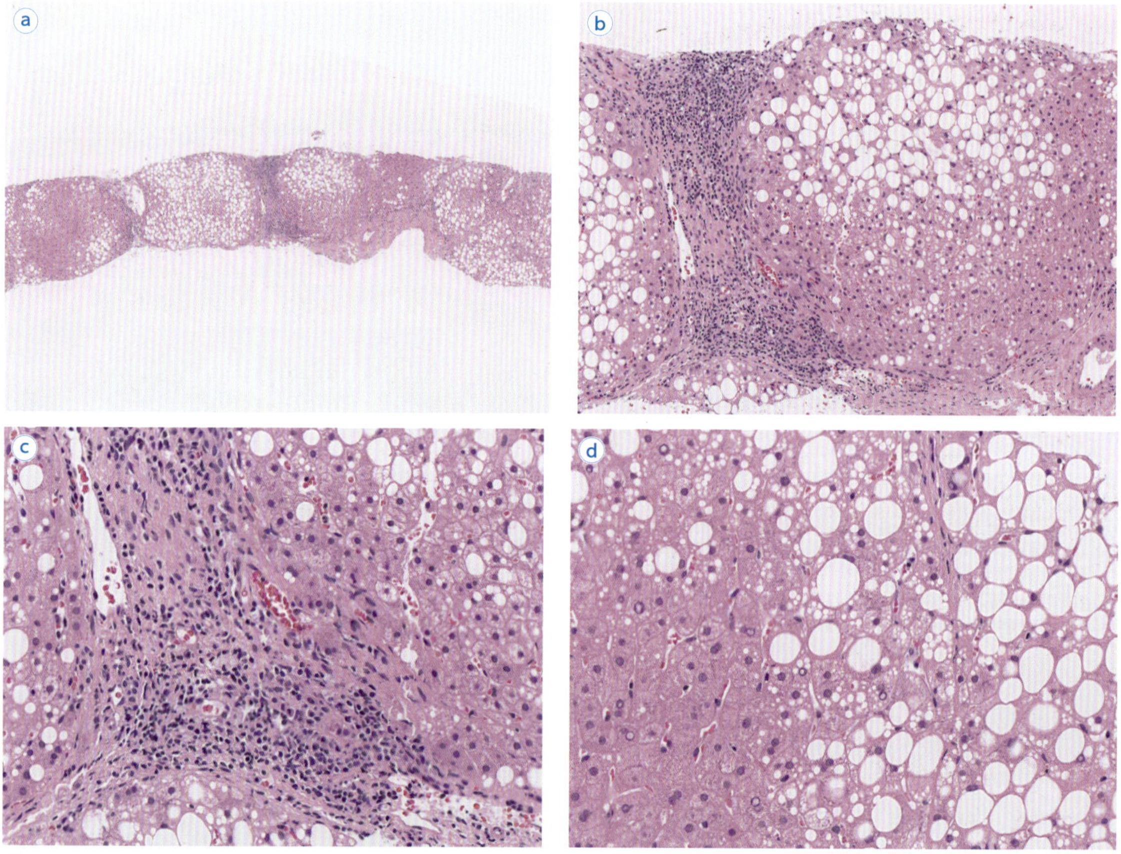

ⓐ HE染色切片（低倍放大），ⓑ HE染色切片（中倍放大），ⓒ ⓓ HE染色切片（高倍放大）

## 临床医生的疑问

❶ 镜下观察到什么病理改变时，可以诊断为NASH。

❷ 该患者可以同时被诊断为NASH进展状态（Burnout NASH）吗？

## 病理切片的解读

· 非酒精性脂肪性肝炎（non-alcoholic steatohepatitis，NASH）的病理特征除了肝细胞内有大滴脂肪沉积（＞5%）外，还有淋巴细胞、中性粒细胞等炎症细胞浸润，肝细胞气球样变性（ballooning），Mallory 小体（Mallory body）形成，以及肝细胞周围和窦内纤维化等。❶ 这些特征与酒精性肝炎相似。

· 本例中，低倍镜下可见明显的脂肪沉积（steatosis）和炎症细胞浸润（a），高倍镜下可见肝细胞气球样变性、界面性肝炎和周围纤维化等（b～d）。

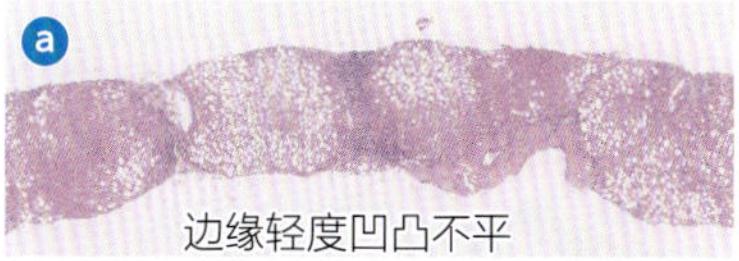


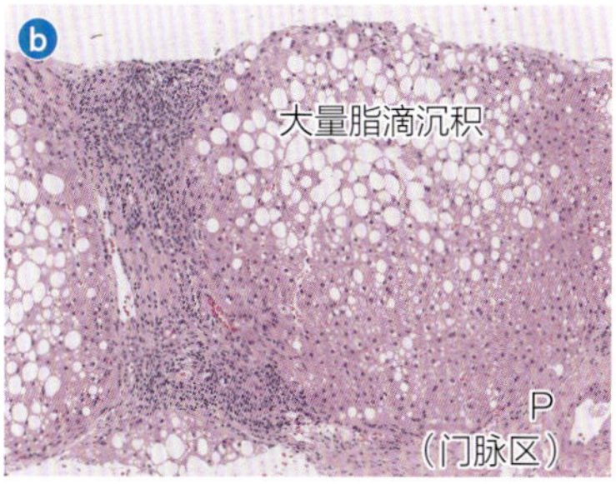


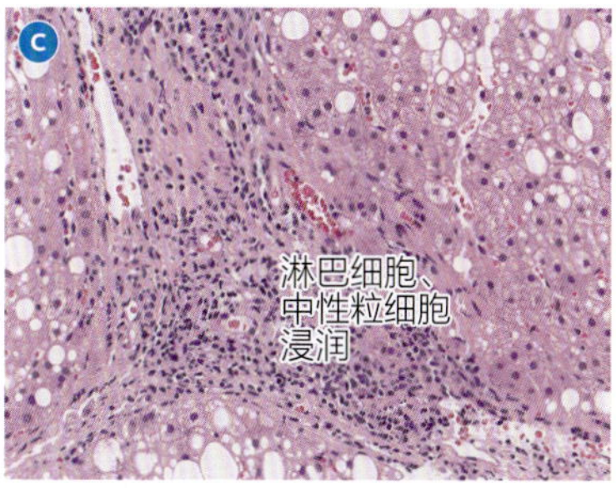


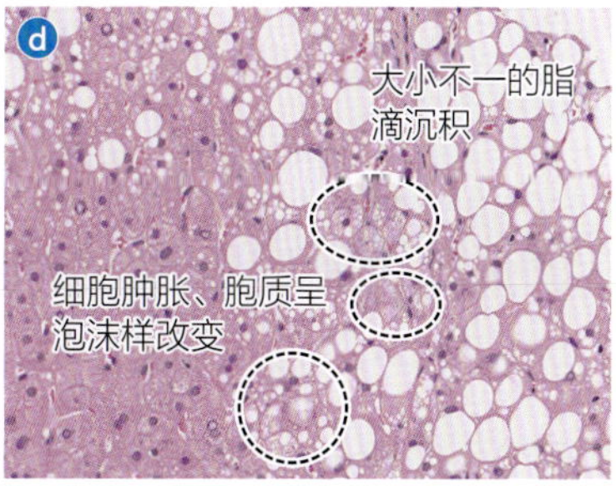


## 病理诊断

**病理诊断** 非酒精性脂肪性肝炎 [ non-alcoholic steatohepatitis（NASH），compatible with ]

**鉴别诊断**

· 自身免疫性肝炎（AIH）：NASH 患者中有一定比例的抗核抗体阳性，但 AIH 的诊断需要综合根据组织学的特征进行仔细判别。

· 酒精性肝炎：酒精性肝炎的确诊前提是患者存在饮酒史。组织学上，酒精性肝炎与 NASH 有很多相似之处，因此鉴别诊断存在难度。

**+α 知识（附加知识）**

· 非酒精性脂肪性肝炎（non-alcoholic fatty liver disease，NAFLD）是一种不由酒精或病毒等因素引起的肝脏脂肪沉积和炎症的疾病。

· NAFLD 包括单纯性脂肪肝和非酒精性脂肪性肝炎（NASH）两种亚型。

· NASH 的 Burnout 现象是指 NASH 发展为肝硬化的过程中，肝细胞内的脂肪滴消失，纤维化程度加重，此时若进行肝活检，将难以判断是否为 NASH 所致。❷

· Matteoni 等根据肝活检的结果，将 NAFLD 分为 Type 1～4 四种级别（右下表）。Brunt 分类则根据炎症和纤维化的程度，将 NAFLD 进行分级（grading）和分期（staging），作为评估 NAFLD 严重程度的常用方法。NASH 临床研究网络（NASH Clinical Research Network，NASH CRN）提出了 NAFLD 活动度评分（NAFLD activity score，NAS），通过对脂肪变性、实质性炎症、气球样变等 3 个指标进行评分，总分 2 分以下为非 NASH，3～4 分为交界型，5 分以上为 NASH。日本肝脏学会[1]给出了 NAS 与 Brunt 分类的对应关系。

Matteoni 分类

| 分类 | 定义 | 诊断 |
|---|---|---|
| Type 1 | 肝细胞脂肪变性 | 单纯性脂肪肝 |
| Type 2 | Type 1+ 肝小叶内炎症反应 | 单纯性脂肪肝 |
| Type 3 | Type 2+ 肝细胞气球样变 | NASH |
| Type 4 | Type 3+Mallory 小体形成或纤维化 | NASH |

**参考文献**

[1]「NASH・NAFLD の診療ガイド 2021」（日本肝臓学会 / 編），文光堂，2021.

**一句话点拨** 在临床表现的基础上，若肝活检显示肝脏内有脂肪沉积、肝细胞肿胀和纤维化等病变，应考虑 NASH。

难易度 ★★☆

# 4 转氨酶升高的中老年女性病例

福嶋敬宜，森本直樹

**病例** 女性患者，64岁，1年前体检时发现肝功能异常，停用服用的保健品后恢复正常。1年后复查时再次发现肝功能异常，转诊至本院就诊。患者无饮酒史，无其他明显不适。影像检查未见胆管阻塞等肝胆系统病变。肝炎病毒标志物均为阴性。为明确诊断，进一步行肝脏病理活检。

| 血液检查结果 | WBC | Hb | PLT | PT-INR | AST | ALT | ALP | γGTP | ALB | T-Bil |
|---|---|---|---|---|---|---|---|---|---|---|
| | 6.6×$10^9$/L | 14.8g/L | 21.4×$10^9$/L | 1.1 | 453U/L | 811U/L | 144U/L | 426U/L | 3.7g/L | 3.0μmol/L |
| | CHE | IgG | IgA | IgM | 抗核抗体 | 抗线粒体抗体 | | 肝炎病毒标记物 | | |
| | 275U/L | 2226g/L | 302g/L | 113g/L | 40倍 | 阴性 | | 阴性 | | |

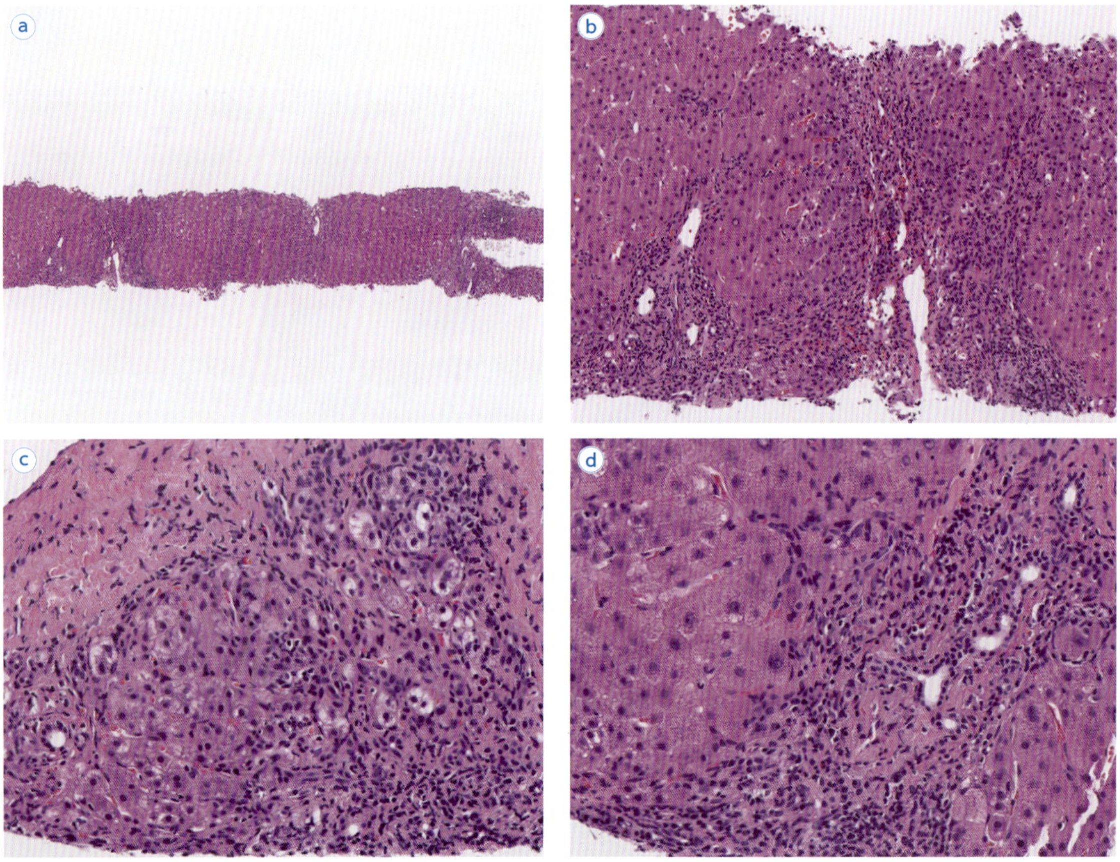


ⓐ HE染色切片（低倍放大），ⓑ～ⓓ HE染色切片（高倍放大）

## 临床医生的疑问

❶自身免疫性肝炎（AIH）的特征性病理改变是什么？
❷能否通过病理组织学所见对AIH及药物性肝损伤进行鉴别诊断？
❸穿入现象（emperipolesis）的含义是什么？
❹界面性肝炎是AIH的特征性病理变化吗？

## ■ 病理切片的解读

· 在低倍镜下（ⓐ），门脉区（P）呈暗褐色。门脉区因纤维化而略有缩小，但尚未形成节段型改变（ⓐ）。

· 门脉区有以淋巴细胞和浆细胞为主的炎症细胞浸润，伴有坏死和炎症反应。炎症细胞浸润也累及周围的肝实质，形成界面性肝炎（interface hepatitis）（ⓑ～ⓓ）。❶

· 门静脉周围的肝实质中，可见再生的肝细胞呈岛屿状或玫瑰花环样排列，❶ 本例中亦可观察到此现象（ⓒ ◌）。此外，也可见淋巴细胞穿入肝细胞的现象（emperipolesis）（ⓓ）。❸

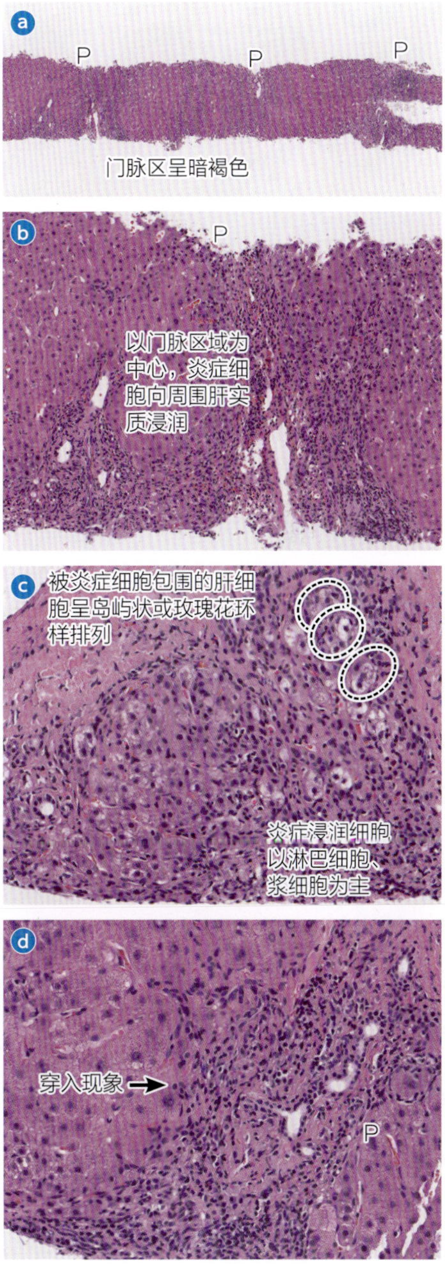


## ■ 病理诊断

**病理诊断** 慢性肝炎，符合自身免疫性肝炎改变 [ chronic hepatitis, compatible with autoimmune hepatitis (AIH) ]

**鉴别诊断** 药物性肝损伤、病毒性肝炎和原发性胆汁性胆管炎（primary biliary cholangitis，PBC）等多种疾病均可导致类似的组织学改变。即使是界面性肝炎、以淋巴细胞和浆细胞为主的浸润、肝细胞玫瑰花环形成等 AIH 的相对特征性表现，❶❹ 也并非具有特异性，需结合临床资料综合判断。❷

**+α 知识（附加知识）**

· 涉及自身免疫机制的肝脏疾病包括自身免疫性肝炎（AIH）、原发性胆汁性肝硬化（PBC）和原发性硬化性胆管炎（PSC）。与其他两种疾病不同，AIH 的特点是没有胆管损伤，而主要表现为界面性肝炎和实质性肝损伤。

· 国际自身免疫性肝炎小组于 1999 年制定了包括组织学表现在内的临床诊断标准，其中，**界面性肝炎**（+3），以**淋巴细胞和浆细胞为主的门脉区浸润**（+1），肝细胞玫瑰花环形成（+1）均为正向评分项目。该小组于 2008 年发布了简易版诊断标准，其中增加了穿入现象作为组织学评分项目。如果以上 4 种表现中有 3 种，则可认为是典型的 AIH 病理表现。

· AIH 多发生于中年以后的女性，大多数病例对免疫抑制剂，尤其是皮质类固醇治疗有良好反应。

**一句话点拨** 当观察到以淋巴细胞和浆细胞为主的炎症细胞浸润，伴有界面性肝炎的病理像时，应高度怀疑 AIH 的可能性。

# 5 在颈部疼痛治疗时发生的伴有黄疸的肝损伤病例

福嶋敬宜，森本直樹

**病例** 男性患者，64岁，因肩颈部疼痛至当地医院就诊，给予COX-2抑制剂治疗。服药4天后，出现乏力和黄疸，复诊时考虑为药物性肝损伤，立即停用相关药物，并给予对症支持治疗。1个月后随访，T-Bil升高至29mg/mL，虽呈轻度下降，但发病后8个月仍有持续性肝细胞损伤、黄疸和凝血功能障碍等表现，为进一步诊治，转入本院。入院后行肝活检以明确病因。

| 血液检查结果 | WBC | Hb | PLT | PT-INR | PT% | AST | ALT | ALP | γGTP | ALB | T-Bil |
|---|---|---|---|---|---|---|---|---|---|---|---|
| | $8.0\times10^9$/L | 10.8g/L | $24.1\times10^9$/L | 1.37 | 51.5 | 99U/L | 63U/L | 831U/L | 307U/L | 3.0g/L | 19.9 μmol/L |
| | D-Bil | CHE | AFP | 肝炎病毒标记物 | | | | | | | |
| | 14.4 μmol/L | 275U/L | 7μg/L | 阴性 | | | | | | | |

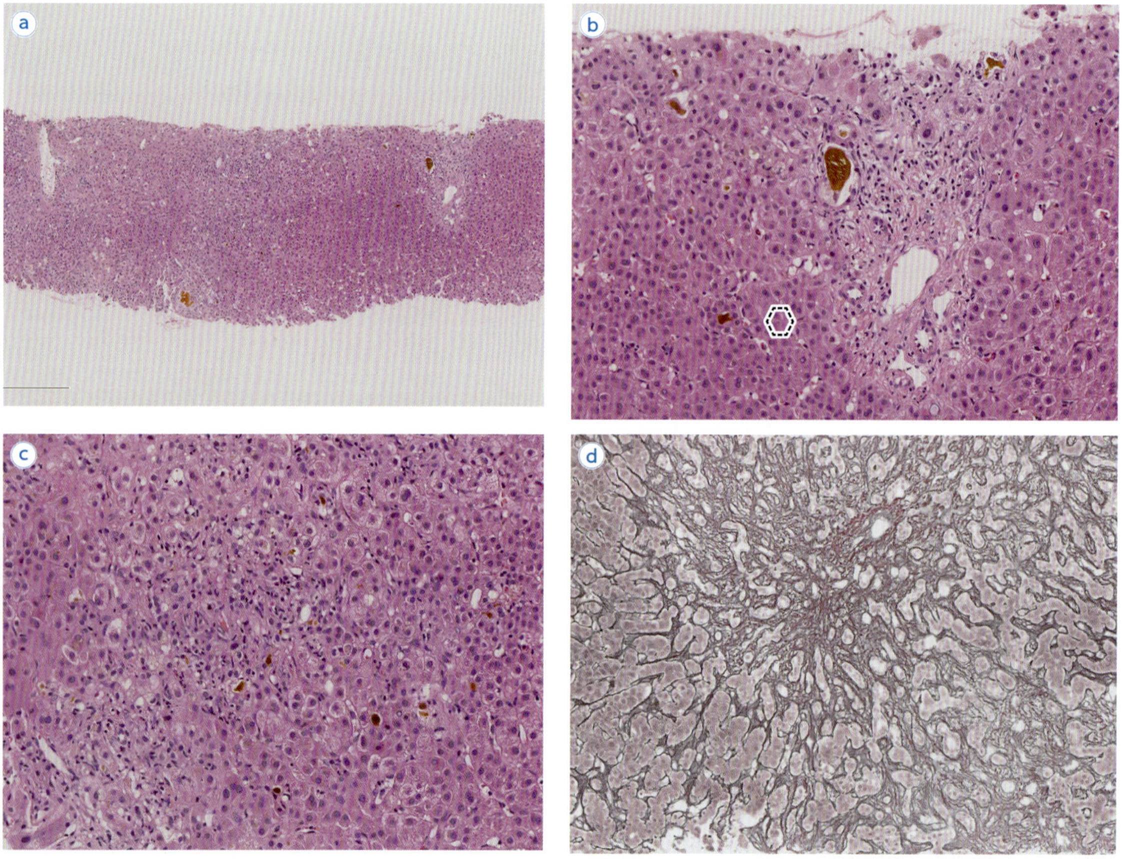

ⓐ HE染色切片（低倍放大），ⓑⓒ HE染色切片（高倍放大），ⓓ 镀银染色切片

## 临床医生的疑问

❶哪些病理改变可以提示药物性肝损伤的存在?

❷在本病中，肝内胆汁淤积型和肝细胞损伤型的病理学改变具有哪些不同之处?

❸可否通过观察到的病理改变对药物性肝损伤（包括急性和亚急性肝损伤）的严重程度进行判别?

## 病理切片的解读

- 药物性肝损伤的基本组织学表现包括肝细胞损伤型（肝炎型）、肝内胆汁淤积型（以胆管损伤为主）和混合型，病理表现多种多样。
- 肝细胞损伤的模式也表现各异，但由于药物代谢酶在小叶中心区（Zone 3）的肝细胞中富集，因此小叶中心区的带状坏死往往较门脉区（Zone 1）的炎症性变化更显著❶，且门脉区出现炎症细胞浸润时，常见嗜酸性粒细胞及少量中性粒细胞存在。此外，实质区等处也可见类上皮细胞肉芽肿形成。❶
- 肝小叶结构基本完整，门脉区（P）的扩张不明显（ⓐⓑ）。小叶中心区有肝实质的缺损和网状纤维的增生（ⓒⓓ）。
- 门静脉区有轻微的炎症细胞浸润（ⓑ）。
- 小叶间胆管和毛细胆管有胆汁淤积现象（ⓑ）。

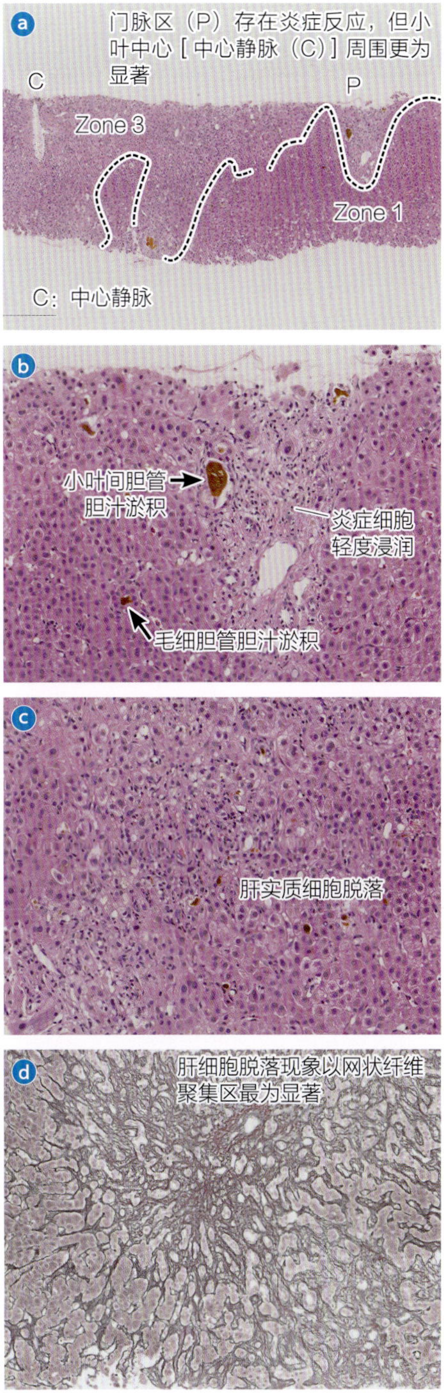


## 病理诊断

**病理诊断** 胆汁淤积伴肝脏炎症反应，符合药物性肝损伤特点［hepatitis with cholestasis，compatible with drug-induced liver injury (DILI)］

**鉴别诊断** 病毒性肝炎和自身免疫性肝炎（AIH）等是药物性肝损伤的常见鉴别诊断对象，但本例以胆汁淤积型为主，还需与原发性胆汁性肝硬化（PBC）相鉴别。❷鉴别诊断时，药物使用史等临床资料是必不可少的。

**+α 知识（附加知识）**

- 引起药物性肝损伤的药物种类繁多，其中抗菌药物最为常见，其次为保健食品或补充剂等。
- 药物有时会诱发自身免疫性肝炎［药物诱导性自身免疫性肝炎（drug-induced autoimmune hepatitis：DIAIH）］。DIAIH 的特点是多发于高龄女性，急性起病较多，发热、皮疹、嗜酸性粒细胞增多等临床表现也相对特异。
- 肝细胞损伤型较胆汁淤积型更易发展为重型肝损伤。❸

**一句话点拨** 炎症细胞浸润轻微的急性肝坏死或胆汁淤积型肝损伤，应考虑药物性肝损伤，并详询药物使用史等。

难易度 ★★☆

# 6 以胆酶升高为表现的中老年女性病例

福嶋敬宜，森本直樹

**病例** 女性患者，55 岁，因肝功能异常而转诊至本院。肝脏 CT 显示肝表面不规则，胆道系统未见明显扩张。经排除病毒性肝炎、酒精性肝病和非酒精性脂肪性肝病等常见病因后，考虑为原发性胆汁性肝硬化（PBC）或 PBC 合并自身免疫性肝炎（AIH）可能，进一步行肝穿刺活检以明确诊断。

| 血液检查结果 | WBC | Hb | PLT | AST | ALT | ALP | γGTP | ALB | T-Bil | IgG |
|---|---|---|---|---|---|---|---|---|---|---|
| | $3.7 \times 10^9$/L | 13.4g/L | $18 \times 10^9$/L | 77U/L | 61U/L | 1024U/L | 167U/L | 4.1g/L | 1.37 μmol/L | 2323g/L |
| | IgA | IgM | 抗核抗体 | 抗线粒体 M2 抗体 | | 肝炎病毒标记物 | 甲状腺功能 | | | |
| | 267g/L | 888g/L | 320 倍 | 460RV/mL | | 阴性 | 正常 | | | |

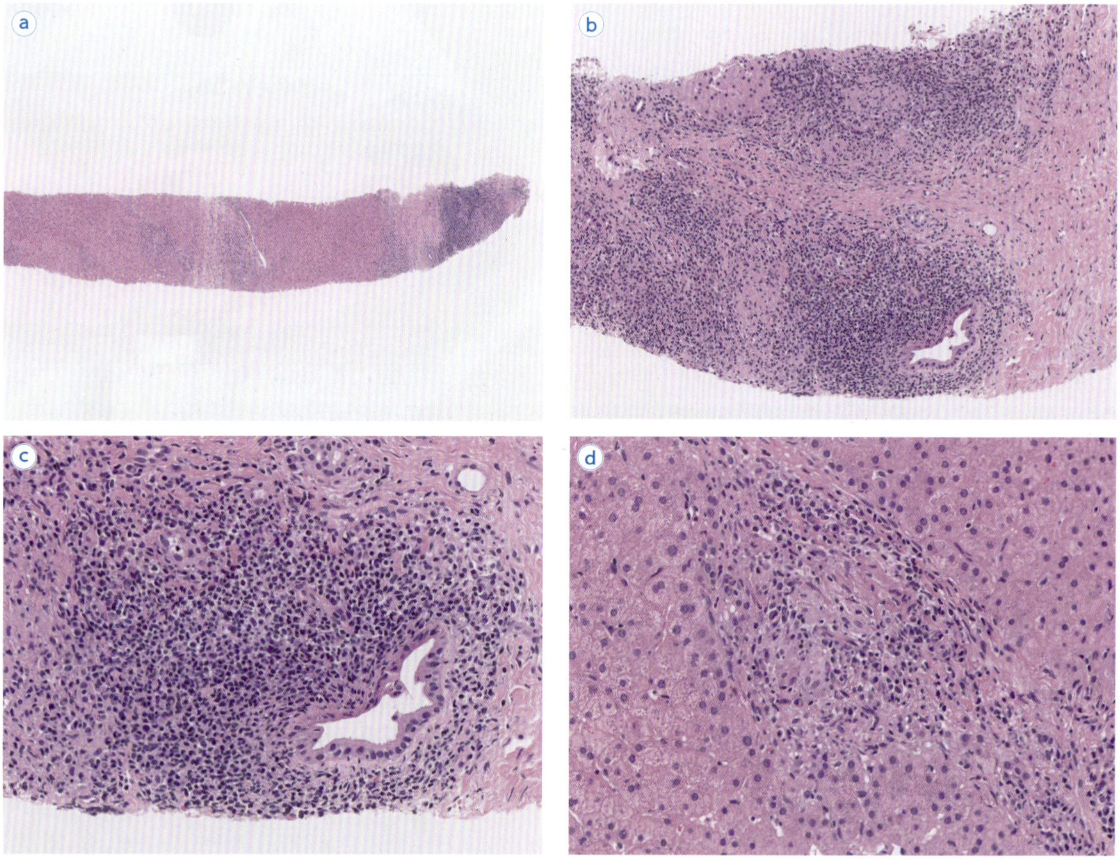

ⓐ HE 染色切片（低倍放大），ⓑ HE 染色切片（中倍放大），ⓒ ⓓ HE 染色切片（高倍放大）

## 临床医生的疑问

❶ 慢性非化脓性破坏性胆管炎（CNSDC）作为原发性胆汁性胆管炎（PBC）的特征性病理改变，其具体病理表现包括什么？

❷ 本病能否通过病理学检查判定是否同时合并 AIH？

❸ 在采集活检标本时，选择肝脏中心部位或外周部位是否会造成确诊阳性率的差异？

## ■ 病理切片的解读

· 切片显示门脉区（P）内有大量淋巴细胞浸润，呈暗色调。同时胶原纤维增生，形成桥接纤维化（a）。

· 病变主要累及小叶间胆管。门脉区域有大量淋巴细胞浸润。小叶间胆管上皮虽然相对完整，但有轻度狭窄和再生性改变，如核质比增高和核排列不规则。这些特征符合慢性非化脓性破坏性胆管炎（chronic non-suppurative destructive cholangitis，CNSDC）（b c）. ❶

· 淋巴细胞浸润也扩散到周围的肝实质，导致界面性肝炎。

· 肝实质内还可见类上皮细胞肉芽肿（d）。❶

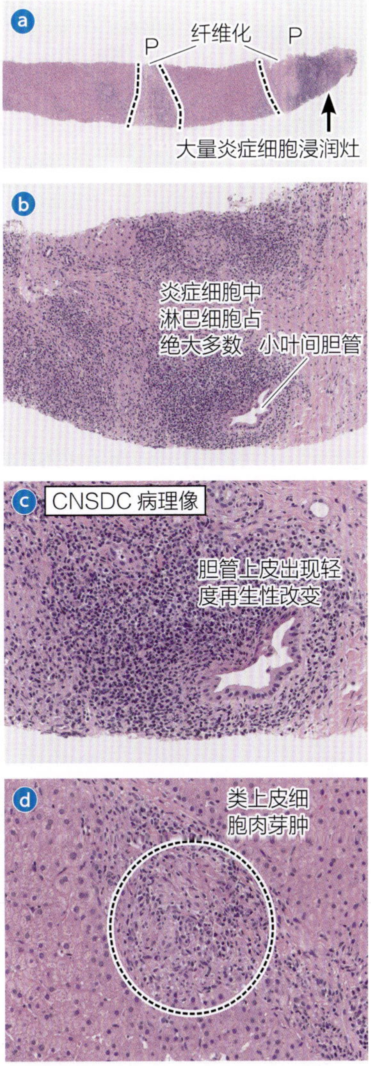


## ■ 病理诊断

**病理诊断** 原发性胆汁性胆管炎（primary biliary cholangitis，PBC）

**鉴别诊断** 肝炎性胆管损伤可见于自身免疫性肝炎（AIH）和丙型肝炎病毒感染等多种肝脏疾病。此外，药物性肝损伤和结节病等也可能导致肝脏发生肉芽肿性病变。这些组织学改变均缺乏特异性，不能单凭其对本病进行诊断。进行鉴别诊断或评估其他病变是否与本病并存时，需要综合考虑病史、抗线粒体抗体（AMA）、自身抗体等实验室检查结果和临床表现。❷ 如果观察到浆细胞增多，要特别注意 AIH 的并存可能。

**+α 知识（附加知识）**

· 原发性胆汁性肝硬化（PBC）是一种以小叶间或叶间隔部位中等大小的胆管破坏及慢性肝内胆汁淤积为特征的自身免疫性肝病。病情进一步进展时，可导致肝硬化的发生。本病多见于中老年女性。

· 与原发性硬化性胆管炎（PSC，参见第 5 章第 7 节）不同，PBC 的病变主要累及中等大小的外周胆管，因此肝脏外周部分的针吸活检对于诊断该疾病具有较高的敏感性。❸

· 以下是 PBC 的病期分级和活动度分级表格[1]。

PBC 的新组织学分期（staging）

| 新组织学分期（staging） | |
|---|---|
| 纤维化程度评分 | 0～3 分 |
| 胆管消失程度评分 | 0～3 分 |
| 地衣红染色阳性颗粒沉积程度评分 | 0～3 分 |
| 根据以上组织病变评分的总和进行分期 | |
| 3 个项目分数总和 | 分期（stage） |
| 0 | stage 1（无进展） |
| 1～3 | stage 2（轻度进展） |
| 4～6 | stage 3（中度进展） |
| 7～9 | stage 4（明显进展） |

PBC 的活动度分类（grading）

| 活动度分类（grading） |
|---|
| 慢性胆管炎活动度（chronic cholangitis activity，CA）<br>CA0～3<br>CA0：非活动期　CA1：轻度活动期　CA2：中度活动期　CA3：明显活动期 |
| 肝炎活动程度（hepatitis activity，HA）<br>HA0～3<br>HA0：非活动期　HA1：轻度活动期　HA2：中度活动期　HA3：明显活动期 |

### 参考文献

[1] Nakanuma Y, et al：Pathol Int, 61：298-305, 2011.

**一句话点拨** 对于疑似 PBC 的病例，应特别注意胆管是否存在慢性非化脓性破坏性胆管炎（CNSDC）改变，并留意胆管是否减少甚至消失，以及肝实质内是否存在上皮样肉芽肿。

难易度 ★☆☆

# 7 以黄疸及肝酶升高为表现的肝损害

福嶋敬宜，森本直樹

**病例** 男性患者，47 岁，因黄疸及肝胆系酶水平升高入院，初步考虑为急性肝炎或胆管炎。入院检查未发现明显结石等异常，经过保守治疗（口服熊去氧胆酸）后症状有所缓解。然而，之后肝胆系酶水平再次升高，为明确诊断，进一步行肝脏活检。

| 血液检查结果 | WBC | Hb | PLT | AST | ALT | ALP | γGTP | ALB | T-Bil | IgG |
|---|---|---|---|---|---|---|---|---|---|---|
| | 4.6×$10^9$/L | 13.2g/L | 16.1×$10^9$/L | 80U/L | 128U/L | 171U/L | 1098U/L | 4.2g/L | 1.52 μmol/L | 1226g/L |
| | IgA | IgM | IgG4 | 抗核抗体 | 抗线粒体抗体 | | 肝炎病毒标记物 | | | 甲状腺功能 |
| | 282g/L | 99g/L | 29.5g/L | 阴性 | 阴性 | | 阴性 | | | 正常 |

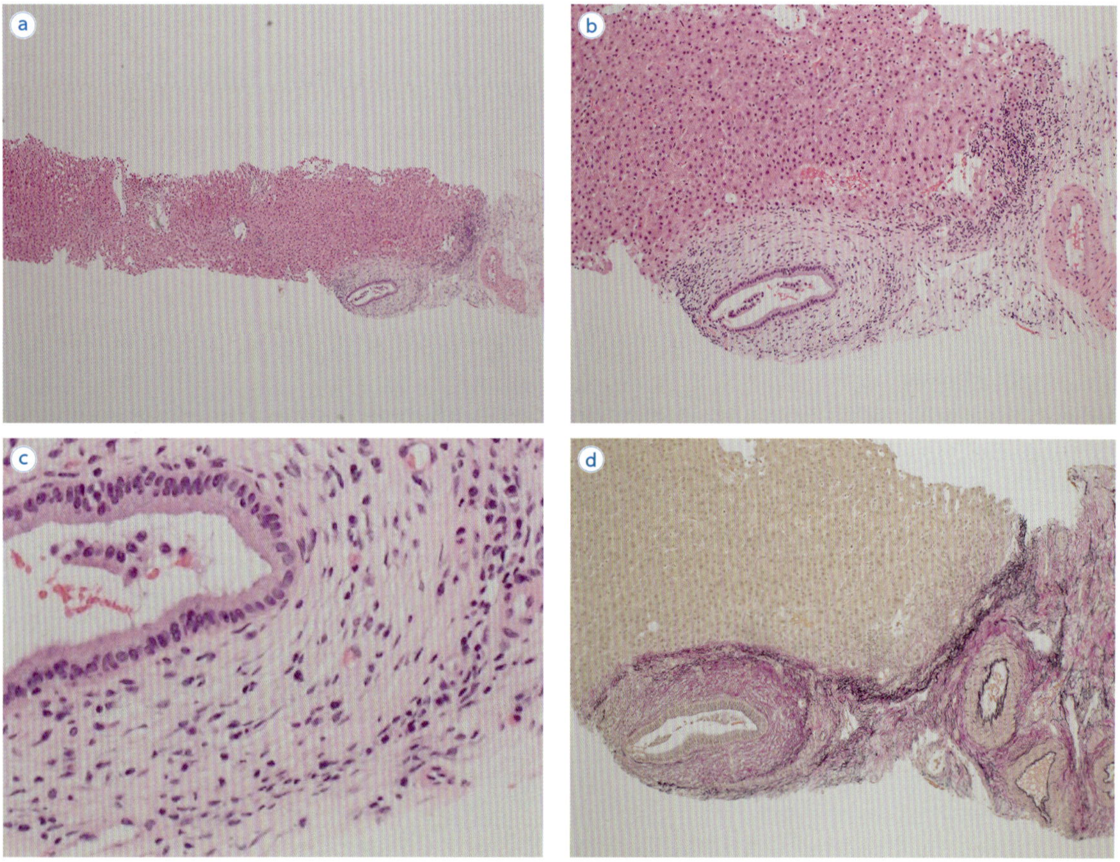

ⓐ HE 染色切片（低倍放大），ⓑ HE 染色切片（中倍放大），ⓒ HE 染色切片（高倍放大），ⓓ Verhoeff's Van Gieson (EVG) 染色（中倍放大）

## 临床医生的疑问

❶ 原发性硬化性胆管炎（PSC）的特征性病理改变是什么？

❷ 本病能否通过病理诊断与 IgG4 相关性胆管炎相鉴别？

## ■ 活检组织切片的解读

- PSC 是一种导致肝内外胆管系统广泛炎症和纤维化的进行性疾病，如 ⓑ（➔）。其特征是肝内小叶间胆管等部位出现胆管周围纤维化［洋葱皮样改变（onion skin lesion）］。❶（ⓐ～ⓓ）。
- 较粗的胆管呈糜烂样改变，胆管上皮可见异型增生（ⓔ）❶，而小叶间胆管上皮则较少受累（ⓒ）。
- 炎症细胞浸润主要为淋巴细胞，未检出 IgG4 阳性浆细胞。❷

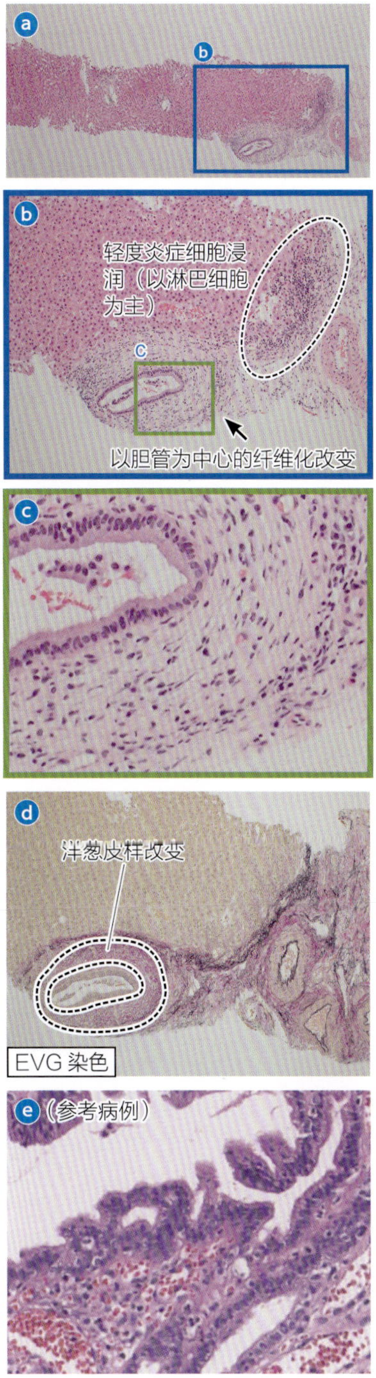


## ■ 病理诊断

**病理诊断** 原发性硬化性胆管炎（primary sclerosing cholangitis，PSC）

**鉴别诊断**

- **继发性硬化性胆管炎：**由于先天性胆道畸形、胆道手术、胆总管结石和胆管癌等因素，可导致上行性胆管感染，如炎症持续存在可进一步引起不同程度的纤维化。诊断时，临床资料十分重要。
- **IgG4 相关性胆管炎：**本病往往难以通过肝脏活检评估，但病理表现与自身免疫性胰腺炎（参见第 7 章第 12 节）相似，表现为淋巴细胞和浆细胞（以 IgG4 阳性细胞为主）大量浸润，有时伴有杂乱排列的纤维化（席纹状纤维化）和闭塞性静脉炎出现。❷本病常形成肿块样病变，与 PSC 相比，病变范围较小，而且胆管上皮多无明显改变。❷

**+α 知识（附加知识）**

- PSC 是一种病因不明的慢性胆管炎，以胆管壁纤维化和狭窄为特征，在 20～30 岁的年轻男性中更为常见，多数患者伴有溃疡性结肠炎。
- PSC 的诊断依据是胆管影像学检查（显示多发性胆管狭窄和扩张）和血清碱性磷酸酶水平升高，并结合炎症性肠病或肝脏组织学病变（显示纤维性闭塞性胆管炎 / 洋葱皮样改变）的有无进行综合判断[1]。

### 参考文献

[1] 厚生労働省 難治性の肝・胆道疾患に関する調査研究班：2016 年原発性硬化性胆管炎診断基準，2017.

**一句话点拨** 胆管周围出现环状纤维化（洋葱皮样改变）或胆管萎缩消失的病变，应与原发性硬化性胆管炎（PSC）等胆管病变相鉴别。

难易度 ★★☆

# 8 开腹手术时发现的肝包膜下的小结节样病变

福嶋敬宜，森本直樹

**病例** 男性患者，47 岁，以黄疸为首发症状至医院就诊。腹部超声检查显示肝内胆管扩张，进一步检查确诊为胰头癌。经术前化疗后，行胰十二指肠切除术。手术中发现肝脏表面有多发小结节，怀疑为转移灶，取活检送冰冻切片（a b）进行术中快速诊断。

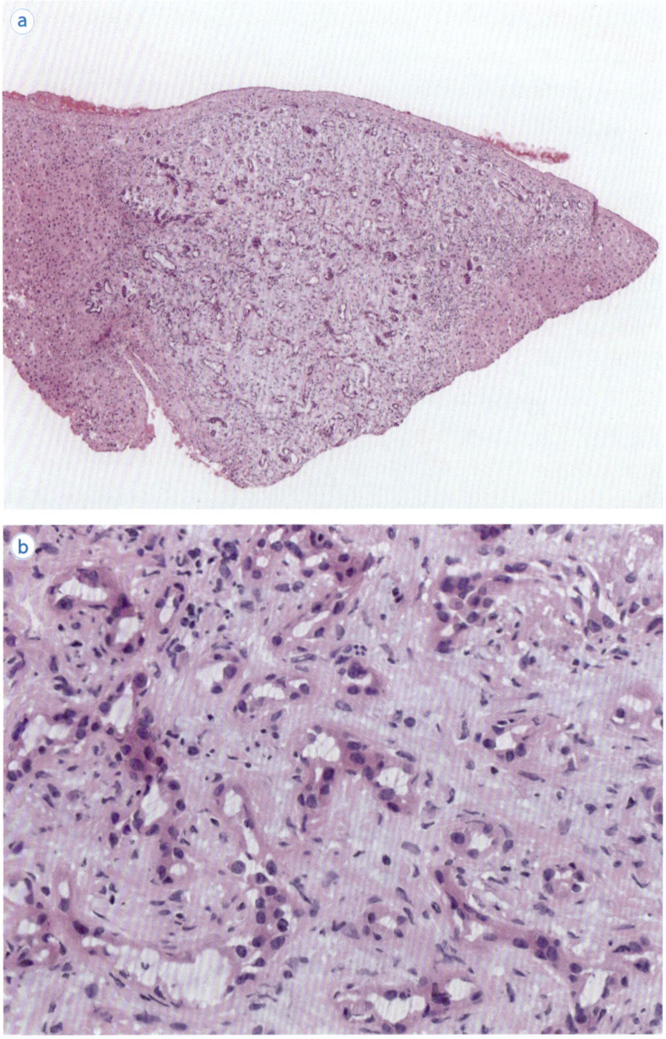


a HE 染色切片（低倍放大），b HE 染色切片（高倍放大）

## 临床医生的疑问

❶ 术中快速病理诊断标本（冰冻切片）与普通石蜡切片的观察方法有哪些区别?

❷ 胆管错构瘤与胆管腺瘤的不同点有哪些?

## ■ 病理切片的解读

· 术中快速诊断的标本采用冰冻切片（frozen section）法制备，其质量不如常规福尔马林固定石蜡包埋的切片。❶ 因此，冰冻切片的形态学表现较为“模糊”，❶ 细胞结构不易观察，或者不宜过分解读。
· 病变呈结节样形态，无包膜形成。
· 结节内部可见许多不规则的小腺管，分布于透明基质中（ⓐ）。部分病例可存在腺管内胆汁淤积和扩张样改变，但本例未见。
· 高倍镜下，腺管细胞核虽然细节显示不清，但大小均一，无明显异型性（ⓑ）。

## ■ 病理诊断

**病理诊断** 胆管错构瘤 [ von Meyenburg complex (VMC)/ bile duct hamartoma ]

**鉴别诊断**

· **胆管腺瘤**（bile duct adenoma，BDA）：BDA 和 VMC 是肝包膜下小结节性病变，常在剖腹手术中偶然发现，如为恶性肿瘤手术，则需排除转移瘤的可能。可取活检送冰冻切片进行术中快速诊断（ⓒ）。
· BDA 直径（0.5 ~ 1.5cm）一般较 VMC（< 0.5cm）大，由同质性的小腺管密集增生构成（ⓓ），被认为是胆管良性肿瘤或附属腺体形成的错构瘤（管周错构瘤）。与 VMC 的鉴别诊断较为困难。❷
· **肝内胆管癌或腺癌的肝转移**：应注意观察生长模式和细胞异型性，以便与 BDA 和 VMC 相区分。

**+α 知识（附加知识）**

· VMC 是一种小结节样或囊性错构瘤，常在影像学检查、开腹手术或尸检中偶然发现。
· 由于**术中快速诊断**的结果会影响治疗方案的选择，因此在与癌症转移鉴别时需特别谨慎。

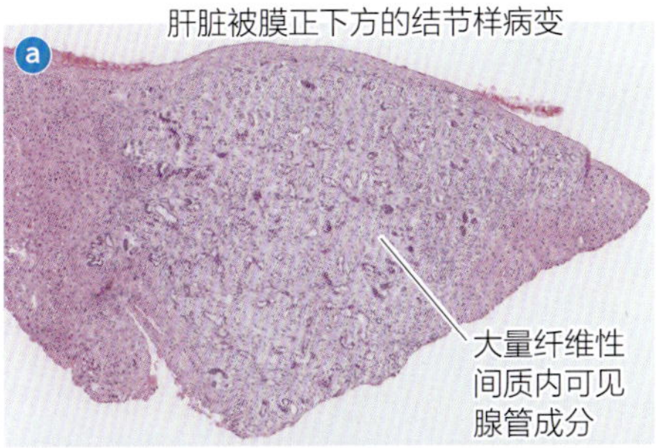


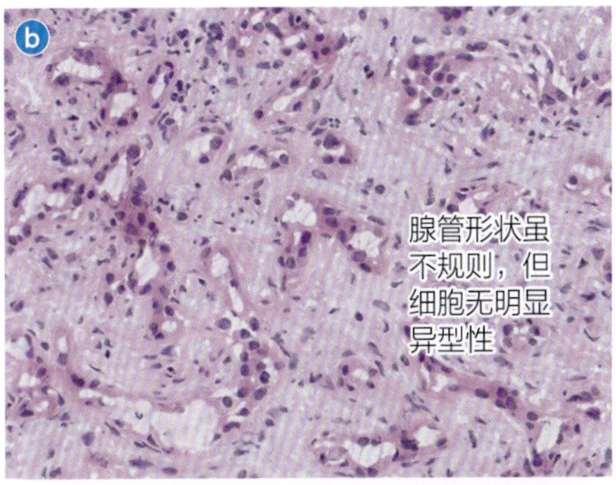


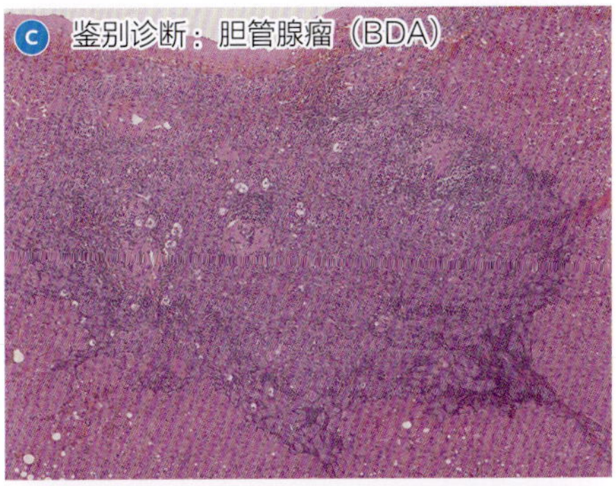


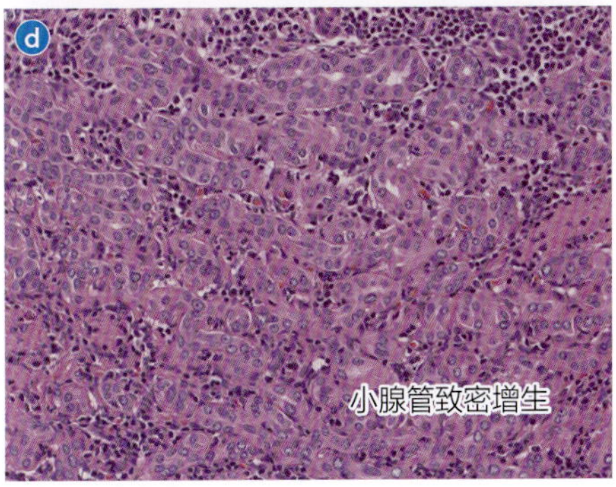


**一句话点拨** 诊断本病时，应了解病变的部位、好发位置和形态学特征，以免将其误诊为转移癌。

难易度 ★★☆

# 9 胆管扩张伴胆管内肿物形成的病例

福嶋敬宜，森本直樹

**病例** 女性患者，62岁，因上腹部持续疼痛就诊于当地医院。检查发现肝功能异常，CT和MRI显示肝左内叶胆管（B4）扩张并伴有肿块影像，考虑为肝内胆管癌，遂转诊至我院。入院后行ERCP检查，发现Vater乳头部有黏液溢出，临床诊断为导管内乳头状黏液性肿瘤（IPMN）。根据影像学和内镜下的诊断结果，患者接受了左半肝切除术和肝外胆管切除术。

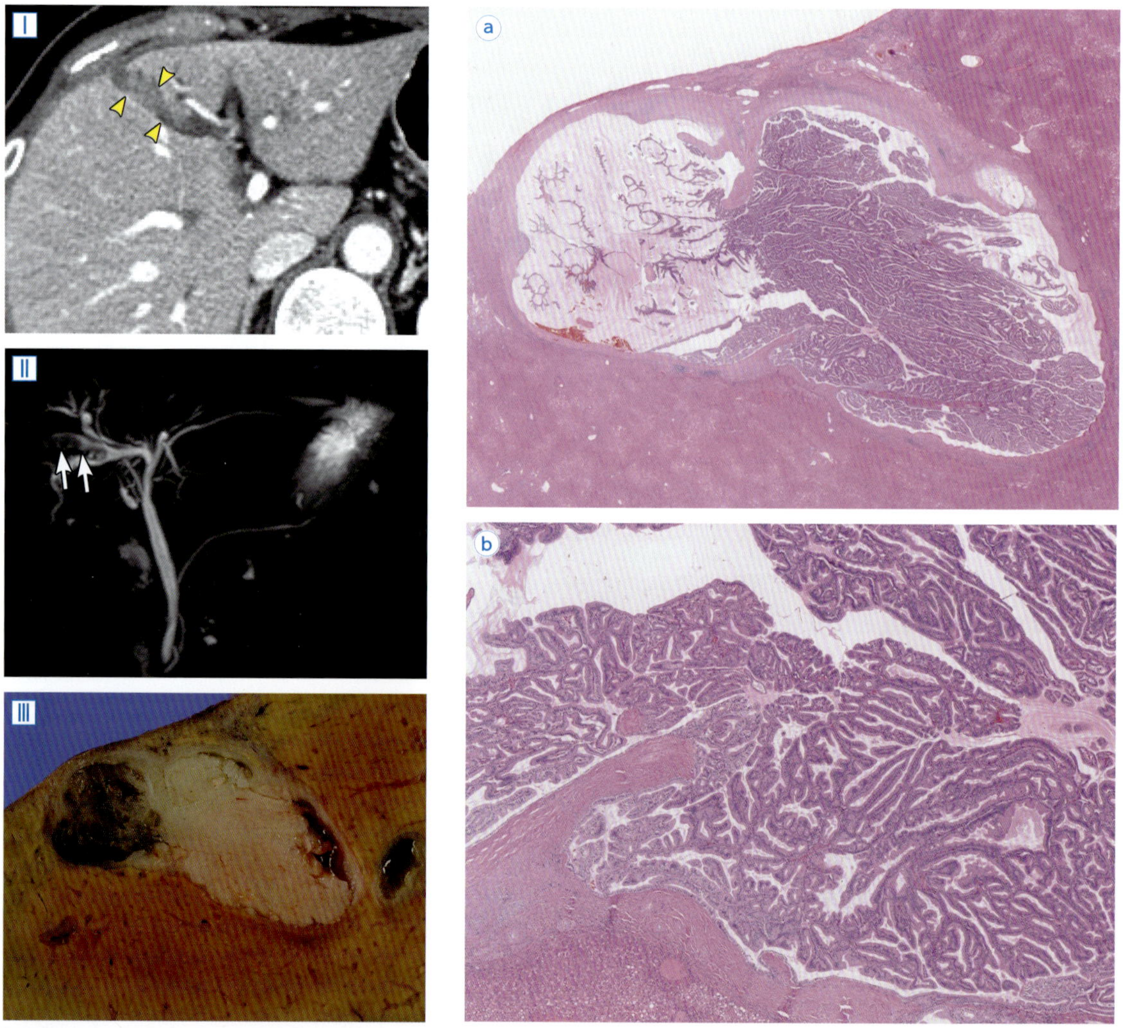


Ⅰ 增强CT：扩张的肝左内叶胆管（B4）内可见具有微弱对比度的肿瘤样阴影（▷），Ⅱ MRCP：可见肝左内叶胆管（B4）明显扩张（⇨），Ⅲ 肝左叶切除标本（肉眼像），ⓐ ⓑ HE染色切片（高倍放大）

## 临床医生的疑问

❶ 本病与肝内胆管癌的区别包括哪些?

❷ 本病与胰腺导管内乳头状黏液性肿瘤（intraductal papillary mucinous neoplasm，IPMN）的差别之处有哪些?

## ■ 病理切片的解读

· 从标本表面观察，病变呈结节状，但切面可见含有深褐色胶状物质的囊腔，囊壁由厚实的纤维组织构成，提示病变为扩张的胆管内生长的囊性肿瘤（Ⅲ 和 a）。周围还有其他扩张的胆管，进一步支持了这一诊断（Ⅲ）.

· 从组织学上看，囊腔内表面覆盖单层柱状上皮，与向囊腔内生长的肿瘤成分相连（b c）。肿瘤未侵犯周围基质。

· 肿瘤呈复杂的乳头状和树枝状结构，符合胆管 / 胰管上皮型（biliary/pancreatobiliary type）肿瘤的特征。

· 肿瘤细胞呈中度异型性（d）。

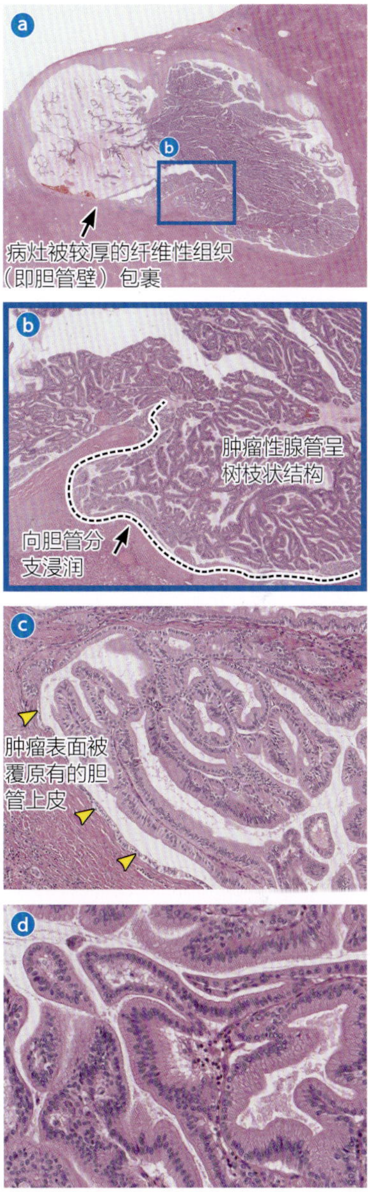


## ■ 病理诊断

**病理诊断** 胆管内乳头状瘤，1 型，低级别 [ intraductal papillary neoplasm of the bile duct（IPNB，type1），low grade ]

**鉴别诊断**

· 肝脏黏液性囊性肿瘤（mucous cystic tumor，MCN）：肝脏黏液性囊性肿瘤在日本发病率较低，因此通常不需要将其作为鉴别诊断的一部分。这种肿瘤的病理特征与胰腺 MCN 相似（参见第 7 章第 7 节）。

· 胆管癌：乳头状形态的胆管癌现被归类为乳头状胆管内肿瘤（IPNB）的范畴（下图）。❶

**+α 知识（附加知识）**

· 所有胆管内生长的乳头状上皮性肿瘤被统称为 IPNB，其中组织学特征类似 IPMN 的划分为 1 型，而类似乳头状胆管癌（肝外胆管癌）/ 导管内乳头状胆管癌（肝内胆管癌）的划分为 2 型。❷

· 1 型可能包含不同程度的异型增生和分化存在的肿瘤上皮成分，而 2 型主要表现为高度异型的胆管胰腺型上皮（参见第 6 章第 7 节）。

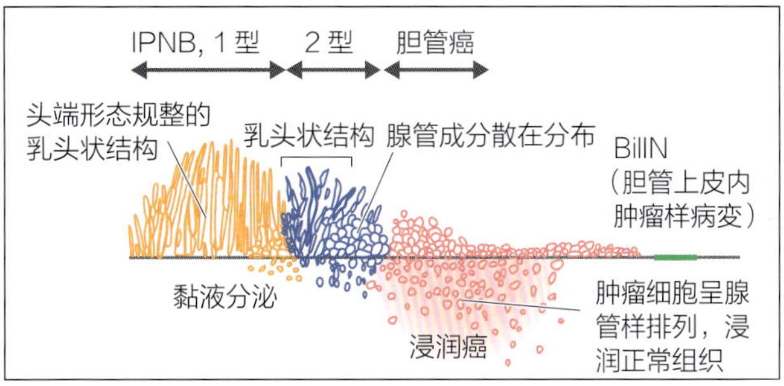


胆管肿瘤的示意图

**一句话点拨** 本病的诊断关键在于鉴别肿瘤是否起源于胆管内。

难易度 ★☆☆

# 10 中年女性正常肝脏中的边界清晰的结节性病变

福嶋敬宜，森本直樹

**病例** 女性患者，48 岁，5 年前因乙状结肠癌伴肝转移行乙状结肠癌根治术，术后辅助化疗获 PR，随后行肝转移灶切除术。3 年后复查发现肝脏再次出现疑似转移灶，遂再次行肝转移灶切除术。

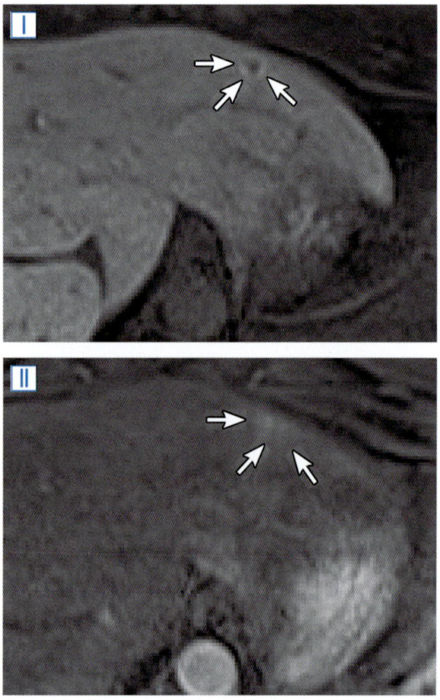

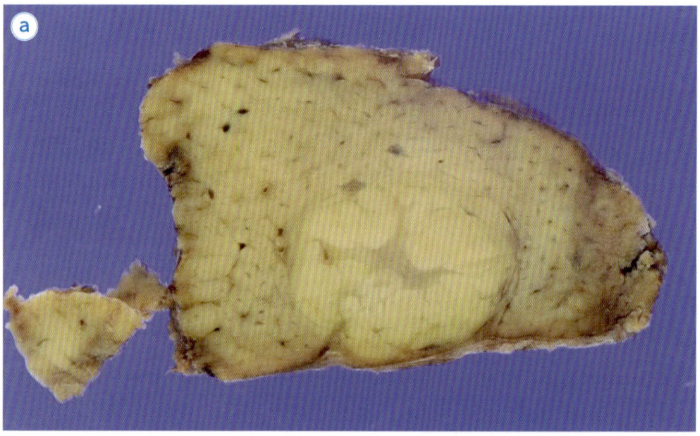

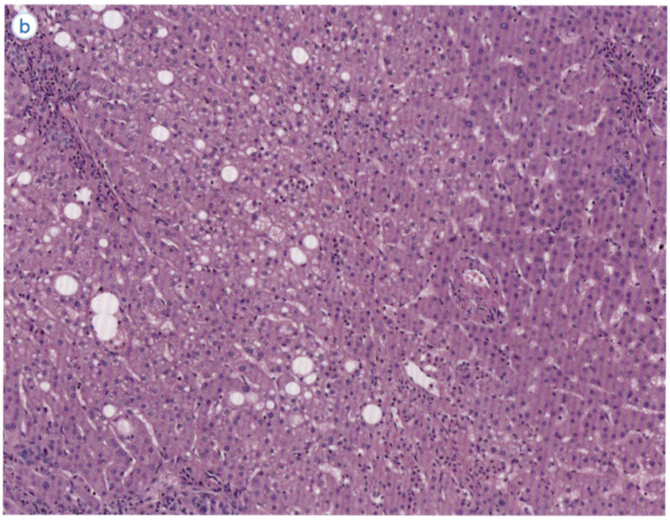

Ⅰ MRI：肝细胞增强期，Ⅱ MRI：动脉增强期

ⓐ 手术切除标本（肉眼观察），ⓑ HE 染色切片（高倍放大）

## 临床医生的疑问

❶局灶性结节性增生（FNH）的特征性病理改变包括什么?

❷本病可否通过穿刺活检进行确诊?

❸本病在进行病理学观察时，需要与哪些疾病相鉴别?

## 病理切片的解读

- 大体横断面图像（a）显示，病变为淡黄白色结节，边界清楚，无包膜。结节内部可见小叶结构，中央有星状纤维化区域。❶
- 低倍镜下（b），中心纤维化区域内含有粗大的结节状物和血管。病变内有明显的脂肪滴沉积。
- 病变组织的细胞形态与肝实质细胞相似，无明显异型性。高倍镜下（cd），两者之间的差异不明显。

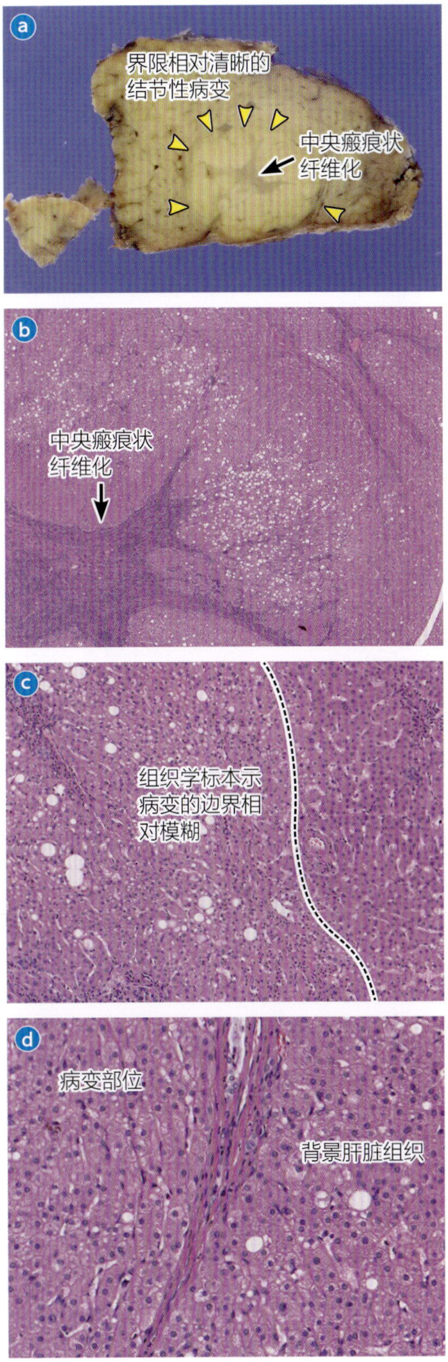


## 病理诊断

**病理诊断** 局灶性结节性增生（focal nodular hyperplasia，FNH）

**鉴别诊断** 肝细胞腺瘤（hepatocellular adenoma）❸：无包膜的单克隆性肿瘤，切面呈均一的黄褐色或棕褐色，与 FNH 相似，但可见坏死和出血灶。仅凭病变的组织学和细胞学特征（如细针穿刺活检）难以鉴别，需结合影像学和其他临床资料综合分析。免疫组化染色［谷氨酰胺合成酶（glutamine synthetase，GS）、血清淀粉样蛋白 A（serum amyloid A，SAA）、β-catenin、CRP］可根据肝细胞腺瘤的亚型呈现不同的结果，进而提供鉴别诊断的相关参考。

**+α 知识（附加知识）**

- FNH 是一种良性的多克隆性肝细胞增生病变，被认为是局部血管畸形所致的再生反应。
- 本病多见于肝功能正常的 30～40 岁女性。
- 中央纤维化区域内常见异常扩张的血管，血管内膜增厚，周围可有多个小血管分支及肝细胞增生反应。
- **细针穿刺活检诊断**：由于病变组织的细胞形态与正常肝细胞相似，无明显异型性，且与周围肝实质界限不清，因此很难仅凭活检标本确诊 FNH。❷
- 免疫组化染色：GS 呈地图状阳性，与肝细胞腺瘤的弥漫性阳性有所区别。



**一句话点拨** FNH 的诊断主要依赖于血管的特征，而不是细胞的特征，仅凭组织学检查很难做出确切的判断。

难易度 ★☆☆

# 11 慢性丙型病毒性肝炎随访过程中发现的结节样病变

福嶋敬宜，森本直樹

**病例** 男性患者，61 岁，于 7 年前被确诊为丙型肝炎病毒相关肝硬化合并中分化肝细胞癌，并行肝切除术。后接受直接作用型抗病毒药物（DAAs）治疗，实现持续病毒学应答。近期术后随访发现肝右前叶上段（S8 段）有一个结节，影像学检查示该结节为晚期强化不均匀区，无早期强化表现。2 年后再行复查，发现该结节出现早期强化表现。为了明确诊断并制定治疗方案，患者在行射频消融术（radiofrequency ablation，RFA）前接受了肝脏穿刺活检。

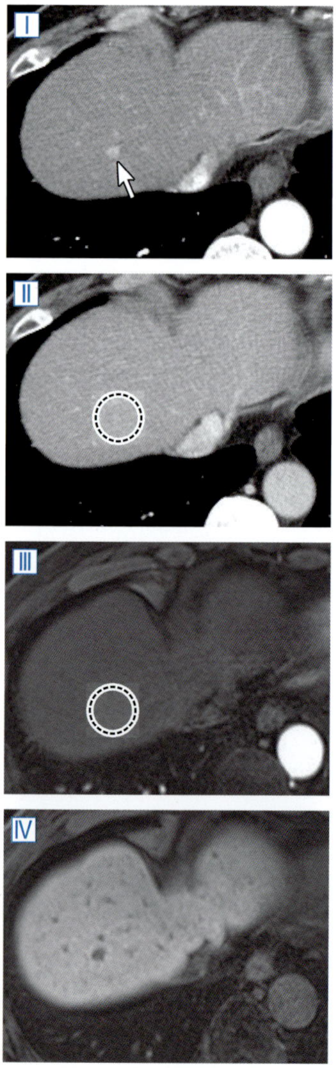


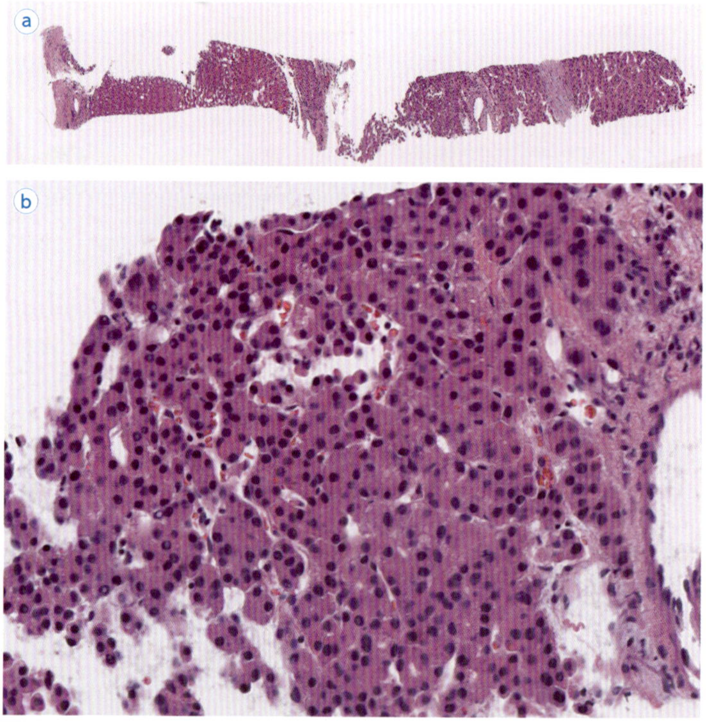


Ⅰ 增强 CT 早期：肝 S8 段可见直径 10mm 的早期强化结节（⇨）
Ⅱ 增强 CT 后期：该结节无明显“快进快出（wash out）”表现。
Ⅲ 增强 MRI 早期：病灶早期强化不明显。
Ⅳ 增强 MRI 肝细胞期：位于肝 S8 段的结节显示清晰（⇨）。
ⓐ HE 染色切片（低倍放大）
ⓑ HE 染色切片（高倍放大）

## 临床医生的疑问

❶ 不典型增生结节与高分化肝细胞癌的诊断要点是什么？
❷ 高分化肝细胞癌与中分化肝细胞癌的鉴别诊断要点是什么？

## ■ 活检组织切片的解读

- 检查获取标本的肿瘤周围是否有正常肝组织，如果有，则可将其与肿瘤组织进行对比，以评估肿瘤的组织学特征。
- 如果标本内只有肿瘤组织，则应在低倍镜下寻找细胞密度高的区域（ⓐⓑ），并观察其条索状结构的形态和厚度（镀银染色可帮助识别，ⓒ）、成分细胞的核质比和核异型性。
- 在分化良好的早期肝细胞癌中，可能存在明显的脂肪变性（ⓓ），因此应对该处更加仔细地进行观察。

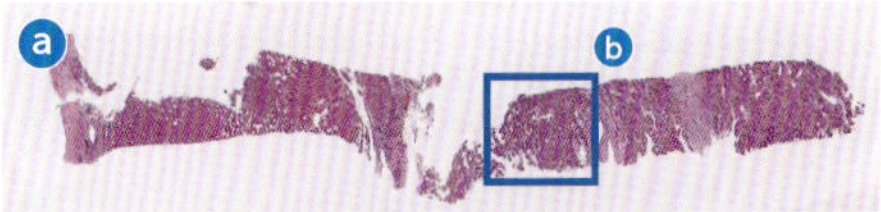


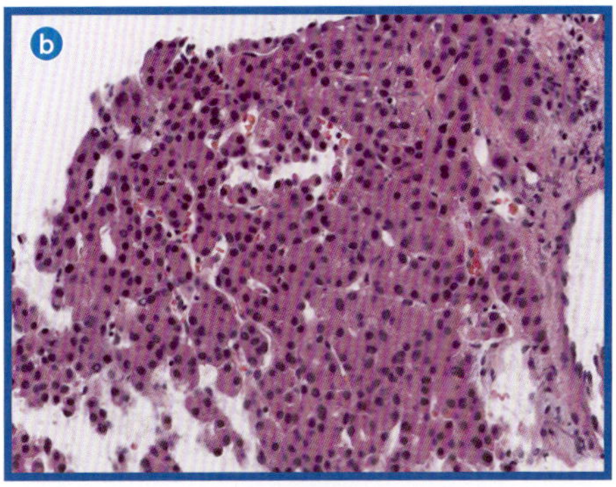


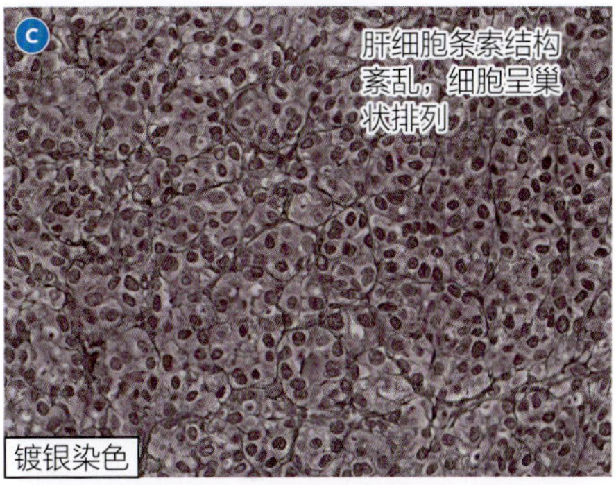


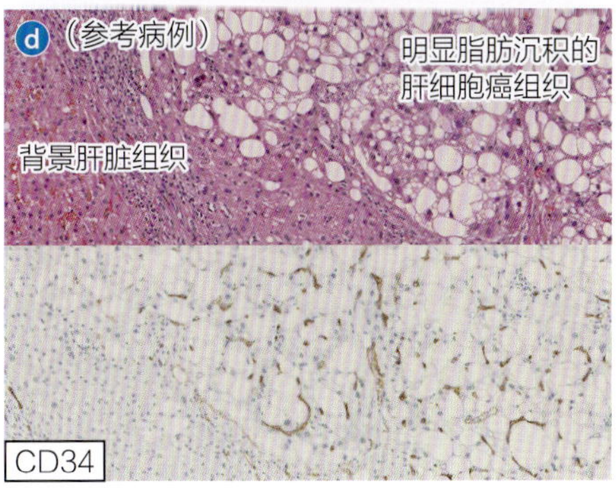


## ■ 病理诊断

**病理诊断** 高分化肝细胞癌 [ well differentiated hepatocellular carcinoma（well differentiated HCC）]

**鉴别诊断**

- **不典型增生结节（dysplastic nodule）**：在肝脏（细针穿刺）活检中，高级别不典型增生结节（high grade dysplastic nodule）与分化良好的早期肝细胞癌的鉴别很困难，但可以根据细胞排列的紊乱程度和细胞核异型性来区分。❶ 对于手术切除标本，将肿瘤组织与正常肝组织对比，其中基质侵犯的有无也是重要的辅助诊断指标。❶
- **中分化肝细胞癌**：肝细胞癌的分化程度主要根据组织学结构来评估，即肿瘤与正常肝细胞条索的相似程度。❷ 如果肿瘤呈现出“肝细胞条索结构紊乱”的特征，则为低分化；如果肿瘤呈现出“条索轻微增厚”的特征，紊乱程度介于低分化和高分化之间，❷ 则为中分化；如果肿瘤呈现出与正常肝细胞条索相似的特征，则为高分化。中分化肝细胞癌的其他特征还有存在腺管样结构和胆汁分泌征象等。❷。

**+α 知识（附加知识）** 由于不典型增生结节和早期肝细胞癌是多阶段发展的过程，因此它们的鉴别很具有挑战性。以下几种免疫组化染色标记可以对鉴别诊断提供一些帮助。

- ▶ Glypican 3：从不典型结节到早期肝细胞癌，再到高分化和低分化肝细胞癌，其表达呈现逐渐增强的趋势，主要呈现为细胞胞质、膜或高尔基体部位的染色。
- ▶ CD34：该标记物呈阳性时，可一定程度反映肝细胞癌的血窦毛细血管化（ⓓ）。该标记物在高高级别不典型增生结节与早期肝细胞癌上有一定的重叠。
- ▶ 谷氨酰胺合成酶（GS）：即使在正常肝细胞中，中央静脉周围的肝细胞也可能呈阳性，但如果超过 50% 的肿瘤细胞呈弥漫性阳性，则可成为诊断肝细胞癌的重要依据。
- ▶ 热休克蛋白 70（HSP70）：早期肝细胞癌的细胞核和细胞质均呈阳性，而不典型增生结节则呈阴性。不过也有报道称，在不典型增生结节、正常肝细胞和星状细胞中，部分区域也可能呈阳性。

**一句话点拨** 利用影像学手段观察肝细胞癌的发展过程，对于病理诊断也有重要的意义。

难易度 ★★☆

# 12 老年患者的边缘强化改变的肿瘤

福嶋敬宜，森本直樹

**病例** 男性患者，70岁，慢性丙型肝炎病毒（HCV）感染者。因瓣膜性心脏病随访期间行CT检查，发现肝脏占位性病变，后转诊至我院。经增强CT及MRI扫描，考虑为肝内胆管细胞癌或混合型肝细胞癌。进一步行肝S4部分切除术。

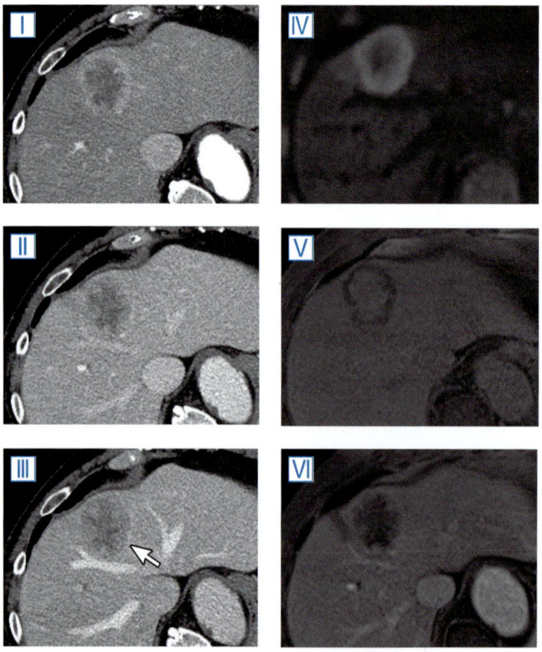


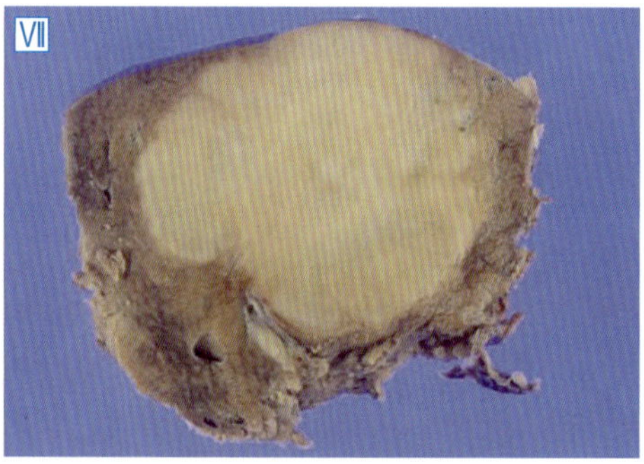


Ⅰ 增强CT动脉期：肿瘤边缘可见增强现象。
Ⅱ 增强CT门脉相：造影剂逐渐流向肿瘤内部，内部逐渐增强。
Ⅲ 增强CT后期：肿瘤内部增强现象更加明显。
Ⅳ 增强MRI早期：肿瘤边缘可见增强现象。
Ⅴ 增强MRI肝细胞期：原增强区域对比度逐渐降低，肿瘤内部逐渐出现增强现象。
Ⅵ 增强MRI弥散加权图像：肿瘤边缘区域弥散现象明显减弱。
Ⅶ 手术切除标本（切面肉眼图像）
ⓐ HE染色切片（组织全貌）
ⓑ HE染色切片（高倍放大）

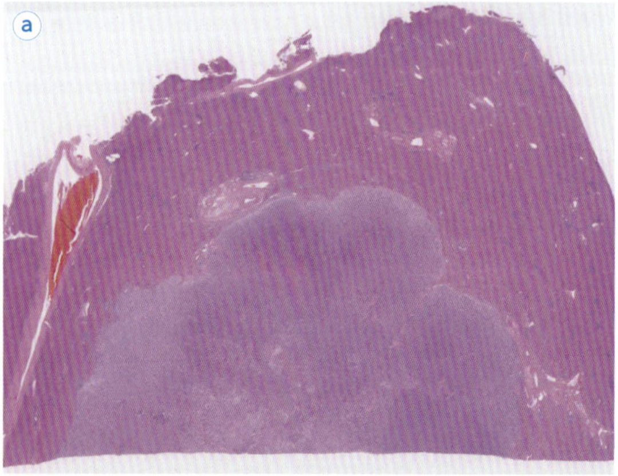


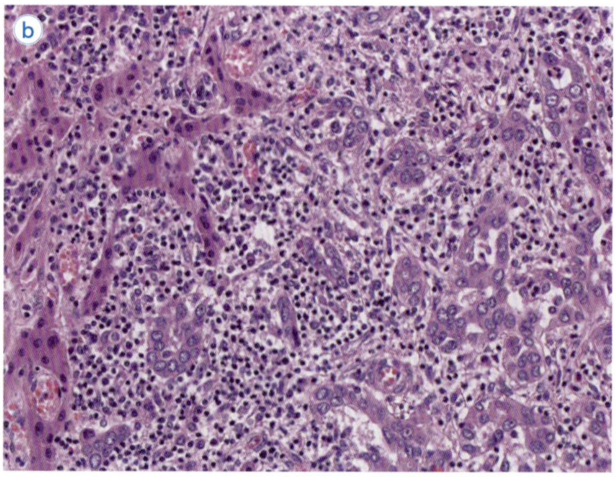


## 临床医生的疑问

❶ 本病例的影像检查提示肿瘤边缘部和中心区表现为不同影像学特征，此时这两个部位在进行病理学检查时可以观察到哪些不同表现？
❷ 肝转移性腺癌和原发性肝细胞癌的鉴别诊断要点有哪些？
❸ 细胆管细胞癌和肝内胆管癌的不同之处有哪些？

## 病理切片的解读

- 肿瘤切面呈黄白色结节状或实性结构，边界清楚（Ⅶ）。HE 染色组织全貌切片（a）显示，肿瘤与周围肝组织分界明显，但肿瘤内部结构不均匀，如肿瘤边缘（b）细胞排列紧密，染色深，而肿瘤中央（c）细胞稀疏、染色浅、纤维化明显。❶
- 高倍镜下，肿瘤与正常肝组织的交界处可见肝细胞条索与肿瘤细胞相互穿插或相连（d）。
- 肿瘤为低分化腺癌，腺管结构不规则或消失，黏液分泌较少见。
- 肿瘤内有大量炎性细胞浸润，但这并非肝内胆管癌的典型表现，而是本例的特殊现象。

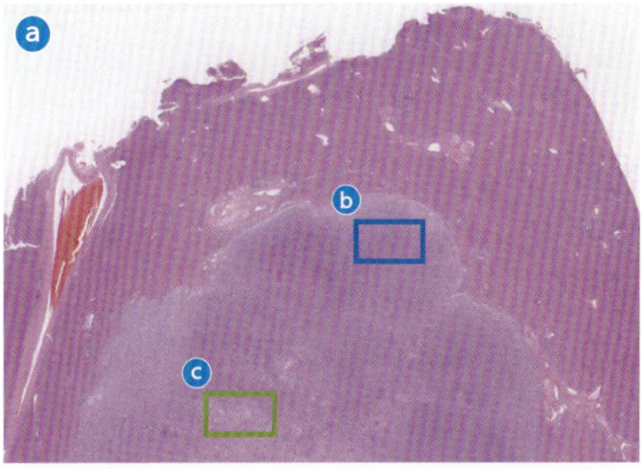


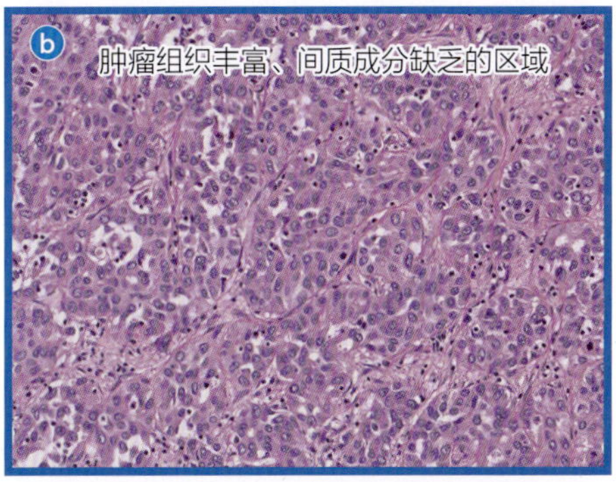


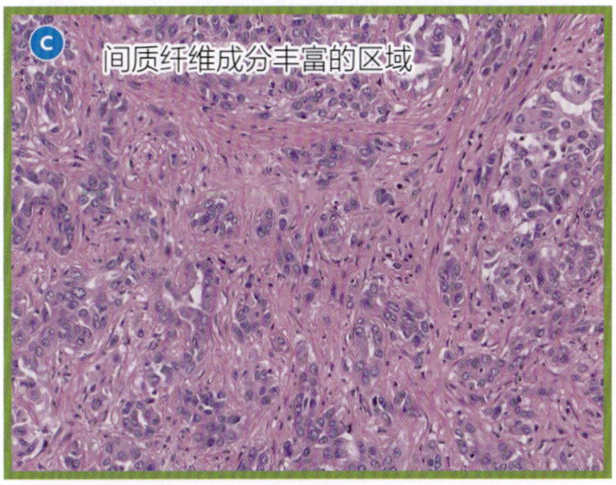


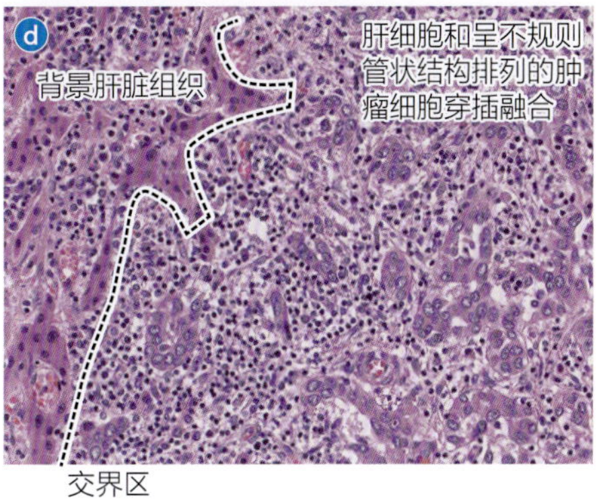


## 病理诊断

**病理诊断** 小胆管型肝内胆管癌 [ intrahepatic cholangiocarcinoma，small duct type (small duct iCCA) ]

**鉴别诊断**

- **肝转移性腺癌**：胰腺导管癌或其他来源的腺癌转移到肝脏时，可能与肝内胆管癌难以区分，尤其是当肿瘤内纤维化明显时。此时需结合临床资料和其他辅助检查进行综合判断。免疫组化染色可根据细胞角蛋白（CK7 和 CK20）的表达模式和各种肿瘤标志物的阳性率来进行鉴别。❷
- **硬化性肝细胞癌**：这是一种伴有明显纤维组织增生的肝细胞癌亚型，与肝内胆管癌的区别在于肿瘤细胞具有肝细胞的分化特征。

**+α 知识（附加知识）**

- 肝内胆管癌（iCCA）可分为两种亚型，分别为**大胆管型**（large duct type）和**小胆管型**（small duct type），前者起源于肝门区的大胆管，后者起源于肝实质内的小胆管分支（参见第 5 章第 13 节）。
- 细胆管细胞癌（cholangiolocellular carcinoma）由小而圆的低异型性肿瘤细胞构成，形成类似于扩张的胆管或赫林氏管（终末小胆管）的小腺腔结构，腺腔以不规则的方式相互吻合，并呈现出增生和侵袭性，取代了正常的肝细胞索。细胆管细胞癌这一概念曾一度被摒弃，但在第五版 WHO 分类中，它被重新认可为小胆管型 iCCA 的一种亚型。❸

**一句话点拨** 腺管结构的清晰程度和黏液成分是否存在是鉴别大胆管型和小胆管型肝内胆管癌的重要组织学指标。

难易度 ★☆☆

# 13 老年患者伴有肝内末梢胆管扩张的乏血供性肝肿瘤

福嶋敬宜，森本直樹

**病例** 男性患者，70多岁，伴有胃肠道间质瘤（GIST）既往史，在随访观察时，CT扫描发现左肝内胆管有20mm以上的低密度肿块，考虑为肝内胆管癌，伴周围肝内胆管扩张。后患者转诊至我院，进一步行肝左叶切除术。

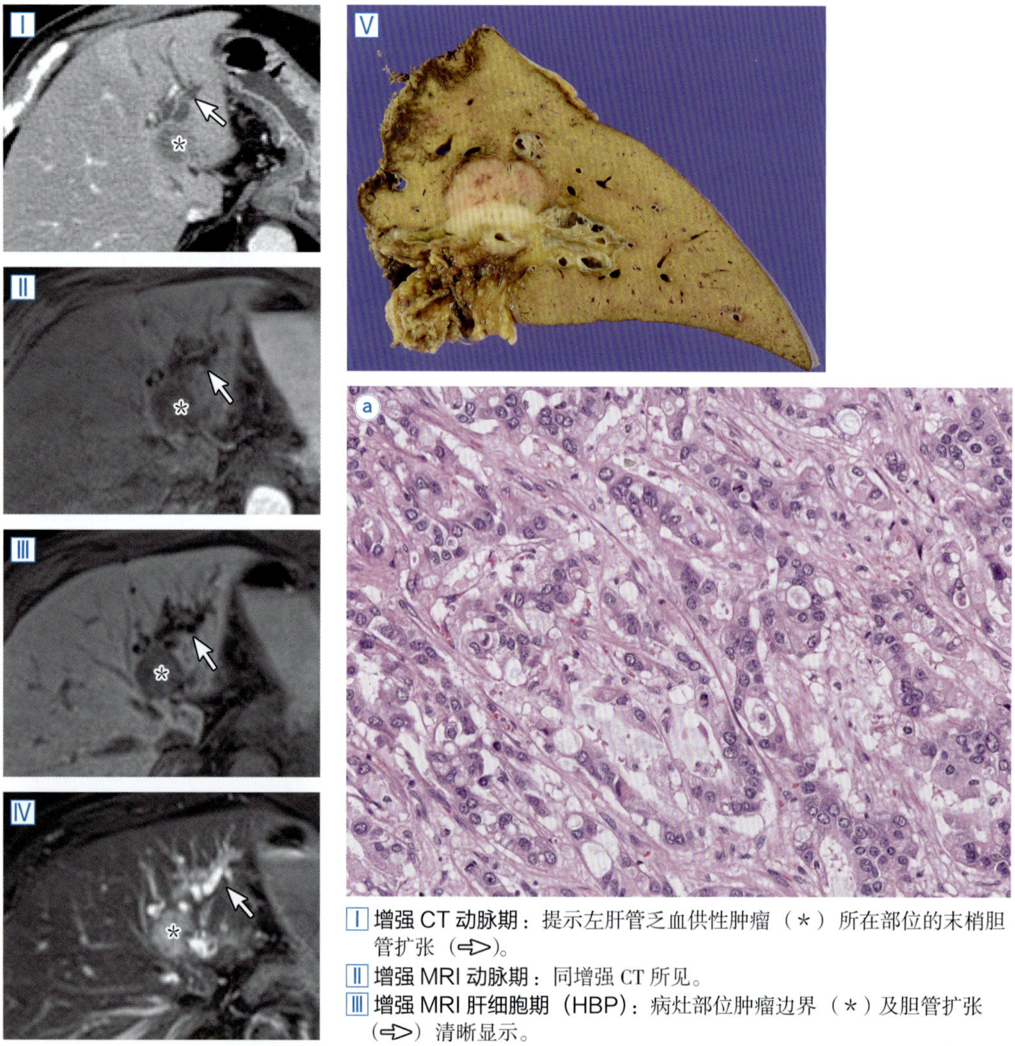


Ⅰ 增强CT动脉期：提示左肝管乏血供性肿瘤（*）所在部位的末梢胆管扩张（⇨）。
Ⅱ 增强MRI动脉期：同增强CT所见。
Ⅲ 增强MRI肝细胞期（HBP）：病灶部位肿瘤边界（*）及胆管扩张（⇨）清晰显示。
Ⅳ MRI T2加权成像：同增强MRI肝细胞期所见。
Ⅴ 手术切除标本（肉眼所见切面）
a HE染色切片（高倍放大）

## 临床医生的疑问

❶对于伴有胆管浸润的肿块型肝内胆管癌，肿瘤原发部位和胆管浸润部位有什么差异?
❷大胆管型和小胆管型肝内胆管癌在病理观察时，所表现出的不同之处有哪些?

## ■ 病理切片的解读

- 肝左叶切除标本的横断面显示，肿瘤位于肝门部，与胆管相连，导致末梢胆管扩张（V）。
- 虽然本例未能证实，但在近肝段胆管部分，可能存在肿瘤的胆管内乳头状增生。❶
- 肿瘤中心有明显的纤维化，周围组织相对致密，❶ 但未见包膜形成（a）。
- 中倍镜下观察，肿瘤为中低分化的管状腺癌，与正常肝组织分界清楚（b）。❷
- 肿瘤细胞中可见多个黏液性空泡，❷ 与小胆管型肝内胆管癌（small duct iCCA）不同（c）。
- 间质纤维化明显，可见由细胞质透亮的管状腺癌样结构（d）。❷

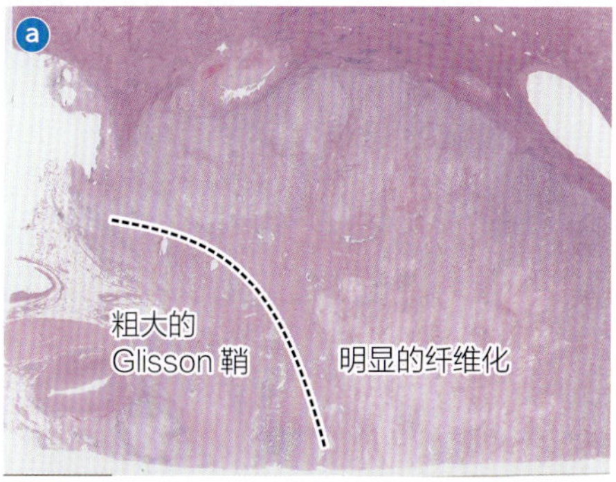


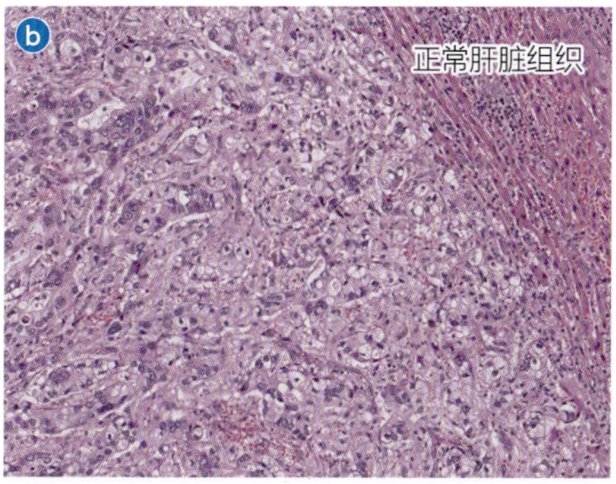


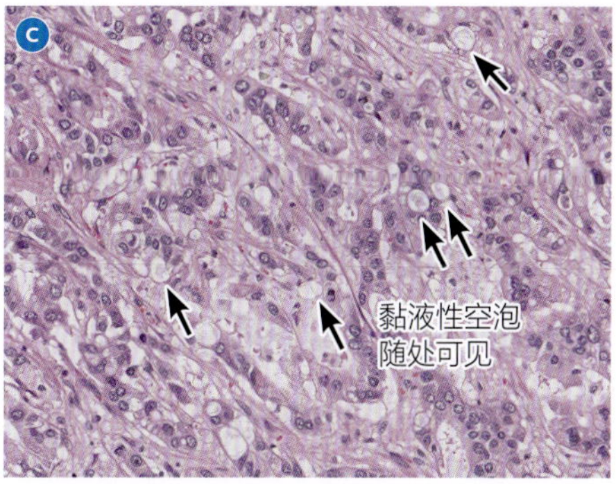


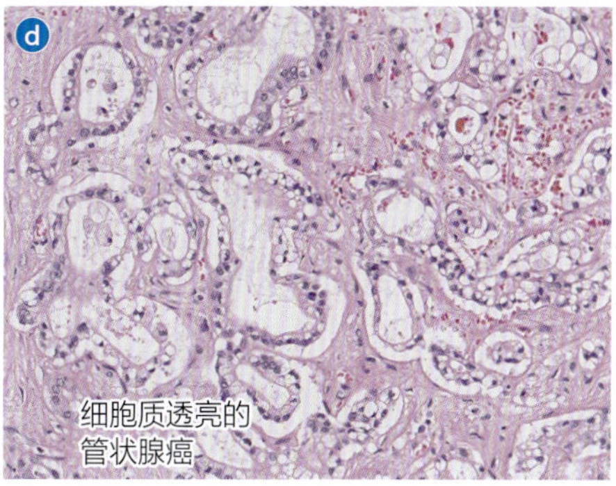




## ■ 病理诊断

**病理诊断** 大胆管型肝内胆管癌 [ intrahepatic cholangiocarcinoma，large duct type (large duct iCCA) ]

**鉴别诊断** 肝门部胆管癌：与本病组织学特征相似，仅存在解剖部位不同的差异。

**+α 知识（附加知识）**

- 大胆管型 iCCA 发生于肝门部的大肝内胆管（靠近右肝管或左肝管近端），与肝外胆管癌相似。
- 其癌前病变可能包括胆道上皮内瘤变（biliary intraepithelial neoplasia，BilIN）或胆管内乳头状瘤（intraductal papillary neoplasm of bile duct，IPNB）。此外，肿瘤的发生可能与肝吸虫感染和原发性硬化性胆管炎等因素有关。

**大胆管型和小胆管型肝内胆管癌的特点❷**

| | 小胆管型 | 大胆管型 |
|---|---|---|
| | 发生在肝脏周围区域 | 发生在肝门附近的肝内大胆管中（左右肝管近端） |
| | 细胆管癌是肝内小胆管癌的一种亚型 | |
| 危险因素 | 与肝细胞癌相同，包括病毒性肝炎和非胆汁性肝硬化 | 可能与肝外胆管癌相同，但具体因素尚未完全明确 |
| 前驱病变 | 不明 | BilIN，IPNB |
| 病理组织特点 | 肿瘤细胞为立方形或低柱状，细胞质稀少，排列成管状、索状或纺锤状结构，管腔呈裂隙样。黏液分泌很少见。肿瘤细胞在肝小叶或再生性结节内呈占位性增殖。 | 组织学表现为管状腺癌，伴有结缔组织增生，与肝外胆管癌相似。黏液生成也较为常见。 |

**一句话点拨** 大胆管型 iCCA 与肝外胆管癌的组织学特征更为相似，与肝细胞癌有较大差异。

难易度 ★★☆

# 14 老年患者的肝脏及肺部多发性肿瘤

福嶋敬宜，森本直樹

**病例** 男性患者，68岁，有高血压病史，就诊时发现肝功能异常，肝脏多发性肿瘤及左肺结节，后转诊至本院进行进一步检查和治疗。CT扫描示肝脏多发直径约15mm的低密度灶，左肺上叶见最大直径约23mm的多发结节影。胆胰系统无明显异常，上、下消化道内镜检查未见明显病变。为明确诊断，行肝脏穿刺活检。

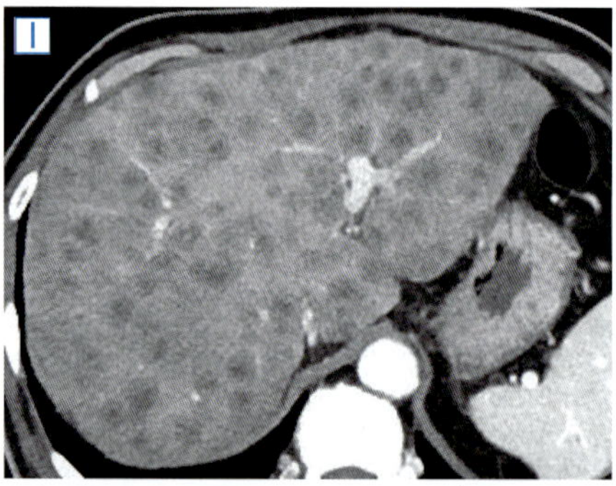


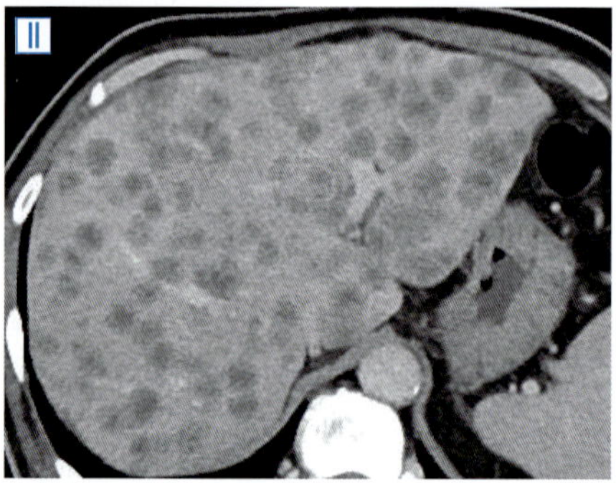


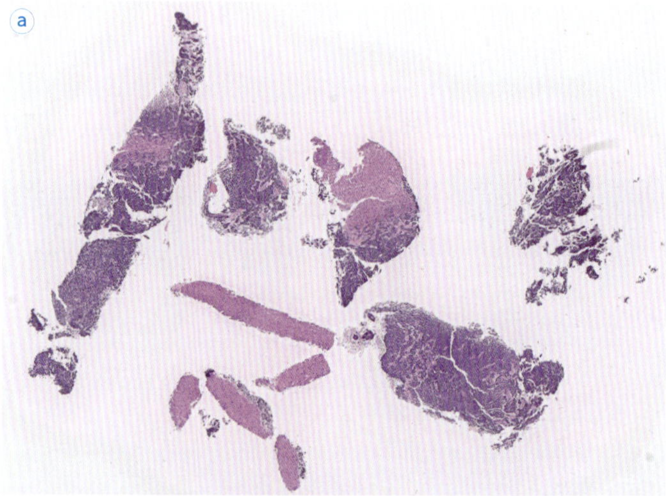


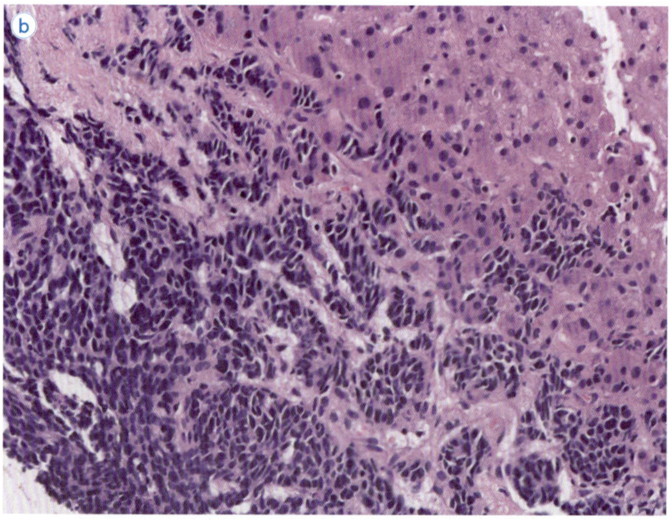


Ⅰ 增强CT：早期相
Ⅱ 增强CT：晚期相
a HE染色切片（组织全貌）
b HE染色切片（高倍放大）

**临床医生的疑问**

❶ 本病能否通过病理组织图像判断肿瘤是否为肝脏原发（如肝内胆管癌等）？
❷ 病理检查对判断肿瘤来源能起到多大作用?

## ■ 病理切片的解读

· 肝脏肿瘤性病变的鉴别诊断中，首先应排除肝细胞癌和肝内胆管癌这两种最常见的原发性肿瘤。如果根据组织形态学或临床表现初步排除上述两种疾病，应考虑转移性肿瘤（原发不明癌），并利用免疫组化等方法来寻找原发灶或与该肿瘤相符合的肿瘤类型。

· 从标本的全貌图像可以看出，肿瘤区域呈深蓝色，由核质比高的细胞构成，这些细胞呈实性增生（a）。由于低分化 / 未分化的肿瘤可以发生于任何部位，因此在此阶段仍不能完全排除肝脏原发性肿瘤的可能性。❶

· 高倍镜下观察，由于肿瘤细胞核质比极高且无特征性结构形态，因此可初步推断为小细胞癌（b），并通过免疫组化检测神经内分泌标记物（突触素和 INSM1）呈阳性而予以证实。

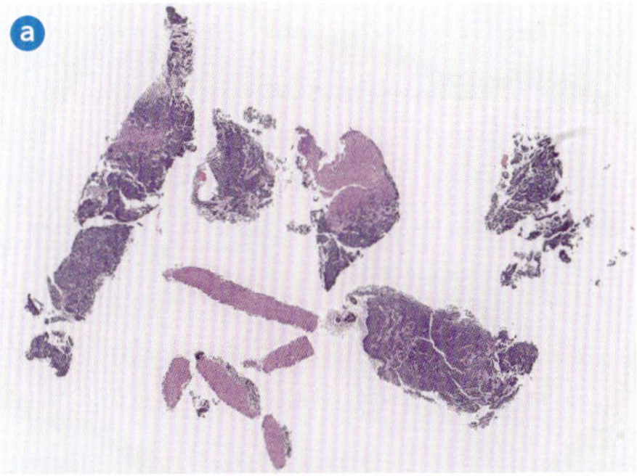


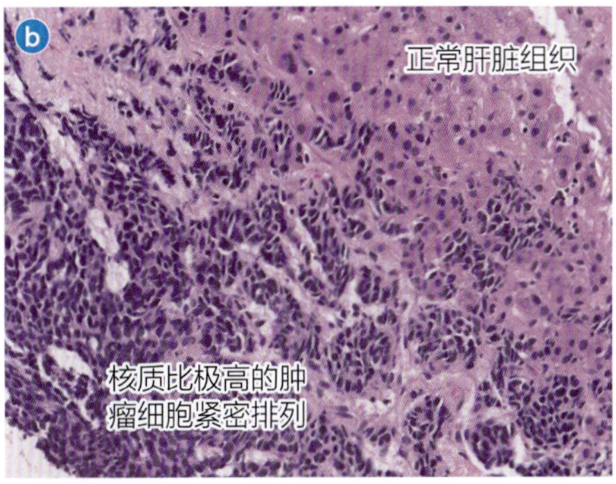


## ■ 病理诊断

**病理诊断** 转移性肝癌，神经内分泌癌，肺小细胞癌转移可能性大（metastatic liver cancer，neuroendocrine carcinoma, suggestive of metastatic pulmonary small cell carcinoma）

**鉴别诊断**

· 肝脏原发性未分化癌 / 神经内分泌癌：这是一种极为罕见的肿瘤类型，但不能完全排除其存在。需要综合考虑临床（影像学）资料，如肿瘤的扩散方式和分布范围等来进行鉴别诊断。❶❷

· 其他神经内分泌癌

**+α 知识（附加知识）**

· 根据病理形态学图像判断原发灶，如果肿瘤为分化型，可以根据其结构特征列出一些可能的原发部位，但仍需结合临床肿瘤的扩散模式等因素进行综合评估。❷

· 参考病例（c）为一例肝肿瘤，呈现出肝细胞条索结构，但免疫组化显示 ER（+，核阳性）（d，左），HER2（+，细胞膜阳性）（d，右），故诊断为乳腺癌复发并转移至肝脏。

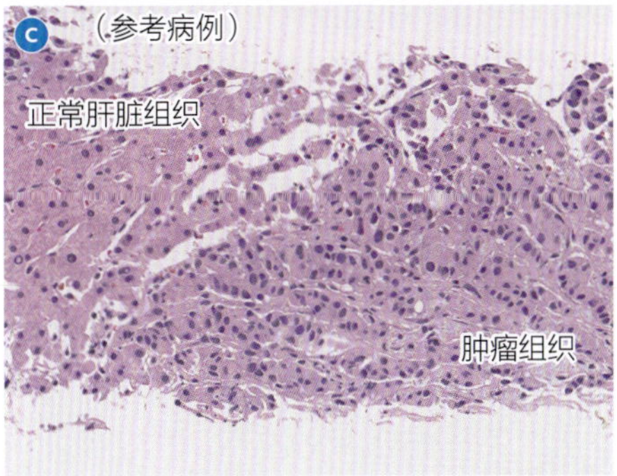


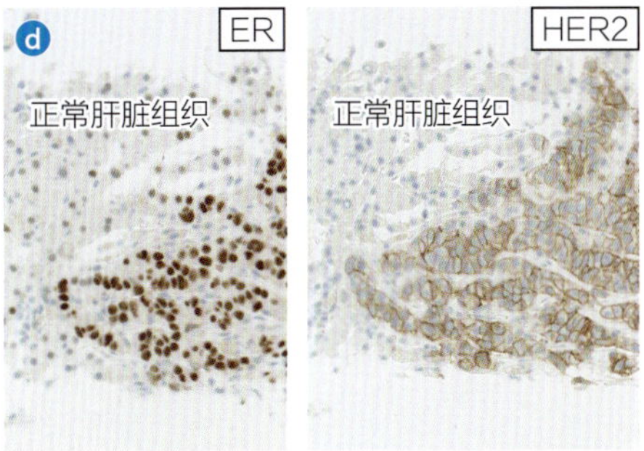


· 利用细胞角蛋白（cytokeratin，CK）判断原发灶：CK7 在腺上皮及其肿瘤、间皮瘤和尿路上皮癌中多为阳性，在结肠上皮及其肿瘤中为阴性。CK20 在正常消化道上皮、尿路上皮及其肿瘤中多为阳性。因此也可以利用 CK7 和 CK20 的组合免疫组化染色来推测原发组织的来源。

**一句话点拨** 诊断肝脏肿瘤性病变时，应警惕其他器官原发肿瘤的转移可能。

# 0 正常结构和病变的特征

福嶋敬宜，菅野 敦

## ■ 胆道（胆管・胆囊）及十二指肠乳头部的正常结构

- 胆道是胆汁从肝细胞分泌到十二指肠的通道（下图 A）。
- **胆管**在左右肝管汇合之前，被称为**肝门部胆管**；在左右肝管汇合到胆囊管汇合之间，被称为**肝总管**；在胆囊管汇合以下，被称为**胆总管**。外科学上将左右肝管汇合之后形成的胆管分为上、中、下三段。自第 7 版 UICC 分类起，肝外胆管被划分为由左右肝管和肝总管构成的**肝门区域（周围胆管）**，以及从胆囊管汇合处到 Vater 乳头的**胆总管（远端肝外胆管）**（下图 A）。
- **胆管壁**由**黏膜层、平滑肌层和浆膜层**组成，壁内有**附属腺体**存在（ⓐⓑ）。
- **胆囊壁**由**黏膜层、平滑肌层和浆膜层**组成（ⓒ～ⓔ）。黏膜上皮为单层立方上皮～柱状上皮，无黏液细胞存在。
- **胆囊的肌层**通常不呈板状结构，而呈网状结构。但在慢性刺激（如慢性胆囊炎）持续存在的情况下，胆囊内压升高会导致其增厚。用 desmin 抗体进行免疫组化染色时，可见胆囊体及底部肌层较厚（ⓕ*），颈部逐渐变薄（ⓕ**），在胆囊管壁内肌纤维数量很少，主要为胶原纤维构成（ⓖ）。
- **胆囊的浆膜下层**由靠近肌层的纤维组织和脂肪组织构成（下图 A）。进行 Azan 染色时，靠近肌层的纤维组织被染成蓝色，浅层（胆囊壁内侧）清晰可见，该部位还

ⓐ胆管（肝外胆管）

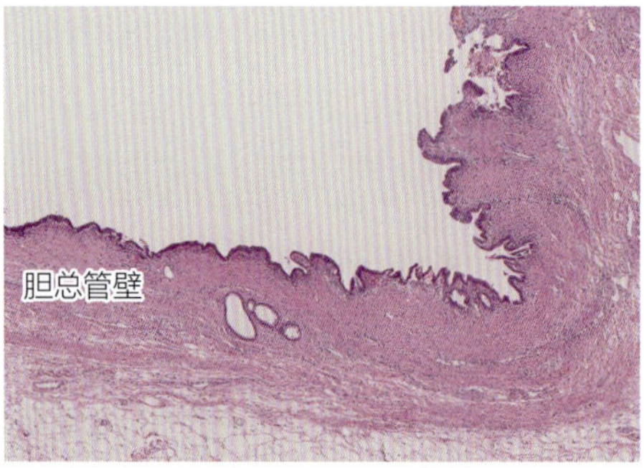


ⓑ胆管（肝外胆管）

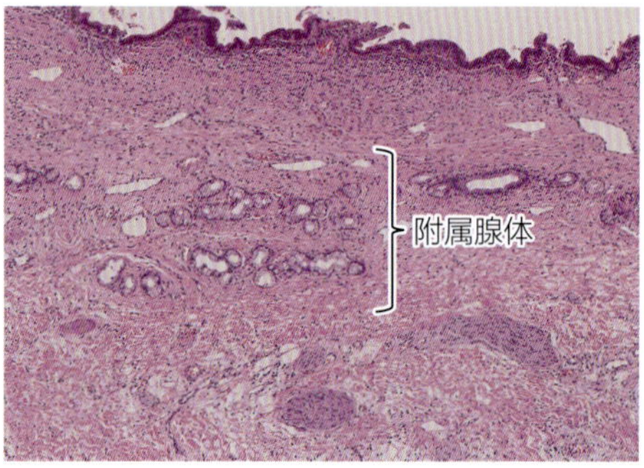


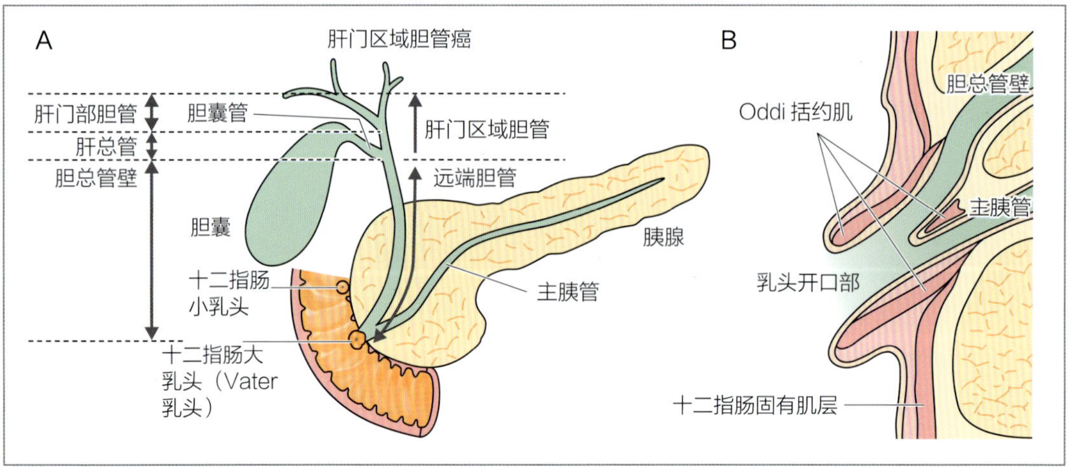


胆管・Vater 乳头区的结构

ⓒ胆囊

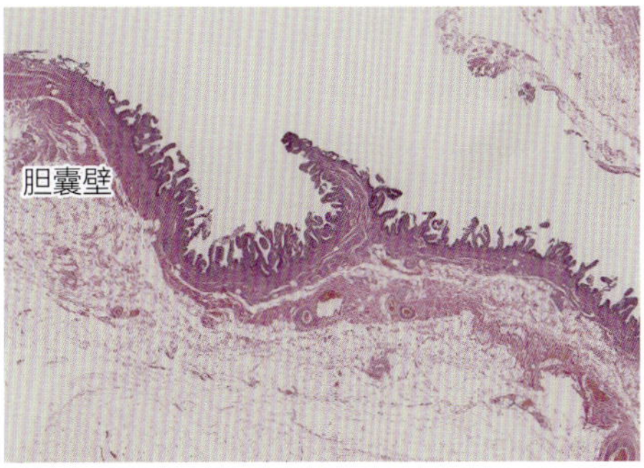


ⓓ胆囊

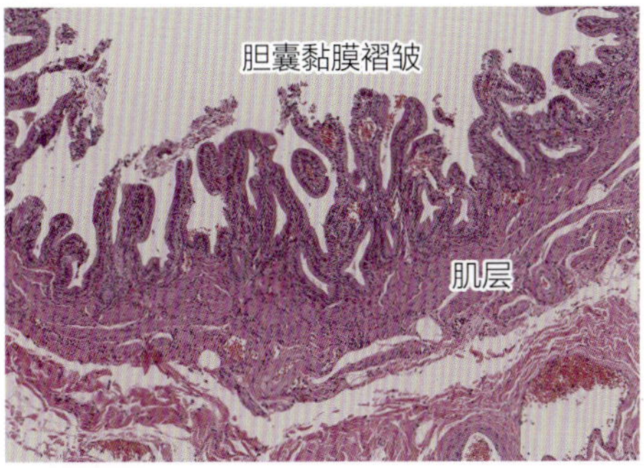


ⓔ胆囊

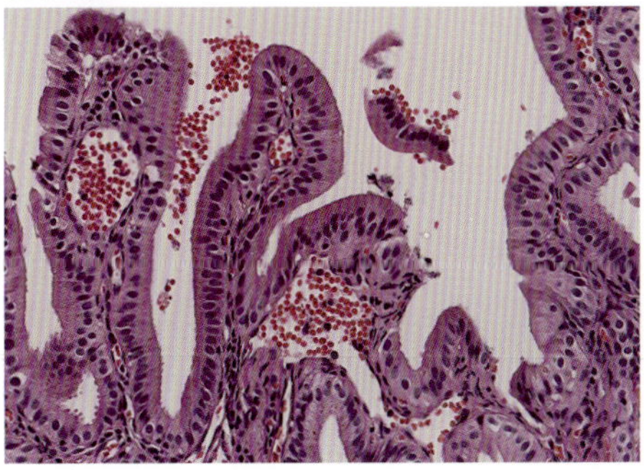

ⓕ胆囊壁

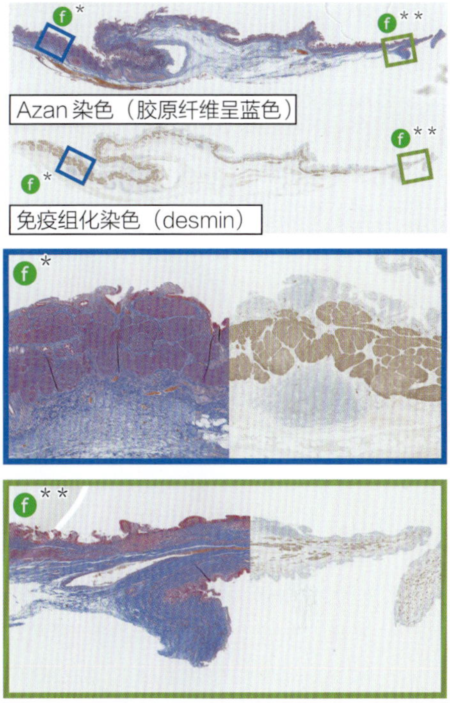


ⓖ胆囊管及肝总管

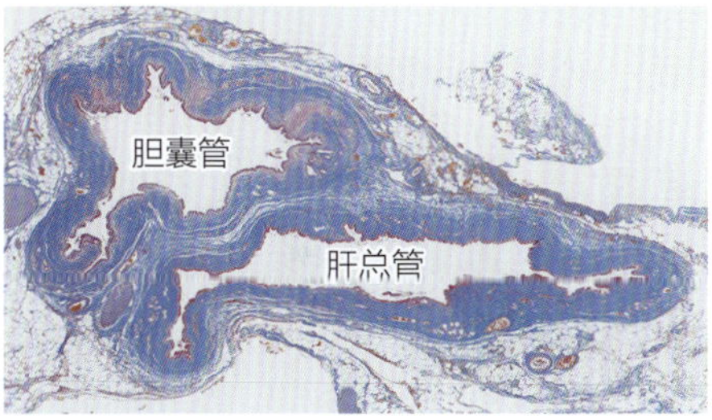


ⓗ浆膜下层

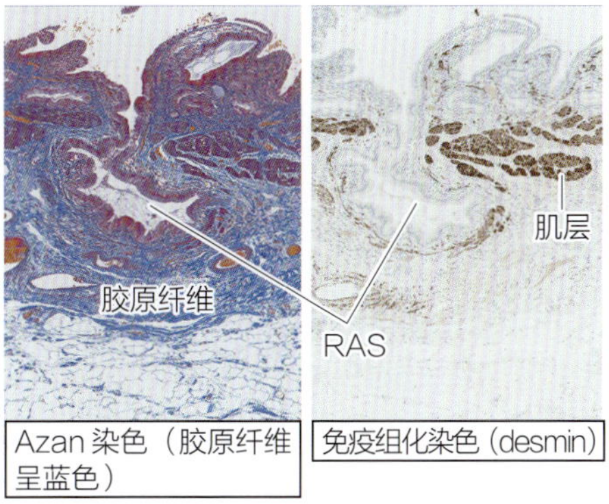


可见丰富的血管和淋巴管等结构。深层（胆囊壁外侧）主要为脂肪组织（ⓗ）。在浆膜下的纤维组织中，可见黏膜凹陷形成的罗－阿氏窦（Rokitansky-Aschoff Sinus，RAS），但无附属腺体存在。RAS 在正常胆囊中出现率约为 40%，而在慢性胆囊炎中出现率高达 80%。

· Vater 乳头部是胆总管和主胰管穿过十二指肠壁进入十二指肠腔的部位。乳头部周围有 Oddi 括约肌环绕，Oddi 括约肌本质属于平滑肌组织，可以调节胆汁和胰液分泌（第 160 页图 B）。

## ■ 胆道活检标本的要点

· 观察胆道活检标本的难点包括“标本大小一般很小”“病理改变变异范围很大，包括再生性变化到上皮内瘤变”“由于游离物质暴露于胆汁中，容易发生变性”“常伴有炎症反应”等。

· 观察胆道活检标本的技巧是在考虑整个胆道发生了什么样的变化的基础上进行观察的。

· **对诊断有帮助的免疫组化染色**：除了 p53（特异性高但阳性率低）之外，IMP3 和 S100P 在癌中的阳性率相对较高，因此有助于诊断。但是，目前没有一种免疫染色可以明确区分良性和恶性，在进行免疫染色时，应同时进行多种染色，并最终结合组织、细胞形态进行细致判断，这与其他器官的病理活检诊断原则相同。

## 胆管·胆囊手术切除标本的观察要点

· 对于**胆管切除和肝门部切除的手术标本**，在固定前，应沿胆管系的纵轴展开，以观察黏膜面的变化。这样可以更清楚地了解狭窄部位等情况。如果使用剪刀解剖，应从胆管较粗部位开始，沿分支逐渐向末端剪开并观察。

· 对于**胆囊切除标本**应避免切开病变部位。制作标本时需展开胆囊腔，并用探针仔细探查胆囊管。固定时，与消化道标本的处理方式相同，应将黏膜面朝上，用图钉固定在板上，然后浸泡在福尔马林中。

· 对于**肝外胆管癌的外科切除标本**，需要注意**肿瘤的主要位置**与解剖学分类（如肝门区域和远端胆管癌）的关系。根据最新的 UICC 分类（2017），肝门区域胆管癌和远端胆管癌的 pT 分级标准不同（表 1），尤其是远端胆管癌与《胆道癌临床处理规范 第 7 版》有很大差异（表 2）。因此，分期评估标准也存在相应差异（表 3）。

· 手术切除标本的病理组织学诊断与活检标本的诊断原则相同，但需要注意的是，由于梗阻、炎症等刺激，胆管上皮可能会出现不同程度的增生或异型性改变。评估要点在于要注意不要被细胞增生所误导而过度诊断，最终应重点观察核形态。除了观察是否存在核质比升高以外，对于细胞多形性以及排列的杂乱程度的评估也十分重要，即使是在平坦的上皮部位也不例外。再生性变化中也可能出现核增大，但很少出现核多形性。此外，还需要注意具有黏液分泌性质的细胞表现出的胞质透明化现象，这可能体现了细胞从胃型分化到恶变的过程。

## 十二指肠大乳头（Vater 乳头）部位的观察要点

· 对于 **Vater 乳头部切除标本**，除了评估病变部位的肿瘤异型程度外，还要重点评估胆胰管断端情况。乳头部标本通常是将乳头部朝上用图钉固定在板上送检的，但在制作标本时应适当在标本与标本板之间留一定的空隙，以免胆管和胰管因受到挤压而无法评估（❶）。此外，在固定前应确认并标记主胰管和胆总管的位置。

· 另外，确认病变部位的位置也很重要。具体来说，应根据肌层的走向判断 Oddi 括约肌的位置，从而了解肿瘤的侵犯范围。

· 乳头区上皮性肿瘤的组织学评估与结肠和其他部位的组织学评估方式基本一致，但需要注意的是，乳头区胆管附属腺上皮明显增生时可能会被误认为是癌细胞浸润表现。

**❶ Vater 乳头区手术切除标本（组织全貌）**

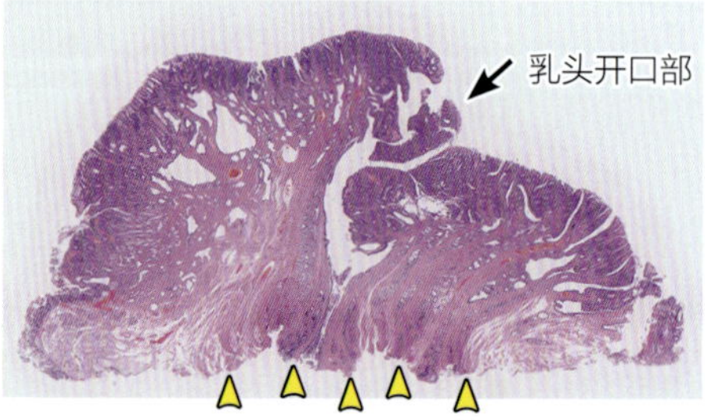


标本固定时，与标本固定板之间留有一定空隙
（避免紧贴标本固定板）

表1　第8版UICC分类（2017年）中的肝外胆管癌T分期标准

| | 肝门区域胆管癌 | 远端胆管癌 |
|---|---|---|
| Tis | 上皮内癌 | |
| T1 | 胆管壁内浸润 | 胆管壁侵犯深度：＜5mm |
| T2 | a　胆管周围脂肪组织浸润<br>b　肝实质受累 | 胆管壁侵犯深度：5～12mm |
| T3 | 门静脉或肝动脉单个分支受累 | 胆管壁侵犯深度：＞12mm |
| T4 | 门静脉主干/双侧门静脉分支/肝总管动脉/双侧肝管亚分支/单侧亚分支及对策门脉分支或肝动脉分支受累 | 腹主动脉、肠系膜上动脉或肝总管动脉受累 |

表2　UICC远端肝外胆管癌的T分期标准及胆道癌临床处理规范的比较

| | TNM（UICC第8版） | 胆道癌治疗规则第7版 |
|---|---|---|
| Tis | 上皮内癌 | |
| T1 | 胆管壁侵犯深度：<br>＜5mm | T1(M)　：浸润深度至黏膜层<br>T1(FM)：浸润深度至纤维肌层<br>T1(SS)：浸润深度至浆膜下层 |
| T2 | 胆管壁侵犯深度：<br>5～12mm | T2(FM)：浸润深度至纤维肌层<br>T2(SS)：浸润深度至浆膜下层<br>T2(SE)：浆膜层浸润<br>T2(SI)　：其他脏器侵犯（胰腺、十二指肠、胆囊和肝脏等） |
| T3 | 胆管壁侵犯深度：<br>＞12mm | T3(SE)：浆膜层浸润<br>T3(SI)　：其他脏器侵犯（胰腺、十二指肠、胆囊和肝脏等） |
| T4 | 腹主动脉、肠系膜上动脉或肝总管动脉受累 | 腹主动脉、肠系膜上动脉、肝总动脉或门静脉受累 |

表3　UICC分类（第8版）中肝外胆管癌的分期标准

| 肝门区域胆管癌 | | | | 远端胆管癌 | | | |
|---|---|---|---|---|---|---|---|
| 分期 | T | N | M | 分期 | T | N | M |
| 0 | Tis | N0 | M0 | 0 | Tis | N0 | M0 |
| Ⅰ | T1 | N0 | M0 | Ⅰ | T1 | N0 | M0 |
| Ⅱ | T2 | N0 | M0 | ⅡA | T1 | N1 | M0 |
| | | | | | T2 | N0 | M0 |
| | | | | B | T2 | N1 | M0 |
| | | | | | T3 | N0 | M0 |
| ⅢA | T3 | N0 | M0 | ⅢA | T1、T2、T3 | N2 | M0 |
| B | T4 | N0 | M0 | B | T4 | any N | M0 |
| C | anyT | N1 | M0 | | | | |
| ⅣA | anyT | N2 | M0 | Ⅳ | anyT | any N | M1 |
| B | anyT | any N | M1 | | | | |

# 1 中年男性的胆囊壁不均匀增厚

福嶋敬宜，菅野 敦

**病例** 男性患者，55 岁，因心前区疼痛就诊于当地医院。检查发现胆囊壁增厚。胆囊体部可见类似罗 - 阿氏窦（Rokitansky-Aschoff sinuses，RAS）的囊状结构，但胆囊底部的胆囊壁呈弥漫性增厚，不能排除胆囊癌的可能性。进一步行胆囊切除术治疗。

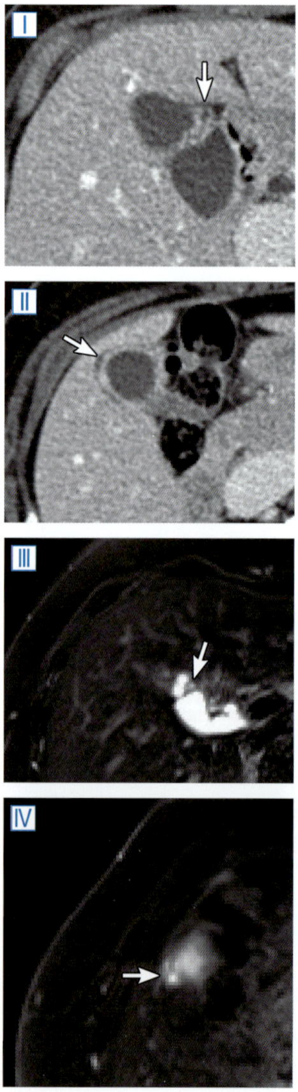


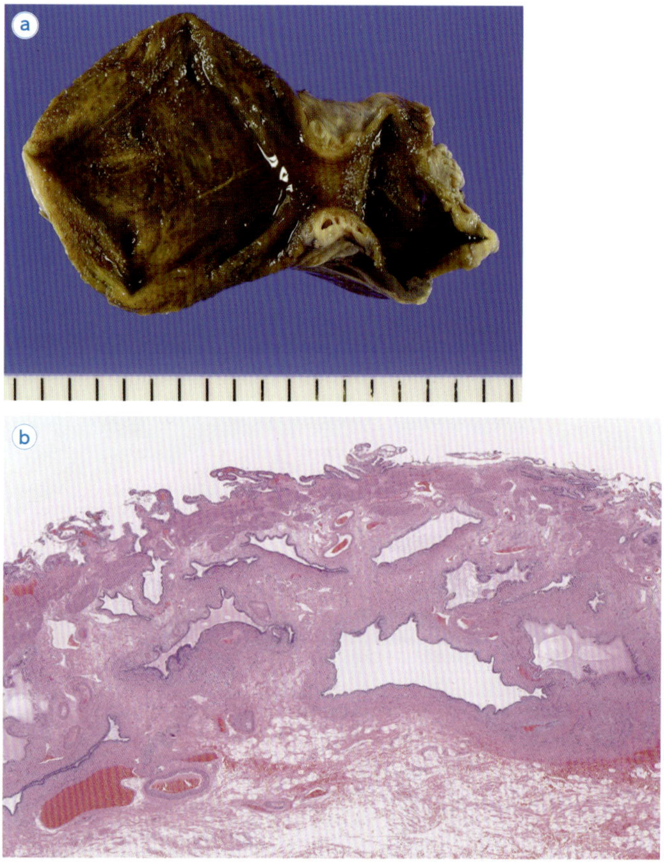


Ⅰ 腹部 CT：胆囊体壁增厚，胆囊壁内可见囊泡样结构（⇨）
Ⅱ 腹部 CT：胆囊底部壁增厚，局部可见囊泡样改变（⇨）
Ⅲ 腹部 MRI（T2 加权成像）：与 CT 所见一致，可见胆囊壁增厚，壁内出现囊泡样改变（⇨）
Ⅳ 腹部 MRI（T2 加权成像）：胆囊底部壁内局部呈囊泡样改变（⇨）
ⓐ 手术切除标本（肉眼所见），ⓑ HE 染色切片（低倍放大）

**临床医生的疑问**

❶ 如何鉴别胆囊腺肌症与肿瘤所致的胆囊壁增厚?
❷ 胆囊腺肌症会随着病程的进展而发生恶变吗?

## ■ 病理切片的解读

- 标本显示胆囊呈葫芦状，颈部内腔明显狭窄，该部位胆囊壁上可见多个空泡状结构（a）。
- 切片示狭窄部位的胆囊壁增厚，壁内有多个扩张的腔隙（b）。
- 高倍镜下观察，可进一步明确腔隙为罗－阿氏窦（RAS）扩张形成，其内壁被无异型性的胆囊上皮覆盖（cd）。上皮下有少量慢性炎症细胞浸润（d）。

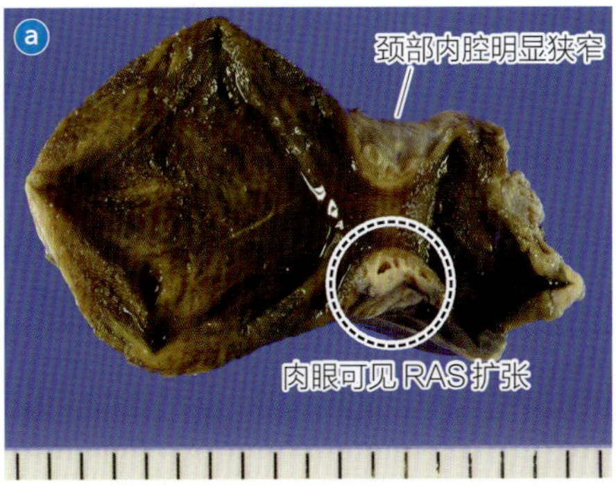


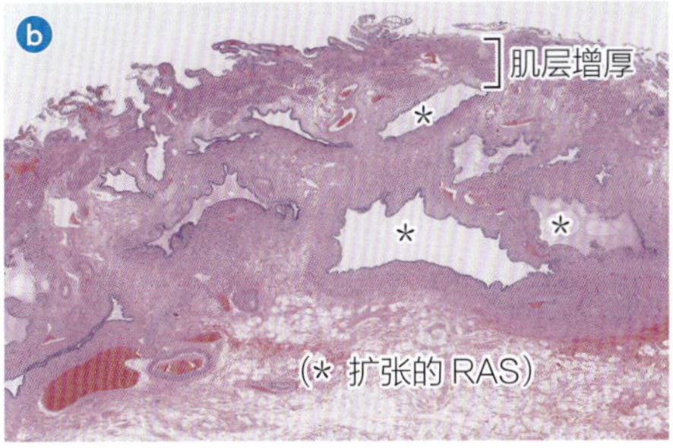


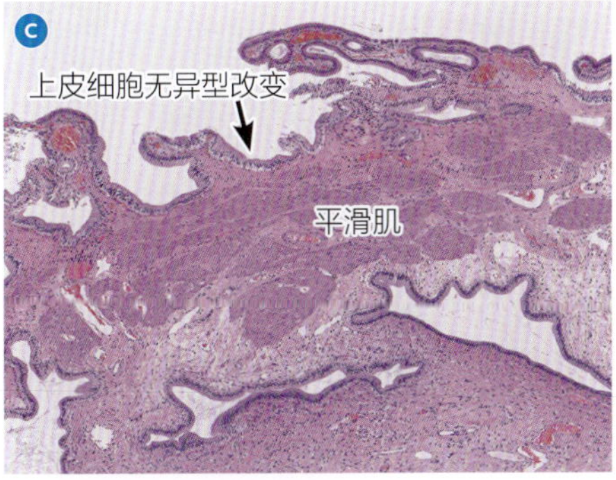


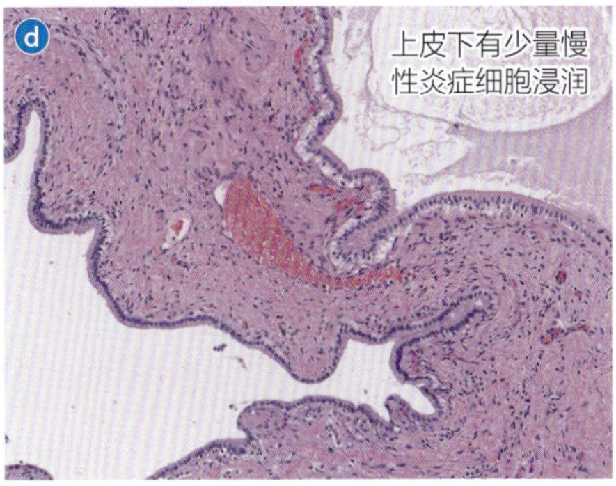


## ■ 病理诊断

**病理诊断** 胆囊腺肌瘤病 / 胆囊腺肌症 [ adenomyomatosis (ADM) of the gallbladder ]

**鉴别诊断** **胆囊癌**：胆囊壁不规则增厚时，影像学难以排除胆囊癌的可能，有时需行术中冰冻切片进行快速病理诊断。ADM 所致的胆囊壁增厚，主要由 RAS 的扩张、肌层的肥厚和纤维化所导致。而癌变时（除 RAS 内癌外），壁增厚是由肿瘤本身所形成的。❶ 在进行组织学观察时，应注意是否有异型性明显的上皮细胞。

**+α 知识（附加知识）**

- ADM 是一种发生于胆囊壁内的病理改变，其特征是 RAS 内腔增大，伴有周围平滑肌束和纤维组织的增生。其病理机制是胆囊内压升高导致 RAS 扩张和持续性慢性炎症。因此，ADM 可以视为慢性胆囊炎的一种表现，而不是一种独立的疾病，其诊断标准（虽有学者既往提出）并不十分明确。
- ADM 可以分为 3 种类型，包括局限（底部）型、节段型和弥漫型（下图）。
- 有研究报道，在胆囊癌患者中约 25% 合并有 ADM（节段型最多）[1]，同时在 ADM 患者中约 3% 合并有胆囊癌[2]，因此 ADM 与胆囊癌可能有一定的相关性，但本病尚未确定是否属于胆囊癌的癌前病变。❷
- ADM 多发生于 40 ~ 50 岁的男性。

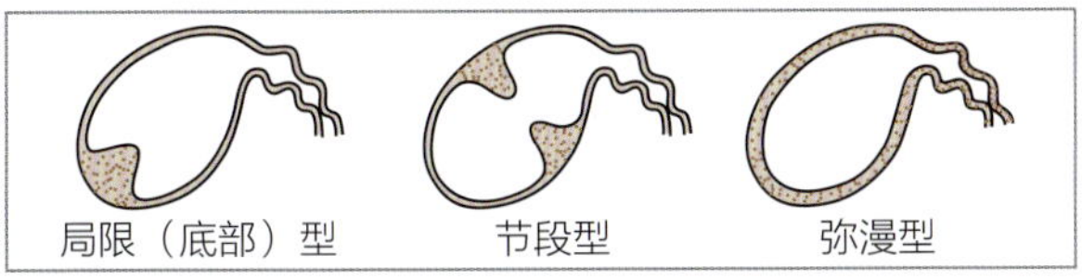


胆囊腺肌症的分类

**参考文献**

[1] Kai K, et al：Virchows Arch, 459：573-580, 2011.

[2] Morikawa T, et al：Acta Med Okayama, 71：113-118, 2017.

**一句话点拨** 胆囊腺肌症（ADM）是一种由于胆囊内压增高引起的胆囊壁结构异常所导致的疾病，其特征是胆囊壁内多发罗－阿氏窦（RAS）扩张。

# 2 胆囊壁弥漫显著增厚样病变

福嶋敬宜，菅野 敦

**病例** 男性患者，53岁，因心前区疼痛伴发热而就近就诊，检查结果提示胆囊壁弥漫性增厚。为进一步诊治转入本院。进一步行胆囊切除术。

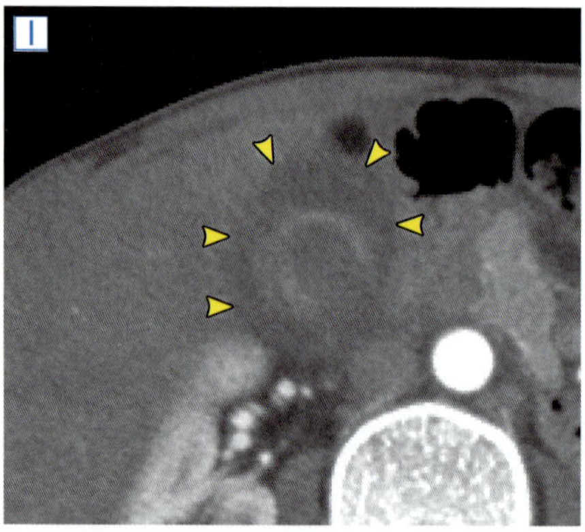

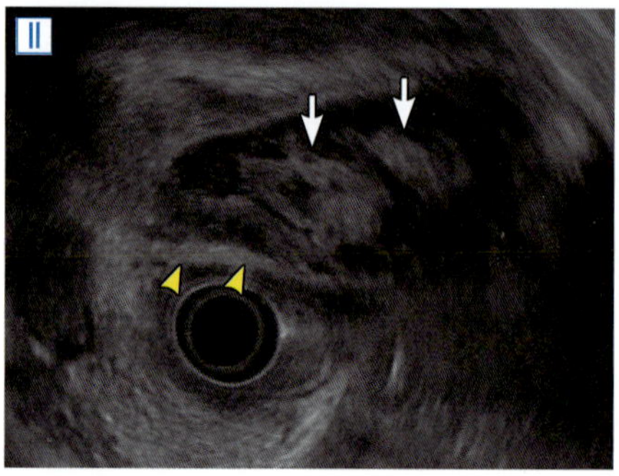

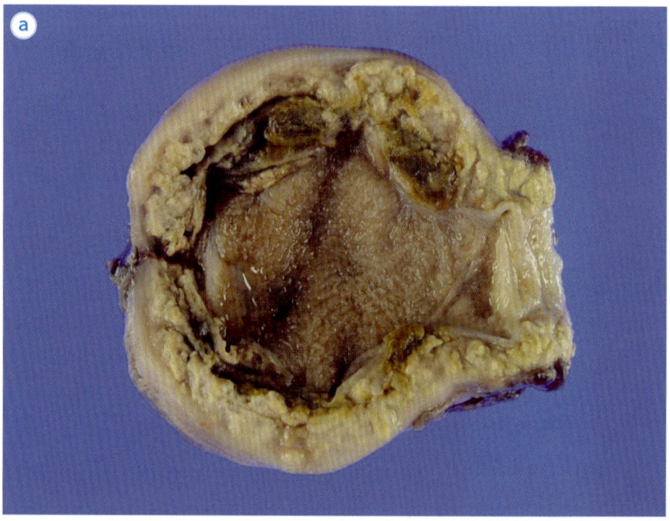

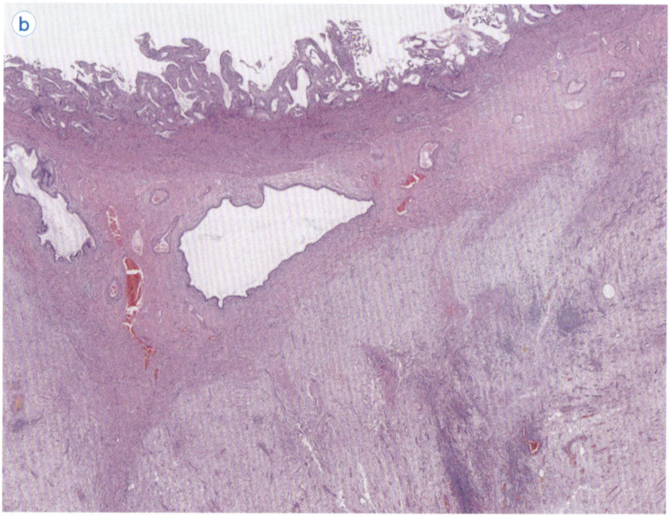

Ⅰ 腹部CT：提示胆囊壁明显增厚（▷）
Ⅱ EUS：胆囊内大量沙砾样物质（⇨），胆囊壁明显增厚（▷）
ⓐ 手术切除标本（肉眼观察）
ⓑ HE染色切片（低倍放大）

## 临床医生的疑问

❶ 本病与一般的慢性胆囊炎有什么区别？
❷ 黄色肉芽肿性胆囊炎导致胆囊壁增厚的过程和机制是什么？

## ■ 病理切片的解读

- 标本示胆囊壁弥漫性增厚，切面为淡黄色（a）。
- 胆囊黏膜面未见正常的绿色绒毛状结构，但同时视野内也未见隆起和溃疡等异常改变（a）。
- 镜下观察，壁增厚处可见透亮的结节状区域，结节相互融合（b）。
- 结节区域由细胞质丰富的淡染细胞构成，呈铺路石样排列，伴有少量炎性细胞浸润❶（c d）。
- 这些淡染细胞为吞噬了脂质等物质的巨噬细胞［泡沫样组织细胞或黄色瘤细胞（foamy histiocytes/xanthoma cells）］，形成了黄色肉芽肿性（xanthogranulomatous）❶改变。

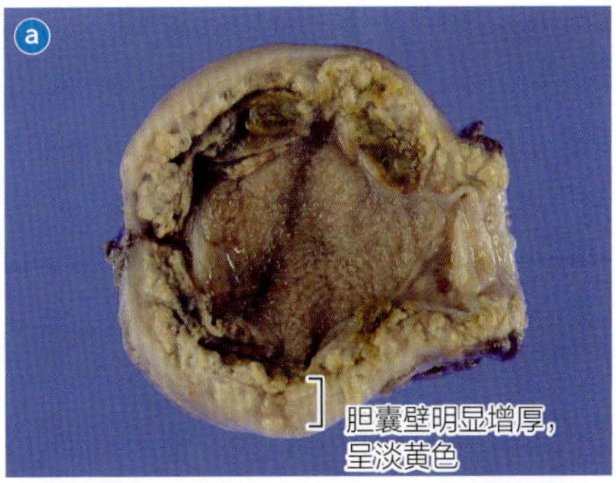


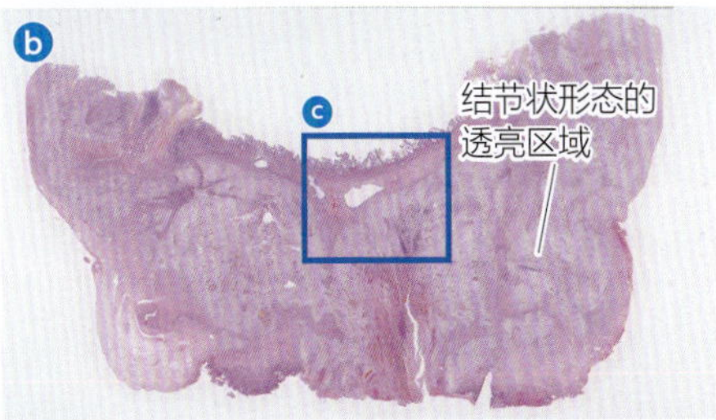


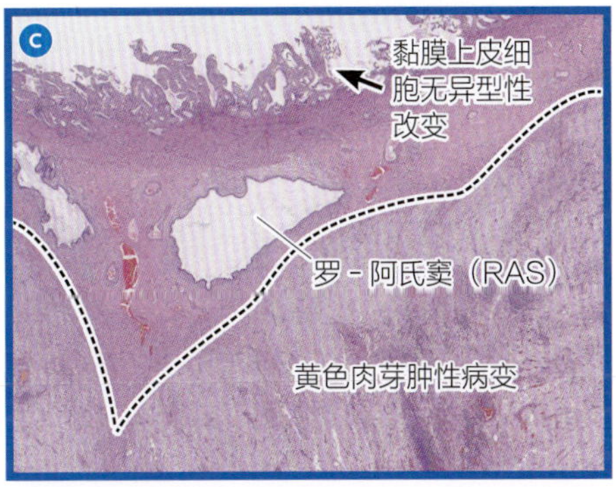


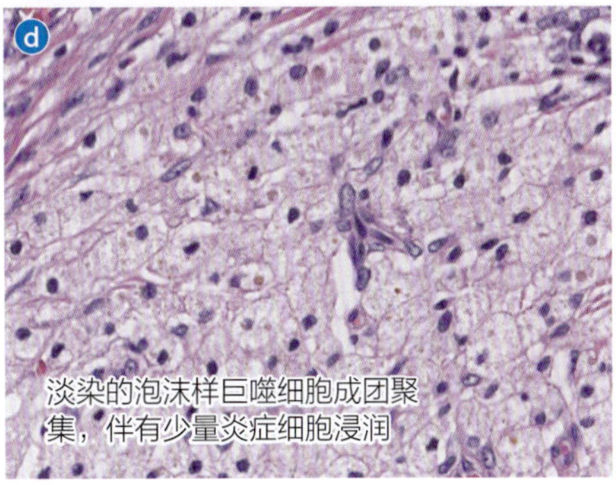


## ■ 病理诊断

**病理诊断** 黄色肉芽肿性胆囊炎（xanthogranulomatous cholecystitis）

**鉴别诊断**

- **胆囊癌**：胆囊癌是起源于胆囊上皮组织的恶性肿瘤，其分化形态与本病在组织学上有明显的差异，但在影像学上常需与非肿瘤性的胆囊壁增厚相鉴别。
- **印戒细胞癌**：胆囊印戒细胞癌极为罕见，但印戒细胞有时会与泡沫样组织细胞混淆，故特别提及。泡沫样组织细胞虽可出现多核现象，但核仍保持正常的大小、形态和染色度，而印戒细胞癌的细胞核则被胞浆内的黏液推挤到周边，且常在不同程度上表现出核异型性。

**+α 知识（附加知识）** 本病的成因是由于胆囊结石引起胆囊内压增高，进而造成罗－阿氏窦（RAS）扩张甚至破损，导致胆汁中的胆固醇渗入胆囊壁内，被泡沫样巨噬细胞吞噬后形成结节状肉芽肿性改变。❷



**一句话点拨** 黄色肉芽肿性胆囊炎的诊断要点是能够识别呈弥漫状或结节状聚集的泡沫样组织细胞。

# 3 肝门部胆管局限性肥厚及内腔狭窄样病变

福嶋敬宜，菅野 敦

**病例** 男性患者，67 岁，平日无明显自觉不适。体检时发现肝左叶肝内胆管结石伴肝门部胆管狭窄。进一步检查后，IgG4 化验结果为 245 mg/dL。进一步行肝左叶切除术。

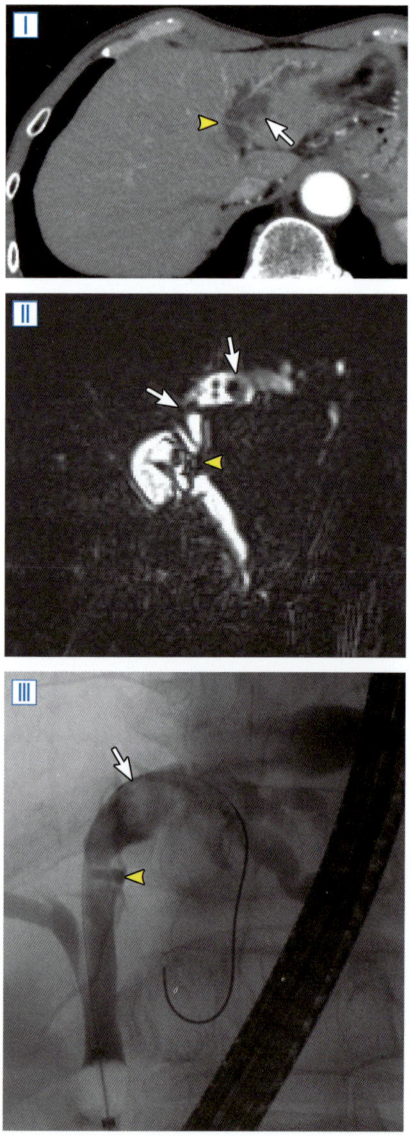


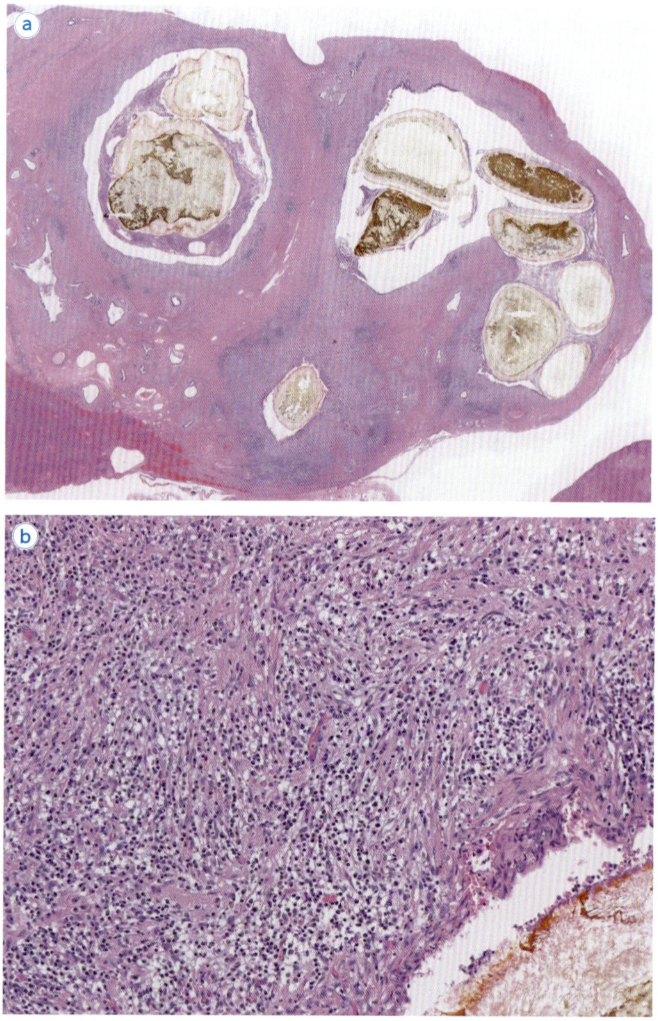


Ⅰ 腹部 CT：左肝内胆管显著扩张（⇨），肝门区胆管狭窄可能（▶）
Ⅱ MRCP：可见左肝内胆管明显扩张（⇨），伴肝内结石形成，左肝管狭窄可能（▶）
Ⅲ ERCP：可见左肝管狭窄（▶），伴有肝内胆管扩展及结石形成（⇨）
ⓐ HE 染色切片（组织全貌），ⓑ HE 染色切片（中倍放大）

**临床医生的疑问**

❶ IgG4 相关硬化性胆管炎的病理学特点，除了 IgG4 阳性浆细胞浸润以外还有哪些？
❷ 原发性硬化性胆管炎与胆管癌进行鉴别诊断时，胆管壁的病理学改变有哪些区别？

## ■ 病理切片的解读

- 切片显示胆管壁呈弥漫性增厚，胆管周围有致密的纤维组织带，其中可见以浆细胞等淋巴细胞为主的炎症细胞浸润（ⓐ）。❷
- 上述特征提示 IgG4 相关胆管炎的可能。通常情况下，IgG4 相关胆管炎的胆管黏膜上皮完整性保持良好❷，但本例中由于同时合并肝内胆管结石形成，因此胆管上皮出现脱落情况（ⓑⓒ）。
- 炎症浸润细胞中大量 IgG4 阳性浆细胞散在分布，其数目超过每高倍视野 40 个（ⓓ）。
- 此外，本病还可能观察到闭塞性静脉炎、淋巴滤泡形成、神经周围的淋巴细胞集聚等❶ 病理现象。

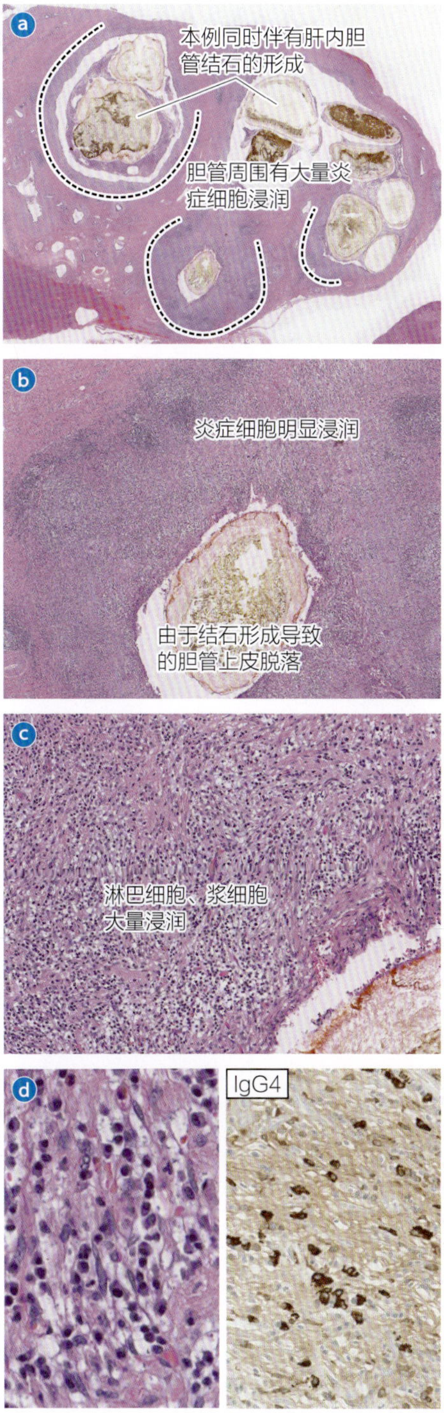


## ■ 病理诊断

**病理诊断** IgG4 相关硬化性胆管炎（IgG4-related sclerosing cholangitis）

**鉴别诊断**

- **原发性硬化性胆管炎（PSC）**：PSC 的诊断主要依据影像学所见，但与 IgG4 相关胆管炎相比，有以下特征性病理变化：① PSC 的胆管病变呈弥漫性，而 IgG4 相关胆管炎多为局限性或节段性胆管病变。❶ ② PSC 中 IgG4 阳性细胞浸润较不明显，通常不超过每高倍视野 10 个。③ PSC 中胆管上皮常发生糜烂性变化，❶ 有时甚至出现异型性改变，而 IgG4 相关胆管炎中胆管上皮多保持完整。④ PSC 中可见胆管周围同心圆状纤维化，即洋葱皮样改变（onion skin lesion）（参见第 5 章第 7 节）。
- **上行性胆管炎、胆道手术和胆管结石等所致的继发性硬化性胆管炎**：通常以中性粒细胞浸润为主，因此需要注意明确病灶部位 IgG4 阳性浆细胞的数量，此为鉴别诊断的关键。
- **胆管癌**：鉴别点为癌细胞是否存在，但需要注意散在浸润伴有强烈间质纤维增生的胆管癌有一定的漏诊可能，尤其是在术中快速诊断时更容易发生。

**+α 知识（附加知识）** 自身免疫性胰腺炎常合并胆管炎，胆管呈现与胰腺相同的病理组织学表现（淋巴细胞和浆细胞大量浸润，花环样纤维化，闭塞性静脉炎等❶），目前认为上述疾病是 IgG4 相关疾病的不同表现形式，由共同的机制引起（参见第 7 章第 12 节）。IgG4 相关疾病不仅累及胆囊和胰腺，还可波及全身多个器官和组织。IgG4 阳性浆细胞在胆管中的数目是诊断 IgG4 相关硬化性胆管炎的重要指标，每高倍视野超过 10 个即为阳性（IgG4 相关硬化性胆管炎临床诊断标准 2020）。

**一句话点拨** 当观察到胆囊壁增厚时，除了癌症外，还有可能由胆囊炎所致。需根据炎症细胞的种类、上皮损伤的有无、闭塞性静脉炎的有无等因素来区分胆管炎的类型。

# 4 中年女性伴有右季肋部疼痛的胆囊病变

福嶋敬宜，菅野 敦

**病例** 女性患者，51 岁，主诉右肋部疼痛。外院检查发现胰胆管合流异常和胆囊壁增厚，进一步转诊至本院诊治。本院完善相关检查后考虑胆囊癌诊断，进一步行胆囊切除术。

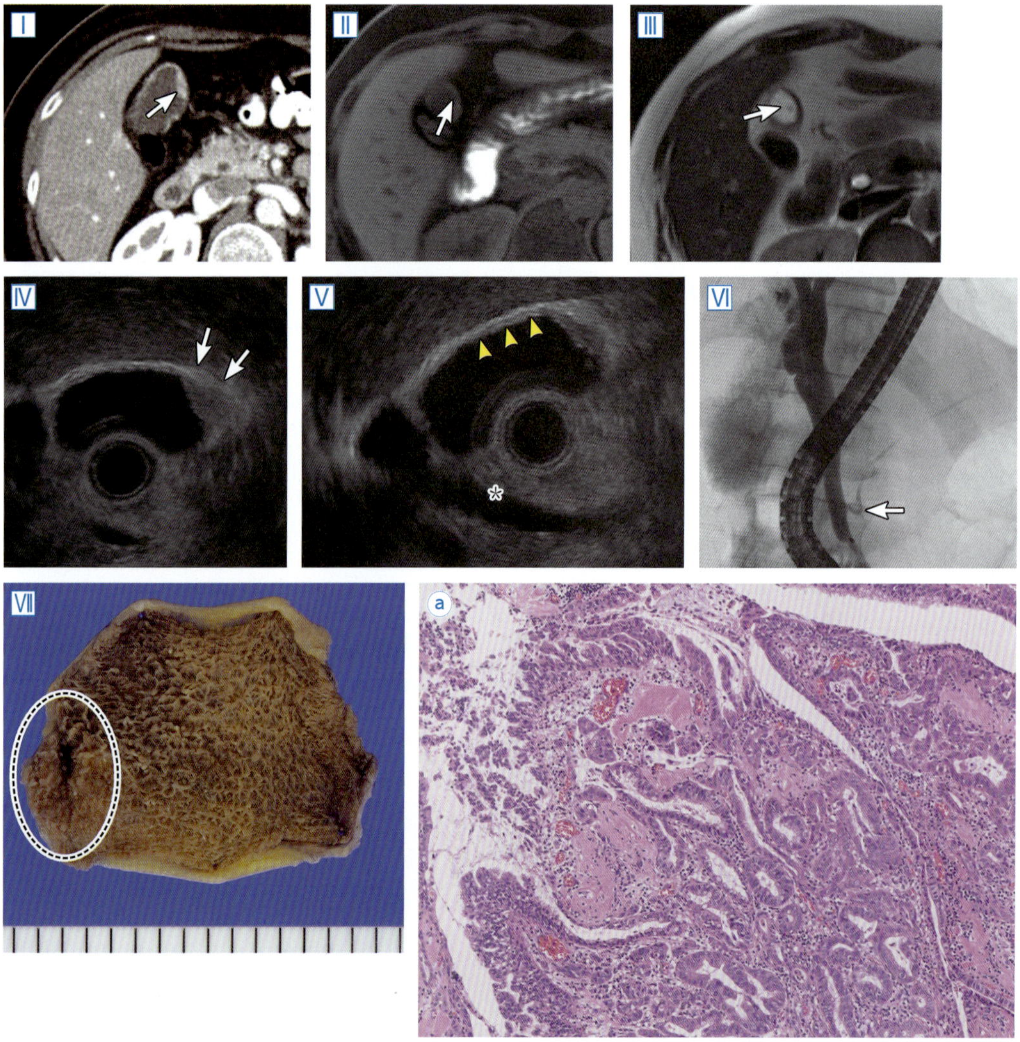


Ⅰ 腹部 CT：可见胆囊底部壁增厚，增厚的胆囊壁存在增强现象（⇨）。Ⅱ Ⅲ 腹部 MRI（T2 加权成像）：与腹部 CT 所见相似，可见胆囊底增厚，增厚部位存在增强现象（⇨）。Ⅳ EUS：可见胆囊底部壁增厚，外侧高回声区变薄（⇨）。Ⅴ EUS：可见胆囊底明显增厚，其余部位胆囊壁亦轻度增厚（▷）。未见胆管壁增厚性改变（*）。Ⅵ ERCP：可见胰胆管合流异常综合征样改变（⇨），胆囊病变显示不清（◌）。Ⅶ 手术切除标本（肉眼所见），ⓐ HE 染色切片（中倍放大）

## 临床医生的疑问

❶ 胰胆管合流异常综合征合并胆囊癌的情况，除了癌变相关病理改变以外，胆囊黏膜还可出现什么病理变化？

## ■ 病理切片的解读

- 标本肉眼观察可见，胆囊黏膜皱襞呈网状。胆囊底部皱襞纹理紊乱，局部皱襞扁平消失，黏膜表面呈暗褐色改变（Ⅶ）。
- 镜下可见胆囊底部因肿瘤细胞浸润而明显增厚（a）。
- 组织表层可见呈管状、乳头状形态的较高分化腺癌成分（b）。
- 胆囊壁肌层以下的浸润肿瘤组织类型为管状腺癌（c）。
- 主要病灶区域周围的黏膜未表现出慢性胆囊炎所致的皱襞消失的特点，但有低度异型性的上皮细胞弥漫性增生（d）。

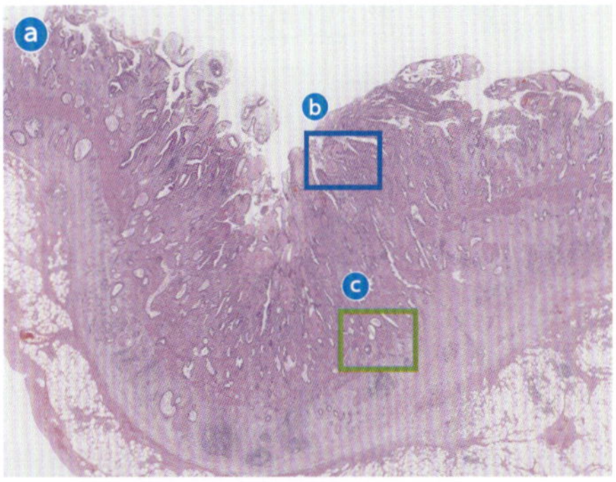


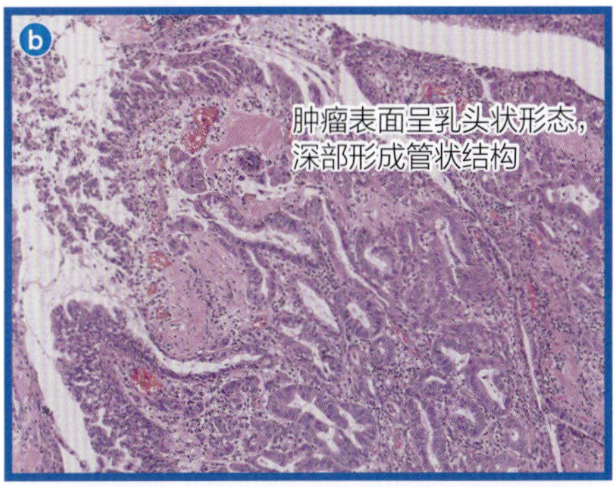


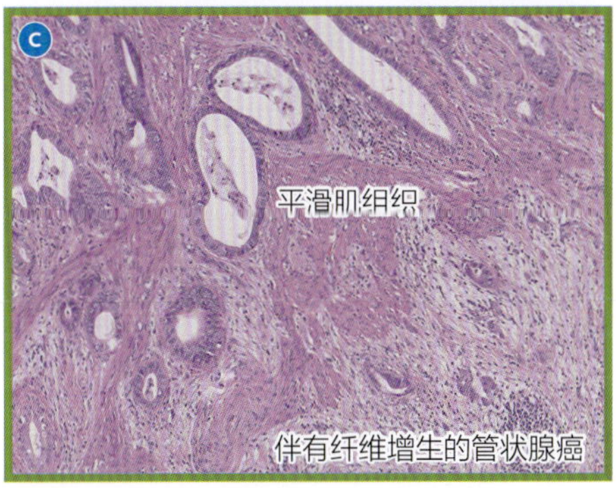


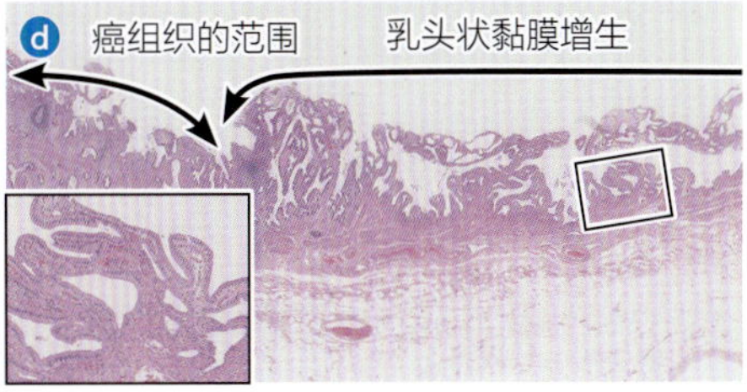


## ■ 病理诊断

**病理诊断** 胆囊癌，高分化管状腺癌（gallbladder cancer，well differentiated tubular adenocarcinoma）

**鉴别诊断** 胆囊腺肌症（ADM）表现为包括肌层在内的胆囊壁全层呈现弥漫性或局限性增厚，同时可见罗－阿氏窦（RAS）扩张（参见第 6 章第 1 节）。

**+α 知识（附加知识）**

- 胆囊癌的好发部位依次为底部（60%）、体部（30%）和颈部（10%）。
- 胆囊结石引起的炎症被认为是胆囊癌发生的主要危险因素。其他危险因素还包括代谢综合征，可能通过影响生长因子、脂肪因子、细胞因子等信号分子的分泌，进而增加胆囊癌风险。
- 如果患者存在**胰胆管合流异常**，导致胰胆管功能异常时，可能导致胰酶流入胆囊内，引起一种特殊类型的黏膜过度增生，并可能进一步发展为异型增生，直至癌变。❶
- **关于胆囊偶发癌（incidental cancer）**：根据 51 篇论文（胆囊切除术病例相关）中的 436 636 人荟萃分析报告显示，0.6%（$n$=2620）的病例中同时存在胆囊偶发癌[1]。
- 根据 190 例**早期胆囊癌**（pTis/T1，其中 pTis/T1a 占 57.4%，pT1b 占 42.6%）的胆囊全切标本病理检查报告[2]显示，60% 的病例无肉眼可见的肿瘤病灶，同时所有患者均未发生淋巴结转移（0%）。另外，17.8% 的病例中发现了 RAS 内的上皮内瘤变，其属于该病的独立预后不良因子之一。

**参考文献**

[1] Pyo JS, et al：J Clin Med, 9：1484, 2020.
[2] Roa JC, et al：Virchows Arch, 463：651-661, 2013.

**一句话点拨** 观察胆囊病变时，需要首先了解胆囊的组织特点及与消化道在组织结构上的异同。

# 5 胰腺导管内乳头状黏液瘤（IPMN）及胆囊腺肌瘤病（ADM）随访观察中发现的胆囊内乳头样肿瘤

福嶋敬宜，菅野 敦

**病例** 男性患者，74岁，8年前在外院因发现胰头部囊性病变而就诊，经检查诊断为胰管内乳头状黏液性肿瘤（IPMN），合并胆囊底部的胆囊腺肌症（ADM），予保守观察治疗。近期随访复查发现，胆囊底部的ADM部位可疑肿瘤形成，进一步行胆囊切除术治疗。

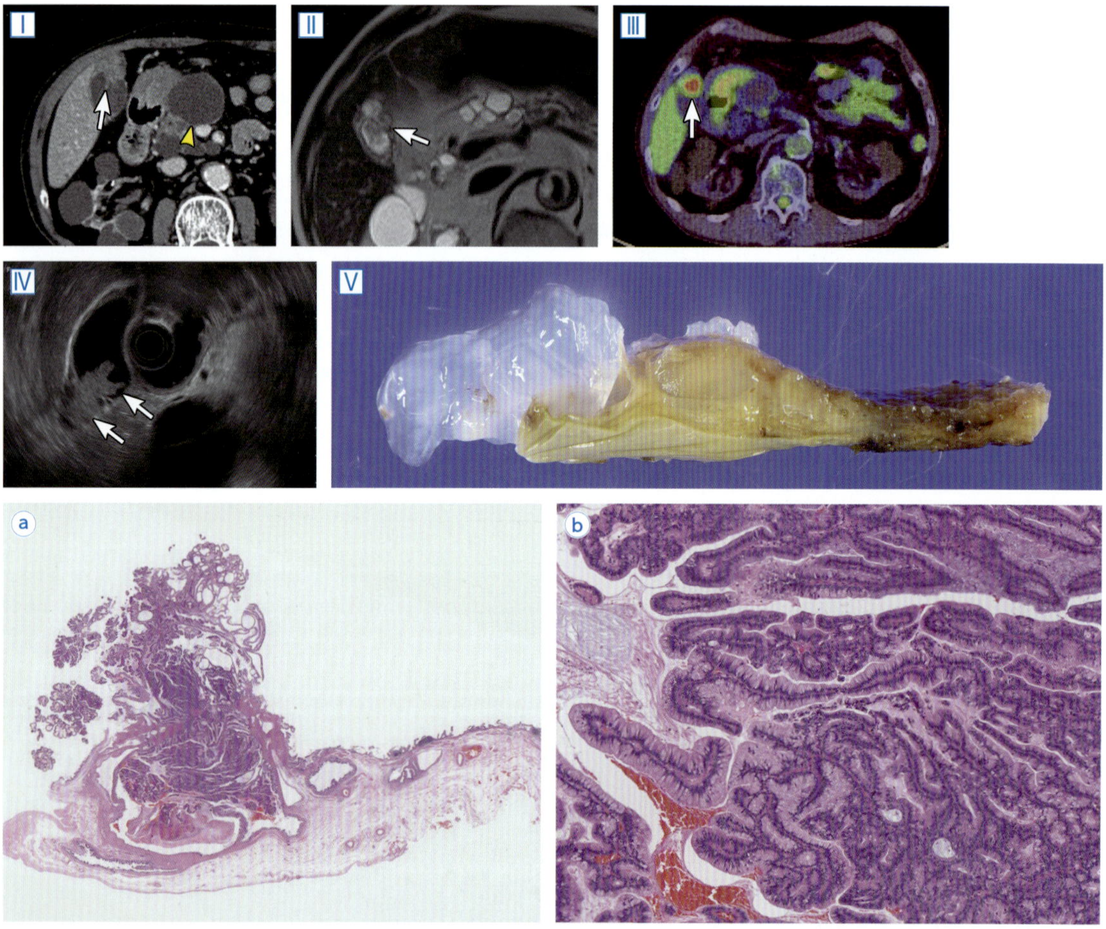


Ⅰ 腹部CT：胆囊底部ADM形成的腔内可见实性肿瘤性病变（⇨），胰头囊肿样病变较前无明显变化（▶）
Ⅱ 腹部MRI（T2加权成像）：与CT所见一致，胆囊底部ADM形成的腔内可见肿瘤性病变，呈乳头样增殖（⇨）
Ⅲ FDG-PET：提示胆囊底部存在FDG浓集区域（⇨）
Ⅳ EUS：胆囊底部ADM形成的腔内可见肿瘤性病变，呈乳头样增殖（⇨）
Ⅴ 手术切除标本（肉眼观察切面）
ⓐ HE染色切片（组织全貌），ⓑ HE染色切片（中倍放大）

## 临床医生的疑问

❶ADM与IPMN及胆囊癌的发生具有什么相关性？

## ■ 病理切片的解读

- 标本示胆囊肿瘤表面有黏稠黏液覆盖。黏液性状类似于浓稠且黏性高的肠型黏液（V）。
- 镜下观察，胆囊壁内见多个腔隙样的结构，考虑为扩张的罗－阿氏窦（RAS）（a ◌），窦内有乳头状肿瘤增生。
- 乳头状肿瘤组织学形态为柱状上皮性肿瘤，细胞质含有大量黏液，因此细胞透光度较高。肿瘤表面也有黏液附着（b c）。
- 肿瘤组织内除了胞质内含有大量黏液而透光度较高的低异型性细胞外，还混杂有少量胞质内几乎无黏液，且核质比高，透光度较低的高度异型细胞（c）。后者细胞核亦呈现出高异型性表现。
- 在肿瘤主要病灶周围，可见多个呈囊状扩张的 RAS，内壁覆盖短乳头状异型上皮（d ▷）。此外，周围还有许多扩张的 RAS，胆囊壁同时出现增厚改变。考虑为胆囊腺肌症（adenomyomatosis）合并肿瘤浸润。

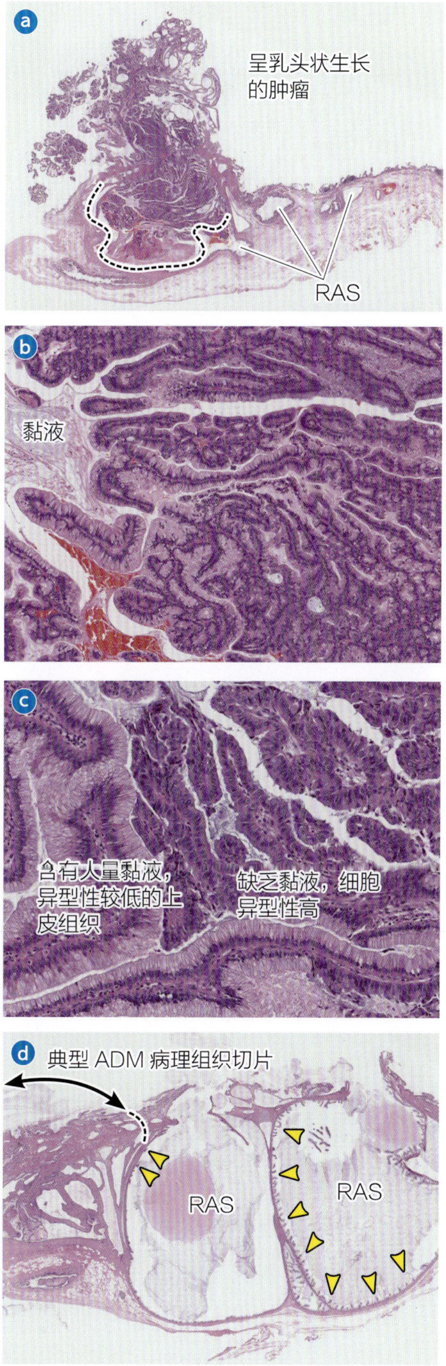


## ■ 病理诊断

**病理诊断** 高级别胆囊内乳头状瘤＋胆囊腺肌症［intracholecystic papillary neoplasm (ICPN), high grade and adenomyomatosis］

**鉴别诊断** 胆囊癌：根据 WHO 制定的第 5 版分类，所有胆囊内发生的呈乳头状增生的上皮性肿瘤都应该归类为胆囊内乳头状肿瘤（ICPN），这与胆管内乳头状肿瘤（IPNB）的判定标准相一致。ICPN 的概念和分类标准目前尚不完善，但是一般认为按照胆管癌或 IPNB 的标准进行判断较为合理。高异型性的 ICPN 与日本标准中的非浸润型胆囊癌相对应。

**+α 知识（附加知识）**

- 胆囊内乳头状肿瘤（ICPN）是一种常见的胆囊肿瘤，其特征是肿瘤细胞具有分泌黏液的能力，类似于胰腺内乳头状黏液性肿瘤（IPMN）（参见第 7 章第 6 节）。ICPN 的形态多样，部分呈颗粒状或广基性生长，但最常见的生长方式为带蒂性生长。ICPN 中约 1/3 表现为多发性。
- 半数 ICPN 会合并浸润型癌，其中以胆管上皮型最为常见。浸润型癌的组织学类型多为管状腺癌，此外还有黏液癌、腺扁平上皮癌和神经内分泌癌等。
- 胆囊腺肌症（ADM）是一种良性的胆囊壁增生性病变，其与胆囊癌的关系尚不明确，但目前多数学者认为它们之间不存在直接的因果关系。❶

**一句话点拨** ICPN 是一种发生于胆囊的肿瘤，与胰腺 IPMN 和 IPNB 有一定的相似性，但也有其独特的临床和病理学特征。

# 6 下段胆管狭窄处发现的胆总管异型上皮

福嶋敬宜，菅野 敦

**病例** 男性患者，80岁，既往有胃癌幽门侧胃切除术和大肠癌横结肠切除术史。术后随访期间行腹部CT检查，发现远端胆总管有肿瘤性狭窄及胆管扩张改变，后就诊于我院。经病理组织学检查确诊为远端胆总管癌，进一步行胰十二指肠切除术。图示为病灶主体远端的胆总管标本的HE染色切片。

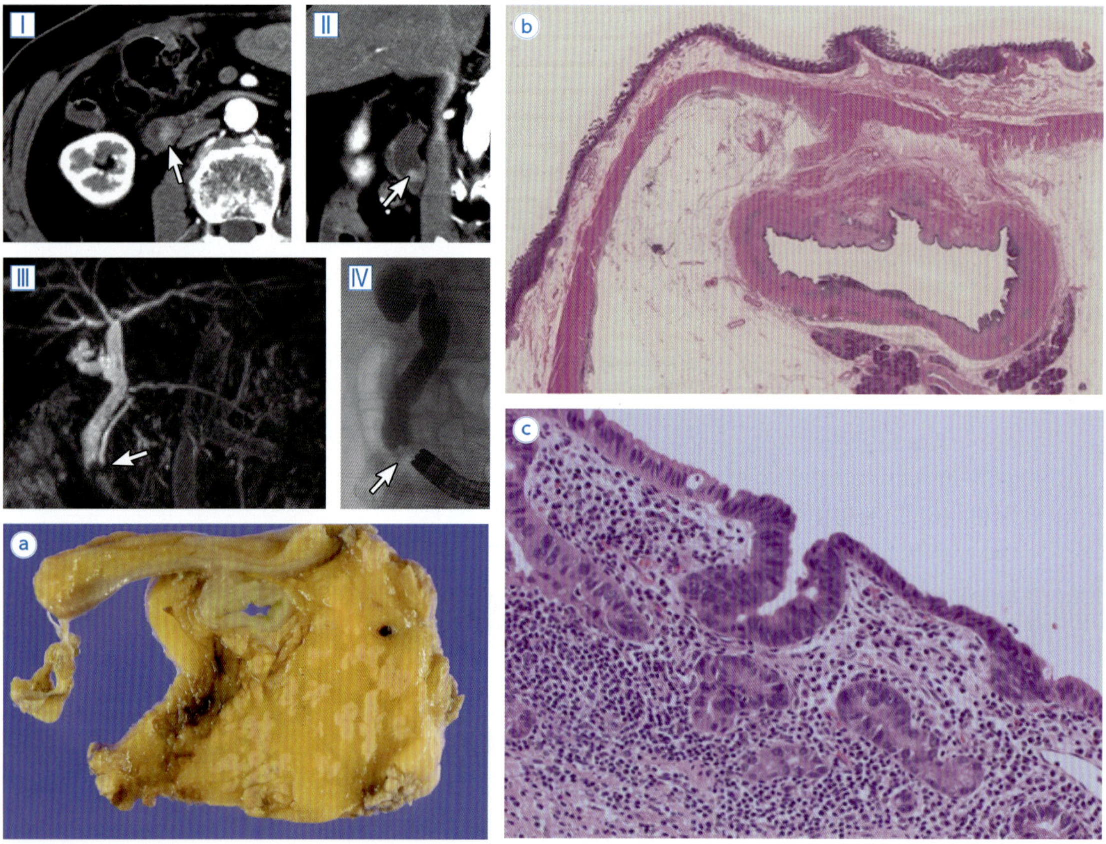


Ⅰ 腹部CT（水平面）：胆管末端可见结节样肿瘤病变，病灶具有增强效应（⇨）
Ⅱ 腹部CT（冠状面）：与腹部CT水平面所见一致，相应部位可见肿瘤（⇨）
Ⅲ MRCP：与CT所见一致，胆管末端可见肿瘤样病变（⇨）
Ⅳ ERCP：胆管末端可见肿瘤样病变（⇨）
ⓐ 手术切除标本（肉眼所见切面），ⓑ ⓒ HE染色切片（高倍放大）

**临床医生的疑问**

❶ 对于胆管内出现的异型上皮组织，如何判断其属于胆管癌侧向浸润还是高级别BilIN？

## ■ 病理切片的解读

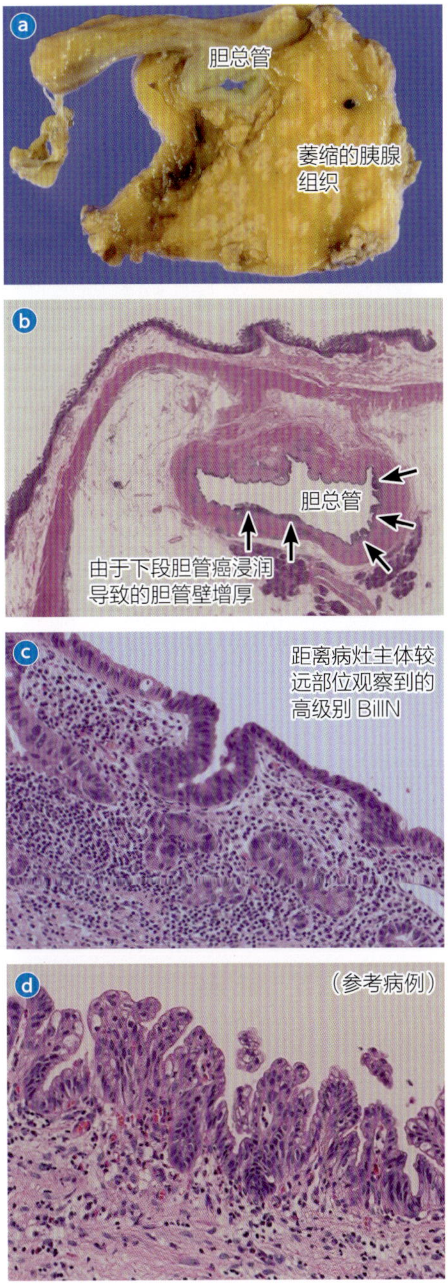


- 本例病灶主体为远端胆总管癌，但胆总管扩张处同时见到上皮发生异型增生，因此本例着重对该部位的病理特点进行分析。病理检查结果示远端胆总管癌为中分化管状腺癌，直径为 1.3cm（pT1a），无血管侵犯等高危因素。
- 远端胆总管癌与胆总管上皮无连续性，胆总管上皮内可见长度约为 1.5 cm 的上皮异型增生，考虑为低级别至高级别的胆管上皮内瘤变（BilIN）（ⓐⓑⓒ）。部分区域难以分辨其为肿瘤向附属腺内侵犯还是向间质浸润（ⓒ）。
- 胆总管上皮在下段存在胆道梗阻性病变的区域，易受胆汁淤积、逆流感染和炎症等因素的影响，出现上皮脱落和再生。由于这些刺激因素的存在，可能导致胆管上皮发生肿瘤性变化，最初形成低级别 BilIN。
- 低级别 BilIN 主要表现为平坦～低乳头状形态，核呈类圆形，核质比相对较低，基底膜一侧细胞排列较整齐。
- 高级别 BilIN（相当于原位癌）主要表现为细胞核增大，核质比增高，极性紊乱（细胞核水平位置紊乱）（ⓒ），也可呈低乳头状形态改变（ⓓ）。

## ■ 病理诊断

**病理诊断** 胆管高级别上皮内瘤变（high-grade biliary intraepithelial neoplasia：high-grade BilIN）

**鉴别诊断**

- 反应性 / 再生性上皮增生：一般根据细胞异型性（主要是细胞核异型性）和极性紊乱程度等组织学特征进行鉴别。
- 远端胆管癌浸润：BilIN 上皮异型度变化呈非连续性，同一病变部位内有不同异型度的上皮混合存在时可认为是 BilIN，❶ 通常情况下可以进行区分。

**+α 知识（附加知识）**

- 胆管癌的前驱病变目前有两种类型，分别为呈平坦形态的 BilIN 和呈乳头状形态的胆管内乳头状肿瘤（intraductal papillary neoplasm of the bile duct，IPNB，参见第 6 章第 7 节）。
- BilIN 多发生于肝外胆管和肝门部胆管等粗大胆管的上皮，但也可见于肝内胆管或慢性肝胆疾病患者的胆管周围附属腺内。
- BilIN 是一种伴有核重叠现象和低乳头状结构的异型上皮，可分为低级别和高级别（相当于上皮内癌）两种类型。

**一句话点拨** BilIN 是一种发生于胆管上皮的异型增生。需要根据细胞核的异型性、细胞形态变化和排列方式等因素对其异型程度进行评估。

# 7 伴有发热、黄疸及肝内胆管扩张的肝外胆管广泛进展性肿瘤

福嶋敬宜，菅野 敦

**病例** 男性患者，69岁，因发热、黄疸就诊于外院，B超示肝内胆管扩张及胆总管中段狭窄。为进一步明确诊断和治疗方案，转诊至我院行进一步诊治。经胰胆管造影确诊为胆总管远端癌，进一步行胰十二指肠切除术。

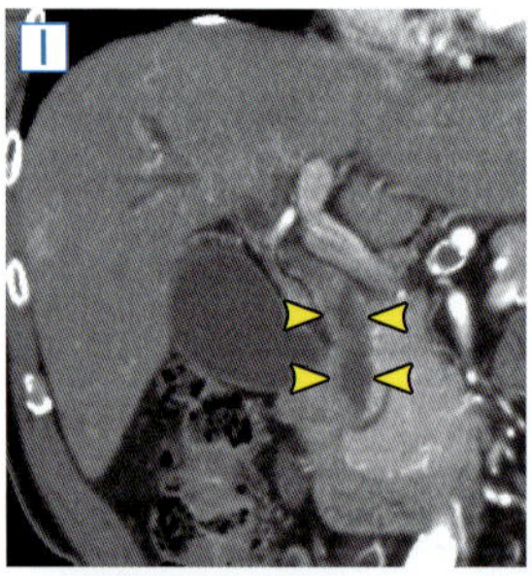


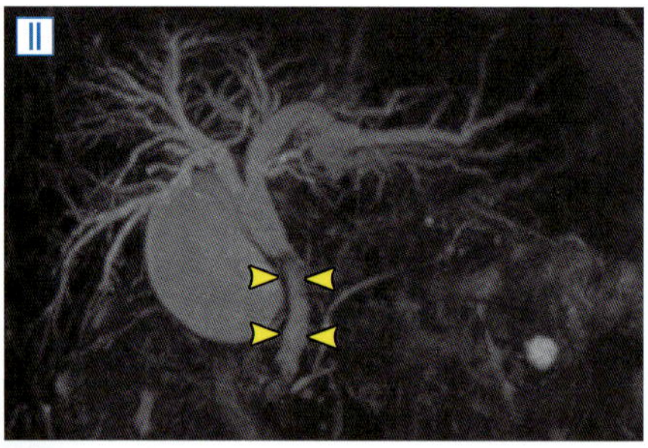


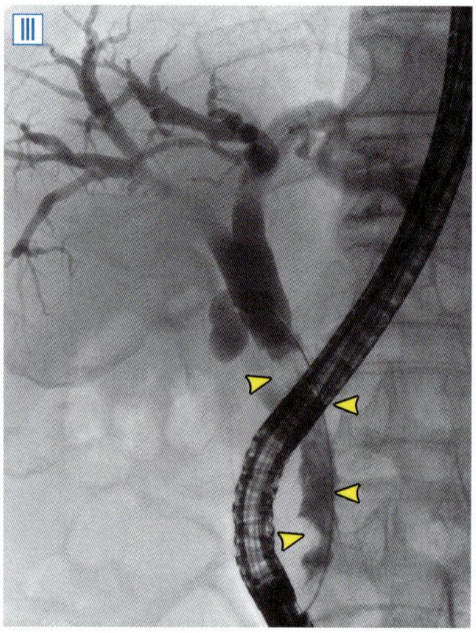


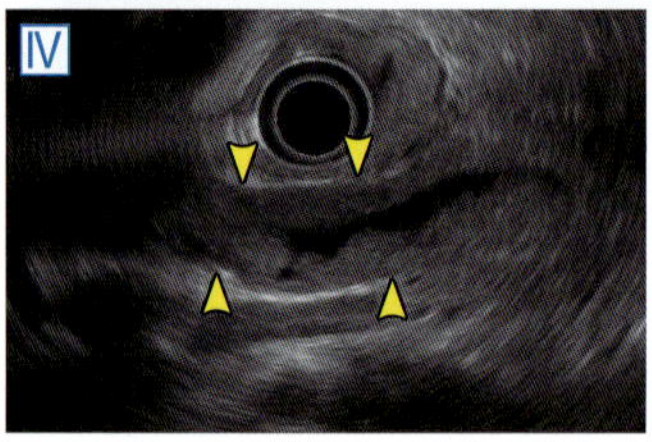


Ⅰ 腹部CT（冠状面）：远端胆管的胆管壁不均匀性增厚（▷）
Ⅱ MRCP：提示远端胆管的胆管壁厚度不均，胆管腔轻度狭窄（▷），近端胆管扩张
Ⅲ ERCP：远端胆管的胆管壁厚度不均，胆管腔轻度狭窄（▷）
Ⅳ EUS：提示远端胆管的胆管腔内存在乳头状肿瘤性病变（▷）

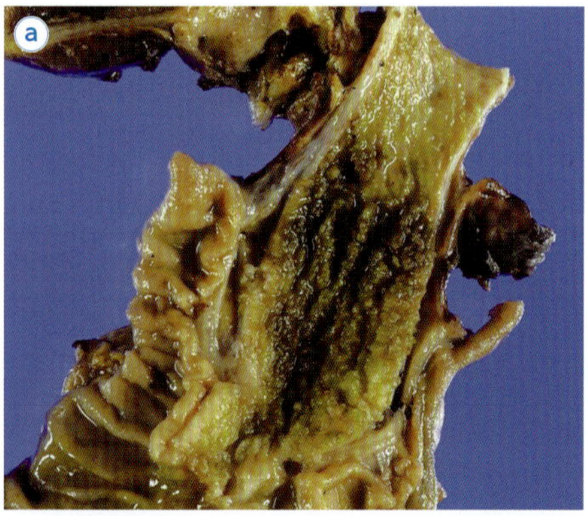


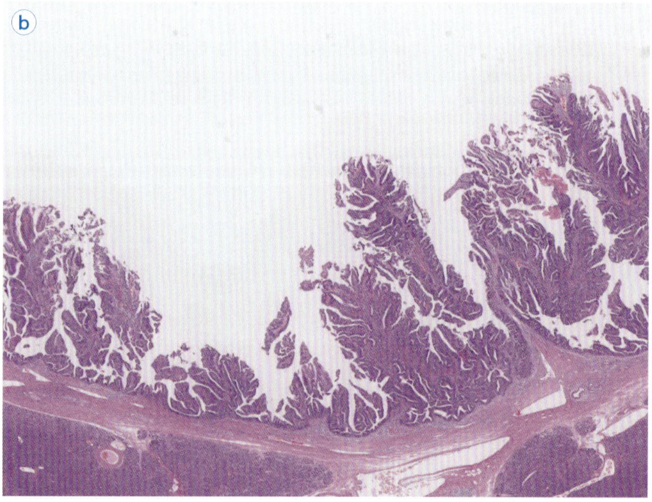


ⓐ 手术切除标本（肉眼所见），ⓑ HE染色切片（低倍放大）

## 临床医生的疑问

❶该病的病灶内部是否存在肿瘤细胞异型程度不一致的情况？
❷1型胆管内乳头状肿瘤和2型胆管内乳头状肿瘤分别具有什么特点？

## ■ 病理切片的解读

- 标本示肝外胆管呈广泛扩张，中下段胆管长约 5.5cm，呈暗褐色调，黏膜表面呈粗颗粒状改变（a）。
- 胆管表面颗粒状病变为异型上皮增生所致，伴血管性间质生成，形成不规则的乳头状或绒毛状肿物（bc）。
- 中、高倍镜下观察可见，肿瘤上皮为无黏液分泌的柱状细胞，细胞核增大，核质比高，属于高级别病变（cd）。病灶内细胞异型性差别较小，未见低级别病变混杂存在。❶
- 肿瘤与胆管壁分界清晰，无间质侵犯现象存在（bc▷）。

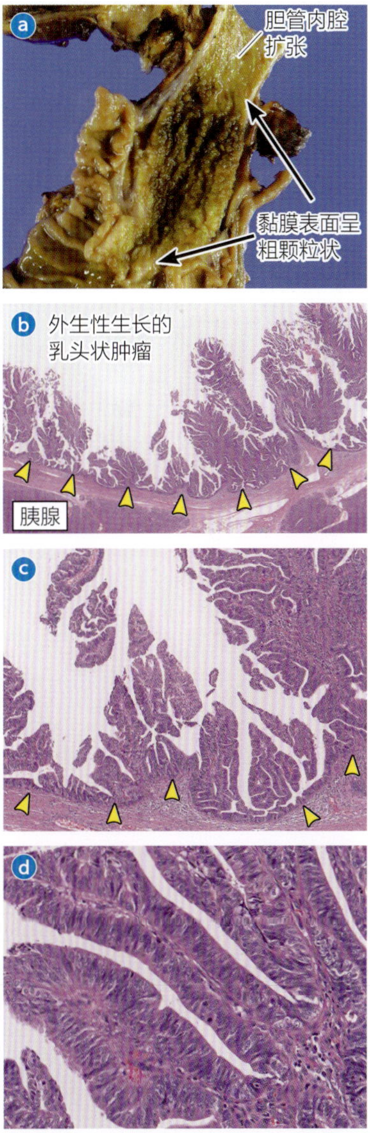


## ■ 病理诊断

**病理诊断** 胆管内乳头状肿瘤，2 型，高级别 [ intraductal papillary neoplasm of the bile duct（IPNB，type2），high grade ]

**鉴别诊断**

- **胆管癌**：胆管内生长的乳头状胆管癌属于胆管内乳头状肿瘤的一种类型。
- **胆管上皮内瘤变（BilIN，参见第 6 章第 6 节）**指常在肝外胆管和肝门部胆管等较粗的胆管中形成的异型增生的上皮组织，可同时合并 IPNB，其被认为是胆管癌的癌前病变（浸润型癌前期病变）。从胆管表面开始测量，上皮厚度是否大于 3mm 是 BilIN 和 IPNB 的鉴别点之一。

**+α 知识（附加知识）** IPNB 是胆管内生长的乳头状上皮性肿瘤的总称，根据组织形态学特征可分为与胰腺的 IPMN 特点相似的 type 1，以及与乳头状胆管癌特点相似的 type 2（下表，参见第 5 章第 9 节）。❷

type 1 和 type 2 型 IPNB 的病理组织学特征

| | type1 | type2 |
|---|---|---|
| 乳头样结构 | 由致密的血管间质和肿瘤上皮成分组成。内部成分相对均匀，形态规则。肿瘤蒂部狭窄，但有时出现水肿和增大改变 | 纤维血管性间质密度不均，且形成复杂不规则的分支（乳头状增生高度通常超过黏膜面 5mm）。肿瘤成分中细胞呈管状、筛状、实体巢状排列的比例不超过 50% |
| 组织类型 | 除了形成乳头状结构外，胃型 IPNB 还常形成管状结构。另外，嗜酸细胞型是 IPNB 的一个特征性亚型，因为在其他胆道肿瘤中很少见到此类型 | 大多数病例的组织类型为胆胰型、肠型或两者的混合型。胃型极为罕见，而嗜酸细胞型则是其中一种特殊类型 |
| 黏液分泌情况 | 肉眼观察常见黏液分泌（约 80%） | 肉眼观察黏液分泌现象少见（约 10%） |
| 组织异型性 | 在部分病例中，组织学观察可见低异型性肿瘤成分与其他成分混合（提示多步癌变过程的存在） | 非浸润型成分中无低异型性成分混合 |
| 浸润型 | 呈浸润型侵犯的病例较少 | 大多数病例表现为浸润型生长模式。浸润型癌的组织学成分可为管状腺癌、黏液腺癌或二者混合 |

**一句话点拨** 本病在进行病理诊断时，首先要评价胆管上皮增生的异型程度和表现出的侵袭性大小，然后依据现有的标准作出诊断和分类。

# 8 伴有肝内胆管扩张的十二指肠乳头部肿瘤

福嶋敬宜，菅野 敦

**病例** 男性患者，79 岁，因心前区疼痛到附近医院就诊，检查发现肝内胆管扩张及 Vater 乳头肿大，为进一步诊断治疗转诊至我院。经进一步检查确诊为 Vater 乳头癌，进一步行胰十二指肠切除术。

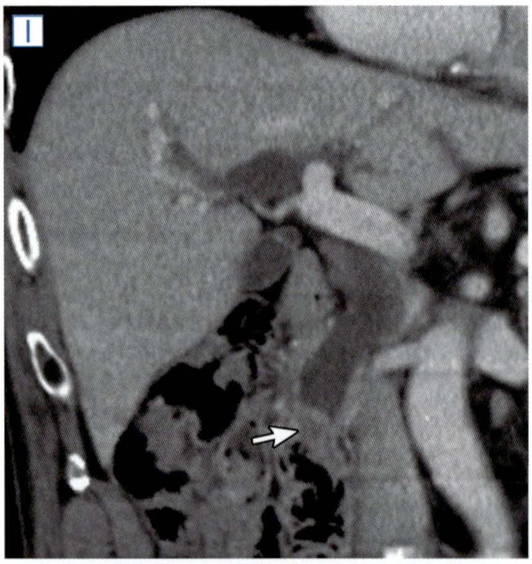

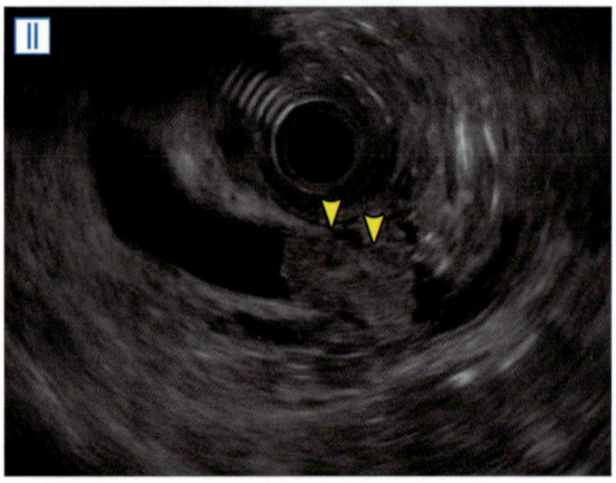

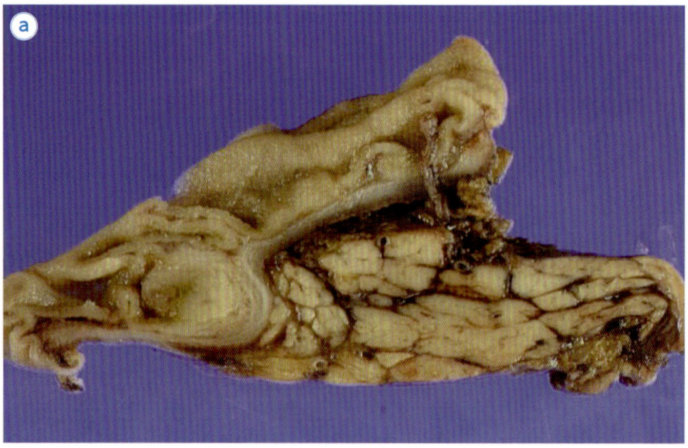

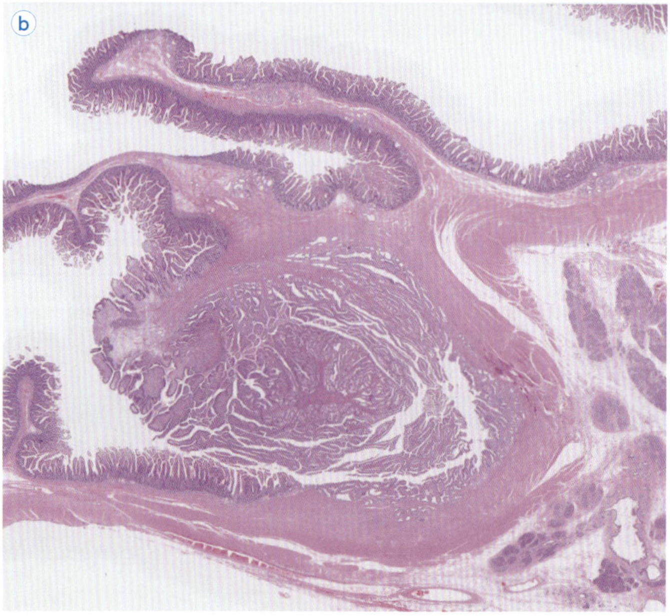

Ⅰ 腹部 CT（冠状断）：提示 Vater 乳头部存在肿瘤性病变（⇨），近端胆管扩张
Ⅱ EUS：提示肿瘤侵犯 Vater 乳头部及部分胆管（▶）
ⓐ 手术切除标本（肉眼观察切面）
ⓑ HE 染色切片（组织全貌）

**临床医生的疑问**

❶ 如何划分和评估 Vater 乳头部的恶性肿瘤的进展情况？

## 病理切片的解读

- 肉眼观察，Vater 乳头部有一直径为 6mm 的肿瘤样病变。显微镜下可见病变仅限于乳头部（ⓐⓑ）。
- 病变主要为肠型上皮增生所构成，伴有杯状细胞散在分布（ⓒ）。细胞异型性较低（核呈长椭圆形，核排列规则，分化极性良好），病理诊断符合腺瘤特征。
- 高倍镜下，部分组织区域可见腺管基底膜不完整，周围有岛状分布的异型增生上皮，考虑为腺瘤合并浸润型癌（腺瘤内癌，恶性成分仅累及 Vater 乳头部，浸润深度为 pT1a）（ⓓ）。

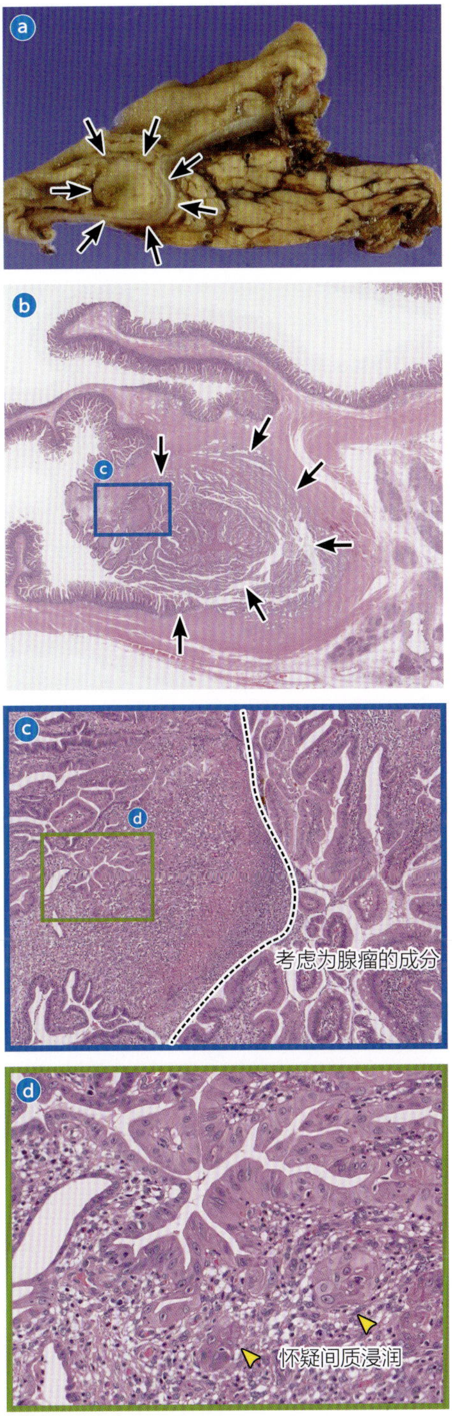


## 病理诊断

**病理诊断** 十二指肠乳头腺瘤癌变（adenocarcinoma in adenoma）

**鉴别诊断** **管状腺癌：**在无间质浸润的情况下，只能依据细胞和组织结构的异型性大小来判定恶性程度，分辨其属于腺瘤还是腺癌，此种情况下进行病理评价时可能较为困难。

**+α 知识（附加知识）**

- **乳头部癌的肉眼形态类别可分为肿块型**（非暴露性肿块型和暴露性肿块型）、**混合型**（以肿块为主的溃疡型和以溃疡为主的肿块型）、**溃疡型**及其他类型（一般型、息肉型和特殊型等）。
  - ▶ 在肿块型中，高分化腺癌的比例较高；而在溃疡型中，低分化腺癌的比例较高。
- 对于直径较大且伴有糜烂的肿瘤样病变，以及相邻十二指肠黏膜皱襞向心性聚集、胰管和胆管扩张等现象出现时，应考虑浸润癌，并予以重点关注。

Vater 乳头部癌的局部进展分期（pT 分期）❶

| | | UICC | 胆管癌临床诊疗指南 |
|---|---|---|---|
| pTis | | 上皮内癌 | |
| pT1 | pT1a | 浸润深度达到乳头部黏膜层（M）或 Oddi 括约肌层（OD） | pT1a（M）浸润深度至黏膜层 |
| | | | pT1a（OD）浸润深度达到 Oddi 括约肌层 |
| | pT1b | 浸润深度超过 Oddi 括约肌层（即 Oddi 括约肌周围组织浸润），合并 / 或存在十二指肠黏膜下层浸润 | |
| pT2 | | 浸润深度达到十二指肠固有肌层 | |
| pT3 | pT3a | 侵犯胰腺实质，浸润深度不超过 5mm | |
| | pT3b | 侵犯胰腺实质，浸润深度超过 5mm，以及存在胰腺周围组织或十二指肠浆膜层浸润（未侵及腹主动脉或肠系膜上动脉） | |
| pT4 | | 出现肠系膜上动脉、腹主动脉、肝总动脉侵犯 | 出现肠系膜上动脉、腹主动脉、肝总动脉、门静脉侵犯 |

**一句话点拨** 进行乳头部肿瘤的病理诊断时，明确标本的相对位置和组织细胞的异型程度至关重要。

# 0 正常结构和病变的特征

福嶋敬宜，菅野 敦

## ■ 胰腺的正常结构

- 胰腺位于腹膜后，后壁部分紧贴后腹壁，前壁部分被腹膜所包裹。
- 胰腺是一种同时具有**内外分泌功能的腺体器官**，由**胰管**、**腺泡**（外分泌部分）和朗格汉斯岛（内分泌部分，即胰岛）组成（ⓐⓑ）。
- 腺泡细胞占胰腺的大部分，其胞浆内含有酶原颗粒，能分泌多种消化酶，如胰蛋白酶原、胰凝乳蛋白酶原、脂肪酶和淀粉酶等。
- 腺泡细胞分泌的胰液经胰管分支汇入**主胰管**（Wirsung 管）和**副胰管**（Santorini 管），再通过 Vater 乳头和十二指肠小乳头进入十二指肠。
- 胰管由单层立方上皮细胞构成，导管周围有少量**附属腺体分布**（ⓒ）。
- 朗格汉斯岛（ⓑ）由多种内分泌细胞组成，主要有分泌胰高血糖素的 A 细胞、分泌胰岛素的 B 细胞、分泌生长抑素的 D 细胞和分泌胰多肽的 PP 细胞。

## ■ 胰腺 EUS-FNA 标本的观察要点

- 在日本，**超声内镜辅助细针抽吸（EUS-FNA）活检**是诊断胰腺结节性病变的常用方法，主要用于诊断或鉴别胰腺导管癌。除此之外，胰管起源以外的肿瘤，如神经内分泌肿瘤（PanNET）、腺泡细胞癌（ACC）和实性假乳头状瘤（SPN）也可通过 EUS-FNA 进行活检，因此在实际临床工作中，要充分考虑上述疾病的可能，仔细进行鉴别诊断（图 1）。
- 如果 EUS-FNA 标本中含有肿瘤样的组织或细胞，首先要判断**肿瘤是否来源于胰腺导管上皮**。由于 EUS-FNA 需要穿透胃或十二指肠内壁进行标本采集，因此标本很有可能受到胃和十二指肠黏膜上皮的污染，要注意与肿瘤性上皮组织进行区分。
- 如果确认标本组织属于**胰腺导管上皮细胞**，还要进一步判断其是否为**腺癌组织**，这个环节较为困难。在进行判断时，可参考图 1 所示的流程。
- 如果怀疑肿瘤组织起源于**胰腺导管以外**，首先要根据临床资料（包括影像学检查）缩小鉴别诊断的范围，然后进行免疫组化染色明确诊断。胰腺神经内分泌肿瘤发生频率较高，与腺泡细胞癌的鉴别主要依靠神经内分泌

ⓐ 胰腺

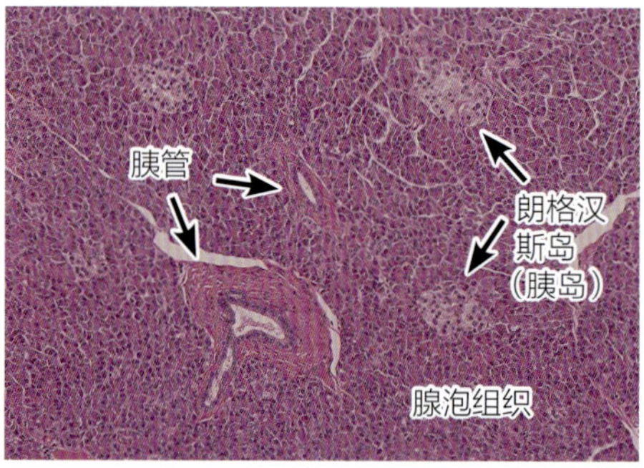


ⓑ 胰腺

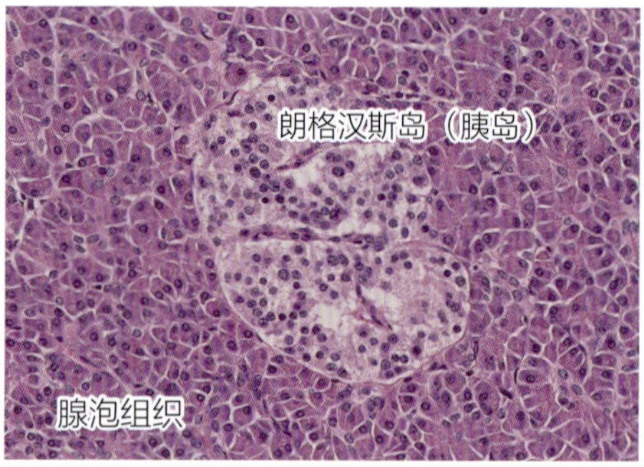


ⓒ 胰管

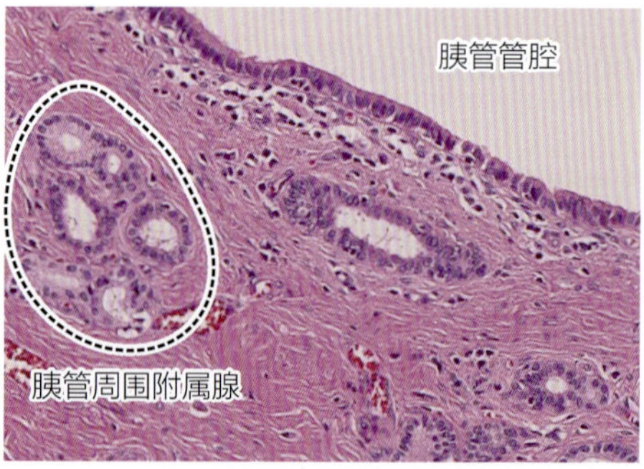


ⓓ EUS-FNA 标本（神经内分泌肿瘤）

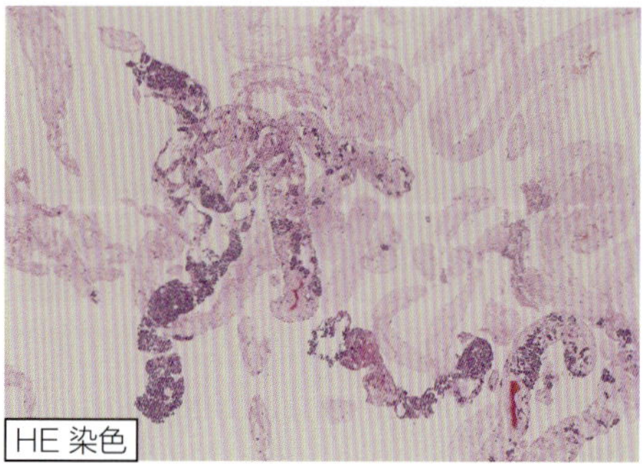

标志物（嗜铬粒蛋白 A、突触素和 INSM-1 等）和腺泡细胞标志物（胰蛋白酶和 BCL10）联合进行免疫组化染色（ⓓ ~ ⓕ，下表）。确定为 PanNET 后，要进一步测定 Ki-67 的阳性细胞比例并进行肿瘤分级。

## 术中快速病理标本的观察要点

· 在胰腺切除术中，应行术中标本快速病理（术中冰冻病理）检测，送检组织包括肿瘤、胰腺残端、淋巴结、疑似肝转移或腹膜播散的结节等。特别是在评估肿瘤远端胰腺切缘时，由于标本常合并慢性胰腺炎导致的纤维化和导管萎缩，因此与癌性浸润的鉴别存在较大困难。此外，实际手术所形成的切缘往往不规则，切缘组织可能在切除过程中受到挤压或电刀热损伤，影响标本的观察，因此建议从切缘稍远的 2 ~ 3mm 处取深层组织标本。在新鲜切面处进行取样可在一定程度上提高切缘判断结果的准确率。

· 术中快速诊断的技巧与活检诊断类似，但首先要观察上皮成分（包括胰腺导管、胰管分支和导管样化生组织等）是否呈现为以胰管为中心的小叶结构。在使用冰冻切片标本进行快速诊断时，如果只关注单个腺管或细胞并仅在高倍镜下观察，可能更容易受到标本制作过程中人为因素的影响，从而增加诊断的困难。

## 胰腺手术切除标本的切片方式和病变观察要点

### 福尔马林固定前的标本处理方法

· 胰十二指肠联合切除标本结构比较复杂，包括十二指肠、胃、门静脉和胆管等多个组成部分，因此在进行标本观察时，首先应尝试将其尽量还原为在体内的相对位置。然后通过触摸确定主要病变的部位，并在牢记病变部位的同时切开并平铺十二指肠。在制作胆管病变的病理标本时，通常需要沿纵轴切开胆管并平铺，但在制作

ⓔ EUS-FNA 标本（神经内分泌肿瘤）

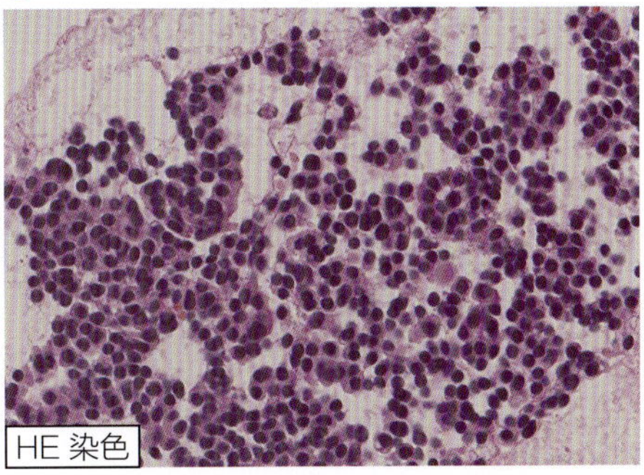


ⓕ EUS-FNA 标本（神经内分泌肿瘤）

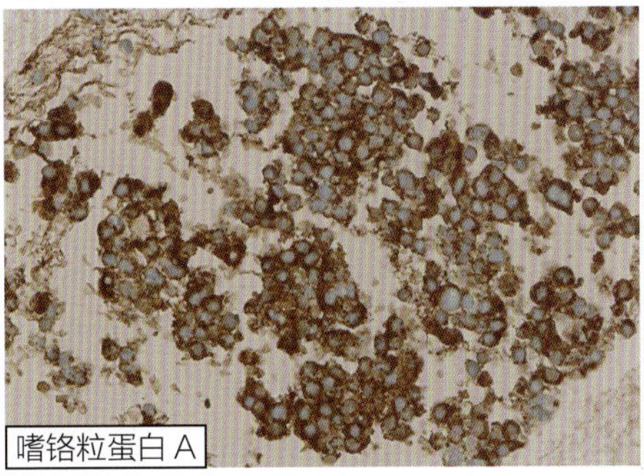


PanNET、ACC 及 SPN 的免疫组化染色

| | PanNET | ACC | SPN |
|---|---|---|---|
| 突触素 | + | − | − |
| 嗜铬粒蛋白 A | + | − | − |
| INSM-1 | + | − | − |
| BCL10 | − | + | − |
| 胰蛋白酶 | − | + | − |
| β-连环蛋白（胞核） | − | − | + |

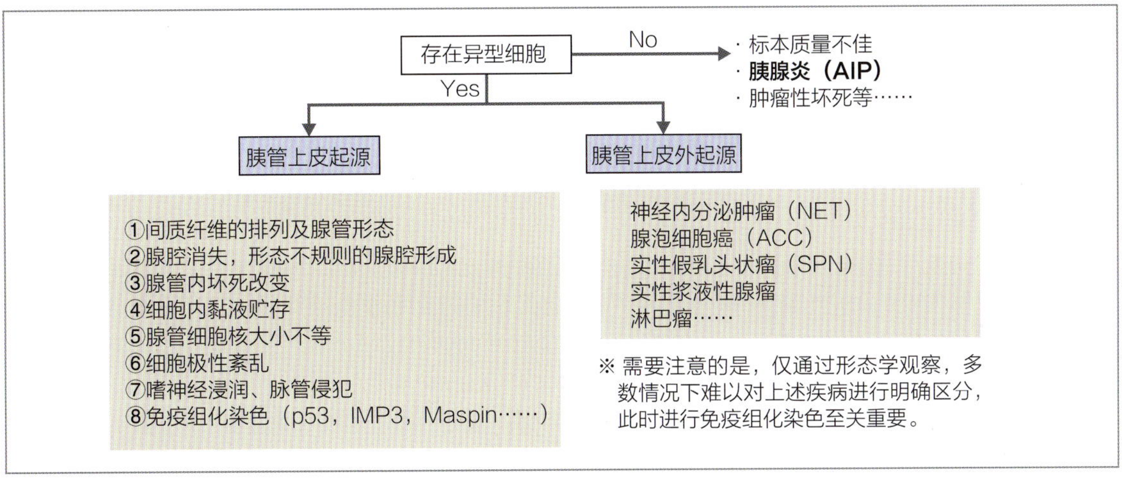


图 1　胰腺病变的处理流程

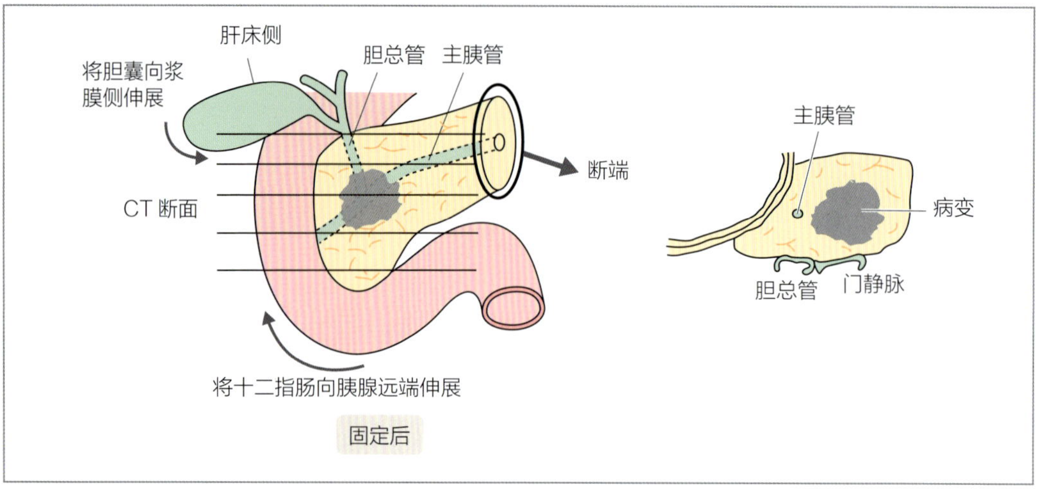


图2　胰头十二指肠联合切除标本的切片方法

胰腺病变的标本时，一般不切开胆管，而是将胰腺以较小张力固定在标本板上，保持其与在**体内相似的空间位置（胰腺在前，胆管在后）**。这种方法与将胆管切开后将胰腺朝下固定到标本板的方法相比，胰腺的空间位置与在体内的位置更加相似，更便于与影像学结果进行对比。但这种方法需要向胆管腔内充分灌注福尔马林，以防止胆管上皮脱落。

- 对于胰腺导管内的肿瘤，通过切开并平铺扩张的胰管可以较容易地了解病变的范围及其与主胰管的关系。如果制备的标本结构完整，在对标本进行固定处理后，标本比三维影像重建更能清楚地显示病变的范围。

## 福尔马林固定后的标本切片方法

- **胰十二指肠切除标本**的胰腺组织切片制备方法有两种，均在《胰腺癌临床诊疗指南》中有介绍。为了与影像检查图像相对应，保证准确性和一致性，建议对**切缘以外的胰腺切除组织**采用水平切片法（图2）。对于**胰腺远端切除标本**，为了清楚显示病灶与主胰管及周围组织的关系，通常采用与**主胰管垂直的切片方法**（图3）。

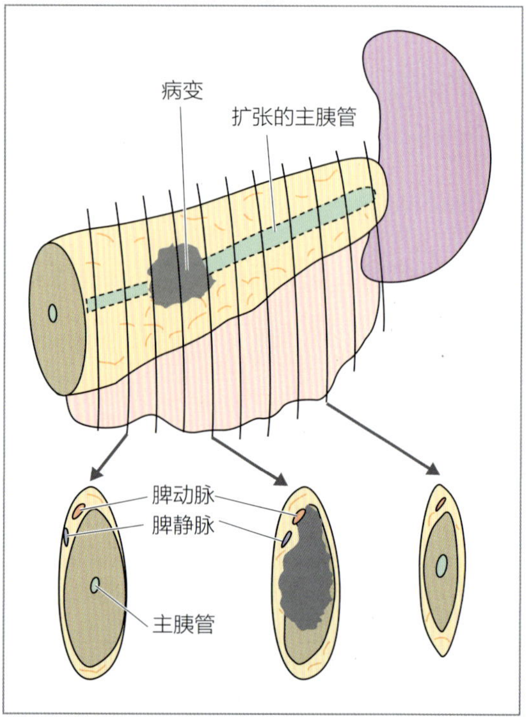


图3　胰体尾部切除标本的切片方法

- 胰腺标本应制作成连续的切片（间隔为4～5mm），并用细探针检查每个切片中**胰管和胆管的走向**，同时在切片示意图上进行标记。此外，应尽可能在观察该标本的造影影像资料的同时确认胆管和胰管的狭窄程度。这些步骤的目的是在对病理标本进行预处理的同时，确定肿瘤与其他脏器的相对位置和肿瘤的侵犯范围。否则，在经过预处理之后的病理标本上获取这些信息将非常困难，甚至不可行。
- 在对组织结构和病变所见进行记录以后，应通过想象从头开始对上述内容进行立体重建，这个步骤非常重要。理想情况下，应能够根据病理切片的排列顺序，重绘病变的**三维结构图**。
- 对于胰腺组织的切面部分，应将无肿瘤成分的切面部分包括在内，将所有的切缘作为组织标本进行

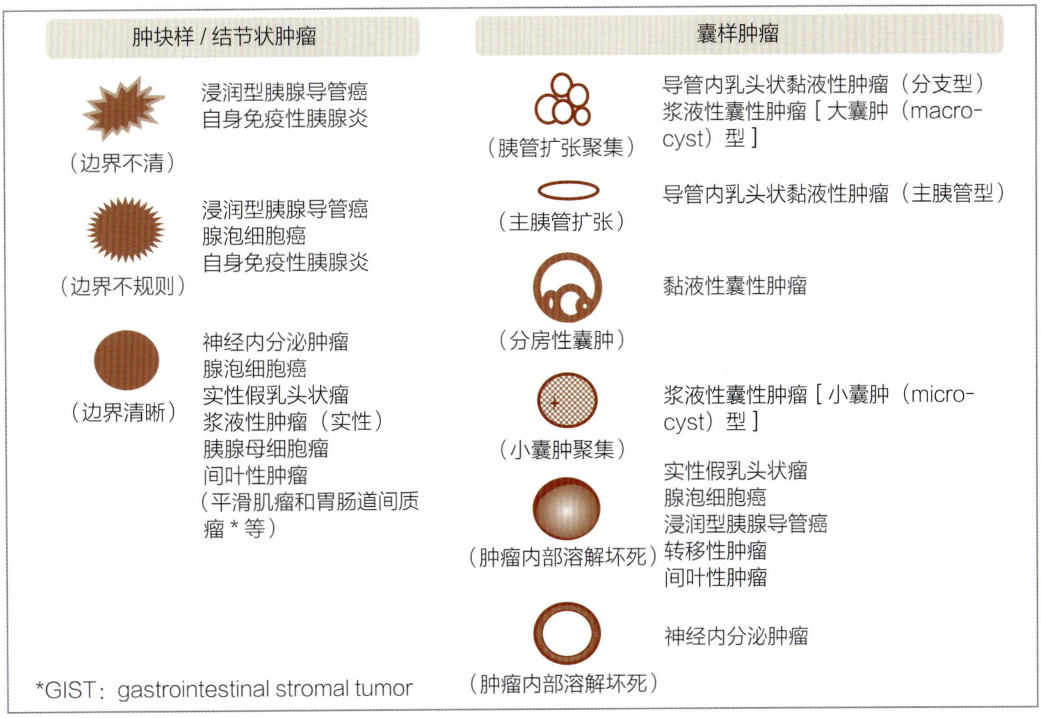


图 4　胰腺病变的肉眼观察分类

病理检查。

## 胰腺病变的观察要点

· 在观察胰腺病变时，首先应明确病变的部位、性质（实性或囊性)、质地（软或硬）和黏液性等肉眼可见的特征，以便进行后续的鉴别诊断（图 4)。此外，还应结合患者的性别和年龄等基本信息及其他临床资料，以提高诊断的准确性。

· 对于呈**肿块状或结节状的病变，应进一步明确病变的形态、边界清晰度、钙化情况、坏死程度、出血情况、黏液分泌量、实性和纤维性成分的比例，以及周围组织的改变**，如胰管是否扩张，胰腺是否萎缩、是否存在脂肪填充等，结合影像学检查结果进行综合分析，对于诊断有重要意义（图 5)。

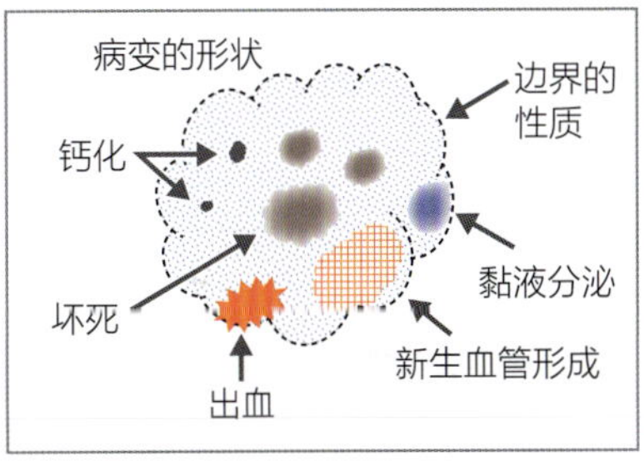


图 5　肿块状 / 结节状病变的组织学观察要点

· 在进行胰腺癌的诊断时，术中快速病理诊断的注意事项已在前文介绍过，在间质纤维成分内的小腺管受到肿瘤浸润时的病理表现，与胰腺导管的萎缩或导管上皮的化生相鉴别是较为困难的。在这种情况下，需要通过低倍镜观察，**对胰腺导管的分布和小叶结构进行“整体把握”。如果是肿瘤浸润的情况，在小叶结构中可见大量杂乱无章的肿瘤性腺管分布**。另外，如果观察到**胰腺导管与动脉相互靠近的表现**，也应考虑是肿瘤浸润所致，因为在正常的胰腺组织中一般不会出现这种变化。此外，还应注意有**无神经侵犯和血管侵犯等征象，同一腺管内细胞核的均一程度，以及腺管内是否有坏死物质，这些都是高度提示恶性病变可能的线索。**

难易度 ★☆☆

# 1 胃癌及结肠癌随访观察发现的胃浸润型胰腺肿瘤

福嶋敬宜，菅野 敦

**病例** 男性患者，76 岁，既往有胃癌和结肠癌史，定期随访复查。近期复查腹部 CT 显示胰尾部有一肿瘤性病变，行超声内镜下细针穿刺活检（EUS-FNA）。病理诊断结果提示腺癌，考虑来源于胰腺，进一步行胰体尾切除联合胃部分切除术。

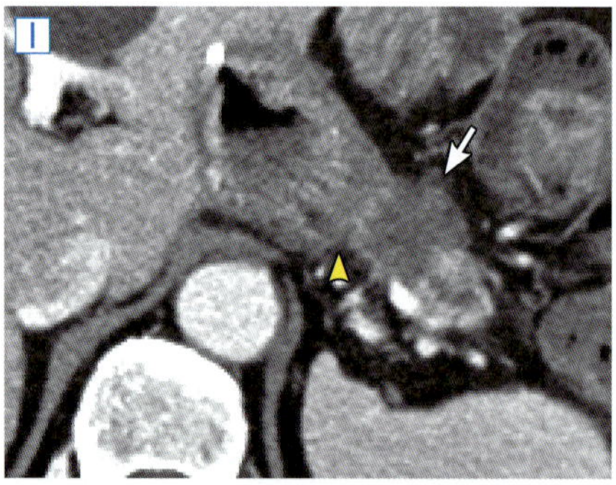

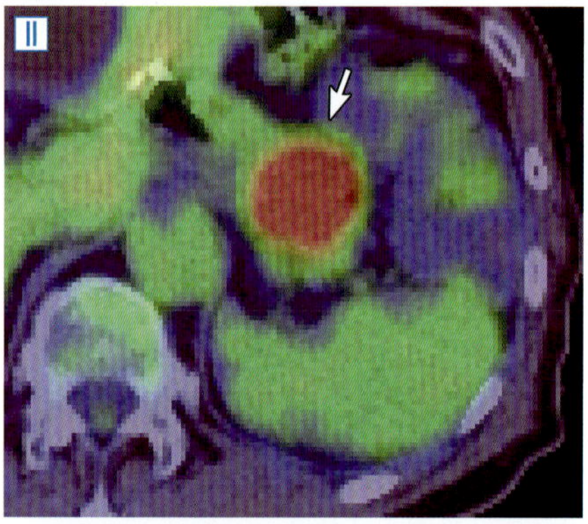

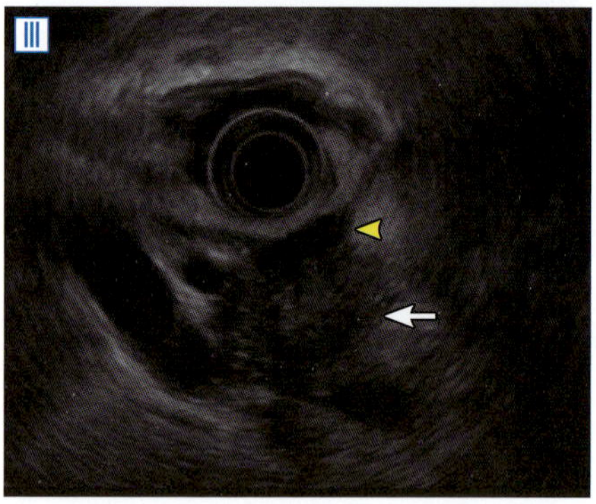

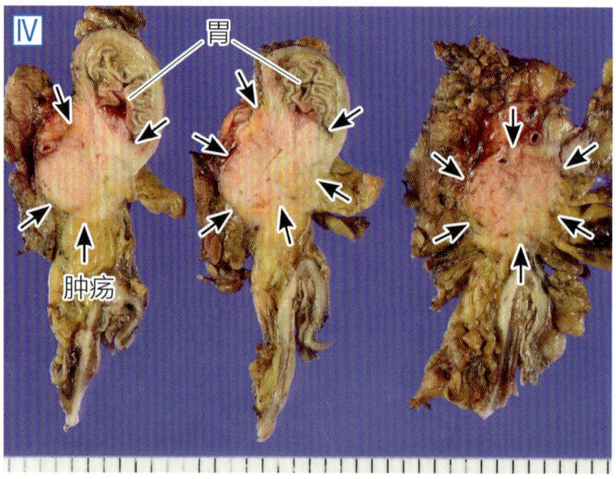


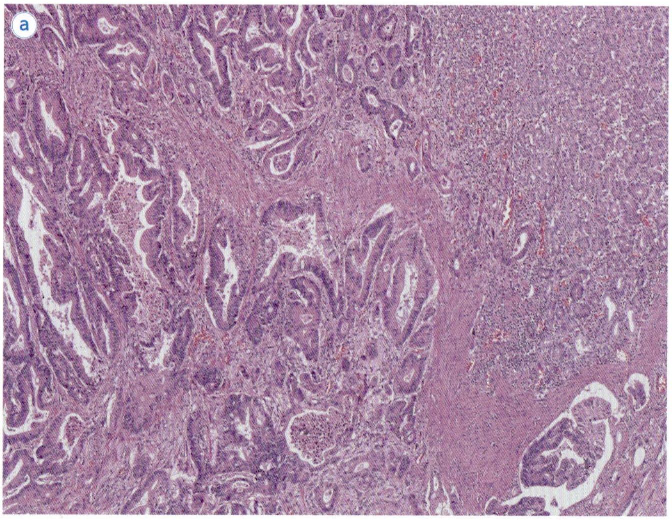

Ⅰ 腹部 CT：提示胰尾部存在一肿瘤性病变（⇨），病变无明显增强效应，胰尾部胰管扩张。肿瘤与胃壁关系不清，考虑存在胃壁侵犯的可能（▶）

Ⅱ FDG-PET：提示胰尾部存在肿瘤性病变，病变 FDG 摄取能力强，提示代谢活跃（⇨）

Ⅲ EUS：提示胰尾部存在一形状不整、界限相对清晰、内部高低回声信号混杂的肿瘤性病变（⇨），肿瘤存在胃壁侵犯可能（▶）

Ⅳ 手术切除标本（肉眼观察切面）

ⓐ HE 染色切片（中倍放大）

## 临床医生的疑问

❶通过 EUS-FNA 采集到的胰腺癌病理组织的特点有哪些？

❷EUS-FNA 对于本病的正确诊断率有多高？其造成肿瘤细胞腹膜播散的风险有多大？

## ■ 病理切片的解读

· 肉眼观察标本，可见胰尾部肿瘤包绕切除的部分胃壁组织，两者紧密粘连。肿瘤边界不清楚，呈灰白色，符合浸润型胰腺导管细胞癌的特征（标本中红色部位是福尔马林固定不充分所致）（Ⅳ）。

· 显微镜下观察胃壁与肿瘤粘连的部分，可见胃壁内存在肿瘤细胞浸润（a）。

· 通过 EUS-FNAB 采集的病理标本，明确显示纤维组织内大量异型腺管成分浸润，可据此较容易地作出腺癌的诊断（b）。通过细针穿刺抽吸（FNA）获得的标本，异型上皮多呈碎片状❶，因此对细胞异型性的评估尤为重要。

· 放大切片观察，可见结构清晰的腺管结构及部分不太明显的腺管结构，还有呈条索状排列的腺管细胞。❶（c d）。

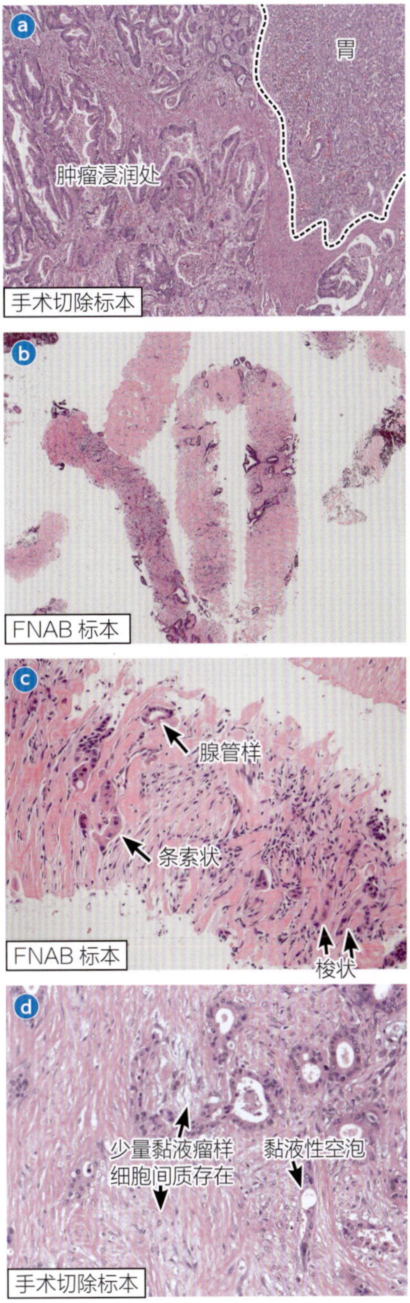


## ■ 病理诊断

**病理诊断** 浸润型胰腺导管腺癌（invasive ductal carcinoma of the pancreas）

**鉴别诊断** 需与患者既往的胃癌和结肠癌进行鉴别。

· **结肠癌：**组织类型多为管状腺癌，细胞呈圆柱形，异型性显著，常见坏死性变。一般而言，纤维化反应不如胰腺癌明显。通过免疫组织化学染色，检测 CK7（-）、CK20（+）及 SATB2、CDX2 等指标，可有助于与胰腺癌相鉴别。

· **胃癌：**胃癌的组织形态呈多样性，因此鉴别诊断有一定难度。此外，免疫组织化学染色中也缺乏特异性的鉴别指标，需要根据肿瘤的进展情况等临床资料进行综合判断。

· **非肿瘤性胰腺上皮：**通过 EUS-FNA 采集到的病理标本中，如果采集到的异型上皮组织呈碎片状，往往需要鉴别其是否为非肿瘤性上皮或胰腺癌上皮，这一点非常重要（参见第 7 章第 0 节）。

**+α 知识（附加知识）** **胰腺癌诊断及 EUS-FNA：**EUS-FNA 对本病的诊断具有较高的敏感性和特异性，因此在鉴别胰腺癌和其他类型的胰腺肿瘤时具有重要意义❷，常用于各种胰腺肿瘤的病理诊断。据报道，与该检查技术相关的各类并发症的发生率约为 2%❷。此外，该检查导致肿瘤细胞播散（needle tract seeding）的情况极为罕见，主要见于胰体尾部癌的病例，另外还有少数胃壁穿刺部位出现肿瘤细胞种植（seeding）的病例❷。

**一句话点拨** 胰腺是其他器官癌症的常见转移目标之一，因此对于有其他器官癌症既往史的患者，需仔细鉴别胰腺肿瘤是原发性还是转移性。

# 2 胰头部直径 1cm 的肿瘤性病变

福嶋敬宜，菅野 敦

**病例** 男性患者，67 岁，有慢性胰腺炎和胰腺囊肿病史，定期复查。近期复查发现胰腺尾部萎缩，造影剂充盈不良，为进一步诊断和治疗，转诊至我院。我院行胰液细胞学检查发现了腺癌细胞，临床诊断为胰腺癌，手术切除适应证存在。术前给予两周期新辅助化疗（化疗方案：吉西他滨），随后行胰体尾部切除术。

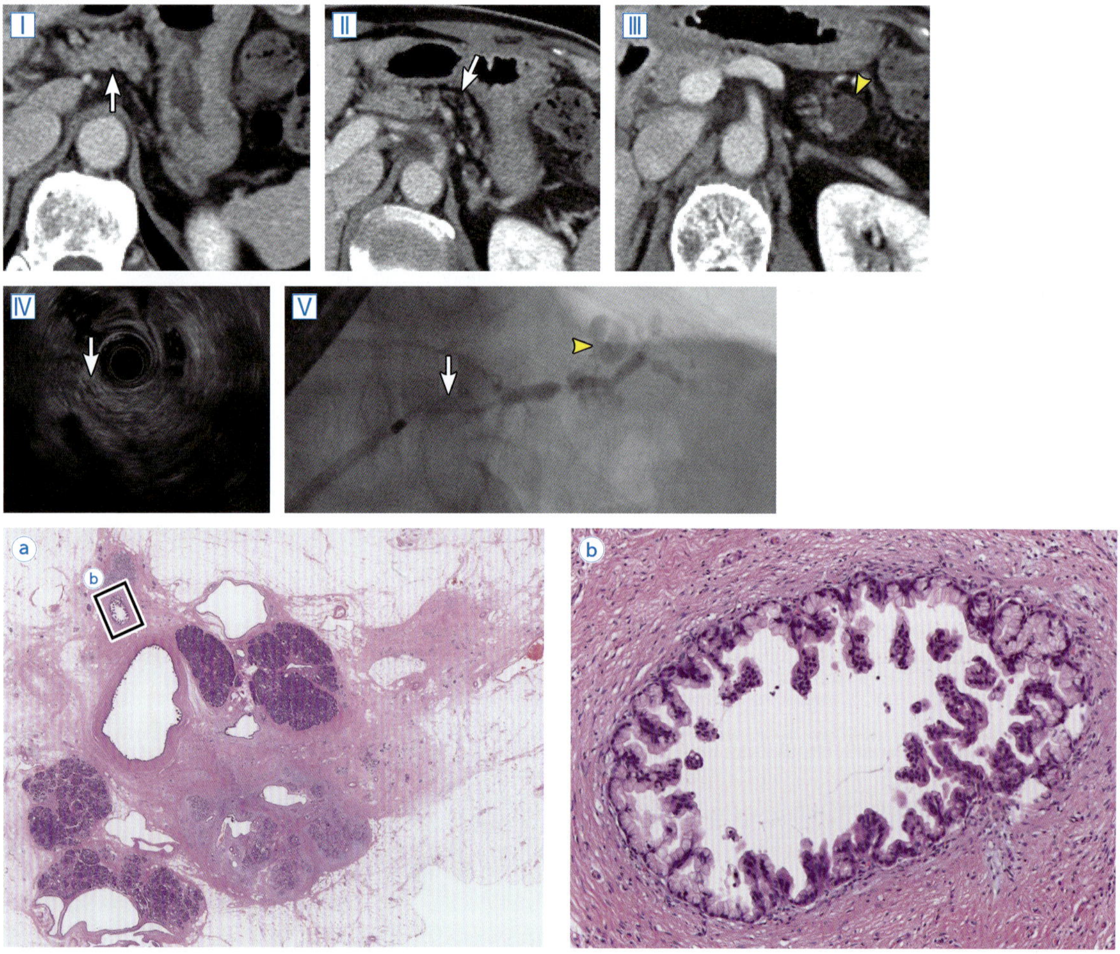


Ⅰ 腹部 CT：胰体部胰腺实质结构相对完好（⇨）
Ⅱ 腹部 CT：胰尾部部分胰腺实质明显萎缩（⇨）
Ⅲ 腹部 CT：胰尾部可见一囊肿样病变，考虑为胰液蓄积形成（▷）。肿瘤位置及结构显示不良
Ⅳ EUS：胰尾部胰腺实质萎缩（⇨）。肿瘤位置及结构显示不良
Ⅴ ERCP：胰体部至胰尾部主胰管狭窄（⇨），狭窄程度无明显变化，胰尾部囊肿内有造影剂充盈（▷）
ⓐ HE 染色切片（组织全貌），ⓑ HE 染色切片（中倍放大）

**临床医生的疑问**

❶ 如何确定本病例的胰腺癌侵袭范围?
❷ 胰腺癌术前辅助化疗的疗效评估标准是什么?

## ■ 病理切片的解读

- 组织全貌切片显示，胰腺实质萎缩和纤维化，胰管扩张较多见（a）。扩张的胰管内有上皮内癌的成分存在，但是在评估化疗后的组织学疗效时，胰管内的病变不作为评价标准（b）。❶
- 在接受过胰腺癌化疗的胰腺组织中，可见散在的纤维增生、黏液湖形成（c）、泡沫样巨噬细胞聚集（c）和异物反应性肉芽肿等改变，这些改变反映了治疗前癌组织的存在。根据这些病理特征，可以推测治疗前癌组织的侵犯范围。
- 治疗后癌组织的残留程度取决于镜下观察到的癌细胞的分布范围。但是即使仍有活性的癌细胞，也常伴有细胞质变性的现象，这可能导致误诊（d）。❶

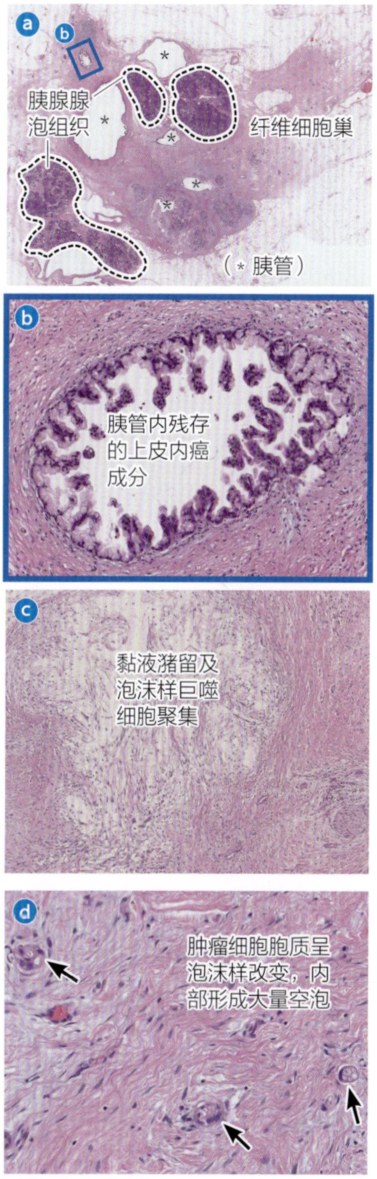


## ■ 病理诊断

**病理诊断** 浸润型胰腺导管腺癌术前新辅助化疗后疗效评估 Grade 3（residual invasive ductal carcinoma, therapy effect Grade 3, status post chemotherapy）

**鉴别诊断** 胰管萎缩：细胞异型性是鉴别诊断的关键，同时病灶与周围组织的结构关系也是鉴别诊断的重要依据。

**+α 知识（附加知识）** 胰腺癌术前新辅助化疗的组织学疗效评价标准是国际上的研究热点。日本使用的标准基于《胰腺癌临床诊疗指南（2016）》（表 1）的分类方法，而国际上最常用的标准是 CAP 分类法（表 2）。临床诊疗指南的分类方法根据治疗前肿瘤负荷的推测和治疗后肿瘤残留的比例来评估疗效，CAP 分类法则只根据治疗后肿瘤残存的量来评估疗效。❷ 两者的评价标准有很大差异。目前，由于越来越多的患者在手术前进行了新辅助化疗，因此上述评价方法正处于调整过渡阶段，在实际的临床诊疗中，通常会综合考虑两种方法的评价标准来评估疗效。

表 1　化疗 · 放疗后的组织学疗效评价标准（临床指南分类）[1]

| | |
|---|---|
| Grade 1 | 疗效轻微或无效（poor or no response）<br>治疗效果差（癌组织推测残留比例大于 50%）<br>Grade 1a：癌组织推测残留比例大于 90%<br>Grade 1b：癌组织推测残留比例介于 50%～90% 之间 |
| Grade 2 | 疗效中等（moderate response）<br>评估残存有活性的癌细胞处于中等量水平（癌组织推测残留比例介于 10%～50% 之间） |
| Grade 3 | 疗效显著（marked response）<br>评估仅有少量有活性的癌细胞残存（癌组织推测残留比例介于 10%～50% 之间） |
| Grade 4 | 完全起效（complete response）<br>未发现有活性的癌细胞残存 |

表 2　肿瘤消退评分（Tumor Regression Score）（CAP 分类）[2]

| | |
|---|---|
| 0 | 无存活癌细胞（完全缓解，complete response） |
| 1 | 存在单个癌细胞或数个癌细胞形成的细胞团（几乎完全缓解，near complete response） |
| 2 | 癌细胞数量大幅减少，但仍有单个癌细胞及癌细胞组成的团块分布（部分缓解，partial response） |
| 3 | 大量癌细胞残留（无治疗有效证据存在）（缓解不佳或无缓解，poor or no response） |

**参考文献**

[1] 日本膵臓学会编 . 膵癌取扱い規約 . 第 7 版 . 金原出版，2016.

[2] College of American Pathologists：Protocol for the examination of specimens from patients with carcinoma of the pancreas. Version:4.0.0.1, 2017.

**一句话点拨**　接受术前化疗后的胰腺癌，由于残留的肿瘤和再生的组织混杂，因此疗效评价较为复杂，此时应首先准确判断残留肿瘤的分布和程度。

难易度 ★★☆

# 3 老年男性的胰管连续性狭窄、胰腺实质萎缩及胰尾部胰管扩张样病变

福嶋敬宜，菅野 敦

**病例** 男性患者，79岁，因IgA肾病就诊，检查发现肿瘤标志物升高，进一步行腹部CT和MRI检查。影像学检查结果显示胰管扩张和胰腺萎缩。后多次采集胰液进行细胞学检查，发现胰液中含有腺癌细胞，进一步行胰体尾切除术。

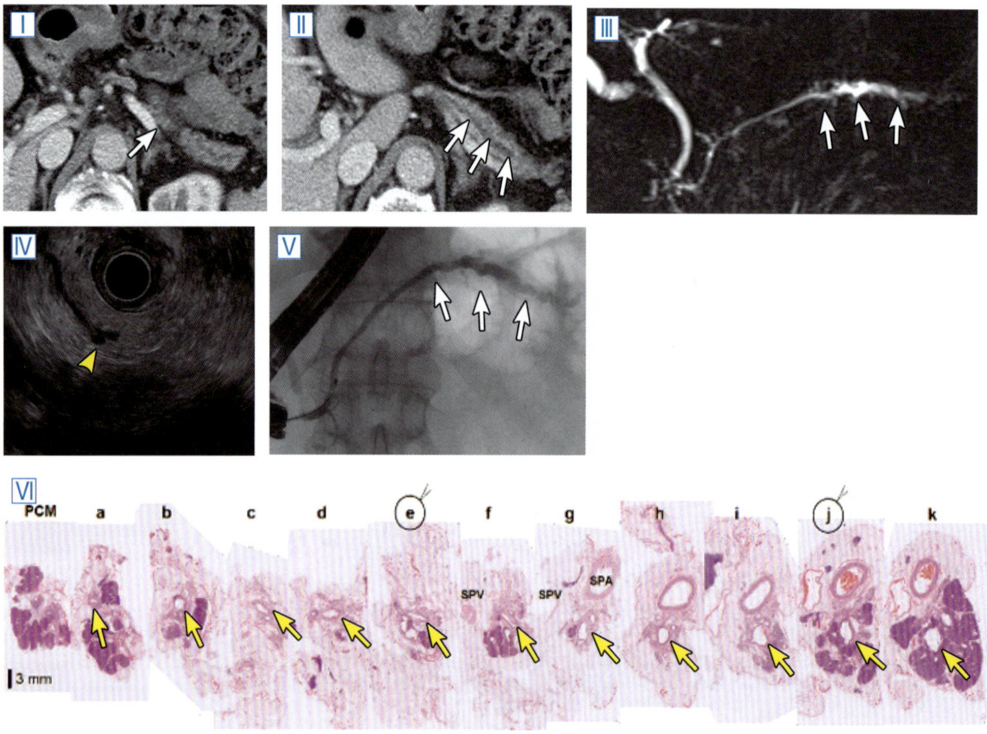


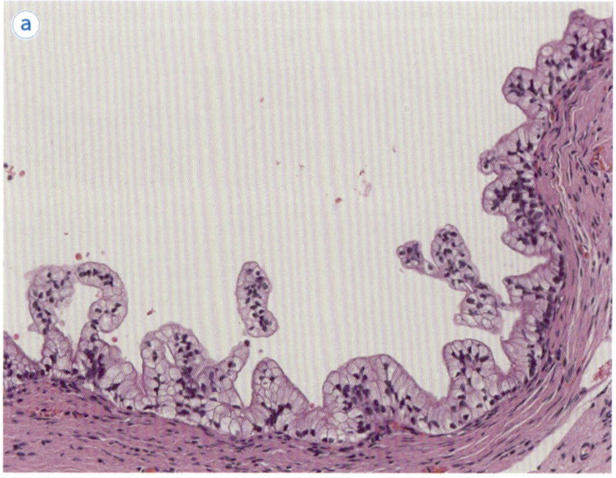


Ⅰ 腹部CT：胰体部胰腺实质明显萎缩（⇨）

Ⅱ 腹部CT：胰尾部胰腺实质结构相对保持，胰尾部胰管轻度扩张（⇨）

Ⅲ MRCP：胰体部及后方主胰管逐渐扩张（⇨），对应部位的胰管分支也存在扩张改变

Ⅳ EUS：可见胰体部胰管分支扩张（▷），后段胰尾部胰管亦存在轻度扩张

Ⅴ ERCP：胰体部及后方主胰管逐渐扩张（⇨），未见胰管狭窄样改变

Ⅵ 手术切除标本（组织全貌）：主胰管（⇨）观察切片b～i可见胰腺实质萎缩及脂肪填充现象

ⓐ HE染色切片（高倍放大）

**临床医生的疑问**

❶ 如何确定本例中上皮内癌的生长范围及浸润情况？

## 病理切片的解读

- 胰腺标本的组织全貌切片显示，主胰管完整无断裂。另外，可见部分胰腺实质（紫色区域）萎缩并被脂肪组织替代（Ⅵ b ~ i）。
- 低倍镜下，主胰管腔内上皮表现为“竖毛样”增生（a）。
- 高倍镜下可见胞质透亮的异型细胞呈不规则乳头状增生，符合上皮内癌的诊断标准（b）。
- 免疫组化染色显示，细胞核内 p53 弥漫性阳性（c）。
- 将原位癌的范围与组织切片图像对应，可见原位癌的分布与脂肪替代原有胰腺实质的区域基本一致。❶
- 在术前胰液细胞学标本中可见细胞核增大、染色深的移行细胞呈乳头状聚集（d）。

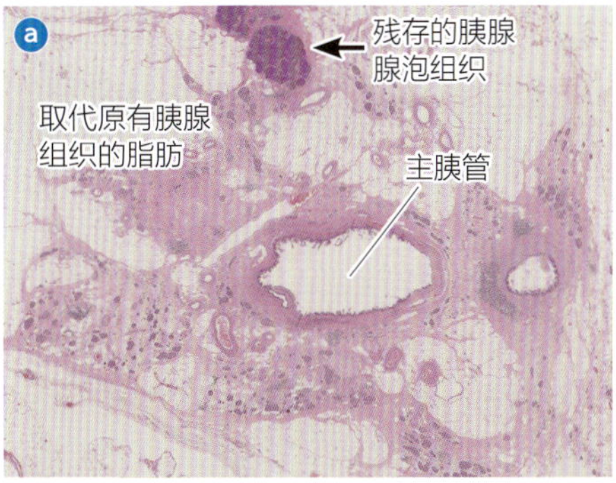


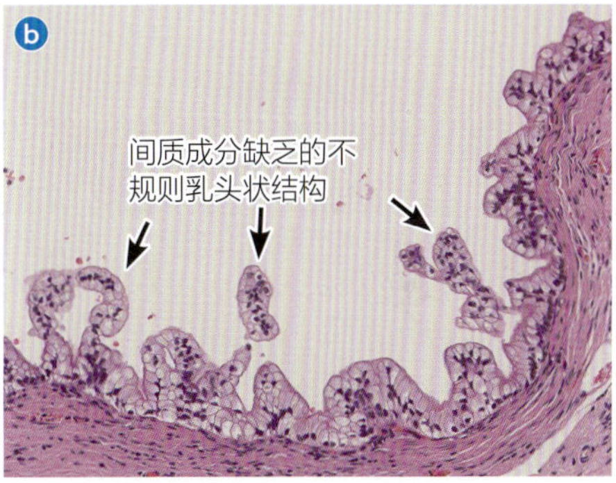


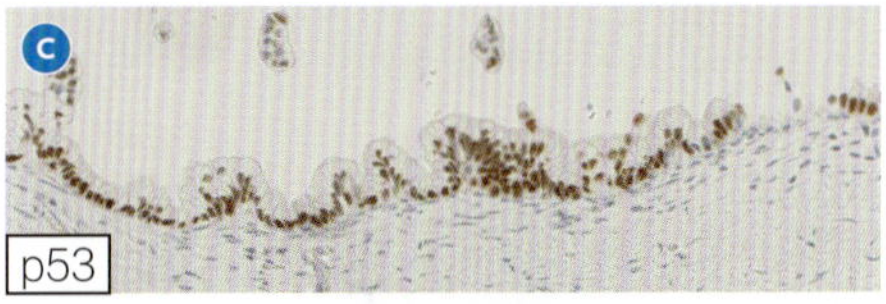


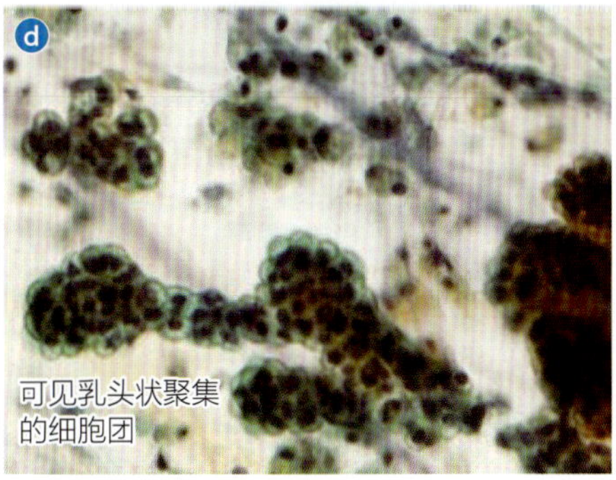


## 病理诊断

**病理诊断** 高级别胰腺上皮内瘤变（上皮内癌）[ high-grade pancreatic intraepithelial neoplasia (carcinoma in situ) ]

**鉴别诊断** 低级别胰腺上皮内瘤变（low-grade pancreatic intraepithelial neoplasia）：通常主要根据细胞的异型性来评估和鉴别，因此不同诊断者的判断结果可能存在差异。

**+α 知识（附加知识）**

- **胰腺癌癌前病变与胰管内异型上皮的关系**：胰腺癌的癌前病变可能包括胰腺上皮内瘤变（PanIN）、胰管内乳头状黏液性肿瘤（IPMN）和黏液性囊性肿瘤（MCN）等。其中，PanIN 被广泛认为是普通型胰腺导管癌的癌前病变。该病变中的基因突变与胰腺癌组织中的基因突变相一致。PanIN、IPMN 和 MCN 可根据细胞异型性的不同分为低级别（low-grade）和高级别（high-grade）两个阶段。
- **胰腺癌中常见的免疫组化染色阳性指标**：p53、IMP3、S100P 和 Maspin 等。

**一句话点拨** 上皮内癌的诊断主要基于细胞异型性的评估，如有可能，可进一步检测胰腺癌中常见的免疫组化染色阳性指标。

# 4 胰头部形状不整、界限相对清晰的肿瘤样病变

福嶋敬宜，菅野 敦

**病例** 男性患者，78 岁，因体重下降，于当地医院就诊。腹部超声显示胰头部有肿瘤性病变。为进一步明确诊断和制定治疗方案，转诊至我院。入院后行超声内镜下细针穿刺活检（EUS-FNAB）检查。

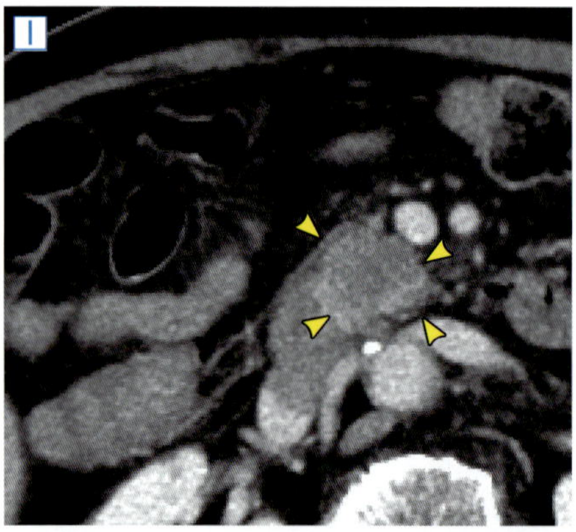

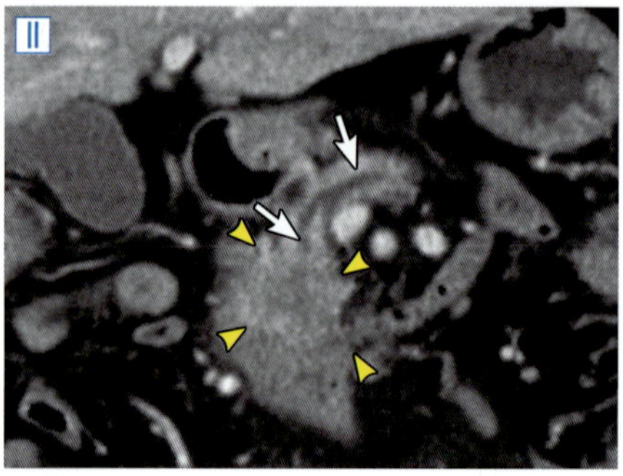

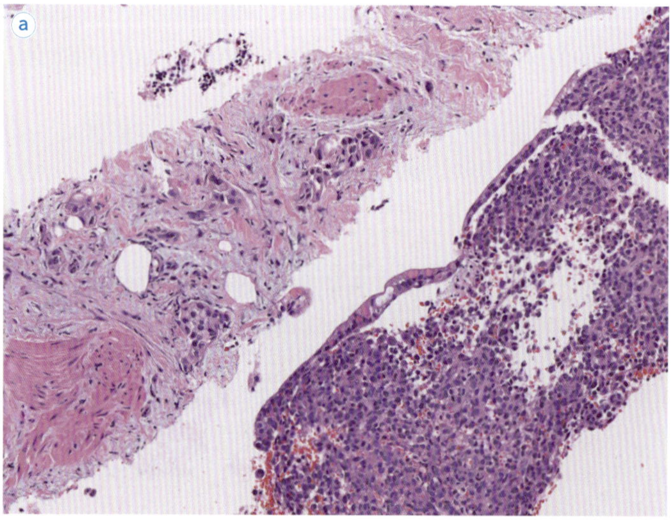

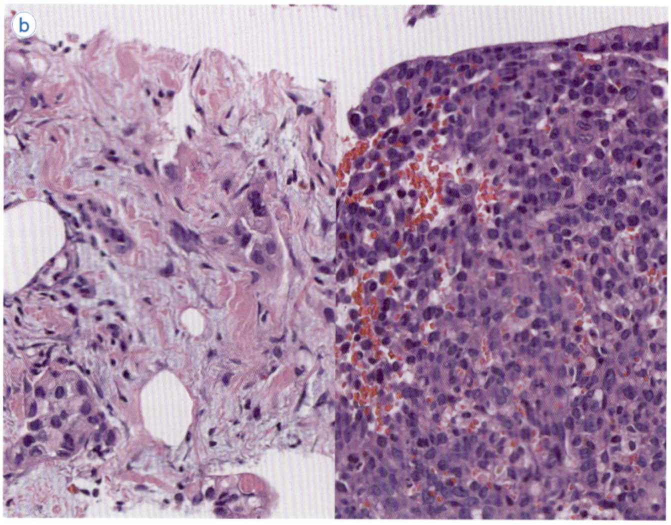

Ⅰ 腹部 CT（水平面）：提示胰头部存在一形状不整、边界相对清晰的肿瘤性病变，肿瘤边缘呈现轻度增强效应（▷）

Ⅱ 腹部 CT（冠状面）：提示肿瘤后方胰管（▷）存在轻度扩张（⇨）

ⓐ HE 染色切片（中倍放大）

ⓑ HE 染色切片（高倍放大）

## 临床医生的疑问

❶ 与一般的胰腺癌相比，胰腺未分化癌的病理组织学特征包括什么？

❷ 本病中，对于诊断有帮助的免疫组化染色指标有哪些？

## ■ 活检切片的解读

· 切片显示活检取得的病理组织内，组织的形态大致分为两种（ⓐ）。

· 一种组织形态表现为纤维组织内有小型细胞团块增殖及浸润，与一般的胰腺癌的病理组织相类似（ⓑ左）。在纤维成分增生的区域及其周围存在细胞质呈嗜酸性的平滑肌细胞，提示肿瘤组织对十二指肠的侵犯（ⓐ）。

· 另一种组织形态的特点为肿瘤细胞丰富，呈实性增生❶，肿瘤组织表面覆盖有未见明显异型的单层上皮，该上皮可能是胰腺导管上皮，肿瘤组织与该上皮之间可见过渡（ⓐⓑ右）。根据上述现象，推测肿瘤在胰腺导管附近增殖。

· 两种肿瘤成分均表现为间叶组织标记物（波形蛋白，vimentin）（ⓒ），上皮组织标记物（细胞角蛋白，cytokeratin）阳性❶ ❷。在有破骨型多核巨细胞的部位，CD68 也呈阳性❷。

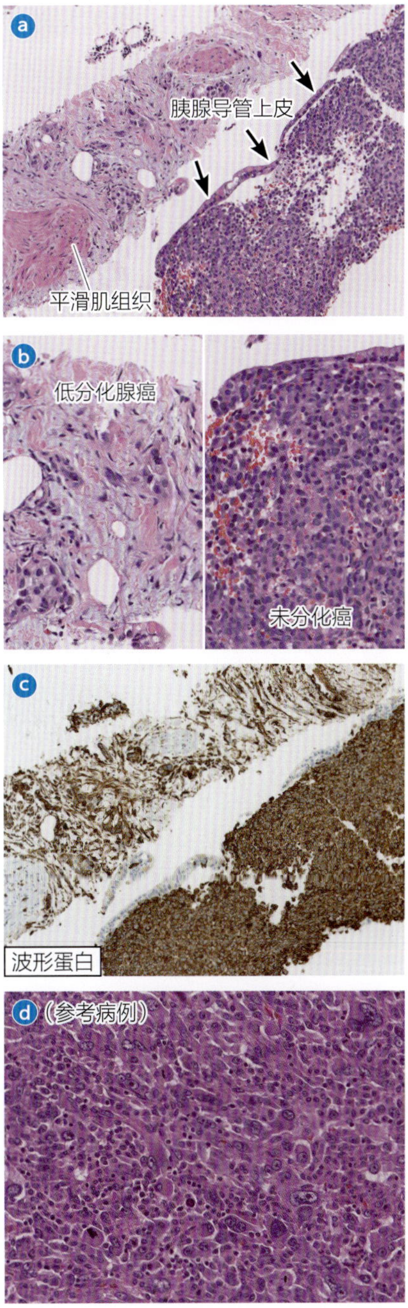


## ■ 病理诊断

**病理诊断** 胰腺间变性癌（未分化癌）[ anaplastic carcinoma (undifferentiated carcinoma) ]

**鉴别诊断**

· **浸润型胰腺癌**：一般的浸润型胰腺癌可能有少量的低分化孤立性或梭形排列的细胞浸润灶，但通常不会出现弥漫性间叶组织标记物阳性的表达，当大量间叶成分增生时，该类型的癌被称为间变性癌。间变性癌的特征是细胞多形性和异型程度明显高于一般的胰腺导管癌（ⓓ）。❶

· **腺泡细胞癌**：可通过免疫组化染色检测腺泡细胞特异性标记物（胰蛋白酶和 BCL10）进行诊断。

**+α 知识（附加知识）**

· 仅有上皮组织标记物阳性的恶性肿瘤被称为上皮性恶性肿瘤，但如果肿瘤细胞的分化方向不清楚，且间叶组织标记物（如波形蛋白等）也呈阳性，应诊断为未分化癌。

· 胰腺间变性癌是一种未分化癌，可分为有或无**破骨型多核巨细胞**的类型。无破骨型多核巨细胞的类型，根据《胰腺癌临床诊疗指南（2016）》，可进一步分为**多形细胞型**和**纺锤形细胞型**等；根据第 5 版 WHO 肿瘤分类标准，可进一步分为**间变性癌**（anaplastic）、**肉瘤样癌**（sarcomatoid）和**癌肉瘤**（carcinosarcoma）。

· 本病常表现为快速生长的巨大肿瘤，但也有少数病例呈现为胰管内生长的方式。

· 本病预后极差。

**一句话点拨** 未分化癌是一种高度恶性肿瘤，其细胞分化程度低、形态多样、分化方向不明确。

难易度 ★★☆

# 5 扩张的胰管分支内呈附壁结节样的胰管内肿瘤

福嶋敬宜，菅野 敦

**病例** 男性患者，36 岁，以肿瘤筛查为目的，行腹部超声检查，发现胰头部存在囊样病变。为明确诊断和制定进一步治疗方案，转诊至我院。腹部 CT 示胰头部胰管分支呈扩张状态，胰腺导管壁增厚，胰管内壁见附壁结节影。进一步行胰十二指肠切除术。

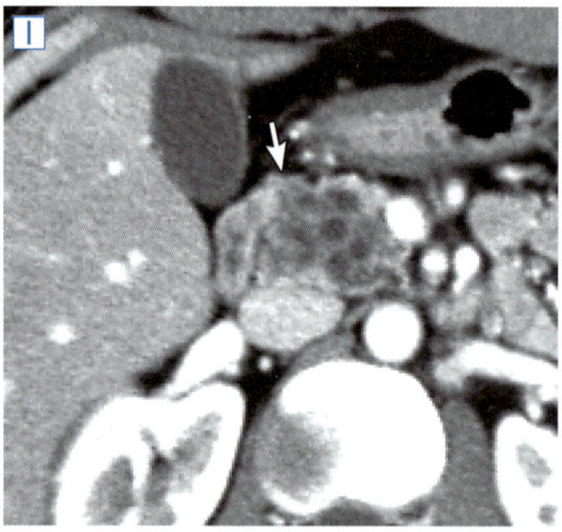
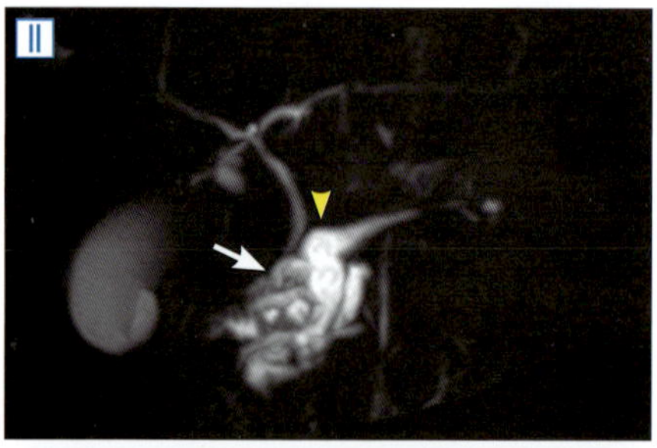
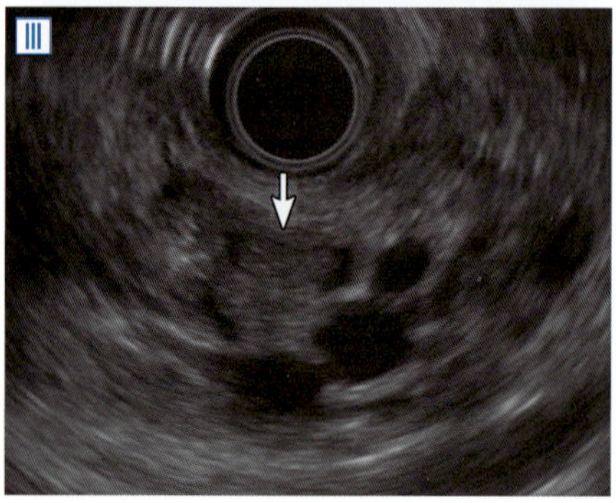
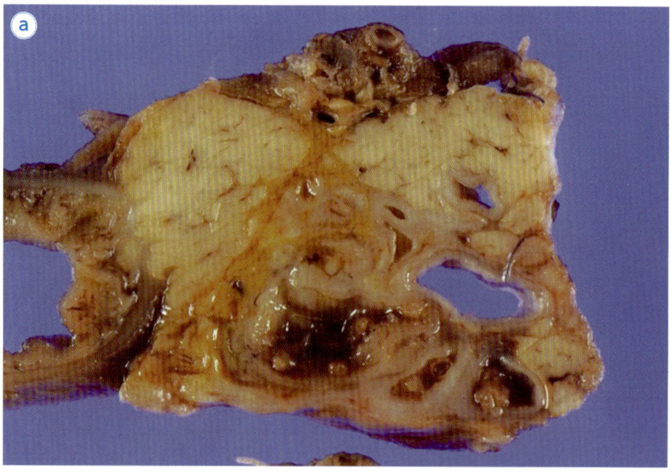
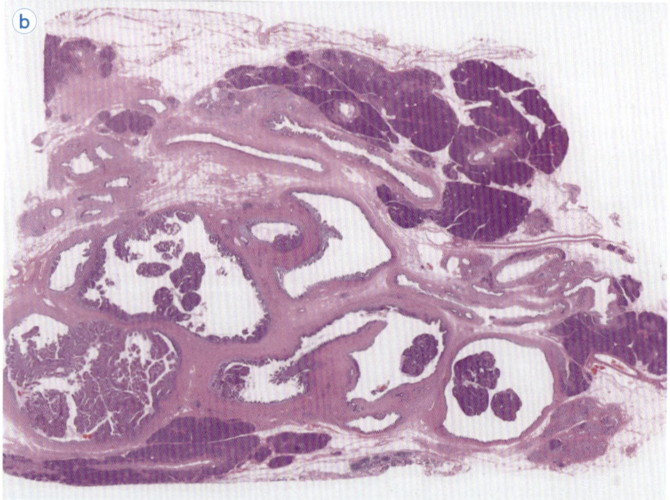

Ⅰ 腹部 CT：提示胰头部胰管分支扩张，管壁增厚（⇨）
Ⅱ MRCP：提示胰头部胰管分支（⇨）及胰尾部胰管扩张（▷）
Ⅲ EUS：提示扩张的胰管内存在一直径约为 10mm 的附壁结节（⇨）
ⓐ 手术切除标本（肉眼所见，切面），ⓑ HE 染色切片（组织全貌）

## 临床医生的疑问

❶ 胰管内肿瘤的类型及相应的特点是什么？
❷ 评价胰管内肿瘤异型程度的标准是什么？

## ■ 病理切片的解读

- 大体标本切面内可见数个囊腔结构，腔内可见黏液成分及质软的组织物（ⓐ ➔）。
- 观察病理切片组织全貌，可见大体标本中的囊腔结构为扩张的胰管所形成，腔内的内容物为胰管内增生的肿瘤样成分（ⓑ）。
- 肿瘤的组织学性质为上皮性肿瘤，其间质成分稀少，呈乳头状增生，并进一步形成乳头状形态结构且缺乏间质支持的肿瘤组织（ⓒ）。❶
- 肿瘤细胞的形态呈类圆形，细胞质呈弱嗜酸性，少数细胞胞质内存在黏液空泡，部分区域有次级腺腔结构形成。❶ 其细胞核相对较小，伴有核边缘增厚、形态不规则和核仁增大等改变（ⓒ）。
- 肿瘤组织存在向胃型 IPMN 转化的征象（ⓓ）。

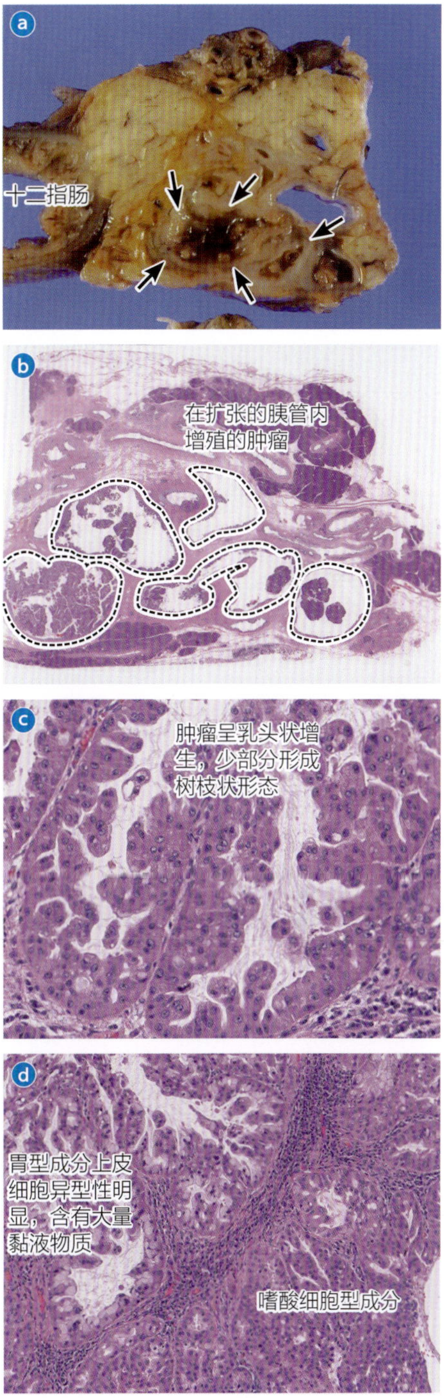


## ■ 病理诊断

**病理诊断** 胰腺导管内嗜酸性乳头状肿瘤（intraductal oncocytic papillary carcinoma，non-invasive，IOPN）

**鉴别诊断** 其他种类的胰腺导管内肿瘤：胰腺导管内乳头状黏液性肿瘤（IPMN）、胰腺导管内管状-乳头状肿瘤（ITPN）。

**+α 知识（附加知识）**

- 胰腺导管内肿瘤，除了嗜酸细胞型导管内乳头状肿瘤（IOPN）以外，还有 IPMN（包括胃型、肠型和胆胰型）和 ITPN 等。❶
- 组织异型性分类：IPMN 可分为低级别（low-grade）［腺瘤（adenoma）相当］和高级别（high-grade）［非浸润型癌（non-invasive carcinom）相当］两种，ITPN 和 IOPN 均为高级别（非浸润型癌相当）❷（下表）。
- 亚型分类：主要根据病理图像所见进行分类，可分为主胰管型（main duct-type）、分支型（branch duct-type）及混合型（mixed duct-type）。

组织异型性分类

| 胰腺癌临床诊疗指南（第 7 版） | WHO 分类（第 5 版） |
|---|---|
| IPMA<br>IPMC | IPMN，low grade<br>IPMN，high grade |
| ITPC | ITPN |
| IOPC | IOPN |

**一句话点拨** 观察胰管内肿瘤时，要重点注意增生细胞的形态和异型性。

 难易度 ★★☆

# 6 老年男性的胰腺囊肿样病变

福嶋敬宜，菅野 敦

**病例** 男性患者，67 岁，既往有糖尿病病史，接受规律治疗。体检行腹部 CT 检查时发现胰腺内存在囊肿样病变。为进一步诊治就诊于我院，行胰体尾切除术。

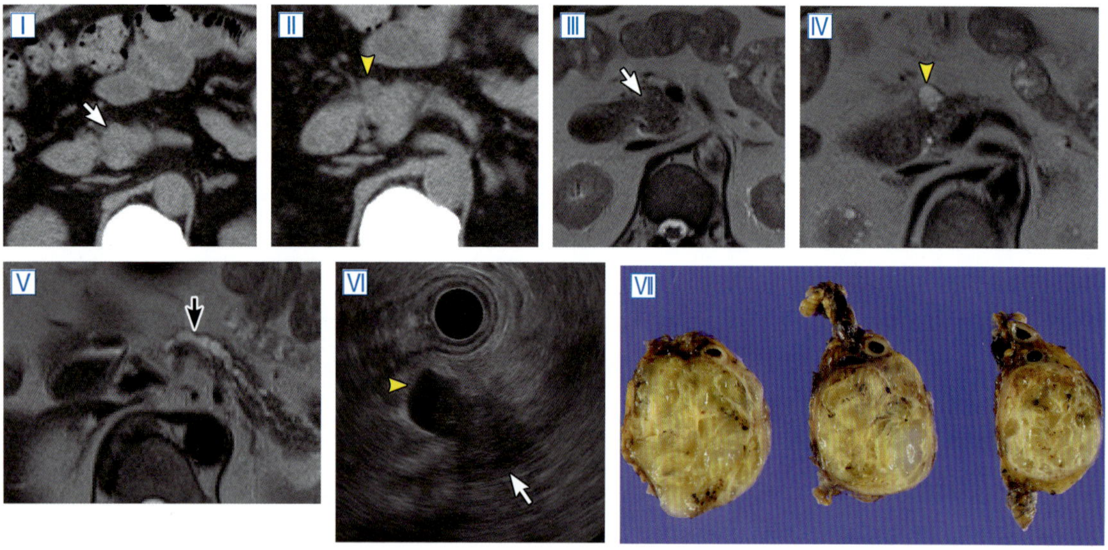

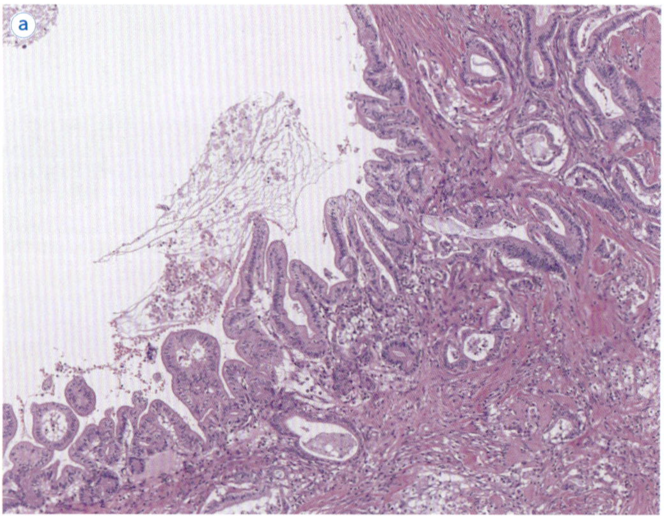

Ⅰ 腹部平扫 CT：提示胰体部存在肿瘤样病变（⇨）
Ⅱ 腹部平扫 CT：提示胰体部肿瘤后方存在囊样结构（▷）
Ⅲ MRI（T2 加权成像）：提示胰体部存在肿瘤样病变，病变呈低信号（⇨）
Ⅳ MRI（T2 加权成像）：提示胰体部肿瘤后方存在囊样结构（▷）
Ⅴ MRI（T2 加权成像）：提示胰尾部胰管扩张（→）
Ⅵ EUS：提示胰体部存在一形态不规则的低回声肿瘤样病变（⇨），肿瘤后方有一囊样结构（▷）
Ⅶ 手术切除标本（肉眼观察切面）
ⓐ HE 染色切片（中倍放大）

**临床医生的疑问**

❶胰管内乳头状黏液性肿瘤（IPMN）与浸润型癌的关系是什么？

## ■ 病理切片的解读

- 标本显示肿瘤切面呈淡黄色，内部有不规则的分隔，形成多个囊腔，囊内充满黏液。该切面（垂直于主胰管方向）可见胰腺正常实质仅在边缘部分保留（Ⅶ）。
- 病理组织学观察显示，囊壁上有肿瘤组织向囊腔内呈乳头状突起，同时也向囊壁外侵犯（a）。囊泡周围的小囊腔可能是胰管扩张所致，腔内含黏液（a*）。
- 呈浸润型生长的病灶部位在组织学上符合管状腺癌（b c）。此外，乳头状突起的顶端呈圆形，主要由立方上皮细胞构成，综合判断为“胃型”IPMN。
- 参考病例：肿瘤增生的部分主要呈大肠绒毛状腺瘤样，其乳头状突起的顶端呈尖锐状。病灶周围有多处肿瘤侵袭，侵袭部位的黏液湖中有肿瘤细胞。该病例为肠型IPMN并发浸润型黏液腺癌（d）。

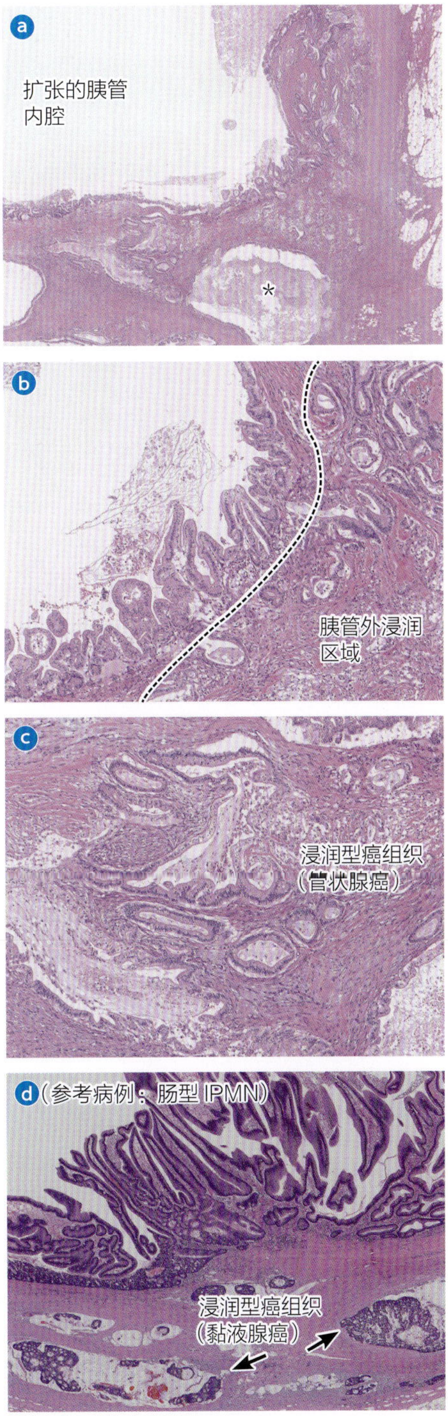


## ■ 病理诊断

**病理诊断** 胰管内乳头状黏液腺癌，浸润型［intraductal papillary mucinous carcinoma (IPMC), invasive］

**鉴别诊断**（参见第7章第5节和7节）

- 黏液性囊肿肿瘤（MCN）：内有卵巢样间质存在。
- 胰腺导管内管状－乳头状肿瘤（ITPN）：黏液分泌量少，肿瘤呈实性，主要由乳头状或管状结构组成，其中管状成分相对较多。组织异型性高，常见坏死。

**+α知识（附加知识）**

- 伴有浸润型癌的胰管内乳头状黏液性肿瘤（ITPN）：<u>在所有经外科手术切除的IPMN中，约有1/3的病例存在肿瘤向间质浸润生长的表现。</u>❶
- 组织亚型分类：主要依据肿瘤上皮的分化类型进行分类。以前，嗜酸细胞型IPMN这一亚型在第5版WHO分类中被作为IOPN这一独立亚型进行分类，从IPMN中分离出来（参见第7章第5节）。

**一句话点拨** IPMN的浸润型癌具有不同的类型、异型程度和组织亚型，因此需要从这些方面对其进行综合性认识和掌握。

难易度 ★☆☆

# 7 中年女性的胰尾部囊样病变

福嶋敬宜，菅野 敦

**病例** 女性患者，50岁，行腹部超声检查发现胰腺内囊肿样病变，来我院行进一步诊治。腹部CT显示胰尾部有一圆形囊性肿物，囊内见分隔结构形成。EUS示囊内分隔处增厚。考虑为胰腺黏液性囊性肿瘤（MCN），进一步行胰体尾部切除术。

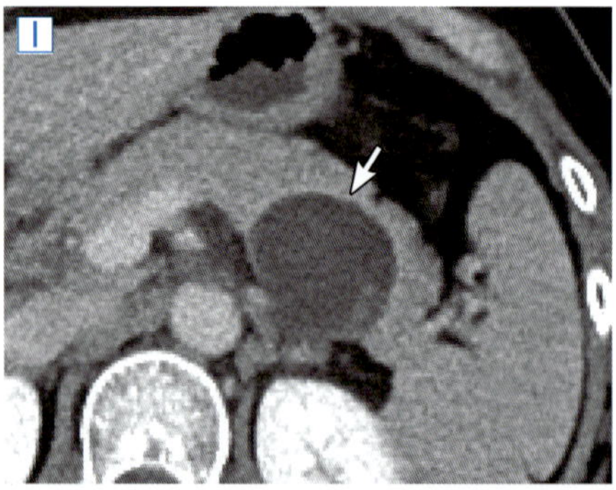

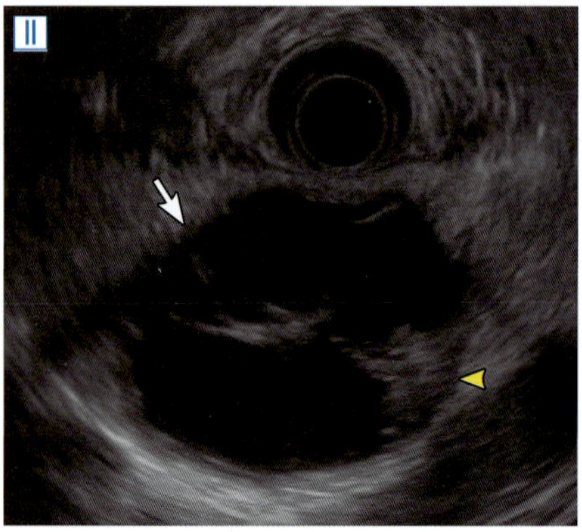

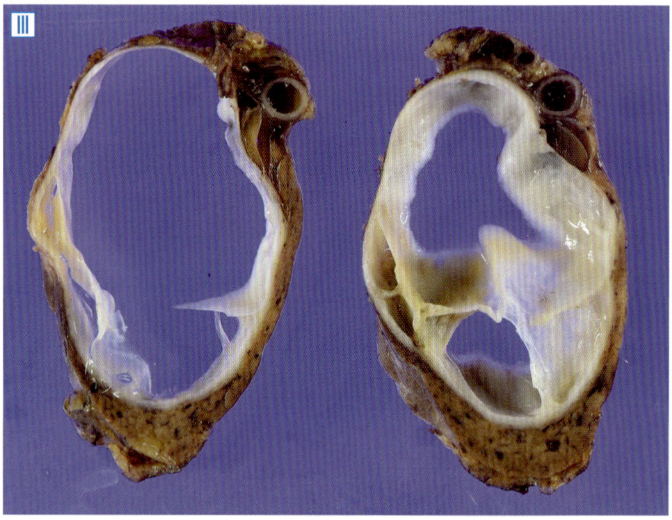

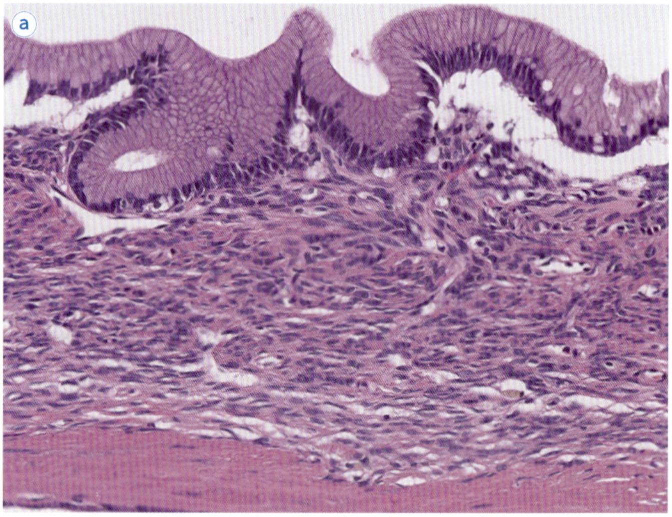

Ⅰ 腹部CT：提示胰尾部存在一类圆形囊状肿瘤，囊内有分隔结构形成（⇨）

Ⅱ EUS：提示胰尾部存在一类圆形囊状肿瘤（⇨），囊内部分分隔增厚（▷）

Ⅲ 手术切除标本（肉眼所见切面）

ⓐ HE染色切片（高倍放大）

## 临床医生的疑问

❶ 本病与IPMN在组织学方面有哪些不同之处？

❷ 卵巢样间质的具体组织学表现是什么？

❸ 本病呈恶性的概率有多高？

## ■ 病理切片的解读

- 标本示囊性病变具有多房结构，囊壁光滑。囊壁以深厚的白色调为主，局部可见淡黄色斑片（Ⅲ）。囊腔内部呈多房结构，形成次级囊泡❶（Ⅲ）。囊壁上附着有向囊腔内生长的增生性病灶，但不显著。
- 囊壁较厚，无明显钙化物质沉着❶，本例未见钙化现象（Ⅲ）。
- 囊壁内侧轻微不平整，镜下见圆柱状肿瘤细胞呈腺管状排列，形态呈轻度乳头状增生（ⓐⓑ）。
- 在上皮下方可见高密度的间质成分［卵巢样间质（ovarian-type stroma）］❷，细胞核呈梭形，孕激素受体（PR）和雌激素受体（ER）阳性（ⓒ）。间质内散在 α－抑制素阳性细胞［黄体细胞（luteinized cells）］分布。❷

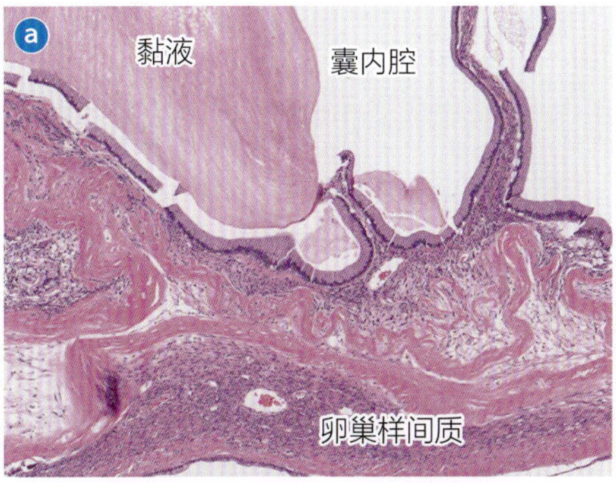


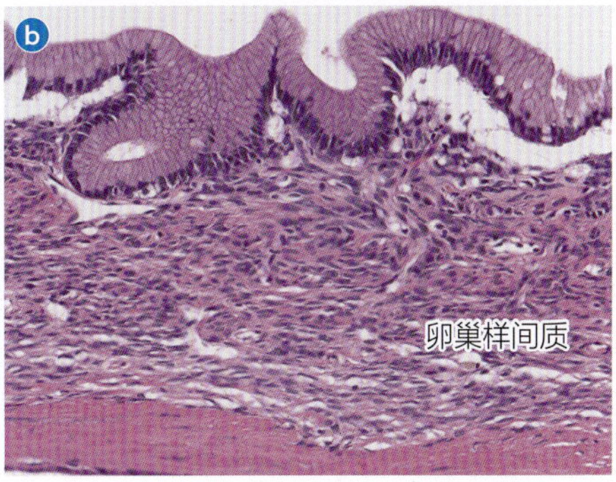


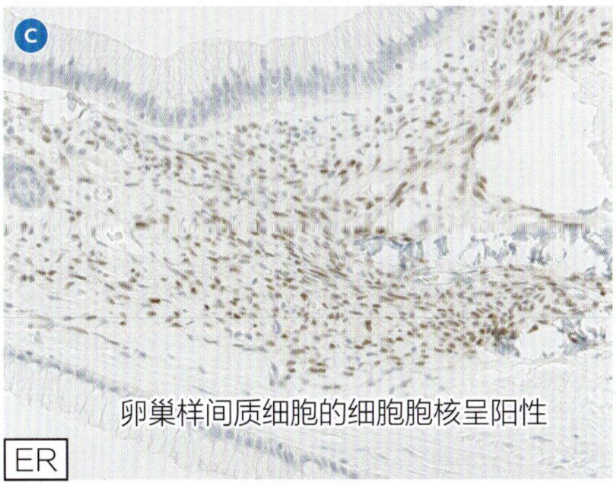


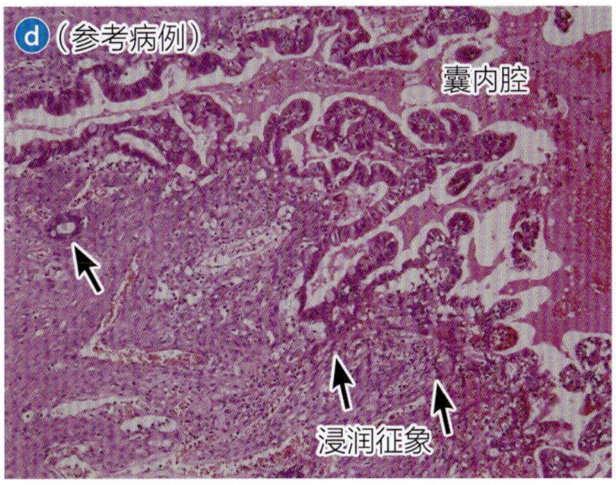


## ■ 病理诊断

**病理诊断** 黏液性囊腺瘤（mucinous cystic adenoma，MCA）

**鉴别诊断**

- 胰腺导管内乳头状黏液性肿瘤（IPMN）：本病的鉴别诊断主要与分支型 IPMN 相关（下表）（参见第 7 章第 6 节）。
- 其他的胰腺囊肿样病变（浆液性囊腺瘤、黏液蓄积性囊肿和囊样神经内分泌肿瘤等）：通过病理组织学观察可较容易进行鉴别诊断，但应结合患者的年龄、性别、临床表现和影像学特征等因素进行综合分析。

**+α 知识（附加知识）**

- MCN 的恶性转化率为 10%～15%。❸
- 造成浸润型侵犯的病理组织学类型以管状腺癌为主。（ⓓ）。

MCN 与分支型 IPMN 的特点比较

| | MCN | 分支型 IPMN |
|---|---|---|
| 性别 | M < < F | M > F |
| 好发年龄 | 中年 | 老年 |
| 部位 | 胰尾部 | 胰头部 > 胰体尾部 |
| 囊泡形态 | 囊内有次级囊泡形成（cyst-in-cyst） | 多房状（呈"葡萄串"样分房） |
| 囊壁 | 厚 | 薄 |
| 是否与胰管连通 | －/+ | + |
| 卵巢样间质 | + | － |

**一句话点拨** 本病的鉴别诊断主要与胰管内肿瘤相关，胰管的不连续性和卵巢样间质的存在是鉴别的关键。

难易度 ★☆☆

# 8 呈簇状聚集的小囊泡样形态的胰尾部病变

福嶋敬宜，菅野 敦

**病例** 女性患者，69岁，因血糖升高于当地医院就诊，腹部CT发现胰尾部有一约5cm的囊性病变，为进一步诊治转诊至我院。入院后行腹部增强CT，结果示胰尾部有一囊泡样病变，边界清晰。MRCP显示病变呈高信号。EUS示病变由多个小囊泡聚集构成，主胰管未扩张。进一步行胰体尾切除术。

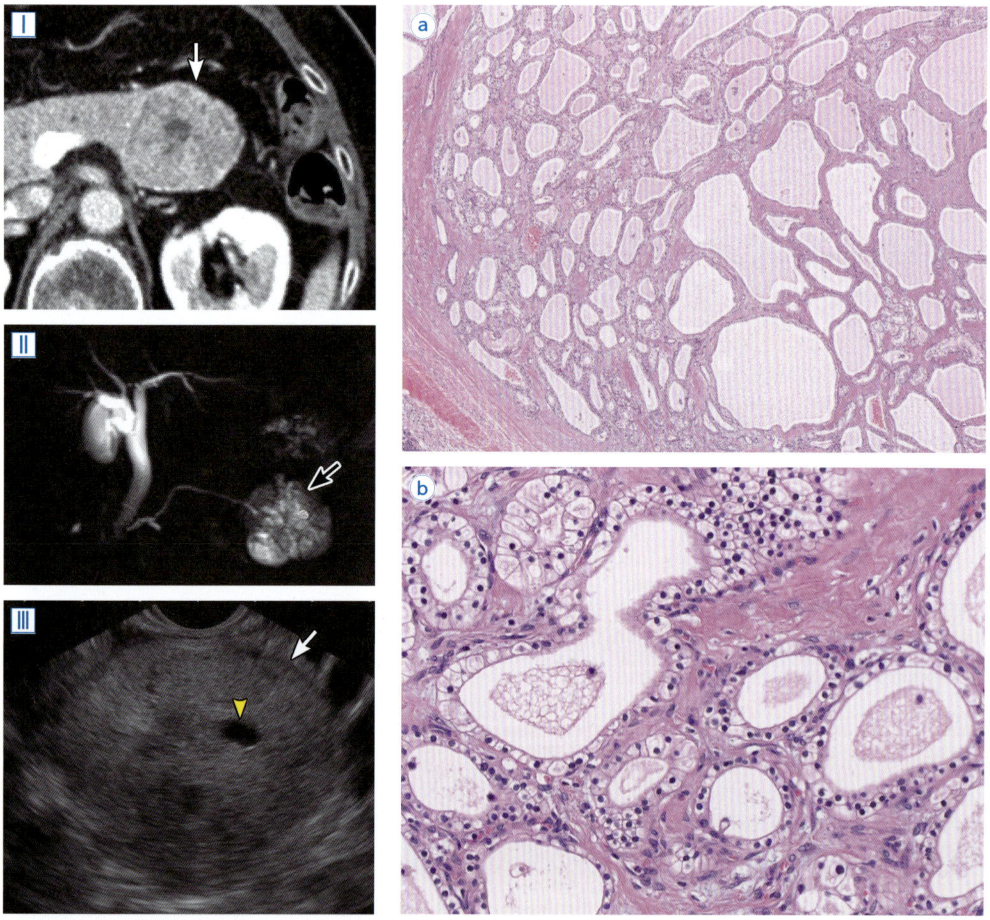


Ⅰ 腹部CT：提示胰尾部存在一边界较清的肿瘤样病变，病变内的血流丰富程度与正常胰腺组织相当（⇨），病灶中央可见囊状结构

Ⅱ MRCP：胰尾部囊泡呈高信号，主胰管未见扩张（➔）

Ⅲ EUS：提示胰尾部（▷）存在一肿瘤样（⇨）病变，病灶中心可见囊状结构。进一步观察可发现病灶由小囊泡聚集形成

ⓐ HE染色切片（低倍放大），ⓑ HE染色切片（高倍放大）

## 临床医生的疑问

❶浆液性肿瘤的不同亚型［微囊型（microcystic type）、大囊型（macrocystic type）及实性型（solid type）等］在病理学方面的特征是什么?

❷对于本病的诊断有帮助作用的特殊染色方式及免疫组化染色指标有哪些?

## ■ 病理切片的解读

- 肉眼观察标本切面，可见病灶组织表面呈实性肿瘤外观，但实际病理组织呈细密的海绵状，由许多直径为3～5mm 的囊泡聚集构成（microcystic type）（a）。❶
- 镜下观察，可见病灶主要由小腺管样结构组成，肉眼观察呈结节状或实性（solid serous adenoma）。❶
- 病灶与周围正常组织分界清楚，中央区域有星芒状或筛状的纤维瘢痕组织（a）。❶
- 囊泡内液体为无色透明的浆液成分。囊泡一般不与胰管相通。
- 病理组织学观察显示，不论病灶组织亚型（见下表），囊泡内壁均覆盖一层胞质透明、含有糖原的立方上皮细胞（bc）。❶
- 肿瘤细胞进行黏液染色、PAS 染色及淀粉酶消化后的 PAS 染色均呈阴性。❷
- 免疫组化染色显示，α－抑制素和 MUC6 阳性。❷

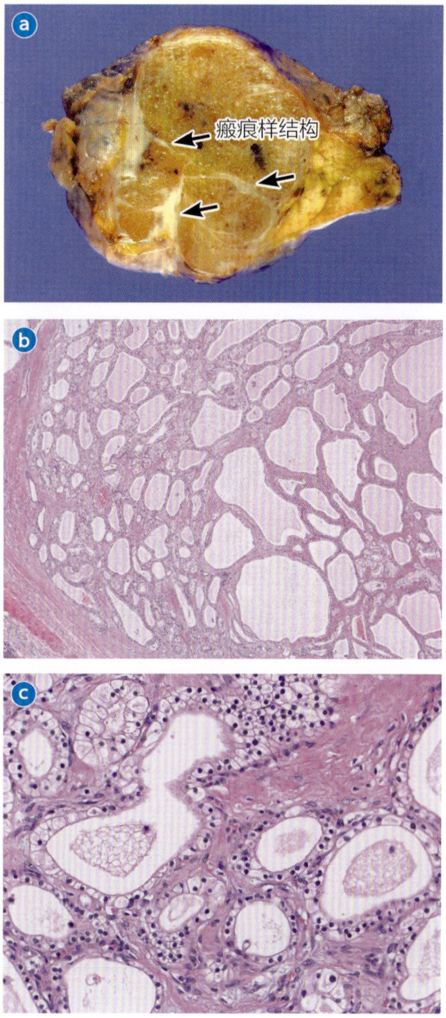


## ■ 病理诊断

**病理诊断** 浆液性囊腺瘤（serous cystadenoma，SCA）

**鉴别诊断** 根据影像学检查结果，本病需与以下疾病进行鉴别诊断：黏液性囊腺瘤（MCN，参见第 7 章第 7 节）、分支型胰管内乳头状黏液性肿瘤（IPMN，参见第 7 章第 6 节）和黏液蓄积性囊肿等。另外，实性浆液性腺瘤还应与 PanNET（参见第 7 章第 11 节）相区别。

**+α 知识（附加知识）**

- 胰腺浆液性囊腺瘤（SCN）是一种常见于胰体尾部的囊性肿瘤，以中老年女性（平均年龄约为 60 岁）较多见。
- 本病如出现远处器官转移，可诊断为**浆液性囊腺癌**（serous cystadenocarcinoma），但此类病例极为罕见。浆液性囊腺癌与腺瘤的组织学特征几乎相同，难以鉴别。

WHO 分类中的 SCN 亚型❶

| | | | | | |
|---|---|---|---|---|---|
| 微囊型（microcystic type） | 病灶由众多直径 3～5mm 的囊泡聚集构成，中央有纤维化瘢痕。病灶形态多为球形。 | 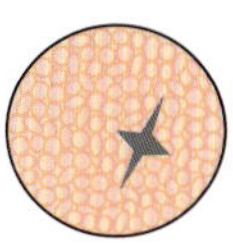 | 实性型（实性浆液性腺瘤）[ solid type（solid serous adenoma）] | 通常呈现直径 2～3cm 的结节状病灶，病灶与周围组织分界清楚。病灶内部由密集的腺体样结构排列组成，肿瘤细胞与其他浆液性肿瘤细胞形态相似。 | 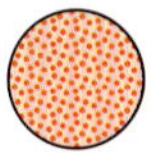 |
| | | | 混合性浆液－神经内分泌肿瘤（mixed serous neuroendocrine neoplasm） | 一种浆液性囊性肿瘤与内分泌肿瘤成分在病灶中混合存在的类型，多见于林岛[ von Hippel-Lindau（VHL）] 综合征患者。 | 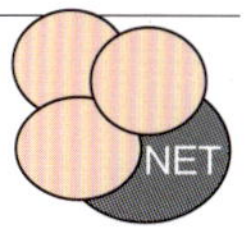 |
| 大囊型（macrocystic type） | 该亚型病灶由直径 1～3cm 的大囊泡组成。囊泡突向周围组织，病灶边缘凹凸不规则。 | 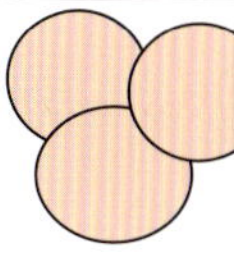 | VHL 相关性 SCN | 表现为多发的浆液性肿瘤。肿瘤为单房小囊肿时，难以判定病灶的性质。 | |

**一句话点拨** 除了微囊型以外，本病病灶的肉眼结构也可呈实性或大囊泡性，但无论哪种亚型，肿瘤组织均由胞质透明、胞核圆形的小立方上皮细胞构成。

难易度 ★★☆

# 9 老年患者胰尾部的实性肿瘤

福嶋敬宜，菅野 敦

**病例** 男性患者，70 岁，主诉食欲减退、体重下降，就诊于当地医院。影像学检查提示胰腺占位性病变，伴多发淋巴结肿大。为进一步明确诊断，转诊至我院，行胰腺肿瘤超声内镜细针穿刺活检（EUS-FNAB）检查。

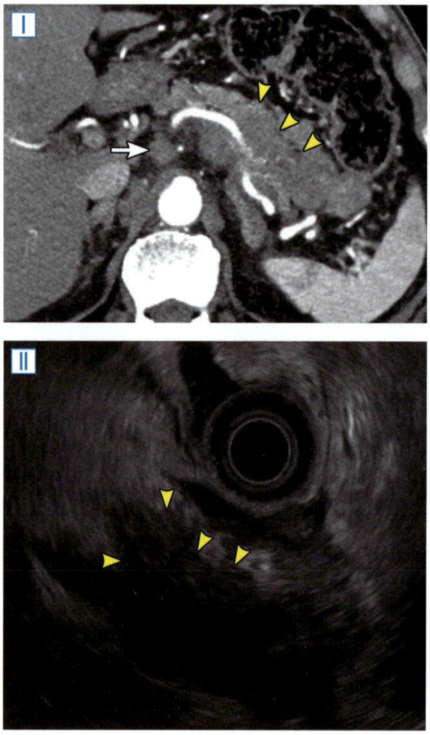


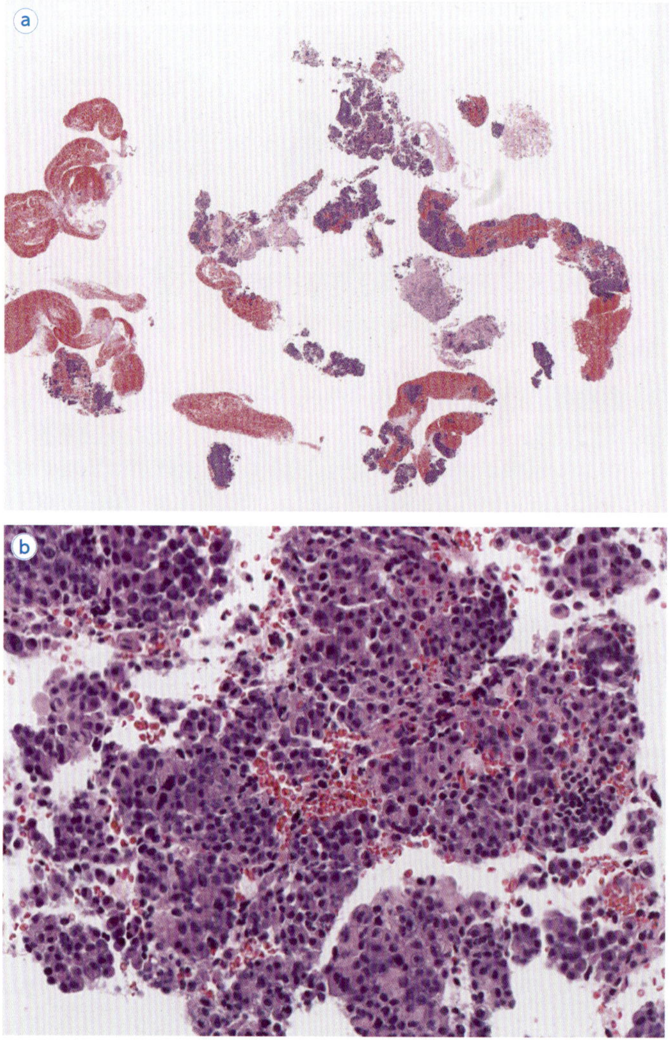


Ⅰ 腹部 CT：提示胰尾部多发性肿瘤，肿瘤边界不清，较正常胰腺组织强化程度较低（▷），合并多发淋巴结肿大（⇨）

Ⅱ EUS：提示胰尾部边界不清的低回声性肿瘤（▷）

ⓐ HE 染色切片（组织全貌）

ⓑ HE 染色切片（中倍放大）

## 临床医生的疑问

❶ 胰腺腺泡细胞癌的病理组织学特征是什么？

❷ 对于本病的诊断可起到辅助作用的免疫组化染色指标有哪些？

## 活检组织切片的解读

- 切片显示肿瘤以髓样增殖为主，纤维成分较少，因此在 EUS-FNAB 活检时，可在肿瘤内部注入一定量的凝血块，以提高肿瘤组织的采集率（ⓐ）。
- 肿瘤呈实性结构，部分区域疑似可见类似腺腔的结构❶，但难以确定（ⓑ）。
- 肿瘤细胞胞质呈嗜酸性或双染性不一，细胞核略呈不规则形，染色深（ⓑ）。本病肿瘤细胞的特征之一是细胞核内核仁明显❶，但本例未见。
- 根据切除标本观察本病的组织学分型，肿瘤细胞围绕成狭窄的空腔形成腺泡样结构（acinar pattern）是本病最具特征性的组织学形态，此外还有类似于腺泡扩张形成的腺管样结构（glandular pattern）和实性结构（solid pattern）等。肿瘤内可见多种不同类型的组织学形态混合存在（ⓒ）。❶
- 免疫组化染色：
  - ▶ 胰蛋白酶、BCL10（ⓓ）是本病的诊断特异性较高的免疫组化指标❷，临床上较为常用。
  - ▶ 神经内分泌标记物在病灶中可呈局灶性阳性，但多数情况下为阴性。
  - ▶ Ki-67 的阳性率为 30～40%（ⓔ）。

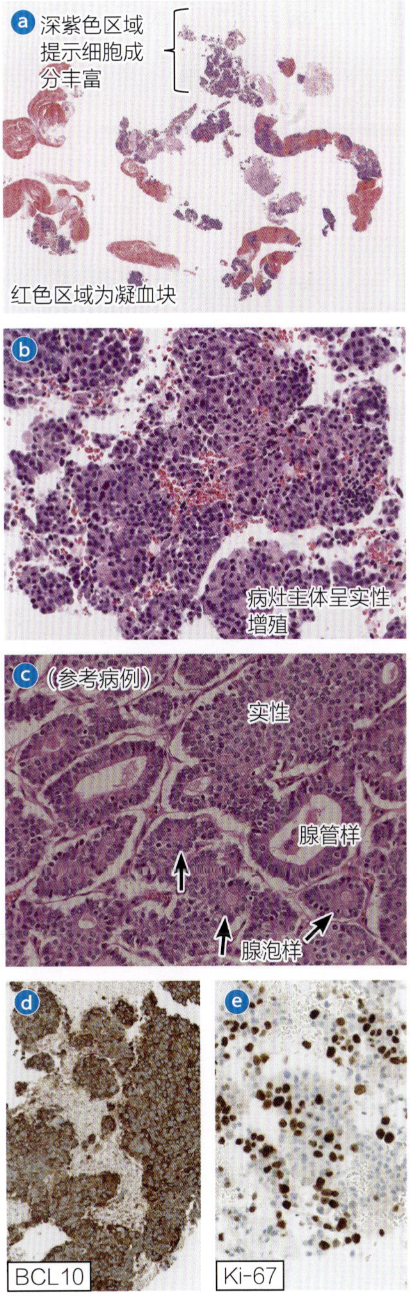


## 病理诊断

**病理诊断** 腺泡细胞癌（acinar cell carcinoma，ACC）

**鉴别诊断**

- 本病需与以下结节样肿瘤鉴别：浸润型胰管癌、胰腺神经内分泌肿瘤（PanNET）、实性假乳头状肿瘤（SPN）、实性浆液性腺瘤（SSA）和转移性肿瘤等。
- 胰管内管－乳头状肿瘤（ITPN）：当胰腺腺泡细胞癌明显侵犯胰管时，需与 ITPN 等疾病相鉴别。
- 通过 EUS-FNAB 获得的标本不能反映病灶的整体组织结构，因此需与 PanNET、SPN 等慎重鉴别，通常需借助免疫组化等手段进行综合判断。与 PanNET 和 SPN 等组织形态相似的肿瘤相比，本病的 Ki-67 阳性率较高❷，这可作为鉴别诊断的参考依据。

**+α 知识（附加知识）** 本病肿瘤形态多呈球形、浅褐色，质软，通常与周围组织分界清楚。本病的预后相对于胰腺导管癌较好，但仍为恶性肿瘤，5 年生存率为 25%～50%。

**一句话点拨** 本病本质属于恶性肿瘤，通常边界清楚，质软。诊断困难时，可采用 BCL10 和胰蛋白酶的免疫组化染色进行鉴别。

难易度 ★☆☆

# 10 年轻女性有轻度增大倾向的胰尾部实性肿瘤

福嶋敬宜，菅野 敦

**病例** 女性患者，33 岁，30 岁时因胆囊炎行胆囊切除术，术中发现胰尾部有一直径约为 10mm 的肿瘤样病变。3 年后复查发现胰尾部肿瘤增大至 16mm，来我院就诊。行 EUS-FNA 后进一步行胰体尾部切除术。

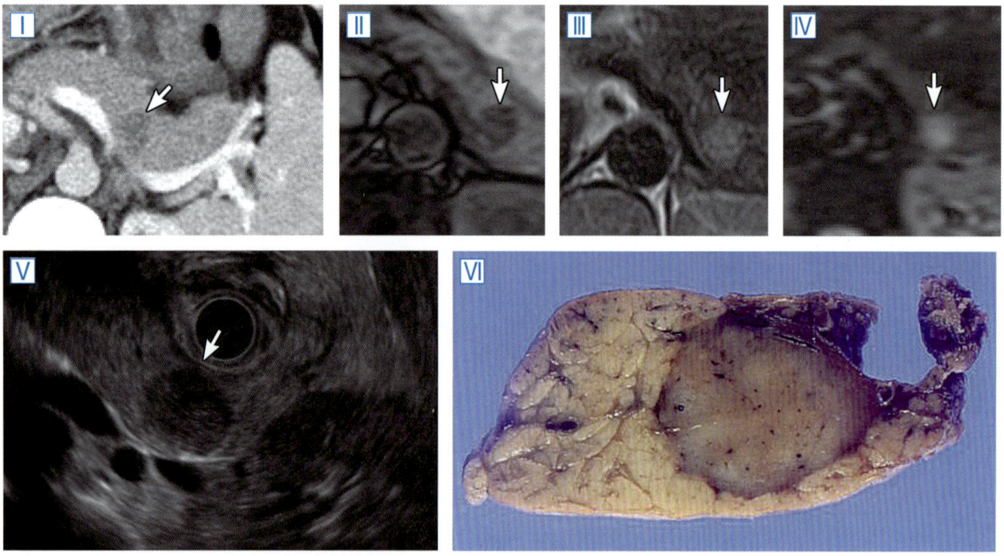


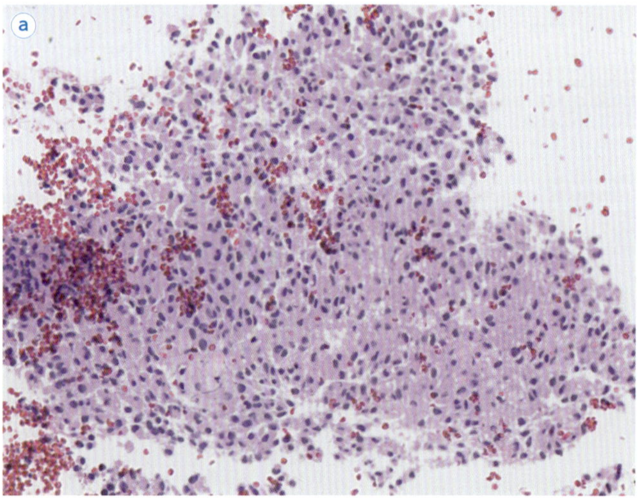


Ⅰ 腹部 CT：提示胰尾部肿瘤样病变，病变较正常胰腺组织强化不明显（⇨）

Ⅱ MRI（T1 加权成像）：low intensity（⇨）提示肿瘤呈低信号

Ⅲ MRI（T2 加权成像）：high intensity（⇨）提示肿瘤呈高信号

Ⅳ MRI 弥散加权成像：（⇨）提示肿瘤弥散系数较低

Ⅴ EUS：（⇨）提示胰尾部存在低回声肿瘤样病变

Ⅵ 手术切除标本（肉眼观察）

ⓐ EUS-FNA 获得标本的 HE 染色切片（中倍放大）

## 临床医生的疑问

❶ 实性假乳头状肿瘤（SPN）在影像学方面呈现的特征（如形态及与正常胰腺组织相比血供不丰富等）对应的病理组织学变化是什么？

❷ SPN 的恶性程度有多高？

## ■ 活检组织切片的解读

- 切片显示通过 EUS-FNA 采集到的病理组织为实性结构肿瘤，细胞间结合松散（a）。整体上看，细胞呈巢状排列，部分细胞巢周边细胞脱落，细胞间结合牢固程度较差。肿瘤细胞体积较小，核质比低，部分细胞呈花环样排列。本病需与神经内分泌肿瘤、腺泡细胞癌和实性假乳头状肿瘤（SPN）等相鉴别。
- 免疫组化染色示，β－连环蛋白在细胞膜及细胞核部位均呈阳性（b）。
- 手术切除标本的肿瘤部位切面显示，病灶为灰白色的实性/结节样性状（Ⅵ）。❶
- 观察手术切除标本的组织学切片，可见病灶内小血管丰富，大量核质比较低的肿瘤细胞呈实性增生，充填血管间隙（c），但本例未见典型假乳头状结构（pseudopapillary structure/pattern）（参考病例 d：以血管为中心形成的清晰的假乳头状结构）。❶
- 肿瘤细胞质呈弱嗜酸性至弱嗜碱性不等，细胞核呈类圆形，异型性相对较低。
- 此外，玻璃样小体（hyaline globules）（c）、泡沫细胞聚集、胆固醇裂隙及钙化沉积等改变也时常可见。❶

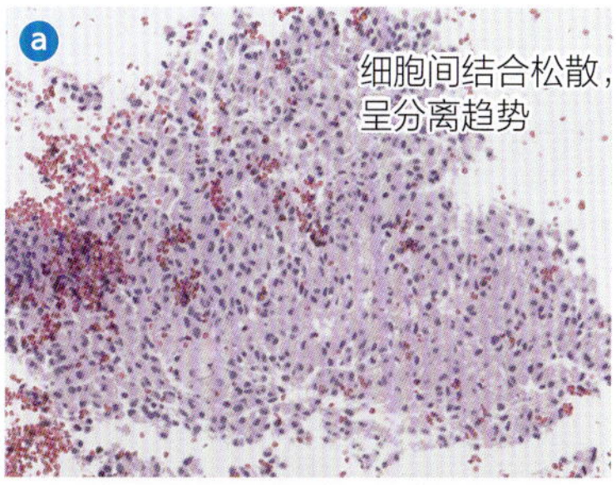


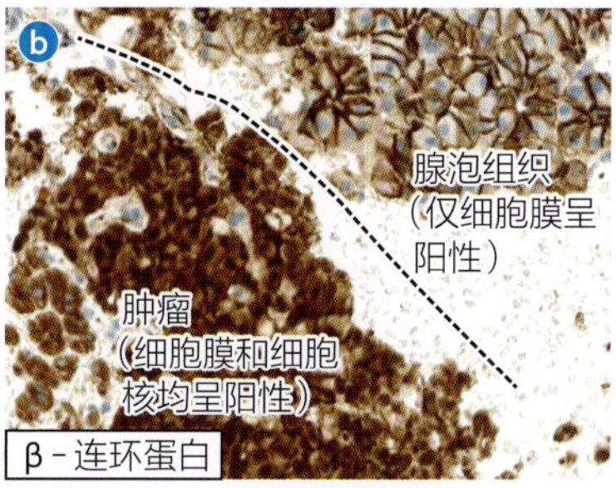


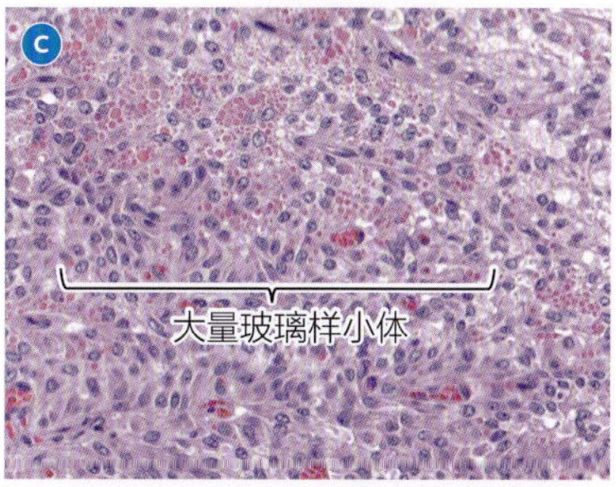


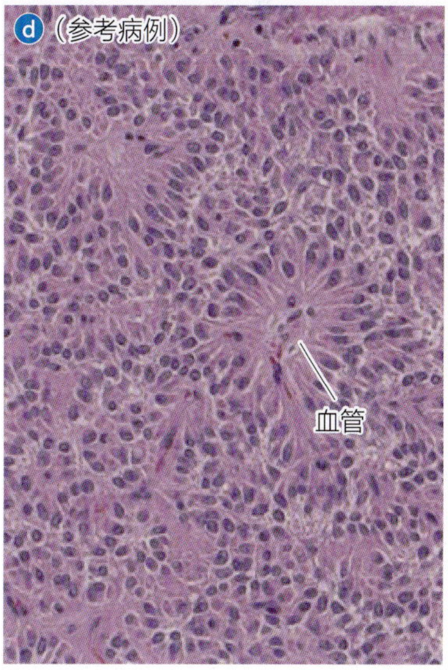


## ■ 病理诊断

**病理诊断** 实性假乳头状肿瘤（solid pseudopapillary neoplasm，SPN）

**鉴别诊断**

- **腺泡细胞癌**：免疫组化染色（包括 BCL10、胰蛋白酶和 β－连环蛋白）有助于鉴别诊断。
- **其他器官的转移癌形成的空腔**：部分病例存在明显的变性坏死，病灶可呈空腔样结构，需与本病相鉴别。

**+α 知识（附加知识）**

- SPN 多见于青年女性，20～30 岁为高发年龄，约占患者总数的 90%。无明显好发部位倾向。
- SPN 由于肿瘤内部变性坏死，多数病例呈空腔样结构，与本例类似仅有实性肿瘤成分时，需注意与其他疾病相鉴别。男性患者的病例中，多数仅表现为实性增殖。
- 本病多数病程进展良性，但现已被归为**低度恶性肿瘤**❷，部分病例存在复发现象。部分病例可见神经浸润等肿瘤侵袭的征象。

**一句话点拨** 当观察到肿瘤内部形成假乳头状结构时，需行 β－连环蛋白免疫组化染色以明确诊断。

# 11 造影提示成分混杂的胰尾部病变

福嶋敬宜，菅野 敦

**病例** 女性患者，59岁，主诉近期体重明显下降。在当地医院就诊时，发现胰尾部有一肿瘤性病变，转至我院行进一步诊治。经EUS-FNAB检查后，行胰体尾部切除术。

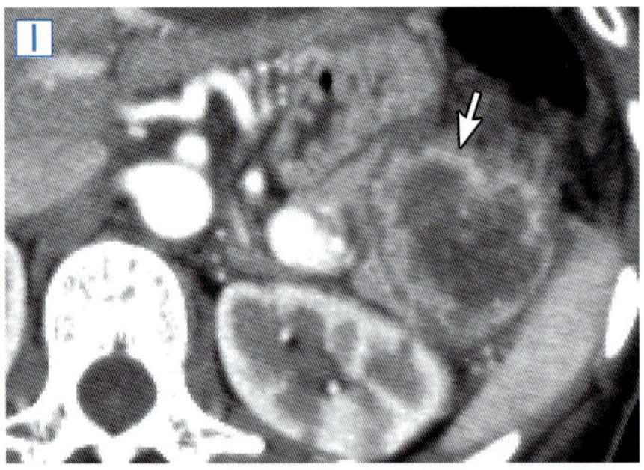


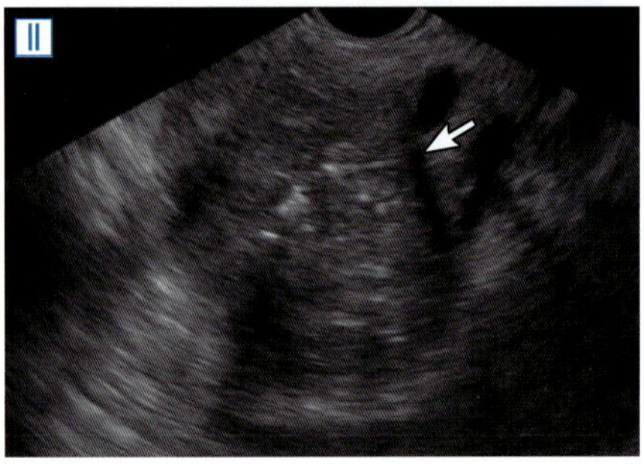


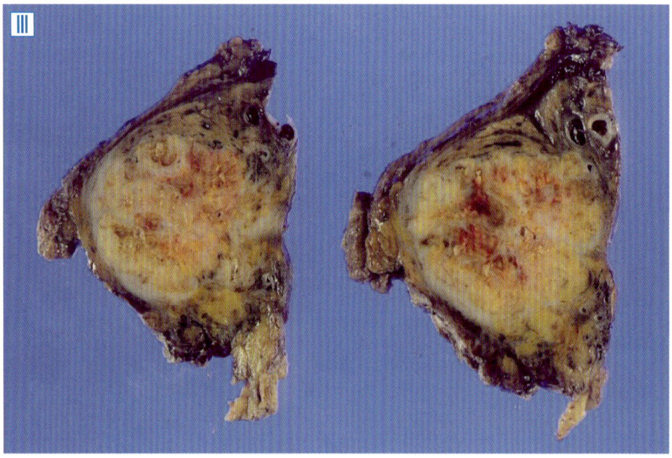


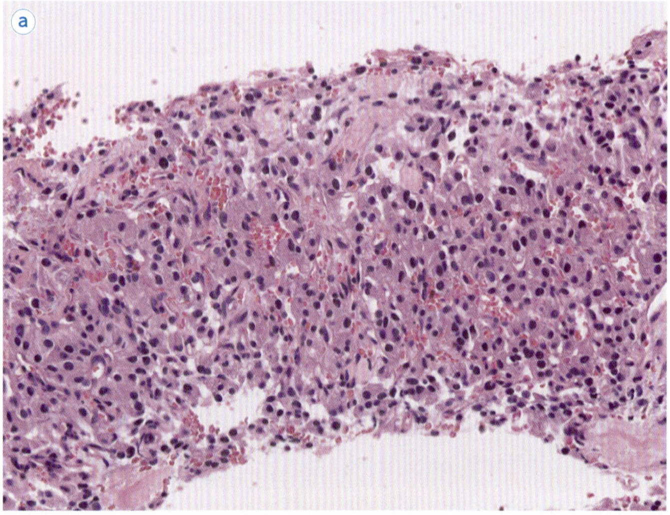


Ⅰ 腹部CT：提示胰尾部存在一形态不规则的肿瘤样病变，病变具有强化效应，中心部位强化程度较弱（⇨）

Ⅱ EUS：提示胰尾部存在一低回声肿瘤样病变，病灶中心可见散在钙化点（⇨）

Ⅲ 手术切除标本（肉眼观察切面）

ⓐ EUS-FNAB获得标本的HE染色切片（中倍放大）

## 临床医生的疑问

❶ 胰腺神经内分泌肿瘤（PanNEN）的分级标准是什么？

❷ 混合性神经内分泌-非神经内分泌肿瘤（mixed neuroendocrine-non neuroendocrine neoplasm，MiNEN）的定义及病理学特点是什么？

## 肿瘤组织切片的解读

- 手术切除的肿瘤标本，切面大部分区域呈浅褐色至黄色，肿瘤边界相对清晰（Ⅲ）。
- 在低倍镜下观察 FNAB 取得的组织，可见残存的胰腺组织和实性增生的肿瘤成分，局部有大量纤维化形成（a）。
- 肿瘤细胞质呈弱嗜酸性，核质比相对正常，肿瘤呈实性增生（b）。FNAB 所取的标本中，肿瘤细胞呈条索状或花环状等类器官样排列的结果难以辨认。此外，对于 PanNET 具有确诊意义的特征性改变，如“胡椒盐征（salt & pepper）”等，在本例中也很少见。
- 除了神经内分泌细胞标记物［如嗜铬粒蛋白 A（c）和突触素］阳性外，在胰腺 NET 中，各种胰腺内分泌激素的免疫组化染色也常呈阳性。
- 对于 PanNET，Ki-67 免疫组化染色是分级（grading）的必要手段（c）。

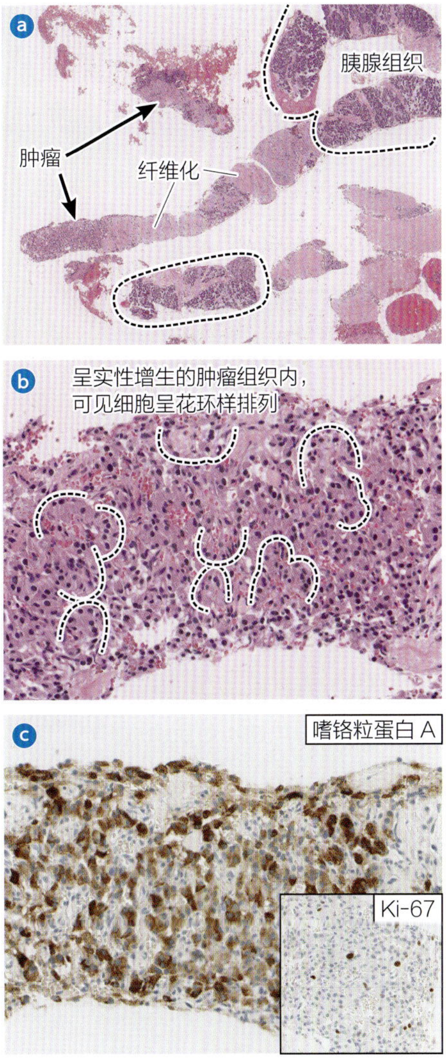


## 病理诊断

**病理诊断** 胰腺神经内分泌肿瘤［pancreatic neuroendocrine tumor（PanNET）］

**鉴别诊断** **腺泡细胞癌（ACC）、SPN、低分化癌和其他部位的转移癌：** 神经内分泌标记物对于本病与上述疾病的鉴别诊断均有重要意义。当病理组织形态高度符合 PanNET，但是 Ki-67 阳性率很高（＞20%）时，除了考虑 PanNET G3 的诊断外，还应考虑 ACC 的可能性，应慎重进行鉴别。

**+α 知识（附加知识）**

- 根据组织结构（有无类器官样结构排列）及细胞形态，神经内分泌肿瘤可以分为胰腺神经内分泌瘤（pancreatic neuroendocrine tumor，PanNET）和胰腺神经内分泌癌（pancreatic neuroendocrine carcinoma，PanNEC）两类，而 PanNET 根据细胞增殖能力（Ki-67 阳性率和核分裂象的出现频率）可进一步分为 G1～G3 三个级别（右表）。❶ 此外，神经内分泌肿瘤成分和非神经内分泌肿瘤成分同时存在的肿瘤（根据定义，当病灶中较少的组织成分占比 30% 以上时，应首先详细记录病灶中各成分的占比，而非贸然修改诊断），被归为 MiNEN。❷

神经内分泌肿瘤的分类标准
［WHO（2017/2019）］

| | |
|---|---|
| PanNET G1 | 核分裂象（mitosis）（＜2/10 HPF），Ki-67 阳性率（＜3%） |
| PanNET G2 | 核分裂象（mitosis）（2～20/10 HPF），Ki-67 阳性率（3%～20%） |
| PanNET G3 | 核分裂象（mitosis）（＞20/10 HPF），Ki-67 阳性率（＞20%） |
| PanNEC G3 | 核分裂象（mitosis）（＞20/10 HPF），Ki-67 阳性率（＞20%） |

- PanNET G3 和 PanNEC G3 进行鉴别时，上述类器官样结构的有无是一个重要的鉴别点，当鉴别困难时，须根据 p53、Rb 和 DAXX 等标记物的免疫组化染色结果进行综合判断。
- PanNET 的治疗首选生长抑素类似物制剂抑制激素分泌，当肿瘤体积缩小时表明治疗有效，通常采用生长抑素受体 -SSTR2a 的免疫组化染色进行治疗效果预测的判定。

**一句话点拨** 与后续临床治疗直接相关的内容（如 NET 与 ACC、NET 与 NEC 的鉴别诊断），需要综合运用免疫组织化学染色等方法进行判断。

难易度 ★★☆

# 12 老年男性以黄疸为首发症状的胰头部肿瘤样病变

福嶋敬宜，菅野 敦

**病例** 男性患者，75 岁，因出现黄疸于当地医院就诊。影像学检查均提示胰头部有肿瘤样病变存在。为进一步明确诊断，转至我院行 EUS-FNA 检查。

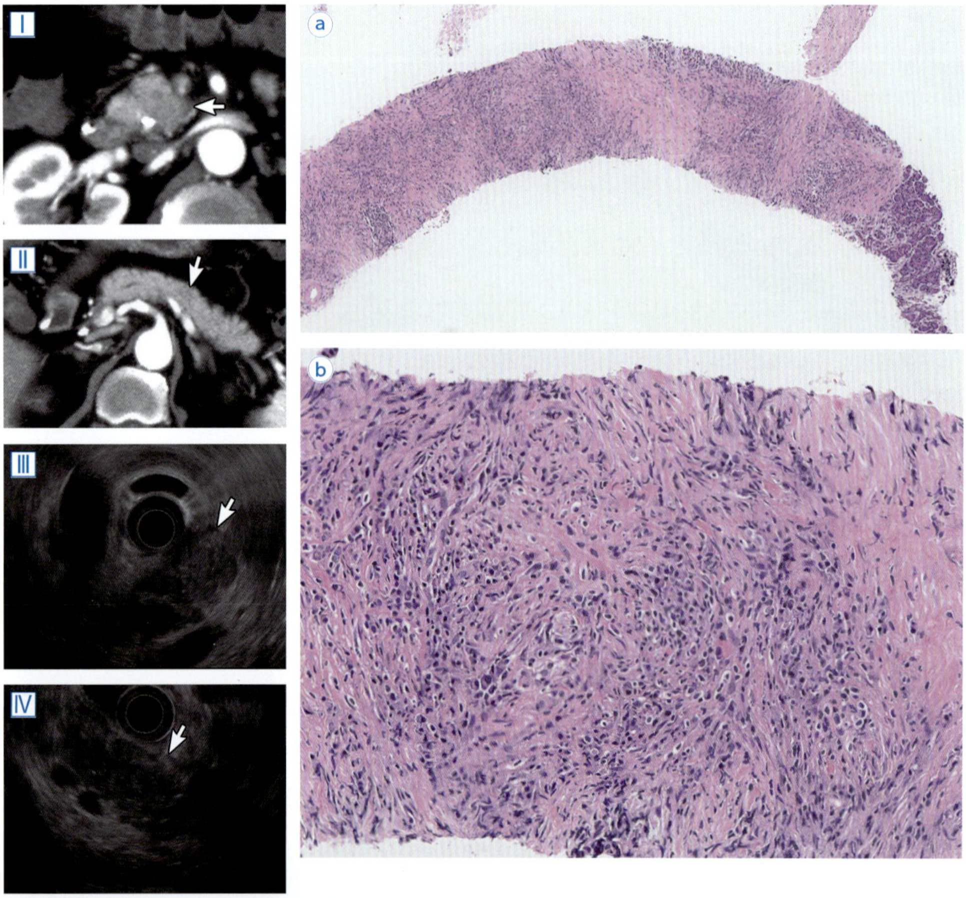


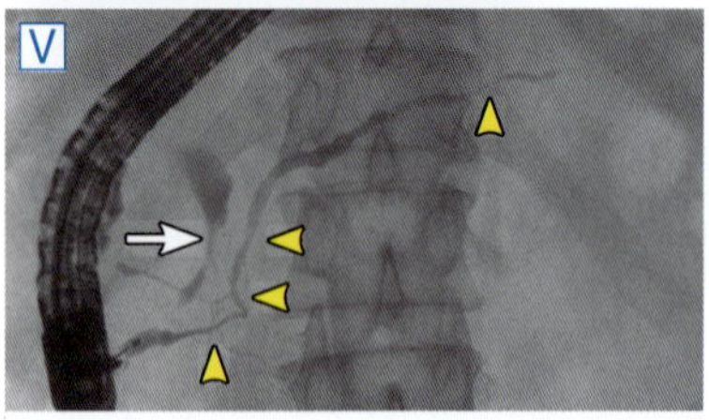


Ⅰ 腹部 CT：提示胰头部存在一边界不清的低密度区域（⇨）（前院胆道支架置入后的状态）。Ⅱ 腹部 CT：提示胰体尾部轻度肿大，部分胰管走行显示不清（⇨）。Ⅲ EUS：提示胰头部存在一边界不清的低回声区域（⇨）。Ⅳ EUS：提示胰体尾部轻度肿大，周围存在“包膜样边缘”征象（⇨）。Ⅴ ERCP：提示胰管不均匀性狭窄（▶）合并胰腺内胆管狭窄（⇨）
ⓐ HE 染色切片（组织全貌），ⓑ HE 染色切片（中倍放大）

## 临床医生的疑问

❶ 自身免疫性胰腺炎（AIP）的病理学特点有哪些？

❷ AIP 的病理学表现在本病诊断标准中的重要性有多大？

## 病理切片的解读

- 近年来，EUS-FNAB在AIP的诊断中的应用越来越广泛，因此通过外科手术切除的病例已经十分罕见。
- FNAB通常难以获取胰腺导管上皮周围的弥漫型炎症和纤维化灶，但是随着组织活检针的改进，采集到的标本中出现席纹状纤维化、闭塞性静脉炎和IgG4阳性浆细胞等病理特征的概率越来越高，❶，因此越来越多的AIP病例通过该方式最终得以诊断。
- 低倍镜下观察，可见纤维化组织成分排列杂乱，内含大量炎症细胞浸润（a）。高倍镜下观察，可见炎症细胞主要为淋巴细胞和浆细胞（b）。
- 免疫组化染色显示浸润的浆细胞以IgG4阳性浆细胞为主（c），弹性纤维染色（EVG染色）可以检测病灶内是否存在闭塞性静脉炎（d）。

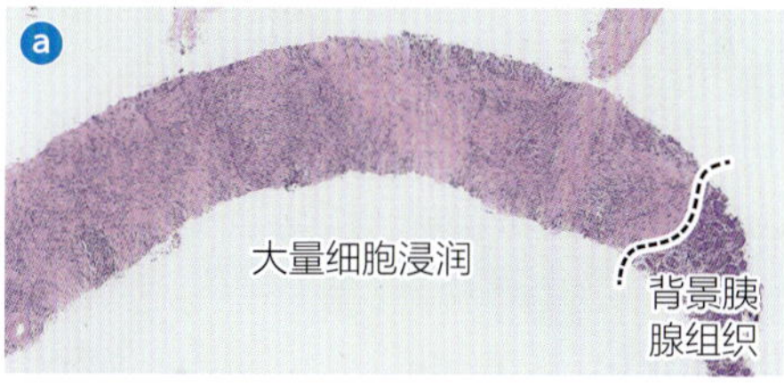


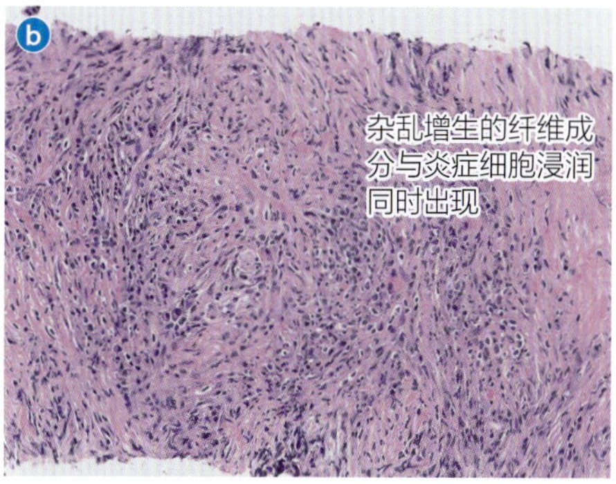


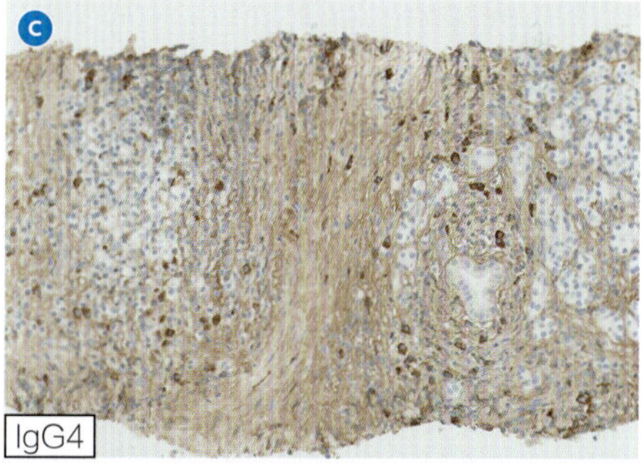


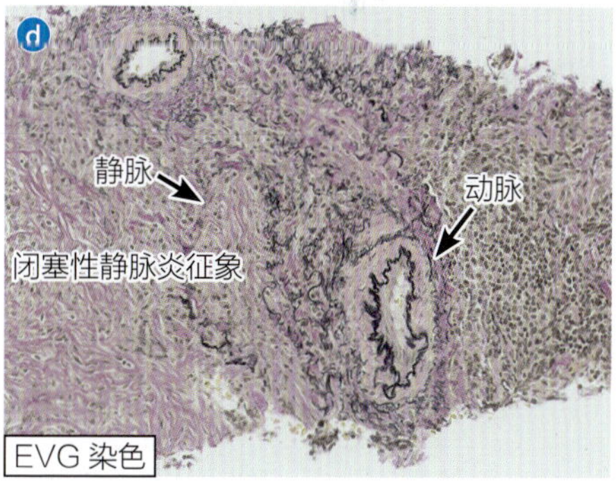


## 病理诊断

**病理诊断** 淋巴细胞·浆细胞性硬化性胰腺炎/自身免疫性胰腺炎1型[lymphoplasmacytic sclerosing pancreatitis (LPSP)/autoimmune pancreatitis (AIP), type1; IgG4相关性胰腺炎]

**鉴别诊断**

- **胰腺导管癌**：癌细胞是否存在是鉴别诊断的关键。本病需与病灶内有大量IgG4阳性浆细胞浸润的胰腺导管癌相鉴别。
- **慢性胰腺炎**：常见的酒精性胰腺炎和闭塞性胰腺炎通常不形成细胞密度高的纤维化间质，也不出现大量淋巴细胞和浆细胞浸润。

**+α知识（附加知识）**

- 日本的AIP绝大多数为LPSP（1型AIP），其诊断标准见下文。国际上也曾将以胰腺导管内中性粒细胞浸润（granulocytic epithelial lesion，GEL）为特征性表现的特发性导管中心性胰腺炎（idiopathic duct-centric pancreatitis，IDCP）作为自身免疫性胰腺炎（2型AIP）进行报道。

▶《自身免疫性胰腺炎临床诊断标准（2018）》中规定的病理学相关诊断标准如下[1]：①大量淋巴细胞、浆细胞浸润和纤维化形成；②高倍镜下单个视野内IgG4阳性浆细胞数≥10个；③席纹状纤维化（storiform fibrosis）；④闭塞性静脉炎（obliterative phlebitis）；⑤EUS-FNA获得的标本中未检出肿瘤细胞。上述标准中同时满足3项及以上者可作为病理学诊断依据。❷

**参考文献**

[1] 日本膵臓学会，他：自己免疫性膵炎臨床診断基準2018（自己免疫性膵炎臨床診断基準2011改訂版）. 膵臓 33：902-913，2018.

**一句话点拨** 当观察到胰腺炎伴有大量淋巴细胞和浆细胞浸润时，应进一步进行IgG4的免疫组化染色。

# 编者一览

## 福岛敬宜（ふくしま のりよし）

1990 年毕业于宫崎医科大学，先后在日本关东通信医院和日本国立癌症中心中央医院担任住院医师，后赴美国约翰·霍普金斯医院从事研究工作。回国后，曾任东京大学研究生院副教授，后于 2009 年开始担任日本自治医科大学病理学教授兼病理诊断科部长。拥有病理专科医、分子病理专科医、细胞诊断专科医等资格。曾参与制定 WHO 消化系统肿瘤分类（第 4 版和第 5 版）及 WHO 胆囊胰腺细胞诊断报告体系（第 1 版），并担任胰腺癌临床诊疗指南委员会委员。著有《活用于临床的病理诊断学 消化道·肝胆胰篇（臨床**に**活**かす**病理診断学 消化管·肝胆膵編）》（医学书院出版社）和《3 周掌握消化科病理：临床医生的病理入门（3 週間 de 消化器病理：臨床医**のための**病理**のイロハ**）》（南江堂出版社）等书籍。此外，还创立了基于在线网络的“病理诊断室”，即专门解决病理疑难问题的在线平台“触手可及的病理实验室（PathPort **どこでも**病理**ラボ**）”，旨在促进病理科医生之间的协作交流。

## 佐野直树（さの なおき）

2010 年毕业于熊本大学医学部。在日本熊本县人吉市人吉综合医院（现为 JCHO 人吉医疗中心）完成初期研修后，加入癌症·感染性疾病中心东京都立驹込医院病理科，担任高级住院医师和医师，期间深入研究病理诊断技术。获得病理专科医和细胞诊断专科医资格后，曾在日本熊本大学医院等机构从事病理诊断工作。同时，还致力于对医学生、实习医生和病理专科医生进行教育培训。他对各种脏器的病理都有浓厚的兴趣，但主要研究方向是内镜图像与病理图像的对比分析、胰胆系统癌症的病理诊断和肝移植相关病理等。为了进一步提高消化道病理的专业水平，他后来又转至自治医科大学工作。目前，不仅为临床医生和患者提供有用的病理诊断服务，还力图全面了解胃肠道癌症的早期病变和发展过程。

## 山本博德（やまもと ひろのり）

1984 年毕业于自治医科大学。毕业后回到故乡高知县，从事了 11 年的区域医疗工作（其中包括获得 ECFMG 后在美国进行的 3 年临床学习）。1995 年重返母校日本自治医科大学任教。1999 年 6 月获得医学博士学位。2007 年 6 月晋升为日本自治医科大学教授。2009 年 4 月开始兼任新加坡国立大学外科客座教授。现任日本自治医科大学附属医学消化疾病中心及光学医疗中心负责人。他开发了双球囊内镜（DBE）及应用透明质酸钠的内镜下黏膜层剥离术（ESD）等医疗技术，并致力于这些技术的推广，在日本各地和世界各国进行演讲和实际操作指导。